口腔科疾病临床诊治要点

（上）

孟庆飞 等◎主编

吉林科学技术出版社

图书在版编目（ＣＩＰ）数据

口腔科疾病临床诊治要点/ 孟庆飞等主编. -- 长春：
吉林科学技术出版社，2016.6
ISBN 978-7-5578-0782-5

Ⅰ．①口… Ⅱ．①孟… Ⅲ．①口腔疾病－诊疗Ⅳ．
①R78

中国版本图书馆CIP数据核字（2016）第133654号

口腔科疾病临床诊治要点

Kouqiangke jibing linchuang zhenzhi yaodian

主　　编　孟庆飞　韩立显　卢骁鹏　迟彩君　何　勇　耿　华
副 主 编　冯美玲　冯　云　聂　鑫　牛星光
　　　　　于　娜　于建新　陈胡杰
出 版 人　李　梁
责任编辑　张　凌　张　卓
封面设计　长春创意广告图文制作有限责任公司
制　　版　长春创意广告图文制作有限责任公司
开　　本　787mm×1092mm　1/16
字　　数　924千字
印　　张　38
版　　次　2016年6月第1版
印　　次　2017年6月第1版第2次印刷

出　　版　吉林科学技术出版社
发　　行　吉林科学技术出版社
地　　址　长春市人民大街4646号
邮　　编　130021
发行部电话/传真　0431-85635177　85651759　85651628
　　　　　　　　　　　　85652585　85635176
储运部电话　0431-86059116
编辑部电话　0431-86037565
网　　址　www.jlstp.net
印　　刷　虎彩印艺股份有限公司

书　　号　ISBN 978-7-5578-0782-5
定　　价　150.00元
如有印装质量问题　可寄出版社调换
因本书作者较多，联系未果，如作者看到此声明，请尽快来电或来函与编辑
部联系，以便商洽相应稿酬支付事宜。

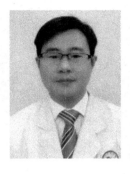

孟庆飞

　　1981年出生，徐州市中心医院口腔科，副主任医师，江苏省牙科美容主诊医师，医学硕士，口腔医学博士在读。入选徐州市医学青年后备人才（第二批）培养工程。发表科技核心期刊以上学术论文共计14篇，其中SCI收录4篇，中华医学会系列杂志2篇，Medline收录1篇。近三年来，共获得徐州市科技进步奖2项，淮海科技奖2项，江苏省卫生厅医学新技术引进二等奖1项，徐州市卫生局医学新技术引进奖2项。主要擅长于各类牙体缺损、牙列缺损、缺失的修复治疗，尤其在牙齿美容修复、残冠残根的保存修复、复杂咬合重建及肿瘤患者术后赝复体修复等方面积累了丰富的经验。

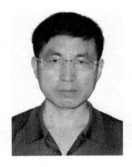

韩立显

　　1964年出生，安徽省淮北市人民医院口腔科副主任，副主任医师。安徽医科大学临床医学系本科毕业，学士学位。从事口腔医学教研工作30余年，擅长成人牙体牙髓病、牙周病、儿童牙病、三叉神经痛、颞下颌关节病及口腔粘膜病等复杂疑难疾病的诊治，对人工种植牙及复杂根管治疗有较高造诣。在专业核心期刊发表学术论文10余篇。近年来共参与主持淮北市科技局科研课题4项，获得科技进步三等奖1项。

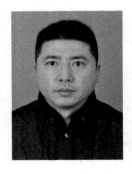

卢骁鹏

　　1974年出生，副主任医师，武汉大学在读硕士，学士学位，湖北省美容主诊医师。从事口腔临床工作近20年，主要从事口腔修复临床工作，对各类活动支架、固定义齿修复及种植牙的修复积累了丰富的经验，在口腔临床种植、赝复体、疑难修复、全瓷体系、美学修复、种植修复等领域有独到之处。参与《全瓷在修复中的应用》等多项新技术新项目，并获省科技成果奖三等奖1项，并在国家级、省级医学期刊上发表撰写论文10余篇。

编　委　会

前　言

　　科学的不断进步为医学科学的发展开辟了广阔的领域。近年来，口腔科学的发展尤为迅速，多种诊断方法和治疗手段相继应用到临床工作中来，极大地丰富了口腔学的内容。为适应口腔医学的快速发展，满足口腔临床工作者的实际需求，我们组织长期从事临床一线的医务工作者，参阅了大量的国内外文献，并结合丰富的临床经验，着手撰写了这本《口腔科疾病临床诊治要点》。

　　本书系抱求新、求精、不求全的宗旨，按专论进行篇章编著。全书共 3 篇，分 22 章，主要讲了口腔科常用检查、常见症状、常见疾病、口腔矫治与修复及口腔护理等内容。可供口腔科专业人员、研究生以及培养口腔科专科医师之用。

　　在编写过程中，虽力求做到写作方式和文笔风格的一致，但由于作者较多，再加上时间篇幅有限，因此难免有一些疏漏和缺点错误，期望读者见谅，并予以批评指正，以便再版时修订。

编　者

2016 年 6 月

目　　录

第一篇　概论

第二篇　口腔常见疾病

第三篇　口腔矫治与修复

概论

第一章　口腔检查

第一节　检查前准备

口腔疾病常常与全身疾病关系紧密，因此，在口腔检查中检查者不仅应关注牙体、牙周、口腔黏膜及颌面部情况，还应具有整体观念，对患者的全身状况给予关注，必要时须请相关科室人员会诊。

一、医师的准备

在口腔检查与治疗过程中，需要建立良好的医患关系。在对患者进行检查前，需要首先进行手部的消毒：剪短指甲，肥皂洗手，清水冲洗后佩戴一次性医用手套。

二、检查器械的准备

1. 椅位的检查和调节　口腔检查的第一步要进行椅位检查与调节。一般的，患者的头、颈和背应处于一条直线。检查上颌牙时，椅背应稍向后仰，使上颌牙列与地面呈45°；检查下颌牙时，椅背应稍直立，使下颌牙平面与地面基本平行。牙椅的灯光要照射在患者口腔的拟检查部位，避免因强光照射引起患者眼不适。在检查过程中，医师要注意坐姿，无法直视的部位应尽量使用口镜，减少身体前屈、弯腰低头等动作，以减轻疲劳，预防颈椎、腰椎病的发生。

2. 口腔检查器械　口腔检查时需要特殊的口腔检查器械，如口镜、探针、镊子等。检查时，医师一般左手持口镜，右手持镊子或探针。根据检查目的的不同亦可辅以其他器械，如牙周探针等。所有器械须经严格消毒后方可使用。

（1）口镜：口镜分平面和凹面两种，后者有放大作用，应根据需要选用。口镜可用于牵拉颊部或推压舌体，以便于医师检查内部情况；通过镜像反射，医师可对上颌牙等难以直视的部位进行检查。口镜还可用于聚集光线，增加检查部位的亮度与可视度。

（2）镊子：镊子的主要作用为夹持，如各种敷料、异物及其他小器械；也可用于夹持牙以检查松动度；还可用镊子末端敲击牙以检查其叩痛情况。

（3）探针：探针的两头弯曲形态不同，一端呈半圆形，另一端呈三弯形，医师可通过探诊时的手感检查牙各面的点、隙、裂、沟及龋洞等情况，结合患者的主观感觉，寻找牙的表面敏感区域及敏感程度，亦可粗略探测牙周袋。专门的牙周探针不同于普通探针，其具有刻度，且尖端圆钝，能准确测量牙周袋深度，避免刺伤袋底。

（孟庆飞）

第二节　检查内容

一、一般检查

1. 问诊　问诊是医师与患者通过交谈，以了解患者疾病的发生、发展和诊疗情况的过程。问诊内容一般包括主诉、现病史、既往史和系统回顾，对怀疑有遗传倾向疾病的患者还应询问家族史。

（1）主诉：主诉是患者感受最明显的症状，也是本次就诊的主要原因。主诉的记录应包含症状、部位和患病时间等要素，如"上颌后牙冷热激发痛1周"。

（2）现病史：现病史是病史的主体部分，是反映疾病发生、发展过程的重要依据。现病史的基本内容包括发病情况、患病时间、主要症状、可能诱因、症状加重或缓解的原因、病情发展及演变和诊治经过及效果等。在牙体牙髓病科，患者常见的症状为疼痛。疼痛性质对明确诊断意义重大，故应仔细询问。

（3）既往史：是患者过去的患病情况，包括外伤史、手术史及过敏史等。

（4）系统回顾：有些口腔疾病与全身情况有关，如一些患有血液病、内分泌疾病或维生素缺乏的患者可能因牙龈出血等症状到口腔科就诊，故应询问全身系统性疾病情况。

（5）家族史：当现有疾病可能有遗传倾向时，应对家族史进行询问并记录。

2. 视诊　视诊，是指医师用眼对患者全身和局部情况进行观察、以判断病情的方法，内容如下。

（1）全身情况：通过视诊可对患者的全身状况进行初步了解，如患者的精神状态、营养和发育状况等，一些疾病具有特殊的面容或表情特征，医师可通过视诊发现。

（2）颌面部：首先观察左、右面部是否对称，有无肿胀、肿物或畸形；患者是否具有急性疼痛面容；面部皮肤的颜色及光滑度如何，有无瘢痕或窦道；检查面神经功能时，观察鼻唇沟是否变浅或消失，做闭眼、吹口哨等动作时面部两侧的运动是否协调，有无口角歪斜等。

（3）牙体：重点检查主诉牙，兼顾其他牙

1）颜色和透明度：颜色和透明度的改变常能为诊断提供线索，如龋齿呈白垩或棕褐色，死髓牙呈暗灰色，四环素牙呈暗黄或灰棕色，氟牙症患牙呈白垩色或具有黄褐色斑纹等。

2）形状：牙体的异常形状包括前磨牙的畸形中央尖、上颌切牙的畸形舌侧窝、畸形舌侧沟、融合牙、双生牙、结合牙和先天性梅毒牙等，这些情况均由于先天缺陷导致牙齿硬组织破坏，常引起牙髓炎等。另外，还须注意过大牙、过小牙和锥形牙等牙形态异常改变。

3）排列和接触关系：牙列有无错位、倾斜、扭转、深覆盖/殆、开殆、反殆等情况。

4）牙体缺损：可与探诊相结合。对于龋洞、楔状缺损和外伤性缺损等要注意其大小和深浅，特别要注意是否露髓。牙冠破坏 1/2 以上者称为残冠，牙冠全部或接近全部丧失者称为残根。原则上，有保留价值的残冠、残根应尽量保留。

（4）牙龈和牙周组织：正常牙龈呈现粉红色，表面可有点彩，发生炎症时牙龈局部肿胀、点彩消失，因充血或淤血可呈现鲜红或暗红色，还可因血液病出现苍白、渗血、水肿、糜烂等；必要时应行血液检查以排查；牙间龈乳头有无肿胀、充血、萎缩、增生或坏死等；有无牙周袋，若有，累及范围及深度如何、袋内分泌情况如何等。

（5）口腔黏膜：指覆盖在唇、舌、腭、咽等部位的表层组织。检查中应注意以下变化。

1）色泽：口腔黏膜处于炎症时出现充血、发红，扁平苔藓可有糜烂和白色网状纹，白斑时可有各种类型的白色斑片。

2）溃疡：复发性口疮、口腔黏膜结核和癌症等均可表现为溃疡。除对溃疡的外形、分泌情况、有无局部刺激物等进行视诊外，还须结合问诊了解溃疡发生的持续时间和复发情况，结合触诊等了解溃疡质地是否坚硬，有无周围浸润等情况的发生。

3）肿胀或肿物：须结合其他检查，确定有无牙源性损害，有无压痛，活动度如何，有无粘连，边界是否清楚等。

另外，还应注意舌背有无裂纹、舌乳头的分布和变化及舌体的运动情况等。

3. 探诊 探诊指利用探测器械（探针）进行检查的检查方法。

（1）牙体：主要用于对龋洞的检查，明确龋洞部位、范围、深浅、探痛情况等。对于活髓牙，龋洞较深时探诊动作一定要轻柔，以免触及穿髓点引起剧痛。勿遗漏邻面和龈下的探诊检查。探诊还应包括明确牙的敏感区域、敏感程度、充填体边缘的密合情况及有无继发龋等。

（2）牙周：探查牙龈表面质感是松软还是坚实，牙周袋的深浅，牙龈和牙的附着关系，了解牙周袋深度和附着情况。探诊时要注意以下几点。

1）支点稳定：尽可能贴近牙面，以免器械失控而刺伤牙周组织。

2）角度正确：探诊时探针应与牙体长轴方向一致。

3）力量适中：掌握力度大小，在发现病变的同时不引起伤痛。

4）面面俱到：按一定的顺序，如牙体近中、中、远中进行牙周探诊并做记录，避免漏诊。

（3）窦道：窦道口多见于牙龈，偶见于皮肤表面。窦道的存在提示有慢性根尖周炎的患牙存在，但患牙位置不一定与窦道口对应，可将圆头探针插入窦道并缓慢推进以明确来源。

4. 叩诊 叩诊是用口镜或镊子末端叩击牙，通过患者的反应和叩击声音检查患牙的方法。叩诊要注意以下几点。

（1）选择对照牙：健康的对侧同名牙或邻牙是最好的阴性对照。叩诊时，应从健康牙开始，逐渐过渡到可疑牙。牙对叩诊的反应一般分为 5 级：（－）、（±）、（＋）、（＋＋）、（＋＋＋），分别代表"无、可疑、轻度、中度、重度"叩痛。

（2）叩击方向：垂直叩诊主要用于检查根尖部的急性炎症情况，水平叩诊主要检查牙体周围组织的炎症情况。

（3）力度适中：以健康的同名牙或邻牙叩诊无痛的最大力度为上限，对于急性尖周炎的患牙，叩诊力度要小，以免增加患者的痛苦。

5. 触诊　触诊是用手指或器械在病变部位进行触摸或按压，依靠检查者和被检查者的感觉对病变的硬度、范围、形状、活动度等进行检查的方法。口内检查时应戴手套或指套。

（1）颌面部：医师用手指触压颌面部以明确病变范围、硬度、触压痛情况、波动感和动度等。

（2）淋巴结：与口腔疾病关系密切的有颌下、颏下、颈部淋巴结。检查时可嘱患者放松，头部略低下并偏向检查者，检查者一手固定患者头部，另一手触诊相关部位的淋巴结。触诊有助于检查发生病变的淋巴结，其在大小、数目、硬度、压痛和粘连情况等方面会有所变化。炎症发生时，相关区域淋巴结出现增大、压痛，但质地无甚变化；肿瘤转移时，相关淋巴结常增大、质硬、无触痛且多与周围组织粘连；结核性淋巴增大多见于颈部，淋巴结可成串、相互粘连且易破溃。

（3）颞下颌关节：检查者面对患者，以双手示指和中指腹面贴于患者的耳屏前，嘱其做开闭口动作，继而做侧方运动，观察双侧运动是否对称、协调；检查关节运动中有无轨迹异常，有无杂音；张口度的检查是颞下颌关节检查的重要内容，张口度大小以大张口时上、下中切牙切缘间能放入自己横指（通常是示指、中指和环指）的数目为参考（表1-1）。

表1-1　张口受限程度的检查记录方法和临床意义

能放入的手指数	检查记录	临床意义
3	正常	无张口受限（张口度正常）
2	Ⅰ度受限	轻度张口受限
1	Ⅱ度受限	中度张口受限
1以下	Ⅲ度受限	重度张口受限

（4）牙周组织：检查者将手指尖置于牙颈与牙龈交界处，嘱患者做咬合动作，手感振动较大时提示存在创伤殆可能。

（5）根尖周组织：用手指尖或镊子夹一棉球轻压根尖部，根据压痛、波动感或脓性分泌物情况判断根尖周组织的炎症情况。

6. 嗅诊　嗅诊指通过气味的鉴别进行诊断的检查方法，一般在问诊过程中即已完成。凡口腔卫生不佳，或存在暴露的坏死牙髓，或坏死性龈口炎等可有明显的口臭甚至腐败性恶臭。

7. 松动度检查　用镊子夹持住牙冠或将镊尖并拢置于殆面中央进行摇动可检查牙的松动情况。依据松动幅度或松动方向，可将牙松动程度分为3级（表1-2）。

表1-2　牙松动度检查的依据和分级

分级依据	Ⅰ度	Ⅱ度	Ⅲ度
松动幅度	<1mm	1~2mm	>2mm
松动方向	唇（颊）舌向	唇（颊）舌向近、远中向	唇（颊）舌向近、远中向、殆龈向

8. 咬诊　咬诊是检查牙有无咬合痛或有无早接触点的检查方法。可通过空咬或咬棉签、棉球等实物时的疼痛情况判断有无根尖周病、牙周病、牙隐裂或牙本质敏感等，亦可将咬合纸或蜡片置于牙殆面，嘱其做各种咬合动作，根据留在牙面上的色迹深浅或蜡片厚薄确定

早接触点，还可通过特殊的咬诊工具对出现咬合痛的部位进行定位。

9. 冷热诊　冷热诊是通过观察牙齿对不同温度的反应对牙髓状态进行判断的方法。正常牙髓对温度有一定的耐受范围（20℃～50℃）。牙髓发生炎症时，疼痛阈值降低，造成感觉敏感。牙髓变性时，疼痛阈值提高，造成感觉迟钝。牙髓坏死时通常无感觉。

用于冷诊的刺激物须低于10℃，如冷水、无水乙醇、氯乙烷、冰条或冰棒等，用于热诊的刺激物须高于60℃，如加热的牙胶、金属等。

二、特殊检查

当经过一般检查后仍无法确诊时，可借助一些特殊器械、设备进行检查，称之为特殊检查，常见如下。

1. 牙髓电活力测试法　牙髓电活力测试法是通过观察牙对不同强度电流的耐受程度对牙髓状态进行判断的方法。电测仪经过不断改进，体积更小，重量更轻，使用时更加便捷。使用电测仪时需要将患牙隔湿，然后将检测头置于待测牙面，调整刻度以变换电流的刺激强度，同时观察患者的反应，当患者示意疼痛时离开牙面。判读牙髓电活力测试结果时需要注意假阳性和假阴性的排除，必要时结合其他感觉测试结果，综合分析，得出牙髓的状况。

有些电测仪在使用时有其他要求，如需佩戴口内挂钩、仪器检查头与牙面间间隔导电介质等，还应注意如安装有心脏起搏器、全冠修复牙等禁忌证，在使用前应仔细阅读说明书。

2. 激光龋齿探测仪　德国 KaVo 公司于 1998 年生产的激光龋齿探测仪，可利用激光激发荧光诊断龋齿，并通过客观数值反映龋损的程度。激光龋齿探测仪是新近出现的一种便携式诊断龋齿仪器，其具有的 A 型探头末端较尖，可对牙面的窝沟进行点探测并将龋损程度数值化，对早期𬌗面龋的探测更为精确，有助于诊断无洞型龋损。

3. 诊断性备洞　临床上有时难以对牙髓状况进行准确判定，这时可通过诊断性备洞进行检查。当患牙牙髓存有活力时，备洞至牙本质会有感觉，反之，则说明患牙牙髓坏死。

4. 局部麻醉法　局部麻醉法是通过麻醉方式确定疼痛部位的方法。如当牙髓炎患者无法分清疼痛牙位置时，可用局部麻醉药（2% 普鲁卡因或利多卡因等）将三叉神经中的某一支麻醉后再行检查。需要注意的是，局部麻醉法可较好地区分上、下颌牙的疼痛，但对于下颌同侧牙列效果不佳。

5. 穿刺检查　穿刺检查是用注射器刺入肿胀物抽出其中的液体等内容物进行检查的方法。穿刺检查一般在局部麻醉和常规消毒处理后进行，抽取物通常需要进行肉眼和显微镜检查。

（1）肉眼观察通过对抽取物颜色与性状的观察，初步确定是脓液、囊液还是血液等。

（2）显微镜检查在显微镜下，脓液主要为中性粒细胞，慢性炎症多为淋巴细胞，囊液可见胆固醇结晶和少量炎细胞，血液主要为红细胞。

（孟庆飞）

第三节　X 线检查

X 线检查的应用愈发广泛，已成为牙科领域重要的辅助检查手段。正常的牙体组织在 X 线片上的表现为：牙釉质、牙本质为白色的 X 线阻射影，牙髓组织为黑色的 X 线透射影，根尖周膜为 X 线透射影，根尖周的牙槽骨为密度低于牙釉质、牙本质的 X 线阻射影。

一、分类

根据检查需要，涉及牙体牙髓病的 X 线检查通常分为根尖片、殆翼片、曲面体层片及锥形束 CT。

1. 根尖片　根尖片分为平行投照和分角线投照技术，可用于了解特定牙位的牙体、牙周、牙髓及根尖周组织情况，具有放射剂量小、空间分辨率高、操作简单等优点，是牙体牙髓病诊疗过程中最常用的 X 线检查技术。但需要指出，X 线影像是三维物体的平面投影结果，存在影像重叠、变形失真等问题。另外，根尖周的骨质破坏需要到一定程度才可能在根尖片上反映出来，因此必须结合临床检查方能得出准确的诊断。

2. 全口牙位曲面体层 X 线片　曲面体层摄影是利用体层摄影和狭缝摄影原理，仅需一次曝光即可获得上、下颌的牙列影像，进而了解多个牙位的病变情况，也可用于观察牙槽嵴的吸收状况、龋病及牙根形成等情况。拍摄全口牙位曲面体层 X 线片的放射剂量较全口根尖片显著减少，同时，曲面体层片还可了解颌骨内病变。但是，曲面体层片的清晰度不及根尖片，如需了解特定牙位的牙体或根尖周情况时，需要补充根尖片。

3. 锥形束 CT　锥形束 CT（CBCT）于 2000 年左右开始应用于口腔临床，其采用锥形 X 射线束和二维探测器，取代了传统的扇形束和一维探测器。扫描时，锥形 X 射线只需围绕患者 1 周，即可完成数据采集进行三维重建。锥形束 CT 的有效放射剂量与曲面体层摄影类似，远小于常规医用 CT。在牙体牙髓病的诊疗中，CBCT 可用于检查牙体、根管系统、根尖周等组织结构，由于其解决了常规 X 线片结构重叠与清晰度的问题，可作为进一步的检查手段。

二、应用

1. 诊断

（1）牙体牙髓病：龋齿，如邻面龋、龈下龋、隐匿性龋、充填物底壁或边缘的继发龋等，还可用于龋病的流行病学调查；牙体发育畸形，如畸形舌侧窝、畸形中央尖等；牙根发育情况，如牙根内吸收和外吸收、根折、牙根发育不全、牙骨质增生等；髓腔情况，如髓腔钙化、髓石大小及位置、根管的数目、弯曲、粗细和走行等。

（2）根尖周病：各种根尖周病，如根尖周肉芽肿、脓肿、囊肿及致密性骨炎等。

（3）牙周病：牙槽骨吸收、破坏的程度和类型。

（4）颌面外科疾病：阻生牙、埋伏牙、先天性缺牙、恒牙萌出状态等；颌骨炎症、囊肿、肿瘤等。

2. 治疗　治疗前可用于手术难度的预估，如患牙的根管钙化情况、骨粘连情况等；治疗中可用于判断根管充填质量、牙根残留情况等；用于疗效追踪时可检查根尖周破坏区域是否愈合等。

（孟庆飞）

第四节　实验室检查

一、血常规检查

在牙体牙髓病的诊治过程中，有时需要进行血常规检查了解患者的健康状态，以初步排除血液系统疾病。例如，进行根尖外科手术前常需要进行血常规检查，若血小板计数偏低，则须暂缓手术。在急性根尖周炎并发间隙感染且患者全身症状明显时，有时也需要进行血常规检查以了解感染情况，进而指导全身用药。

二、细菌学检查

细菌学检查包括涂片、细菌培养、药敏实验等。必要时，细菌学检查有助于选择临床用药。例如，在治疗难治性根尖周炎时，可以根据感染根管的细菌学检查结果针对性选择抗菌药物，并可通过药敏实验提高治疗有效率。

三、细胞学检查

细胞学检查即脱落细胞学检查，是根据细胞形态学改变判断机体病理变化的方法。由于肿瘤细胞易脱落，在显微镜下观察脱落细胞的形态有利于肿瘤的早期诊断。与活检相比，细胞学检查操作简单、安全、无痛、经济，能在短时间内初步确定肿块性质，且可多次进行。但是，细胞学检查的取材范围局限，无法准确反映肿瘤类型、恶化程度、与邻近组织关系等，假阴性率较高，所以，细胞学检查不能完全取代活检。

1. 适应证　可用于检查缺乏症状、取材困难的颌面部上皮来源癌瘤，但针对非上皮来源的肿瘤如肉瘤等因细胞不脱落而不能应用。

2. 取材方法　从病变表面刮下少许组织，往复或转圈法涂片，干燥后甲醇（乙醚甲醇比为1∶1）固定，苏木精–伊红染色，显微镜观察有无形态异常的肿瘤细胞。

3. 活体组织检查　当对口腔及颌面部病变无法确诊时，可采用活体组织检查即活检。活检结果常常对治疗方案和手术范围产生重要影响。

（1）适应证：①判断口腔肿瘤性质及浸润情况；②判断口腔黏膜病是否为癌前病变，或有无恶变倾向；③确定是否为特殊感染，如梅毒、结核等；④有些肿块在术中切除后，还需要对其进行活检以明确诊断及制订下一步治疗方案。

（2）取材方法：术前准备、所用器械及术后处理同外科小手术。取材部位要有代表性，术中要减少出血，避免造成新的创伤。行活检时，病变小、有蒂或包膜完整的良性肿瘤应予全部切除；溃疡或疑为恶性肿瘤者在切除时应避开中央已坏死组织，切取边缘部；对于病变复杂者可多点取材。当活检结果与临床判断不符时，应综合多种因素，谨慎做出判断。

（孟庆飞）

第五节 病历记录

病历是关于检查、诊断和治疗过程的客观记录，是分析、研究疾病规律的原始资料，还是重要的法律依据，应予认真、严肃对待。

一、一般资料

病历的一般资料记录于封面或首页上，包含项目与全身性疾病病历要求相同，包括姓名、性别、年龄、民族、药物过敏史等。身份证号码、联系方式等信息是疗效复查、资料保存和查询所需，应认真工整填写，不要漏填。

二、主诉

以患者角度，用一句话描述出本次就诊的主要原因。主诉通常是患者对所患疾病的症状、部位和时间的描述，避免使用专业术语。

三、现病史

现病史是与主诉有关的疾病历史。要客观详细地记录清楚疾病发展过程，疼痛性质、部位、变化、加重或缓解的原因等，作为诊断依据。

四、既往史

特别要注意记录药物过敏史、出血和止血等情况。

五、口腔检查

在全面检查的基础上，着重记录与主诉相关的体征。如对于以牙痛为主诉的检查，牙周、黏膜、牙列及颌面部阳性所见均应做简要记录。

六、诊断

以主诉相关疾病为第一诊断，其他诊断依据严重程度由高到低的顺序记录。

七、治疗计划

治疗计划与诊断顺序相对应，治疗计划的制定原则是按轻重缓急分步实施，优先解决主诉问题或疼痛问题，其次解决功能、美观等其他问题。

八、知情同意书

制订治疗计划后，需要对患者详细讲解所患疾病及可行治疗方案，并要求患者根据自身情况加以选择。患者被治疗前应签署知情同意书，以示同意医师对其所患疾病进行的治疗，同时，也是保障患者权益的保证。

九、治疗过程记录

涉及牙体的疾病应写明牙位、龋洞或缺损部位，处理过程中的关键步骤及所见，例如腐质去除后所见，达牙本质深度，有无露髓点，敏感程度如何，所行处理或所用充填材料。

涉及牙髓的疾病应记录开髓时情况，是否麻醉下进行，有无渗出，出血量及颜色，拔髓时牙髓外观，根管数目及通畅程度。根管治疗时，还应记录各根管的预备情况以及工作长度（以 mm 为单位），所封药物或根充材料，以及充填后 X 线片表现等。

复诊病历应记录上次治疗后至本次复诊期间的症状变化和术后反应，本次治疗前的检查情况，本次治疗内容以及下次就诊计划。

每次的治疗记录都可能成为日后的参考依据，因此，每次治疗完成后都应记录治疗日期、检查情况、治疗项目、治疗效果及医嘱等，并有记录者签名。

如若需要用药，则应详细记录药名、剂量、用法、效果及不良反应等；如若涉及化验，应当记录化验项目以及重要结果。

十、牙位记录

在口腔病历书写中常涉及牙的位置，即牙位。理想的牙位表示方法应简明易学、明确、无歧义、方便计算机输入等。

（孟庆飞）

第二章　口腔科常见症状的鉴别诊断

发生在牙－颌－口腔系统中的疾病有数百种之多，但它们有很多相似的症状和（或）临床表现。临床医师须从一些常见的主诉症状出发，进一步采集病史和作全面的口腔检查，多数病例可以做出明确的诊断。但也有一些病例需采取其他辅助检查手段，如化验、影像学（X线片、CT、B超等）、涂片、活体组织检查、脱落细胞学检查、微生物培养等特殊检查，以及全身系统性检查等，然后进行综合分析和鉴别诊断，最后取得明确的诊断。有的病例还需在治疗过程中才能确诊，如药物治疗性诊断、手术过程中探查及手术后标本的特殊检查等。总之，正确的诊断有赖于周密的病史采集、局部和全身的检查及全面的分析，然后根据循证医学的原则制订出正确的、符合患者意愿的治疗计划，这些是决定疗效的重要前提。

第一节　牙痛

牙痛是口腔科临床上最常见的症状，常是患者就医的主要原因。可由牙齿本身的疾病，牙周组织及颌骨的某些疾病，甚至神经疾患和某些全身疾病所引起。对以牙痛为主诉的患者，必须先仔细询问病史，如疼痛起始时间及可能的原因，病程长短及变化情况，既往治疗史及疗效等。必要时还应询问工作性质、饮食习惯、有无不良习惯（如夜磨牙和咬硬物等）、全身健康状况及家族史等。关于牙痛本身，应询问牙痛的部位、性质、程度和发作时间。疼痛是尖锐剧烈的还是钝痛、酸痛；是自发痛还是激发痛、咬合时痛；自发痛是阵发的或是持续不断；有无夜间痛；疼痛部位是局限的或放散的，能否明确指出痛牙等。根据症状可得出一至数种初步印象，便于作进一步检查。应记住，疼痛是一种主观症状，由于不同个体对疼痛的敏感性和耐受性有所不同，而且有些其他部位的疾病也可表现为牵扯性牙痛。因此，对患者的主观症状应与客观检查所见、全身情况及实验室和放射学检查等结果结合起来分析，以做出正确的诊断。

一、引起牙痛的原因

1. 牙齿本身的疾病　如深龋，牙髓充血，各型急性牙髓炎、慢性牙髓炎，逆行性牙髓炎，由龋齿、外伤、化学药品等引起的急性根尖周炎、牙槽脓肿，微裂，牙根折裂，髓石，牙本质过敏，流电作用等。

2. 牙周组织的疾病　如牙周脓肿、急性龈乳头炎、冠周炎、坏死性溃疡性龈炎、干槽症等。

3. 牙齿附近组织的疾病所引起的牵扯痛　急性化脓性上颌窦炎和急性化脓性颌骨骨髓炎时，由于神经末梢受到炎症的侵犯，使该神经所支配的牙齿发生牵扯性痛。颌骨内或上颌窦内的肿物、埋伏牙等可压迫附近的牙根发生吸收，如有继发感染，可出现牙髓炎导致疼痛。急性化脓性中耳炎、咀嚼肌群的痉挛等均可出现牵扯性牙痛。

4. 神经系统疾病 如三叉神经痛患者常以牙痛为主诉。颞下窝肿物在早期可出现三叉神经第三支分布区的疼痛，翼腭窝肿物的早期由于压迫蝶腭神经节，可出现三叉神经第二支分布区的疼痛。

5. 全身疾患 有些全身疾患，如流感、癔症、神经衰弱，月经期和绝经期等可诉有牙痛。高空飞行时，牙髓内压力增高，可引起航空性牙痛。有的心绞痛患者可反射性地引起牙痛。

二、诊断步骤

（一）问清病史及症状特点

1. 尖锐自发痛 最常见的为急性牙髓炎（浆液性、化脓性、坏疽性）、急性根尖周炎（浆液性、化脓性）。其他，如急性牙周脓肿、髓石、冠周炎、急性龈乳头炎、三叉神经痛、急性上颌窦炎等。

2. 自发钝痛 慢性龈乳头炎，创伤性等。在机体抵抗力降低时，如疲劳、感冒、月经期等，可有轻度自发钝痛、胀痛。坏死性龈炎时牙齿可有撑离感和咬合痛。

3. 激发痛 牙本质过敏和Ⅱ°～Ⅲ°龋齿或楔状缺损等，牙髓尚未受侵犯或仅有牙髓充血时，无自发痛，仅在敏感处或病损处遇到物理、化学刺激时才发生疼痛，刺激除去后疼痛即消失。慢性牙髓炎一般无自发痛而主要表现为激发痛，但当刺激除去后疼痛仍持续一至数分钟。咬合创伤引起牙髓充血时也可有对冷热刺激敏感。

4. 咬合痛 微裂和牙根裂时，常表现为某一牙尖受力而产生水平分力时引起尖锐的疼痛。牙外伤、急性根尖周炎、急性牙周脓肿等均有明显的咬合痛和叩痛、牙齿挺出感。口腔内不同金属修复体之间产生的流电作用也可使患牙在轻咬时疼痛，或与金属器械相接触时发生短暂的电击样刺痛。

以上疼痛除急性牙髓炎患者常不能自行明确定位外，一般都能明确指出痛牙。急性牙髓炎的疼痛常沿三叉神经向同侧对颌或同颌其他牙齿放散，但不会越过中线放散到对侧牙。

（二）根据问诊所得的初步印象，作进一步检查，以确定患牙

1. 牙体疾病 最常见为龋齿。应注意邻面龋、潜在龋、隐蔽部位的龋齿、充填物下方的继发龋等。此外，如微裂、牙根纵裂、畸形中央尖、楔状缺损、重度磨损、未垫底的深龋充填体、外伤露髓牙、牙冠变色或陈旧的牙冠折断等，均可为病源牙。

叩诊对识别患牙有一定帮助。急性根尖周炎和急性牙周脓肿时有明显叩痛，患牙松动。慢性牙髓炎、急性全部性牙髓炎和慢性根尖周炎、边缘性牙周膜炎、创伤性根周膜炎等，均可有轻至中度叩痛。在有多个可疑病源牙存在时，叩诊反应常能有助于确定患牙。

2. 牙周及附近组织疾病 急性龈乳头炎时可见牙间乳头红肿、触痛，多有食物嵌塞、异物刺激等局部因素。冠周炎多见于下颌第三磨牙阻生，远中及颊舌侧龈瓣红肿，可溢脓。牙周脓肿和逆行性牙髓炎时可探到深牙周袋，后者袋深接近根尖，牙齿大多松动。干槽症可见拔牙窝内有污秽坏死物，骨面暴露，腐臭，触之疼痛。反复急性发作的慢性根尖周炎可在牙龈或面部发现窦道。

急性牙槽脓肿、牙周脓肿、冠周炎等，炎症范围扩大时，牙龈及龈颊沟处肿胀变平，可有波动。面部可出现副性水肿，局部淋巴结肿大，压痛。若治疗不及时，可发展为蜂窝织

炎、颌骨骨髓炎等。上颌窦炎引起的牙痛，常伴有前壁的压痛和脓性鼻涕、头痛等。上颌窦肿瘤局部多有膨隆，可有血性鼻涕、多个牙齿松动等。

（三）辅助检查

1. 牙髓活力测验　根据对冷、热温度的反应，以及刺激除去后疼痛持续的时间，可以帮助诊断和确定患牙。也可用电流强度测试来判断牙髓的活力和反应性。

2. X 线检查　可帮助发现隐蔽部位的龋齿。髓石在没有揭开髓室顶之前，只能凭 X 线片发现。慢性根尖周炎可见根尖周围有不同类型和大小的透射区。颌骨内或上颌窦内肿物、埋伏牙、牙根裂等也需靠 X 线检查来确诊。

（刘祎华）

第二节　牙龈出血

牙龈出血是口腔中常见的症状，出血部位可以是全口牙龈或局限于部分牙齿。多数患者是在牙龈受到机械刺激（如刷牙、剔牙、食物嵌塞、进食硬物、吮吸等）时流血，一般能自行停止；另有一些情况，在无刺激时即自动流血，出血量多，且无自限性。

一、牙龈的慢性炎症和炎症性增生

这是牙龈出血的最常见原因，如慢性龈缘炎、牙周炎、牙间乳头炎和牙龈增生等。牙龈缘及龈乳头红肿、松软，甚至增生。一般在受局部机械刺激时引起出血，量不多，能自行停止。将局部刺激物（如牙石、牙垢、嵌塞的食物、不良修复体等）除去后，炎症很快消退，出血亦即停止。

二、妊娠期龈炎和妊娠瘤

常开始于妊娠的第 3~4 个月。牙龈红肿、松软、极易出血。分娩后，妊娠期龈炎多能消退到妊娠前水平，而妊娠瘤常需手术切除。有的人在慢性牙龈炎的基础上，于月经前或月经期可有牙龈出血，可能与牙龈毛细血管受性激素影响而扩张、脆性改变等有关。长期口服激素性避孕药者，也容易有牙龈出血和慢性炎症。

三、坏死性溃疡性牙龈炎

为梭形杆菌、口腔螺旋体和中间普氏菌等的混合感染。主要特征为牙间乳头顶端的坏死性溃疡，腐臭，牙龈流血和疼痛，夜间睡眠时亦可有牙龈流血，就诊时亦可见牙间隙处或口角处有少量血迹。本病的发生常与口腔卫生不良、精神紧张或过度疲劳、吸烟等因素有关。

四、血液病

在遇到牙龈有广泛的自动出血，量多或不易止住时，应考虑有无全身因素，并及时作血液学检查和到内科诊治。较常见引起牙龈和口腔黏膜出血的血液病，如急性白血病、血友病、血小板减少性紫癜、再生障碍性贫血、粒细胞减少症等。

五、肿瘤

有些生长在牙龈上的肿瘤，如血管瘤、血管瘤型牙龈瘤、早期牙龈癌等也较易出血。其他较少见的，如发生在牙龈上的网织细胞肉瘤，早期常以牙龈出血为主诉，临床上很容易误诊为牙龈炎。有些转移瘤，如绒毛膜上皮癌等，也可引起牙龈大出血。

六、某些全身疾病

如肝硬化、脾功能亢进、肾炎后期、系统性红斑狼疮等，由于凝血功能低下或严重贫血，均可能出现牙龈出血症状。伤寒的前驱症状有时有鼻出血和牙龈出血。在应用某些抗凝血药物或非甾体类抗炎药，如水杨酸、肝素等治疗冠心病和血栓时，易有出血倾向。苯中毒时也可有牙龈被动出血或自动出血。

（刘祎华）

第三节　牙齿松动

正常情况下，牙齿只有极轻微的生理性动度。这种动度几乎不可觉察，且随不同牙位和一天内的不同时间而变动。一般在晨起时动度最大，这是因为夜间睡眠时，牙齿无𬌗接触，略从牙槽窝内挺出所致。醒后，由于咀嚼和吞咽时的𬌗接触将牙齿略压入牙槽窝内，致使牙齿的动度渐减小。这种 24 小时内动度的变化，在牙周健康的牙齿不甚明显，而在有𬌗习惯，如磨牙症、紧咬牙者较明显。妇女在月经期和妊娠期内牙齿的生理动度也增加。牙根吸收接近替牙期的乳牙也表现牙齿松动。引起牙齿病理性松动的主要原因如下。

一、牙周炎

是使牙齿松动乃至脱落的最主要疾病。牙周袋的形成以及长期存在的慢性炎症，使牙槽骨吸收，结缔组织附着不断丧失，继而使牙齿逐渐松动、移位，终致脱落。

二、𬌗创伤

牙周炎导致支持组织的破坏和牙齿移位，形成继发性𬌗创伤，使牙齿更加松动。单纯的（原发性）𬌗创伤，也可引起牙槽嵴顶的垂直吸收和牙周膜增宽，临床上出现牙齿松动。这种松动在𬌗创伤除去后，可以恢复正常。正畸治疗过程中，受力的牙槽骨发生吸收和改建，此时牙齿松动度明显增大，并发生移位；停止加力后，牙齿即可恢复稳固。

三、牙外伤

最多见于前牙。根据撞击力的大小，使牙齿发生松动或折断。折断发生在牙冠时，牙齿一般不松动；根部折断时，常出现松动，折断部位越近牙颈部，则牙齿松动越重，预后也差。有的医师企图用橡皮圈不恰当地消除初萌的上颌恒中切牙之间的间隙，常使橡皮圈渐渐滑入龈缘以下，造成深牙周袋和牙槽骨吸收，牙齿极度松动和疼痛。患儿和家长常误以为橡皮圈已脱落，实际它已深陷入牙龈内，应仔细搜寻并取出橡皮圈。此种病例疗效一般均差，常导致拔牙。

四、根尖周炎

急性根尖周炎时，牙齿突然松动，有伸长感，不敢对殆，叩痛（＋＋）～（＋＋＋）。至牙槽脓肿阶段，根尖部和龈颊沟红肿、波动。这种主要由龋齿等引起的牙髓和根尖感染，在急性期过后，牙多能恢复稳固。

慢性根尖周炎，在根尖病变范围较小时，一般牙不太松动。当根尖病变较大或向根侧发展，破坏较多的牙周膜时，牙可出现松动。一般无明显自觉症状，仅有咬合不适感或反复肿胀史，有的根尖部可有瘘管。牙髓无活力。根尖病变的范围和性质可用 X 线检查来确诊。

五、颌骨骨髓炎

成人的颌骨骨髓炎多是继牙源性感染而发生，多见于下颌骨。急性期全身中毒症状明显，如高热、寒战、头痛，白细胞增至（10～20）×10³/L 等。局部表现为广泛的蜂窝织炎。患侧下唇麻木，多个牙齿迅速松动，且有叩痛。这是由于牙周膜及周围骨髓腔内的炎症浸润。一旦颌骨内的化脓病变经口腔黏膜或面部皮肤破溃，或经手术切开、拔牙而得到引流，则病程转入亚急性或慢性期。除病源牙必须拔除外，邻近的松动牙常能恢复稳固。

六、颌骨内肿物

颌骨内的良性肿物或囊肿由于缓慢生长，压迫牙齿移位或牙根吸收，致使牙齿逐渐松动。恶性肿瘤则使颌骨广泛破坏，在短时间内即可使多个牙齿松动、移位。较常见的，如上颌窦癌，多在早期出现上颌数个磨牙松动和疼痛。若此时轻易拔牙，则可见拔牙窝内有多量软组织，短期内肿瘤即由拔牙窝中长出，似菜花状。所以，在无牙周病且无明显炎症的情况下，若有一或数个牙齿异常松动者，应提高警惕，进行 X 线检查，以便早期发现颌骨中的肿物。

七、其他

有些牙龈疾病伴有轻度的边缘性牙周膜炎时，也可出现轻度的牙齿松动，如坏死性龈炎、维生素 C 缺乏、龈乳头炎等。但松动程度较轻，治愈后牙齿多能恢复稳固。发生于颌骨的组织细胞增生症 X，为原因不明的、累及单核－吞噬细胞系统的、以组织细胞增生为主要病理学表现的疾病。当发生于颌骨时，可沿牙槽突破坏骨质，牙龈呈不规则的肉芽样增生，牙齿松动并疼痛，拔牙后伤口往往愈合不良。X 线表现为溶骨性病变，牙槽骨破坏，病变区牙齿呈现"漂浮征"。本病多见于 10 岁以内的男童，好发于下颌骨。其他一些全身疾患，如 Down 综合征、Papillon－Lefevre 综合征等的患儿，常有严重的牙周炎症和破坏，造成牙齿松动、脱落。牙周手术后的短期内，术区牙齿也会松动，数周内会恢复原来动度。

（刘祎华）

第四节　口臭

口臭是指口腔呼出气体中的令人不快的气味，是某些口腔、鼻咽部和全身性疾病的一个较常见症状，可以由多方面因素引起。

一、生理因素

晨起时常出现短时的口臭，刷牙后即可消除。可由某些食物（蒜、洋葱等）和饮料（酒精性）经过代谢后产生一些臭味物质经肺从口腔呼出所引起。某些全身应用的药物也可引起口臭，如亚硝酸戊脂、硝酸异山梨酯等。

二、病理因素

（一）口腔疾病

口腔呼出气体中的挥发性硫化物（volatile sulfur com－pounds，VSCs。）可导致口臭，其中 90% 的成分为甲基硫醇（CH_3SH）和硫化氢（H_2S）。临床上最常见的口臭原因是舌苔和牙周病变处的主要致病菌，如牙龈卟啉单胞菌、齿垢密螺旋体、福赛坦菌和中间普氏菌等的代谢产物。此外，牙周袋内的脓液和坏死组织、舌苔内潴留的食物残屑、脱落上皮细胞等也可引起口臭。在没有牙周炎的患者，舌苔则是口臭的主要来源，尤其与舌背的后 1/3 处舌苔的厚度和面积有关。用牙刷刷舌背或用刮舌板清除舌苔可显著减轻或消除口臭。

软垢、嵌塞于牙间隙和龋洞内的食物发酵腐败，也会引起口臭。有些坏死性病变，如坏死性溃疡性龈（口）炎、嗜伊红肉芽肿、恶性肉芽肿和癌瘤等，拔牙创的感染（干槽症）等，都有极显著的腐败性臭味。

如果经过治疗彻底消除了口腔局部因素，口臭仍不消失，则应寻找其他部位的疾病。

（二）鼻咽部疾病

慢性咽（喉）炎、化脓性上颌窦炎、萎缩性鼻炎、小儿鼻内异物、滤泡性扁桃体炎等均能发出臭味。

（三）消化道、呼吸道及其他全身性疾病

如消化不良、肝硬化、支气管扩张继发肺部感染、肺脓肿、先天性气管食管瘘等。糖尿病患者口中可有烂苹果气味，严重肾衰竭者口中可有氨味或尿味。此外，某些金属（如铅、汞）和有机物中毒时，可有异常气味。

（四）神经和精神异常

有些患者自觉口臭而实际并没有口臭，是存在心理性疾患，如口臭恐惧症等，或者由于某些神经疾患导致嗅觉或味觉障碍而产生。

用鼻闻法、仪器测量法（气相色谱仪、Halimeter、Diamond Probe 等）可直接检测口臭程度和挥发性硫化物的水平。

（刘祎华）

第五节　面部疼痛

面部疼痛是口腔科常见的症状，不少患者因此而就诊。有的诊断及治疗都较容易，有的相当困难。不论是何种疼痛，都必须查清引起的原因。由牙齿引起的疼痛，查出病因是较为容易的，已见前述；但牵扯性痛（referredpain）和投射性痛（projected pain）的原因，却很难发现。颞下颌关节紊乱病引起的疼痛也常引致诊断进入迷途，因为他们很类似一些其他问

题引起的疼痛。

诊断困难的另一因素，是患者对疼痛的叙述。这种叙述常是不准确的，但又与诊断有关联。患者对疼痛的反应决定于两种因素，一是患者的痛阈；一是患者对疼痛的敏感性。两者在每一患者都不相同，例如后者就会因患者的全身健康状态的变化及其他暂时性因素而时时改变。

所谓的投射性痛，是指疼痛传导途径的某一部位受到刺激，疼痛可能在此神经的周缘分布区发生。颅内肿瘤引起的面部疼痛即是一例。这类病变可能压迫三叉神经传导的中枢部分而引起其周缘支分布区的疼痛。

投射性痛必须与牵扯性痛鉴别。所谓的牵扯性痛是疼痛发生部位与致痛部位远离的疼痛。在口腔科领域内，牵扯性痛最常见的例子可能是下牙病变引起的上牙疼痛。疼痛的冲动发生于有病变的牙齿，如果用局部麻醉方法阻断其传导，牵扯性痛即不发生。即是说，阻断三叉神经的下颌支，可以解除三叉神经上颌支分布区的疼痛。这也是诊断疑有牵扯性痛的一种有效方法。

投射性痛的发生机制是很清楚的，但牵扯性痛却仍不十分清楚。提出过从有病部位传导的冲动有"传导交叉"而引起中枢"误解"的看法，但争议仍大。

面部和口腔组织的感觉神经为三叉神经、舌咽神经和颈丛的分支。三叉神经的各分支分布明确，少有重叠现象。但三叉神经和颈丛皮肤支之间，常有重叠分布。三叉、面和舌咽神经，以及由自主神经系统而来的分支，特别是与血管有关的交感神经之间，有复杂的彼此交通。交感神经对传送深部的冲动有一定作用，并已证明刺激上颈交感神经节可以引起这一类疼痛。面深部结构的疼痛冲动也可由面神经的本体感受纤维传导。但对这些传导途径在临床上的意义，争论颇大。

与口腔有关的结构非常复杂，其神经之间的联系也颇为复杂。口腔组织及其深部，绝大多数为三叉神经分布。虽然其表面分布相当明确而少重叠，但对其深部的情况了解甚少。故诊断错误是难免的。

可以把面部疼痛大致分为 4 种类型。

（1）由口腔、面部及紧密有关部分的可查出病变引起的疼痛：例如：牙痛、上颌窦炎引起的疼痛，颞下颌关节紊乱病引起的疼痛等。

（2）原因不明的面部疼痛：包括三叉神经痛，所谓的非典型性面痛等。

（3）由于感觉传导途径中的病变投射到面部的疼痛，即投射痛：例如：肿瘤压迫三叉神经而引起的继发性神经痛是一例子，尽管罕见。偏头痛也可列为此类，因其为颅内血管变化引起。

（4）由身体其他部引起的面部疼痛，即牵扯性痛：例如：心绞痛可引起左下颌部的疼痛。

这种分类法仅是为诊断方便而作的，实际上，严格区分有时是很困难的。

对疼痛的客观诊断是极为困难的，因为疼痛本身不能产生可查出的体征，需依靠患者的描述。而患者的描述又受患者的个人因素影响，如患者对疼痛的经验、敏感性，文化程度等。疼痛的程度无法用客观的方法检测，故对疼痛的反应是"正常的"或"异常的"，也无法区别。

对疼痛的诊断应分两步进行。首先应除外由于牙齿及其支持组织，以及与其紧密相关组织的病变所引起的疼痛，例如：由上颌窦或颞下颌关节紊乱病所引起的。如果全面而仔细的检查不能发现异常，才能考虑其他的可能性。

诊断时，应注意仔细询问病史，包括起病快慢、发作持续时间、有无间歇期、疼痛部位、疼痛性质、疼痛发作时间、疼痛程度、伴随症状，诱发、加重及缓解因素，家族史等。应进行全面、仔细的体格检查及神经系统检查，并根据需要作实验室检查。

一、神经痛

可以将神经痛看作是局限于一个感觉神经分布区的疼痛，其性质是阵发性的和严重的。神经痛有不少分类，但最重要的是应将其分为原发性的和继发性的。原发性神经痛指的是有疼痛而查不到引起原因者，但并不意味没有病理性改变，也许是直到目前还未发现而已。这种神经痛中最常见的是三叉神经痛，舌咽神经痛也不少见。

（一）三叉神经痛

由于其疼痛的特殊性，三叉神经痛的研究已有多年历史，但至今对其本质仍不明了。虽然疼痛通常是一症状而非疾病，但由于缺乏其他有关症状及对病因的基础知识，现只能认为疼痛是疾病本身。

三叉神经痛多发生于中老年，女性较多。疼痛几乎都发生于一侧，限于三叉神经之一支，以后可能扩展至二支或全部三支。疼痛剧烈，刀刺样，开始持续时间很短，几秒钟即消失，以后逐渐增加，延续数分钟甚至数十分钟。有"扳机点"存在是此病的特点之一。在两次发作之间，可以无痛或仅有钝痛感觉。可有自然缓解期，数周或数月不等，然永久缓解极罕见。

在疾病的初发期，疼痛的特点不明显，此时患者常认为是牙痛，而所指出有疼痛的牙却为健康牙；有时常误诊而拔除该牙。拔除后疼痛依然存在，患者又指疼痛来源于邻牙而要求拔除。对此情况应加以注意，进行全面检查并考虑三叉神经痛的可能性。

相反，其他问题，如未萌出的牙等，可以引起类似三叉神经痛的症状。检查如发现这一类可能性，应加以处理。

此病多发生于40岁以后，如为40岁以下者，应作仔细的神经学检查，以除外其他的可能性，如多发性硬化等。

有人主张，卡马西平（痛痉宁，Tegretol，carbamazepine）本身不是止痛药，但对三叉神经痛有特异性疗效，可以用对此药的疗效反应作为诊断的方法之一。

（二）舌咽神经痛

舌咽神经痛的情况与三叉神经痛颇相似，但远较其少见。疼痛的性质相似，单侧，发生于口咽部，有时可放射至耳部。吞咽可引起疼痛发作。也可有"扳机点"存在。用表面麻醉喷于此区能解除疼痛发生。卡马西平亦可用以辅助诊断。

二、继发性神经痛

面部和头部疼痛可以是很多颅内和颅外病变的症状之一。面部疼痛可由于肿瘤压迫或浸润三叉神经节或其周缘支而产生。原发性或继发性颅内肿瘤、鼻咽部肿瘤、动脉瘤、脑上皮样囊肿等，是文献报道中最常引起面部疼痛的病变；颅脑损伤后所遗留的病变也是引起面部疼痛的原因之一：疼痛多不是仅有的症状，但可能最早发生。如有侵犯其他脑神经症状，以及有麻木或感觉异常的存在，应立即想到继发性神经痛的可能性。

畸形性骨炎（佩吉特病，Paget 病）如累及颅底，可使卵圆孔狭窄而压迫三叉神经，产生疼痛症状；疼痛也可由于整个颅骨的畸形，使三叉神经感觉根在越过岩部时受压而产生。疼痛常似三叉神经痛，但多有其他症状，如听神经受压而发生的耳聋、颈椎改变而引起的颈丛感觉神经分布区的疼痛等。

上颌或颧骨骨折遗留的眶下孔周围的创伤后纤维化，也可压迫神经而发生疼痛。

继发性神经痛在与原发性者鉴别时，关键在于可以查出引起的原因，故仔细而全面的检查是必须的。

三、带状疱疹后神经痛

面部带状疱疹发生前、中或后，均可有疼痛。开始时，可能为发病部位严重的烧灼样痛，以后出现水疱。带状疱疹的疼痛相当剧烈。病后，受累神经可出现瘢痕，引起神经痛样疼痛，持续时间长，严重，对治疗反应差。老年人患带状疱疹者特别易出现疱疹后神经痛，并有感觉过敏或感觉异常症状。

四、偏头痛

偏头痛或偏头痛样神经痛（丛集性头痛）有时也就诊于口腔门诊。偏头痛基本上发生于头部，但有时也影响面部，通常是上颌部，故在鉴别诊断时应注意其可能性。

典型的偏头痛在发作前（先兆期或颅内动脉收缩期）可有幻觉（如见闪光或某种颜色），或眩晕、心烦意乱、感觉异常、颜面变色等，症状与脑缺血有关，历时 10 ~ 30 分钟或几小时。随即出现疼痛发作，由于动脉扩张引起搏动性头痛，常伴有恶心、呕吐、面色苍白、畏光等自主神经症状。疼痛持续 2 ~ 3 小时，患者入睡，醒后疼痛消失。故睡眠能缓解偏头痛。麦角胺能缓解发作。

还有一种类似偏头痛的所谓急性偏头痛性神经痛，其病因似偏头痛，患者多为更年期的男性。疼痛为阵发性，通常持续 30 分钟，发作之间间歇时间不等。疼痛多位于眼后，扩延至上颌及颞部。患侧有流泪、结膜充血、鼻黏膜充血及流涕。常在夜间发作（三叉神经痛则少有在夜间发作者）。疼痛的发作为一连串的密集头痛发作，往往集中于一周内，随后有间歇期，达数周至数年，故又名丛集性头痛。

少见的梅 - 罗（Melkersson - Rosenthal）综合征也可有偏头痛样疼痛。患者有唇部肿胀，有时伴有一过性或复发性面神经衰弱现象和颞部疼痛。有的患者舌有深裂，颊黏膜有肉芽肿样病变，似克罗恩（Crohn）病。

以上诸病均对治疗偏头痛的药物反应良好。

五、非典型性面痛

非典型性面痛一词用以描述一种少见的疼痛情况，疼痛的分布无解剖规律可循，疼痛的性质不清，找不到与病理改变有关的证据。疼痛多为双侧，分布广泛，患者可描述疼痛从面部的某一部分放射至身体他部。疼痛多被描述为严重的连续性钝痛。

有的患者有明显的精神性因素，对治疗的反应差，有的甚至越治情况越坏。

本病有多种类型，Mumford 将其分为三类。第一类为由于诊断技术问题而未完全了解的情况；第二类为将情况扩大的患者，这些患者对其面部和口腔有超过通常应有的特别注意。这些患者显得有些特殊并易被激惹，但仍属正常范围。他们常从一个医师转到另一个，以试图得到一个满意的诊断；第三类患者的症状，从生理学上或解剖学上都不能解释，但很易被认为有精神方面的因素。这类患者的疼痛部位常广泛，疼痛的主诉稀奇古怪。

对这一类疾病，首先应作仔细而全面的检查，以除外可能引起疼痛的病变。

六、由肌肉紊乱而引起的疼痛

疼痛由肌肉的病理性改变或功能紊乱引起，包括一组疾病，在文献中相当紊乱，但至少有六种：①肌炎；②肌痉挛；③肌筋膜疼痛综合征；④纤维肌痛；⑤肌挛缩；⑥由结缔组织病引起的肌痛。

肌痉挛是肌肉突然的不随意的收缩，伴随疼痛及运动障碍。疼痛常持续数分钟至数日，运动逐渐恢复，疼痛亦渐轻。引起的原因常为过去较弱的肌肉发生过度伸张或收缩，或正常肌肉的急性过度使用。由于姿势关系而产生的肌疲劳或衰弱、肌筋膜疼痛综合征、保护有关的创伤、慢性（长期）使用等，均是发病的诱因。当肌肉随意收缩时，如举重、进食、拔第三磨牙、打呵欠等，肌痉挛皆可发生。如成为慢性，可能产生纤维化或瘢痕，引起肌挛缩。

肌炎是整个肌肉的急性炎症，症状为疼痛、对压痛极敏感、肿胀、运动障碍并疼痛。如未治疗，可使肌肉产生骨化。血沉加快。表面皮肤可肿胀及充血。引起肌炎的原因为局部感染、创伤、蜂窝织炎、对肌肉本身或其邻近的激惹等。肌肉持续过度负荷也是引起原因之一。

肌痉挛时，以低浓度（0.5%）普鲁卡因注射于局部可以缓解；但在肌炎时，任何注射皆不能耐受，且无益，应注意。

纤维肌痛罕见，为一综合征，又名肌筋膜炎或肌纤维炎，特征与肌筋膜疼痛综合征基本相同。但本病可发生于身体各负重肌肉，而后者发生于局部，如颌骨、颈部或下腰部。故本病的压痛点在身体各部均有。

结缔组织病，如红斑狼疮、硬皮病、舍格伦（Sjogren）综合征、动脉炎、类风湿关节炎等，也可累及肌肉而产生疼痛。特征为肌肉或关节滑膜有慢性炎症、压痛及疼痛。通过临床及实验室检查，诊断应不困难。

肌筋膜疼痛综合征（myofascia pain syndrome，MRS），又名肌筋膜痛、肌筋膜疼痛功能紊乱综合征等，是最常见的慢性肌痛，其诊断标准有以下几点。

（1）骨骼肌、肌腱或韧带有呈硬条状的压痛区，即扳机点。

（2）疼痛自扳机点牵涉至他处，发生牵扯痛的部位相当恒定，见表2-1。

表2-1 肌筋膜扳机点及面部疼痛部位

疼痛部位	扳机点位置	疼痛部位	扳机点位置
颞下颌关节	咬肌深部	颏部	胸锁乳突肌
	颞肌中部	牙龈	咬肌浅部
	颞肌深部		翼内肌
	颞肌外侧部	上切牙	颞肌前部

续　表

疼痛部位	扳机点位置	疼痛部位	扳机点位置
	翼内肌	上尖牙	颞肌中部
	二腹肌	上前磨牙	颞肌中部
耳部	咬肌深部		咬肌浅部
	翼外肌	上磨牙	颞肌后部
	胸锁乳突肌	下磨牙	斜方肌
颌骨部	咬肌浅部		胸锁乳突肌
	斜方肌	下切牙	咬肌浅部
	二腹肌		二腹肌前部
	翼内肌	口腔、舌、硬腭	翼内肌
颊部	胸锁乳突肌		二腹肌
	咬肌浅部	上颌窦	翼外肌

（3）刺激活动的扳机点所产生的牵扯性痛可反复引出。所谓活动的扳机点是指该区对触诊高度敏感并引起牵扯性痛。潜在性扳机点一词则用以指该区亦敏感，但刺激时不产生牵扯性痛。

对 MPS 的争论甚多，上述可作为在鉴别诊断时的参考。

七、炎症性疼痛

包括窦腔炎症，牙髓炎，根尖炎，各种间隙感染等。其中上颌窦炎疼痛部位主要在上颌部。因分泌物于夜间积滞，故疼痛在晨起时较重。起床后分泌物排出，疼痛缓解。弯腰低头时由于压力改变，可加重疼痛；抬头时好转。上颌窦前壁处有压痛，有流涕、鼻塞等症状，上颌窦穿刺可吸出脓液。

八、颈椎病

颈椎病可以直接引起头及面部疼痛，但更常见的是引起肌肉的紊乱而产生直接的疼痛或牵扯性痛。

颈椎病包括椎间盘、椎体骨关节及韧带等的疾患。常可产生头痛，有时为其唯一表现。头痛多在枕颈部，有时扩散至额部及颞部，或影响两侧，或在一侧。多为钝痛。疲劳、紧张、看书、颈部活动等使之加重。肩臂部疼痛、麻木、活动受限、X 线片所见等有助于诊断。

九、颌骨疼痛

骨膜有丰富的感觉神经，对压力、张力等机械性刺激敏感，可产生相当剧烈的疼痛。颌骨疼痛与面部疼痛甚易混淆，在鉴别诊断时应注意。

引起颌骨疼痛的原因很多，炎症，如急性化脓性骨髓炎、骨膜炎等。

颌骨的一些骨病在临床上亦有骨痛表现，其较常见者有甲状旁腺功能亢进、老年性骨质疏松、骨质软化、畸形性骨炎、骨髓瘤等。其他的骨病及骨肿瘤在压迫或浸润神经，或侵及骨膜时，也可引起疼痛。

十、灼性神经痛

头颈部的灼性神经痛少见，引起烧灼样痛并有感觉过敏。病因为创伤，包括手术创伤，可能成为非典型性面部疼痛的原因之一。曾有文献报道发生于多种面部创伤之后，包括拔除阻生第三磨牙、枪弹伤及头部创伤。临床特征为烧灼样疼痛，部位弥散而不局限；该部皮肤在压迫或轻触时发生疼痛（感觉过敏），或有感觉异常；冷、热、运动及情绪激动可使疼痛产生或加剧；皮肤可有局部发热、红肿或发冷、发绀等表现，为血管舒缩障碍引起。活动、咀嚼、咬合关系失调、打呵欠等引起及加剧疼痛；松弛可缓解疼痛。

在诊断上，以局部麻醉药封闭星状神经节如能解除疼痛，则诊断可以成立。

十一、癌性疼痛

癌症疼痛的全面流行病学调查尚少报道。Foley 等（1979 年）报道不同部位癌痛发生率，口腔癌占 80%，居全身癌痛发生率第二位。北京大学口腔医院调查了 208 例延误诊治的口腔癌患者，因忽视疼痛的占 27%，仅次于因溃疡延误的。其原理是癌浸润增长可压迫或累及面部的血管、淋巴管和神经，造成局部缺血、缺氧，物质代谢产物积蓄，相应组织内致痛物质增加，刺激感觉神经末梢而致疼痛，尤其舌根癌常常会牵涉到半侧头部剧烈疼痛。

（卢骁鹏）

第六节　腮腺区肿大

引起腮腺区肿大的原因很多，可以是腮腺本身的疾病，也可以是全身性疾病的局部体征，也可以是非腮腺的组织（如咬肌）的疾病。腮腺区肿大相当常见，应对其做出准确诊断。

从病因上，可以将腮腺区肿大分为 5 种。

（1）炎症性腮腺肿大其中又可分为感染性及非感染性二类。

（2）腮腺区肿瘤及类肿瘤病变。

（3）症状性腮腺肿大。

（4）自身免疫病引起的腮腺肿大。

（5）其他原因引起的腮腺肿大。

诊断时，应根据完整的病史与临床特点，结合患者的具体情况进行各种检查，例如腮腺造影、唾液流量检查、唾液化学分析、放射性核素扫描、活组织检查、实验室检查、超声波检查等。

腮腺区肿大最常见的原因是腮腺的肿大，故首先应确定是否腮腺肿大。在正常情况下，腮腺区稍呈凹陷，因腮腺所处位置较深，在扪诊时不能触到腺体。腮腺肿大的早期表现，是腮腺区下颌升支后缘后方的凹陷变浅或消失，如再进一步肿大，则耳垂附近区向外隆起，位于咬肌浅层部的腮腺浅叶亦肿大。颜面浮肿的患者在侧卧后，下垂位的面颊部肿胀，腮腺区亦肿起，应加以鉴别。此种患者在改变体位后，肿胀即发生改变或消失。

以下分别简述鉴别诊断。

一、流行性腮腺炎

为病毒性感染，常流行于春季，4月及5月为高峰。以6~10岁儿童为主，2岁以前少见，有时亦发生于成人。病后终身免疫。患者有发热、乏力等全身症状。腮腺肿大先表现于一侧，4~5日后可累及对侧，约2/3患者有双侧腮腺肿大。有的患者可发生下颌下腺及舌下腺肿大。腮腺区饱满隆起，表面皮肤紧张发亮，但不潮红，有压痛。腮腺导管开口处稍有水肿及发红，挤压腮腺可见清亮的分泌液。血常规白细胞计数正常或偏低。病程约1周。

二、急性化脓性腮腺炎

常为金黄色葡萄球菌引起，常发生于腹部较大外科手术后；也可为伤寒、斑疹伤寒、猩红热等的并发症；也见于未得控制的糖尿病、脑血管意外、尿毒症等。主要诱因为机体抵抗力低下、口腔卫生不良、摄入过少而致涎液分泌不足等，细菌经导管口逆行感染腮腺。

主要症状为患侧耳前下突然发生剧烈疼痛，后即出现肿胀，局部皮肤发热、发红，并呈硬结性浸润，触痛明显。腮腺导管口显著红肿，早期无唾液或分泌物，当腮腺内有脓肿形成时，在管口有脓栓。患者有高热、白细胞计数升高。腮腺内脓肿有时可穿透腮腺筋膜，向外耳道、颌后凹等处破溃。

三、慢性化脓性腮腺炎

早期无明显症状，多因急性发作或反复发作肿胀而就诊。发作时腮腺肿胀并有轻微肿痛、触痛，导管口轻微红肿，压迫腺体有"雪花状"唾液流出，有时为脓性分泌物。造影表现为导管系统部分扩张、部分狭窄而似腊肠状；梢部分张呈葡萄状。

四、腮腺区淋巴结炎

又称假性腮腺炎，是腮腺包膜下或腺实质内淋巴结的炎症。发病慢，病情轻，开始为局限性肿块，以后渐肿大，压痛。腮腺无分泌障碍，导管口无脓。

五、腮腺结核

一般为腮腺内淋巴结发生结核性感染，肿大破溃后累及腺实质。常见部位是耳屏前及耳垂后下，以肿块形式出现，多有清楚界限，活动。有的有时大时小的炎症发作史，有的肿块中心变软并有波动。如病变局限于淋巴结，腮腺造影表现为导管移位及占位性改变；如已累及腺实质，可见导管中断，出现碘油池，似恶性肿瘤。术前诊断有时困难，常需依赖活组织检查。

六、腮腺区放线菌病

常罹患部位为下颌角及升支部软组织以及附近颈部。肿块，极硬，与周围组织无清晰界限，无痛。晚期皮肤发红或暗紫色，脓肿形成后破溃，形成窦道，并此起彼伏，形成多个窦道。脓液中可发现"硫磺颗粒"。如咬肌受侵则有开口困难。根据症状及活组织检查（有时需作多次）可确诊。腮腺本身罹患者极罕见。

七、过敏性腮腺炎

有腮腺反复肿胀史。发作突然，消失亦快。血常规检查有嗜酸性粒细胞增多。用抗过敏药或激素可缓解症状。患者常有其他过敏史。由于与一般炎症不同，也被称为过敏性腮腺肿大。

药物（如含碘造影剂）可引起本病，多在造影侧发生。含汞药物，如胍乙啶、保泰松、长春新碱等，也可引起。腮腺及其他唾液腺可同时出现急性肿胀、疼痛与压痛。

八、腮腺区良性肿瘤

以腮腺多形性腺瘤最常见。多为生长多年的结节性中等硬度的肿块。造影表现为导管被推移位。此外，血管畸形（海绵状血管瘤）、神经纤维瘤、腺淋巴瘤等亦可见到。

九、腮腺区囊肿

腮腺本身的囊肿罕见。有时可见到第一鳃裂囊肿和第二鳃裂囊肿。前者位于腮腺区上部，与外耳道相接连；后者常位于腮腺区下部，下颌角和胸锁乳突肌之间。此等囊肿易破裂而形成窦道。

十、腮腺恶性肿瘤

腮腺本身的恶性肿瘤不少见，各有其特点，如遇生长较快的肿块，与皮肤及周围组织粘连，有局部神经症状，如疼痛、胀痛，或有面神经部分受侵症状；造影显示导管系统中断和缺损，或出现碘油池。均应考虑恶性肿瘤。

全身性恶性肿瘤，如白血病、霍奇金病等，亦可引起腮腺肿大，但罕见。

十一、嗜酸性粒细胞增多性淋巴肉芽肿

为良性慢性腮腺区肿块，可时大时小。肿区皮肤瘙痒而粗糙，末期血象嗜酸性粒细胞增多，有时可伴有全身浅层淋巴结肿大。

十二、症状性腮腺肿大

多见于慢性消耗性疾病，如营养不良、肝硬化、慢性酒精中毒、糖尿病等，有时见于妊娠期及哺乳期。腮腺呈弥散性均匀肿大，质软，左右对称，一般无症状，唾液分泌正常。随全身情况的好转，肿大的腮腺可恢复正常。

十三、单纯性腮腺肿大

多发生在青春期男性，亦称青春期腮腺肿大。多为身体健康、营养良好者。可能为生长发育期间某种营养成分或内分泌的需要量增大造成营养相对缺乏，而引起腮腺代偿性肿大。肿大多为暂时的，少数则因肿大时间过久而不能消退。

另外，肥胖者或肥胖病者因脂肪堆积，亦可形成腮腺肿大。

十四、舍格伦（Sjogren）综合征

舍格伦综合征主要有三大症状，即口干、眼干及结缔组织病（最常为类风湿关节炎）。如无结缔组织病存在，则被称为干燥综合征。约有 1/3 的患者有腮腺肿大，或表现为弥散性肿大，或呈肿块样肿大。根据临床表现、腮腺流量检查、唇腺活检、腮腺造影、放射性核素扫描、实验室检查等的发现，诊断应无困难。

十五、咬肌良性肥大

可发生于单侧或双侧，原因不明。单侧咬肌肥大可能与偏侧咀嚼有关。无明显症状，患者主诉颜面不对称。检查时可发现整个咬肌增大，下颌角及升支（咬肌附着处）亦增大。患者咬紧牙齿时，咬肌明显可见，其下方部分突出，似一软组织肿块。

十六、咬肌下间隙感染

典型的咬肌下间隙感染常以下颌角稍上为肿胀中心，患者多有牙痛史，特别是阻生第三磨牙冠周炎史。有咬肌区的炎性浸润，严重的开口困难等。腮腺分泌正常。

十七、黑福特（Heerfordr）综合征

或称眼色素层炎，是以眼色素层炎、腮腺肿胀、发热、脑神经（特别是面神经）麻痹为特点的一组症状。一般认为是结节病的一个类型。结节病是一种慢性肉芽肿型疾病，如急性发作，并同时在眼和腮腺发生，称之为黑福特综合征，其发生率约占结节病的 3%~5%。

多见于年轻人，约 65% 在 30 岁以下。眼都症状，如虹膜炎或眼色素层炎，常发生于腮腺肿大之前，单眼或双眼先后或同时发生并反复发作，久之可致失明。患者可有长期低热。有单侧或双侧腮腺肿大，较硬，结节状，无痛。肿胀病变从不形成化脓灶，可消散，亦可持续数年。可有严重口干。面神经麻痹多在眼病及腮腺症状后数日至 6 个月出现。其他神经，如喉返神经、舌咽神经、展神经等的麻痹症状，亦偶有发现。

（卢骁鹏）

第三章　口腔护理

第一节　口腔四手操作技术

口腔四手操作技术，是在世界工业技术不断发展及牙科设备、器械不断改革，为保护口腔医师、护士的体力及健康的前提下逐步完善发展起来的国际标准化牙科治疗操作模式。即在口腔治疗的全过程中，医师、护士采取舒适的坐位，患者平卧在牙科综合治疗台上，医护双手（四只手）同时为患者进行各种操作，平稳而迅速地传递所用器械、材料，从而提高工作效率及质量。这种操作技术目前已得到了 WHO 的认可，并通过世界 pd 学会（WorldSociety for pd Health Care）向全球推广。

一、四手操作技术的由来

早在 1945 年，美国 Kil Pathoric 曾经提出所谓的"四手操作"，但受当时经济形势及工业技术等原因的影响，未能付诸实践。20 世纪 50 年代初，牙科设备及器械进行了改革，随着平卧位牙科综合治疗台、高速涡轮手机和强力吸引器的出现，明显地提高了口腔科的治疗效果及治疗时间。为了适应这种改革，1960 年，美国牙科医师 Beach 提出"平衡的家庭操作位"（balance home operating position with natural consistent movement，BHOP withNCM），并付诸实践，从而改变了牙科医师长期处于弯腰、扭颈的工作姿势，减少了牙科医师颈椎、腰背部疾病及精神上的疲劳，既缩短了患者就诊及治疗的时间，又提高了工作效率及质量。

1985 年，Beach 在 BHOP 的基础上提出了 pd 理论。"pd"意译为"固有感觉诱导"（proprioceptive derivation），其核心观点为"以人为中心，以零为概念，以感觉为基础"。这种操作原理是通过人的本体感觉诱导，使人体的各个部位处于最自然、最舒适的状态，在这种姿势与体位下进行精细操作，既保护了医师免受不良姿势造成的损害，又保证了护士的工作效率，使治疗达到最大的功效。经过长期临床实践，Beach 将这种由 pd 理论指导的牙科四手操作称为 pd 操作（pd performance），从而为口腔医护人员正确的操作姿势和体位提供了理论基础。目前，pd 理论已成为指导口腔医师正确诊疗操作的理论体系，也是指导口腔设备、器械设计的主导思想。

二、保证正常操作姿势的基本条件

口腔诊疗过程是一个极精细的操作过程，根据口腔诊疗的内容不同，在调整各自的操作体位和姿势时，还需一些必要的基本条件。

（一）操作体位的调整

操作时，医师应采取正确的体位和姿势进行操作，选择平衡舒适的体位，其整体位置的移动主要由操作点决定，保证医师的用力点与作业面的相互垂直，以达到较好的操作效果。

患者则需随诊疗部位的改变，进行位置调整。一般头部左、右侧转动的幅度不应超过45°，以防止医师的手指、腕和臀部出现较大幅度的变化或处于强制状态。护士采用坐位，在符合生理的治疗环境中保持松弛、自然的操作体位和姿势，与医师相互配合进行工作。可根据诊疗内容的不同，适当调整综合治疗台的高度，使患者作整体移动，以保持医师始终处于最佳操作位置。

（二）主要设备的配备

1. 综合治疗台的配备　综合治疗台是口腔诊治工作的基本设备，应具备安全、舒适、高效及抗感染能力等功能。随着口腔医学的发展，新型的综合治疗台的设计更符合人机工程学原理和四手操作要求。

人体最稳定和自然的体位是平卧位，因此，综合治疗台的长与宽应根据人体的身高与宽度决定，因其涉及人体体重的支点部位，因而要加一定厚度的软垫。椅座面、背靠面的机械曲度与人体生理性弯曲尽可能一致，使患者的背部、坐骨及四肢都有比较完全的支托，身体各部分的肌肉和关节均处于自然松弛的状态。综合治疗台上的头托应适宜，可向上、下、前及后方移动，整个综合治疗台牙椅椅面的硬软应适度，头靠、背靠和椅面的调节要求灵活。综合治疗台部件较多、结构复杂，主要有全方位冷光无影灯、器械台、观片灯、气水雾三用枪、强力吸引装置等。

2. 座椅的配备　座椅是保持医师正常操作姿势与体位的重要保证。基本要求是椅位能上、下调节，有适当厚度的泡沫软垫，坐垫柔软适当，可使医师臀部完全得到支持，小腿和足有一定的空间，有利于医师更换体位。护士的用椅应高于医师座椅 10～15cm，底盘宜宽大稳定，有可旋转的放前臂的扶手。

三、医、护、患的体位及动作

1. 医师的体位　采用平衡舒适的坐位，坐骨粗隆与股骨粗隆连线呈水平状，大腿与地面约呈15°角，身体长轴平直，上臂垂直，肘维持与肋接触，头部微向前倾，视线向下，两眼瞳孔的连线呈水平位，双手保持在心脏水平。医师的眼与患者口腔距离为 36～46cm。

2. 护士的体位　护士应面对医师，座位比医师高 10～15cm，护士双脚放在座椅脚踏上，维持舒适的平衡工作位置。髋部与患者肩部平齐，大腿与地面平行。左腿靠近综合治疗台并与综合治疗台边缘平行。护士的座椅前缘应位于患者口腔的水平线上，尽可能靠近患者，以便与医师传递交换的器械和材料，确保医师保持正确的操作姿势，减少其在精神、体力上的疲劳。

3. 患者的体位　患者采用平卧位，诊疗椅靠背呈水平或抬高 7°～15°，脊柱完全放松，头部位置舒适。当医师的头部和眼睛正确的向前倾斜时，口腔部应在医师眼睛的正下方，患者的上颌𬌗面平行于医师的身体，下颌𬌗面与医师面部相对，头部与心脏平位。患者头部必须靠与头托端部。

四、医、护、患的位置关系

在实施 pd 操作时，医师、护士和患者要有其各自的互不干扰的工作区域和空间，以保证通畅的工作线路和密切的相互配合。如将医师、护士、患者的位置关系假想成一个钟面，可将仰卧位的患者分为 4 个时钟区（图 3-1）。

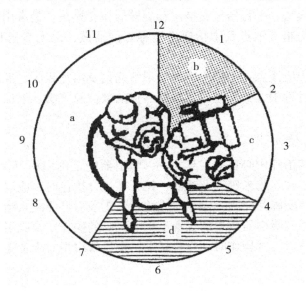

图 3 - 1　医、护、患位置关系

（以惯用右手的医师为例）

注：a. 医师工作区．b. 静止区；c. 护士工作区；d. 传递区。

1. 医师工作区　此区不能放置物品，上颌操作多选时钟 12 点，下颌操作多选时钟 7～9 点。最常用的是时钟 11 点，此区为较理想的诊断人口及最清晰的操作视野。

2. 非工作区　此区可放置活动器械柜，多选时钟 12～2 点。

3. 护士工作区　此区不能放置物品，便于在静止区活动柜内取所需器械、材料，又可接近传递区，多选时钟 2～4 点。

4. 传递区　此区为传递器械和材料区，是医师和护士传递器械、材料的地方，多选时钟 4～7 点。

五、四手操作法对口腔器械传递及交换的要求

（一）器械的传递

为维持医师正确的操作姿势，使医师充分利用治疗时间，提高工作质量，护士应协助拿取治疗器械。传递时要求时间准确，位置恰当，传递器械无误。临床上使用的器械传递的方法有：握笔式直接传递法、掌－拇握式传递法、掌式握持传递法。最常用的方法为握笔式直接传递法，即医师以拇指和示指握住器械工作端的 2/3 部位，中指置于器械下面作为支持。器械在传递区的位置方向与患者额部平行，肘部平行传递于医师手中。医师从患者口中拿出器械时，护士左手保持传递区，正确的接过器械部位是在非工作端。

传递过程中应注意：①传递器械前应注意检查器械性能，防止意外发生。②禁止在患者头面部传递器械，以确保患者治疗安全。③传递细小器械要准确、平稳，防止误伤。④器械的传递尽可能靠近患者口腔。

（二）器械的交换

实行正确的器械交换是缩短患者治疗时间、保证医疗质量的前提。临床上使用的器械交

换方法有双手器械交换法、平行器械交换法和旋转器械交换法。最常用的方法为平行器械交换法，即护士以左手拇指、示指及中指递送消毒好的器械，以无名指和小指接过使用后的器械。

在器械交换过程中应注意：①护士应提前了解病情及治疗程序，准时、正确交换医师所需器械。②器械交换过程中，护士应注意握持器械的部位及方法，以保证器械交换顺利，无污染，无碰撞。

（三）吸引器的使用

吸引器是现代口腔治疗中必备的工具之一，吸引器的正确使用可保持手术视野的清晰，及时吸净口腔内的水、雾、粉末碎屑及唾液。护士在进行操作时，应以不影响医师的视线以及保持治疗区域清楚、明晰为原则。操作时应注意：①吸引器应放入治疗部位附近区域，以保证吸引的有效，并注意吸引器放置的位置不影响医师的操作。②吸引器头勿紧贴黏膜，以避免损伤黏膜和封闭管口。③操作时动作宜轻柔，牵拉软组织时患者无不适感。

（刘立杰）

第二节　腭裂的护理

先天性腭裂主要是在胚胎发育过程中受感染、遗传、药物等因素作用，导致面部各突起的互相连接受阻挠而形成的裂隙，可单独发生也可与唇裂同时伴发。腭裂不仅有软组织畸形，更主要是骨组织畸形，严重影响了吸吮、进食和发音等功能。腭裂造成的语言障碍、颌面部缺陷给患者的生活、学习、工作带来严重影响。腭裂实施手术治疗的年龄在2岁左右为宜。

一、护理评估

（一）术前评估
（1）患儿先天畸形程度。
（2）患儿哺乳方式，营养状态。
（3）有无上呼吸道感染、梗阻。
（4）语言障碍的程度。

（二）术后评估
（1）麻醉、手术方式，术中出血、补液情况。
（2）生命体征，血氧饱和度。
（3）呼吸深度、频率，呼吸道通畅程度。有无呼吸道感染。
（4）进食及营养状况。
（5）伤口愈合情况，有无感染发生。

二、护理问题

（1）感染。
（2）自我形象紊乱。

（3）语言沟通障碍。

（4）吸吮困难。

（5）营养失调：低于机体需要量。

（6）健康知识缺乏。

三、护理措施

（一）术前护理

（1）及时控制鼻、咽部感染灶，手术前3d应用抗生素滴鼻。

（2）术前经常漱口，保持口腔清洁卫生。

（3）进行全身健康检查，注意有无其他畸形，是否合并唇裂。

（4）喂养方法参见"唇裂修复术"。

（5）做好输血准备。

（二）术后护理

（1）全麻术后取平卧位，头偏向一侧，及时吸出口腔内分泌物，吸痰时避免吸痰管接触创口。待患者清醒后拔除气管插管。

（2）发生呼吸困难应及时行气管切开，防止窒息。

（3）注意保暖，预防感冒，防止因咳嗽造成创口裂开。

（4）避免患者大声哭泣或叫喊，严禁将手、玩具放入口中，勿吃过硬食物以免影响创口愈合。

（5）观察口中碘仿纱条是否脱落。术后当天唾液中带有血而未见明显渗血或出血点，不需特殊处理。如口中出现血凝块应立即查明出血点并通知医师及时处理。

（6）全麻完全清醒进食后需饮水冲洗口腔，保持口腔卫生和创面的清洁。

（7）遵医嘱常规应用抗生素3~5d。

（8）松弛伤口的碘仿纱条7d后逐步抽出，腭部缝线于术后10d拆线。

四、护理评价

（1）呼吸道阻塞是否及时解除。

（2）口腔内感染灶是否得到及时控制。

（3）患儿吸吮困难是否有所改善。

（4）指导患儿语音练习是否有效。

五、健康教育

（1）术后1~2月后，开始进行软腭活动锻炼和语言训练。

（2）缝线拆除前勿做张大口的动作。

（3）防止呼吸道感染，避免咳嗽。

（4）定期检查语音改善情况。

（刘立杰）

第三节　腮腺肿物的护理

腮腺肿物常见的有腮腺囊肿和腮腺混合瘤。腮腺混合瘤早期为无痛性肿块，生长缓慢，通常是在出现功能障碍后才被发现。该病以 30～50 岁多见，男女发病无明显差别。腮腺囊肿是由于各种原因造成腺管阻塞，分泌物在局部潴留形成囊肿，囊肿体积随着分泌物的潴留量的增多而不断增大，多见男性老年人，其生长方式与腮腺混合瘤相同。

一、护理评估

（一）术前评估

（1）生命体征，体重，营养状况。

（2）腮腺肿物的大小、质地、活动度，是否疼痛，有无淋巴结肿大，有无面瘫等。

（3）常规术前各项检查及化验结果。

（二）术后评估

（1）麻醉、手术方式，术中出血、补液情况。

（2）生命体征、血氧饱和度，疼痛情况。

（3）有无面神经损伤：有无额纹消失，不能皱眉，上睑不能闭合，鼻唇沟变浅，口角向对侧歪斜，鼓腮漏气等。

（4）药物治疗效果及副作用。

二、护理问题

（1）焦虑。

（2）疼痛。

（3）潜在并发症：面神经损伤、积涎、涎漏、出血、切口感染。

（4）健康知识缺乏。

三、护理措施

（一）术前护理

（1）执行口腔颌面外科一般护理常规。

（2）面部及颈部用肥皂水彻底清洗干净，男性剃须。

（3）有上呼吸道感染者应控制感染后再行手术。

（4）术日将 X 线片及腮腺造影片送往手术室。

（5）提供高蛋白、营养丰富的清淡、易消化饮食。

（二）术后护理

（1）术后给予平卧位或半卧位，头偏向一侧，防止口腔分泌物污染创口。

（2）进食优质蛋白、营养丰富的流质饮食，1 周后改软食。禁食酸性食物，防止涎液潴留影响创口愈合。必要时可饭前半小时服用抑制涎腺分泌的药物，如阿托品。

（3）术后 48～72h 拔除引流管后仍需加压包扎 5～7d。如创口内有积液者可穿刺引流后加压包扎直到愈合。在此期间嘱患者不可随意松动敷料。若因包扎过紧引起呼吸困难，应及时剪开绷带，进行妥善处理。若有口腔分泌物流入口腔者，应立即吸出，防止误吸。

（4）若出现暂时性面神经麻痹者，应告诉患者不必过于忧虑，可给维生素 B_1 或维生素 B_{12} 治疗或理疗后会逐渐恢复。

（5）做好口腔护理。

四、护理评价

（1）创口内积液，引流不畅是否得到解决。

（2）面神经麻痹是否恢复正常。

（3）是否有口腔分泌物进入呼吸道造成误吸现象。

五、健康教育

（1）鼓励患者早期下床活动。

（2）禁食酸性、辛辣等刺激性食物。

（3）保持口腔卫生。

（4）出院 2 周至 2 个月复查伤口、面神经恢复情况及涎液分泌情况。

（刘立杰）

第四节　口腔的护理

口腔是消化道的起端，又与呼吸道紧密相连。具咀嚼、吞咽、消化、感觉、味觉、语言和辅助呼吸等重要生理功能。常言道："病从口入"，说明口腔是疾患进入人体的一个重要途径，口腔发生病变，可直接影响到消化、呼吸等系统的功能。同样，某些系统的病变，又可在口腔部位出现症状。所以，口腔护理除了具有一般基础护理特点之外，还有其专科特点。

一、心理护理

（1）对住院患者，护士要热情，帮助患者尽快适应及熟悉周围环境，协助患者做好各种术前检查。

（2）对于有生理心理缺陷的患者，针对他们对生活缺乏信心、孤僻、自卑、对手术又盼又怕的心理，不能仅限于手术和简单的说教，更重要的是帮助他们坚定信心，勇于面对现实，并协助指导他们如何适应今后的生活、学习和工作。

（3）门诊就诊的患者因牙痛等痛苦，本身已是不良刺激，再加上医生少患者多，治疗检查程序复杂，患者烦躁又无奈，作为护士一定要维持好秩序，避免熟人优先等不良现象。

（4）当患者进入诊察室时，护士要热情相迎，主动扶患者坐上治疗椅，协助固定好头的位置，切忌照明灯直接照在患者眼睛上。给患者解释治疗时有什么感觉、疼痛程序等。这样会给患者以安全感，克服紧张心理，有利治疗。

（5）诊察工作人员要工作有序，医生护士的举动、语言、态度都很重要。工作时要衣帽整齐，在患者面前认真洗手，避免传染病的传播，还可增加患者的信任。医护之间配合默契，不可闲聊与患者无关的事，使患者感到对他们不重视、不关心。

二、饮食护理

饮食对患者极为重要。当患口腔疾病时，无论是牙痛、黏膜病或是进行口腔外科手术，都有一定程度的张口受限、咀嚼困难等，给患者进食带来一定的困难和痛苦。而进食量减少，导致营养供应不足，患者抵抗力下降，会影响到进一步的康复。因此，做好饮食护理，对疾病痊愈具有重要意义。

（1）首先选用富含蛋白质、脂肪、糖、维生素、无机盐等营养要素的食物，食物要能刺激消化液分泌，增进食欲，且易咀嚼、易消化。只要不违背医疗原则，尽量照顾到患者的口味，做到色、香、味俱全。

（2）根据患者病情和医嘱选用饮食种类：普通饮食适用于手术前、张口不受限者；半流饮食适用于术后咀嚼困难、张口受限的患者；流质饮食适用于颌骨切除、口内植皮、吞咽困难者。无论何种饮食，进食要有规律。

（3）对于牙痛、拔牙术后、口疮和口腔黏膜病患者，选用食物时要注意温度、辛辣等刺激，避免患者进食时痛苦。

（4）辨证施食：食物的性味是辨证施食的依据。食物的性味与药物的性味是一致的，也是用四气五味、升降浮沉等理论加以说明的。以食物的偏性纠正疾病的阴阳之偏盛偏衰，使之趋于相对平衡，这就叫辨证施食。如口齿疾病多与阳明积热、胃火熏蒸有关，属热证，故应忌食辛辣、香燥、醇酒厚味、煎炒等热性食物，多食凉而甘淡之食品。若为寒证应忌食生冷瓜果等凉性食物，宜食温性食品。长期反复发作的口齿痼疾，又应忌食海腥类食物（如海带、虾、蟹、带鱼等）和发类食物（如香菇、蘑菇、芥菜、公鸡、母猪肉、猪头肉等），以防旧病复发。

（5）注意忌口：忌口是指在服药期间禁忌某种食物。如人参忌萝卜，何首乌忌地黄，蜂蜜忌葱、蒜，薄荷忌鳖肉，茯苓忌醋，鳖甲忌苋菜，荆芥忌鱼虾等。另外在服药期间，凡属生、冷、黏腻、腥臭等不易消化及有特殊刺激性食物，也应根据需要予以避免。

（6）选择与疾病相适应的食物疗法

1）白木耳炖冰糖：滋阴润肺，生津止渴。治口干咽炽、虚火口疮、口痛等。

2）豆腐石膏汤：清肺热，降胃火，解毒润燥。治疗胃火牙痛、口疮等。

3）胖大海冰糖茶：清热润肺。治疗急性扁桃体炎、牙龈肿痛等。

4）红枣羊骨糯米汤：补脾养血，补肾益气，健骨固齿。治疗小儿牙齿生长缓慢及老人牙齿松动无力等。

5）绿豆羊肉汤：清虚火，补肾阴。治疗复发性口疮。

6）柿霜含化：清热爽口生津。治虚火口疮。

（7）戒烟：吸烟能引起口臭，令人口腔不舒服，且影响味觉。尤其在口腔患病时易引起口臭，味觉减退，更不宜吸烟。

三、口腔专科的特殊护理

1. 小儿出生时的口腔护理　婴儿出生后，在未发出啼哭之前，需及时用消毒棉球或纱布裹指擦净口中污秽之物，必要时用吸引器吸出，以免咽下或吞入，引起新生儿呼吸道的并发症。

2. 小儿出牙时的口腔护理

（1）刚出生的婴儿无牙，应常喂开水，保持婴儿口腔清洁。人工喂养都要注意奶瓶和奶头的消毒，奶孔要大小合适，使口腔内部获得均匀的压力，充分发挥吸吮作用。

（2）注意婴儿睡眠姿势，头不能常偏于一侧，经常更换位置，以免经常受压一侧发生颌面不对称畸形。

（3）婴儿6~7个月时开始萌出乳牙，牙龈痒，易流出口水，应及时用软布擦干，否则易引起皮肤疾病。

（4）少数幼儿出牙时会出现食欲减退和发热情况，此时给予营养丰富易消化的食物，若牙龈红肿疼痛，可对症处理。

3. 非口腔疾病患者的口腔护理　些禁食、高热昏迷、鼻饲和生活不能自理的患者，应每日进行两次口腔护理，以保持口腔清洁，预防感染，增加食欲。

4. 口腔病患者的特殊护理　口腔病患者在进行治疗的同时，应在医生护士指导下，患者自己或由护士进行口腔护理。口腔术后，尤其是腭裂患者术后，在进行口腔护理时，注意避免器械误碰伤口，造成出血，导致感染或手术失败。

5. 拔牙后的口腔护理　拔牙当天嘱患者不要漱口。口内所咬棉球或纱布1h后才能吐出，以免破坏血凝块。为保持口腔清洁，次日可开始漱口。拔牙后少讲话，不用患侧牙齿咀嚼进食。勿食过热或过硬食物，不要用舌舐吸伤口，不要勤吐口腔内唾液。术后24h内唾液中混有淡红色血水为正常现象，如有大量鲜血应及时到医院处理。如有缝线一般5d后拆除。

口腔一旦发生疾病，食物消化就不能正常进行。因此要制备适合于口腔外科患者的膳食，既要细软，不需咀嚼，又要达到正常营养要求。

四、饮食治疗原则

（1）采用正常人的营养标准，蛋白质每千克体重1g、热量每千克体重168~189KJ（40~45kcal）。

（2）口腔手术前后、恶性肿瘤、放射治疗的患者，因机体消耗大量蛋白质与热量，应该提高蛋白质与热量的摄入。

（3）应该多用容易消化的乳融状脂肪。如牛奶、黄油、蛋类。手术后与咀嚼不便的患者要少用或不用煎炸、油腻的食品。

（4）如经胃管喂流质，应该采用清流质，流质中有细渣者，必须过滤，以防堵塞胃管。

（5）手术后口腔不能咀嚼与张口者，宜用流质或厚流质来增加食物的厚度，使胃部有包腹感。

五、食物的选择

1. 可用的食物　白米粥、烂饭、馄饨、饼干、蛋类以冲蒸、水煮为宜；肉类可用蒸肉泥、碎肉、煮焖肉；鱼类、禽类以嫩烂为宜；饮料如牛奶、麦乳精、豆浆、各种豆制品、各种清浓汤；细软的糕点，如蛋糕、冰淇淋、果子冻；少纤维素的蔬菜，如土豆、花菜、煮熟水果。

2. 禁用的食物　硬饭、粗粮、粗硬的肉类，如脚爪、腱子，带骨的小鱼、硬壳果、油煎炸的食品、大块的蔬菜、生硬的水果等。

六、饮食的种类

1. 普食　适宜于一般手术前张口不受限制的患者。

2. 半流质　适用于张口受限制或口腔有溃疡及手术后咀嚼活动不便者。半流质是口腔外科大多数患者采用的饮食。在质量与配料烹调方法等方面均要求达到营养治疗的目的。

3. 流质　口腔患者手术后（如唇、腭裂、口腔肿瘤）患者初期适用较多。有的需用胃管或口腔注入法，尤其是植骨的病人，要长期进食流质，因此应正确计算热量及各种营养素。流质又按病情分3种。

（1）清流质：用胃管送入的流质，都要过滤，以防食物小粒阻塞胃管，可用牛奶、豆浆、麦乳精。

（2）流质：一切进入口腔的流质，可有部分细软小粒，如肉泥、蛋花、肝泥等，可增加营养的摄入，如肉蓉汤、蒸蛋、蛋花汤、红枣泥汤、赤豆泥汤。

（3）厚流质：此类流质可用淀粉类食品如菱粉、藕粉、糯米粉、面粉制成糊状，加在各种流质中煮熟，以增加流质的厚度，可产生饱腹感，并能提高糖分与热量的摄入。如芝麻糊、肉末菜泥羹、蛋花羹、肝泥羹、花生酪、奶酪、赤豆羹、奶糕蛋花、麦片糊。

七、进食的方法

1. 口服　凡手术后，经口服对创口愈合无碍者，均可采用。

2. 调匙喂食　可用调匙喂入口腔，使流质慢慢吞下，食后用温水洗口。

3. 口腔注入法　适用于口唇部有创口的患者。用塑料管或橡皮管置于口腔后部，用注射器慢慢将流质注入。注意注入时要缓慢，勿使污染创口。

4. 管喂法　其原理与口腔注入法相同。其不同点是患者自己利用塑料管或长嘴水壶，将流质吸入。

5. 鼻饲流质　适用于术后口内外贯通的创口、下颌骨切除立即植骨后、口内植皮手术等，用鼻饲法将胃管由鼻腔插入胃内，从胃管内灌入流质。

（刘立杰）

口腔常见疾病

第四章　牙齿发育性疾病

牙齿发育作为全身发育的一部分，会受到多种环境因素的影响，从而表现为牙齿形态、结构和数目等方面的异常，多数牙齿发育性异常还有遗传倾向。牙齿发育异常，可分为牙齿形态异常、牙齿数目异常、牙齿萌出异常及牙齿结构异常。

第一节　牙齿形态异常

牙齿形态异常包括过小牙、过大牙、融合牙、双生牙、结合牙、畸形中央尖、牙内陷、釉珠等。

一、过小牙、锥形牙、过大牙

牙齿的大小与解剖测量平均值相比，若差额超过其 2 倍标准差时，就可以认为是异常，分别称为过小牙（microdontia）或过大牙（macrodontia）。如过小牙外形表现为圆锥形时，又称作锥形牙（comcshaped teeth）。

过小牙可累及单个或多个牙，多个牙同时发生者少见。全口性过小牙很少见，它们可发生于外胚层发育不良、Down 综合征及先天性脑垂体机能减退的患者。广泛性的过大牙较少见，通常见于脑垂体巨大畸形症，也可仅局限于一两颗牙，又称作"巨牙"。

个别牙齿过小，常见于上颌侧切牙、第三磨牙和额外牙。通常过小牙仅表现为一两颗牙，临床常见的是楔状上颌侧切牙及过小的第三磨牙，而以楔状牙更为常见。在一些病例中，过小牙可能从外侧看不到，而实际上却呈楔状楔入到了邻近的两颗牙齿之间。有时又表现为一侧上颌侧切牙缺失，对侧上颌侧切牙呈楔状。有时过小牙呈圆锥形，额外牙呈圆锥形，所以圆锥状的过小牙和额外牙，又叫作圆锥牙。

单侧部分牙齿过大见于颜面偏侧肥大症。过大牙应和临床上常见的、两个或多个牙融合而成的巨形牙相区别。

过小牙、锥形牙、过大牙治疗原则是前牙区的过小牙常影响美观。但若有足够大小的牙根，可用复合树脂重造牙冠，以改善美观。小牙根上的大牙冠，几乎都导致菌斑在牙冠颈部滞留区的积聚和牙周病的发生，这种情况下常需拔除牙齿，采用正畸方法闭合间隙或修复缺牙。

二、融合牙、双生牙、结合牙

融合牙（fused teeth）是指临床上表现为 2 个或 2 个以上正常牙的牙釉质及牙本质相互融合的异常牙。双生牙（geminated teeth）是指临床上表现为一个正常牙和一个额外牙联合的异常牙。结合牙（concrescence of teeth）是指 2 个牙齿的牙根仅借牙骨质而发生结合。

目前认为融合牙是由于压力所致，在牙发育期，可以是完全融合，也可以是不完全融合。双生牙是由一个牙胚发育形成两个牙冠的，是一种牙胚的不完全双生，可能是牙胚不完全分裂的结果。结合牙形成的原因可能是因为创伤或牙列拥挤而造成的牙间骨质吸收，也可能是牙根形成过程中牙胚的拥挤或位置混乱，使得两个邻牙靠拢，从而由于牙骨质增生而将两牙连接在一起。

融合牙可完全融合，也可牙冠融合而牙根分离或牙根融合而牙冠分离；但无论如何，牙本质是相通连的。融合牙的根管可合为一或分为二。乳牙发生融合较恒牙更为常见，并多见于下颌。融合牙较双生牙更为常见。有的融合牙有遗传倾向。由于正常牙齿的相互融合，牙列中的牙齿数目就会减少。

融合牙在临床上未必都能和双生牙能相区别，这是由于正常牙亦可与额外牙相融合，从而不减少正常存在于牙列中的牙齿数目。不仅如此，假如该额外牙与正常牙是同形且大小相当，融合沟或切迹就位于牙冠的中央，在这种情况下，便不能辨别融合牙和双生牙。

双生牙有一个共同的根管和单一或部分分开的髓室，不增加或减少正常存在于牙列中的牙齿数目。双生乳牙常伴有其继承恒牙的先天性缺失，这种情况见于 Down 综合征的患者。有的双生牙有遗传倾向。

结合牙偶见于上颌第二磨牙和第三磨牙，在儿童和青少年中很少见。

融合牙、双生牙、结合牙的治疗原则是乳牙列的融合牙或双生牙，有时可延缓牙根的生理性吸收，从而阻碍其继承恒牙的萌出。因此，若已确定有继承恒牙，应定期观察，及时拔除。发生在前牙区的恒牙列的双生牙和融合牙，由于牙齿大且在融合处有深沟，因此对美观有相当大的影响。对这种病例，应及早用复合树脂处理。这种方法不仅能改善美观，而且由于消除了菌斑滞留区，也能预防龋病。此外，还可通过谨慎的磨改，使牙齿略微变小，以改进外观。由于牙根的大小常妨碍牙冠的大量磨除，不是所有病例都能通过磨改而得到满意的效果。

三、畸形中央尖

畸形中央尖（abnormal central cusp）是𬌗面中央窝或颊、舌三角嵴上额外的圆锥形突起，多见于下颌前磨牙的中央，偶见于上颌前磨牙，通常双侧同时发生，两边对称。

畸形中央尖是牙胚发育过程中成釉器形态分化异常所致，牙乳头组织向成釉器突起，形成牙釉质和牙本质。

畸形中央尖临床表现为𬌗面颊舌尖之间突出的一圆锥形的额外尖，也可呈圆柱形、半球形等，高度约 1~3mm。大部分由釉质组成，半数有纤细的髓角伸入。临床表现可见到一些畸形中央尖呈圆钝状，在𬌗接触后逐渐磨损，继发牙本质形成。牙尖虽然磨平，但牙髓保持正常，牙根发育正常。

中央尖磨耗或折断后，在殆面有淡黄色圆形或椭圆形圆圈，中心有一明显着色点，为暴露牙本质或畸形尖的髓角，探诊该着色点可探诊敏感或探及穿髓孔。由于畸形中央尖内多有牙髓伸入，容易折断导致髓角暴露，可继发牙髓、根尖周疾患，牙根尚未完全形成则可使牙根停止发育。

畸形中央尖未折断或磨耗不明显的患牙 X 线片可见由髓室顶开始，向殆面突起并超出殆面的中央尖，有时可见突入尖中的髓角。牙根尚未完全形成前发生根尖周感染的患牙，X线片见根尖呈典型的喇叭口状或牙根根尖孔明显粗大，并伴有根尖周骨质吸收暗影。

畸形中央尖的治疗原则是无临床症状、圆钝而无殆接触的中央尖，患牙不需处理。

高而锐的中央尖在未建立殆关系前应及早处理。X线片示有髓角突入者，可在局部麻醉下一次性磨除中央尖，直接或间接盖髓。髓角未突入中央尖者在适当调整对颌牙的同时，少量、多次调磨中央尖，每次调磨厚度不超过 0.5mm，间隔 2~3 周，使髓角处形成修复性牙本质，调磨后的部位用 75% 氟化钠甘油糊剂反复涂擦。

年轻恒牙牙根未发育完成伴发牙髓病时，应尽量保存活髓做直接盖髓术或活髓切断术，使牙根继续发育形成；并发根尖周炎者，应行根尖诱导成形术；这两种情况都应在牙根发育完成后及时行彻底的根管治疗。牙根发育完成的患牙发生牙髓和根尖周病者，则进行根管治疗。

畸形中央尖患牙有以下情况的应该考虑拔除：

（1）牙根生长发育期已完成，冠根比例小于。

（2）治疗后冠根比例小于 1 的。

（3）冠根比例大于 1，但根尖周感染明显，常规治疗效果不明显且不能进行根尖周手术的患牙。

（4）因正畸治疗需要拔除双尖牙的。

四、牙内陷

畸形舌侧窝、舌侧尖和牙中牙统称为牙内陷。多见于上颌侧切牙，偶见中切牙，呈对称性发生。其发生率与遗传有关。畸形舌侧窝是牙内陷中最轻的一种；畸形舌侧尖（指状舌尖）有时表现为小结节状隆起。牙中牙是牙内陷最严重的一种，牙齿呈圆锥状。

牙内陷是牙齿发育时期，成釉器过度卷叠或局部过度增殖，深入到牙乳头中所致。

畸形舌侧窝患牙舌侧窝呈深浅不等的囊状深陷，窝内多有色素沉积，容易滞留食物残渣，可继发龋坏，且常引起牙髓感染、坏死及根尖周病变。畸形舌侧沟可见一异常的发育沟从舌侧窝越过舌隆突延伸至腭侧根面，长短深浅不一，严重者可达根尖部将牙根分裂为二，常伴有牙周炎。畸形舌侧尖在舌隆突呈趾状舌尖，有时内有髓角深入，磨损或折断后可继发牙髓病和根尖周病。牙中牙的牙冠外形呈圆锥形，无正常牙齿的解剖形态特点。X线片显示内陷的牙釉质似大牙中的小牙。

牙内陷的治疗原则是牙内陷处常有食物滞留，诱发龋病的发生，建议做预防性充填；已发生龋坏但无牙髓疾病症状、且可探入的舌侧窝，可进行充填治疗；已出现牙髓炎或根尖周炎的牙内陷患牙，应做根管治疗；畸形舌侧沟引起牙周炎应做牙周治疗，如沟深和（或）常引发重度牙周炎时，应拔除；因根管畸形而无法进行根管治疗的患牙可做根尖倒充填手术或牙再植术。畸形舌侧尖的治疗方法可参照畸形中央尖的治疗。

五、釉珠

釉珠（enamel pearl）是牢固附着于牙骨质表面的釉质小块，大小似粟粒，呈球形。它多位于磨牙根分叉内或其附近，或见于釉牙骨质界附近的根面上。

釉珠的发生起因于一小团错位的造釉细胞或者由于上皮根鞘的一小团上皮异常分化，再度出现造釉功能而形成釉珠。釉珠常发生在磨牙根分叉处的牙骨质表面，釉珠仅为釉质，偶包含牙本质，体积大者可含有牙髓。

釉珠能影响牙龈与牙体之间的良好附着关系，形成滞留区，必要时可将其除去。另外，釉珠在 X 线片上可被误认为髓石或牙石，应加以鉴别。

（卢骁鹏）

第二节　牙齿结构异常

牙齿发育过程中受到外界因素的影响，除了表现为牙齿的形态异常外，还可表现为结构的异常，常见的与牙齿发育相关的牙齿结构异常有：四环素牙、氟斑牙、牙釉质发育不全、遗传性牙本质发育不全、梅毒牙等。

一、四环素牙

四环素牙（tetracycline tooth）是由于在牙齿发育阶段摄入四环素类药物，导致牙齿表现为颜色和结构异常。因该类疾病与四环素密切相关，故命名为四环素牙。四环素牙引起牙齿变色属于内在性着色（intrinsic pigmentation）。

（一）发病机制

四环素类药物是由放线菌属产生的或半合成的一类广谱抗生素，对革兰阴性菌和阳性菌，包括厌氧菌有效。四环素类抗生素为并四苯（Naphtha – cene）衍生物，具有十二氢化并四苯基本结构。该类药物有共同的 A、B、C 和 D 四个环的母核，通常在 5、6、7 位上有不同的取代基。第一个四环素类抗生素是 1948 年从金色链丝菌（Streptomyces au – raofaciens）分离得到的金霉素（Chlortetracycline），20 世纪 50 年代相继发展了土霉素（Oxytetracycline）、四环素（Tetracycline）及地美环素（Demeclocvcline），都属于天然产物类。四环素类抗生素药物分子中含有许多羟基、烯醇羟基及羰基，在近中性条件下能与多种金属离子形成不溶性螯合物，在牙齿及骨的磷灰石晶体表面形成螯合物。

四环素类药物沉积在牙齿中会导致永久性变色，程度从黄色或灰色以至于棕色不等。牙本质表现出比牙釉质更加明显的着色。有荧光的黄色可以随着暴露于阳光下而经历数月或数年变成不发荧光的棕色。这种光化学反应过程可以使牙齿，尤其是前牙变为棕色，这可能是一种氧化过程。对于四环素黏附磷灰石的实验性研究也证实这种变色是由于复合物的光氧化反应所致的。

四环素牙通常会伴有牙釉质发育不全，但是否是因为在牙齿发育期摄入高剂量的四环素直接造成发育不良的发生，目前还没有定论。因为牙釉质发育缺陷还可能是儿童服用四环素药物时伴发疾病本身对牙齿发育的影响，或儿童时期机体的发育不良所造成的。

四环素类药物可以通过胎盘屏障，因此在孕 4 个月之后到婴儿出生的这段时间，母体都应该避免使用四环素类药物，从而防止其与牙体组织的相互作用。由于在婴儿时期及12岁之前都有恒牙的发育发生，因此在这个时期也应该避免儿童或者是哺乳期妇女摄入四环素类药物。究竟何时使用四环素对牙齿造成最大损害还存在争议，但是学者们都一致认为在恒前牙形成期使用四环素将对牙齿造成最大的危害，这是因为恒前牙的美学功能及其伴随的精神影响。一般说来，在6~7岁后再摄入四环素类药物，则不致引起视觉上明显的牙变色。

虽然四环素牙通常是在成牙阶段发生，但是仍有个别学者报道发现了由于长期摄入米诺西林而产生的成人期起始的牙齿变色。米诺西林与其他四环素类药物的不同在于它可以在胃肠道中有良好的吸收，并且很少与钙结合。但是它被发现可以和其他金属离子螯合并产生不溶性的复合物，这也许就是它可以使恒牙产生变色的作用机制。

（二）临床表现

四环素牙通常呈黄色，在阳光照射下则呈现明亮的黄色荧光，以后逐渐由黄色变成棕褐色或深灰色。这种转变是缓慢的，并能为阳光促进，所以切牙的唇面最先变色。

前牙着色比后牙明显。乳牙着色又比恒牙明显，因为乳牙的牙釉质较薄、较透明，不容易遮盖牙本质中四环素结合物的颜色。

牙齿着色程度与四环素的种类、剂量和用药次数有关。一般认为，缩水四环素、去甲金霉素、盐酸四环素引起的着色比土霉素、金霉素明显。在恒牙，四环素的疗程数与着色程度呈正比关系，但是短期内的大剂量服用比长期给服相等的总剂量作用更大。

（三）治疗原则

四环素所致牙齿变色的状况较轻微，牙釉质结构尚未受损而又无龋坏，受影响的牙可以通过牙齿外漂白治疗来改善美观。随着牙齿漂白治疗技术的发展，目前有许多可选的方案。如果反复的牙齿外漂白不能达到预期的美化目标，那么患牙可以失活后通过牙齿内漂白来改善。

未受龋损的形态正常排列整齐的严重变色牙，可以通过牙齿内漂白改善美观。同样的，也有许多可选方案，牙齿内漂白即诊间漂白的治疗效果优于牙齿外漂白即诊室内漂白。虽然有许多评价漂白后疗效的方法，但是患者本人对于治疗后美观的评价也非常重要。有一项调查研究显示，虽然有一半的患者对于漂白后的疗效都持肯定态度，但是对于那些以灰色变色为主的患者通常对疗效持保留意见。外源性漂白通常容易于引起牙髓敏感症状，这可能与在牙齿表面使用如过氧化氢一类的强氧化剂所造成的釉质及牙本质的结构改变有关。

如果患牙的釉质受损或者排列不整齐，有龋损，那么可以考虑贴面或者全冠修复。

二、氟牙症

氟牙症（dental fluorosis）又称为氟斑牙或斑釉牙（mottled enamel），是由于在牙齿发育期间长期摄入过量氟所致。在人群中即使是低量 [大约 $0.03\mu g/$（$kg \cdot bw$）] 的氟摄入，也可能造成氟斑牙。氟牙症的剂量 - 反应关系（dose - response relation - ship）呈明显线性，且氟浓度并没有致病的临界域值。氟牙症具有地区分布特点，在世界各国均有报道。我国氟牙症流行区很多，东北，内蒙古，宁夏，陕西，山西，甘肃，河北，山东，贵州，福建等地都有慢性氟中毒区。随着对其病因及病理学研究的深入，氟牙症越来越受到广泛的重视。

（一）发病机制

氟牙症的发生是由于过量氟摄入所导致的牙釉质基质蛋白的降解及移除延迟，从而导致晶体生长受损。组织病理学表现为被矿化良好的外层牙釉质覆盖的表层下矿化不全病损。电子显微镜表现为晶体结构排列正常，氟引起形成的牙釉质表现为多孔性，釉柱间增宽的间隙及部分釉柱内晶粒间的间隙增宽。随着病变的加重，整个牙齿的表层下牙釉质表现为多孔性（porosity）增加，病变向表层牙釉质扩展，氟含量增加。牙釉质表面的点隙或大面积的缺损为萌出后的表现，主要是矿化不全的牙釉质的过度磨耗和磨损，而非真性牙齿发育不全。

氟牙症主要表现为牙齿硬组织矿化不全，其表层下矿化不全的表现与人牙齿正常发育过程中的特定阶段所表现出的未到达完全矿化的状态非常类似。牙釉质形成是一个复杂的过程，涉及到上皮 – 间充质组织相互作用（sequenti：al epithelial – mesen – chymal interactions）而产生的细胞增殖与分化过程，分泌组织特异性基质蛋白（tissue – specific ma – trix protein），包括钙以及氟在内的离子运输，晶体的沉积以及通过有机及无机分子相互作用调整牙釉质晶体。釉质蛋白酶本身在整个成釉过程中均有降解，与釉原蛋白及其他釉质基质蛋白的分泌后降解过程可在氟牙症中有所推迟。

牙齿发育过程中氟的摄入、钙摄入无关，不直接受成釉细胞的控制，发育期牙釉质内氟浓度只与血浆氟浓度直接相关。氟牙症中牙釉质矿化不全的表现与氟对钙代谢的影响及降低全身代谢率的影响无关，主要在于改变了局部微环境。氟牙症牙釉质含有相对高比例的不成熟釉质基质蛋白，以高脯氨酸含量为特点，在牙齿发育过程中过量的氟摄入可能引起牙釉质蛋白的移除不完全。一些其他的氟诱导的影响可能参与了氟牙症的发生，但最主要的还是由于釉质蛋白的酶解作用的抑制，以及其所导致的发育中釉质蛋白的移除延迟和晶体生长的损伤。

氟对蛋白降解及移除的延迟作用机制主要有以下两种方式：

（1）增强釉原蛋白对氟化牙釉质晶体的吸附作用（adsorption），从而妨碍蛋白与蛋白酶的相互作用。牙釉质的氟摄入量的增加可以增强牙釉质晶体的氟化，同时增强晶体 – 蛋白间连接，导致后续晶体生长的迟滞与吸附于晶体表面的蛋白的移除的延迟。

（2）矿化周围的氟依赖性的钙浓度调节，可影响与釉质蛋白降解有关的非钙依赖性蛋白酶（Ca – independent protease）活性。非钙依赖性蛋白酶参与釉质发生的最早证据来源于金属螯合剂 EDTA 可以显著抑制釉质蛋白的水解反应。釉质蛋白酶活性在毫克分子水平对钙浓度敏感。急性高浓度氟可导致"钙创伤反应"，主要表现为受累牙釉质或牙本质的早期过度矿化以及随之而来的矿化不全。这种影响主要是由于氟摄入导致快速生长过程（如过度矿化），而这种因过度矿化所致的相关离子的加速沉积可导致局部细胞外液的超饱和状态的下降，从而导致暂时性的后续矿化的抑制或动力学迟滞，直到液体组分（或超饱和状态）通过细胞依赖性的离子运输进入细胞外液而得到恢复。

氟是引起氟牙症的唯一因素，但同样的氟摄入量，个体罹患氟牙症的概率仍有不同。可能的原因有：饮食结构、氟化物的生物利用度、环境氟化物、气候，以及个体的生理及代谢因素。氟代谢在人体及臼齿类动物中被广泛研究：氟摄入后立即吸收入血，这一过程主要发生在胃部，因此胃内容物的构成及数量显著影响氟的吸收程度；而另一些变量可影响氟在体内的分布与消除，包括肾功能、尿液 pH 值、骨内氟池，以及骨更新率。以上这些变量均可能对氟牙症发生的个体差异造成影响。

氟化物的使用仍是目前最有效的防龋方式，为了降低氟牙症发生的危险性以及正确使用氟化物防龋，确定氟化物对已萌或未萌牙釉质作用的最强时期非常重要。流行病学研究结果显示对于美观要求最高的恒前牙在出生后的第二至第三年这一个两年期的时间段内发生氟牙症的危险性最大。停止饮水氟化 11 个月对于防龋作用并无影响，而氟牙症的发生对饮水中极小的氟化物浓度改变也非常敏感，这种敏感性在 1～3 岁较 4～5 岁更显著。同时有动物实验显示后分泌期的牙釉质形成在氟牙症的发生中起重要作用，这就是敏感时间。

先于成熟相或成熟相当中的低浓度氟暴露均可引起氟牙症严重程度的显著增加，这种氟的累积效应可能是由于在分泌期，釉质蛋白的降解就已经开始。牙釉质形成过程都是氟牙症易感时期，而非个别的几个"决定性时期"（critical time）。总体来说，氟对牙齿的影响只是在牙齿的发育时期，牙齿发育完成后的氟暴露并不会引起氟牙症的发生。若在 6～7 岁之前长期居住于高氟区，即使日后迁居他地，仍然不能避免萌出的恒牙受累；反之，如果在 7 岁之后才迁入高氟区，则不出现氟牙症。

（二）临床表现

氟牙多见于恒牙，发生在乳牙者甚少，程度亦较轻。这是由于乳牙的发育分别在胚胎时期和婴儿期，而胎盘对氟有一定的屏障作用。因此，氟牙症一般多见于恒牙，但如果氟摄入量过多，超过胎盘筛除功能的限度时，也能不规则地表现在乳牙上。

氟牙症临床表现的特点是在同一时期萌出牙齿的牙釉质上有白垩色到褐色的斑块，严重者还并发牙釉质实质缺损。临床上常按其轻、中、重度而分为白垩型（轻度）、着色型（中度）和缺损型（重度）3 种类型。

氟牙对摩擦的耐受性差，但对酸蚀的抵抗力强。

严重的慢性氟中毒患者，可有骨骼的增殖性变化，骨膜，韧带等均可钙化，从而产生腰，腿和全身关节症状。急性氟中毒症状为恶心、呕吐、腹泻等。由于血钙与氟结合，形成不溶性的氟化钙，可引起肌痉挛，虚脱和呼吸困难，甚至死亡。

（三）预防和治疗

自从认识到氟化物的使用是一种有效的防龋措施之后，学者们就一直致力于达到既能有效防龋，又能将氟的致病可能降到最低的这一目标。饮水的氟化至今为止仍然是性价比最高的一项公共防龋措施，而氟化牙膏等辅助用品的使用也是一项耗费巨大的公共支出。对于自然水氟含量低的区域，应适当增加饮水中氟的含量，而对于高氟区则应采取各种措施来减少水氟的致病作用。通过避免在牙齿发育期间摄入过量氟可有效降低氟牙症的发生率。

对于氟牙症的患牙可以按以下方法处理：

（1）磨除酸蚀涂层法：适用于无实质性缺损的病例。此法简便，快捷，一次完成，效果佳。

（2）复合树脂修复法：适用于有实质缺损的氟牙症。

（3）漂白/冷光美白修复：牙齿漂白治疗可以分为外漂白术以及内漂白术。前者可有诊室内漂白术（in-office vital bleach-ing）、家庭漂白术（in-home bleaching）或称为夜间漂白技术（night guard vital bleaching）；后者又称为无髓牙漂白术（non-vital tooth bleaching）或诊间漂白术（walking bleaching）。

目前，牙齿漂白主要是使用过氧化氢或过氧化物作为漂白的活性物质。过氧化氢通过形成非稳态的自由基，反应性氧分子以及过氧化氢阴离子而发挥强氧化作用。这些反应性分子与长链的有色色源物质作用，将其分解为较小的无色而具有更强扩散性的分子。过氧化脲还可以产生尿素，进一步分解为二氧化碳及氨。

氨可以从两个方面促进漂白反应，首先氨所致的高 pH 环境有利于漂白治疗的过程。这可以解释为在碱性溶液中过氧化氢形成自由基所需的反应能更低，反应速率更高，因此反应效果较在酸性环境中更好。氨可以导致柱间蛋白变性，从而有利于自由基的渗入。目前，可以通过紫外光灯照射加速氧化反应，因此又称冷光美白。

（1）内漂白术，又称无髓牙漂白术或诊间漂白术：是一种较侵入性无髓牙美学修复治疗更为保守的治疗方法。高硼酸钠与水或者过氧化氢的混合物常被用作诊间漂白治疗（walking bleaching）的漂白剂。这种方法是利用放置在牙髓腔内的漂白剂从内而外达到漂白效果。具体操作是将漂白剂封闭在髓腔内，留置 3~7 天，并且定期复诊更换，直到获得理想的漂白效果。如果经过 2~3 次复诊，仍然不能达到理想的漂白效果，那么可以辅助使用诊室内漂白治疗（in-office bleach）。该治疗过程可以一直持续到获得一定的治疗效果。

（2）外漂白术，又称活髓牙漂白术：可以在诊室内也可以在家中进行。目前主要有 4 种活髓牙漂白方式：

1）医师执行式漂白——使用高浓度的过氧化氢（35%~50%）或过氧化脲（35%~40%），通常辅助以热源。

2）医师监督式漂白——当患者在诊室内时由医师将盛有高浓度的过氧化脲（34%~40%）的托盘放置在患者口中，由患者配合保持 0.5~2 个小时。

3）医师供材式漂白——又称为家庭漂白或夜间漂白技术。是由医师处方，患者自行操作，在定制的个别托盘中盛放 5%~22% 过氧化脲放入口中进行漂白治疗。

4）OTC（over-the-counter）类漂白药物——通常是基于不同浓度的过氧化氢或过氧化脲，可以盛放在预制的托盘中，也可以运用近期推出的条状载体，由患者自行调整。

三、牙釉质发育不全

牙釉质发育不全（enamel hypoplasis）是指由于遗传、感染或全身因素等所引起的牙釉质结构异常。根据病因不同，可以分为牙釉质发生不全（amelogenesis imperfecta）和牙釉质矿化不良（enamel hypocalcification）两种。前者是由于牙釉质基质形成障碍所致，临床上常伴有牙齿实质性缺损；后者主要是由于基质的矿化障碍所致，基质分泌正常，临床上没有牙齿组织的缺损，仅出现牙齿颜色异常。

（一）病因及发病机制

牙釉质发育不全的病因可分为遗传因素和非遗传因素两大类。已发现有 300 多种基因被认为与牙齿的发育有关，它们大多数与介导细胞间联络的保守性信号通路有关，尤其是在上皮与间充质组织之间的细胞联络。

有 4 个基因被认为与其牙釉质发生不全 AI（amelogenesis imperfecta，AI）发病有关：釉原蛋白基因（amelogenin，AMELX）、釉蛋白基因（enamelin，ENAM）、釉质水解素基因（enamelysin，MMP20），以及激肽释放酶基因（kallikrein 4，KLK4）。这些基因所编码的蛋白被分泌并释放进入釉质基质中，参与牙齿发育过程。但目前对这些基因的研究显示，这些基因的变异只与 25% 的 AI 病例有关，这就提示我们可能有更多的其他基因参与 AI 的致病过程，如 ameloblastin（AMBN）及 DLX3 等。

X - 1inked AI：X - 1inked AI 只占所有 AI 病例的 5%，是由于 X 染色体（Xp22.3 - p22.1）上的 amelo - genin 基因缺陷造成的。在 Y 染色体上也有 amelo - gemn 基因（AME-LY），但通常只有低水平的表达且并不会造成 AI 的发生。amelogenin 构成了发育中牙釉质的 80%~90% 的蛋白成分。到目前为止，已经发现了 14 种不同的 AMELX 致病性变异，并且由于分别影响了 amelogenin 蛋白的 3 个不同区域而产生了不同的表型。

（1）常染色体显性 AI：釉蛋白基因（ENAM，4q13）编码了最大的牙釉质蛋白（190 kDa），但这种蛋白是牙釉质基质中最少的结构性蛋白（3%~5%）。ENAM 基因含有 10 个外显子，其中 8 个有编码。到目前为止，已发现在 ENAM 中有 7 种不同的致病性变异。如果只是单个 ENAM 等位基因受影响，可以表现为薄层牙釉质，有时伴有横沟。在最轻型的表现中，可以只发现有小的、边界清晰的釉质斑点。当两个等位基因都受影响时，可能临床表现为几乎没有牙釉质层。

（2）常染色体隐性 AI：在发育中牙釉质有两种分泌性蛋白水解酶：釉质水解素（enam-elysin，MMP20，11q22.3）及激肽释放酶（kallikrein 4，KLK4，l9q13.41）。两者均最早发现于发育中的牙齿。虽然在成釉的不同阶段都可有这两种酶的表达，但是这两种基因的缺陷可以引起常染色体隐性着色不成熟性 AI。

除了遗传因素以外，其他任何可以影响成釉细胞分泌牙釉质基质或者影响牙釉质基质矿化的全身或局部因素都可以导致非遗传性釉质发生不全或牙釉质矿化不全。如严重的营养障碍（维生素 A、维生素 C、维生素 D 及钙磷缺乏），内分泌失调（如甲状旁腺功能异常），婴儿及母体疾病（如水痘、猩红热、孕妇风疹、毒血症等）以及局部感染因素（如乳牙根尖周严重感染导致继承恒牙釉质发育不全）等。

（二）临床表现

轻型牙釉质发育不全可仅表现为牙釉质颜色改变，如白垩斑。由于牙釉质基质形成未受影响，因此并无牙釉质实质缺损。牙釉质的色泽及透明度改变是因为釉质矿化障碍所致。

重型牙釉质发育不全表现为釉质实质性缺损，根据缺损形态可以分为带状缺损及窝状缺损。带状缺损是由于在某一时期牙釉质形成受到全面损害所致。在这一受损时期，牙釉质基质形成遭到破坏，因此在这一时期形成的牙釉质均出现了结构改变，临床上表现为相当于牙釉质生长线方向的釉质实质缺损，即带状或横沟状缺损。牙齿萌出后由于外源性色素的沉积，因此又可以表现为棕色带状缺损。窝状缺损是由于某一团块的成釉细胞受到损害，因此这一团块内的牙釉质形成障碍，而相邻的釉质形成正常，因而表现为某一块区域内牙釉质发育不全，出现实质性缺损，临床上牙釉质表面出现窝状缺损，可因色素沉积而表现为棕色外观。如果受损成釉细胞团块数量多，那么还可表现为蜂窝状缺损，这是一种比较严重的牙釉质发育不全的表现。

此外，还可有前牙切缘变薄，后牙牙尖缺损或消失。由于是在牙釉质发育期间所发生的改变，因此患牙多对称性出现，为多发性缺损。

（三）治疗原则

由于病变表现及程度不同，可有不同的治疗方式。轻型牙釉质发育不全如只表现为白垩斑或较浅的凹陷，可在患处牙齿表面涂布氟保护漆，减少牙齿敏感症状的发生，保护发育不全的牙齿。如为重型牙釉质发育不全，伴有明显的牙齿缺损及色素沉着，可根据缺损的部位及类型修复缺损牙齿组织，恢复牙体正常形态及功能。若已发生龋坏，则按照龋病治疗原则进行相应处理。

四、遗传性牙本质缺陷

很早以前人群中就发现可影响牙本质发育的遗传状态。目前，关于牙本质发育不全的临床表现多按 Shields 分类法进行描述：这种分类方法包含了 3 种牙本质发育不全（dentinogenesis imperfect）[DGI - I（MIM# 166240），DGI - II（MIM# 125490），DGI - III（MIM# 125500）]和两种牙本质发育不良（dentindysplasia）[DD - I（MIM# 125400）和 DD - II（MIM# 125420）]。这是一种以表型为分类基础的分类方法。

1. DGI - I 一类与骨发育不全（osteogenesis imperfecta，OI）相伴随出现的牙齿表型。多伴随其他综合征的表现。

2. DGI - II 此型在临床表现及影像学方面都可与 DGI - I 有许多相似之处。

3. DGI - III 最早此型在来自南部马里兰州及华盛顿特区的白兰都因（Brandywine）区域的 3 个隔离民族群中发现。"白兰都因隔离群"（Brandywine isolate）是由白种人、黑种人、美洲印第安人所组成的混合人群。

4. DD - II DD - I 是一种病因不明的罕见异常状态。

5. DD - II DD - II 与 DGI - II 表型可能是同一疾病的轻度与重度形式。

（一）病因及发病机制

牙本质是成牙本质细胞这一终末分化的，特异性的细胞的产物。牙本质中最丰富的分子是 I 型胶原及牙本质涎磷蛋白（Dspp）派生蛋白。胶原构成了 90% 的牙本质有机基质，而牙本质涎蛋白（Dsp），牙本质糖蛋白（Dgp），牙本质磷蛋白（Dpp）则构成了大多数的非胶原成分。牙本质中其他的非胶原成分包括：牙本质基质蛋白 I（Dmp）骨钙素，骨连接蛋白（SPARC），骨桥素（OPN），基质钙素（MGP），细胞外基质磷糖蛋白（MEPE），核心蛋白聚糖（decorin）及双糖链蛋白聚糖（biglycan），但与骨相比，这些蛋白质含量很低。目前研究认为，牙本质发育不全与牙本质基质中的蛋白有关。

（1）DGI - I：DGI - I 是一类综合征型的 DGI（牙质缺陷并非患病家族中的显著性或连续性表现），是一型与骨发育不全（osteogenesis imperfecta，OI）相伴随的牙表型。OI 是一种由于编码 I 性胶原的 2 种基因（COLIA1，17q21.31 - q22；COLIA2，7q22.1）的缺陷所致的遗传性缺陷，以骨脆性增加，骨密度降低，以及其他结缔组织表现为特征。与 DGI - I 伴随的 OI（OI - DGI）通常与 I 型胶原缺陷有关。Shields 分类法中的其他牙本质缺陷均为独立型的（牙本质缺陷是显著性及唯一的连续性表现）。

（2）DGI - II：DGI - II 是一种常见的遗传性缺陷，人群中的发病率约为 1/8 000。基因学研究将 DGI - II，DGI - III，DD - II 与人类染色体的 4q21 区域相联系，使 SIBLING 家族成为该类疾病的主要候选基因。该区域有许多基因可编码牙本质及骨中的细胞外基质蛋白，如，分泌性磷酸蛋白（SPPI）、牙本质基质蛋白 I（DMPI）、细胞外基质磷糖蛋白、骨涎蛋白 II（IBSP）和牙本质涎磷蛋白（DSPP），该基因编码牙本质涎磷蛋白（DSPP），可进一步分为两种蛋白：牙本质涎蛋白（DSP）及牙本质磷蛋白（DPP）。目前，已将上述基因中的 3 种（SPPI，DMPI，IBSP）排除，认为它们并不是 DGI 的可能致病因素。2001 年，我国学者克隆出 DSPP，发现 DGI 的许多变化都与 DSP 及 DPP 的功能缺失有关。DSPP 也与另外一种牙本质发育异常相联系，这也提示了该蛋白可能是这些疾病状态的显著因素。缺乏编码 sphingo – myelin phosphodiesterase 3（Smpd 3）的基因除小鼠可以表现出严重的 DGI 症状，这提示其他的基因可能在疾病的发生中也起到了一定的作用。

在发现的众多的编码牙本质非胶原蛋白的基因中，只有 DSPP 被认为是与牙本质发育不全病因相关。到目前为止，在遗传性牙本质缺陷的家族中已有 9 个不同的 DSPP 变异被报道。DSPP 基因的变异与 DD – Ⅱ，DGI – Ⅱ，DGI – Ⅲ有关。同时，可能还有其他的牙本质缺陷候选基因，但目前为止还没有确定除 DSPP 基因以外的可致病的基因变异。如图 4 – 1 所示为已知的 DSPP 可致病的变异位点。

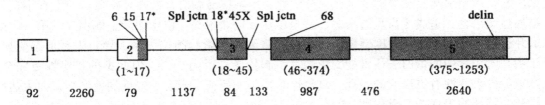

图 4 – 1　人类 DSPP 基因结构已知的致病变异

方块区域为外显子，线条为内含子。基因图表上的线条标示了已知的 DSPP 致病变异，分别为：p. Y6D、p. A15D、p. P17T、Splice IVS2 – 3C 大于 G、p. V18F、p. Q45X、Splice IVS3 +1G 大于 A、p. R68W 及 pdel：1160 – 1171/p. Ins1198 – 1199。与猪 DSPP 结构域相应的氨基酸（信号蛋白 – DSP – DGP – DPP）在圆括号中表示。许多人 DPP 的外显子 5 的编码区域是多余的，且不会因变异而被遮蔽。

（1）DGI – Ⅲ：用于区分 DGI – Ⅱ 与 DGI – Ⅲ的 2 个主要的特征（多发性牙髓暴露与壳牙）并不只在 DGI – Ⅲ中出现。DGI – Ⅱ 的髓室在初始阶段也可能会异常增宽（壳牙），但会逐渐闭塞。甚至在白兰都因隔离群（Brandywine isolate）（DGI – Ⅲ原型），壳牙的表型都只在年少孩童中有描述。DGI – Ⅱ 与 DGI – Ⅲ的相似性不仅表现在表型上，更表现在基因型上。相同的 DSPP 变异（c. 52G→T，p. V18F）在不同家族分别表现为 DGI – Ⅱ 和 DGI – Ⅲ。最初的白兰都因表型所暗藏的基因缺陷就存在于 DSPP. Dspp – / – 基因敲除小鼠的牙齿表现出相对严重的根部牙本质形成缺陷，类似于人类 DGI – Ⅲ表现。

（2）DD – Ⅰ：DD – Ⅰ是一种病因不明的罕见异常状态。其发病率约为 1 110 000。许多 DD – Ⅰ家族表现为常染色体显性遗传。目前尚不清楚 DD – Ⅰ是否为另一种 DSPP 基因的等位基因异常，或是一种复合表型。DD – Ⅰ、DD – Ⅱ、DGI – Ⅱ 曾在同一家族或单独的患病个体中被查到。

（3）DD – Ⅱ：在一个 DD – Ⅱ家族中可检测到 DSPP 信号肽密码子的变异。该变异的作用是降低（小于 50%）了分泌到形成中的牙本质基质中的 DSPP，但分泌的蛋白量是完全正常的。由于一些引起 DGI – Ⅱ 的基因变异导致等位基因无 DSPP 表达（减少 50%），基因数据的连贯性可以通过以下解释获得：DD – Ⅱ与 DGI – Ⅱ表型是同一疾病的轻度与重度形式。

（二）临床表现

目前关于牙本质发育不全的临床表现多按 Shields 分类法进行描述：

1. DGI－Ⅰ　这是一类与骨发育不全（osteogenesis imper－fecta，OI）相伴随出现的牙齿表型。多伴随其他综合征的表现。伴随 OI 的病例则可表现为骨质抗力降低，易折断，骨密度降低，及其他结缔组织的病变。伴随 Ehlers－Danlos 综合征的病例则表现为组织脆性增大，皮肤延展性，关节过度活动。在这些综合征中牙齿表型可能并不明显，临床表现变异大。在乳牙列及恒牙列，患牙均表现出明显的变色与磨耗。牙齿萌出后及萌出前均可发生牙髓闭塞。病变表现可存在变异，甚至在同一个体，也可表现为牙髓闭塞至正常牙本质表现不等，影像学检查中得见或者通过组织学检查观察到牙本质发育不良区域。

2. DGI－Ⅱ　此型在临床表现及影像学方面都可与 DGI－Ⅰ 有许多相似之处。表现为乳牙及恒牙均可有变色，呈深棕色或灰黑色，伴有乳白色光泽（乳光牙）。牙冠呈球形，牙根变细。X 线片显示髓腔及根管变窄或完全闭塞。牙釉质易剥落，暴露牙本质，使发育不良的牙本质过度磨耗，造成牙齿显著变短，甚至可达牙槽嵴水平，以中切牙，侧切牙，第一、第二磨牙为主。由于牙齿的过度磨耗造成垂直距离缩短，影响颌位关系，导致内耳形态受损，由于内耳听小骨中的蛋白表达可能受影响，引起传导性听力丧失。但此型的贯穿性更完全，且在家族内表达性有更连续的表现。贯穿性是指某一特征性表现被发现的连贯性，而表达性是指某一特征性表现的严重程度。

3. DGI－Ⅲ　从颜色及形态来讲，此型表现出变异性。该型与前两型分类不同的是，在乳牙即可表现多发的牙髓暴露。在影像学检查上，此型乳牙在外形上表现出显著的变异，可表现为正常牙齿，牙髓闭塞，甚至"壳牙"（shell teeth），即薄层牙本质包围极度扩大的牙齿髓腔（这是本型的一种极端性表型）。

4. DD－Ⅰ　大多数情况下恒牙及乳牙的临床牙冠的外形，颜色都正常，但放射检查发现牙根短，且在恒牙列有一新月形牙髓残余与釉牙骨质界平行，在乳牙列有全副的牙髓闭塞。通常在非龋牙的根见有许多的透射影像。

5. DD－Ⅱ　乳牙有 DGI－Ⅱ 的特征表现。大多数恒牙有正常的牙体形态及颜色，但通常有蓟管状髓室畸形及髓石的发生。牙根长度正常，通常不可见根尖暗影。在一些病例中可见 DGI－Ⅱ 的特征性表现，如带有颈部缩窄的球根状牙冠，轻微变色，以及牙髓闭塞。

在人群中存在着非常广泛的遗传性牙本质缺陷的表现。以上的分类方法力求通过不同的表型对它们进行分类。人们期望能够通过更多的遗传性牙本质缺陷家族的发现来根据不同的病理特征将这些疾病进行明确的分类，使得每一类型都有共同的基因学病因。目前，这一想法还未得到实现。颈部缩窄的球根状牙冠并不只局限于 DGI－Ⅱ，蓟管状髓室也并不只在 DD－Ⅱ 中发现，伴有多发性牙髓暴露的宽大髓室也并不只局限于 DGI－Ⅲ。可能不同病变表现只是在同一疾病分类下不同个体罹患该病的临床表现的个体差异；可能 DD－Ⅱ，DGI－Ⅱ，DGI－Ⅲ只是同一疾病的不同严重程度。

（三）治疗原则

在牙齿停止发育后进行治疗。可利用人造冠对牙齿进行修复和保护；可对残留的主要功能牙进行覆盖义齿治疗。

五、先天性梅毒牙

100 多年前，Hutchinson 首次描述了先天性梅毒牙（congenital syphilitic teeth）之后，大量的文献都涉及了先天性梅毒的牙齿改变。10%～30% 的先天性梅毒患者伴有牙齿表型，主要表现为牙齿形态异常，如蕾状磨牙、桑葚状磨牙及半月形切牙等。

（一）病因及发病机制

通过组织学检查发现在出生前（钙化前）牙胚细胞中就可以发现有炎性反应及密螺旋体存在。抗梅毒治疗有利于一些梅毒婴儿的牙齿发育形成，但在牙胚发育到钟状期时牙齿发育就已经受到梅毒影响了。对于梅毒到底何时对牙齿造成损害有两种观点：一是认为只在出生后当母体的抗体不再保护胎儿时才会造成病理损害；二是认为早在出生前就已经对牙齿产生影响。目前，研究更倾向于认为梅毒对牙齿损害最严重的时期是在胚胎末期及出生后第1个月。

由于炎性渗出及密螺旋体的存在，使得成釉细胞受损，引起釉质基质的分泌障碍。又由于牙本质的矿化障碍，前期牙本质明显增多，因而牙本质塌陷，形成半月形损害。

先天性梅毒牙仅累及恒牙，或者那些钙化过程起始于出生后1年内的牙齿。这可能是由于梅毒密螺旋体不容易经过胎盘而直接作用于胎儿。

（二）临床表现

梅毒主要累及上中切牙以及第一磨牙。梅毒性改变较少发生于下颌切牙。学者们定义了不同的上中切牙梅毒牙的典型改变。如 Hutchinsonian 牙、螺丝刀牙、钉牙及过尖牙。

梅毒性上中切牙临床表现形式多样。有些可呈现圆柱状外观，或是两侧边缘向切嵴聚合，切牙牙间隙较大；有些可以在切嵴处有明显的半月形切迹，而有些可能只在切嵴上方的牙齿外表面有一个下陷，在少数牙齿可以兼具这两种表现。有些牙齿可以表现为在切嵴有发育不全的微小齿状突起，有些梅毒牙切嵴平整，这就是所谓的螺丝刀牙，这可能是由于长时间的磨耗造成的，有时也可见牙齿外表面的牙体凹陷。真性梅毒牙应与外伤性刻痕及釉质表面不平整相鉴别，后者是由于釉质发育不全而前牙切嵴处未能有完整的釉质保护所致。通常两侧上前牙的表现基本相同，但在一些病例中，可以表现为一侧较另一侧的梅毒性表现更明显。

典型的第一磨牙梅毒牙表现为圆顶形磨牙或蕾状磨牙。较正常第一磨牙和邻近的第二磨牙小。其最典型的改变是牙冠向咬合面方向聚合，尤其是在近远中方向。在唇腭向或唇舌向，非梅毒性牙也可以表现出这种聚合形态。蕾状磨牙牙冠中份宽度是正常牙的85%，而在咬合面则仅为正常牙的62%。也有一些牙齿的缩窄没有这么明显，但是仍然显示出介于正常牙与蕾状磨牙之间的表现。

在伴有牙釉质发育不全的第一磨牙中，体积过小可能是由于梅毒引起的，如果确实存在因梅毒所引起的牙冠过小，则形态上牙冠必然是向咬合面聚合。但是仅有聚合趋势并不能说明就一定存在梅毒牙，可能是牙釉质发育不全造成，在发育不全区域牙釉质可以形成膨胀的领口或肩台，有时被误认为蕾状磨牙的表现。许多牙釉质发育不全的第一磨牙被定名为 Fournier's 磨牙、桑葚状磨牙或袋状磨牙。

与上颌中切牙一样，第一磨牙的临床表现也可以存在差异。上下第一磨牙之间差异更明显，上颌牙较下颌更容易表现为蕾状磨牙，这是因为下颌磨牙较上颌更早受损。

（三）预防及治疗原则

妊娠早期即开始进行梅毒治疗，是预防先天性梅毒的有效方法。在妊娠的后4月进行抗梅毒治疗，有95%的婴儿可避免发生先天性梅毒。对于已经发生的先天性梅毒牙，可以对其进行美学修复，恢复牙齿正常外形及功能。可采用的方法为修复治疗或光固化树脂修复。

（孟庆飞）

第三节　牙齿数量异常

牙齿数量异常主要是指额外牙（supernumerary tooth）和先天性缺牙（congenital anodontia）。

一、额外牙

额外牙是指正常牙数之外多生的牙，又称为多生牙。

额外牙可以在恒牙列或乳牙列中发生，但以恒牙列为多见，其发病率为 0.1% ~ 3.4%。其病因目前还不明确，可能与恒牙胚分裂有关，也有学者认为额外牙的发生可能是由于局部，独立，条件性的牙板过度活跃引起。

额外牙可以是单个，多个，单侧或双侧的。可以表现为萌出的，未萌的，可以存在于单颌或上下颌均有。不伴发其他疾病或症状的单纯的多个额外牙极少见，多个额外牙常与腭裂或唇裂等疾病伴发，或是与锁骨头骨发育异常或 Gardner 综合征伴发。有 1 个或 2 个额外牙的病例通常最多出现于上颌前牙区，其次是下颌前磨牙区，多个额外牙的情况（大于5）多出现在下颌前磨牙区。

额外牙的分类通常基于其发生部位或形态。

以发生部位分类可分为：

（1）正中额外牙——位于切牙区。

（2）磨牙旁额外牙——位于磨牙旁。

（3）磨牙远中额外牙——位于最后一颗磨牙远中。

（4）前磨牙旁额外牙——位于前磨牙旁。

以形态分类可分为：

（1）圆锥形——楔状牙。

（2）结节状——多个牙尖或结节，为圆筒状，多为套叠状。

（3）多余牙——类似正常牙，可以为切牙状，前磨牙状，磨牙状。

（4）牙瘤——形态上不似任何牙齿，只是一团牙组织。

近中牙是最常见的额外牙，呈圆锥形，位于 2 个上、中切牙之间，或从中切牙的腭侧萌出。约有 20% 的患者，有 2 ~ 3 个近中牙。只有 25% 的近中牙能处动萌出。额外牙亦可见于下颌双尖牙和上磨牙区。多发性额外牙通常对称性。

额外牙可使邻牙萌出迟缓、牙根吸收及错位萌出；它亦可导致牙列拥挤不整，形成产生牙周病龋病的条件；埋没的额外牙还可形成含牙囊肿，因此额外牙大多需要拔除。

二、先天性缺牙

先天性缺牙指先天缺失一个或数个牙齿。先天性缺牙是指在牙胚形成过程中有未能发育和形成牙。关于其病因目前还不甚明确，有研究认为与外胚叶发育异常、全身性疾病（母体疾病、佝偻病、先天梅毒）等有关，部分原因不明。目前认为先天性缺牙发生的可能病因包括胚胎期牙板发育受限；空间受限而不能正常获取营养发育；上皮间充质相互作用障碍等多种因素。

　　先天性缺牙目前分类尚不统一，多数英属杂志中将其根据缺牙的严重程度分为：个别牙缺失（hypodontia）、多数牙缺失（oligodontia），而先天性无牙症（anodontia）是属于先天性多数牙缺失的极端表现。而在美属杂志中，则先天性缺牙分为无牙症（anodontia），真性缺牙（True anodontia）与部分牙缺失（Partial anodontia），真性缺牙是伴有全身性外胚叶发育不全的口腔牙缺失症状，而部分牙缺失则是1个或多个牙的发育障碍，较无牙症多见。最容易发生缺牙的部位按顺序分别为第三磨牙，下颌第二前磨牙，上颌侧切牙。先天性缺额牙要和已形成而未萌出的埋伏牙相区别，要鉴别这二种情况，X线检查颌骨是目前唯一的方法。

　　先天性缺牙的患者多在幼儿时期即可发现，须在做全面检查后，根据患儿侧貌，缺牙的位置、数目及牙列排列情况决定治疗方案。先天性缺牙应早期进行诊治，才有利于减少颌骨发育畸形的产生。目前多采用修复、正畸等治疗方式，恢复牙列的完整性。一般前牙先天性缺失的患者首先应考虑美观问题，后牙先天缺失的患者以功能为主。对于牙槽骨发育不足的多数缺牙和无牙的患者可采用外科手术植骨，术后种植体或义齿修复。

（孟庆飞）

第五章 牙体牙髓病

第一节 龋病

一、概述

龋病是在以细菌为主的多种因素作用下，牙体硬组织发生慢性进行性破坏的一种疾病。

致龋的多种因素主要包括细菌和牙菌斑、食物、牙所处的环境及细菌分泌物作用的时间，牙体硬组织基本变化是无机物脱矿和有机物分解。

龋病是人类的常见病、多发病之一，在各种疾病的发病率中，龋病位居前列，龋病的发展可以引起一系列的并发症，严重影响全身健康。

二、诊断

（一）体格检查

1. 视诊 观察牙面有无黑褐色改变或失去光泽的白垩色斑点，有无腔洞形成，牙的边缘嵴有无变暗的黑晕。

2. 探诊 利用尖头探针探测龋损部位有无粗糙，勾拉或插入的感觉。探测洞底或牙颈部的龋洞是否变软、酸痛或过敏，有无剧烈探痛。

（二）辅助检查

1. 温度试验 对冷、热或酸甜刺激发生敏感甚至难忍的酸痛的牙齿进行冷热测试；亦可用电活力测定，看其活力是否正常。

2. X线检查 X线检查可以发现不易用探针查出的邻面龋、继发龋或隐匿龋等。

3. 透照 用光导纤维装置进行，可直接看见龋损的部位，病变深度和范围，对前牙邻面龋很有效。

（三）临床表现

仔细观察牙面的色泽变化，有无白垩色的斑点，有无腔洞形成。对邻面的病损要仔细探查，探针探测洞底有无酸痛或过敏，有无剧痛。

（四）辅助检查

温度试验、X线检查、透照光检查等为诊断邻面断、继发龋或隐匿龋，提供依据。

（五）临床类型

临床上按龋病的病变程度分类分为浅龋、中龋和深龋。

1. 浅龋 位于牙冠部的浅龋均为釉质龋，发生在牙颈部的则是牙骨质龋或（和）牙本质龋。

牙冠浅龋可分为窝沟龋和平滑面龋。

窝沟龋：发生在牙冠的窝、沟、点隙中，早期表现为龋损部位色泽变黑褐，其下方呈白垩色。探针检查有钩住探针的感觉或粗糙感。

平滑面龋：发生于牙冠的平滑牙面上，早期一般呈白垩色斑点，随着时间延长变为黄褐色斑点。邻面的平滑面龋早期不易察觉，用探针或牙线仔细检查，配合 X 线片做出早期诊断。浅龋位于釉质内，患者一般无主观症状，受冷、热、酸、甜刺激亦无明显反应。

可借助荧光显示法，显微放射摄影法、氩离子激光照射法帮助诊断。

2. 中龋　发生在牙本质的龋损牙齿可发现龋洞，患者对酸甜饮食敏感，过冷、过热饮食也能产生酸痛感觉，冷刺激尤为明显，但刺激去除后症状立即消失。龋洞中有软化的牙本质、食物残渣等。

由于个体反应不同，有的患者可完全没有主观症状；牙颈部的中龋因近牙髓症状较为明显。

3. 深龋　发生在牙本质深层的龋为深龋，临床上可见很深的龋洞，易于探查到。位于邻面的深龋洞及隐匿性龋洞，外观仅略有色泽的改变，洞口很小，临床很难发现，应仔细探查，可借助 X 线照片，必要时可除去无基釉进行检查。

深龋洞洞口开放时，常有食物嵌入洞中，食物压迫增加了牙髓腔内部的压力，患者有疼痛的感觉。遇冷、热和化学刺激时，产生的疼痛较中龋剧烈。

（六）鉴别诊断

1. 浅龋与釉质钙化不全、釉质发育不全和氟牙症的鉴别

（1）釉质钙化不全：亦表现为白垩状损害，但其表面光洁，同时白垩状损害可出现在牙面的任何部位，而浅龋有一定的好发部位。

（2）釉质发育不全：是牙发育过程中，成釉器的某一部分受到损害，造成釉质表现不同程度的实质性缺损，甚至牙冠缺损。探诊时损害局部硬而光滑；病变发生在同一时期发育的牙，并具对称性；这些均有别于浅龋。

（3）氟牙症：受损牙面呈白垩色至深褐色，患牙对称性分布，而地区流行情况是与浅龋相鉴别的重要参考因素。

2. 深龋与可复性牙髓炎和慢性闭锁性牙髓炎的鉴别

（1）可复性牙髓炎：患者主诉对温度刺激一过性敏感，无自发痛的病史，可找到引起牙髓病变的牙体病损或牙周组织损害，如深龋、深楔状缺损，深的牙周袋、牙隐裂、咬𬌗创伤。对温度试验呈一过性敏感，反应迅速，尤其对冷测试反应较强烈。与深龋对食物嵌入深龋洞引起疼痛不同。

（2）慢性闭锁性牙髓炎：可无自发痛病史或曾有过剧烈自发痛，有长期的冷、热刺激痛病史。洞内探诊患牙感觉较为迟钝，去腐后无肉眼可见的穿髓孔。对温度试验与电活力测验反应迟钝或迟缓性反应。患牙多有叩痛。

三、治疗

（一）治疗原则

龋病治疗的目的在于终止病变的发展，保护牙髓，恢复牙的形态、功能及美观，并维持

与邻近软硬组织的正常生理解剖关系。

龋病的治疗原则是针对不同程度的龋损，采用不同的治疗方法。对于早期釉质龋采用保守治疗，有组织缺损时用修复性方法治疗。深龋时先采用保护牙髓的措施，再进行修复治疗。

（二）治疗计划

根据龋损的程度不同，制订不同的治疗计划。对于牙釉质龋可以用保守疗法，如化学疗法、再矿化法、窝沟封闭等；对于有龋损的患牙进行充填修复治疗；对深的龋洞先抚髓，如氢氧化钙糊剂衬垫，再修复治疗。

（三）治疗方案

1. 保守疗法

（1）化学疗法：用化学药物处理龋损，使病变终止或消除的方法。该方法主要用于：①恒牙早期釉质龋、尚未形成龋洞者；②乳前牙邻面浅龋及乳牙骀面广泛性浅龋，1 年内将替换者；③静止龋。常用的化学疗法的药物为氟化物（75% 氟化钠甘油糊剂，8% 氟化亚锡溶液，酸性磷酸氟化钠溶液，含氟凝胶及含氟涂料），硝酸银（10% 硝酸银和氨硝酸银）。

操作方法：①用牙钻磨去牙表面的浅龋，暴露病变部位，大面积碟状龋损可磨除边缘脆弱釉质；②清洁牙面，去除牙石和菌斑；③隔湿，吹干牙面；④涂布药物，氟化物，将氟制剂涂于患区，用橡皮杯或棉球反复涂擦牙面 1～2min。硝酸银，用棉球蘸药涂布患牙区，热空气吹干后，再涂还原剂，重复几次，直至出现黑色或灰白色沉淀。

注意事项：①氟化物有毒勿吞入；②硝酸银腐蚀性大，使用时严格隔湿，防止与软组织接触。

（2）再矿化疗法：用人工的方法使已经脱矿、变软的釉质发生再矿化，恢复硬度，使早期釉质龋终止或消除的方法称再矿化治疗。主要用于光滑面早期釉质龋和龋易感者的防龋。再矿化液主要由钙、磷和氟组成，应用方法主要为含漱法和局部涂擦法。

（3）窝沟封闭：用封闭剂使窝沟与口腔环境隔绝，阻止细菌、食物残渣及其酸性产物等进入窝沟，达到防龋的效果。主要用于窝沟可凝龋和无龋的深沟裂。窝沟封闭剂的主要成分为树脂－双酚 A 甲基丙烯酸缩水甘油酯，操作与复合树脂修复相同。

2. 修复性治疗　除早期釉质龋可用保守方法治疗外，一般说来，龋病都要用修复的方法治疗，即用手术的方法去除龋坏的组织，制成一定的洞形，然后用适宜的修复材料修复缺损部分，恢复牙的形态和功能。

（1）窝洞预备：用牙体外科手术的方法去除龋坏组织，并按要求备成一定的形状的洞形，以容纳和支持修复材料。

窝洞预备必须遵守以下基本原则：

1）去净龋坏组织：龋坏组织即腐质和感染牙本质，其中含有很多的细菌及其代谢物，必须去净。"去净"一般根据牙本质的硬度和着色两个标准来判断。

硬度标准：即术者用挖器、探针及钻针磨时感觉牙本质的硬度。

着色标准：龋病发展过程中，最早的改变是脱矿，其后是着色，最后是细菌侵入。所以，临床上不必去除所有着色牙本质。如牙本质着色，但质硬，应予保留。急性龋很难判断是否去净龋坏组织，可用染色法来识别。如用 1% 酸性复红丙二醇溶液染色，龋坏组织被染色成红色，正常牙本质不被染色。

2）保护牙髓组织：备洞过程中应尽量减少对牙髓的刺激，以避免产生不可复发性牙髓炎。应做到清楚了解牙体组织结构，髓腔解剖形态及其增龄变化，磨除龋损组织时用间断操作，用锋利器械，用水冷却，不向髓腔方向加压。

3）尽可能保存健康的牙体组织：保存的健康牙体组织不仅对修复固位很重要，而且使剩余牙体组织有足够的强度，承担咀嚼功能。因此洞形预备必须做到以下几点：①做最低程度的扩展，特别是颊舌径和牙髓方向；②龈壁只扩到健康的牙体组织；③不做预防性扩展。

4）预备抗力形和固位形：为防止修复材料的松动、脱落和修复体及牙的折裂，备洞时应按机械力学和生物力学的原理预备固位形和抗力形。

窝洞的主要抗力形有以下几种。

1）洞深：一般洞深要求在釉牙本质界下 0.2～0.5mm。不同部位洞深要求不一同。𬌗面洞，承受咬𬌗力大，洞深应为 1.5～2mm；邻面洞，承受咬𬌗力小，洞深 1～1.5mm，不同修复材料要求洞深也不同，抗压强度小的要求洞的深度要深一些。

2）盒状洞形：盒状洞形是最基本的抗力形，其特征是底平、壁直、点线角圆钝。

3）阶梯的预备：双面洞的𬌗面洞底与邻面洞的轴壁形成阶梯，髓壁与轴壁相交形成的轴髓线角应圆钝。邻面的龈壁应与牙长轴垂直，深度不得小于 1mm。

4）窝洞的外形：窝洞的外形呈圆缓曲线，避开承受咬𬌗力的尖、嵴。

5）去除无基釉和避免形成无基釉：无基釉没牙本质的支持，受力易拆裂，应去除。侧壁应与釉柱方向一致，防止无基釉形成。

6）薄壁弱失的处理：降低薄壁弱尖的高度，减少𬌗力。如外形扩展超过颊舌尖间距的 1/2 则需要降低牙尖高度，并做牙尖覆盖。

窝洞的基本固位形有以下几种。

1）侧壁固位：要求窝洞有足够的深度，呈底平壁直的盒形。侧壁相互平行，且有一定的深度，使充填材料与侧壁之间的摩擦力产生固位作用，防止充填物翘动、脱落。

2）倒凹固位：在侧髓线角或点角处平洞底向侧壁牙本质做出的潜入小凹，也有沿线角做固位沟。倒凹应做到釉牙本质界下，不超过 0.5mm，深度一般为 0.2mm，避开髓角的位置。

3）鸠尾固位：多于双面洞，如后牙邻𬌗面洞，在𬌗面做鸠尾，前牙邻面洞在舌面作鸠尾，此固位形的外形似斑鸠的尾部，由鸠尾峡和膨大的尾部组成，峡部有扣锁作用，防止充填物侧向脱位。

鸠尾的预备须遵循以下原则：鸠尾大小与缺损大小相匹配；鸠尾要有一定深度；鸠尾应顺𬌗面的窝沟扩展，避开牙尖，嵴和髓角，鸠尾峡的宽度在后牙为颊舌尖间距的 1/4～1/3，前牙为舌方宽度的 1/3～1/2；鸠尾峡的位置应在轴髓线角内侧，𬌗面洞底的𬌗方。

4）梯形固位：邻𬌗洞的邻面预备成龈方大于𬌗方的梯形。

（2）术区隔离：窝洞预备好后，为了防止唾液进入窝洞，必须将准备修复的牙与口腔环境隔离。

常用方法有以下几种。

1）简易隔离法：①棉卷隔离，用消毒棉卷隔离患牙，将棉卷放置于唾液腺导管口处；②吸唾器，利用负压，吸出口腔内的唾液，吸唾器常与棉卷隔湿配合使用。

2）橡皮障隔离法：利用橡皮的弹性紧箍牙颈部，使牙与口腔完全隔开。

3）选择性辅助隔离法：①退缩绳，对于接近龈缘和深达龈下的牙颈部龋损，可以用浸有非腐蚀性吸敛剂的退缩绳塞入龈沟内，使龈缘向侧方和根方退缩，龈沟开放，龈液减少，术区干燥，视野清楚，便于手术操作；②开口器，用开口器撑开口腔，以维持恒定的张口度，减轻患者张口肌的疲劳，方便术者操作；③药物，必要时可用药物，如阿托品使唾液分泌减少。

（3）窝洞消毒：在修复前，选用适宜的药物进行窝洞的消毒。常用的消毒药有 25% 麝香草酚乙醇溶液、樟脑酚及 75% 乙醇。

（4）窝洞的封闭、衬洞及垫底：为了隔绝外界的刺激，保护牙髓，并垫平洞底，形成充填洞形，对深浅不一的窝洞做适当处理。

1）窝洞封闭：是在窝洞的洞壁涂一层封闭剂，以封闭牙本质小管，阻止细菌侵入，隔绝来自修复材料的化学刺激，增加修复材料与洞壁之间的密合性，减少微渗漏，常用的封闭剂有两种：①洞漆，是一类溶于有机溶剂的天然树脂（松香或岩树脂）或合成树脂（硝酸纤维或聚苯乙烯）。涂洞壁 2 次可封闭 80% ~85% 的洞壁表面，洞漆不能用于复合树脂修复体充填的洞壁，因为洞漆与复合树脂之间起化学反应，影响复合树脂修复体的黏结作用；②树脂黏接剂，能有效封闭牙本质小管，且不溶解，减少微渗漏的效果好，有取代传统洞漆的趋势。

2）衬洞：在洞底衬一层能隔绝化学和一定温度刺激且有治疗作用的洞衬剂，其厚度一般小于 0.5mm。常用的洞衬剂有氢氧化钙制剂、玻璃离子粘固剂和氧化锌丁香油酚粘固剂。

3）垫底：在洞底垫一层足够厚度（>0.5mm）的材料，隔绝外界物理、化学刺激。常用的垫底材料有氧化锌丁香油酚粘固剂、磷酸锌粘固剂、聚羧酸锌粘固剂及玻璃离子粘固剂。

4）临床应用：浅的窝洞在洞壁涂洞漆或黏接剂后直接充填银汞合金，或用黏接剂处理后直接充填复合树脂。中等深度的窝洞可垫一层底，再涂封闭剂后充填。深的窝洞需垫两层底，第一层用氧化锌丁香油酚粘固剂或氢氧化钙；第二层用磷酸锌粘固剂。如用聚羧酸锌粘固剂或玻璃离子粘固剂垫一层即可。

（5）充填

1）选择适当的修复材料，填入预备好的窝洞，恢复牙的外形和功能。

根据牙龋损的部位，承受咬力的情况，患者的美观要求及患牙在口内保存的时间，选择不同的修复材料。①前牙主要考虑美观，选用与牙颜色一致的牙色充填材料，如复合树脂、玻璃离子粘固剂。后牙主要考虑其机械强度和耐磨性，可选用银汞合金或后牙复合树脂；②后牙：面洞和邻𬌗面洞承受的咬力大，可选用银汞合金，前牙Ⅳ类洞选用复合树脂。牙颈部Ⅴ类洞可选用玻璃离子粘固剂或复合树脂；③根据患者的要求选用不同的材料；④患牙在口腔保留时间短的选用暂时修复材料，对𬌗牙有金属嵌体或冠的不用银汞合金，而且复合树脂。

2）恢复牙的形态和功能：选择好修复材料，按要求调制，选用适合的充填器材料充填入预备好的窝洞，使材料与洞壁密合，在规定的时间内雕刻外形、调𬌗、打磨、抛光。

（6）银汞合金修复术

1）适应证：①Ⅰ、Ⅱ类洞；②后牙Ⅴ类洞，特别是可摘局部义齿的基牙；③对美观要求不高患者的尖牙适中邻面洞，龋损未累及唇面者；④大面积龋损配合附加固位钉的修复；⑤冠修复前的牙体充填。

2）窝洞预备的要求：①窝洞必须有一定的深度和宽度；②要求窝洞为典型的盒状洞形，必要时增加辅助固位体；③洞面角成直角。

3）银汞合金的调制：按一定的比例调制银汞合金；调制的方法有手工研磨法和电动研磨法。

4）充填：①护髓：在充填银汞合金前，应用洞漆或树脂黏接剂作窝洞封闭，中等深度以上的窝洞，要衬洞或（和）垫底；②放置成形片和楔子：双面洞在充填前要安放成形片，以便于充填材料的加压，邻面生理外形的成形，建立与邻牙接触关系。在成形片颈部外侧的牙间隙中安放木制或塑料楔子。以便成形片与牙颈部贴紧；③填充材料：用银汞合金输送器将调制好的充填材料小量，分次送入准备好的窝洞内，用小的银汞合金充填器将点、线角、倒凹和固位沟处压紧，再换较大的充填器向洞底和侧壁层层加压、使银汞合金与洞壁密合，随时剔除余汞，充填的银汞合金略高于洞缘，用较大的充填器与洞缘的表面平行加压，以保证洞缘合金的强度。双面洞一般先充填邻面洞部分，再充填𬌗面洞；④雕刻成形：填充完成后，先用雕刻器除去𬌗面及边缘嵴多余银汞合金，取出楔子，松开成形片夹，取下成形夹，用镊子或手将成形片紧贴邻牙，从一侧邻间隙小心拉出成形片，取下成形片后，即行外形雕刻，雕刻𬌗面时，雕刻器的尖端置于裂沟处，刀刃总值发放在牙布，部分放在充填物上，紧贴牙面，沿牙尖斜度，从牙面向充填体雕刻。邻面洞，则从边缘嵴向𬌗面中份雕刻。邻面牙颈部需用探针检查有无悬突，如有应及时去除；⑤调整咬𬌗：让患者轻轻咬𬌗，做正中及侧向咬𬌗运动，检查有无高点。如有高点，用雕刻器除去；⑥打磨抛光：银汞合金充填后24h完全硬固后方可以打磨抛光。用细石尖或磨光钻从牙面向修复体方向打磨，邻面用磨光条磨光，最后用橡皮尖抛光。

5）银汞合金黏接修复术：是近年来发展起来的一种窝洞充填方法，是黏接技术在银汞合金修复的应用。①黏接机理：新鲜调制的银汞合金压入尚未固化的黏接剂时，两者可相互掺和，固化后形成相互扣锁的混合层；黏接剂与牙之间黏接机制与复合树脂相同；②黏接剂：常用的有 Amalgambond、All－Bond2、Panavia Ex、Scotchbond、Multipurpose 及 Super－bond等；③黏接剂对银汞合金充填体的影响：黏接剂能增强银汞合金充填体的固位力和抗折力，改善充填体与洞壁的密合性，减少微渗漏；④适应证：牙体大面积缺损，不愿做冠修复者；龋坏至龈下，不宜做复合树脂修复的牙；牙冠的𬌗龈距离短，不宜做冠修复的牙；银汞合金充填体部分脱落病例；⑤临床操作：去除龋坏组织及薄壁弱尖，牙体缺损大者仍需做机械固位形；酸蚀、冲洗、干燥；涂布底胶和黏接剂；在黏接剂尚未聚合前，充填银汞合金，雕刻外形。

（7）复合树脂修复术

1）复合树脂特点：①美观、颜色与牙匹配；②与牙体有机械和化学黏结；③洞形预备简单，磨除的牙体组织少；④聚合收缩，耐磨性差。

2）适应证：①未到达龈下的所用龋损；②形态或色泽异常的牙的美容修复；③冠修复前的牙体充填；④大面积缺损的修复，必要时加附加固位钉或（和）沟槽。

3）窝洞预备特点：①点、线角圆钝，倒凹呈圆弧形，有利于材料进入；②不直接受力的部位可适当保留无基釉；③龋损范围小者，不必制作固位形，减少牙体组织的磨除；

④Ⅰ、Ⅱ类洞应尽量避免置洞缘于咬殆接触处；⑤洞缘釉质壁制成斜面。

4）黏接系统：牙釉质与牙本质的结构，成分不同其黏接系统也不同，分为牙釉质黏接系统，牙本质黏接系统。

a. 牙釉质黏接系统：包括酸蚀剂和黏接剂。

常用的酸蚀剂有 10% ~50% 的磷酸、2.5% 硝酸、10% 枸橼酸等。

黏接剂为不含无机填料的低黏度树脂。

b. 牙本质黏接系统：包括处理剂、底胶和黏接剂。

常用的处理剂：0.5mol/L EDTA、10% 磷酸、20% 聚丙烯酸、10% 马来酸。

底胶为黏接促进剂，含有溶于有机溶剂的亲水单体，如甲基丙烯酸酯 β 羧乙酯（HE-MA）。

黏接剂为不含无机填料的低黏度树脂。

5）黏接修复的操作步骤：①牙体预备；②色度选择。根据邻牙的颜色，选用合适色度的复合树脂；③清洗窝洞、隔湿；④护髓。中等深度以上的窝洞应衬洞（或）和垫底，一般垫一层玻璃离子粘固剂，深窝洞在近髓处衬一薄层氢氧化钙；⑤牙面处理。用小棉球或小刷子蘸 30% ~50% 磷酸涂布洞缘釉质壁、釉质短斜面及垫底表面，酸蚀 1min，然后用牙本质处理剂处理牙本质表面，处理完后，用水彻底冲洗。吹干牙面，可见牙面呈白垩色，否则再酸蚀一次；⑥涂布底胶和黏接剂。用小棉球或小刷子蘸底胶涂布整个洞壁，用气枪轻吹，让其溶剂和水分挥发。而后涂布黏接剂，光固化 20s；⑦充填复合树脂。放置成形片和楔子前牙一般用聚酸薄膜成形片，放置两牙间，用楔子固定；后牙用不锈钢成形片，用片夹固定。填充材料：化学固化复合树脂，一次取足调好的材料，从窝洞的一侧送入窝洞，用充填器快速送压就位、成形；光固化复合树脂，将材料分次填入窝洞，分层固化，每次光照 40 ~60s；⑧修整外形；⑨调整咬殆；⑩打磨抛光。

（8）后牙复合树脂嵌体修复术。直接法的主要步骤如下：

1）预备洞形：与嵌体洞形预备相同。

2）垫底：用玻璃离子粘固剂垫底，近髓处先用氢氧化钙盖髓。

3）洞壁涂分离剂。

4）充填复合树脂，光照固化。

5）取出嵌体，修整轴壁和洞缘，再放回窝洞，检查洞缘和邻接面。

6）取出嵌体，用分离剂包埋。

7）将嵌体置入光热烤箱中行二期光热处理，放 7 ~7.5min，100℃ ~120℃。

8）9.5% 氢氟酸处理嵌体表现 1min，冲洗、干燥。

9）0% ~50% 磷酸处理洞壁冲洗、干燥。

10）黏接剂黏接嵌体于窝洞内，调、打磨。

（9）玻璃离子粘固剂修复术

1）适应证：①牙体缺损的修复。主要是Ⅲ、Ⅴ类洞和后牙邻面单面洞及乳牙各类洞的修复；②根面龋的修复；③衬洞和垫底材料；④牙科粘固剂。粘固固定修复体，正畸附件及固位桩、钉等；⑤窝沟封闭；⑥其他如外伤牙折后，暴露牙本质的覆盖，松动牙的固定及暂时性充填。

2）窝洞预备特点：①不必作倒凹、鸠尾等固位形，只需去除龋坏牙本质，不作扩展；

②窝洞的点、线角应圆钝；③洞缘釉质不作斜面。

3）调制方法临用时，按粉、液以 3 ：1 的比例（重量比），用塑料调刀于涂塑调拌纸或玻板上调拌，应在 1min 内完成。

4）修复操作步骤：①牙体预备；②牙面处理。用橡皮杯蘸浮石粉清洁窝洞，近髓处用氢氧化钙衬洞，用配套的处理液或乙醇处理牙面；③涂布底胶和（或）黏接剂；④充填材料。从一侧道入材料、压紧；⑤涂隔水剂；⑥修整外形及打磨。

（10）深龋的治疗

1）治疗原则及注意事项：①停止龋病的发展，促进牙髓的防御性反应。去除龋坏组织，消除感染源。原则上应去净龋坏组织，而不穿透牙髓。对近髓的少量软化牙本质不必去净，可以用氢氧化钙做间接盖髓术；②术中必须保护牙髓，减少对牙髓的刺激。去软龋时，用挖器从软龋边缘开始水平于洞底用力，或用较大的球钻间断、慢速磨除，切勿向髓腔加压，用探针检查时，沿洞底轻轻滑动，勿施压力。双层垫底，隔绝外界及充填材料的刺激；③正确判断牙髓状况。通过详细询问病史，结合临床检查，温度试验，牙髓电活力测验及 X 线检查，排除早期牙髓炎、慢性闭锁性牙髓炎、牙髓坏死等情况。

2）治疗方法：①垫底充填一次完成：适用于无自发痛、激发痛不严重、无延缓痛、能去净龋坏牙本质的患牙。按窝洞预备的原则制备洞形，因深龋洞底近牙髓，所以此处的软化牙本质必须用挖器或球钻去除；窝洞预备完成后，一般需垫两层底后再充填。如果聚羧酸锌粘固剂或玻璃离子粘固剂可只垫一层底，如需作倒凹固位形，垫底后作：最后选择适宜的充填材料充填，恢复牙的外形和功能；②安抚治疗：对于无自发痛而有明显激发痛的患牙，先进行安抚治疗，待症状消除后再做充填。具体的作法是窝洞干燥后，放丁香油酚棉球或抗生素棉球于窝洞内，用氧化锌丁香油酚粘固剂封闭窝洞口，观察 1～2 周。复诊时如一切正常，则可垫底充填。如有症状则做牙髓治疗。对于能去净软化牙本质的窝洞，可直接用氧化锌丁香油酚粘固剂封洞，观察两周到一个月，第二次复诊时，如一切正常，则可去除部分氧化锌丁香油酚粘固剂，再垫底充填；③间接盖髓术：对于不能一次去净软化牙本质，无明显主观症状的深龋，可以用间接盖髓术进行治疗。常用的盖髓剂有氢氧化钙制剂。具体方法是对急性龋，窝洞预备完成后，干燥，在洞底盖一薄层氢氧化钙制剂，然后垫底充填，如一次完成治疗把握不大，可以在盖髓后，垫底封洞，观察 1～3 个月，复诊如一切正常可去除部分暂时充填材料，垫底充填。对于慢性龋可在洞底盖一层氢氧化钙制后，封洞，观察 3～6 个月。复诊如一切正常，可去除全部的封物，去净软化牙本质，再盖髓、垫底、充填。如有症状，则做牙髓治疗。

（11）大面积龋损的治疗

1）加固位钉的牙体修复术：①适应证：大面积缺损如前牙的切角缺损，切缘缺损，后牙的一个或几个尖的缺损，龋损的范围大，如后牙邻𬌗、颊或舌面龋损，V 类洞的近远中壁超过轴角。全冠修复的银汞合金或树脂核；②固位钉的类型：粘固钉，摩擦固位钉，自攻螺纹钉；③固位钉的设计：后牙选用直径大的；前牙选用直径小的。缺一个牙尖用一个钉。包埋在牙本质内的部分为 2mm，在修复内的部分少于 2mm；④钉道的设计：钉道最好做在轴角处，避开髓角，钉道的方向与牙表面平行，3 个以上的钉道，最好不要在一个平面上；⑤操作步骤：牙体预备，去净龋坏组织，在保留的牙体上制备抗力形和固位形；在制作钉道的部位磨成平面，并用小球钻磨一小凹；用匹配的麻花钻制作钉道，慢速旋转，一般 300～

500r/min，支点稳、一次完成，不要上下提插和中途停止，清洗、隔湿、干燥牙面和钉道，固位钉就位。垫底、充填。

2）沟槽固位与银汞合金钉技术：①沟槽固位。用倒锥钻或小球钻在牙体本质上制作大小形状不一的水平沟槽。深度 0.5 ~ 0.75mm，宽度 0.6 ~ 1.0mm。长度 4 ~ 5mm。将银汞合金压入沟槽内，与充填修复体连为一体起固位作用；②银汞合金钉。用细裂钻平行于牙表面在牙本质中做一深 2 ~ 3mm，宽 1 ~ 1.5mm 的纵行钉道，将银汞合金压入钉道内起固位作用。

四、并发症及处理

（一）意外穿髓

1. 造成意外穿髓的原因

（1）对牙髓腔的解剖结构不熟悉；对每个牙的髓角的位置不清楚，心中无数，对乳牙、年轻恒牙的髓腔特点没有掌握。

（2）髓腔解剖结构的变异，如个别牙的髓角特别高；如第一磨牙的近颊髓角。

（3）操作不当；去软龋时，操作粗糙，使用器械不当。

扩展洞形时，只考虑底平，没有注意到髓角的位置，造成髓角穿通，打固位钉时没有掌握好方向和深度，有可能穿髓腔。

2. 处理　乳牙、年轻恒牙可行直接盖髓术，或活髓切断术；成年人如果穿髓孔小的可行直接盖髓术，穿孔大的就做根管治疗。

（二）充填后疼痛

1. 激发痛　充填后出现冷、热刺激痛，但持续时间短。常见原因有：①备洞过程中对牙髓的物理刺激，如连续钻磨产热或钻牙的负压均激弱牙髓，致牙髓充血；②未垫底或垫底材料选择不当。如中、深龋未垫底直接银汞合金充填，或复合树脂直接充填，或深龋用磷酸锌粘固剂单层垫底，使牙髓受材料的刺激，要充血。

处理：症状轻的，可观察 1 ~ 2 周，如症状逐渐缓解可不处理，如症状未缓解，甚至加重则应去除充填物，安抚治疗后再充填。

2. 接触痛　患者对颌牙接触时牙疼痛，分开时疼痛消失，是由于对颌牙为不同种金属，产生微电流作用引起。

处理：去除银汞合金，用引导体类材料充填或作用类材料的嵌体。

3. 自发痛

（1）充填后出现阵发性、自发性疼痛、不能定位，温度刺激诱发或加重疼痛考虑牙髓炎的可能。

处理：去除充填物，开髓引流，按牙髓炎治疗。

（2）充填后出现持续性自发痛，可定位，与温度刺激无关，咀嚼时加重，可能是术中器械伤及牙龈、牙周膜引起牙龈炎；可能是充填物在龈缘形成悬突刺激牙龈引起炎症，也可能是接触点不良，食物嵌塞引起龈乳头炎。

处理：牙龈炎可冲洗、上碘甘油，有悬突的要去除悬突，不良接触点的要重新充填，或作嵌体，或固定修复，以恢复正常的接触关系。

（三）充填物折断、脱落

造成充填的折断、脱落有以下方面的原因：

1. 洞形预备方面　洞的深度不够或垫底太厚，使充填材料过薄；邻殆洞的鸠尾峡过宽、洞口大于洞底；或鸠尾峡过窄、轴髓线角锐利、洞底不平，邻面洞龈壁深度不够，或龈壁与轴髓壁之角大于90°，使充填物易折裂。

2. 充填材料性能下降　由于调制比例不当；材料被唾液或血污染及调制时间过长，引起性能降低，造成折裂、脱落。

3. 充填方法不当　没有严格隔湿、充填压力不够，材料未填入倒凹或有气泡。

4. 过早承担咬殆力　在材料完全固化前，受到咬殆力的作用易折裂。

处理：去除原残存充填物，寻找原因，有针对性的改进。如修改洞形、增加固位装置、按正规操作调制材料和完成窝洞充填，告诉患者不要过早咬殆该牙。

（四）牙折裂

主要由于牙体组织本身的抗力不足所致，常见原因：

（1）制洞时未去除无基釉，脆弱牙尖未降低咬殆。

（2）过多磨除牙体组织。

（3）窝洞的点、线角太锐，应力集中。

（4）充填体过高、过陡，引起殆创伤。

（5）充填材料过度膨胀。

处理：

（1）部分折裂者可去除部分充填物，修整洞形，重新充填。如抗力和固位不够，可行黏接修复术，附加固位钉修复术、嵌体或冠修复。

（2）完成折裂至髓底者，根据具体情况考虑去、留。

（五）继发龋

充填后，在洞缘、洞底或邻面牙颈部发生龋坏，主要原因：

（1）备洞时未去净龋坏组织。

（2）洞壁有无基釉，破碎后洞缘留下缝隙。

（3）洞的边缘在滞留区内或在深的窝沟处。

（4）充填材料与洞壁间有微渗漏。

（5）羽毛状边缘和承受咬殆力部位洞缘短斜面上的充填体受力破碎，出现缝隙。

处理：去除原充填物及继发龋，修整洞形，重新充填。

可用洞漆和黏接剂降代微渗漏。

五、随访

龋病治疗后要求患者每半年到1年复查1次，并进行全面口腔检查，有条件的可以进行菌斑检查，了解患者的菌斑控制情况；检查有无继发龋，对发现新的早期浅龋或继发龋，即进行治疗。

（韩立显）

第二节　牙体磨损

单纯的机械摩擦作用造成牙体硬组织缓慢、渐进生地丧失称为磨损（abrasion）。在正常咀嚼过程中，随年龄的增长，牙齿殆面和邻面由于咬合而发生的均衡的磨耗称为生理性磨损，牙齿组织磨耗的程度与年龄是相称的。临床上，常由某种因素引起个别牙或一组牙，甚至全口牙齿的磨损不均或过度磨损，称为病理性磨损。

一、病因

1. 牙齿硬组织结构不完善　发育和矿化不良的釉质与牙本质易出现磨损。

2. 殆关系不良，殆力负担过重　无殆关系的牙齿不发生磨损，甚至没有磨耗；深覆殆、对刃殆或有殆干扰的牙齿磨损重。缺失牙齿过多或牙齿排列紊乱可造成个别牙或一组牙负担过重而发生磨损。

3. 硬食习惯　多吃粗糙、坚硬食物的人，如古代人、一些少数民族，全口牙齿磨损较重。

4. 不良习惯　工作时咬紧牙或以牙咬物等习惯可造成局部或全口牙齿的严重磨损或牙齿特定部位的过度磨损。

5. 全身性疾病　如胃肠功能紊乱、神经官能症或内分泌紊乱等，导致的咀嚼肌功能失调而造成牙齿磨损过度；唾液内黏蛋白含量减少，降低了其对牙面的润滑作用而使牙齿磨损增加。

二、病理

因磨损而暴露的牙本质小管内成牙本质细胞突逐渐变性，形成死区或透明层，相应部位近髓端有修复性牙本质形成，牙髓发生营养不良性变化。修复性牙本质形成的量，依牙本质暴露的面积、时间和牙髓的反应而定。

三、临床表现及其并发症

1. 磨损指数（tooth wear index，TWI）　测定牙齿磨损指数已提出多种，其中较完善和适合临床应用的是 SmithBGN 和 Knight JK（1984）提出的，包括牙齿的殆、颊唇、舌面、切缘及牙颈部的磨损程度在内的牙齿磨损指数（5 度）：

0 度　釉面特点未丧失，牙颈部外形无改变；

1 度　釉面特点丧失，牙颈部外形丧失极少量；

2 度　釉质丧失，牙本质暴露少于表面积的 1/3，切缘釉质丧失，刚暴露牙本质，牙颈部缺损深度在 1mm 以内。

3 度　釉质丧失，牙本质暴露多于牙面的 1/3，切缘釉质和牙本质丧失，但尚未暴露牙髓和继发牙本质，牙颈部缺损深达 1~2mm；

4 度　釉质完全丧失，牙髓暴露或继发牙本质暴露，切缘的牙髓或继发牙本质暴露，牙颈部缺损深度 >2mm。

2. 临床表现和并发症　随着磨损程度的增加，可出现不同的症状。

（1）釉质部分磨损：露出黄色牙本质或出现小凹面。一些磨损快、牙本质暴露迅速的病例可出现牙本质过敏症。

（2）当釉质全部磨损后：𬌗面除了周围环以半透明的釉质外，均为黄色光亮的牙本质（图5-1）。牙髓可因长期受刺激而发生渐进性坏死或髓腔闭锁；亦可因磨损不均而形成锐利的釉质边缘和高陡牙尖，如上颌磨牙颊尖和下颌磨牙舌尖，使牙齿在咀嚼时受到过大的侧方𬌗力产生𬌗创伤；或因充填式牙尖造成食物嵌塞，发生龈乳头炎，甚至牙周炎；过锐的牙尖和边缘还可能刺激颊、舌黏膜，形成黏膜白斑或褥疮性溃疡。

（3）牙本质继续迅速磨损，可使髓腔暴露，引起牙髓病和根尖周病。

（4）全口牙齿磨损严重，牙冠明显变短，颌间距离过短可导致颞下颌关节病变和关节后压迫症状。

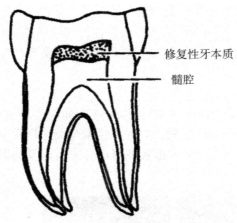

修复性牙本质

髓腔

图5-1　𬌗面釉质磨损

四、防治原则

（1）去除病因：如改正不良习惯、调𬌗、修复缺失牙及治疗引起磨损的全身疾病等。

（2）对症治疗：磨损引起的牙本质过敏症可行脱敏治疗。

（3）个别牙齿重度磨损与对𬌗牙之间有空隙的，深的小凹面用充填法治疗；牙齿组织缺损严重者可在牙髓治疗后用高嵌体或全冠修复。

（4）多个牙齿重度磨损可用𬌗垫适当抬高颌间距离。

（韩立显）

第三节　牙微裂

未经治疗的牙齿硬组织由于物理因素的长期作用而出现的临床不易发现的细微裂纹，称为牙微裂（untreatedincompletely，fractured tooth），习惯上称牙隐裂。牙微裂是导致成年人牙齿劈裂，继而牙齿丧失的一种主要疾病。

一、病因

1. 牙齿结构的薄弱环节　正常人牙齿结构中的窝沟和釉板均为牙齿发育遗留的缺陷区，不仅本身的抗裂强度最低，而且是牙齿承受正常殆力时应力集中的部位，因此是牙微裂发生的内在条件。

2. 牙尖斜面　牙齿在正常情况下，即使受到应力值最小的0°轴向力时，由于牙尖斜面的存在，在窝沟底部同时受到两个方向相反的水平分力作用，即劈裂力的作用。牙尖斜度愈大，所产生的水平分力愈大。因此，承受殆力部位的牙尖斜面是微裂发生的易感因素。

3. 创伤性殆力　随着年龄的增长，可由于牙齿磨损不均出现高陡牙尖，正常的咀嚼力则变为创伤性殆力。原来就存在的窝沟底部劈裂力量明显增大，致使窝沟底部的釉板可向牙本质方向加深加宽，这是微裂纹的开始。在殆力的继续作用下，裂纹逐渐向牙髓方向加深。创伤性殆力是牙微裂发生的重要致裂因素。

4. 温度作用　釉质和牙本质的膨胀系数不同，在长期的冷热温度循环下（0℃~50℃），可使釉质出现裂纹。这点可解释与咬合力关系较小的牙面上微裂的发生。

二、病理

微裂起自窝沟底或其下方的釉板，随殆力作用逐渐加深。牙本质中微裂壁呈底朝殆面的三角形，其上牙本质小管呈多向性折断，有外来色素与荧光物质沉积。该陈旧断面在微裂牙完全劈裂后的裂面上，可与周围的新鲜断面明显区分。断面及其周边常可见牙本质暴露和并发龋损（图5-2）。

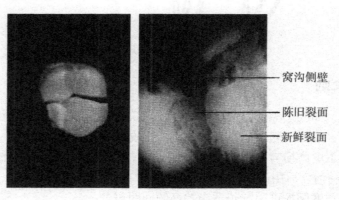

　　　　　　　　　　　　　　　　　　　　窝沟侧壁

　　　　　　　　　　　　　　　　　　　　陈旧裂面

　　　　　　　　　　　　　　　　　　　　新鲜裂面

图5-2　微裂牙劈裂面

三、临床表现

（1）牙微裂好发于中老年患者的磨牙殆面，以上颌第一磨牙最多见。

（2）最常见的主诉：较长时间的咀嚼不适或咬合痛，病史长达数月甚至数年。有时咬在某一特殊部位可引起剧烈疼痛。

（3）微裂的位置：磨牙和前磨牙殆面细微微裂与窝沟重叠，如磨牙和前磨牙的中央窝沟，上颌磨牙的舌沟，向一侧或两侧延伸，越过边缘嵴。微裂方向多为殆面的近远中走行，或沿一主要承受殆力的牙尖，如上颌磨牙近中舌尖附近的窝沟走行。偶见颊舌向微裂纹

（图5－3）。

（4）检查所见：患牙多有明显磨损和高陡牙尖，与对殆牙咬合紧密，叩诊不适，侧向叩诊反应明显。不松动但功能动度大。

（5）并发疾病微裂纹达牙本质并逐渐加深的过程，可延续数年，并出现牙本质过敏症、根周膜炎、牙髓炎和根尖周病。微裂达根分歧部或牙根尖部时，还可引起牙髓－牙周联合症，最终可导致牙齿完全劈裂。

（6）患者全口殆力分布不均，患牙长期殆力负担过重，即其他部位有缺失牙、未治疗的患牙或不良修复体等。

（7）X线片可见到某部位的牙周膜间隙增宽，相应的硬骨板增宽或牙槽骨出现X线透射区，也可以无任何异常表现。

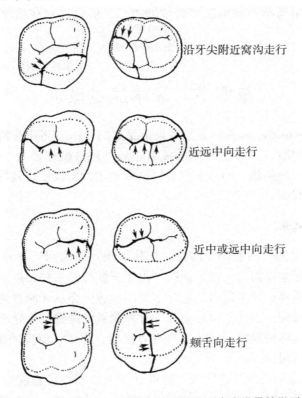

图5－3　微裂的位置（箭头指处为与牙面窝沟重叠的微裂）

四、诊断

1. 病史和早期症状　较长期的咬合不适和咬在某一特殊部位时的剧烈疼痛。

2. 叩诊　分别各个牙尖和各个方向的叩诊可以帮助患牙定位，叩痛显著处则为微裂所在位置。

3. 温度试验　当患牙对冷敏感时，以微裂纹处最显著。

4. 裂纹的染色检查　2%～5%碘酊或其他染料类物可使已有的裂纹清晰可见。

5. 咬楔法　将韧性物，如棉签或小橡皮轮，放在可疑微裂处作咀嚼运动时，可以引起疼痛。

五、防治原则

1. 对因治疗　调整创伤性𬌗力，调磨过陡的牙尖。注意全口的𬌗力分布，要尽早治疗和处理其他部位的问题，如修复缺失牙等。

2. 早期微裂的处理　微裂仅限于釉质或继发龋齿时，如牙髓尚未波及，应作间接盖髓后复合树脂充填，调𬌗并定期观察。

3. 对症治疗　牙髓病、根尖周病应作相应处理。

4. 防止劈裂　在作牙髓治疗的同时，应该大量调磨牙尖斜面，永久充填体选用复合树脂为宜。如果微裂为近远中贯通型，应同时作钢丝结扎或戴环冠，防止牙髓治疗过程中牙冠劈裂。多数微裂牙单用调𬌗不能消除劈裂性的力量，所以在对症治疗之后，必须及时作全冠保护。

（韩立显）

第四节　牙本质过敏症

牙本质过敏症（sensitive tooth）是指牙齿上暴露的牙本质部分受到机械、化学或温度刺激时，产生一种特殊的酸、"软"、疼痛的症状。牙本质过敏症不是一种独立的疾病，而是多种牙体疾病共有的一种症状。因许多患者以该症为主诉而就诊，其发病机制和治疗均有特殊之处，故在此单独叙述。

一、病因与机制

1. 牙本质的迅速暴露　因磨损、酸蚀、楔状缺损、牙周刮治及外伤等原因导致牙本质迅速暴露，而修复性牙本质尚未形成。此时，由于牙髓神经末梢穿过前期牙本质层分布在牙本质中，直达釉牙本质界；牙本质内的造牙本质的细胞突亦从牙髓直达釉牙本质界，并可延伸到釉质内部，形成釉梭；当牙本质暴露后，外界刺激经由神经传导或牙本质小管内的流体动力传导，可立即引起疼痛症状，故牙齿出现对机械、化学、温度刺激后的特殊敏感症状。牙本质过敏症状可自行缓解。

2. 全身应激性增高　当患者身体处于特殊状况时，如神经官能症患者、妇女的月经期和妊娠后期或抵抗力降低时，神经末梢的敏感性增高，使原来一些不足以引起疼痛的刺激亦引起牙齿过敏症；当身体情况恢复正常之后，敏感症状消失。

二、临床表现

主要表现为激发痛，刺激除去后，疼痛立即消失，其中以机械刺激最为显著。诊断时可用探针尖在牙面上寻找 1 个或数个敏感点或敏感区，引起患者特殊的酸、"软"、痛症状。敏感点可发现在 1 个牙或多个牙上。在𬌗面牙本质界或牙颈部釉牙骨质界处最多见。

牙本质敏感指数，根据机械探测和冷刺激敏感部位的疼痛程度分为 4 度：0°，无痛；1°，轻微痛；2°，可忍受的痛；3°，难以忍受的痛。

三、治疗原则

（1）治疗相应的牙体疾病，覆盖暴露的牙本质。

（2）调磨过高的牙尖。

（3）敏感部位的脱敏治疗

1）𬌗面个别敏感点用麝香草酚熨热脱敏。

2）𬌗面多个敏感点或区，用碘化银、氨硝酸银或酚醛树脂脱敏。

3）牙颈部敏感区用含氟糊剂，如75%氟化钠甘油糊剂涂擦脱敏。

4）全口多个牙𬌗面或牙颈部敏感，可用氟离子和钙离子导入法脱敏。也可嘱患者自行咀嚼茶叶、生核桃仁或大蒜，前两者中含大量鞣酸，可使牙本质小管中的蛋白质凝固，从而起脱敏作用。或用含氟牙膏涂擦，均可收到一定脱敏效果。近年来，激光脱敏也已取得一定疗效。

（4）全身应激性增高引起的牙灰质过敏症，除局部处理外，可用耳穴刺激疗法。选用喉、牙、肾、神门、交感、心、皮质下等穴位。

（韩立显）

第五节 牙髓病学

一、概述

（一）病因

1. 微生物感染 微生物尤其是细菌感染是使牙髓病发生发展的主要因素。能够引发牙髓组织感染的细菌毒力因子相当广泛和复杂，目前被研究得较多的包括胞壁成分、可溶性因子以及毒素等。

（1）脂多糖（LPS）：LPS的生物活性相当广泛，它所引起的细胞信号级联反应多样而复杂，有关LPS的研究已经持续了数十年，但仍在被广泛研究。目前所知，LPS的信号转导首先通过与其受体（如CD14、巨噬细胞清道夫受体、β整合素等）结合，将信号转导致细胞内。LPS结合蛋白（LPS）参与LPS与受体的结合及其在细胞膜的分子锚定，BPI（杀菌性/渗透性增加蛋白）、RSLA（降解脱酰的R. shpaeroides Lipid A）则调节着LPS信号的细胞内转导。在细胞内，LPS不仅调节着多个细胞因子（ILs、TNFst等）的生物学活性，也通过激活细胞内重要的转录因子（NF-kB、Cbf-α等）参与广泛的细胞活动。

（2）细菌胞外膜泡（Extracellular vesicles，ECV）：ECA是细菌外膜向外膨出呈芽状，在形成独立成分游离进入周围微环境的一种泡状膜结构，它是许多革兰阴性菌的一种适应性或功能生物学特征。ECA作为毒力成分的载体，有完整的膜结构，在毒理学和免疫学特征上与细菌本身相似，所以在某程度上具有细胞样特性。然而它体积小（30~300nm），可透过微小间隙、解剖屏障，故又具有大分子样作用，它在形成过程中包容并浓缩了许多细菌固有的成分，游离出来以后，扩展了细菌毒力作用的范围和强度，如PgECA能到达深层组织造成远层破坏作用。

（3）细菌及其毒力因子的感染途径。

1）经牙体缺损处感染：①深龋：近髓或已达牙髓的龋洞是最常见的途径。根据研究，当覆盖牙髓的牙本质厚度小于 0.2mm 时，髓腔内就可能找到细菌，有时细菌未进入髓腔，但其细菌毒素可通过牙本质小管进入髓腔引起牙髓炎症。正常的牙髓对龋病的反应是在相应的髓腔壁上沉积修复性牙本质，以阻止病变波及牙髓，但当龋病进展快于修复性牙本质沉积速度时，易致露髓，细菌可直接感染牙髓；②近髓或已达到牙髓的楔状缺损，多发生在尖牙或前磨牙；③畸形中央尖折断或被磨损露髓，多发生在下颌前磨牙；④畸形舌侧沟和畸形舌侧窝；⑤隐裂深达髓腔；⑥重度磨损已近髓或露髓；⑦外伤性牙折露髓和钻磨牙体时意外露髓。

2）通过牙周袋：微生物及其毒素可通过根分叉处和根旁侧的侧根管、根尖孔管处，侵入牙髓，这种感染，临床上常称为逆行性感染，因其牙髓病变一般从根髓开始，继而上升至冠髓及至整个牙髓组织。

3）血源感染：经过血液而侵入牙髓，但这种途径十分罕见。在其他脏器患急性感染时，可产生菌血症或败血病，微生物及其毒素有可能经过血液侵入牙髓，引起牙髓炎症，这种感染称为血源性牙髓炎。临床发现健康人血液循环中有菌血症的占 10%。牙体、牙龋手术及其他手术如拔牙等占百分率更高，所以，相当多的人带有短暂的菌血症。

2. 化学刺激

（1）药物刺激：在进行牙体修复时，如果选用的消毒物不当，可以对牙髓组织造成严重损伤。硝酸银、酚类、醛类药物对牙髓组织都有很强的刺激性。

（2）修复性刺激：如深洞直接用磷酸锌水门汀热垫底；残留牙本质较薄的洞形和复合树脂修复；酸蚀剂使用不当等。

3. 物理刺激

（1）温度刺激：制洞时如使用气涡轮机必须喷水降温，否则导致牙髓充血引起炎症。

（2）电流刺激：口腔内如有两种不同金属的修复物接触，通过唾液可产生电位差，对牙髓有一定刺激。

（3）气压变化的影响：在高空飞行或深水潜泳时，气压变化可导致牙髓病变急性发作。

（4）创伤：包括咬殆创伤、外伤等。

（5）全身因素：有报道糖尿病等可引起牙髓退变，但血源性感染引起的牙髓病极少见。

（二）分类与转归

1. 组织病理学分类　牙髓在组织学上变异很大，所谓"正常牙髓"和各种不同类型的"病变牙髓"常存在着移行阶段和重叠现象。因此，即使采用组织病理学的方法，要将牙髓状况的各阶段准确地进行分类有时也是困难的。临床医师可以根据患者提供的症状及各种临床检查结果来推测患牙牙髓的病理损伤特点。从临床治疗的角度来看，对于那些需做摘除牙髓的病理学表现的诊断实际上只对选择治疗方法起一个参考作用，因而无需准确做出牙髓疾病的组织学诊断。而对那些需要保存活髓的患牙，却需对牙髓的病理状态及恢复能力做出正确的估计。

在组织病理学上，一般将牙髓分为正常牙髓和病变牙髓两种。对于病变牙髓一直沿用如下分类：

（1）牙髓充血：生理性牙髓充血；病理性牙髓充血。

（2）急性牙髓炎。

1）急性浆液性牙髓炎：急性局部性浆液性牙髓炎；急性全部性浆液性牙髓炎。

2）急性化脓性牙髓炎：急性局部性化脓性牙髓炎；急性全部性化脓性牙髓炎。

（3）慢性牙髓炎。

1）慢性闭锁型牙髓炎。

2）慢性溃疡型牙髓炎。

3）慢性增生型牙髓炎。

（4）牙髓坏死与坏疽。

（5）牙髓退变：空泡性变、纤维变性、网状萎缩、钙化。

（6）牙内吸收：但是，Seltzer从人牙组织学连续切片检查结果中发现，不可能将所见到的牙髓病变按上述分类法划分。他提出如下的分类：①完整无炎症牙髓；②萎缩性牙髓（包括各种退行性变）；③完整牙髓，但有散在的慢性炎症细胞（称为移行阶段）；④慢性局部性牙髓炎（包括部分液化性坏死或部分凝固性坏死）；⑤慢性全部性牙髓炎（包括局部液化性坏死或局部凝固性坏死）；⑥全部牙髓坏死。无炎症牙髓出现的萎缩性变化可能与既往的治疗或龋病史有关。对临床医师来说，重要的是需要判断患牙的牙髓是否可通过实施一些临床保护措施而得以保留其生活状态且不出现临床症状。因此，在临床上需要一套更为实用的分类和诊断标准。

2. 临床分类　根据牙髓病的临床表现和治疗预后可分为：

（1）可复性牙髓炎。

（2）不可复性牙髓炎：①急性牙髓炎（包括慢性牙髓炎急性发作）；②慢性牙髓炎（包括残髓炎）；③逆行性牙髓炎。

（3）牙髓坏死。

（4）牙髓钙化：①髓石；②弥漫性钙化。

（5）牙内吸收。

3. 转归　牙髓为疏松结缔组织，被包裹在四周皆为坚硬的牙本质壁内，一旦发生炎症，其组织解剖特点决定了髓腔内的炎性渗出物无法得到彻底引流，局部组织压增高，使感染容易很快扩散到全部牙髓，并压迫神经产生剧烈疼痛。因为牙髓与机体的联系主要是借助于狭窄的根尖孔与根尖周围组织相通连，所以，在发生炎症时组织几乎不能建立侧支循环，严重地限制了其恢复能力，使其易于走向坏死。牙髓炎病变过程随着外界刺激物及机体抵抗力的变化，可有3种趋向：①当外界刺激因素被消除后，牙髓的炎症受到控制，机体修复能力得以充分发挥，牙髓组织逐渐恢复正常。此种情况多见于患牙根尖孔较为粗大，牙髓炎症较轻微，全身健康状况良好时；②当外界刺激长期存在，刺激强度并不很强或刺激减弱，或牙髓炎症渗出物得到某种程度的引流时，牙髓病变则呈现慢性炎症表现，或成为局限性化脓灶；③外界刺激较强且持续存在，致使牙髓的炎症进一步发展，局部组织发生严重缺氧、化脓、坏死，以至全部牙髓均失去生活能力。

二、临床表现及诊断

（一）可复性牙髓炎

可复性牙髓炎（reversible pulpitis）是牙髓组织以血管扩张、充血为主要病理变化的初期炎症表现，它相当于牙髓病的组织病理学分类中的"牙髓充血"。由于"充血"是炎症全过程中自始至终的一种病理表现，因而，严格地讲"牙髓充血"既不能构成一种组织学诊断，也更谈不上作为临床诊断用语了。在临床实际工作中，若能彻底去除作用于患牙上的病源刺激因素，同时给予患牙适当的治疗，患牙牙髓是可以恢复到原有的状态。基于这一临床特点，将其称为"可复性牙髓炎"更符合实际。但若外界刺激持续存在，则牙髓的炎症继续发展，患牙转成不可复性牙髓炎。

1. 临床表现

（1）症状：当患牙受到冷、热温度刺激或甜、酸化学刺激时，立即出现瞬间的疼痛反应，尤其对冷刺激更敏感，刺激一去除，疼痛随即消失。无自发性疼痛。

（2）检查：①患牙常见有接近髓腔的牙体硬组织病损，如深龋、深楔状缺损，或可查及患牙有深牙周袋，也可受累于咬𬌗创伤；②患牙对温度测验表现为一过性敏感，且反应迅速，尤其对冷测反应较强烈。当去除刺激后，症状仅持续数秒即缓解。进行牙髓活力电测验时，患牙亦呈一过性敏感反应；③叩诊反应同正常对照牙，即为阴性。

2. 诊断要点

（1）主诉对温度刺激一过性敏感，但无自发痛的病史。

（2）可找到能引起牙髓病变的牙体病损或牙周组织损害等病因。

（3）对牙髓活力测验的反应阈值降低，相同的刺激，患牙常可出现一过性敏感。

3. 鉴别诊断

（1）深龋：患有深龋的患牙对温度刺激也敏感，但往往是当冷、热刺激进入深龋洞内才出现疼痛反应，且其刺激去除后症状并不持续。在实际临床检查时，深龋与可复性牙髓炎有时很难区别，此时可按可复性牙髓炎的治疗进行处理。

（2）不可复性牙髓炎：可复性牙髓炎与不可复性牙髓炎的区别关键在于前者绝无自发痛病史，后者一般有自发痛史，且温度刺激去除后，不可复性牙髓炎的疼痛反应持续时间较长久，有时可出现轻度叩痛。在临床上，若可复性牙髓炎与无典型自发痛症状的慢性牙髓炎一时难以区分时，可先采用诊断性治疗的方法即用氧化锌丁香油酚粘固剂进行安抚治疗，在观察期内视是否出现自发痛症状再明确诊断。

（3）牙本质过敏症：牙本质过敏症患有牙本质过敏症的患牙往往对探、触等机械刺激和酸、甜等化学刺激更敏感。而可复性牙髓炎主要是对冷、热温度刺激一过性敏感。

（二）不可复性牙髓炎

不可复性牙髓炎（irreversible pulpitis）是一类病变较为严重的牙髓炎症，可发生于牙髓的某一局部，也可能涉及全部牙髓，甚至在炎症中心部位已发生不同程度的坏死。上述发生在牙髓组织中的炎症的范围和性质在临床上很难得以准确区分，而且此类牙髓炎症自然发展的最终结局均为全部牙髓坏死，几乎没有恢复正常的可能，临床治疗上只能选择摘除牙髓以去除病变的方法。所以，将这一类牙髓炎、症统称为不可复性牙髓炎。但按其临床发病和病程经过的特点，又可分为急性牙髓炎（包括慢性牙髓炎急性发作）、慢性牙髓炎、残髓炎和逆行性牙髓炎。

【急性牙髓炎】

急性牙髓炎（acute pulpitis）的临床特点是发病急，疼痛剧烈。临床上绝大多数属于慢性牙髓炎急性发作的表现，龋源性者尤为显著。无慢性过程的急性牙髓炎多出现在牙髓受到急性的物理损伤、化学刺激以及感染等情况下，如手术切割牙体组织等导致的过度产热、充填材料的化学刺激等。

必须加以说明的是应该对临床上表现出来的急性症状与组织病理学上的急性炎症区分开来。真正意义上的急性牙髓炎很少引起疼痛，因为从组织病理学的角度来看，所谓的急性炎症过程是短暂的，很快就会转为慢性炎症或因得到引流而使急性炎症消退。但是，由炎症引起的急性症状却可持续较长时间，给患者造成巨大痛苦。出现疼痛的牙髓炎症多数为慢性炎症，而且炎症常已存在了相当长的时间。如在深龋的进展过程中，牙髓早已有了慢性炎症，而此时，在临床上可能还未出现典型的急性症状。疼痛症状的出现常与作为渗出物引流通道的冠部开口被堵塞有关。因此，在临床诊断时，可将有急性疼痛症状出现者视为慢性炎症的急性发作。

1. 临床表现

（1）症状：急性牙髓炎（包括慢性牙髓炎急性发作）的主要症状是剧烈疼痛，疼痛性质具有下列特点：①自发性阵发性痛。在未受到任何外界刺激的情况下，突然发生剧烈的自发性尖锐疼痛，疼痛可分为持续过程和缓解过程，即所谓的阵发性发作或阵发性加重。在炎症的早期，疼痛持续的时间较短，而缓解的时间较长，可能在一天之内发作二三次，每次持续数分钟。到炎症晚期，则疼痛的持续时间延长，可持续数小时甚至一整天，而缓解时间缩短或根本就没有疼痛间歇期。炎症牙髓出现化脓时，患者可主诉患牙有搏动性跳痛；②夜间痛。疼痛往往在夜间发作，或夜间疼痛较白天剧烈。患者常因牙痛而难以入眠或从睡眠中痛醒；③温度刺激加剧疼痛。冷、热刺激可激发患牙的剧烈疼痛。若患牙正处于疼痛发作期内，温度刺激可使疼痛更为加剧。如果牙髓已有化脓或部分坏死，则患牙可表现为所谓的"热痛冷缓解"。这可能是因为牙髓的病变产物中有气体，受热后使其膨胀，致使髓腔内压力进一步增高，遂产生剧痛。反之，冷空气或凉水可使气体体积收缩，减小压力而缓解疼痛。临床上常见到患者携带凉水瓶就诊，随时含漱冷水进行暂时止痛；④疼痛不能自行定位。疼痛发作时，患者大多不能明确指出患牙。疼痛呈放散性或牵涉性，常常是沿三叉神经第二支或第三支分布区域放射至患牙同侧的上、下颌牙或头、颞、面部。但这种放散痛绝不会放散到患牙的对侧区域。

（2）检查：①患牙可查及极近髓腔的深龋或其他牙体硬组织疾患，有时也可见牙冠有充填体存在或可查到患牙有深牙周袋；②探诊常可引起剧烈疼痛，有时可探及微小穿髓孔，并可见有少许脓血自穿髓孔流出；③温度测验时，患牙的反应极其敏感或表现为激发痛。刺激去除后，疼痛症状要持续一段时间。也可表现为热测激发痛，冷测则缓解。进行牙髓活力电测验时，患牙的牙髓若处于早期炎症阶段，其反应性增强；若处于晚期炎症，则表现为迟钝；④牙髓的炎症处于早期阶段时，患牙对叩诊无明显不适；处于晚期炎症的患牙，因牙髓炎症的外围区已波及根尖部的牙周膜，因此可出现垂直方向的轻度叩痛。

2. 诊断要点

（1）典型的疼痛症状。自发痛、夜间痛、冷热激发痛、放散痛。

（2）患牙可被查到有引起牙髓病变的牙体损害或其他病因。

（3）牙髓活力测验，尤其温度测验结果以及叩诊反应可帮助定位患牙。对患牙的确定是诊断急性牙髓炎的关键。

3. 鉴别诊断　急性牙髓炎的主要症状为剧烈的牙痛。因此，在临床上遇到因牙痛主诉就诊的患者，应注意与那些可引起牙痛症状的其他疾病进行鉴别。

（1）三叉神经痛：三叉神经痛的发作一般有疼痛"扳机点"，患者每触及该点即诱发疼痛。患者在诉说病史时，往往忽略此点，应特别加以详细询问。再者三叉神经痛很少在夜间发作，且冷、热温度刺激并不引发疼痛。

（2）龈乳头炎：龈乳头炎也可出现剧烈的自发性疼痛，但疼痛性质为持续性胀痛，对温度测验的反应为敏感，一般不会导致激发痛，患者对疼痛多可定位。检查时可发现患者所指示的部位龈乳头有充血、水肿现象，触痛极为明显。患处两邻牙间可见有食物嵌塞的痕迹或可问及食物嵌塞史。一般不能查及可引起牙髓炎的牙体硬组织损害及其他疾患。

（3）急性上颌窦炎：患有急性上颌窦炎时，患侧的上颌后牙可出现类似牙髓炎的疼痛症状。这是因为上颌后牙根尖区的解剖部位恰与上颌窦底相邻接，且分布于该区域牙髓的神经是先经过上颌窦侧壁或窦底后再进入根尖孔内的。因此，上颌窦内的急性炎症可牵涉到相应上颌后牙的牙髓神经而引发"牙痛"，此时疼痛也可放散至头面部而易被误诊。但通过仔细检查，可发现在急性上颌窦炎时所出现的疼痛为持续性胀痛，患侧的上颌前磨牙和磨牙可同时受累而致二三颗牙均有叩痛，但无引起牙髓炎的牙体组织疾患。上颌窦前壁可出现压痛，同时，患者还可能伴有头痛、鼻塞、脓涕等上呼吸道感染的症状。

【慢性牙髓炎】

慢性牙髓炎（chronic pulpitis）是临床上最为常见的一型牙髓炎，有时临床症状很不典型，容易误诊而延误治疗。

1. 临床表现　慢性牙髓炎一般不发生剧烈的自发性疼痛，但有时可出现不甚明显的阵发性隐痛或者每日出现定时钝痛。慢性牙髓炎的病程较长，患者可诉有长期的冷、热刺激痛病史。因此，炎症容易波及全部牙髓及根尖部的牙周膜，致使患牙常表现有咬𬌗不适或轻度的叩痛。患者一般多可定位患牙。

根据组织病理学的检查结果，视髓腔是否已被穿通而将慢性牙髓炎分为慢性闭锁型牙髓炎和慢性开放型牙髓炎。前者患牙的牙髓尚未暴露，而后者髓腔已与外界相通。由于牙髓的血液供应等条件的不同，髓腔呈暴露状的牙髓所表现出来的组织反应也不同，因而又有了溃疡型和增生型之分。在临床上，这3型慢性牙髓炎除了具有慢性牙髓炎共同的表现之外，无论是患者主诉的症状还是临床检查的体征又各自有其特点，现分述如下：

（1）慢性闭锁型牙髓炎

1）症状：无明显的自发痛。但曾有过急性发作的病例或由急性牙髓炎转化而来的病例则可诉及有剧烈自发痛的病史，也有无自发痛症状者。几乎所有患者都有长期的冷、热刺激痛病史。

2）检查：①查及深龋洞、冠部充填体或其他近髓的牙体硬组织疾患；②洞内探诊患牙感觉较为迟钝，去净腐质后无肉眼可见的露髓孔；③患牙对温度测验和电测验的反应多为迟缓性反应，或表现为迟钝；④多有轻度叩痛（＋）或叩诊不适感（－）。

（2）慢性溃疡型牙髓炎

1）症状：多无自发痛，但患者常诉有当食物嵌入患牙洞内即出现剧烈的疼痛。另一典型症状是当冷、热刺激激惹患牙时，会产生剧痛。

2）检查：①查及深龋洞或其他近髓的牙体损害。患者由于怕痛而长期废用患牙，以至可见患牙有大量软垢、牙石堆积，洞内食物残渣嵌入较多；②去除腐质，可见有穿髓孔。用尖锐探针探查穿髓孔时，浅探不痛，深探剧痛且见有少量暗色血液渗出；③温度测验表现为敏感；④一般没有叩痛，或仅有极轻微的叩诊不适。

（3）慢性增生性牙髓炎：此型牙髓炎的发生条件是患牙根尖孔粗大，血运丰富以及穿髓孔较大，足以允许炎症牙髓增生呈息肉状并自髓腔突出。因此，慢性增生性牙髓炎多见于青少年患者。

1）症状：一般无自发痛，有时可有患者诉说进食时患牙疼痛或有进食出血现象。因此长期不敢用患侧咀嚼食物。

2）检查：患牙大而深的龋洞中有红色的肉芽组织，即牙髓息肉，它可充满整个洞内并达𬌗面，探之无痛但极易出血。由于长期的废用，常可见患牙及其邻牙有大量牙石堆积。

当查及患牙深洞处有息肉时，临床上要注意与牙龈息肉和牙周膜息肉相鉴别。牙龈息肉多是在患牙邻𬌗面出现龋洞时，由于食物长期嵌塞加之患牙龋损处粗糙边缘的刺激，牙龈乳头向龋洞增生所形成的息肉样物体。牙周膜息肉系于多根牙的龋损发展过程中，不但髓腔被穿通，而且髓室底亦遭到破坏，外界刺激使根分叉处的牙周膜反应性增生，息肉状肉芽组织穿过髓底穿孔处进入髓室，外观极像牙髓息肉。在临床上进行鉴别时，可用探针探查息肉的蒂部以判断息肉的来源。当怀疑为牙龈息肉时，还可自蒂部将其切除，见出血部位位于患牙邻面龋洞龈壁外侧的龈乳头位置即可证实判断。对牙髓息肉和牙周膜息肉进行鉴别时，应仔细探查髓室底的完整性，摄 X 线片可辅助诊断。

2. 诊断要点

（1）可以定位患牙，有长期冷、热刺激痛病史和（或）自发痛史。

（2）可查到引起牙髓炎的牙体硬组织疾患或其他病因。

（3）患牙对温度测验的异常表现。

（4）叩诊反应可作为很重要的参考指标。

在临床上诊断慢性牙髓炎可以不再细分为闭锁型、溃疡型及增生型。这是因为临床对洞底是否与髓腔穿通的检查结果与实际的组织学表现常有出入，再者从治疗方法的选择上这 3 种类型也无区别。因此，临床仅对患牙明确诊断出"慢性牙髓炎"即可。还有一点需要注意的是当无典型临床表现的深龋患牙，在去净腐质时发现有露髓孔，甚或在去腐未净时已经露髓，亦即诊断为"慢性牙髓炎"。

3. 鉴别诊断

（1）深龋：无典型自发痛症状的慢性牙髓炎有时与深龋不易鉴别。可参考温度测验结果进行判断。深龋患牙往往是当温度刺激进入洞内才出现敏感症状，刺激去除后症状立即消失；而慢性牙髓炎对温度刺激引起的疼痛反应会持续较长时间。另外，慢性牙髓炎可出现轻叩痛，而深龋患者对叩诊的反应与正常对照牙相同，即为阴性。

（2）可复性牙髓炎：见本节可复性牙髓炎鉴别诊断。

（3）干槽症：患侧近期有拔牙史。检查可见牙槽窝空虚，骨面暴露，出现臭味。

拔牙窝邻牙虽也可有冷、热刺激敏感及叩痛，但无明确的牙髓疾患指征。

【残髓炎】

残髓炎（residual pulpitist）属于慢性牙髓炎，因其发生在经牙髓治疗后由于残留了少量炎症根髓或多根牙遗漏了未做处理的根管，所以命名为残髓炎。由于残髓炎在临床表现及诊断上有一定特点，所以将它单列叙述。

1. 临床表现

（1）症状：残髓炎的临床症状与慢性牙髓炎的疼痛特点相似，常表现为自发性钝痛、放散性痛、温度刺激痛。因炎症发生于近根尖孔处的根髓组织，所以患牙多有咬𬌗不适感或轻微咬𬌗痛。患牙均有牙髓治疗的病史。

（2）检查：①患牙牙冠有作过牙髓治疗的充填体；②对患牙施以强冷或强热刺激进行温度测验，其反应可为迟缓性痛或稍有感觉；③叩诊轻度疼痛（＋）或不适感（±）；④去除患牙充填物，用根管器械探查病患根管深部时有感觉或疼痛。

2. 诊断要点

（1）有牙髓治疗史。

（2）有牙髓炎症状表现。

（3）强温度刺激患牙有迟缓性痛以及叩诊疼痛。

（4）探查根管有疼痛感觉即可确诊。

【逆行性牙髓炎】

逆行性牙髓炎（retrograde pulpitis）的感染来源于患牙牙周病所致的深牙周袋。袋内的细菌及毒素通过根尖孔或侧、副根管逆行进入牙髓，引起根部牙髓的慢性炎症，也可由局限的慢性牙髓炎急性发作。因为此型牙髓炎的感染走向与通常由冠部牙髓开始、逐渐向根部牙髓进展的牙髓炎方向相反，故名逆行性牙髓炎。感染通过近牙颈部和根分叉部侧支根管引起的牙髓发炎多为局限性牙髓炎，疼痛并不非常剧烈。而由根尖方向引起的逆行性牙髓炎对牙髓血运影响极大，临床上可以急性牙髓炎表现出来。逆行性牙髓炎是牙周牙髓联合征的一型。

1. 临床表现

（1）症状：患牙可表现为自发痛，阵发痛，冷、热刺激痛，放散痛，夜间痛等典型的急性牙髓炎症状。也可呈现为慢性牙髓炎的表现，即冷、热刺激敏感或激发痛以及不典型的自发钝痛或胀痛。患牙均有长时间的牙周炎病史，可诉有口臭、牙齿松动、咬𬌗无力或咬𬌗疼痛等不适症状。

（2）检查：①患牙有深达根尖区的牙周袋或较为严重的根分叉病变。牙龈水肿、充血、牙周袋溢脓。牙可有不同程度的松动；②无引发牙髓炎的深龋或其他牙体硬组织疾病；③对多根患牙牙冠的不同部位进行温度测验，其反应可为激发痛、迟钝或无反应。这是由于同一牙不同根管内的牙髓病理状态不同所致；④患牙对叩诊的反应为轻度疼痛（＋）至中度疼痛（＋＋）；⑤X线片显示患牙有广泛的牙周组织破坏或根分叉病变。

2. 诊断要点

（1）患者有长期的牙周炎病史。

（2）近期出现牙髓炎症状。

（3）患牙未查及引发牙髓病变的牙体硬组织疾病。

（4）患牙有严重的牙周炎表现。

【牙髓坏死】

牙髓坏死（pulp necrosis）常由各型牙髓炎发展而来，也可因外伤打击，正畸矫治所施加的过度创伤力，修复治疗对牙体组织进行预备时的过度手术切割产热以及使用某些修复材料（如硅酸盐粘固剂、复合树脂）所致的化学刺激或微渗漏而引起。当牙髓组织发生严重的营养不良及退行性变性时，由于血液供应的严重不足，最终可发展为牙髓坏死，又称为渐进性坏死，多见于老年人。坏死的牙髓组织有利于细菌的定植，即所谓的引菌作用，因此，它比健康的牙髓更易于被细菌所感染。牙髓坏死如不及时进行治疗，病变可向根尖周组织发展，导致根尖周炎。

1. 临床表现

（1）症状：患牙一般没有自觉症状，也可见有以牙冠变色为主诉前来就诊者。变色的原因是牙髓组织坏死后红细胞破裂致使血红蛋白分解产物进入牙本质小管。常可追问出自发痛史、外伤史、正畸治疗史或充填、修复史等。

（2）检查：①牙冠可存在深龋洞或其他牙体硬组织疾患，或是有充填体深牙周袋等。也可见有完整牙冠者；②牙冠变色，呈暗黄色或灰色，失去光泽；③牙髓活力测验无反应；④叩诊阴性（－）或不适感（±）；⑤牙龈无根尖来源的窦道；⑥X线片显示患牙根尖周影像无明显异常。

2. 诊断要点

（1）无自觉症状。

（2）牙冠变色、牙髓活力测验结果和X线片的表现。

（3）牙冠完整情况及病史可作为参考。

3. 鉴别诊断　慢性根尖周炎：患有慢性根尖周炎的病牙也可无明显的临床自觉症状。有瘘管的慢性根尖周炎在进行临床检查时，可发现牙龈上有由患牙根尖来源的瘘管口。拍照X线片，若发现有根尖周骨质影像密度减低或根周膜影像模糊、增宽，即可以此做出鉴别诊断。

【牙髓钙化】

当牙髓的血液循环发生障碍时，会造成牙髓组织营养不良，出现细胞变性，钙盐沉积，形成微小或大块的钙化物质。牙髓钙化（pulp calcification）有两种形式，一种是结节性钙化，又称作髓石，髓石或是游离于牙髓组织中或是附着在髓腔壁上。另一种是弥漫性钙化，甚至可造成整个髓腔闭锁。后者多发生在外伤后的患牙，也可见于经氢氧化钙盖髓治疗或活髓切断术后的病例。

1. 临床表现

（1）症状：髓石一般并不引起临床症状。个别情况出现与体位有关的自发痛，也可沿三叉神经分布区域放散，一般与温度刺激无关。

（2）检查：①患牙对牙髓活力测验的反应可异常，表现为迟钝或敏感；②X线片显示髓腔内有阻射的钙化物（髓石）或呈弥漫性阻射影像而致使原髓腔处的透射区消失。

2. 诊断要点

（1）X线检查结果作为重要的诊断依据。

（2）需排除由其他原因引起的自发性放散痛的疾病后，且经过牙髓治疗后疼痛症状得以消除，方能确诊。

（3）有外伤或氢氧化钙治疗史者可作为参考。

当临床检查结果表明患牙是以其他可引起较严重临床症状的牙髓疾病（如牙髓炎、根尖周炎等）为主，同时合并牙髓钙化性病变时，则以引起牙髓症状的牙髓疾病作为临床诊断。

3. 鉴别诊断　三叉神经痛髓石引起的疼痛虽然也可沿三叉神经分布区域放散，但无扳机点。主要与体位有关。用X线检查的结果可作为鉴别诊断的参考，而经诊断性治疗（牙髓治疗）后，视疼痛是否消失得以鉴别。

（三）牙内吸收

牙内吸收（internal resorption）是指正常的牙髓组织变为肉芽组织，其中的破牙本质细胞从髓腔内部开始吸收牙体硬组织，使髓腔壁变薄，严重者可造成病理性牙折。

牙内吸收的原因尚不明了，但多发生于受过外伤的牙、再植牙及做过活髓切断术或盖髓术的牙。

1. 临床表现

（1）症状：一般无自觉症状，多在 X 线片检查时偶然发现。少数病例可出现自发性阵发痛、放散痛和温度刺激痛等牙髓炎症状。

（2）检查：①内吸收发生在髓室时，肉芽组织的颜色可透过已被吸收成很薄的牙体硬组织层而使牙冠呈现为粉红色。有时可见牙冠出现小范围的暗黑色区域。内吸收发生在根管内时，牙冠的颜色没有改变；②患牙对牙髓测验的反应可正常，也可表现为迟钝；③叩诊阴性（－）或出现不适感（±）；④X 线片显示髓腔内有局限性不规则的膨大透影区域，严重者可见内吸收处的髓腔壁被穿通，甚至出现牙根折断线。

2. 诊断要点

（1）X 线片的表现作为主要依据。

（2）病史和临床表现作为参考。

（韩立显）

第六节　根尖周组织病

根尖周组织包括根尖部的牙槽骨、牙周膜和牙骨质。根尖周组织疾病（periapical diseases，简称根尖周病）是牙髓病的继发病。牙髓病变所产生的刺激，特别是牙髓中的感染通过根尖孔，作用于根尖周组织，引起根尖周病。病变主要表现为炎症，在机体抵抗力较强时、或经不彻底的治疗时，可转化为慢性炎症；当机体抵抗力低时，又可由慢性炎症转化为急性炎症。急性根尖周炎有剧烈的疼痛、肿胀，甚至伴有全身反应，使患者十分痛苦。慢性炎症的病理变化特点是骨质破坏，在根尖部破坏骨质的区域形成炎症肉芽组织，还可能存在脓灶。骨质破坏区逐渐增大，骨质也受到更多的破坏。这种慢性炎症灶可以成为病灶感染，引起远隔器官的疾病，对患者危害严重。

一、根尖周组织解剖生理特点

根尖周组织是牙齿根尖部的牙周组织。牙周组织与牙髓的联系在此处最为密切，是全身与牙髓联系的通道。营养牙髓的血运、牙髓的神经支配都要从根尖周组织通过根尖孔达牙髓中，同时牙髓的病变也通过根尖孔、蔓延到根尖周组织中。

（一）牙根尖解剖结构

牙齿的根尖部有根尖孔通向根尖周组织，这里不但有较粗大的主根管的根尖孔，并且还有许多侧支根管和通向根尖周组织的侧孔，使根尖部牙髓有来自根尖周丰富的血运，因而根尖部的牙髓对刺激有相对较强的耐受力；但是牙髓腔内的感染和其他刺激也容易通过这些通道扩散到根尖周组织。

（二）根尖周组织的血运供给

根尖周组织是牙周组织的一部分，牙周膜和牙槽骨的血运极为丰富，牙周膜的血管有三个来源：①通过牙槽骨的营养孔到达牙周膜；②齿槽动脉在进入根尖孔之前分支到牙周膜；③牙龈血管有分支到牙周膜。这些血管在牙周膜中吻合交叉成网状，对于增加根尖周组织的抗病能力和病变的修复能力是十分有利的。

（三）根尖周的神经支配

根尖周的神经主要来源于三叉神经的第二支和第三支，有粗纤维和细纤维，神经终末呈结节状、襻状或游离神经纤维末梢，也有交感神经支配血管。根尖部牙周膜神经的功能主要为触觉，有精细的触觉感受器，从而能调节咀嚼压力，并且对疼痛能定位。

（四）根尖周牙周膜的功能

根尖周牙周膜主要有四种功能：①形成根尖部的牙骨质和牙槽骨，并能吸收和重建牙骨质和牙槽骨；②承受咀嚼力和缓冲外来的力量，以避免牙槽骨直接受力；③维持牙槽骨的代谢活力；④对外来刺激发出相应的组织学反应。

（五）牙槽骨对刺激的反应

牙槽骨是最可变的骨组织，在生理状态下，受咀嚼压力的部位往往有牙槽骨的吸收，而受牵引的一方则有骨质增殖。在处于病态时，牙槽骨因所受刺激的强弱而发生不同的反应。如受感染的刺激，感染很强则可造成牙槽骨坏死；刺激较强则引起骨吸收；轻微的刺激引起骨质增生。这些反应还和机体的抵抗力有关，抵抗力较强的个体，抗病力较强，骨质的病理反应也较轻。

二、病因学

根尖周病继牙髓病而来，所以凡能引起牙髓病的因素都能直接或间接地引起根尖周病。

（一）感染

根尖周病的主要致病因素是牙髓和根管中的感染，包括细菌和细菌产物。过去认为根管内的组织液及其分解产物也是致病的刺激物，但近年来的研究结果表明，单纯的牙髓坏死在无菌情况下不引起根尖周病。同时还发现在有细菌存在的环境里，暴露的牙髓由于炎症而坏死，引起根尖区感染，而暴露牙髓保持无菌状态时，只发生轻微炎症，并可有牙本质桥形成。

关于根管内细菌的种类，20世纪50年代前由于未采用厌氧菌培养技术，只能从根管中分离出需氧菌和少数兼性厌氧菌，当时发现多数细菌是链球菌。60年代以后，采用严格的厌氧菌培养技术，发现根管内有大量的厌氧菌。有许多研究表明厌氧菌所占比例相当高，占根管内细菌的70%以上。有人从18例感染根管中共分离出88种细菌，其中83种为专性厌氧菌。在密封的根管中，专性厌氧菌占优势，在开放的根管中，则有较多的兼性厌氧菌和一些需氧菌。越靠近根尖取样培养，专性厌氧菌所占比例越大。专性厌氧菌中，产黑色素类杆菌尤其是其中的牙髓类杆菌对导致根尖周病起重要作用。有专性厌氧菌的细菌群比兼性厌氧菌细菌群引起更重的炎症。有研究发现，从急性根尖周炎的根管中分离出牙髓类杆菌，而慢性根尖周炎的根管中则不存在这种细菌。

定量分析的结果显示感染根管含细菌量为 108 个/g。在感染根管中有人认为不存在螺旋体，也有人观察到有螺旋体，但其数量低于 10%。目前尚未发现病毒。感染不但存在于主根管中，还存在于侧支根管和牙本质小管中，其深入牙本质小管的深度约为 0.25mm。离根管口越近的地方，细菌入侵牙本质小管的深度也越深，而近根尖处则牙本质小管内的感染较表浅。

感染根管中的专性厌氧菌多为革兰阴性菌，其产物内毒素为脂多糖，是致病的主要物质。内毒素为非特异性弱抗原，不易被抗体中和，能激活补体系统，对中性粒细胞产生趋化作用。并能使肥大细胞分解和释放肝素和组织胺，组织胺使血管通透性增高，而且在内毒素和组织胺同时存在时，明显地抑制蛋白质的合成。内毒素能刺激巨噬细胞释放白细胞介素，还能激活 Hageman 因子，形成缓激肽，缓激肽是作用很强的疼痛介质，有疼痛症状时，根尖区内毒素的含量较高。

产黑色素类杆菌是根管中常见的病原菌为革兰阴性菌，有荚膜和纤毛，有较强的抗吞噬作用和附着能力。骨和结缔组织的细胞间质为基质和胶原两种成分组成，产黑色素类杆菌能产生透明质酸酶和胶原酶，能同时破坏这两种成分，具有较强的破坏力。产黑色素类杆菌能合成磷酸酯酶，参与前列腺素介导骨吸收过程。它不但具有很强的致病力，对机体的防御系统还有很强的抵抗力。但是单独的产黑色素类杆菌不能引起化脓性感染，在其他细菌的协同作用下才引起弥散的化脓性感染。

感染根管中常见的革兰阳性细菌有链球菌、丙酸菌和放线菌，其细胞壁成分包括肽葡聚糖（peplidoglyans）和脂磷壁酸（lipoteichoicacids），能激活补体，并能刺激巨噬细胞和淋巴细胞。淋巴细胞释放淋巴毒素，如破骨细胞激活因子、成纤维细胞激活因子和前列腺素，与炎症和骨质破坏有关。

（二）创伤

创伤常常是引起急性根尖周炎的诱发因素。如在慢性根尖周炎的基础上，患牙在受到碰撞、猛击的暴力时，常引起急性根尖周炎。创伤造成牙髓坏死或炎症时，如夹杂感染，即引起根尖周炎。此外，在进行牙髓治疗时，若操作不当，如扩大根管时用力过猛，使根尖周组织承担过重的压力；或将器械刺穿根尖孔损伤根尖周组织，根管充填时器械或根充物超出根尖孔，均能引起根尖周炎，预备根管时，器械穿过根尖孔不但造成机械刺激，同时还可能将感染带到根尖周区。

（三）化学刺激

在治疗牙髓病和根尖周病时，若使用药物不当，将造成化学性刺激，引起根尖周炎。在行牙髓失活时，封砷剂时间过长，药物继续作用在根尖周组织，引起炎症和坏死。在行牙髓塑化治疗时，将塑化剂导入根尖周区，或选择适应证不当，对根尖孔粗大的患牙做塑化治疗，使塑化剂由粗大的根尖孔流失到根尖区，塑化剂刺激根尖周组织引起炎症。根管治疗时，使用强刺激的消毒剂封入根管，并使其作用穿过根尖孔，如用蘸有甲醛甲酚合剂饱和棉捻充满在根管内的封药法，便会有甲醛穿出根尖孔，激发根尖周炎。

操作不当时，往往造成多因素的刺激，如机械预备根管使根尖孔被扩大，器械损伤根尖周组织，并可将感染带出根尖孔，这时若再于根管内封入强烈消毒剂，就使根尖周组织承受了感染和化学刺激与机械刺激，这种复杂的刺激因素造成的炎症较难治愈。

（四）免疫学因素

根尖周组织被牙槽骨所包围，虽然血运丰富，且根尖周有较多的血运循环，但这一道硬组织屏障也可以作为抗原长期停留的区域。由于咀嚼压力的影响，使少量抗原进入到淋巴或血循环中，激发抗体的形成以及局部淋巴结产生淋巴细胞，同时也使根尖周组织致敏，逐渐产生病变。微生物及其成分作为抗原与机体之间的相互作用即构成免疫学反应，根尖周病的组织反应基本体现了免疫学现象。

除微生物及其产生的毒素可以作为抗原外，在牙髓治疗中一些常用的低分子化学药物，如酚类、醛类等可以成为半抗原，这些药物在体内与组织内的蛋白质结合成为全抗原，激发引起变态反应，产生过敏性炎症。此外根管充填用的氧化锌、预备根管用的 EDTA 和过氧化氢，局部麻醉剂以及抗生素（特别是青霉素）都有可能引起变态反应。

【急性根尖周炎】

一、概述

急性根尖周炎的初期，表现为浆液性炎症变化，即牙周膜充血，血管扩张，血浆渗出形成水肿。这时根尖部的牙槽骨和牙骨质均无明显变化。炎症继续发展，则发生化脓性变化。有多形核白细胞溢出血管，浸润到牙周膜组织中。牙周膜中的白细胞被细菌及其产生的毒素所损害而坏死，坏死的细胞溶解、液化后形成脓液。脓液最初只局限在根尖孔附近的牙周膜中，炎症细胞浸润主要在根尖附近牙槽骨的骨髓腔中。若炎症继续发展，则迅速向牙槽骨内扩散，脓液通过骨松质达牙槽骨的骨外板，并通过骨密质上的营养孔而达到骨膜下；脓液在骨膜下积聚达到相当的压力时，才能使致密结缔组织所构成的骨膜破裂，然后脓液流注于黏膜之下，最后黏膜破溃，脓液排除，急性炎症缓解，转为慢性炎症。当机体抵抗力减低、或脓液引流不畅时，又会发展为急性炎症。

急性根尖周炎的发展过程，大多按上述规律进行，但并非都是如此典型。当脓液积聚在根尖附近时，可能有三种扩散途径。

1. 通过根尖孔经根管从龋洞排脓 这种排脓方式对根尖周组织的损伤最小，但是只有根尖孔粗大且通畅以及龋洞开放的患牙才容易循此通路扩散；或者在脓液尚未扩散到牙槽骨骨松质时，经开髓、拔髓的治疗措施，促使脓液由此通路排出。

2. 通过牙周膜从龈沟或牙周袋排出 这种情况多发生在有牙周病的患牙，因根尖脓灶与牙周袋接近，脓液易突破薄弱的牙周膜从此途径排出；常造成牙周纤维破坏，使牙齿更加松动，最后导致牙齿脱落，预后不佳。儿童时期乳牙和年轻恒牙发生急性根尖周炎时，脓液易沿牙周膜扩散由龈沟排出，但是因处于生长发育阶段，修复再生能力强，且不伴有牙周疾病，当急性炎症消除并经适当的治疗后，牙周组织能愈合并恢复正常。

3. 通过骨髓腔突破骨膜、黏膜向外排出 这种排脓方式是急性根尖周炎最常见的典型发展过程，脓液必然向较薄的骨壁突破，破口的位置与根尖周组织解剖学的关系密切。一般情况上颌前牙多突破唇侧骨板及相应的黏膜排脓。上颌后牙则颊根尖炎症由颊侧排脓，腭根由腭侧突破。下颌牙齿多从唇、颊侧突破。牙根尖弯曲时，排脓途径变异较大。脓液突破骨膜后，也可以不突破口腔黏膜而是皮下突破颌面部皮肤排脓。下面是几种可能发生的排脓途径。

（1）穿通唇、颊侧骨壁：唇、颊侧的骨壁较薄，脓液多由此方向穿破骨的外侧壁在口腔前庭形成骨膜下脓肿、黏膜下脓肿，破溃后排脓于口腔中。破溃于口腔黏膜的排脓孔久之则形成瘘管，叫作龈瘘。有少数病例不在口腔内排脓，而是穿通皮肤，形成皮瘘。下切牙有时可见在相应部位下颌骨的前缘穿通皮肤；上颌尖牙有时在眼的内下方穿透皮肤形成皮瘘。

（2）穿通舌、腭侧骨壁：若患牙根尖偏向舌侧，则脓液可由此方向穿破骨壁及黏膜，在固有口腔内排脓。上颌侧切牙和上颌磨牙的腭根尖常偏向腭侧，这些牙的根尖脓肿多向腭侧方向扩张。但腭黏膜致密、坚韧，脓肿不易自溃。下颌第三磨牙舌侧骨板较薄，因此脓液常从舌侧排出。

（3）向上颌窦内排脓：多发生于低位上颌窦的患者，上颌双尖牙和上颌磨牙的根尖可能突出在上颌窦中，尤其是上颌第二双尖牙和上颌第一、二磨牙。不过这种情况较为少见，如果脓液排入上颌窦时，会引起上颌窦炎。

（4）向鼻腔内排脓：这种情况极为少见，只有上中切牙的牙槽突很低而牙根很长时，根尖部的脓液才能穿过鼻底沿骨膜上升，在鼻孔内发生脓肿并突破鼻黏膜排脓。

排脓孔久不愈合，特别是反复肿胀破溃者，在急性根尖周炎转为慢性时，便形成瘘管。瘘管的位置多在患牙根尖的相应部位，但有时也可以出现在远离患牙的其他牙齿的根尖部，有的瘘管还可以出现在近龈缘处，或与患牙相邻缺失牙的牙槽嵴处。

急性根尖周炎的组织学观察在镜下可见根尖部牙周组织中显著充血，有大量渗出物渗出，并伴有大量中性粒细胞浸润。在脓肿的边缘区内可见有巨噬细胞、淋巴细胞集聚，周围有纤维素沉积形成包绕屏障。当脓液到达骨膜下时，局部有较硬的组织浸润块。脓液从骨质穿出后，相应部位的软组织出现肿胀，即疏松结缔组织发生炎症，称为蜂窝组织炎。如上切牙可引起上唇肿胀；上颌双尖牙及磨牙可引起眶下、面部胀肿；下颌牙齿则引起颏部、下颌部胀肿；有时下颌第三磨牙的根尖周化脓性炎症可引起口底蜂窝组织炎。

二、诊断

（一）临床表现

急性根尖周炎是从根尖周牙周膜有浆液性炎症反应到根尖周组织的化脓性炎症的一系列反应过程，由轻到重，由小范围到大范围病变的连续过程，实际上在病程发展到高峰时，已是牙槽骨的局限性骨髓炎，严重时还将发展为颌骨骨髓炎。病损的进行虽然为一连续过程，但由于侵犯的范围不同，可以划分为几个阶段。每一不同发展阶段都有基本的临床表现，可以采用不同的治疗措施以求取得良好的效果。

1. 急性浆液期（急性浆液性根尖周炎）　这一阶段常表现为一短暂时期，如果接受适当治疗，则急性炎症消退，症状缓解，否则炎症很快即发展为化脓性炎症。开始，只在咬𬌗时患牙有轻微痛，患者反映咬紧患牙时，能缓解疼痛。这是因为咬𬌗压力暂时将充血血管内的血液挤压出去之故。但很快即发展为持续性的自发性钝痛，咬𬌗时不能缓解而是加重疼痛，因为这时牙周膜内充血和渗出的范围广泛，牙周间隙内的压力升高，咬𬌗时更加大局部压力而疼痛。自觉患牙有伸长感，咬𬌗时即有疼痛。

2. 急性化脓期（急性化脓性根尖周炎或急性牙槽脓肿）　急性牙槽脓肿可根据脓液集中的区域再划分为三阶段。

（1）急性根尖脓肿：由于根尖部牙周间隙内有脓液聚集，得不到引流，故有剧烈疼痛。

患牙的伸长感加重，以至咬殆时首先接触患牙，并感到剧痛，患者更加不敢对殆。患牙根尖部黏膜潮红，但未肿胀，扣时痛。所属淋巴结可以扣及，有轻微痛。全口牙列除下颌切牙及尖牙影响颏淋巴结外，其他牙齿均影响颌下淋巴结。

（2）骨膜下脓肿：由于脓液已扩散到骨松质，且由骨松质内穿过骨壁的营养孔，在骨膜下聚集，骨膜是致密、坚韧的结缔组织，脓液集于骨膜下便产生很大压力，患者感到极端痛苦，为持续性、搏动性跳痛。病程发展到此时，疼痛达最高峰，患者感到难以忍受。患牙浮起、松动，轻触患牙时，如说话时舌、颊接触患牙亦感到疼痛。牙龈表面在移行沟处明显红肿，移行沟变平，有明显压痛及深部波动感。所属淋巴结肿大，压痛。因颌面部形成蜂窝组织炎而肿胀，引起面容的改变。病情发展到这一阶段，逐日加剧的疼痛，影响到睡眠及进食，患者呈痛苦面容，精神疲惫。此时多伴有全身症状，白细胞增多，计数多在 1 万 ~ 1.2 万/mm。体温升高达 38℃ 左右。若白细胞、体温继续升高，则应考虑并发颌骨骨髓炎或败血症。

（3）黏膜下脓肿：如果骨膜下脓肿未经切开，在脓液压力加大时可穿透骨膜流到黏膜下。由于黏膜下组织较松软，脓液达黏膜下时的压力大为降低，疼痛也随之减轻，患牙的松动度和咬殆痛也明显减轻。这时所属淋巴结仍可扣及，有压痛。白细胞计数和体温升高也有所缓解。

（二）诊断

主要根据症状，患牙多有牙髓炎病史，叩诊患牙时疼痛较剧烈，温度试验或电活力试验患牙无反应或极为迟钝。若为牙髓炎合并急性根尖周炎时，则兼有牙髓炎和根尖周炎的症状，如温度刺激引起疼痛，同时叩诊疼痛较重。

若为急性化脓性根尖周炎诊断则主要根据疼痛的程度；患牙多有松动而不存在牙周袋，有触痛、浮起；根尖部牙龈潮红或有黏膜下脓肿，扣及根尖肿胀处疼痛、并有深部波动感；叩诊时轻叩即引起疼痛；一般牙髓已失去活力等。

三、治疗

治疗原则是消除急性炎症以缓解疼痛，然后采用根管治疗或牙髓塑化治疗。这时消除急性炎症的措施为可开髓、拔髓，使渗出液通过根尖孔沿根管引流，开放根管。同时给予抗生素或其他全身消炎药物，以及维生素支持疗法。

若为骨膜下脓肿或黏膜下脓肿，开放根管已不足以使脓液排出，故还应切开脓肿处的骨膜或黏膜以引流。为了减轻咬殆痛，可磨低对颌牙尖。一般在 1 ~ 2d 后复诊，最好在切口未愈合前进行根管治疗或牙髓塑化治疗。

急性根尖周炎从浆液期到化脓期的三个阶段是一连续的发展过程，是移行过渡的，不能截然分开，只能相对地识别这些阶段，选用对应的消炎措施。如骨膜下脓肿的早期，也可能是根尖脓肿的晚期，如未发现明显的深部波动感时，则不应采用切开引流的治疗法，还应尽量采用从根管引流的方法。此外，在急性根尖周炎的各阶段都可采用超短波治疗以辅助消除急性炎症。但是在脓肿切开的当天，不论是切开前还是切开后都不能施行超短波治疗，以免因组织高度充血而发生出血不止的情况。

急性根尖周炎可以由牙髓病继发而来，也可以由慢性根尖周炎转化而来，后者又称为慢性根尖周炎急性发作。二者的鉴别主要依靠 X 线检查，由慢性根尖周炎转化来的，在 X 线像上可见根尖部有骨质疏松区；多有反复肿胀的历史；疼痛的剧烈程度略轻。慢性根尖周炎急性发作的治疗原则与急性根尖周炎同。

【慢性根尖周炎】

慢性根尖周炎多无明显的自觉症状，有的病例可能在咀嚼时轻微痛，有的病例则无任何异常感觉。有的病例在身体抵抗力降低时易转化为急性炎症，因而有反复疼痛、肿胀的病史。

一、概述

由于根管内存在感染和其他病源刺激物，根尖孔附近的牙周膜发生慢性炎症反应，主要表现为根尖部牙周膜的炎症，并破坏其正常结构，形成炎症肉芽组织。在肉芽组织的周围分化破骨细胞，并逐渐吸收其邻近的牙槽骨和牙骨质。炎症肉芽组织中有大量淋巴细胞浸润，同时成纤维细胞也增多，这种反应也可以看作是机体对抗疾病的防御反应。慢性炎症细胞浸润可以吞噬侵入根尖周组织内的细菌和毒素；成纤维细胞也可以增殖产生纤维组织，并常形成纤维被膜，防止和限制感染及炎症扩散到机体的深部。但是这种反应不能达到彻底消除根管内的病源刺激物，因根管内的血运早已断绝。慢性炎症反应可以保持相对稳定的状态，并可维持较长时间；当身体抵抗力较强或病源刺激物的毒力较弱时，则肉芽组织中的纤维成分增加，可以在肉芽组织的周围形成被膜；牙槽骨吸收也暂时停止；甚至可以产生成骨细胞，在周围形成新生的骨组织，原破坏的骨组织有所修复，病变区缩小。相反，当身体抵抗力降低或病源刺激物的毒力增强时，则肉芽组织中的纤维成分减少，炎症成分增多，产生较多的破骨细胞，造成更大范围的骨质破坏，骨质破坏的地方为炎症肉芽组织取代。由于炎症肉芽组织体积增大，从血运来的营养难以达肉芽组织的中心部，在根尖孔附近的肉芽组织可发生坏死、液化，形成脓腔，成为慢性脓肿。发育期间遗留的牙周上皮剩余，经慢性炎症刺激，可以增殖为上皮团块或上皮条索。较大的上皮团的中心由于缺乏营养，上皮细胞发生退行性变、坏死、液化，形成囊肿。

概括以上所述，慢性根尖周炎的主要病理变化是根尖周有炎症组织形成，破坏牙槽骨。这种组织变化过程不是单一的破坏，是破坏与修复双向进行的，但是如果不清除病源刺激物，则虽有骨质修复过程，根尖病变区只能扩大、缩小交替进行，不能完全消除。

另外，在身体抵抗力强的患者，患牙接受的刺激又极微弱时，根尖部牙槽骨不发生吸收，而是增殖在局部形成围绕根尖周的一团致密骨，称为致密性骨炎。

1. 根尖肉芽肿　　根尖肉芽肿是根尖周受到来自感染根管的刺激产生的一团肉芽组织。镜下可见有坏死区，肉芽组织中有慢性炎症细胞浸润，主要是淋巴细胞和浆细胞，成纤维细胞也增多。毛细血管在病变活动时增多，接近纤维化时减少。肉芽组织的周围常有纤维被膜，被膜与牙周膜相连。

肉芽肿的形成与从根尖孔、侧枝根尖孔来的感染刺激紧密相关，因而可发生在与这些部位相应的地方，可发生在根尖，也可以发生在根侧，磨牙可以发生在根分叉处。

2. 慢性根尖脓肿（慢性牙槽脓肿）　　慢性根尖脓肿可以由根尖肉芽肿转化而来，也可由急性牙槽脓肿转化而来。肉芽肿中央的细胞坏死、液化，形成脓液，脓液中多是坏死的多形核细胞。肉芽组织周围缺乏纤维被膜。

慢性牙槽脓肿有两型，即有瘘型和无瘘型。无瘘型在临床上难以和根尖肉芽肿鉴别，有瘘型则有瘘管与口腔黏膜或颌面部皮肤相通连。

瘘管可能是急性牙槽脓肿自溃或切开后遗留的，也可能是根尖部脓液逐渐穿透骨壁和软组织而形成的。瘘管壁有上皮衬里，上皮可来源于肉芽肿内的上皮团，也可由口腔黏膜上皮由瘘管口长入。上皮下的结缔组织中有大量炎症细胞浸润。

3. 根尖周囊肿　根尖周囊肿可以由根尖肉芽肿发展而来，也可由慢性根尖脓肿发展而来。在含有上皮的肉芽肿内，由于慢性炎症的刺激，上皮增生形成大团块时，上皮团的中央部得不到来自结缔组织的营养，因而发生变性、坏死、液化，形成小的囊腔。囊腔中的渗透压增高，周围的组织液渗入，成为囊液。囊液逐渐增多，囊腔也逐渐扩大。肉芽组织内的上皮也可以呈网状增殖，网眼内的炎症肉芽组织液化后形成多数小囊肿，小囊肿在增大的过程中互相融合，形成较大的囊肿。

囊肿也可由慢性脓肿形成，即脓肿附近的上皮细胞沿脓腔表面生长，形成腔壁的上皮衬里而成为囊肿。根尖周囊肿由囊壁和囊腔构成，囊腔中充满囊液。囊壁内衬以上皮细胞，外层为致密的纤维结缔组织，囊壁中常有慢性炎症细胞浸润。囊液为透明褐色，其中含有含铁血黄素；由于含有胆固醇结晶漂浮其中而有闪烁光泽。囊液在镜下直接观察时，可见其中有很多菱形或长方形的胆固醇结晶，是从上皮细胞变性分解而来。

由于慢性炎症的刺激，引起细胞变性、坏死，囊液中含有这些内容而使渗透压增高，周围的组织液渗透入囊腔中；囊腔内液体增加的同时，囊腔也逐渐增大。囊肿增大的压力压迫周围牙槽骨，使其吸收，同时在颌骨的外表则有新生骨质补充，因此有些较大的囊肿往往在表面膨隆处尚有较薄的一层骨质。囊肿再增大时，最终可使其周围某一处骨壁完全被吸收而长入软组织中，这时囊肿就会发展很快。由于囊肿的发展缓慢，周围骨质受到这种缓慢刺激而形成一种致密骨板。

从慢性根尖脓肿发展而来的囊肿囊液中含有脓液，较为混浊。根尖周囊肿可以继发感染，形成瘘管，或表现为急性炎症。

4. 致密性骨炎　致密性骨炎表现为根尖周局部骨质增生，骨小梁的分布比周围的骨组织更致密些。骨髓腔极小，腔内有少许纤维性的骨髓间质，纤维间质中仅有少量的淋巴细胞浸润。有时硬化骨与正常骨组织之间并无明显分界。

二、诊断

（一）临床表现

慢性根尖周炎一般无自觉症状，由于是继发于牙髓病，且有些病例可转化为急性炎症，故多有牙髓病史、反复疼痛，或有反复肿胀史。患牙多有深龋洞、无探痛，牙体变为暗灰色、有瘘型慢性根尖脓肿在相应根尖部有瘘管，有时瘘管口呈乳头状，瘘管也可出现在离患牙较远的地方。大的根尖周囊肿在患牙根尖部有半球形膨隆，黏膜不红，扪时不痛，有乒乓球感。有的患牙在咀嚼时有不适感。

（二）诊断

诊断慢性根尖周炎是根据有反复疼痛、肿胀的病史、牙体变色、牙髓失去活力或反应极其迟钝，或已出现瘘管或局部无痛膨隆等临床表现时，比较容易做出诊断。但是要辨别属于何种类型则较困难，从 X 线像所显示根尖透射区形貌的特点可以鉴别。

根尖肉芽肿在 X 线片的特点是根尖部有较小的、规则的圆形或椭圆形透射区，边界清晰，周围骨质影像正常或略致密，透射区的直径一般不超过 0.5cm。肉芽肿和小囊肿在 X 线像上不易区别，若透射区周围有致密骨形成的白线，且透射区与非透射区的色度反差大，则应怀疑为小囊肿；若开髓时有囊液从根尖孔引流出来则可证实为囊肿。慢性根尖脓肿除可能发现瘘管外，在 X 线相片上的影像也有其特点，透射区边界不清，形状不规则，透射区周围的骨质影像模糊，因为周围骨质有进行性破坏的缘故。根尖周囊肿在 X 线片上的影像一般范围较大（其直径超过 1cm），为圆形，边界清楚有白线围绕。除 X 线上的表现外，大囊肿可见相应部位有半球形隆起，扪时不痛，有乒乓球感。

X 线诊断慢性根尖周炎时，必须结合临床症状及其他诊断指标才能和那些非根尖周炎的根尖区病损鉴别，如非牙源性的颌骨内囊肿和其他肿物，在 X 线像上呈现与各型慢性根尖周炎极为相似的影像，这些病损与慢性根尖周炎的主要鉴别是牙髓活力正常，缺乏临床症状，并且仔细观察时可见根尖区牙周间隙与其他部位的牙周间隙呈连续的、规则的黑线影像。根旁囊肿时，囊肿的透射影像与侧支根管感染造成的慢性根尖周炎者极为相似，但患牙牙髓活力正常。有些解剖结构，如颏孔、门齿孔等，其影像易与相应部位牙齿的根尖区重叠，但是这些牙齿牙髓活力正常，牙周间隙影像连续、规则。

三、治疗

治愈根尖周病的主要原理是消除病源刺激物，促使根尖周组织愈合、恢复健康。根尖周炎主要的病源刺激物来自感染根管，因此消除根管内的感染，是治愈根尖周病的首要条件。由于牙髓坏死，根管内已失去血液及淋巴循环，为一储存坏死组织、感染物质的无效腔，不能为机体的自身免疫能力所消除，故必须依靠相应的治疗措施才能除去病源。根尖周骨质的破坏、肉芽组织的出现可以看作是机体对抗病源的防御性反应，但是这种反应不能消除病源，只能相对地防止感染的扩散。一旦病源被除去后，病变区的炎症肉芽组织即转化为纤维结缔组织，从而修复已破坏的牙槽骨和牙骨质，并使牙周膜重建。消除病源的措施目前有多种方法，概括而言主要是：①清创的原则，以根管治疗为代表，彻底清除感染根管内的有害物质，封闭无效腔（防止再感染），达到消除病源的目的；②无害化原则，以牙髓塑化治疗为代表，将根管内的感染物质用塑化剂使其塑料化而固定、包埋在根管中，成为无害物质，同样达到消除病源的目的。

在消除病源的前提下，病变才有可能治愈。病变是否能被修复，还受一些因素的影响，病变的性质、病变范围及部位、患者年龄和全身健康情况等都与病变的愈合有密切关系，因此制订治疗方案时，必须考虑这些因素，采取相应的措施才能治疗成功。破坏范围较小的、局限于根尖部的病变，预后较好，采用根管治疗或牙髓塑化治疗均易取得成功的效果。病变范围较大、发生在根分叉处者，预后较差。较大的根尖周囊肿，单纯的根管治疗或牙髓塑化治疗是难以治愈的，一般应加用根尖外科手术除去病变才能成功。全身健康不佳的患者在治疗时容易并发急性炎症，治疗后病变愈合慢或恢复较困难，治疗时应加以注意。如果患有风湿病或神经、眼、心脏等疾病而怀疑患牙病变为病灶时，应当即时拔除患牙，以免造成病灶感染的蔓延。另外，对于病变严重破坏牙槽骨或牙冠严重破坏而难以修复者，则应拔除患牙。

慢性根尖周炎或急性根尖周炎消除急性炎症后的治疗方法主要为根管治疗和牙髓塑化治疗，病变大的或久治不愈的病例还可以附加根尖手术治疗。

（韩立显）

第七节　根管治疗

一、概述

根管治疗（root canal therapy，RCT）是一种治疗牙髓病、根尖周病的有效方法，其核心是去除感染源，杜绝再感染的途径。它是通过机械和化学的方法预备根管，将存在于牙髓腔内已发生不可复性损害的牙髓组织和作为根尖周病的病源刺激物全部清除，以消除感染源；在清洁根管的同时，将根管预备成一定形状，以方便大量冲洗髓腔和充填根管，通过严密地堵塞空腔从而达到防止再感染的目的。经过根管治疗，可防止根尖周炎的发生或促进原有根尖周病变的愈合，最终使患牙被保存下来，维护牙列的完整和咀嚼器官的功能。

二、适应证

（1）各型牙髓炎、牙髓坏死和各型根尖周炎。

（2）外伤牙：牙根已发育完成，牙冠折断牙髓暴露者；或牙冠折断虽未露髓，但修复设计需进行全冠或桩核冠修复者；或根折患牙断根尚可保留用于修复者。

（3）某些非龋牙体硬组织疾病

1）重度的釉质发育不全、氟牙症、四环素牙等牙发育异常患牙需行全冠或桩核冠修复者。

2）重度磨损患牙出现严重的牙本质敏感症状又无法用脱敏治疗缓解者。

3）微裂牙需行全冠修复者。

4）牙根纵裂患牙需行截根手术的非裂根管。

（4）牙周－牙髓联合病变患牙。

（5）因义齿修复需要，如错位、扭转或过长而无其他牙体牙髓病损的牙齿，或牙冠大面积缺损、残根而需行全冠、桩核冠修复的患牙。

（6）因颌面外科需要，如某些颌骨手术所涉及的牙齿。

（7）移植牙、再植牙。

三、根管治疗的基本器械

1. 光滑髓针　光滑髓针（smooth probe）由柄和探针两部分组成。柄分长、短两种。短柄适用于后牙，长柄者用于前部牙齿。探针细长，横断面为圆形或三角形，用于探查根管情况、卷面捻擦干根管或根管封药，也可用于充填根管糊剂（图5-4）。

2. 拔髓针　拔髓针（barbed broach）的大小和形状与光滑髓针相似，但针侧有许多倒刺，用于拔除牙髓组织及取出根管内棉捻和纸尖。

光滑髓针或拔髓针按直径由粗到细的顺序分型为0、00和000号（图5-4）。

3. 髓针柄　髓针柄（broach handle）是用于安放光滑髓针和拔髓针的杆状金属手柄，一端有螺旋帽和三瓣簧以夹持髓针，便于操作。

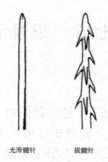

光滑髓针　　　　拔髓针

图 5 - 4　光滑髓针和拔髓针

4. 根管扩大器和根管锉　ISO 标准的根管扩大器（reamer）和根管锉（file）均由柄和工作端构成。工作端为不锈钢制成，其标准长度有 21mm、25mm、28mm 和 31mm 四种。工作端的刃部长度均为 16mm（图 5 - 5），锥度为恒定的 0.02，即从工作刃尖端向柄部每移动 1mm，其横断面的直径增大 0.02mm。因此，其刃尖端横断面直径（D_1）与刃末端横断面直径（D_2）的差值是恒定的（$D_2 - D_1 = 0.32mm$）。主要用于根管的机械预备。器械工作端带有一个小的橡皮止动片，为标记工作长度（workinglength）所用（图 5 - 6）。

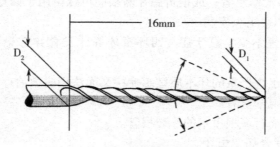

图 5 - 5　标准规格的根管扩大器

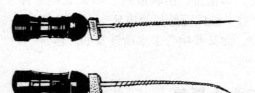

图 5 - 6　装有橡皮止动片的根管锉

根管扩大器刃端为螺旋状，每 1mm 有 1/2 ~ 1 个螺纹，横断面为三角形。在根管内顺时针方向旋动时，有穿透缝隙和切割侧壁的能力，弹性较大，带出腐屑的能力较差。

根管锉的刃端有三种形状：K 型、H 型和鼠尾锉（图 5 - 7）。K 型锉刃端是由横断面为三角形、四方形或菱形的不锈钢丝拧制而成，为螺旋状，螺纹密，菱形截面的锉针拧制出的螺刃呈高低交错。根管锉侧壁切割能力强，能使根管壁光滑，且带出碎屑能力强，但穿透能力较差。粗的 K 型锉和 H 型锉的切割刃为切削旋制所成，非拧制而成。H 型锉的横断面为逗号形，在根管壁上提拉时，侧壁切割能力强，但旋转穿透力不强，且易折断。鼠尾锉刃端如倒钩髓针，每一圆周有 8 个尖刺，用以侧壁切割效率高，带腐屑能力甚强，但根管壁光滑度较差。

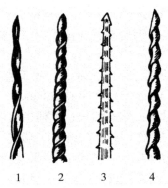

1   2   3   4

图 5-7 根管扩大器和各型锉

根管扩大器和根管锉的国际标准型号按器械刃端横断面直径的大小分型，并以固定的颜色在器械的塑料柄上标定（表 5-1）。

表 5-1 根管扩大器和锉的国际标准型号

国际标准型号	刃尖端横断面直径（mm）	器械塑料柄颜色
6	0.06	粉
8	0.08	灰
10	0.10	紫
15	0.15	白
20	0.20	黄
25	0.25	红
30	0.30	蓝
35	0.35	绿
40	0.40	黑
45	0.45	白
50	0.50	黄
55	0.55	红
60	0.60	蓝
70	0.70	绿
80	0.80	黑
90	0.90	白
100	1.00	黄
110	1.10	红
120	1.20	蓝
130	1.30	绿
140	1.40	黑

5. 扩孔钻 扩孔钻（G、P、B-1、D……type burs or reamers）种类很多，其柄端同钻针类似，分为手用与机用两种。颈部细长，刃部为棱锥形、枣核形，其尖可进入根管口，刃可切割根管口的外缘与侧壁，随着尖刃的探入，根管可逐渐变大成为漏斗状（图 5-8）。

6. 螺旋充填器　螺旋充填器（paste carrier）的柄同钻针类，可安装在慢速弯机头上使用。工作端为富有弹性的螺旋状不锈钢丝制成（图 5 - 9）。顺时针方向旋转时，可将根管糊剂推入根管。

7. 根管充填加压器　有侧方加压器（spreader）和垂直加压器（condenser）两种（图 5 - 10），又分别含指持（finger instrument）和手持（hand instrument）两类。长柄手持器械结构和形状与手用充填器相似，但其工作端细长；短柄指持器械结构、形状、型号大小和柄颜色与根管锉相似。侧方加压器的工作端长而尖细，尖端直径与 ISO 标准的根管锉相符，并以相同颜色标记器械柄，锥度也为 0.02。在根管冷侧压充填时，用于展牙胶尖与根管侧壁间的缝隙，以利牙胶尖成为根管中充填物的主体，并达到三维致密充实的状态。垂直加压器的工作端长而细，前端平，用于垂直向压紧根管内的牙胶。

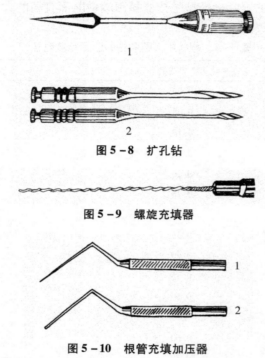

图 5 - 8　扩孔钻

图 5 - 9　螺旋充填器

图 5 - 10　根管充填加压器

8. 测量根管工作长度的标尺　为一段 4 ~ 5cm 长的不锈钢制的米突尺，便于消毒（图 5 - 11）。

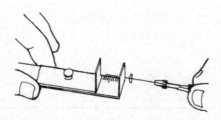

图 5 - 11　测量根管工作长度的标尺

四、临床操作

根管治疗由根管预备、根管消毒和根管充填三大步骤组成，现代的观念更强调将根管清理、成形、消毒合为一体，强调机械预备和化学冲洗在实现去除感染目标中的作用；通过严密堵塞根管实现杜绝再感染。高质量地完成根管预备和根管充填是根管治疗成功的关键，而不合格的根管充填往往是由于根管预备不合格造成的。

根管治疗的临床操作应该严格遵循无痛和无菌的原则。

（一）髓腔进入和初预备

髓腔进入（access）是根管治疗的首要步骤，其目的是获得无阻力进入根管根尖部的流畅的直线通道，以利对根管进行彻底的清洁和成形。髓腔进入和初预备包含两层含义，一是由牙冠外部进入髓室，要求能够直接到达、进入根管口；二是髓腔的冠部预备，通过对髓室的初步预备、改形，使清洁、成形根管的器械能够顺畅进入根管。髓腔的冠部预备又称为初预备。

髓腔进入和冠部预备的关键是入口洞形的设计和便易形的制备。入口洞形（outline form）的设计依据是髓腔的解剖形态，不同的牙齿应设计不同的入口洞形。洞形轮廓是髓腔外形在冠面的投影，确定各髓角或各根管口在拟进入的牙冠表面（通常是前牙舌面，后牙咬合面）的投影位置，其圆滑的连线即为进入洞口的外形。便易形（convinience form）是为使所有根管口能够直接暴露在直视的入口视野中、根管器械能够无阻挡直线进入根管深部而设计的髓腔入路形态。进入根管的直线通路是指当器械进入到根管时，只有根管壁与器械相接触，入路的其他部分（如髓室侧壁，入口洞缘）均不应阻碍器械的进入。因此，应将洞口敞开，将髓室侧壁修整改形，去除根管口的不规则钙化物，使冠部洞口和根管口形成漏斗形状，入路应预备成自洞口至根管口乃至根管冠段的连续、平滑、流畅的锥体形态，以引导器械顺利进入根管。在制备便易形的过程中，有时需要切割掉一些健康的牙体组织，此时一定要兼顾剩余牙体组织的抗力强度，努力使丧失的牙体组织量达到最小。

1. 各组牙齿入口洞形和便易形的操作要点

（1）上前牙组：一般只有一个根管，髓腔与根管分界不明显，根管较粗大。除侧切牙根尖部向远中或舌侧弯曲外，其余根管大多无明显弯曲。髓角包含在发育叶内。根管的横断面为钝三焦形，髓腔膨大部分在牙颈部近舌隆凸处。操作时，从舌面窝中央近舌隆凸处，垂直舌面的方向钻入，穿通髓腔后，改成平行于牙长轴方向扩展。①入口洞形：形态：切牙为底朝切缘、尖朝牙颈部的圆三角形，尖牙为椭圆形；部位：舌面窝中央，近远中边缘嵴之间；（图5-12）②便易形：直线进入的阻挡在舌隆突和切缘，操作时可于局部洞缘切槽以适应直线进入。必须仔细去净所有髓腔内容物，包括：冠髓、着色牙本质和预备残渣，否则会引起牙齿变色。髓角处组织不能去净是最常见的问题。

（2）下前牙组：冠根形状同上前牙组，但体积小，牙齿直立在牙槽窝内，多为单根管，少数下前牙有两个根管。牙颈部的根管横断面近远中径非常窄。操作时，用700号细裂钻从舌面中央平行于牙长轴方向钻入，切勿近远中向偏斜，以免牙颈部侧穿。①入口洞形：形态：椭圆形；部位：舌面窝正中（图5-13）；②便易形：髓腔直线入路的投影穿过切缘，有时甚至投影在切缘的唇侧。所以，入口的唇舌向需有足够的扩展，以形成直线入路，预备时对切缘局部的损伤，可用牙色材料给予修复。

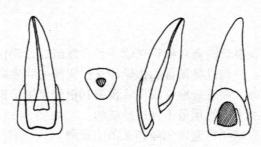

图 5 – 12　上前牙髓腔进入图

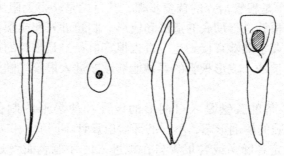

图 5 – 13　下前牙髓腔进入图

（3）上前磨牙组：牙冠的近远中径于颈部缩窄，牙根颈部横断面呈椭圆形，颊舌径明显大于近远中径。牙根为扁根。上第一前磨牙多为颊舌二根，根分叉位置接近根尖部。上第二前磨牙为一个扁根管。操作时，用细裂钻（700 号）从𬌗面中央钻入，达牙本质后沿颊舌方向移动，从一侧髓角穿入髓腔，再扩向另一侧，注意钻针方向与牙长轴一致。①入口洞形：形态：长椭圆形；部位：颊舌三角嵴中点之间，咬合面近远中向的中 1/3（图 5 – 14）；②便易形：髓腔扁长，入口的颊舌方向注意开够。牙冠颈部缩窄，近远中向宽度仅为牙冠接触区处宽度的三分之二，尤其是近中颈部牙本质壁较薄，应警惕该部位的穿孔。髓顶应去净，不要将 2 个髓角处的穿髓孔误认为根管口。

（4）下前磨牙组：下前磨牙的牙冠向舌侧倾斜，多为 1 个根管，少部分牙有 2 个根管。操作时，从𬌗面中央窝偏颊侧处钻入，以平行于牙长轴的方向颊舌向扩展。①入口洞形：形态：颊舌径略长的椭圆形或卵圆形；部位：咬合面颊尖至中央沟（图 5 – 15）；②便易形：注意钻针钻入的位置要偏颊侧，避免从舌侧穿孔。

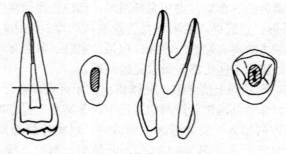

图 5 – 14　上前磨牙髓腔进入图

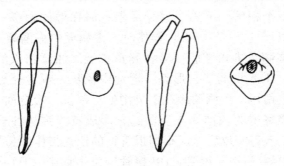

图 5 - 15　下前磨牙髓腔进入图

（5）上磨牙组：上磨牙略向近中倾斜，牙冠颈部的近、远中径缩窄，尤其是远中面向颈部收缩更为明显。有 3 个根，一般在每个牙根中有 1 个根管，但近中颊根较扁，有时出现 2 个根管。颊侧根管较细弯，腭侧根管较粗直。从牙颈部的横断面可见 3～4 个根管口，排列成三角形或斜方形。操作时，由中央窝钻入，到牙本质后，钻针向颊侧和近中舌尖方向移动，从近中舌髓角进入髓腔，沿各髓角扩展。注意钻针勿向近、远中方向倾斜，避免牙颈部侧穿。①入口洞形：形态：钝圆的三角形；部位：顶位于腭侧，底边位于颊侧，一腰在斜嵴的近中侧，与斜嵴平行，另一腰在近中边缘嵴内侧，与之平行（图 5 - 16）；②便易形：去除髓室内的颈部牙本质凸起，形成直线到达各根管口的入路是改组牙初预备的重点。定位近中颊根的第二根管口（MB2）是该组牙入路预备的一个难点，MB2 根管口通常位于近中根管口（MB）舌侧 1.82mm 之处，可将圆三角形顶增宽呈梯形入口使器械更易于查找、发现 MB2 根管口。定位 MB2 的方法：在 MB 根管口和腭根管口（P）的连线上，由远中颊根管口（DB）向 MB－P 连线引一条垂线，两线交点的近中即为 MB2 根管口的位置区域（图 5 - 17）。

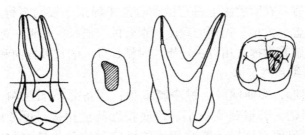

图 5 - 16　上磨牙髓腔进入图

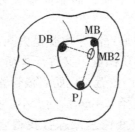

图 5 - 17　上颌磨牙 MB2 根管口定位

（6）下磨牙组：下磨牙牙冠向舌侧倾斜，髓腔却偏向颊侧。一般有 2 个根，即近中根与远中根。近中根较扁，往往含有颊、舌 2 个根管。远中根较粗，多只有一个粗大的根管，少数病例也有 2 个根管。下第二磨牙牙根有时在颊侧融合，根管在融合处也彼此通连，在颈部横断面根管呈"C"字形。操作时，由𬌗面中央偏颊侧钻入，沿近、远中和颊舌方向扩展，从一侧髓角进入髓腔，沿各髓角扩展。注意钻入的位置不要偏舌侧，避免发生舌侧颈部穿孔。①入口洞形：形态：近远中径长，颊舌径短的钝圆角的梯形，其中近中边稍长，远中边稍短，舌侧洞缘在中央沟处；部位：咬合面近远中向中 1/3，偏颊侧；②便易形：去除髓室内的颈部牙本质凸起，形成直线到达各根管口的入路是该组牙初预备的重点。在初始入口完成后，应根据根管口的位置再作便易形的修整。如远中有 2 个根管，常易遗漏远中颊（DB）根管，DB 根管口位于远中（D）根管口的颊侧偏近中。定位远中根管口时，可在近中两根管的连线中点向远中做垂线或顺着髓室底表面近远中向的暗线向远中探寻，若远中根管口恰好位于垂线之上或暗线的尽头，多数为一个远中根管；若远中根管口偏于垂线或暗线的一侧（多为舌侧），则还应在其对侧（颊侧）找到第四根管口（DB 根管）（图 5－18）。

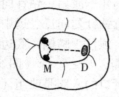
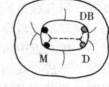

下颌磨牙远中1个根管口　　　　　　下颌磨牙远中2个根管口

图 5－18　下颌磨牙远中根管口的定位

2. 髓腔进入和初预备的操作步骤

（1）确定患牙冠、根、髓腔的解剖位置：通过观察牙冠与牙槽骨的关系和与之相交的角度，确定牙齿的位置。在附着龈上进行扣诊有助于确定牙根的走行。仔细研读术前 X 线片，可估计髓腔的位置、大小、钙化的程度，根管的大概长度和近－远中向的弯曲度。术者通过对上述信息的了解和掌握，用以决定操作时钻针进入的长轴方向和深度。

（2）去除龋坏组织和修复体。

（3）设计入口洞形，穿通髓腔，揭净髓室顶：预备牙本质深洞，一般情况下最好选择在高耸的髓角处穿髓；若遇髓室较小、顶底相近甚至相接，可考虑从对应于最粗的根管口处穿入。穿通髓腔后，可沿各髓角相连的髓室顶线角将髓室顶完整揭除。操作要领是应用钻针侧刃向外提拉式切割牙本质，而非向根尖方向钻磨。揭除髓室顶的同时可去除冠髓。

（4）修整髓室侧壁，形成便易形：前牙主要是去除入口切缘和舌隆突处的阻挡，后牙主要是去除髓室侧壁牙颈部的牙本质凸起，又称牙本质领（cervical ledge）。髓室内牙颈部的牙本质凸起常常会遮挡住根管口的位置，也妨碍根管器械进入根管。颈部牙本质凸起的大小、厚度通常不会超过 4# 圆钻（直径 1.4mm）的大小。操作仍为向外提拉式动作。

（5）定位根管口：可循着髓室底色素标志查找根管口，也可寻找髓室底颜色有改变或牙本质不规则的迹象，根据这些线索在髓室底根管口的解剖部位稍用力探查能卡住 DG－16 探针针尖的位点，以此确定根管口的位置和分布，通过观察探针进入的角度了解根管的走行方向。当髓腔钙化较重时，定位根管口发生困难时，应加强照明，辅助放大系统，如使用光纤照射仪、放大镜和显微镜，也可通过亚甲蓝染色髓室底，以发现那些未完全钙化的缝隙。

（6）去除根髓：选择与根管粗细相适应的拔髓针，斜插拔髓针至近根尖区（离根尖狭窄部2～3mm处），作90°旋转，完整地一次拔除成形牙髓。如果冠髓已经坏死，先将1%～5.25%次氯酸钠溶液或2.5%氯亚明置入髓腔，然后再拔髓，从根管口开始分段渐进地除净牙髓，不要一次到达根尖区。根管较细较弯曲时，拔髓针难以到达根尖1/3区，可用根管锉插入根管，轻微旋转搅碎牙髓，然后冲洗，反复数次可去净牙髓。

（7）探查、通畅根管，建立根管通路：选用小号K锉（08号、10号、15号）在距锉针尖端2～3mm处预弯，在冲洗液的伴随下自根管口向根管内以90°～180°轻微往返旋转进入，不要向根尖方向施压，预弯的器械尖端在不断地往返转动进入过程中可以绕过或避开根管壁上的不规则钙化物及台阶，顺利地到达根尖部，建立起根管的通路（patency），为根管预备作好准备。这种用于探查根管的小号K锉又称作根管通畅锉（patency file）。在建立根管通路的操作期间，可伴随使用EDTA凝胶或溶液，还要以大量的冲洗液冲洗、充盈髓腔，冲洗液推荐用次氯酸钠溶液。

（二）根管预备

根管预备是采用机械和化学的方法尽可能地清除根管系统内的感染物质，包括：牙髓腔内所有的残髓、微生物及其产物以及感染的管壁牙本质，达到清理、成形根管的目的。

对牙髓已遭受不可复性损害的活髓患牙进行根管治疗又称为牙髓摘除术（pulpectomy）。由于该类患牙的根管深部尚未被感染，预备根管的主要任务是去除根管内的牙髓组织并成形根管，以利根管充填。因此，在临床操作过程中应特别注意避免医源性地将感染带入根管深部。

根尖周病患牙的牙髓多已坏死，根管存在着严重的感染。对这类死髓患牙进行根管治疗，不仅要去除坏死牙髓的残渣，更重要的任务是要去净根管内的感染刺激源，即细菌及其毒性产物。彻底清洁根管系统后，再对根管进行严密的充填，将根管内已减少到很微量的残余细菌封闭在无营养来源的根管中，使之丧失生长繁殖的条件，杜绝再感染发生的机会，从而为血运丰富的根尖周组织行使其修复再生功能提供有利条件，最终达到防治根尖周病的目的。

1. 根管预备的原则和标准

（1）应在无痛、无菌的条件下操作，避免医源性的根管内感染或将感染推出根尖孔。

（2）根管预备应局限在根尖狭窄部（即牙本质–牙骨质交界处）以内的根管空间，所有操作必须在准确掌握工作长度（working length，WL）的基础上进行，工作长度是指根管器械进入根管后从牙冠部的参考标志点到达根尖狭窄处的距离。

（3）机械预备前，一定要让化学冲洗液先行进入根管；机械预备过程中，必须伴有大量、频繁的化学冲洗液浸泡、冲洗，同时辅助以化学螯合剂的润滑；机械预备结束后的末次根管冲洗，液量应多于2ml。

（4）根管清理、成形的标准

1）根管管径扩大，根管内及根管壁的绝大部分感染物被机械刮除或化学溶解、冲出，去除根管壁上的玷污层（smear layer）。

2）根管形成从根管口至根尖狭窄部由粗到细的具有一定锥度的形态。根管的冠1/3部分应充分扩大，以提供足够的空间，利于根管冲洗和牙胶的加压充填。

3）保持根管原有的解剖位置和走行，避免出现根管改道偏移、过度切割和侧壁穿孔等并发症。

4）保留根尖狭窄部的完整形态，在牙本质－牙骨质界的牙本质侧形成根尖挡（apical stop），以利根管充填时将主牙胶尖的尖端固位并提供一个在根管内压紧充实根充材料的底托，限制超填。

2. 根管预备的操作步骤　根管机械预备的主要技术有步退法（step back）、步进法（step down）和冠下法（crown down），三者对根管分段预备的顺序有所不同（表5－2），但为了有效地实现根管预备的目标，避免预备并发症和器械断离等操作意外的发生，现代的观念更强调将髓室和根管冠部充分预敞，在完全消除来自冠方对器械的阻力后，再行根管根尖部的预备。因此，在临床实际操作中上述各方法的运用也不是截然分开的。

表5－2　根管机械预备技术

步退法	步进法	冠下法
髓腔初预备通畅根管	髓腔初预备通畅根管	髓腔初预备通畅根管
确定 WL	根管冠 1/2 逐步深入预备	根管冠部预备
根管根尖部预备	确定 WL	确定 WL
根管中部预备	根管根尖 1/2 逐步后退预备	根管中部预备
根管冠部预备		根管根尖部预备

在实施操作前必须拍摄 X 线片，用以辅助诊断和了解根管解剖情况，还作为估计根管工作长度的依据。在完成髓腔进入并初预备到位后，开始进行根管的预备。

（1）确定根管工作长度（图5－19）：首先测量术前 X 线片上该牙齿的长度（由切端、牙尖或后牙窝洞边缘的某一点至根尖端），将此值减 1mm 作为估计工作长度。然后将 10 号或 15 号根管锉或扩大器插入根管内，用电阻抗型根尖定位仪测定工作长度时，需保持根管内处于潮湿状态，一边向根尖方向推进器械，一边读取仪器指示盘上的显示，当指示到达根尖狭窄区时，用橡皮止动片标记进入器械在牙冠标志点处的位置。从根管中取出器械，量取器械尖端到止动片的距离，并记录为工作长度（WL）。还可在根管内插入按估计工作长度标记的诊断丝（X线阻射的金属根管器械或牙胶尖）拍摄 X 线片，通过测量诊断丝尖端到患牙根尖顶端的距离（d）来确定根管的工作长度：如果距离（d）≤0.5mm，又无根管的 X 线透射影像即诊断丝尖端达根尖狭窄部，则该估计工作长度就是确定的工作长度；如诊断丝尖端未达根尖狭窄部，则确定的工作长度＝估计工作长度＋d－1.0mm；如诊断丝超出根尖孔，则确定的工作长度＝估计工作长度－d－1.0mm；如 X 线片显示患牙根尖硬组织有明显吸收，则工作长度＝估计工作长度－0.5～1.0mm。根尖定位仪测定法和根管内插诊断丝拍 X 线片均可定为常规步骤，以确保后续各步顺利进行。在一些特殊情况下，可用手感法补充其他方法的不足，有经验的医师在器械无阻力进入根管的条件下，凭手指的感觉可判定器械达根尖狭窄区，器械再进一步深入则出现突破感，若手感法测得的长度与估计工作长度的数值相符，则取该数值为工作长度，如两者差异＞1.5mm，则需拍诊断丝 X 线片。手感法往往是不准确的，不能作为常规步骤。

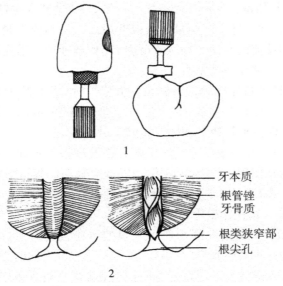

图5-19 测量工作长度的起止点

（2）步退法根管预备（图5-20）

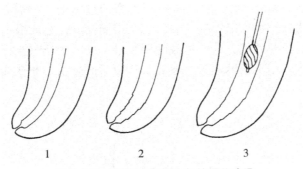

图5-20 步退法根管预备的操作步骤

1）形成根尖挡：①根据根管粗细选择第一支根管锉或称初锉（initialapical file，IAF）或扩大器的型号，即能从根管口顺利插至根尖狭窄部而又不能穿透根尖孔的最大型号的根管器械（如：10号或15号）；②向根管内滴入冲洗液（如：5.25%次氯酸钠），将初锉插入根管，遇有阻力时，往返小于90°旋转推进，到器械上的工作长度标记为止，顺时针方向沿根管壁周缘扩锉以除去根管内淤积的腐物和平整根管壁，然后将器械贴紧一侧管壁向外拉（此即为扩锉的过程），沿管壁四周不断变换位置，重复上述动作。当感觉器械在根管内较松弛后，即根管锉或扩大器进出无阻力时，按顺序换大一号根管锉，按上述动作要领继续扩锉，每次均要求到达WL，即止于根尖狭窄部，直至较初锉的型号大3个型号为止，形成宽于根尖狭窄直径的底托状根尖挡。最后那支全WL预备的锉被定为主锉（master apical file，MAF），根管充填时的主牙胶的型号即按MAF的大小来选定；③扩大过程中，每换一型号器械，都必须用前一号锉或初锉进行全工作长度的回锉（recapitulation），并用大量冲洗液冲洗根管，以去除扩锉下来的牙本质碎屑，疏通根管，避免形成牙本质泥（dentin mud）堵塞或穿出根尖。例如用15号锉为初锉（IAF），根管预备时则应依次按15→20→15→25→20/

15→30→25/15 号全 WL 预备，每换一号锉均作冲洗，30 号锉为主锉（MAF），主牙胶尖也应选择 30 号。冲洗时，冲洗针头应尽量插入根管深部，但不要卡紧，以提插动作轻柔推入冲洗液，同时让出液体反流的空间。冲洗液可用 2.5% 氯亚明，若用次氯酸钠溶液则必须用橡皮障防护。也可用超声波仪清洗根管。

2）步退预备：主锉预备完成后，每加大一个型号时，WL 减少 1mm，以形成根管根尖部的较大锥度。按这一方法再扩锉 3 ~ 4 个型号，即步退 3 ~ 4mm。每增加一号扩锉后，仍用主锉全 WL 回锉，以保持根管通畅和使根管壁光滑。

3）根管冠部的预备：用较根管管径小的扩孔钻开敞根管冠部，只适用于弯曲根管的冠方直线部分的预备。较常使用 2 ~ 4 号 GG 钻，以慢速轻巧的提拉方式将根管口和根管的冠 2/3 敞开呈漏斗状。先用 2 号 GG 钻插入根管，深度不超过 2/3 WL；再用 3 号 GG 钻少进入 2 ~ 3mm，最后用 4 号 GG 钻仅作根管口的成形。

（3）弯曲根管的预备：根据 X 线片所示牙根的弯曲程度对所选不锈钢初锉（IAF）进行预弯并将止动片上的标识调整到弯曲内侧位置以指示根管弯曲的方向。根管冠部要作充分的预展，可采用逐步深入的方法，尽量将弯曲拐点冠方的根管预备成直线通路；弯曲下段的扩锉的手法推荐使用反弯锉动法（anticurvature filing motion），即根管内的器械向弯曲的相反方向贴壁施力提拉锉动，最好不要旋转器械切割根管壁，避免造成根尖拉开（zip）和形成肘部（elbow）（图 5 – 21）。根尖拉开指在预备弯曲根管时，根管锉在根尖处旋转操作，根管根尖 1/3 处的弯曲被拉直，根尖孔变成泪滴状或椭圆形，造成根尖部根管偏移或根管壁穿孔；肘部是指在根尖拉开的冠方人为造成的根管最窄处，根充时充填材料在此终止，导致根尖部拉开区形成空腔。用不锈钢锉预备超过 25° 的弯曲根管，根尖部只扩大到 25 号即可（即 MAF 为 25 号）。

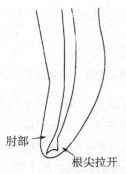

肘部
根尖拉开

图 5 – 21 根管预备缺陷：根尖拉开和肘部

（4）旋转机用镍钛器械预备根管：旋转机用镍钛器械由于其高柔韧性、高切割效率和良好的生物相容性被越来越多的临床医师所接受。它被设计为从 ISO 标准锥度 0.02 至 0.12 的大锥度，其操作方法是冠下法根管预备技术的最佳体现：由大锥度锉针先行，在顺序减小锥度的过程中使锉针逐步深入根管，直至到达根尖狭窄部。如：先用 30 号 0.06 锥度锉针进入根管，操作长度为 WL – 5mm，预备根管冠 1/2 部分；再用 30 号 0.04 锥度锉针预备根管中下部，操作长度为 WL – 2mm；最后用 30 号 0.02 锥度锉针预备根管根尖部，操作长度为全 WL。目前常见的旋转机用镍钛锉有以下系列：Protaper、HERO、K3 等。术者使用时应按照各系列生产厂家的使用说明进行操作。

旋转机用镍钛器械操作要领如下：①必须先用手用器械通畅根管，至少要预备到 15 号锉；②限定马达的扭矩，保持恒定的低速旋转（300～600rpm）；③切勿根尖向用力施压，保持外拉手力；④遇阻力停转不要松脚闸，反转取出锉针，勿硬性拔出；⑤勿在同一根管深度停留时间过长或反复操作；⑥以手用器械探查、回锉根管，建立根尖挡；⑦频繁、大量冲洗根管；⑧锉针使用前、后必须仔细检查，一旦发现可疑损伤，应立即丢弃、更换；用后应清洁、高温高压消毒，勿超限次使用。

（三）根管消毒

在对活髓牙进行根管治疗时，一般不需要作根管封药，提倡根管预备和根管充填一次完成。

由于大多数感染根管的管壁牙本质小管深处已有细菌侵入，单纯的根管预备有时难以达到彻底清创的效果，因此，有必要在根管中封入有效的抑菌药物，以进一步减少主根管和牙本质小管内的细菌数量。临床上，当根管预备质量较高时，也可对感染根管即刻进行充填，但是，在有严重的肿痛症状或活动性渗出时，则应经过根管封药减轻症状后再行根管充填。

根管封药所用药物必须具备确定的抑菌或杀菌效果。否则，在封药期间，根管预备后留存在根管内的残余细菌可大量增殖，再加之洞口暂封材料微渗漏所造成的口腔细菌再度感染根管，使根管内的细菌数量甚至可超过封药前的水平。目前更提倡使用杀菌力强的糊剂，如氢氧化钙糊剂、抗生素和皮质类固醇为主要成分的糊剂、碘仿糊剂等。根管封药一般为 7～14 天。

（四）根管充填

根管充填是根管治疗术的最后一步，也是直接关系到根管治疗成功与否的关键步骤。其最终目标是以生物相容性良好的材料严密充填根管，消除死腔，封闭根尖孔，为防止根尖周病变的发生和促使根尖周病变的愈合创造一个有利的生物学环境。

严密充填根管的目的：一是防止细菌再度进入已完成预备的清洁根管；二是防止根管内的残余细菌穿过根尖孔进入根尖周组织；三是防止根尖周组织的组织液渗入根管内未充填严密的空隙。渗入根管内的组织液可作为根管少量残余细菌的良好培养基，细菌由此获得营养后大量增殖，构成新的感染源，危害根尖周组织。

根管充填的时机：①患牙无自觉症状；②检查患牙无叩痛、肿胀等阳性体征；③根管内干净，管壁光滑，无渗出，无异味。

临床应用的根管充填方法有许多，目前采用较多的是冷侧压技术（cold lateral compaction）。近年新发展了各种热牙胶充填技术，如热牙胶垂直加压技术（thermovertical compaction）、热塑牙胶充填技术（thermoplastisized gutta - percha）、Thermafil 载核热牙胶技术（core carrier）等等。

下面介绍冷侧压技术的操作步骤。

（1）用消毒的纸捻或棉捻擦干根管。

（2）按根管预备的情况，选择与主锉（MAF）相同号数或小一号数的消毒侧压器，在 WL－1mm 的位置上用止动片标记，插入空根管时感觉较为宽松，侧压器与根管壁之间有一定的空间。

（3）选择一根与主锉（MAF）相同号数的 ISO 标准锥度牙胶尖作为主尖，标记工作长度，在根管内试主牙胶尖，插入主牙胶尖到达 WL 后有回拉阻力（tug back），即回抽主牙胶尖时有尖部被嗫住的感觉（图 5 – 22）。选择数根与侧压器相同号数或小一号数的牙胶尖作为辅尖。75% 酒精消毒备用。

（4）在根管充填的器械上（光滑髓针、纸捻或根管螺旋充填器）标记 WL，将其蘸根管封闭剂或自调的半流动状态的氧化锌丁香油糊剂后插入根管，向根尖部顺时针快速旋转推进至 WL，然后轻贴一侧根管壁退出根管，在蘸糊剂按上述动作要领重复 2 ~ 3 次。

（5）将主牙胶尖标记以后蘸糊剂插入根管至 WL。

（6）沿主牙胶尖一侧插入侧压器至标记的深度，并将主牙胶尖侧压向根管一侧，保持 15 秒后左右捻转，同时离开主牙胶尖贴其对侧根管壁取出侧压器。

（7）在侧压器形成的间隙内插入一根蘸有少许糊剂的辅尖，再行侧压并插入辅尖，直至侧压器只能进入根管口 2 ~ 3mm 不能继续插入辅尖为止。

（8）用烤热的充填器在根管口下方约 1mm 处切断牙胶尖，再向根方垂直压实根管内的牙胶。

（9）窝洞封以暂封剂。

（10）拍摄 X 线片，检查根管充填的情况。

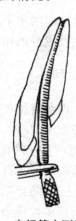

图 5 – 22　在根管内测量主牙胶尖

五、根管充填的标准判断

根管充填后，常规拍摄 X 线片判断根管充填的情况，有以下 3 种表现（图 5 – 23）。

1. 恰填　根管内充填物恰好严密填满根尖狭窄部以上的空间。X 线片见充填物距根尖端 0.5 ~ 2mm，根尖部根管无任何 X 线透射影像。这是所有患牙根管充填应该达到的标准。

2. 超填　X 线片显示根管内充填物不仅致密充盈了上述应该填满的根管，而且超出了根尖孔，充填物进入根尖周膜间隙或根尖周病损区，即所谓的致密超填（over – filling）。一般来说，超填可以引起根管充填术后的并发症，严重者发生急性牙槽脓肿，而且延缓根尖周病变组织的愈合。超填的充填物不能再以非手术的方法由根管取出。但对于仅有少量糊剂的超填，临床是可以接受的。

3. 差填或欠填（underfilling）　X 线片显示根管内充填物距根尖端 2mm 以上，根尖部根管仍遗留有 X 线透射区。还有一种更糟糕的情况是超充差填（overextension），即根管内（尤其是根尖处）充填不致密，有气泡或缝隙，同时又有根充物超填进入根尖周组织。上述根管充填结果均不符合要求，应该取出充填物，重新作根管的预备和充填。

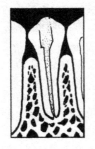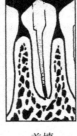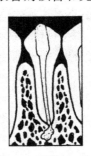

恰填　　　　　　差填　　　　　　超填

图 5 - 23　根管充填的标准判断

六、注意事项

1. 根管预备前　应检查根管治疗器械有无易折断的迹象，如工作刃螺纹松解或旋紧、90°角的弯痕、局部闪点、锈蚀等，如有则不能使用。注意器械的消毒。

2. 根管预备时　患者体位应根据牙位调整适宜。操作时应使用橡皮障隔离装置。无条件用橡皮障的初学者，在使用根管器械时必须拴安全丝，根管器械在根管内时，术者的手指切勿离开器械柄，以防器械脱出而误吞、误吸。

3. 较大的根尖囊肿　拟作根尖手术的患牙，可于术前即刻行根管预备及根管充填；如囊液过多难以完善根管充填，可于手术过程中作根管充填。

七、术中或术后并发症及其处理

1. 根管锉或扩大器滑脱　每次使用根管器械时，术者首先要时刻提其防滑脱和误吞。当器械滑脱于口腔中时，术者不要慌张，将手指放入患者口中，务必不要让患者闭嘴，用镊子安全取出即可。如果滑脱在舌体人字缝前后，应立即使患者的头低垂，同时术者的工作手指绝不要离开患者的口腔，用示指轻压患者舌根以利器械自行掉出口外。

2. 根管器械误吸、误吞　器械如掉入呼吸道，患者会感到憋气难忍，应立即送耳鼻喉科急诊，用气管镜取出异物。器械误入消化道时，患者无明显不适，应立即送放射科透视，以确定器械位于消化道内的部位，并住院密切观察。记录患者既往消化道疾病史，查大便潜血，同时大量进食多纤维的蔬菜和滑润食物，如韭菜、芹菜、木耳、海带等，禁忌使用泻剂。每日透视一次，追踪器械在消化道的移动去向。如有大便应仔细查找，必须在粪便中找到误吞的器械并请患者看后为止。应用橡皮障隔离法可预防其发生。

3. 根管内器械断离　一旦发现器械折断，首先应拍摄 X 线片，确定断离器械停留的部位。如断离器械在根管内，未超出根尖孔，如能用较细的根管器械绕过断离器械，形成旁路，根管仍然通畅，可继续完成根管治疗，定期复查；如断离器械卡在根管内并堵塞住根管，可转诊到牙髓专科使用显微超声技术试行掏取；如断离器械位于弯曲根管的根尖部甚或超出根尖孔，很难取出，但若此时根管已经清创较为干净，则可继续于断离器械的冠方完成根管治疗，术后予以观察，必要时可考虑做根尖手术；如折断器械较长而根管又不通畅，根尖无病变者可作氢氧离子或碘离子导入后塑化治疗，定期观察；根尖有病变者可行倒充填术；磨牙个别根管手术如有困难，则可作截根术或半根切除术。

4. 髓腔或根管壁侧穿　穿孔部位于龈下时，可在显微镜下用 MTA（mineral trioxide aggregate，三氧矿物盐聚合物）修补穿孔。前牙也可在根管治疗完成后做翻瓣手术，选用 MTA、氧化锌丁香酚基质的材料（如 IRM、super EBA）、复合树脂或银汞合金等材料修补穿孔。后牙根分叉处穿孔时，如穿孔直径小于 2mm 又不与龈袋相通，也可选用 MTA 修补，或由髓腔内放氢氧化钙制剂后用玻璃离子水门汀封闭穿孔；如穿孔过大，结合牙冠龋坏情况作截根术或半切除术。如在根管中、下部侧穿，则在急性炎症控制后作常规根管充填即可。

5. 根管充填后疼痛　结合病史和 X 线片所见，仔细分析引起疼痛的可能原因，加以不同处理。

（1）若根管充填后有较轻疼痛和叩痛，可不作处理，待其自行恢复。

（2）外伤冠折患牙、根尖完好而有疼痛者，可作理疗。

（3）感染根管或同时有根尖病变患牙根管充填完善或超填者，如出现疼痛，不必取出根管内充填物，可作理疗，同时服用消炎药和止痛药。

（4）个别的超填患牙有较长时期疼痛，上述各种处理后不见缓解者，可考虑作根尖搔刮术。

6. 根管清创充填　均完善而远期疗效不良者，应追查全身疾病背景，检查殆关系。必要时考虑根尖手术；如预后不佳，手术有困难时则应拔除患牙。

八、术后组织反应与疗效判断

拔除活髓时，根髓多在根尖狭窄附近撕断，组织断面出血并有血凝块形成，开始有炎症反应，白细胞渗出并以吞噬活动清除撕裂面上的坏死组织。约 3~4 日后，创面的渗出停止，来自周围组织的成纤维细胞和其他细胞移入血块，血块机化变成肉芽组织，再转化为纤维结缔组织，分化出成牙骨质细胞，在根面沉积牙骨质，最终封闭根尖孔。有时纤维组织也可变为瘢痕组织，称为瘢痕愈合。

慢性根尖周炎时，在根尖周形成炎性肉芽组织，但经过完善的根管治疗后，根管内感染已消除，病变区便可以恢复。先是炎症成分被吞噬细胞移去，肉芽组织逐渐纤维化。纤维成分逐渐增加，细胞和血管逐渐减少，并在近牙骨质面分化出造牙骨质细胞，在根面逐渐沉积牙骨质；而在近骨面则分化出成骨细胞，在接近破坏的骨面形成骨质，逐渐将破坏区的骨质修复并形成硬骨板，此为理想的愈合。有时，增宽的牙周膜间隙中为瘢痕结缔组织，这也是根尖周病变愈合的一种形式。

慢性根尖周炎病变区的愈合需要数月至数年之久：年轻人修复能力强，可在数月中见到骨质新生；成年人则需要较长的时间，有时需要 2~5 年才能完全由骨质修复根尖病变的破坏区。

根管治疗后两年复查病例，如患牙无自觉症状，功能良好；临床检查正常，原窦道闭合，X 线片见根尖周组织正常，原病变区消失或是根尖牙周膜间隙增宽，硬骨板白线清楚，均为治疗成功的病例。如果要观察病损愈合的动态变化，可分别于术后 3 个月、6 个月、1 年、2 年复查病例，观察上述各项指标。

（韩立显）

第八节　牙髓塑化治疗

一、原理

牙髓塑化治疗（resinifying therapy）是将处于液态未聚合的塑化剂导入已基本去除牙髓的根管内，塑化剂渗入侧副根管和根管壁的牙本质小管内，在形成酚醛树脂聚合物的过程中将根管系统内剩留的感染物质及残髓组织包埋，凝聚后变为无害物质并严密封闭根管系统，达到消除病源，防止根尖周炎发生或治愈根尖周病损的目的。

二、适应证

（1）成年人后牙不可复性牙髓炎、残髓炎、牙髓坏死。

（2）后牙急性根尖炎消除急性炎症后；有瘘或无瘘型慢性根尖周炎而根尖孔未吸收破坏的患牙。

（3）根管内器械断离，不能取出而又未出根尖孔的患牙。

（4）老年人已变色而根管又过分细窄的上述患病前牙。

三、塑化剂的配制与理化生物学性质

目前采用的塑化剂为甲醛配制的酚醛树脂。酚醛树脂聚合（凝固）反应的时间受以下因素影响：①酚和醛的体积比例：醛占比例过大，凝固时间延长；②氢氧化钠（催化剂）体积比例大则凝固快；③温度（室温）高则凝固快，故在小而深的、不易散热的容器中凝固较快，浅碟状易散热的容器中则凝固较慢；④还与配制的总体积有关，体积大，凝固较快。

与牙髓塑化治疗原理有关的酚醛树脂的性质有以下几点：

1. 对组织的塑化作用　酚醛树脂可以渗透到生活组织、坏死组织及组织液中，与组织一起聚合，成为酚醛树脂与组织的整体聚合物。镜下见组织和细胞保持原来的形态，但分不出酚醛与组织的界限。组织液与酚醛树脂混合时，也能聚合，但塑化剂的体积必须超过被塑化物质的体积方能塑化。

2. 抑菌作用　酚醛树脂在凝聚前和凝聚后均有较强的抑菌作用，塑化后数月的牙髓也仍有抑菌作用。

3. 渗透作用　酚醛树脂在未聚合时，渗透性较强，可以渗透到残髓组织中、侧支根管和牙本质小管中（达管壁 1/3～全长）。

4. 体积改变　酚醛树脂凝固后在密封的环境中不发生体积改变。但若暴露于空气中则可逐渐失水，从树脂中心部出现裂缝，向根管壁方向收缩。

5. 刺激作用　酚醛树脂凝固前对组织有刺激作用，对软组织也有腐蚀性，因此在塑化治疗的操作过程中要防止塑化剂对黏膜的灼伤，避免将塑化剂压出根尖孔。

6. 无免疫源性　临床条件下，酚醛树脂的应用不会引起系统性免疫反应。

7. 无致癌性　遗传毒理学三种短期致突变筛检试验的结果显示基因突变、DNA 损伤和 SOS 反应均为阴性，初步预测酚醛树脂为非致突变、非致癌物。

四、操作步骤

（1）开髓、去髓室顶、尽量去除牙髓和根管内感染物。牙髓炎患牙可使用失活法，失活剂以金属砷封药两周为宜；也可在局麻下一次拔髓后完成下一步塑化操作，若拔髓后出血较多，应先予以止血或行髓腔封樟脑酚（CP）棉球，3～5天后再次就诊完成塑化。

根尖周炎患牙，如叩诊疼痛，根尖部牙龈扪痛、红肿，或根管内渗出物较多，应先行应急处理，待急性症状消除后经髓腔封甲醛甲酚（FC）棉球再进行下一步骤塑化；慢性根尖周炎患牙也可在髓腔封甲醛甲酚（FC）棉球无症状后再行塑化。

（2）隔湿，在消毒液伴随下通畅根管，但不要扩大根管，对根管的要求仅为能用15号或更小号根管器械通畅到达近根尖处。操作过程中尤忌扩通根尖孔。干燥髓腔，较粗大的根管应擦干根管。原龋洞位于远中邻面牙颈部，龈壁较低者，为了防止塑化剂流失灼伤软组织，需用较硬的氧化锌丁香油糊剂做出临时性的远中壁（假壁）。

（3）用镊子尖端夹取塑化剂送入髓腔，也可用光滑髓针或较细的根管扩大器蘸塑化剂直接送入根管内，伸入至根尖1/3～1/4处，沿管壁旋转和上下捣动，以利根管内的空气排出及塑化剂导入。然后用干棉球吸出髓腔内的塑化剂。重复上述导入过程，如此反复3～4次即可。最后一次不要再吸出塑化剂。

（4）以氧化锌丁香油糊剂封闭根管口，在糊剂上方擦去髓腔内剩余的塑化剂。擦干窝洞壁，用磷酸锌水门汀垫底，作永久充填。如需观察或窝洞充填有困难，可于塑化当日用氧化锌丁香油糊剂暂封，过1～2周就诊，无症状后，除去大部分暂封剂，作磷酸锌水门汀垫底及永久充填。

五、术中和术后并发症及其处理

1. 塑化剂烧伤　塑化剂流失到口腔软组织上或黏膜上，颜色改变、起皱，应即刻用干棉球擦去流失的塑化剂，并用甘油棉球涂敷患处。

2. 根尖周炎　因塑化剂少量出根尖孔引起的化学性根尖周炎常于塑化后近期发生。患者叙述该牙持续性痛，不严重，轻度咀嚼痛。检查有轻度叩痛，但牙龈不红，无扪痛。同时还应检查充填物有无高点，适当地调𬌗观察而不作其他处理；如疼痛较重，可用小剂量超短波处理，同时口服消炎止痛药。

如因治疗时机选择不当，感染未除净或器械操作超出根尖孔所致的急性根尖周炎，则疼痛较重，牙龈红肿、扪痛或已有脓肿形成，应按急性根尖周炎处理。同时应重新打开髓腔，检查各根管的情况，是否有遗漏未做处理或塑化不完善的根管等。待急性炎症消退后，分别情况重作治疗。

3. 残髓炎　塑化治疗后近期或远期均可出现，多为活髓拔髓不充分或遗漏有残余活髓的根管未作处理或塑化不完善。须打开髓腔，仔细找出有痛觉的根髓，拔髓后再作塑化治疗。

4. 远期出现慢性根尖周炎　X线片出现根尖周X线透射区或原有病损区扩大，出现窦道或原有窦道未愈合。除因为遗漏根管未作处理或塑化不完善以外，还可能因原根尖周炎症造成根尖孔有吸收、破坏，致使塑化剂流失，根尖部封闭不严密，感染不能控制。依根尖孔粗细决定再治疗方法：根尖孔粗大的患牙，改作根管治疗，必要时作根尖手术治疗。

六、术后组织反应与疗效判断

根管内残髓组织被塑化，以及塑化剂限制在根尖孔内时，与其邻近处的牙周膜内早期有轻度炎症细胞浸润，并有含酚醛树脂颗粒的吞噬细胞。3 个月后，炎症细胞逐渐消失，原炎症组织被正常的结缔组织代替，根尖孔附近有牙骨质沉积，组织修复过程与成功的根管充填后相似。但若未被塑化的残髓较多，或塑化剂未达到根尖 1/3 部分，则可出现残髓炎或根尖周炎，导致治疗失败。

如果少量塑化剂超出根尖孔，根尖周部分组织被塑化，其外围组织出现局限性的化学性炎症反应。3~6 个月后炎症逐渐消退，9~12 个月后开始修复。延缓了根尖周组织的修复过程。

牙髓塑化治疗后两年复查，如果患牙无自觉症状，功能良好；临床检查正常，原有窦道消失；X 线片见根尖周组织正常，原根尖周病损消失，或仅有根尖周牙周膜间隙增宽，硬骨板清晰，根周牙槽骨正常，则为治疗成功病例。

如果要观察根尖周组织病损修复的动态过程，可在术后 3 个月、6 个月、1 年、2 年分别复查患牙。在术后 3~6 个月时，如果临床无明显症状，但 X 线片却发现根尖周病变较术前似有扩大，这不一定表明病变在发展，可能是根尖周组织对溢出根尖孔的塑化剂的反应。应该继续观察，部分病例的根尖周病损可能以后仍会逐渐缩小，直至消失。

（韩立显）

第九节　干髓术

一、原理

干髓术（pulp mummification）是用失活剂将牙髓失活后，或在局麻下除去冠髓，保留无菌坏死的根髓，用多聚甲醛制剂（干髓剂）使其木乃伊化成为无害物质，以制止牙髓炎症的蔓延和根尖周病的发生，从而保留患牙。

二、适应证

（1）成年人后牙牙髓炎的早期阶段，即炎症主要在冠髓，未出现化脓或坏死。

（2）无对𬌗牙而过长或下垂的后牙，因修复需要而保留者。

（3）老龄患者意外露髓的后牙。

三、操作步骤

1. 麻醉下开髓，失活牙髓　去净洞内腐质，穿通髓腔，明显暴露穿髓孔，止血，隔湿，擦干窝洞，将失活剂做成小球形，准确地放到穿髓孔处，然后用暂封剂（如氧化锌丁香油糊剂）严密封闭洞口。对邻𬌗面窝洞封药时，如果龈乳头出血，先止住出血，并在龈壁及邻面先放小块暂封剂，留出穿髓孔部位放置失活剂棉球，再压贴暂封剂，最后用暂封剂密封窝洞（图 5-24）。

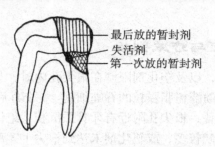

图 5-24 邻殆面窝洞砷剂封药法

2. 取失活剂 使用三氧化二砷失活剂，需间隔 48 小时再次就诊；如使用金属砷失活剂，则间隔 10～14 天再次就诊。第二次就诊时，首先检查有无因失活剂渗漏而损坏牙龈的情况，并确实取出失活剂，勿使其遗留在窝洞或牙间隙内。

3. 揭髓室顶和去冠髓 用 700 号裂钻从穿髓孔开始，沿髓顶外形揭去髓室顶，并用圆钻提拉检查修整；用锐利的相应大小的挖匙去除冠髓，同时修整窝洞外形。

上述步骤也可在局麻下去冠髓，一次完成。

4. 初步固定根髓 隔离唾液，干燥髓腔，将甲醛甲酚棉球放置根管口处 1 分钟后取出。

5. 放置干髓剂并充填窝洞 取适量干髓剂分别放于各根管口，贴住根髓断面，用磷酸锌水门汀垫底，银汞合金充填（图 5-25）。

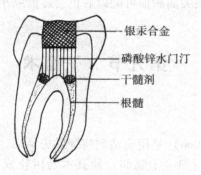

图 5-25 干髓术

四、注意事项

（1）格选择适应证。

（2）封失活剂时，穿髓孔的直径应大于 1mm，封药时用的氧化锌丁香油糊剂稠度要适中，压贴暂封物不应用过大的压力。

（3）注意去净髓室顶，避免磨及髓室底。

（4）干髓剂不应放到髓室底处。

（5）第一次就诊封失活剂后告知患者注意以下事项：①封药后可能出现疼痛症状，一般持续数小时，可服用止痛片或指压合谷穴位止痛；②进食时，避免将该患牙的暂封物咬碎或使其脱落；③按预约日期准时就诊。

（6）使用砷制剂或甲醛制剂时，应特别注意避免泄漏烧伤，如有疏漏可造成患牙牙周组织的不可复性的化学坏死。砷剂漏出，临床表现为患区持续地自发胀痛，龈缘或龈乳头呈暗紫色或灰黑色坏死。在去除暂封物后，应彻底刮除变色的和无感觉的龈组织。如果牙槽骨已外露，死骨呈灰白色，用高速涡轮圆钻磨去死骨，直至创面出鲜血和有触觉；大量盐水冲洗，创面填塞碘仿糊剂或纱条。于1日后复诊，若牙龈组织不再继续坏死，则每隔3~6天复诊换药，直至龈组织恢复正常颜色和感觉后再作进一步治疗。坏死广泛者应使用抗生素。干髓剂外漏可引起自发地持续性胀痛，龈缘或龈乳头呈白色凝固性坏死，界限清楚。刮除变色的龈缘或龈乳头，如果创面较深，可填塞碘仿纱条。除去原充填体，检查干髓剂漏出的部位，重新垫底，银汞合金充填窝洞，近期复诊直至牙龈组织正常。

五、术后组织变化与疗效判断

干髓术后，根髓组织被固定，成为无菌干性坏死状的无害物质保留在根管内，根尖周组织如果对于髓后的牙髓组织生物相容性良好，则根尖部牙周组织保持正常，根尖孔周围有牙骨质沉积使根尖孔缩小或封闭；如果牙髓组织已有部分坏死或化脓，则干髓剂不能起到固定、干化的作用，可出现急、慢性根尖周炎。如果干髓剂的作用不能固定全部根髓，若干年之后根尖部仍残留炎症牙髓，出现残髓炎或继而发生根尖周炎。这些都是干髓治疗的失败病例。

干髓术后2年复查病例，如果患牙无自觉症状，功能良好；临床检查正常，X线片见根尖周组织正常，则为治疗成功病例。

六、对干髓术的评价

20世纪70年代以后，欧美国家牙科临床和教学内容已摒弃了干髓治疗术。其原因是干髓术涉及了剧毒的砷制剂（失活剂）和甲醛制剂（甲醛甲酚和多聚甲醛干髓剂）。前者使用不慎可造成口腔组织不可复的化学性坏死；后者是公认的具有严重细胞毒性制剂，1987年，国际癌症研究所（IARC）已将甲醛列为证据充分的动物致癌剂和人类可疑致癌物。但另一方面我国相当多的基层口腔科医师仍在使用干髓术治疗牙髓疾病，其原因是该治疗技术简便易行，要求治疗器械较简单且近期疗效尚可。根据有关研究结果认为干髓术有以下问题：

（1）干髓术治疗牙髓疾病远期疗效欠佳，其主要原因是适应证选择不当。北京医科大学口腔医学院牙体牙髓科曾于1995年报告了临床诊断为牙髓炎的91例患牙干髓术治疗后15年复查情况，其中30例患牙因残根、残冠或劈裂而被拔除，8例因牙周炎而拔除。在计算失败率时，此38例未计在内。所剩53例干髓术后15年的复查结果显示：痊愈11例（20.75%），有效8例（15.19%），失败34例（64.15%）。失败病例的并发病症主要为急、慢性根尖周炎（30例）和残髓炎（4例），它们于干髓术后第2天至8年内发生，即已发生坏死分解的根髓不可能被甲醛作用形成"木乃伊"状根髓而使患病牙髓无害化。如若将因牙冠破坏而被拔除的30例也归作失败，则失败率上升为81.93%，痊愈率下降至13.25%。

（2）甲醛对人类的致癌作用证据不足，因此列为人类可疑致癌物。甲醛对人类的致癌作用尚未得到充分的人群资料证实，狗牙干髓术后的免疫学观察并未发现所用甲醛制剂引起的免疫反应；人类被甲醛致癌的能力可能不如啮齿动物易感，而且甲醛在人体肝脏生物代谢后，可能失去活性，到达靶细胞的浓度已不足以诱导其产生生物效应，故与动物有明显差异。

（3）干髓术的操作技术虽然简便易行，但适应证选择要求严格，操作技术要求准确无误；就目前临床的诊断方法来说，还不可能精确地判断牙髓炎患牙的组织病理状态，临床医师也无法知晓根髓是否成形，是否伴有部分坏死，更无法判断其是否可被"木乃伊"化。加之国内临床上常见到任意扩大干髓术的适应证范围，如所谓的"变异干髓术"，必然导致干髓术远期疗效差。

为了提高我国牙髓病治疗的效果，减少医源性医疗缺陷发生，保障患者的口腔健康，国内口腔科医师应尽可能创造条件，用适应证宽，疗效恒定的治疗技术（如根管治疗或塑化治疗）取代干髓治疗术。

（韩立显）

第六章　牙周疾病

第一节　概述

牙周炎是侵犯牙齿支持组织及牙骨质的慢性感染性破坏性疾病。多数病例由长期存在而未经彻底治疗的牙龈炎发展而来。牙龈炎只侵犯牙龈组织，是可逆性病变。若牙龈炎症向深部组织发展，造成牙槽骨吸收和牙周袋，牙周袋内存在的大量细菌及毒素可引发机体的一系列免疫和炎症反应，造成牙龈红肿、出血、溢脓和口臭；细菌和毒素还可以通过咀嚼、刷牙等进入血液，造成菌血症，加上免疫产物的作用，牙周炎可能成为身体其他部位某些疾病的危险因素。牙周炎病程缓慢，早期无明显痛苦，患者常不及时就医，及至晚期，除引起牙齿松动、咀嚼功能降低并影响消化功能外，最终导致牙齿的丧失。牙周炎是成年人拔牙的首位原因（约占40%以上）。牙周炎造成的组织破坏是不可逆的。经彻底的治疗后，虽能使病变停止进展或有少许修复，但难以全部恢复正常，这一点与牙龈炎有本质的不同。

一、流行病学

牙周炎是人类最古老最普遍的疾病之一，世界各地出土的古人颅骨上均可见到牙槽骨破坏。我国陕西宝鸡出土的新石器时代人颅骨上牙槽骨破坏的发生率为42.3%（人），按牙计算为11%。

牙周炎可发生于任何年龄，在儿童少见，35岁以后患病率明显增高，主要是患病人数、牙数和程度的加重。由于缺乏统一、有效的流行病学调查标准和指数，各地的调查报告缺乏可比性。从世界范围来看，西方发达国家的患病率低于发展中国家。我国目前尚缺乏对成年人的可靠的大范围调查资料。据一些不同的报告，牙周炎的发生率为50%左右，这些调查还不包括全口无牙和已拔除的牙齿。牙周炎的患病率随年龄增大而增高。我国已进入老龄化社会，牙周炎的患病率和严重程度将日益增加，对牙周炎的防治需求也将日益显得迫切。从世界总体趋势来看，随着人群口腔卫生情况的改善，牙龈炎和轻度牙周炎的患病率在下降，但重度牙周炎的患病率并未下降，约为10%～15%，说明重度牙周炎集中发生在少数人的少数牙位。牙周炎具有个体特异性和部位特异性，寻找并发现牙周炎的高危个体，对于牙周炎的预防和提高疗效具有重要意义。当前学者们认为，在流行病学研究中应尽量寻找与疾病有关的危险因素。

流行病学调查还表明牙周炎的患病率与菌斑量有高度相关性。西方国家的资料表明口腔卫生的好坏与社会经济因素及受教育程度一致，社会经济条件良好者的牙周炎的患病率较低。但我国由于口腔卫生知识普及不够，菌斑量与文化程度及经济收入的关系不明显，文化程度高者患病率不一定低。某些类型的牙周炎可能与种族有关，如侵袭性牙周炎在非洲裔人中较多发。

二、病因学

牙周炎是人体一种特殊的慢性感染性疾病，这是由牙周组织的结构和组织学特点所决定的。牙冠暴露于半开放的、有菌的口腔环境中，唾液中的微生物容易附着于牙齿表面，形成菌斑生物膜。牙龈附着于牙颈部，起着封闭和屏障作用，防止外界的生物学、物理学或化学的刺激直接损害上皮下方的软硬组织。牙根则是通过牙周支持组织直立在牙槽骨内，牙周组织内的血管、神经、淋巴组织等与机体有着密切的联系，对于菌斑中的微生物及其产物具有广泛、复杂的防御和反应能力。机体的防御体系若能抗衡致病因素，则不发病或仅有轻度的牙龈炎；若致病菌的毒力过于强大，机体的保护作用不够或免疫系统过激地反应，引起广泛的炎症反应，则可能造成牙周组织的破坏，引发牙周炎。

牙周炎是一种慢性、多因素的感染性疾病，龈下菌斑生物膜是必不可少的致病因素。还有一些能促进菌斑滞留的局部促进因素。除此之外，宿主反应在发病中也起极其重要的作用。能促进牙周炎发病的全身性和环境因素称为易感（易患）因素，包括遗传、内分泌、白细胞数目和功能、某些全身疾病（如糖尿病等）、吸烟等。

（一）牙菌斑

光滑坚硬的牙齿为细菌提供了一个稳定而不脱落的附着表面，加上有些部位不易清洁，使菌斑生物膜得以积聚，最初形成龈上菌斑。堆积日久的菌斑会引起牙龈炎症，使龈沟加深、龈沟液增多后，菌斑也逐渐向龈下延伸发展。龈下环境的氧分压低，有利于厌氧菌及螺旋体等的繁殖生长，加上有丰富的龈沟液提供营养，又不易受刷牙等机械性干扰。因此，龈下菌斑得以发展成为对牙周组织有较大毒力的生物膜。本节主要介绍龈下菌斑。

1. 龈下菌斑的结构　龈下菌斑可分为附着菌斑和非附着菌斑两部分（图6-1）。前者附着于牙根和龈下牙石表面，它与龈上菌斑相延续。其细菌成分及结构均与龈上菌斑相似，其中一些细菌能产酸和其他致龋物质，导致根面龋；也可矿化后形成龈下牙石。非附着菌斑是位于附着菌斑表面的、松散而无一定排列结构的细菌群，其中主要为革兰阴性细菌、大量螺旋体和有活动能力的细菌。非附着菌斑与袋上皮和接近结合上皮处的牙根面接触，有些细菌能进入上皮内和（或）上皮下的结缔组织。在一些发展迅速的牙周炎，非附着菌斑明显增厚，其中革兰阴性厌氧菌和螺旋体增多，这些微生物的毒性较大，使炎症和破坏加剧进行。

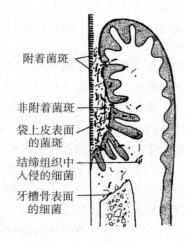

附着菌斑

非附着菌斑

袋上皮表面的菌斑

结缔组织中入侵的细菌

牙槽骨表面的细菌

图6-1　龈下菌斑的结构

近年来认为牙菌斑是一种生物膜，其中的细菌相互黏附成无氧的小团块，包裹在由自身分泌的基质内，在基质中有液体通道，起输送氧气、营养和代谢物的作用。菌斑生物膜的这种结构不利于宿主的防御成分，如白细胞、抗体、补体等，接近并消灭微生物，使细菌得到自我保护。因此须用机械方法清除菌斑。关于牙周致病菌虽然还了解得不够，但这方面的研究受到极大重视。因为这对不同类型牙周病的诊断和鉴别、疾病活动期的判断、了解病因及机制、预防和控制疾病等均有很重要的意义。

2. 菌斑微生物的特异性　在 20 世纪 70 年代以前，人们一直认为在牙周健康者与牙周病患者之间、患病的不同个体之间及同一个体的不同牙位之间，其菌斑成分是相似的；导致牙周疾病的原因主要是细菌数量增多，或机体抵抗力降低所致，此即非特异菌斑学说。然而此观点却不能解释为何有的个体长期存在多量菌斑和牙龈炎症，却不发展为牙周炎；而另一些人则菌斑量少，炎症较轻，但牙槽骨吸收却很严重。20 世纪 70 年代初期，厌氧微生物培养技术的发展，使菌斑中的厌氧菌得以被分离检测出来，由此了解到龈下菌斑和龈上菌斑的成分有很大不同。目前估计口腔和牙菌斑中的微生物已达 700 多种，但其中还有约一半不能被培养分离出来，在深牙周袋中革兰阴性厌氧菌达 70% 以上。不同个体之间，甚至同一人的不同牙位，菌斑微生物的成分有很大差别。1976 年，Loesche 正式提出特异菌斑学说。该假说认为牙周疾病可能是一组病因和临床进程各异而症候相似的疾病，菌斑中大多数细菌不会致病，只是某些特殊细菌数目增多或占优势时，才导致牙周病发生。迄今为止的牙周微生物学研究报告，虽然结果不尽一致，但总的规律支持此学说，即健康牙位的菌斑成分与牙周疾病处大不相同，各类牙周疾病的优势菌群也各不相同。

（1）健康牙龈：牙周健康者的龈沟很浅，其龈上和龈下菌斑的内容大致相似。主要为革兰阳性球菌和杆菌，也有少数革兰阴性菌，很少出现螺旋体和能自主运动的细菌（能动菌），正常龈沟内螺旋体不超过 2% ~ 3%。经常地清除龈上菌斑可防止陈旧的、致病力强的"成熟"菌斑，也有利于防止龈下菌斑的形成。

（2）慢性龈缘炎：龈上菌斑的厚度和细菌数目均大大超过正常部位，且以革兰阴性杆菌为主。在长期的龈炎患者中，革兰阴性菌，如牙龈卟啉单胞菌（Pg）、中间普氏菌（Pi）、具核梭杆菌（Fn）和螺旋体（Td）的比例明显增高，螺旋体可达 25% ~ 45%。

（3）慢性牙周炎：患处的龈上菌斑与慢性牙龈炎时的龈上菌斑无大区别，但其深牙周袋中的菌斑中厌氧菌可达 70% ~ 90%。如牙龈卟啉单胞菌、福赛拟杆菌（现改名 Tannerella forsythia，Tf）、中间普氏菌、具核梭杆菌等，螺旋体占龈下微生物的 40% ~ 50%。

（4）侵袭性牙周炎：龈下菌斑中，虽然革兰阴性厌氧菌亦占 65% 左右，但菌斑总量一般较慢性牙周炎少，且主要为非附着菌斑。欧美学者报告本型牙周炎的主要致病菌为伴放线菌嗜血菌（Aa），但我国和日本的该型患者中此菌的检出率很低，且多为低毒性株，而以牙龈卟啉单胞菌、中间普氏菌、螺旋体等为优势菌。

3. 细菌入侵牙周组织　在重症牙周炎患牙的牙周袋壁上皮和结缔组织内，甚至牙槽骨表面均可见到有细菌入侵，包括螺旋体、产黑色素普雷沃菌群、伴放线菌嗜血菌等。这些微生物多具有抵御白细胞吞噬的能力，因而能越过机体防御线而进入牙龈组织。有人主张在治疗侵袭性牙周炎时，除了消除龈下菌斑及牙石外，还应全身使用抗生素或用手术方法彻底消除入侵到牙周组织内的微生物，才能防止细菌重新定植牙面而使病变复发。

（二）𬌗创伤

𬌗创伤的字面含义是指由于不正常的咬合力造成咀嚼系统某些部位的病理性损害或适应性变化。过大的咬合力可造成牙周组织病变、牙体硬组织磨损、牙根吸收、牙髓病变、颞下颌关节功能紊乱及咀嚼肌群痉挛疼痛等。本节仅叙述𬌗创伤对牙周组织的影响。

牙周组织对于增大的𬌗功能具有一定的适应能力，这种适应能力因人而异，也因𬌗力的大小、方向、频度及持续时间等而异，其中以力的作用方向最为重要。牙周膜主纤维束的排列及结构对于与牙齿长轴一致的𬌗力具有最大的耐受性，此时占主纤维束大多数的斜纤维处于张力状态，可将𬌗力传递到牙槽骨壁，促使新骨形成；此时只有根尖区的牙周膜纤维处于受压状态，该区可发生骨吸收。牙周组织对水平方向（侧方）或扭转力的耐受性较差，易造成损伤。持续的压力或频繁地受压力均对牙周组织损伤较大。

1. 牙周组织对过大𬌗力的反应　正常的咬合功能刺激对于保持牙周组织的正常代谢和结构状态是必需的，牙周组织也对咬合功能有一定的适应调整能力。当𬌗力超过其适应能力时，即发生牙周组织的损伤，称为𬌗创伤。但它是指组织学所见到的损伤性变化，而不是指咬合力本身，与𬌗力的大小不一定相关。导致创伤的𬌗关系称为创伤性𬌗（traumatic occlusion），如牙齿的过早接触、过高的修复体、牙尖干扰、夜间磨牙及正畸治疗加力不当等。但并非所有错𬌗畸形或不协调的𬌗关系均会造成𬌗创伤。

2. 𬌗创伤可分为原发性𬌗创伤和继发性𬌗创伤　前者指异常的𬌗力作用于健康的牙周组织，如过高的修复体、基牙受力不当、牙齿倾斜、正畸加力过大等；继发性𬌗创伤是指正常或过大的𬌗力作用于病变的牙周支持组织或虽经治疗但支持组织已减少的牙齿，这种原来可以耐受的正常强度的𬌗力对患牙来说已成为超负荷，因而导致继发性𬌗创伤。在临床上，牙周炎患者常两者并存，难以区分，也无必要区分。

3. 𬌗伤与牙周炎的关系　关于𬌗创伤在牙周炎发生、发展中的作用，虽然早在将近一个世纪前即开始了研究，却直到20世纪70年代才有较多的有严格对照的动物实验研究，但临床研究仍如凤毛麟角，主要因为缺乏明确的对𬌗创伤的临床诊断指标。长期以来临床医师认为，创伤性𬌗是引起垂直性骨吸收和牙周袋的原因。然而，20世纪80年代大量的研究，包括流行病学调查、尸检标本观察及对实验动物的观察，对此问题有了新的认识。Waerthaug从尸体标本上观察到，垂直性骨吸收也可发生于无𬌗创伤、但有菌斑及慢性牙周炎的牙齿。他认为垂直性和水平性骨吸收都是由菌斑引起的炎症所致，只是垂直吸收发生在牙槽间隔较宽处，在菌斑多而炎症重的一侧骨吸收多，而邻牙的炎症较轻，骨吸收较少，因此形成了垂直性骨吸收。

动物实验的结果提供了可靠的证据。在无牙龈炎症的情况下，对猴或犬的实验牙施以"摇晃性"的双向过大𬌗力，使实验牙的近、远中侧均受到压力和张力，出现牙槽嵴的垂直吸收、牙周膜楔形增宽和牙齿松动。但所有的实验牙均不形成牙周袋或牙龈炎，不发生附着丧失。明确的结论是：单纯的𬌗创伤只引起牙周支持组织（牙槽骨、牙周膜、牙骨质）的改变，而不影响牙龈组织（图6-2）。然而，当牙周组织原已存在因菌斑引起的炎症时，𬌗创伤就可能起协同的破坏作用（codestructive）。对已患有人工牙周炎的猎犬施加过大的𬌗力后，牙周组织的破坏明显地重于无𬌗创伤的单纯牙周炎侧。有人报告，对牙周炎和𬌗创伤并存的动物，如果只消除𬌗创伤而不治疗炎症，则牙周破坏继续发展，组织不能修复；只有当炎症和𬌗创伤均消除后，牙槽骨才能有适当的修复，牙齿动度减轻。动物实验和临床观察均表明，牙周炎经过治疗，炎症消除后，即使仍存在一定程度的𬌗干扰，牙齿动度仍可减轻，咀嚼功能改善，牙周破坏不再进展。若在消炎后再进行调𬌗，建立平衡𬌗，则牙齿动度进一步减轻，功能改善。

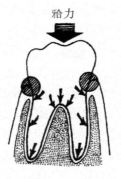

验力

◍ 对菌斑反应区

→ 对验力反应区

图6-2　菌斑和验创伤作用于牙周组织的不同部位

归纳起来，目前关于验创伤对牙周组织作用的认识如下：

（1）单纯的验创伤不会引起牙龈的炎症或形成牙周袋，仅使受压侧的牙槽骨吸收，牙周膜间隙增宽，牙松动。当过大的验力消除后，或牙因受力而移位，使该验力不再是过强时，牙槽骨可以修复，牙周膜宽度恢复正常，或虽仍较宽，但病变静止。

（2）当长期的验创伤伴随明显的牙周炎或局部刺激因素时，它会加重牙周袋和牙槽骨吸收。在牙周炎的治疗中，消除炎症是第一位的，在正畸治疗前必须先治疗已有的牙龈炎症。

（3）验创伤会增加牙齿的动度，但动度增加并不一定是诊断验创伤的指征。因为牙周膜增宽和牙齿松动可能是以往有过验创伤的结果。自限性牙齿松动在没有牙龈炎症的情况下，不造成牙周组织的破坏。

（三）全身易感因素

牙周炎是多因素疾病，宿主对细菌的应答反应是决定牙周炎发生与否，以及病情轻重、范围大小、发展速度、疗效好坏等的必要因素。1986年，Loe等报告，在对斯里兰卡某茶场工人进行的牙周疾病自然发展状况的研究中，发现在没有人工干预的情况下，15年内有8%个体的牙周病情进展迅速，81%的个体呈缓慢加重，而11%则几乎无进展。这种差异与菌斑、牙石量及牙龈炎的程度无关，说明机体的差异起主要作用。能影响机体对微生物反应的全身因素和环境因素简介如下。

1. 遗传因素　牙周炎不是遗传性疾病，但某些遗传因素可以增加宿主对牙周炎的易感性。有些类型的牙周炎具有家族聚集性和种族好发性；关于双生子的研究结果也表明遗传对临床病情的影响约占38%~82%；某些遗传疾病患者有严重的牙周炎（如Down综合征、掌跖角化-牙周破坏综合征等）。近年来学者们对牙周炎患者的基因多态性进行深入研究，发现不吸烟的慢性牙周炎患者中，IL-1α和IL-1β基因多态性与牙周组织的破坏程度有关，该基因阳性的不吸烟者有重度牙周炎症的几率比阴性者高6.8倍。对其他基因，如TNF-α、FcγR、维生素D受体、雌激素受体等的研究方兴未艾，但是牙周炎是多基因疾病，某些基因的影响尚需经过大量的综合研究才能确定。

Page等近来重新提出先天性牙骨质发育不全使牙周膜的附着及更新受阻，可能是本病的原因。也有人认为同一家庭内的多发患者，可能是由于伴放线菌嗜血菌等主要致病菌的交叉感染。总之，关于牙周炎的遗传背景尚需进一步研究。

2. 白细胞数目减少或功能缺陷　中性粒细胞是机体针对菌斑微生物的第一道防线。有大量的文献报道，某些类型的牙周炎患者中性粒细胞和（或）单核细胞的功能缺陷，主要为白细胞的趋化功能低下，有的患者吞噬功能和胞内杀菌功能也有缺陷。此类情况多见于侵袭性牙周炎患者，常有家族聚集倾向（患者的同胞可以无牙周炎，但却有白细胞功能异常；或反之）和种族特点（如黑色人种侵袭性牙周炎的患病率高，且易有白细胞功能缺陷）。此种患者虽有白细胞功能缺陷，但一般并无身体其它处的感染性疾病。然而也有不少侵袭性牙周炎患者的白细胞功能正常。其他一些有白细胞缺陷的遗传疾病，如周期性白细胞减少症、白细胞黏附缺陷症、Down 综合征、掌跖角化 - 牙周破坏综合征等均可有重度的牙周炎并伴有全身其他症状。

3. 某些系统性疾病

（1）糖尿病：糖尿病患者易患牙周炎，是早已有大量报道的事实。近年来，有科学证据表明糖尿病是牙周炎的危险因素之一（比值比 2.1～3.0）。糖尿病并不直接引起牙周炎，近年来发现糖化终末产物（AGEs）与其细胞受体作用的加强是使糖尿病患者的牙周破坏加重的机制。AGEs 刺激吞噬细胞释放细胞因子，如 TNFα 和白介素等，导致胶原和骨的破坏。Ⅰ型糖尿病（胰岛素依赖型）比Ⅱ型糖尿病（非胰岛素依赖型）更易发生牙周炎，且其病情及进展程度均重于Ⅱ型糖尿病者。近年来公认糖尿病与牙周炎之间有双向影响，任何一方病情的控制均有利于另一疾病的好转和控制。其机制值得深入研究。

（2）艾滋病：1981 年，人类首例艾滋病被报道，1987 年，Winkler 等即报告了艾滋病患者的牙周炎。人在受到人类免疫缺陷病毒（HIV）感染后，血清呈现抗体阳性，但临床上尚无症状，为 HIV 携带者。从感染到发病的潜伏期可长达数年乃至十年。HIV 感染者的 T 淋巴细胞受到攻击，牙龈组织内和周缘血中的 T 辅助细胞明显减少，由于全身免疫功能的降低，容易发生口腔内的机遇性感染，包括真菌、病毒、细菌等。HIV 阳性的龈炎或牙周炎处的微生物与 HIV 阴性者并无明显差别，主要为牙龈卟啉单胞菌、伴放线菌嗜血菌、中间普氏菌和具核梭杆菌等。龈下菌斑中白色念珠菌的检出率显著高于非 HIV 感染的牙周炎患者。

（3）骨质疏松：雌激素对骨质有保护作用，妇女绝经期后由于雌激素水平的下降，易使骨量减少、骨的脆性增加，虽不引起明显症状，但易发生骨折或骨的畸形。有学者报告，正常人下颌骨密度与脊柱和腕骨的骨量相关，骨质疏松者的下颌骨密度也低。然而对于牙槽骨部位的骨密度与脊柱骨密度的比较尚缺乏可靠的手段，而且现有的关于骨质疏松与牙周炎关系的研究结果也缺乏一致性，两者的关系尚有待进一步研究。

4. 吸烟　吸烟过程中产生 4 000 种以上的有害物质，如尼古丁、亚硝基胺、一氧化碳等。大量的研究已证实，吸烟是牙周病尤其是牙周炎的高危因素，吸烟者的牙周炎患病率、病情程度、失牙率和全口无牙率均明显高于非吸烟者，牙周炎的治疗效果差、易复发，且与吸烟量正相关。戒烟者的牙周炎程度及治疗效果介于吸烟者和非吸烟者之间。有学者报告，对牙周治疗反应不佳的"顽固性牙周炎"中有 86%～90% 为吸烟者。

吸烟导致牙周病的机制可能有下列方面：①使局部小血管收缩，影响血运；②降低中性粒细胞的趋化和吞噬功能；③降低牙龈局部的氧张力，有害物质进入龈沟液，有利于龈下厌氧致病菌的生存；④吸烟者的口腔卫生一般较差，牙面的烟垢、牙石有碍菌斑控制；⑤抑制成纤维细胞生长，还可能抑制成骨细胞。

5. 精神压力　精神压力（stress）是机体对不幸事件或精神紧张的心理和生理反应。导致肾上腺皮质激素、促皮质激素的过度分泌，以及炎症免疫介质，如细胞因子、前列腺素的释放，甚至影响宿主的防御系统功能。最明显的例子是急性坏死性溃疡性牙龈炎患者绝大多数有精神压力作为发病因素，如学生考试、工作极度劳累等（同时也常有大量吸烟）。至于精神压力与牙周炎的关系则尚不能确切肯定。有报告认为，精神压力中以经济拮据与牙周炎的附着丧失和骨吸收的关系最明显，然而个体对这种压力的应对能力（coping ability）更为重要。此外在精神压力下，机体的行为、生活方式也可改变，如吸烟增多、忽视口腔卫生、酗酒等也会对牙周病产生影响。

三、临床病理学

（一）牙周袋形成及牙龈的炎症

牙周袋是病理性加深的龈沟，是牙周炎最重要的临床和病理学表征之一。龈沟的加深可由下列情况引起：①由于牙龈肿大使龈缘位置向牙冠方向移动，因牙周支持组织并未破坏，称为龈袋或假性牙周袋；②上皮附着向根尖方向迁徙，并与牙面分离，形成牙周袋。这种袋是真性牙周袋；③以上两种情况同时存在。

1. 牙周袋的组织病理学

（1）软组织壁：上皮显著增殖和变性，上皮钉突和侧壁上皮都由于炎症而受到白细胞的浸润，上皮水肿，细胞呈空泡变性。由于上皮细胞的变性和坏死，形成袋内壁溃疡，使下方炎症严重的结缔组织暴露。袋底的结合上皮呈不规则的增殖。结缔组织水肿，其中有浆细胞（约80%）和淋巴细胞致密地浸润，多形核白细胞散布其间。血管增多、扩张及充血。用电镜观察重度牙周炎的袋内壁，可见上皮细胞剥脱，细菌可进入上皮细胞的间隙，并深入结缔组织中。也可见白细胞吞噬细菌的各阶段，以及内壁炎症区、出血区及溃疡区。

牙周袋的软组织壁处于组织破坏和修复的动态平衡中。破坏性变化包括炎性渗出物及由于局部刺激所引起的变性；修复性变化包括血管的形成、成纤维细胞和胶原纤维的新生、企图修复因炎症而破坏的组织，但由于局部刺激继续存在，组织无法彻底愈合。

炎症渗出与修复之间的强弱关系决定着牙周袋壁的颜色、致密度和表面结构。若渗出占优势，则袋壁呈暗红色、松软易碎、表面光亮；若修复过程占优势，则袋壁坚韧且呈粉红色。临床上医师不应只观察牙周袋的外表，因为牙周袋最严重的病变发生于内壁。有的牙周袋内壁有炎症和溃疡，而其外侧则被胶原纤维所包围，使牙龈外观似乎正常。这时，进行牙周袋探诊以观察探诊后有无出血，对了解袋内壁的炎症状况很有帮助。

（2）牙周袋的内容物：牙周袋内主要是细菌及其产物（酶、内毒素及其他有害产物）、脱落的上皮细胞、食物残渣及有活力或已变性坏死的白细胞，后者即为脓液。牙周袋内还有龈沟液，其中含有多种具有防御功能的物质，如抗体、补体等，也含有组织分解和炎症的产物。将牙周袋的内容物及牙垢的过滤液注入动物皮下，仍能引起感染和脓肿，证明其含有毒性。牙周袋溢脓是牙周炎的常见症状，但它的有无或脓的多少与牙周袋的深度及支持组织破坏程度无直接关系。

（3）根面壁：根面壁是指暴露于牙周袋内的牙根面。未经治疗的牙周袋内的根面一般都有牙石沉积，龈下牙石的表面永远有菌斑。因此根面壁可以使感染留驻，使牙周治疗复杂化。在牙石下方的牙骨质可发生结构和化学性质方面的改变。

1）结构改变：①牙骨质表面脱矿：由于菌斑内细菌产酸，以及蛋白溶解酶使 Sharpey 纤维破坏，导致牙骨质脱矿、软化。细菌还可进入牙本质小管，严重时，坏死的牙骨质可以从牙根表面剥脱，易产生根面龋；②牙骨质高矿化区：当牙龈退缩，牙根暴露于口腔时，与唾液中的无机成分可使牙根面发生再矿化，主要为羟磷灰石，再矿化层约厚 $10 \sim 20 \mu m$。

2）化学改变：袋内根面的牙骨质脱矿，钙、磷含量降低，而暴露于口腔的牙根面中，钙、磷、镁、氟等均可增高，成为高矿化层而抗龋。但牙骨质中也可渗入有害物质，如内毒素等，细菌可进入牙骨质深达牙骨质-牙本质界。体外试验表明将牙周病患牙的根面碎片与牙龈成纤维细胞共同培养时，成纤维细胞发生不可逆的形态变化，且无贴附作用；而对照组的正常牙根则对细胞生长和贴附无毒害作用。

2. 临床表现

（1）用牙周探针沿着牙面进行探诊，可确定牙周袋的位置及其范围。通常以≤3mm 作为正常龈沟的深度。若探诊深度超过 3mm，则应根据袋底所在位置来判断其为真性或假性牙周袋。有时，牙周袋的形成可同时存在牙龈的退缩，此时龈缘的位置就不在牙冠上，而在牙根上。因而不能单凭探诊所得的牙周袋深度，即从龈缘到袋底的距离来判断疾病的严重程度，而应看袋底在根面上的位置，即牙周附着丧失（attachment loss）的程度而定。相同的牙周袋深度可以有不同的牙周附着丧失（图6-3）。

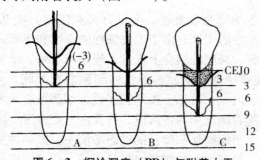

图6-3 探诊深度（PD）与附着水平

A. PD = 6mm，（-3）为假性袋，附着丧失 3mm

B. PD 和附着丧失均为 6mm C. PD =6mm，龈退缩 3mm，附着丧失为 9mm CEJ = 釉牙骨质界

（2）有牙周袋部位的牙龈呈现不同程度的炎症，色鲜红或暗红。牙龈光亮水肿、松软，点彩消失。龈缘圆钝并与牙面分离。轻压牙龈时可有脓液，有口臭。深袋引流不畅时，可发生急性脓肿。

（3）刷牙、进食时或探查牙周袋时，牙龈流血。

（4）一般无疼痛，但有的患者可有局部发胀。

3. 牙周袋的类型

（1）根据袋的形态及袋底与相邻组织的关系，可分为三类：

1）龈袋：由于牙龈炎引起的牙龈肥大或增生而使龈缘向冠方延伸，从而使龈沟加深。下方的结缔组织并无破坏，龈袋底仍位于釉牙骨质界处，亦称假性牙周袋。

2）骨上袋：牙周支持组织发生破坏后所形成的真性牙周袋，袋底位于釉牙骨质界的根方。骨上袋的袋底位于牙槽骨嵴的冠方，牙槽骨一般呈水平型吸收。

3）骨下袋：牙周袋底位于牙槽骨嵴的根方，此种袋的袋壁位于牙根面和牙槽骨之间，牙槽骨为垂直型吸收。

（2）牙周袋也可按其累及牙面的情况分为三类：

1）单面袋：只涉及一个牙面的牙周袋。

2）复合袋：涉及两个以上牙面的牙周袋。

3）复杂袋：是一种螺旋形袋，起源于一个根面，但扭曲旋回于一个以上的牙面或磨牙的根分叉区，临床检查中应避免遗漏复合袋及复杂袋。

（二）牙槽骨吸收

牙槽骨吸收是牙周炎的另一个主要病理变化。由于牙槽骨的吸收，使牙齿失去支持而逐渐松动，最终脱落或拔除。牙槽骨是人体骨骼系统中代谢和改建最活跃的部分。在生理情况下，牙槽骨的吸收与新生是平衡的，故牙槽骨高度保持稳定。当骨吸收增加或骨新生减少，或两者并存时，即发生骨丧失。

1. 牙槽骨吸收的组织病理学　牙周炎时的牙槽骨吸收主要是由局部因素所引起，全身因素的作用尚不明确。局部因素为慢性炎症和咬合创伤。

（1）炎症：当牙龈的慢性炎症向深部扩延达到牙槽骨附近时，骨表面和骨髓腔内分化出破骨细胞，发生陷窝状骨吸收，或使骨小梁吸收变细。在距炎症中心较远处，可有骨的修复性再生。在被吸收的骨小梁的另一侧，也可见到新骨的沉积。骨吸收和修复性再生常在不同时期、不同部位出现。后者是牙周炎治疗后再生性修复的生物学基础。

（2）咬合创伤：在牙周炎时，常伴有原发性或继发性咬合创伤。受压侧发生骨吸收，受牵引侧发生骨质新生。一般因咬合创伤引起的常为牙槽骨垂直吸收，形成骨下袋，而炎症则多引起水平吸收，但在牙槽间隔较宽时也可因炎症而发生垂直吸收。

2. 牙槽骨破坏的形式　在牙周炎时，牙槽骨的破坏可表现为如下几种形式。

（1）水平型吸收：这是最常见的吸收方式。牙槽间隔、唇颊侧或舌侧的嵴顶边缘呈水平吸收，而使牙槽嵴高度降低，通常形成骨上袋。同一牙齿的四周，牙槽骨破坏的程度不一定相等。

（2）垂直型吸收：牙槽骨发生垂直型或斜行的吸收，与牙根面之间形成角形的骨缺损。牙槽嵴顶的高度降低不多，而牙根周围的骨吸收较多。垂直骨吸收多形成骨下袋（骨内袋），即牙周袋底位于骨嵴的根方。

骨下袋根据骨质破坏后剩余的骨壁数目，可分为下列几种：

1）一壁骨袋：骨质破坏严重，仅存一侧骨壁，这种袋常见于牙槽间隔区，因颊、舌侧骨壁均被破坏而仅有一侧的邻面骨壁残留。若发生在颊、舌侧，则为仅剩颊或舌侧的一个骨壁。

2）二壁骨袋：骨袋仅剩留两个骨壁。最多见于邻面骨间隔破坏，仅剩颊、舌两个骨壁。此外亦可有颊、邻骨壁或舌、邻骨壁。

3）三壁骨袋：袋的一个壁是牙根面，其他三个壁是骨质，即邻、颊、舌侧均有骨壁存在。这种三壁骨袋还常见于最后一个磨牙的远中区，由于该处牙槽骨宽而厚，较易形成三壁骨袋。

4）四壁骨袋：牙根四周均为垂直吸收形成的骨下袋，因此具有颊、舌、近中、远中四面骨壁。牙根位于骨下袋中央，而骨壁与牙根不相贴合，因此虽称四壁袋，实质上相当于一壁袋，治疗效果较差。

5）混合壁袋：垂直吸收在各个骨壁的进展不同，牙周手术中常可见骨内袋的近根尖部分的骨壁数目多于近冠端的骨壁数。例如：颊侧骨板吸收较多，则可在根方为颊、舌、远中的三壁袋，而在冠端则仅有舌、邻的二壁袋，称为混合壁袋。

（3）凹坑状骨吸收：牙槽中隔的骨嵴顶中央吸收较多，而颊舌侧骨较高，形成弹坑状或火山口状的骨缺损。它的形成是因为龈谷区菌斑易于堆积，又易受局部刺激而发生牙周破坏；此外由于邻面接触关系不佳，造成食物嵌塞，也是引起凹坑状骨吸收的原因之一。有人报道，凹坑状骨吸收约占全部牙周炎骨缺损的 35.2%，在下颌牙占 62%，后牙的凹坑状骨吸收约为前牙区的 2 倍。

（4）其他形式的骨变化：由于各部位牙槽骨吸收不均匀，使原来整齐而呈薄刃状的骨缘成为参差不齐。正常情况下牙间骨隔较高，而颊舌侧骨嵴较低，呈波浪形。当邻面骨破坏而下凹，而颊舌面骨嵴未吸收，使骨缘呈现反波浪形的缺损。

由于外生骨疣或扶壁性骨增生、适应性修复等而使唇、颊面的骨增生，使牙槽嵴呈"唇"形或骨架状增厚。这些虽是骨组织对破坏的代偿性修复的表现，但常造成不利于菌斑控制的形态改变。

3. 临床表现　牙槽骨吸收的方式和程度可以用 X 线片来显示，但 X 线片主要显示牙齿近远中的骨质破坏情况，颊、舌侧骨板因与牙齿及其他组织重叠而显示不清晰。牙周炎最初表现为牙槽嵴顶的硬骨板消失，或嵴顶模糊呈虫蚀状，以后，牙槽骨高度降低。正常情况下，牙槽嵴顶到釉牙骨质界的距离约为 1～2mm，若超过 2mm 则可视为有牙槽骨吸收。骨吸收的程度一般按吸收区占牙根长度的比例来描述，如吸收为根长的 1/3、1/2、2/3 等。邻面的垂直吸收在 X 线片上很容易发现，大多数垂直吸收都形成骨下袋。但在 X 线片上难以确定是几壁骨袋，只有在手术翻开牙龈后才能确定。凹坑状吸收也难以在 X 线片上显示。应该指出，良好的 X 线片投照条件及正确的投照角度是提供正确的临床诊断的保证。用长焦距球管的平行投照，可减少失真程度。

（三）牙松动及病理性移位

1. 牙松动度　正常的牙有一定范围的动度，主要是水平向的，也有极微小的轴向动度，但临床不易观察到。生理性的动度随人而异，也随不同的时间而异。晨起时动度最大，日间动度较小。牙周炎病程进展缓慢，早期牙齿并不松动，直到牙槽骨破坏到一定程度时牙齿才松动。临床医师易将没有严重骨吸收的牙齿松动与𬌗创伤等同起来。实际上牙齿松动既可以反映检查当时存在着过度的功能，也可反映过去曾有的𬌗创伤已经过组织改建而适应。后者可称为自限性松动，此时除牙松动和 X 线片显示牙周膜间隙增宽外，硬骨板是完整、连续的，甚至可以比正常增厚。此种情况应与进行性松动区别，后者是指𬌗创伤继续存在，松动度逐渐加重，硬骨板消失或模糊。

影响牙齿松动的因素如下：①支持骨减少；②咬合创伤及不正常的咬合习惯，如夜间磨牙、不自觉地咬紧牙；③牙周膜的急性炎症；④牙周手术后，松动度有暂时性增加；⑤妊娠期、月经期及应用激素类避孕药者；⑥局部解剖因素，如牙根短小、接触点丧失等。

临床上确定松动度的标准为：

1度：略大于生理性松动度，颊舌向松动度相加小于1mm。

2度：颊舌向或近远中松动度1～2mm。

3度：颊舌向及近远中向松动度大于2mm，并伴有垂直向松动。

2. 病理性移位　牙齿在牙弓中的正常位置是由许多因素平衡着的，例如①健康的牙周支持组织及其正常的高度；②施于牙齿的力包括咬合力及来自唇、舌、颊的力，相互平衡；③牙的形态及牙尖的倾斜度；④完整的牙列；⑤生理的近中移位倾向；⑥接触点的形状、位置和接触关系。其中任何一种或数种因素的改变，都可能导致病理性移位。然而，牙周炎的患牙由于支持组织的破坏和丧失，是造成牙病理性移位的最常见原因。当牙槽骨高度降低后，发生继发性咬合创伤，原来健康的牙周组织可以耐受的咬合力对患牙已成为过大的咬合力，使患牙发生移位。

病理性移位好发于前牙，也可发生于后牙。一般向殆力方向移位，常和牙扭转同时发生。侵袭性牙周炎患者早期即可发生上、下前牙向唇侧移位，出现较大的牙间隙。缺失的牙若不及时修复，常造成邻牙向空隙倾斜或移位。这种移位并非因牙周病引起的，但牙周病患牙更易发生，而且此种移位常易导致或加重牙周病。

（四）病程进展及活动期

20世纪70年代以来，一些学者对有关牙周病的病程及活动性的传统概念提出异议。旧概念认为牙周炎的破坏过程是缓慢的、直线形进行性的。1983年，Socransky等对65名未接受治疗的成人牙周炎患者随访7年，观察其附着水平的变化，平均每人每个牙位的附着丧失为0.18mm/年。但实际上，在全面观察过程中，仅12%的部位有明显的附着丧失。1984年，他们提出了关于人类慢性破坏性牙周炎的进展可能有三种模式（图6-4）。

1. 传统的观点　认为有些牙位发生牙周支持组织破坏，而且持续地缓慢进展和加重，而另一些牙则不发生破坏。

2. 无规则的暴发型　牙周破坏可发生于任何牙位，呈不规则的、短期的发作，然后进入缓解期。

3. 不同步的多部位暴发型　某些牙位表现为在某一特定时期内暴发活动性的破坏，然后是一段较长的静止期。在此期间可此起彼伏，甚至个别部位可以有好转。

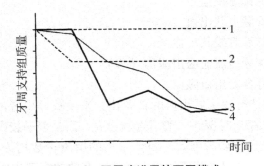

图6-4　牙周病进展的不同模式

1. 全口多数牙保持稳定 2. 部分牙位发生新的病变或爆发活动期，随后静止 3. 多个牙位发生多次活动性破坏，期间也可有修复 4. 传统的观点：持续、缓慢的进展

当前认为牙周炎的发生有部位特异性（site specific），而且呈现偶发（episodic）的活动性破坏。目前尚缺乏理想的判断活动期的客观指标，一般以定期测量附着丧失程度来监测。

四、检查和诊断

牙周炎的病理变化和临床表现比较复杂，累及的组织包括软、硬组织；每位患者常有多个牙患病，且各个患牙的病情不尽相同。要求对每位患者在细致全面地检查的基础上，不仅作出牙周炎的诊断，还应确定其所患牙周炎的类型、总体及各个患牙的组织破坏程度、目前是否处于疾病的活动期等，还应检查和发现有关的致病危险因素。这样才能作出完善、正确的治疗计划和判断预后。

（一）全身情况及系统病史

初诊时应观察患者的一般状况，如有无急性病容、体质等。应询问有无与牙周病关系较密切的系统病，如①异常的出血倾向；②过敏史；③高血压、糖尿病、肝病、风湿热、心脏病等；④传染性疾病；⑤职业病；⑥女性应询问月经情况，是否妊娠或服用激素类避孕药等。若有上述病史，则应询问治疗及用药情况。还应询问牙周病史及治疗情况、家族史、口腔卫生习惯等。

（二）牙周检查

1. 牙龈　擦干牙龈，观察全口牙龈的颜色、外形有无肿胀或退缩、质地松软或坚韧、表面有无点彩、是否易出血或有自动出血、有无脓肿、附着龈的宽度、龈缘的位置（有无退缩或增生）等。临床常以牙龈指数或出血指数来客观地表示牙龈炎症的程度。

（1）牙龈指数（Cingival Index，GI）：由 Loe 和 Sil - ness 提出。

0 = 正常牙龈

1 = 轻度水肿和颜色改变，探诊后不出血

2 = 中度炎症：发红、水肿，探诊后出血

3 = 重度炎症：明显发红、水肿，有溃疡或自动出血倾向

（2）出血指数（Bleeding Index，BI）

0 = 正常牙龈

1 = 牙龈轻度水肿，探诊不出血

2 = 牙龈有炎症，探诊后点状出血

3 = 牙龈有炎症，探诊后有线状出血

4 = 牙龈炎症明显，探诊后流血溢出龈沟（袋）

5 = 牙龈炎症明显，有自动出血倾向

有的学者以患者全口牙有探诊后出血的百分比，来反映该患者的牙龈炎症程度（bleeding on probing，BOp%）。探诊时探针一般不直插袋底，而是轻触袋内壁。

2. 菌斑、牙石及其他局部刺激因素　目前常用的菌斑指数均为检测龈上菌斑的量，着重观察龈缘附近的菌斑量，对龈下菌斑的量，尚缺乏有效的客观指标。

（1）菌斑指数（plaque index，PlI）：由 Silness 和 Loe 提出。

0 = 在近龈缘处牙面无菌斑

1 = 肉眼看不到龈缘区有菌斑，只有用探针尖的侧面划过牙面时才能发现

2 = 在龈缘区或邻面看到中等量的菌斑

3 = 在龈缘区及邻近牙面有大量软垢

（2）改良的 Quigley – Hein 菌斑指数

0 = 牙面无菌斑

1 = 在龈缘附近的牙面有斑点状散在的菌斑

2 = 牙颈部的菌斑呈薄而连续的带状，但不超过 1mm 宽

3 = 牙颈部菌斑超过 1mm 但未超过牙冠的 1/3

4 = 菌斑覆盖牙面超过 1/3，但未超过 2/3

5 = 菌斑覆盖牙面超过 2/3

本指数较适用于临床试验中观察某一疗法对菌斑的影响。为了显示菌斑，可用 2% 碱性品红溶液涂布于牙面，等待数秒钟后嘱患者漱口，牙面有菌斑处染为红色。还应检查有无其他加重菌斑、牙石堆积的因素，如不良修复体、食物嵌塞、解剖异常等。

3. 牙周袋探诊　应包括袋的位置、深度、类型及内容物等，应使用钝头、带刻度的牙周探针。探诊的力量约为 20 ~ 25g，不可过大，以免穿透结合上皮。

为了探明不同牙面、不同形态的牙周袋（如复杂袋、窄而深的袋等），应将牙周探针沿着牙体长轴对各个牙面探查。以颊侧为例，探针插入颊侧远中袋内后，以提插行走的方式向颊面中央和颊面近中移动，以探明同一牙齿上不同深度的牙周袋。

牙周探针应与牙长轴平行，探针尖端贴紧牙根面向袋底方向深入。在探邻面时，应将探针紧靠接触区，并保持与牙长轴平行。当邻面的龈谷区有骨吸收形成凹坑状骨袋时，应将探针紧靠接触点并向邻面中央略倾斜，以探得邻面袋的最深处（图 6 – 5）。

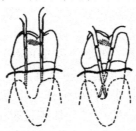

图 6 – 5　探查邻面袋时探针的角度

牙周袋探诊除了测得深度外，还应观察探后有无出血、龈下石的多少等。有时还应探查牙周附着水平，即从牙周袋底到釉牙骨质界的距离，这对了解牙周组织的破坏程度比较可靠。先用牙周探针探得牙周袋深度，然后将探针沿牙根面退出，同时用探针尖端"寻找"釉牙骨质界，到达釉牙骨质界时，得到一个由釉牙骨质界到龈缘的毫米数。将袋深度减去由釉牙骨质界到龈缘的距离，即为该部位附着丧失的程度。若两个读数相减为零，说明无附着丧失。若牙龈退缩使龈缘位于釉牙骨质界的根方，则应将两个读数相加，得出附着丧失的程度。

全口牙周袋探诊深度及附着水平的探测十分费时，根据条件及需要，可对每个牙只记录一个最严重的部位，也可记录一个牙齿的 4 个部位（颊面的近中、中央和远中，舌面中央），或 6 个部位（颊面和舌面各记录近中、中央及远中）。

4. 根分叉病变的检查　用牙周探针探查多根牙的分叉区有无深袋及分叉区骨质的破坏。

在发现有根分叉病变时，可用牙科尖探针以水平方向探入分叉区，以确定病损的严重程度。还应注意分叉的大小、根柱的长短、是否有釉突等，这些都关系到预后及疗效。X线片在根分叉病变的诊断中有一定参考价值，但因影像重叠及投照角度的影响，通常实际病变要比X线片的表现更为严重。

5. 牙松动度　将牙科镊的喙部并拢后，放在后𬌗面窝沟内，向颊舌方向或近远中方向轻摇牙冠，观察牙冠水平位移的方向和幅度。前牙可用镊子夹住切缘并摇动牙冠。

6. 𬌗及𬌗功能的检查　包括上下颌闭合状态下的𬌗关系，以及下颌运动时的状况。

（1）𬌗关系检查：观察牙列是否完整。当上下牙弓相对时，覆𬌗覆盖关系是否正常，有无深覆𬌗或反𬌗、对刃𬌗、锁𬌗等；上下前牙的中线是否一致；有无排列拥挤；𬌗关系的类型；牙齿有无过度的不均匀磨耗等。

（2）检查与咬合有关的颌位是否正常：嘱患者放松地端坐，上下牙微分开，然后轻轻闭口，当上下牙任何一处刚有轻微接触时即停止闭口，此时即为肌位（MCP）。再嘱其将上下牙全部咬紧达牙尖交错位（ICP），简称牙位。观察由肌位至牙位的过程中，牙齿有无滑动，下颌有无偏移。若无滑动或偏移，表示牙位与肌位一致；若由轻咬至重咬过程中牙有滑动或下颌偏移，则表示牙位与肌位不一致，𬌗不稳定。

（3）检查有无𬌗干扰：正常的𬌗应在下颌水平运动中平滑无阻；前伸𬌗前牙接触时，后牙应无接触；工作侧接触时，非工作侧应无接触。如果非工作侧有接触，或前伸𬌗时后牙有接触，则形成𬌗干扰。

嘱患者下颌前伸至上下切牙的切缘相对，若前牙并非均匀接触而有个别高点，则为前伸𬌗的前牙早接触；若后牙有接触，则为前伸𬌗干扰。可用薄型的脱色纸或蜡片来检查早接触点，也可用牙线或用血管镊夹住玻璃纸条放在后牙区，若前伸时后牙能咬住牙线或玻璃纸，说明后牙有𬌗干扰。

嘱患者下颌向一侧运动，先检查工作侧牙齿是否有均匀接触，有无高点（工作侧早接触）；再用牙线或玻璃纸条检查非工作侧有无𬌗干扰。

7. X线检查　X线片对于了解牙周炎骨组织破坏的情况具有重要的参考价值，但它在很大程度上受X线片投照质量的影响，故应结合临床检查进行判断。𬌗翼片对于发现早期的牙槽骨吸收有较好的效果，用长焦距牙科X线机拍摄的牙片，由于X线与牙长轴垂直，使牙槽骨及牙根的影像比较接近实际，可减少因投照角度所造成的假象。曲面体层片的牙槽骨影像较模糊，一般不宜用于牙周炎患者牙槽骨的准确判断。

在分析牙周炎的X线片时，应注意以下各点：①牙冠、牙根的形态，牙根有无吸收或牙骨质增生；②牙槽嵴顶的高度及形态；③牙槽骨的吸收方式；④硬骨板有无增厚、连续性中断或消失；⑤骨小梁的排列和密度；⑥牙周膜间隙的宽度（正常为0.18～0.25mm）；⑦根分叉部有无病变；⑧根面牙石附着情况；⑨其他牙体、根尖周疾病及修复体的情况等。

8. 特殊检查　上述各项是牙周病的常规检查内容，对于确诊牙周炎以及确定患病的严重程度十分有用，但对于牙周炎的分型以及活动期的确定则尚感不足。近年来有不少新发展的检查方法，能在一定程度上辅助常规检查的不足。

（1）微生物学检查：用厌氧培养法来分离和鉴定龈下菌群对了解患处致病菌的种类和量、判断疗效及监测活动期和复发，有重要意义。但其方法复杂、费时，且目前对哪些菌能引起牙周炎尚不够明确，还有大量的微生物尚不能用培养法分离。临床可用暗视野显微镜或相差显微镜观察龈下菌斑中螺旋体和能动菌的百分比，若超过15%则提示有较重的感染。球菌的百分比越高，则越接近健康。也可用2%刚果红负染色法，计数螺旋体和球菌的百分比。用间接免疫荧光法，可检测菌斑中的多种微生物，有较好的特异性和敏感性（80%～100%）。其他如用DNA探针、单克隆抗体、聚合酶链反应（PCR）和细菌酶等来快速检测某些致病菌，也是十分有前途的方法。

（2）恒压电子探针：牙周探诊深度与牙周组织炎症程度及胶原纤维破坏的程度有关，也受探诊力量大小、探针直径等因素的影响。同一部位在不同时间，甚至同一时间由不同医师探诊所得结果的重复性较差（经常在1mm左右）。因此，近年来，国外研制了能固定探诊压力（一般为20～25g）的电子探针，与计算机相连，能自动记录探诊深度，还有的电子探针能自动测得釉牙骨质界。这些使牙周探诊的误差能明显减少。但探针放置的位置及角度仍会影响结果，因此在一些严格设计的纵向临床试验中还须采用固定的参照物，如特制的树脂殆垫等。

（3）免疫学检查：包括体液免疫和细胞免疫。大量研究表明患者血清和龈沟液内存在高滴度的针对某些致病菌（或其毒性产物）的特异抗体。如60%～90%的侵袭性牙周炎患者的血清中抗伴放线菌嗜血菌的抗体IgG明显高于正常人，治疗后该抗体水平显著下降；龈沟液中特异抗体水平与龈下菌斑中同一细菌的量相关等。有些侵袭性牙周炎患者或反映全身疾病的牙周炎，有中性粒细胞和（或）单核细胞的趋化功能或吞噬功能异常。进行白细胞功能的测定有助于分类诊断。

（4）龈沟液的量和生化成分的分析牙龈发炎时和深袋中，龈沟液量增多。龈沟液中还含有多种来源于细菌或宿主组织的生化成分，如酶、炎症介质、细菌毒素、组织破坏分解的产物等。这些物质的量及其动态变化，可能成为发现或预测牙周炎活动期的客观指标。

（5）放射学诊断首先要求采用可重复的、标准的投照方法，使图像清晰、准确。然后采用计算机辅助方法进行精确的测量和显示。对于治疗前和治疗后不同时期所拍摄的X线片，可采用数字减影技术进行骨密度和骨量的比较，能观察到牙槽骨微细的变化。其他如用放射性核素示踪观察骨的新生和吸收等。

（冯美玲）

第二节　白血病龈病损

白血病（leukemia）是造血系统的恶性肿瘤，各型白血病均可出现口腔表征，其中以急性非淋巴细胞白血病（或称急性髓样白血病）最常见。牙龈是最易侵犯的组织之一，不少病例是以牙龈肿胀和牙龈出血为首发症状，因此早期诊断往往是由口腔科医师所作出，应引起高度重视。

一、病因和病理

白血病的确切病因虽然至今不明，但许多因素被认为和白血病的发病有关，病毒可能是主要的因素。此外，尚有遗传因素、放射线、化学毒物或药物等因素。以往的研究已证实，C型RNA肿瘤病毒或称逆转录病毒是哺乳类动物，如小鼠、猫、牛、绵羊和灵长类动物自发性白血病的病因。这种病毒能通过内生的逆转录酶按照RNA顺序合成DNA的复制品，即前病毒，当其插入宿主的染色体 DNA 中后可诱发恶变；遗传因素和某些白血病发病有关，白血病患者中有白血病家族史者占 8.1%，而对照组仅 0.5%。近亲结婚人群急性淋巴细胞白血病的发生率是普通人群的 30 倍；电离辐射有致白血病作用，其作用与放射剂量大小及辐射部位有关，一次较大剂量或多次小剂量均有致白血病作用；全身和放射野较大的照射，特别是骨髓受到照射，可导致骨髓抑制和免疫抑制，照射后数月仍可观察到染色体的断裂和重组。放射线能导致双股 DNA 可逆性断裂，从而使细胞内致瘤病毒复制和排出；在化学因素中，苯的致白血病作用较明确，且以急性粒细胞白血病和红白血病为主，烷化剂和细胞毒药物可致继发性白血病也较肯定。

白血病本身不会引起牙龈炎，而是由于白血病患者的末梢血中存在大量不成熟的无功能的白细胞，这些白细胞在牙龈组织内大量浸润积聚，使牙龈肿大，并非结缔组织本身的增生。患者由于全身衰弱和局部牙龈的肿胀、出血，使菌斑大量堆积，更加重了继发的炎症。引起牙龈过长的大多为急性或亚急性白血病，单核细胞性白血病较多见，慢性白血病一般无明显的牙周表现。

组织学所见为牙龈上皮和结缔组织内充满密集的、不成熟的白细胞，偶见正常中性白细胞、淋巴细胞和浆细胞。结缔组织高度水肿变性，胶原纤维被幼稚白细胞所代替。血管腔内可见白血病细胞形成栓塞，并常见坏死和假膜。细胞性质取决于白血病的类型。

二、临床表现

急性白血病患者多数存在口腔症状。患者常因牙龈肿胀，出血不止而首先到口腔科就诊。白血病的主要表现有以下几种。

（1）大多为儿童及青年患者。起病较急，表现为乏力，不同程度发热，热型不定，有贫血及显著的口腔和皮下、黏膜自发出血现象。

（2）口腔表现多为牙龈明显肿大，波及牙间乳头、边缘龈和附着龈，外形不规则呈结节状，颜色暗红或苍白（为病变白细胞大量浸润所致，并非牙龈结缔组织本身的增生）。

（3）有的牙龈发生坏死、溃疡，有自发痛、口臭、牙齿松动。

（4）牙龈和黏膜自发性出血，且不易止住。

（5）由于牙龈肿胀、出血，口内自洁作用差，使菌斑大量堆积，加重牙龈炎症。

（6）还可表现为牙齿松动、口臭、局部淋巴结肿大等，并有低热、乏力、贫血等全身症状。

三、诊断和鉴别诊断

1. 诊断　根据上述典型的临床表现，及时作血细胞分析及血涂片检查，发现白细胞数目异常（多数病例显著增高，个别病例减少）及形态的异常（如血涂片检查见大量幼稚细胞），便可作出初步诊断。骨髓检查可明确诊断。对于可疑患者还应注意其他部位，如皮肤、黏膜是否存在出血和瘀斑等。

2. 鉴别诊断　表现为牙龈肿大的龈病损应注意与牙龈的炎症性增生、药物性龈增生和龈纤维瘤病鉴别；以牙龈出血为主要表现的龈病损应与菌斑性龈炎和血液系统其他疾病鉴别。

四、治疗

（1）及时转诊至内科确诊，并与血液科医师密切配合治疗。

（2）切忌牙龈手术和活体组织检查。

（3）牙龈出血以保守治疗为主，压迫止血。局部可用止血药，如用含有肾上腺素的小棉球压迫止血，牙周塞治剂、云南白药等都可暂时止血。

（4）在全身情况允许时可进行简单的洁治术以减轻牙龈炎症，但应避免组织创伤。给含漱药，如 0.12% 氯己定、2%～4% 碳酸氢钠液、1%～3% 过氧化氢液及 1% 次氯酸钠液，并指导含漱。

（5）伴有脓肿时，在脓肿初期禁忌切开，待脓液形成时，尽可能不切开引流，以避免病情复杂化（感染扩散、出血不止、伤口不愈）。为减轻症状，可局部穿刺、抽吸脓液（仅脓液多时切开）手术时，避免过度挤压，切口过大。

（6）口腔卫生指导，加强口腔护理应指导患者使用软毛牙刷、正确地刷牙和使用牙线等，保持口腔清洁，减轻牙龈的炎症。每日 2 次使用 0.12%～0.2% 氯己定溶液漱口有助于减少菌斑，消除炎症。

（冯美玲）

第三节　慢性牙周炎

慢性牙周炎（CP）原名成人牙周炎（adult peridontitis，AP）或慢性成人牙周炎（chronic adult periodontitis，CAP）。更改名称是因为此类牙周炎虽最常见于成年人，但也可发生于儿童和青少年，而且由于本病的进程缓慢，通常难以确定真正的发病年龄。大部分慢性牙周炎呈缓慢加重，但也可出现间歇性的活动期。此时牙周组织的破坏加速，随后又可转入静止期。大部分慢性牙周炎患者根本不出现爆发性的活动期。

本病为最常见的一类牙周炎，约占牙周炎患者的 95%，由长期存在的慢性牙龈炎向深部牙周组织扩展而引起。牙龈炎和牙周炎之间虽有明确的病理学区别，但在临床上，两者却是逐渐、隐匿地过渡。因此早期发现和诊断牙周炎十分重要，因为牙周炎的后果远比牙龈炎严重。

一、临床表现

本病一般侵犯全口多数牙齿，也有少数患者仅发生于一组牙（如前牙）或少数牙。发病有一定的牙位特异性，磨牙和下前牙区以及邻接面由于菌斑牙石易堆积，故较易患病。牙周袋的炎症、附着丧失和牙槽骨吸收在牙周炎的早期即已出现，但因程度较轻，一般无明显不适。临床主要的症状为刷牙或进食时出血，或口内有异味，但通常不引起患者的重视。及至形成深牙周袋后，出现牙松动、咀嚼无力或疼痛，甚至发生急性牙周脓肿等，才去就诊，此时多已为晚期。

牙周袋处的牙龈呈现不同程度的慢性炎症，颜色暗红或鲜红、质地松软、点彩消失、边缘圆钝且不与牙面贴附。有些患者由于长期的慢性炎症，使牙龈有部分纤维性增生、变厚、表面炎症不明显，但牙周探诊后，袋内壁有出血，也可有脓。牙周袋探诊深度（PD）超过

3mm，且有附着丧失。如有牙龈退缩，则探诊深度可能在正常范围，但可见釉牙骨质界已暴露。因此附着丧失能更准确地反映牙周支持组织的破坏。

慢性牙周炎根据附着丧失和骨吸收的范围（extent）及其严重程度（severity）可进一步分型。范围是指根据患病的牙数将其分为局限型和广泛型。全口牙中有附着丧失和骨吸收的位点（site）数占总位点数≤30%者为局限型；若>30%的位点受累，则为广泛型。也可根据牙周袋深度、结缔组织附着丧失和骨吸收的程度来分为轻度、中度和重度。上述指标中以附着丧失为重点，它与炎症的程度大多一致，但也可不一致。一般随病程的延长和年龄的增长而使病情累积、加重。流行病学调查资料表明，牙周病的患病率虽高，但重症牙周炎只发生于约10%～15%的人群。

轻度：牙龈有炎症和探诊出血，牙周袋深度≤4mm，附着丧失1～2mm，X线片显示牙槽骨吸收不超过根长的1/3。可有轻度口臭。

中度：牙龈有炎症和探诊出血，也可有脓。牙周袋深度≤6mm，附着丧失3～4mm，X线片显示牙槽骨水平型或角型吸收超过根长的1/3，但不超过根长的1/2。牙齿可能有轻度松动，多根牙的根分叉区可能有轻度病变。

重度：炎症较明显或发生牙周脓肿。牙周袋>6mm，附着丧失≥5mm，X线片示牙槽骨吸收超过根长的1/2，多根牙有根分叉病变，牙多有松动。

慢性牙周炎患者除有上述特征外，晚期常可出现其他伴发症状，如①由于牙松动、移位和龈乳头退缩，造成食物嵌塞；②由于牙周支持组织减少，造成继发性𬌗创伤；③牙龈退缩使牙根暴露，对温度敏感，并容易发生根面龋，在前牙还会影响美观；④深牙周袋内脓液引流不畅时，或身体抵抗力降低时，可发生急性牙周脓肿；⑤深牙周袋接近根尖时，可引起逆行性牙髓炎；⑥牙周袋溢脓和牙间隙内食物嵌塞，可引起口臭。

二、诊断特征

（1）多为成年人，也可见于儿童或青少年。

（2）有明显的菌斑、牙石及局部刺激因素，且与牙周组织的炎症和破坏程度比较一致。

（3）根据累及的牙位数，可进一步分为局限型（<30%位点）和广泛型（>30%）；根据牙周附着丧失的程度，可分为轻度（AL 1～2mm）、中度（AL 3～4mm）和重度（AL≥5mm）。

（4）患病率和病情随年龄增大而加重，病情一般缓慢进展而加重，也可间有快速进展的活动期。

（5）全身一般健康，也可有某些危险因素，如吸烟、精神压力、骨质疏松等。

中度以上的慢性牙周炎诊断并不困难，但早期牙周炎与牙龈炎的区别不甚明显，须通过仔细检查而及时诊断，以免贻误正确的治疗（表6-1）。

表6-1 牙龈炎和早期牙周炎的区别

	牙龈炎	早期牙周炎
牙龈炎症	有	有
牙周袋	假性牙周袋	真性牙周袋
附着丧失	无*	有，能探到釉牙骨质界

续 表

	牙龈炎	早期牙周炎
牙槽骨吸收	无	嵴顶吸收，或硬骨板消失
治疗结果	病变可逆，牙龈组织恢复正常	炎症消退，病变静止，但已破坏的支持组织难以完全恢复正常

注：＊1999 年对牙龈炎的定义增加了"在一定条件下可以有附着丧失"。

在确诊为慢性牙周炎后，还应通过仔细的病史询问和必要的检查，发现患者有无牙周炎的易感因素，如全身疾病、吸烟等；并根据病情确定其严重程度、目前牙周炎是否为活动期等，并据此制定针对性的治疗计划和判断预后。

三、治疗原则

慢性牙周炎早期治疗的效果较好，能使病变停止进展，牙槽骨有少量修复。只要患者能认真清除菌斑并定期复查，则疗效能长期保持。治疗应以消除菌斑、牙石等局部刺激因素为主，辅以手术等方法。由于口腔内各个牙的患病程度和病因刺激物的多少不一致，必须针对每个患牙的具体情况，制定全面的治疗计划。

1. 局部治疗

（1）控制菌斑：菌斑是牙周炎的主要病原刺激物，而且清除之后还会不断在牙面堆积。因此必须向患者进行细致的讲解和指导，使其充分理解坚持不懈地清除菌斑的重要性。此种指导应贯穿于治疗的全过程，每次就诊时均应检查患者菌斑控制的程度，并作记录。有菌斑的牙面应占全部牙面的 20% 以下才算合格。牙周炎在龈上牙石被刮除以后，如菌斑控制方法未被掌握，牙石重新沉积的速度是很快的。

（2）彻底清除牙石，平整根面：龈上牙石的清除称为洁治术，龈下牙石的清除称为龈下刮治或深部刮治。龈下刮治除了刮除龈下石外，还须将暴露在牙周袋内的含有大量内毒素的病变牙骨质刮除，使根面平整而光滑。根面平整使微生物数量大大减少，并搅乱了生物膜的结构，改变了龈下的环境，使细菌不易重新附着。牙龈结缔组织有可能附着于根面，形成新附着。

经过彻底的洁治和根面平整后，临床上可见牙龈的炎症和肿胀消退，出血和溢脓停止，牙周袋变浅、变紧。袋变浅是由于牙龈退缩及袋壁胶原纤维的新生，使牙龈变得致密，探针不再穿透结合上皮进入结缔组织内；也可能有新的结缔组织附着于根面。洁治和刮治术是牙周炎的基础治疗，任何其他治疗手段只应作为基础治疗的补充手段。

（3）牙周袋及根面的药物处理：大多数患者在根面平整后，组织能顺利愈合，不需药物处理。对一些炎症严重、肉芽增生的深牙周袋，在刮治后可用药物处理袋壁。必要时可用复方碘液，它有较强的消炎、收敛作用，注意避免烧灼邻近的黏膜。

近年来，牙周袋内局部放置缓释型的抗菌药物取得较好的临床效果，药物能较长时间停留于牙周袋内，起到较好的疗效。可选用的药物如甲硝唑、四环素及其同族药物如米诺环素、氯己定（洗必泰）等。有人报道，用含有上述药物的凝胶或溶液冲洗牙周袋，取得良好的临床疗效，袋内的微生物也消失或明显减少。但药物治疗只能作为机械方法清除牙石后的辅助治疗，不能取代除石治疗。

（4）牙周手术：上述治疗后，若仍有较深的牙周袋，或根面牙石不易彻底清除，炎症不能控制，则可进行牙周手术。其优点是可以在直视下彻底刮除根面的牙石及不健康的肉芽组织，必要时还可修整牙槽骨的外形或截除患根、矫正软组织的外形等等。手术后牙周袋变浅、炎症消退、骨质吸收停止、甚至可有少量骨修复。理想的手术效果是形成新附着，使牙周膜的结缔组织细胞重新在根面沉积牙骨质，并形成新的牙周膜纤维束和牙槽骨。这就是牙周组织的再生性手术，是目前临床和理论研究的热点，临床取得一定的成果，但效果有待提高。

（5）松动牙固定术：用各种材料和方法制成牙周夹板，将一组患牙与其相邻的稳固牙齿连结在一起，使𬌗力分散于一组牙上，减少了患牙承受的超重力或侧向扭转力的损害。这种固定术有利于牙周组织的修复。一般在松牙固定后，牙齿稳固、咀嚼功能改善。有些病例在治疗数月后，X线片可见牙槽骨硬骨板致密等效果。本法的缺点是，对局部的菌斑控制措施有一定的妨碍。因此，一定要从有利于菌斑控制方面改善设计，才能使本法持久应用。如果患者有缺失牙齿需要修复，而基牙或邻近的患牙因松动而需要固定，也可在可摘式义齿上设计一定的固定装置，或用制作良好的固定桥来固定松动牙。并非所有松动牙都需要固定，主要是患牙动度持续加重、影响咀嚼功能者才需要固定。

（6）调𬌗：如果X线片显示牙槽骨角形缺损或牙周膜增宽，就要对该牙做有无𬌗干扰的检查。如有叩诊震颤，再用蜡片法或咬合纸法查明早接触点的部位及大小，然后进行选磨。如果不能查到𬌗干扰，说明该牙目前并不存在创伤，可能是曾经有过创伤，但由于早接触点已被磨损，或由于牙周组织的自身调节，创伤已经缓解，这种情况不必作调𬌗处理。

（7）拔除不能保留的患牙：严重而无法挽救的患牙必须及早拔除，以免影响治疗和增加再感染的机会。拔牙创的愈合可使原来的牙周病变区破坏停止而出现修复性改变，这一转机对邻牙的治疗有着良好的影响。

（8）坚持维护期治疗：牙周炎经过正规治疗后，一般能取得较好的效果，但长期疗效的保持取决于是否能定期复查和进行必要的后续治疗，患者的自我菌斑控制也是至关重要的。根据患者的病情以及菌斑控制的好坏来确定复查的间隔时间，每次复查均应对患者进行必要的口腔卫生指导和预防性洁治。若有病情未被控制的牙位，则应进行相应的治疗。总之，牙周炎的治疗绝非一劳永逸的，维护期治疗是保持长期疗效的关键。

2. 全身治疗　慢性牙周炎除非出现急性症状，一般不需采用抗生素类药物。对严重病例可口服甲硝唑 0.2g，每日 3~4 次，共服一周。或服螺旋霉素 0.2g，每日 4 次，共服 5~7 日。有些患者有慢性系统性疾病，如糖尿病、心血管疾患等，应与内科医师配合，积极治疗和控制全身疾病。成功的牙周治疗对糖尿病的控制也有积极意义。

大多数慢性牙周炎患者经过恰当的治疗后，病情可得到控制，但也有少数患者疗效很差。1978 年，Hirschfeld 等报告，对 600 名牙周炎患者追踪观察平均 22 年后，83% 患者疗效良好、13% 病情加重、4% 则明显恶化（人均失牙 10~23 个）。过去把后两类患者称为难治性牙周炎或顽固性牙周炎。这些患者可能有特殊的致病菌，或牙体和牙周病变的形态妨碍了彻底地清除病原刺激物。有人报告此类患者常为重度吸烟者。

（冯美玲）

第四节　侵袭性牙周炎

侵袭性牙周炎（aggressive periodontitis，AgP）是一组在临床表现和实验室检查（包括化验和微生物学检查）均与慢性牙周炎有明显区别的、相对少见的牙周炎。它包含了 1989 年旧分类中的三个类型，即青少年牙周炎、快速进展性牙周炎和青春前期牙周炎，一度曾将这三个类型合称为早发性牙周炎（EOP）。实际上这类牙周炎虽多发于年轻人，但也可见于成年人。本病一般来说发展较迅猛，但也可转为间断性的静止期，而且临床上对进展速度也不易判断。因此在 1999 年的国际研讨会上建议更名为侵袭性牙周炎。

一、侵袭性牙周炎的危险因素

对侵袭性牙周炎的病因尚未完全明了，大量的病因证据主要源于过去对青少年牙周炎的研究结果。现认为某些特定微生物的感染及机体防御能力的缺陷是引起侵袭性牙周炎的两方面主要因素。

1. 微生物　大量的研究表明伴放线菌嗜血菌（Aa）是侵袭性牙周炎的主要致病菌，其主要依据如下：

（1）从局限性青少年牙周炎患牙的龈下菌斑中可分离出 Aa，阳性率高达 90% ~ 100%，而同一患者口中的健康牙或健康人则检出率明显的低（< 20%），慢性牙周炎患者 Aa 的检出率也低于局限性青少年牙周炎。但也有些学者（尤其是中国和日本）报告未能检出 Aa，或是所检出的 Aa 为低毒性株，而主要分离出牙龈卟啉单胞菌、腐蚀艾肯菌、中间普氏菌、具核梭杆菌等。这可能是由于重症患者的深牙周袋改变了微生态环境，使一些严格厌氧菌成为优势菌，而 Aa 不再占主导；也可能确实存在着种族和地区的差异。广泛型侵袭性牙周炎的龈下菌群主要为牙龈卟啉单胞菌、福赛拟杆菌（现名为 Tanncrella forsythia，Tf）、腐蚀艾肯菌等。也有学者报告，在牙周健康者和儿童口腔中也可检出 Aa，但占总菌的比例较低。

（2）伴放线菌嗜血菌产生多种对牙周组织有毒性和破坏作用的毒性产物，例如白细胞毒素，能损伤乃至杀死中性粒细胞和单核细胞，并引起动物的实验性牙周炎。Aa 表面的膜泡脱落可使毒素播散。还产生上皮毒素、骨吸收毒素、细胞坏死膨胀毒素和致凋亡毒素等。

（3）引发宿主的免疫反应：局限型侵袭性牙周炎（LAgP）患者的血清中有明显升高的抗 Aa 抗体，牙龈局部和龈沟液内也产生大量的特异抗体甚至高于血清水平，说明这种免疫反应发生于牙龈局部。Aa 产生的内毒素可激活上皮细胞、中性粒细胞、成纤维细胞和单核细胞产生大量的细胞因子，引发炎症反应。

（4）牙周治疗可使 Aa 量明显减少或消失，当病变复发时，该菌又复出现。Slots 等报告，由于 Aa 能入侵牙周组织，单纯的机械治疗不能消除 Aa，临床疗效欠佳，口服四环素后，Aa 消失，临床疗效转佳。

近年来有些学者报告，从牙周袋内分离出病毒、真菌甚至原生动物，可能与牙周病有关。

2. 全身背景

（1）白细胞功能缺陷：已有大量研究证明本病患者有周缘血的中性粒细胞（PMN）和（或）单核细胞的趋化功能降低。有的学者报告，吞噬功能也有障碍，这种缺陷带有家族性，患者的同胞中有的也可患侵袭性牙周炎，或虽未患牙周炎，却也有白细胞功能缺陷。但侵袭性牙周炎患者的白细胞功能缺陷并不导致全身其他部位的感染性疾病。

（2）产生特异抗体：研究还表明与 Aa 的糖类抗原发生反应的抗体主要是 IgG_2 亚类，在局限型侵袭性牙周炎患者中升高，而广泛型侵袭性牙周炎则缺乏此亚类。提示 IgG_2 抗体起保护作用，可阻止病变的扩散。

（3）遗传背景：本病常有家族聚集现象；也有种族易感性的差异，如 1987 年，Saxby 报告，7 266 名 15～19 岁的英国学生中，局限性青少年牙周炎的总患病率为 0.1%，其中白种人 0.2%、非洲裔人为 0.8%、亚裔人 0.2%。黑人中患局限性青少年牙周炎的几率远高于白人和亚洲人。本病也可能有遗传背景。有研究报告，FcγRⅡ 基因多态性、维生素 D 受体基因多态性等可能为本病的易感因素。

（4）牙骨质发育异常：1928 年，Cottlieb 曾提出本病的原因是牙骨质的继续形成受到抑制，妨碍了牙周膜纤维附着于牙体。此后有少量报道，发现局限性青少年牙周炎患者的牙根尖而细，牙骨质发育不良，甚至无牙骨质，不仅已暴露于牙周袋内的牙根如此，在其根方尚未发生病变处的牙骨质也有发育不良。说明这种缺陷不是疾病的结果，而是发育中的问题。国内有报告侵袭性牙周炎患者发生单根牙牙根形态异常的几率高于牙周健康者和慢性牙周炎患者；有牙根形态异常的牙，其牙槽骨吸收重于形态正常者。

3. 环境和行为因素　吸烟的量和时间是影响年轻人牙周破坏范围的重要因素之一。吸烟的广泛型侵袭性牙周炎患者比不吸烟的广泛型侵袭性牙周炎患者患牙数多、附着丧失量也多。吸烟对局限型患者的影响似较小。口腔卫生的好坏也对疾病有影响。

总之，现代的观点认为牙周炎不是由单一种细菌引起的，而是多种微生物共同和相互作用；高毒性的致病菌是必需的致病因子，而高易感性宿主的防御功能低下和（或）过度的炎症反应所导致牙周组织的破坏是发病的重要因素；吸烟、遗传基因等调节因素也可能起一定的促进作用。

二、组织病理学改变

侵袭性牙周炎的组织学变化与慢性牙周炎无明显区别，均以慢性炎症为主。免疫组织化学研究发现，本病的牙龈结缔组织内也以浆细胞浸润为主，但其中产生 IgA 的细胞少于慢性牙周炎者，游走到袋上皮内的中性粒细胞数目也较少，这两种现象可能是细菌易于入侵的原因之一。电镜观察到在袋壁上皮、牙龈结缔组织甚至牙槽骨的表面可有细菌入侵，主要为革兰阴性菌及螺旋体。近年还有学者报告，中性粒细胞和单核细胞对细菌的过度反应，密集的白细胞浸润及过量的细胞因子和炎症介质表达，可能导致严重的牙周炎症和破坏。

三、临床表现

根据患牙的分布可将侵袭性牙周炎分为局限型（LAgP）和广泛型（GAgP）。局限型大致相当于过去的局限型青少年牙周炎；广泛型相当于过去的弥漫型青少年牙周炎和快速进展性牙周炎。局限型侵袭性牙周炎和广泛型侵袭性牙周炎的临床特征有相同之处，也各有其不同之处。在我国，典型的局限型侵袭性牙周炎较为少见，这一方面可能由于患者就诊较晚，病变已蔓延至全口多个牙，另一方面可能有种族背景。

1. 快速进展的牙周组织破坏　快速的牙周附着丧失和骨吸收是侵袭性牙周炎的主要特

点。严格来说，"快速"的确定应依据在两个时间点所获得的临床记录或 X 线片来判断，然而此种资料不易获得。临床上常根据"严重的牙周破坏发生在较年轻的患者"来做出快速进展的判断。有人估计，本型患者的牙周破坏速度比慢性牙周炎快 3~4 倍，患者常在 20 岁左右即已须拔牙或牙自行脱落。

2. 年龄与性别　本病患者一般年龄较小，发病可始于青春期前后，因早期无明显症状，患者就诊时常已 20 岁左右。有学者报告，广泛型的平均年龄大于局限型患者，一般也在 30 岁以下，但也可发生于 35 岁以上的成年人。女性多于男性，但也有人报告年幼者以女性为多，稍长后性别无差异。

3. 口腔卫生情况　本病一个突出的表现是局限型患者的菌斑、牙石量很少，牙龈表面的炎症轻微，但却已有深牙周袋，牙周组织破坏程度与局部刺激物的量不成比例。牙龈表面虽然无明显炎症，实际上在深袋部位是有龈下菌斑的，而且袋壁也有炎症和探诊后出血。广泛型的菌斑、牙石量因人而异，多数患者有大量的菌斑和牙石，也可很少；牙龈有明显的炎症，呈鲜红色，并可伴有龈缘区肉芽性增殖，易出血，可有溢脓，晚期还可以发生牙周脓肿。

4. 好发牙位　1999 年，新分类法规定，局限型侵袭性牙周炎的特征是"局限于第一恒磨牙或切牙的邻面有附着丧失，至少波及两个恒牙，其中一个为第一磨牙。其他患牙（非第一磨牙和切牙）不超过两个。"换言之，典型的患牙局限于第一恒磨牙和上下切牙，多为左右对称。X 线片可见第一磨牙的近远中均有垂直型骨吸收，形成典型的"弧形吸收"，在切牙区多为水平型骨吸收。但早期的患者不一定波及所有的切牙和第一磨牙。广泛型的特征为"广泛的邻面附着丧失，侵犯第一磨牙和切牙以外的牙数在三颗以上。"也就是说，侵犯全口大多数牙。

5. 家族聚集性　家族中常有多人患本病，患者的同胞有 50% 患病机会。其遗传背景可能与白细胞功能缺陷有关，也有人认为是 X 连锁性遗传或常染色体显性遗传等。但也有一些学者认为是由于牙周致病菌在家族中的传播所致。临床上并非每位侵袭性牙周炎患者均有家族史。

6. 全身情况　侵袭性牙周炎患者一般全身健康，无明显的系统性疾病，但部分患者具有中性粒细胞及（或）单核细胞的功能缺陷。多数患者对常规治疗，如刮治和全身药物治疗，有明显的疗效，但也有少数患者经任何治疗效果都不佳，病情迅速加重直至牙齿丧失。

广泛型和局限型究竟是两个独立的类型，抑或广泛型侵袭性牙周炎是局限型发展和加重的结果，尚不肯定。但有不少研究结果支持两者为同一疾病不同阶段的观点，例如①年幼者以局限型较多，而年长者患牙数目增多，以广泛型为多；②局限型患者血清中的抗 Aa 特异抗体水平明显地高于广泛型患者，起保护作用的 IgG_2 亚类水平也高于广泛型。可能机体对致病菌挑战所产生的免疫反应使感染局限，而广泛型患者的抗体反应较弱，使感染扩散；③有些广泛型侵袭性牙周炎患者的第一磨牙和切牙病情较重，且有典型的"弧形吸收"影像，提示这些患者可能由局限型病变发展而来。

四、诊断特点

本病应抓住早期诊断这一环，因患者初起时无明显症状，待就诊时多已为晚期。如果一名青春期前后的年轻患者，菌斑、牙石等刺激物不多，炎症不明显，但发现有少数牙松动、移位或邻面深袋，局部刺激因子与病变程度不一致等，则应引起重视。重点检查切牙及第一磨牙邻面，并拍摄 X 线片，殆翼片有助于发现早期病变。有条件时，可做微生物学检查，发现伴放线菌嗜血菌或大量的牙龈卟啉单胞菌，或检查中性多形核白细胞有无趋化和吞噬功能的异常，若为阳性，对诊断本病十分有利。早期诊断及治疗对保留患牙和控制病情极为重要。对于侵袭性牙周炎患者的同胞进行牙周检查，有助于早期发现其他病例。

临床上常以年龄（35 岁以下）和全口大多数牙的重度牙周破坏，作为诊断广泛型侵袭性牙周炎的标准，也就是说牙周破坏程度与年龄不相称。但必须明确的是，并非所有年轻患者的重度牙周炎均可诊断为侵袭性牙周炎，应先排除一些明显的局部和全身因素。如①是否有严重的错殆导致咬合创伤，加速了牙周炎的病程；②是否曾接受过不正规的正畸治疗，或在正畸治疗前未认真治疗已存在的牙周病；③有无食物嵌塞、邻面龋、牙髓及根尖周病、不良修复体等局部促进因素，加重了菌斑堆积，造成牙龈的炎症和快速的附着丧失；④有无伴随的全身疾病，如未经控制的糖尿病、白细胞黏附缺陷、HIV 感染等。上述①～③的存在可以加速慢性牙周炎的牙槽骨吸收和附着丧失；如有④则应列入伴有全身疾病的牙周炎中，其治疗也不仅限于口腔科。如有条件检测患者周缘血的中性粒细胞和单核细胞的趋化及吞噬功能、血清 IgG_2 水平，或微生物学检测，则有助于诊断。有时阳性家族史也有助于诊断本病（表 6 - 2）。

表 6 - 2　侵袭性牙周炎的诊断特点

1. 年龄一般在 35 岁以下，但也可超过
2. 无明显的全身疾病
3. 快速的骨吸收和附着丧失
4. 家族聚集性
5. 牙周组织破坏程度与菌斑及局部刺激量不一致

注：＊慢性牙周炎与侵袭性牙周炎的鉴别主要应排除后者（AgP）。

最近有学者提出，在有的年轻人和青少年，有个别牙齿出现附着丧失，但其他方面不符合早发性牙周炎者，可称之为偶发性附着丧失。例如个别牙因咬合创伤或错殆所致的牙龈退缩、拔除智齿后第二磨牙远中的附着丧失等。这些个体可能为侵袭性牙周炎或慢性牙周炎的易感者，应密切加以复查和监测，以利早期诊断。

五、治疗原则

1. 早期治疗，防止复发　本病常导致患者早年失牙，因此特别强调早期、彻底的治疗，主要是彻底消除感染。治疗原则基本同慢性牙周炎，洁治、刮治和根面平整等基础治疗是必不可少的，多数患者对此有较好的疗效。治疗后病变转入静止期。但因为伴放线菌嗜血菌及其他细菌可入侵牙周组织，单靠机械刮治不易彻底消除入侵的细菌，有的患者还需用翻瓣手术清除组织内的微生物。本病治疗后较易复发（国外报道复发率约为 1/4），因此应加强定期的复查和必要的后续治疗。根据每位患者菌斑和炎症的控制情况，确定复查的间隔期。开始时约为每 1～2 个月一次，半年后若病情稳定，可逐渐延长。

2. 抗菌药物的应用　Slots 等报告，本病单纯用刮治术不能消除入侵牙龈中的伴放线菌嗜血菌，残存的微生物容易重新在牙根面定植，使病变复发。因此主张全身服用抗生素作为辅助疗法。国外主张使用四环素 0.25g 每日 4 次，共服 2～3 周。但在我国，由于 20 世纪四

环素的滥用导致耐药菌株，对国内患者效果不理想。也可用小剂量多西环素（强力霉素），50mg 每日两次。这两种药除有抑菌作用外，还有抑制胶原酶的作用，可减少牙周组织的破坏。近年来还主张在龈下刮治后口服甲硝唑和阿莫西林（羟氨苄青霉素），两者合用效果优于单一用药。在根面平整后的深牙周袋内放置缓释的抗菌制剂，如甲硝唑、米诺环素、氯己定等，也有良好疗效。文献报道，可减少龈下菌斑的重新定植，减少病变的复发。

3. 调整机体防御功能　宿主对细菌感染的防御反应在侵袭性牙周炎的发病和发展方面起重要的作用。近年来人们试图通过调节宿主的免疫和炎症反应过程来减轻或治疗牙周炎。例如多西环素可抑制胶原酶，非甾体类抗炎药（NSAID）可抑制花生四烯酸产生前列腺素，阻断和抑制骨吸收，这些均有良好的前景。祖国医学强调全身调理，国内有些学者报告用六味地黄丸为基础的固齿丸（膏），在牙周基础治疗后服用数月，可提高疗效和明显减少复发率。服药后，患者的白细胞趋化和吞噬功能以及免疫功能也有所改善。吸烟是牙周炎的危险因素，应劝患者戒烟。还应努力发现和调整其他全身因素及宿主防御反应方面的缺陷。

4. 综合治疗　在病情不太重而有牙移位的患者，可在炎症控制后，用正畸方法将移位的牙复位排齐，但正畸过程中务必加强菌斑控制和牙周病情的监控，加力也宜轻缓。牙体或牙列的修复也要注意应有利于菌斑控制。

如前所述，侵袭性牙周炎的治疗需要强化的、综合的治疗，更要强调基础治疗后的定时维护治疗。Buchmann 等对 13 名侵袭性牙周炎患者进行基础治疗、阿莫西林 + 甲硝唑和手术治疗后，每年 3 ~ 4 次复查、复治。共追踪观察 5 年。临床附着水平从基线到治疗后 3 个月时改善 2.23mm，此后的 5 年内，94.6% 的人附着水平保持稳定，仅 2% ~ 5% 有加重或反复发作的附着丧失。

总之，牙周炎是一组临床表现为慢性炎症和支持组织破坏的疾病，它们都是感染性疾病，有些人长期带菌却不发病，而另一些人却发生牙龈炎或牙周炎。牙周感染与身体其他部位的慢性感染有相同之处，但又有其独特之处，主要是牙体、牙周组织的特点所决定。龈牙结合部直接暴露在充满各种微生物的口腔环境中，细菌生物膜长期不断地定植于表面坚硬且不脱落（non - shedding）的牙面上，又有丰富的来自唾液和龈沟液的营养；牙根及牙周膜、牙槽骨则是包埋在结缔组织内，与全身各系统及组织有密切的联系，宿主的防御系统能达到牙周组织的大部分，但又受到一定的限制。这些都决定着牙周炎的慢性、不易彻底控制、容易复发、与全身情况有双向影响等特点。

牙周炎是多因素疾病，决定着发病与否和病情程度的因素有微生物的种类、毒性和数量；宿主对微生物的应战能力；环境因素（如吸烟、精神压力等）；某些全身疾病和状况的影响（如内分泌、遗传因素）等。有证据表明牙周炎也是一个多基因疾病，不是由单个基因所决定的。

牙周炎在临床上表现为多类型（CP，AgP 等）。治疗主要是除去菌斑及其他促进因子，但对不同类型、不同阶段的牙周炎及其并发病变，需要使用多种手段（非手术、手术、药物、正畸、修复等）的综合治疗。

牙周炎的治疗并非一劳永逸的，而需要终身维护和必要的重复治疗。最可庆幸和重要的一点是：牙周炎和牙龈炎都是可以预防的疾病，通过公众自我保护意识的加强、防治条件的改善及口腔医务工作者不懈的努力，牙周病是可以被消灭和控制的。

（冯美玲）

第五节 反映全身疾病的牙周炎

在 1989 年制定的牙周炎分类法中，有一项"伴有全身疾病的牙周炎"。它是指一组伴有全身性疾病的、有严重而迅速破坏的牙周炎。1999 年的分类法基本保留了此范畴，而将名称改为"反映全身疾病的牙周炎"。这个改动似乎更强调了它所涵盖的是一组以牙周炎作为其突出表征之一的全身疾病，而不仅仅是"相伴"或某些全身因素（如内分泌、药物等）对牙周炎的影响。

属于本范畴的牙周炎主要有两大类，即血液疾病（白细胞数量和功能的异常、白血病等）和某些遗传性疾病。本节重点介绍一些较常见而重要的全身疾病在牙周组织的表现。

一、掌跖角化 – 牙周破坏综合征

本病又名 Papillon – Lefevre 综合征，由这两人在 1924 年首次报告本病。其特点是手掌和足跖部的皮肤过度角化，牙周组织严重破坏，故由此得名。有的病例还伴有硬脑膜的钙化。患者全身一般健康，智力正常。本病罕见，患病率约为百万分之一至四。

（一）临床表现

皮损及牙周病变常在 4 岁前共同出现，有人报告，可早在出生后 11 个月。皮损包括手掌、足底、膝部及肘部局限的过度角化、鳞屑、皲裂，有多汗和臭汗。约有 1/4 患者易有身体它处感染。牙周病损在乳牙萌出不久即可发生，深牙周袋炎症严重，溢脓、口臭，骨质迅速吸收，约在 5 ~ 6 岁时乳牙即相继脱落，创口愈合正常。待恒牙萌出后又发生牙周破坏，常在 10 多岁时自行脱落或拔除。有的患者第三磨牙也会在萌出后数年内脱落，有的则报告第三磨牙不受侵犯。

（二）病因

（1）本症的菌斑成分与成人牙周炎的菌斑较类似，而不像侵袭性牙周炎。在牙周袋近根尖区域有大量的螺旋体，在牙骨质上也黏附有螺旋体。有人报告，患者血清中有抗伴放线菌嗜血菌的抗体，袋内可分离出该菌。

（2）本病为遗传性疾病，属于常染色体隐性遗传。父母不患该症，但可能为血缘婚姻（约占 23%），双亲必须均携带常染色体基因才使其子女患本病。患者的同胞中也可有患本病者，男女患病机会均等。有人报告本病患者的中性粒细胞趋化功能异常。

（三）病理

与慢性牙周炎无明显区别。牙周袋壁有明显的慢性炎症，主要为浆细胞浸润，袋壁上皮内几乎见不到中性粒细胞。破骨活动明显，成骨活动很少。患牙根部的牙骨质非常薄，有时仅在根尖区存在较厚的有细胞的牙骨质。X 线片见牙根细而尖，表明牙骨质发育不良。

（四）治疗原则

对于本病，常规的牙周治疗效果不佳，患牙的病情常持续加重，直至全口拔牙。近年来有人报告，对幼儿可将其全部乳牙拔除，当恒切牙和第一恒磨牙萌出时，再口服 10 ~ 14 天抗生素，可防止恒牙发生牙周破坏。若患儿就诊时已有恒牙萌出或受累，则将严重患牙拔除，重复多疗程口服抗生素；同时进行彻底的局部牙周治疗，每 2 周复查和洁治一次，保持良好的口腔卫生。在此情况下，有些患儿新萌出的恒牙可免予罹病。这种治疗原则的出发点是基于本病是伴放线菌嗜血菌或某些致病微生物的感染，而且致病菌在牙齿刚萌出后即附着于该牙面。在关键时期（如恒牙萌出前）拔除一切患牙，造成不利于致病菌生存的环境，以防止新病变的发生。这种治疗原则取得了一定效果，但病例尚少，仍须长期观察，并辅以微生物学研究。患者的牙周炎控制或拔牙后，皮损仍不能痊愈，但可略减轻。

二、Down 综合征

本病又名先天愚型，或染色体 21 - 三体综合征，为一种由染色体异常所引起的先天性疾病。一型是典型的染色体第 21 对三体病，有 47 个染色体；另一型为只有 23 对染色体，第 21 对移到其他染色体上。本病可有家族性。

患者有发育迟缓和智力低下。约一半患者有先天性心脏病，约 15% 患儿于 1 岁前夭折。面部扁平、眶距增宽、鼻梁低宽、颈部短粗。常有上颌发育不足、萌牙较迟、错𬌗畸形、牙间隙较大、系带附着位置过高等。几乎 100% 患者均有严重的牙周炎，且其牙周破坏程度远超过菌斑、牙石等局部刺激物的量。本病患者的牙周破坏程度重于其他非先天愚型的弱智者。全口牙齿均有深牙周袋及炎症，下颌前牙较重，有时可有牙龈退缩。病情迅速加重，有时可伴坏死性龈炎。乳牙和恒牙均可受累。

患者的龈下菌斑微生物与一般牙周炎患者并无明显区别。有人报告，产黑色素普雷沃菌群增多。牙周病情的快速恶化可能与中性粒细胞的趋化功能低下有关，也有报告白细胞的吞噬功能和细胞内杀菌作用也降低。

对本病的治疗无特殊。彻底的常规牙周治疗和认真控制菌斑，可减缓牙周破坏。但由于患儿智力低下，常难以坚持治疗。

三、糖尿病

糖尿病是与多种遗传因素有关的内分泌异常。由于胰岛素的生成不足、功能不足或细胞表面缺乏胰岛素受体等机制，产生胰岛素抵抗，引起患者的血糖水平升高，糖耐量降低。糖尿病与牙周病在我国的患病率都较高，两者都是多基因疾病，都有一定程度的免疫调节异常。对于两者之间的关系，是人们长期研究的课题。

1999 年的牙周病分类研讨会上，专家们认为糖尿病可以影响牙周组织对细菌的反应性。他们把"伴糖尿病的牙龈炎"列入"受全身因素影响的菌斑性牙龈病"中，然而在"反映全身疾病的牙周炎"中却未列入糖尿病。在口腔科临床上看到的大多为 II 型糖尿病患者，他们的糖尿病主要影响牙周炎的发病和严重程度。尤其是血糖控制不良的患者，其牙周组织的炎症较重，龈缘红肿呈肉芽状增生，易出血和发生牙周脓肿，牙槽骨破坏迅速，导致深袋和牙松动，牙周治疗后也较易复发。血糖控制后，牙周炎的情况会有所好转。有学者提出将牙周炎列为糖尿病的第六并发症（其他并发症为肾病变、神经系统病变、视网膜病变、大血管病变、创口愈合缓慢）。文献表明，血糖控制良好的糖尿病患者，其对基础治疗的疗效与无糖尿病的、牙周破坏程度相似的患者无明显差别。近年来国内外均有报道，彻底有效的牙周治疗不仅使牙周病变减轻，还可使糖尿病患者的糖化血红蛋白（HbAlc）和 TNFa 水平显著降低，胰岛素的用量可减少，龈沟液中的弹力蛋白酶水平下降。这从另一方面支持牙周炎与糖尿病的密切关系。但也有学者报告，除牙周基础治疗外，还需全身或局部应用抗生素，才能使糖化血红蛋白下降。

四、艾滋病

（一）临床表现

1987 年，Winkler 等首先报告 AIDS 患者的牙周炎，患者在 3~4 个月内牙周附着丧失可达 90%。目前认为与 HIV 有关的牙周病损主要有两种。

1. 线形牙龈红斑（linear gingival erythema，LGE）　在牙龈缘处有明显的、鲜红的、宽约 2~3mm 的红边，在附着龈上可呈瘀斑状，极易出血。此阶段一般无牙槽骨吸收。现认为该病变是由于白色念珠菌感染所致，对常规治疗反应不佳。对线形牙龈红斑的发生率报告不一，它有较高的诊断意义，可能为坏死性溃疡性牙周炎的前驱。但此种病损也可偶见于非 HIV 感染者，需仔细鉴别。

2. 坏死性溃疡性牙周病（necrotizing ulcerative periodontal diseases）　1999 年的新分类认为尚不能肯定坏死性溃疡性牙龈炎（NUG）和坏死性溃疡性牙周炎（NUP）是否为两个不同的疾病，因此主张将两者统称为坏死性溃疡性牙周病。

AIDS 患者所发生的坏死溃疡性牙龈炎（NUG）临床表现与非 HIV 感染者十分相似，但病情较重，病势较凶。需结合其他检查来鉴别。坏死性溃疡性牙周炎（NUP）则可由于患者抵抗力极度低下而从坏死性溃疡性牙龈炎迅速发展而成，也可能是在原有的慢性牙周炎基础上，坏死性溃疡性牙龈炎加速和加重了病变。在 HIV 感染者中坏死性溃疡性牙周炎的发生率约在 4%~10% 之间。坏死性溃疡性牙周炎患者的骨吸收和附着丧失特别重，有时甚至有死骨形成，但牙龈指数和菌斑指数并不一定相应的高。换言之，在局部因素和炎症并不太重，而牙周破坏迅速，且有坏死性龈病损的特征时，应引起警惕，注意寻找其全身背景。有人报告，坏死性溃疡性牙周炎与机体免疫功能的极度降低有关，T 辅助细胞（CD4$^+$）的计数与附着丧失程度呈负相关。正常人的 CD4$^+$ 计数为 600~1 000/mm^3，而 AIDS 合并坏死性溃疡性牙周炎的患者则明显降低，可达 100/mm^3 以下，此种患者的短期死亡率较高。严重者还可发展为坏死性溃疡性口炎。

AIDS 在口腔黏膜的表现还有毛状白斑、白色念珠菌感染、复发性口腔溃疡等，晚期可发生 Kaposi 肉瘤，其中约有一半可发生在牙龈上，必要时可作病理检查以证实。

如上所述，线形牙龈红斑、坏死性溃疡性牙龈炎、坏死性溃疡性牙周炎、白色念珠菌感染等均可发生于正常的无 HIV 感染者，或其他免疫功能低下者。因此不能仅凭上述临床表征就做出艾滋病的诊断。口腔科医师的责任是提高必要的警惕，对可疑的病例进行恰当和必要的化验检查，必要时转诊。

（二）治疗原则

坏死性牙龈炎和坏死性牙周炎患者均可按常规的牙周治疗，如局部清除牙石和菌斑，全身给以抗菌药，首选为甲硝唑 200mg，每日 3~4 次，共服 5~7 日，它比较不容易引起继发的真菌感染；还需使用 0.12~0.2% 的氯己定含漱液，它对细菌、真菌和病毒均有杀灭作用。治疗后疼痛常可在 24~36 小时内消失。线形牙龈红斑（LGE）对常规牙周治疗的反应较差，难以消失，常需全身使用抗生素。

（冯美玲）

第六节　牙周脓肿

牙周脓肿是发生于牙周袋壁的急性局限性化脓性炎症，并非独立的疾病，而是牙周炎发展到中、晚期出现深牙周袋后的一个常见的伴发症状，可以发生于任何一型牙周炎。

一、发病因素

在下列情况下，易发生急性牙周脓肿。

（1）深牙周袋内壁的化脓性炎症向深部结缔组织扩展，而脓液不得向袋内排出时，即形成袋壁软组织内的脓肿。

（2）迂回曲折的、涉及多个牙面的深牙周袋，特别是累及根分叉区时，该处脓液及渗出物排出受阻。

（3）洁治或龈下刮治时，操作不当，感染或牙石碎片被推入牙周深部组织，或损伤牙龈组织。

（4）深牙周袋的刮治术不彻底，袋口虽然紧缩，但袋底处的炎症仍然存在，并得不到引流。

（5）牙根纵裂、牙髓治疗时根管或髓室底侧穿等牙体疾患，有时也可引起牙周脓肿。

（6）机体抵抗力下降或有严重的全身疾患，如糖尿病患者。

二、病理

镜下可见牙周脓肿形成于牙周袋壁。上皮水肿并有白细胞移出。结缔组织中有局限的生活或坏死的中性粒细胞浸润。坏死的白细胞释放各种酶，使周围的细胞和组织坏死、溶解，形成脓液，位于脓肿中心，周围有急性炎症反应。在脓肿组织内的细菌主要为革兰阴性球菌、梭杆菌和螺旋体等。

三、临床表现

急性牙周脓肿发病突然，在患牙的唇颊侧或舌腭侧牙龈形成椭圆形或半球状的肿胀突起。牙龈发红、水肿，表面光亮。脓肿的早期，炎症浸润广泛，使组织张力较大，疼痛较剧烈，可有搏动性疼痛。因牙周膜水肿而使患牙有"浮起感"，叩痛，松动明显。

脓肿的后期，脓液局限，脓肿表面较软，扪诊可有波动感，疼痛稍减轻，此时轻压牙龈可有脓液从袋内流出，或脓肿自行从表面破溃，肿胀消退。急性牙周脓肿患者一般无明显的全身症状，可有局部淋巴结肿大，或白细胞轻度增多。

脓肿可以发生在单个牙齿，磨牙的根分叉处较为多见，也可同时发生于多个牙齿，或此起彼伏。此种多发性牙周脓肿的患者十分痛苦，也常伴有较明显的全身不适。牙周脓肿由于位置较浅（与根尖脓肿和牙槽脓肿相比），多数能自行破溃引流，但在有全身疾病背景者，或存在其他不利因素时，也可有炎症范围扩散。

牙周脓肿一般为急性过程，并且可自行破溃排脓和消退，但急性期过后若未及时治疗，或反复急性发作，可成为慢性牙周脓肿。一般无明显症状，可见牙龈表面有窦道开口，开口处可以平坦，须仔细检查；也可呈肉芽组织增生的开口，压时有少许脓液流出。叩痛不明显，有时可有咬合不适感。

四、诊断与鉴别诊断

牙周脓肿的诊断应结合病史、临床表现和 X 片表现，主要应与牙龈脓肿及牙槽脓肿鉴别。

1. 牙周脓肿与龈脓肿的鉴别诊断　龈脓肿仅局限于龈乳头，呈局限性肿胀，探诊为龈袋，有时可探及刺入牙龈的异物，X 线片示无牙槽骨吸收和破坏，仅需局部排脓引流，治疗效果较好。牙周脓肿是牙周支持组织的局限性化脓性炎症，有较深的牙周袋，X 线片可显示牙槽骨吸收，在慢性牙周脓肿，还可见到牙周和根尖周围弥散的骨质破坏。

2. 牙周脓肿与牙槽脓肿的鉴别　二者的感染来源和炎症扩散途径不同，因此临床上表现的区别如下（表6-3）。

表6-3　牙周脓肿与牙槽脓肿的鉴别

症状与体征	牙周脓肿	牙槽脓肿
感染来源	深牙周袋	牙髓炎或根尖周炎
牙周袋	有	一般无
牙体情况	一般无龋	有龋齿或非龋疾病，或修复体
牙髓活力	有	无
脓肿部位	局限于牙周袋壁，较近龈缘	范围较弥散，中心位于龈颊沟附近
疼痛程度	相对较轻	较重
牙松动度	松动明显，消肿后仍松动	松动可轻，可重。治愈后可恢复稳固
叩痛	相对较轻	很重
X 线相	牙槽骨嵴有破坏，可有骨下袋	根尖周围可有骨质破坏，也可无
病程	相对较短，一般 3~4 天可自溃	相对较长。脓液从根尖周围向黏膜排出约需 5~6 天

表6-3 所列只是一般情况下的鉴别原则，有时二者容易混淆。如牙周-牙髓联合病变时，根尖周围的炎症可向牙龈沟内排脓；长期存在的深牙周袋中的感染可逆行性引起牙髓坏死；牙周炎症兼有拾创伤时，既可形成窄而深的牙周袋，又可影响根尖孔区的血运而致牙髓坏死；有的牙周脓肿可以范围较大，波及龈颊移行沟处，或因脓肿张力较大，探诊时疼痛严重，使牙周袋不易被发现和探入，易被误诊为牙槽脓肿；有些慢性牙槽脓肿形成的瘘口位于靠近龈缘处，易误诊为牙周脓肿。总之，二者的鉴别诊断应依靠仔细地询问病史，对牙体、牙髓和牙周组织的检查以及 X 线片的综合分析。

五、治疗原则

急性牙周脓肿的治疗原则是消炎止痛、防止感染扩散以及使脓液引流。

（冯美玲）

第七节　翻瓣术

翻瓣术是用手术方法切开并翻起牙龈的黏膜骨膜瓣，切除袋内壁，在直视下刮净龈下牙石和肉芽组织，必要时可修整牙槽骨，然后将牙龈瓣复位、缝合，达到消除牙周袋，或使牙周袋变浅的目的。近年来的研究表明，只要能坚持菌斑控制和定期复查、复治，即使保留4mm左右的牙周袋，也可长期保持牙龈健康。因此，不应过分强调消灭牙周袋，而是使牙周袋减少深度，以利保持健康的牙龈。

一、适应证

应在基础治疗结束后6～12周时复查，确定是否需要手术。

（1）深牙周袋或复杂性牙周袋，经基础治疗后牙周袋仍≥5mm，且探诊出血者。

（2）牙周袋底超过膜龈联合界，不宜做牙周袋切除者。

（3）需修整骨缺损或行植骨术（或骨代用品）、种植体者。

（4）根分叉病变需直视下平整根面，并暴露根分叉，或需截除某一患根者。

二、手术步骤

1. 常规消毒，铺孔巾　传导阻滞麻醉或局部浸润麻醉。并在手术区每个牙间乳头作浸润麻醉，使乳头发白，可减少术中出血并加强麻醉效果。

2. 切口设计　翻瓣术的切口应根据手术目的以及需要暴露牙面及骨面的程度，最终将瓣复位的水平等因素来设计。

（1）水平切口：是指沿龈缘附近所做的近远中方向的切口，一般须包括术区患牙，并向近中和远中延伸，包括1～2个健康牙齿。目前多采用内斜切口。其优点是：①将袋内壁的上皮和炎症组织切除；②保留了牙周袋表面的附着龈；③使龈瓣边缘薄而易贴附牙面和骨面，愈合后牙龈外形良好。内斜切口共分三个步骤：

1）第一切口：也称内斜切口。一般在距龈缘1～2mm处进刀，使用11号或15号刀片。刀片与牙面成10°角，刀尖指向根方，从术区的一端唇面开始，刀片以提插方式逐个牙移动，每次插入均达到牙槽嵴顶或其附近，并注意随时循牙龈的扇贝状外形改变刀片的方向，尤其在邻面处，应注意沿牙间乳头外形切，而不得将乳头切除。

2）第二切口：又称沟内切口。将刀片从袋底切入，直达牙槽嵴顶附近。目的是将欲切除的袋壁组织（包括炎症肉芽组织、结合上皮及其下方的部分纤维结缔组织）与牙面分离。

3）第三切口：亦称牙间切口。在第二切口之后，可用钝剥离器或匙形刮治器插入第一切口处，将龈瓣略从骨面分离，以暴露第一切口的最根方。然后将刀片与牙面垂直，水平地切断已被分离的袋壁组织，除沿颊、舌面外，重点应伸入邻间隙，从颊舌方向将欲切除的牙间乳头从牙面断离。

上述3个切口中，第一切口是关键切口。该切口与龈缘的距离需视手术目的而定（图6－6）。如做改良Widman翻瓣术，或根向复位瓣术，需尽量保留牙龈外侧的附着龈，故第一切口应距龈缘较近，甚至从龈嵴处切入；而在附着龈较宽的后牙，为了消除牙周袋，则可从距龈缘较远处切入。在牙龈肥厚增生的部位，也可用内斜切口与牙龈切除术合并，以保存部分附着龈。

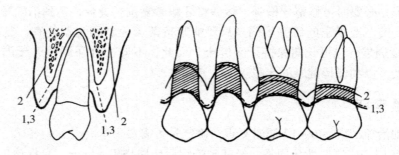

图6-6 内斜切口的不同水平

1. 改良 Widman 翻瓣术；2. 嵴顶原位复位瓣；3. 根向复位瓣

（2）纵行切口：为了更好地暴露牙根和骨面，可在水平切口的近中端或两端做纵切口。一般在舌腭侧避免做纵切口。在唇（颊）面纵切口应位于比较健康的邻牙轴角处，一般将龈乳头包括在龈瓣内，以利术后缝合。纵切口禁忌位于牙间乳头中央或在唇颊面中央处（图6-7）。改良 Widman 翻瓣术因不暴露牙槽骨一般不需做纵切口，必要时可将水平切口延长1~2个牙，即可将牙根充分暴露。若需行骨成形术或根向复位瓣，则须做纵切口，且应长达膜龈联合的根方接近移行沟处。在近、远中侧均作纵切口时，应注意使龈瓣的基底部略大于龈缘处，略呈梯形，以利龈瓣的血运，这点在单个牙的翻瓣术时尤应注意。

（3）保留龈乳头切口：在牙间乳头的近远中径较宽的前牙区或需做植骨术的后牙区，可将整个牙龈乳头保持在某一侧的龈瓣上，而不是被分为颊、舌两部分。其优点是减少术后牙间乳头的退缩，有利美观，而且对邻面植骨处覆盖较严密，避免植入物脱落或感染。切口方法为将每个术区患牙均做环行的沟内切口，不切透龈乳头，一般将完整保留的牙间乳头连在唇（颊）侧瓣上。此时在腭侧距龈乳头顶端至少5mm处做一弧形切口，贯通其两侧邻牙的轴角，并用尖柳叶刀从弧形切口处伸入并指向唇面，切透该龈乳头基底部的1/2~2/3，然后即可将该乳头从腭侧分离开，而通过该牙间隙被翻到唇（颊）侧，并随唇侧龈瓣被翻起。

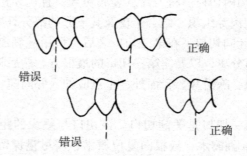

图6-7 纵行切口的位置

3. 翻起龈瓣 大多数情况下，翻起的是黏膜骨膜瓣，也称为全厚瓣，可用钝的分离器沿牙槽骨将骨膜连同龈瓣一同翻起，暴露病变区。

在一些膜龈手术时，以及牙槽骨板很薄或有"开窗"时，为了保护牙槽嵴免于因暴露而吸收，可做半厚瓣，即龈瓣只包括表面上皮及下方的一部分结缔组织，深部的结缔组织连同其下的骨膜仍覆盖于牙槽骨上。半厚瓣是在做完第一切口后，再用锐利的 11 号或 15 号刀片将龈瓣锐分离。此法需要一定的技巧，并只适用于牙龈较厚处。

4. 刮除领圈组织及肉芽　用宽的镰形洁治器刮除已被分离的领圈状袋内壁及肉芽组织，此时出血即可明显减少，术野清晰。

5. 根面预备　在去除肉芽组织之后，应仔细地平整根面。在直视下刮净牙根表面的牙石及含有内毒素的牙骨质，使根面光滑平整。注意根分叉区的牙石要刮净。在去除根面及根分叉部位的牙石时，多用手工器械，也可使用超声器械，以提高效率，但手机及工作头必须消毒灭菌。

6. 修整软组织瓣并复位　清除和修剪龈瓣内面尤其是龈乳头内侧残留的肉芽组织和上皮，并观察龈瓣外形是否恰当，能否覆盖骨面。修剪完毕后，用生理盐水冲洗创口，仔细检查无残留牙石及肉芽组织后，将龈瓣复位，用湿纱布在表面轻压 2~3 分钟，由根方压向冠方，挤压出多余的血液及空气，使瓣与骨面、牙面紧贴，其间仅有一薄层血块。根据手术的不同目的，龈瓣可复位于不同的水平。

（1）原位复位：是指将龈瓣按其实际高度复位到根面上。这又有两种情况。改良 Widman 翻瓣术尽量保存牙龈组织，故原位复位后，瓣的龈缘位于牙颈附近的根面上，而且基本上能将邻面的牙槽间隔覆盖（图 6-8）。如果在做内斜切口时已切除一部分袋壁牙龈，则原位复位后，龈缘将位于牙槽嵴顶处刚能将其覆盖，这样愈合后牙周袋较浅，但牙根暴露较多（图 6-8）。

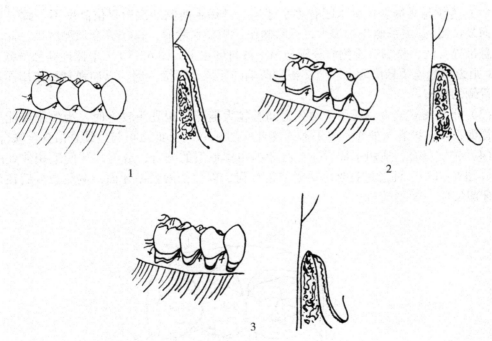

图 6-8　龈瓣复位的不同水平

1. 龈瓣原位复位常用于改良 Widman 翻瓣术；2. 将龈瓣根向复位于牙槽嵴顶，骨质不暴露；3. 根向复位瓣位于骨嵴顶的根方。限用于半厚瓣，以免骨质直接暴露

（2）根向复位：其优点是保留牙周袋外侧壁的角化龈，在将其向根方复位后即成为附着龈。全厚瓣的根向复位适用于后牙有根分叉病变者，可使根分叉充分暴露，有利于患者自我清除菌斑；半厚瓣的根向复位可将瓣的龈缘放在牙槽嵴的根方，无龈瓣覆盖处将由肉芽组织修复，并有角化上皮覆盖。待创口愈合后，可使附着龈增宽而又避免或减少牙槽嵴的吸收（图6-8）。

7. 缝合　龈瓣的缝合有多种方法，除普通的龈乳头间断缝合外，较常用的是悬吊缝合法。其优点是利用牙齿来悬吊固定龈瓣，而不单纯靠颊舌侧的拉拢缝合。尤其适用于颊舌侧龈瓣高度不一致时，使龈瓣按所放置的水平紧密地贴合于牙与骨面，不易发生翘曲或过大张力。常用的悬吊缝合方法如下：

（1）单个牙的双乳头悬吊缝合：利用手术牙来固定其近中和远中两个龈乳头，可用于单侧翻瓣或双侧翻瓣时。图6-9为单侧翻瓣时的双乳头悬吊缝合法。

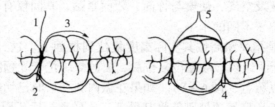

图6-9　双乳头悬吊缝合

（2）连续悬吊缝合：手术区有多个牙齿，且颊舌两侧的龈瓣复位高度不一致（如颊侧做根向复位瓣），或颊侧作翻瓣术，舌腭侧作牙周袋切除时，仅需缝合颊侧龈瓣，此时可用连续悬吊缝合法，将颊、舌侧瓣分别悬吊于各自的水平。图6-10为单侧连续悬吊缝合，图6-11则为双侧连续悬吊缝合。应在龈瓣两端的牙齿上环绕一周，以加强悬吊作用而避免拉扯颊舌侧的龈瓣。

（3）水平褥式缝合：适用于两牙之间有较大缝隙或龈乳头较宽时，为使龈瓣能更好地贴合骨面，可在该乳头处作一水平褥式缝合（图6-12）。此法可与连续悬吊缝合联合应用。

（4）锚式缝合：适用于最后一个磨牙远中楔形瓣的缝合，或与缺牙间隙相邻处的龈瓣闭合（图6-13）。注意进针处应尽量靠近牙齿，以使龈瓣紧贴牙面，避免愈合后在牙齿邻面的牙龈形成一V形缺口。

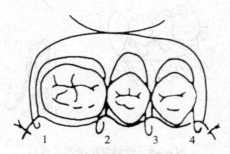

图6-10　单侧连续悬吊缝合

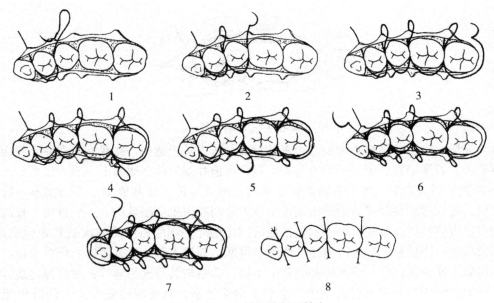

图 6 – 11　双侧连续悬吊缝合

注意应在两端的牙齿绕线，以避免将颊、舌侧的瓣相互牵扯

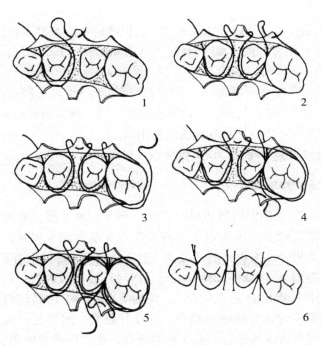

图 6 – 12　连续悬吊加水平褥式缝合

在牙间隙较大或龈乳头较宽处做水平褥式缝合

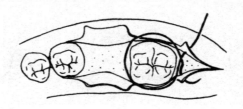

图 6 - 13　锚式缝合

缝合完毕后，应仔细检查龈瓣是否密贴骨面、张力是否适中、龈缘有无卷曲、骨面是否均已覆盖等。若牙龈发白则表示张力过大。轻轻压迫片刻后检查龈瓣下方有无渗血。

8. 放置牙周塞治剂　将塞治剂调成硬糊剂，用调刀将其搓制成多个小圆锥形。局部防湿止血后，先从颊侧将圆锥形的塞治剂逐个放入牙间隙内压住龈乳头，然后再用一长的细条放在颊面，舌侧按同法放置。如手术包括最后一个磨牙，则应将塞治剂弯成 U 形包绕远中。塞治剂放置后立即用唇、颊进行整塑。注意勿将塞治剂挤入龈瓣下方而影响伤口愈合。一般术后一周除去塞治剂，应先将其分割成若干小块，剪断与其粘连的缝线，然后再逐块拆除塞治剂，以免撕裂创口。近来有人报告，术后不用塞治剂，只要能控制菌斑，伤口也能正常愈合。

三、术后护理

（1）在面部与手术区相应处放置冰袋 6 小时，以减轻术后组织水肿。

（2）手术当天即可刷牙，但不刷手术区。可用 0.12% ~ 0.2% 氯己定液含漱，每天 2 次，以减少菌斑形成。

（3）若手术范围广，或进行骨成形、植骨等，可口服抗生素（阿莫西林等）4 ~ 5 日。

（4）1 周拆线，若创口愈合欠佳，可再敷塞治剂一周。拆线后即应对患者进行控制菌斑的指导，如牙间隙较大者可教以牙签或牙线的使用。

（5）术后 6 周内勿探测牙周袋，以免破坏愈合过程。

四、手术方法的选择

1. 嵴顶复位瓣法　特点是做内斜切口时切除一部分袋壁牙龈，龈瓣复位至刚刚覆盖牙槽嵴顶处。术后根面暴露较多。本法适用于消除中等深度及深牙周袋，以及需修整骨缺损者，也适用于因根分叉病变而需暴露根分叉者，但均必须有足够的附着龈宽度。

2. 改良 Widman 翻瓣术　Ramfjord 和 Nissle（1974）提出以内斜切口和原位复位瓣来改进 Widman 在 20 世纪初所提出的手术方法。本法的特点是：①内斜切口能彻底除去袋内壁上皮及炎症组织；②翻瓣仅达牙槽嵴顶端处，不作骨修整，龈瓣复位时应尽量将邻间骨覆盖，不使骨质暴露，这些措施均是为了减少骨的吸收，增加新附着的机会；③手术结束时，健康的牙龈结缔组织能与牙面紧密贴合，有利愈合，而且牙龈退缩较少。

本法适用于前牙和后牙的中等或深牙周袋，不需作骨成形术者。

3. 根向复位瓣术　本法适用于消除深牙周袋和（或）加宽附着龈区。前者须做全厚瓣，而后者则做半厚瓣。其特点为：①内斜切口应尽量保留牙龈组织，切口距龈缘不超过1mm；②必须做纵切口，并超过膜龈联合达移行沟处，以便于将瓣向根方复位；③龈瓣复位至刚刚覆盖牙槽嵴顶处。在半厚瓣时，可复位于牙槽顶的根方 1～2mm 处，以期加宽附着龈；④缝合法及塞治剂的正确选用，以保证龈瓣固位，不致向冠方移位。

本法适用于牙周袋底超过膜龈联合界者，及因根分叉病变需暴露根分叉而角化龈过窄者。

4. 远中楔形瓣切除术　本法适用于最后一个磨牙的远中牙周袋，也适用于缺牙区间隙的近、远中牙周袋，尤其伴有骨下袋者。因患牙远中区病灶常与磨牙后垫相连，组织较松软，如果颊舌侧有一些附着龈者，则效果较好。需注意的是，凡属第二磨牙远中深袋，都必须在术前拍 X 线片，以确定无低位阻生的第三磨牙存在。这种手术有其特殊性，手术方法如下：

（1）常规消毒麻醉。

（2）在磨牙远中做颊侧和舌侧内斜切口，通过磨牙后垫，然后两切口汇合，形成楔形。也可在磨牙远中做一颊舌向的横切口，从横切口到磨牙远中做两个近远中向平行的切口，形成矩形。切口直达骨面。

（3）在磨牙周围做内斜切口，与远中切口相连，以利于黏骨膜瓣的翻起。如磨牙近中的牙齿也有牙周袋，可同时做内斜切口。

（4）将楔形或矩形病变组织与下方骨组织分离，将病变组织切除。并去除其他部位的炎症肉芽组织及袋上皮，平整根面。必要时作骨修整。

（5）颊、舌侧瓣复位，将暴露的牙槽骨覆盖，并修整瓣的边缘以避免颊、舌侧瓣的重叠。远中作锚式缝合。置牙周塞治剂。

（6）一周后去除塞治剂，并拆除缝线。

五、翻瓣术后的组织愈合

1. 几种愈合方式　牙周治疗的主要目的之一是将牙周袋变浅或消除。手术治疗是主要方法之一。治疗后组织的转归有下列几种方式，它们常常是数种并存的。

（1）牙龈组织的炎症、水肿消退，使龈缘向根方退缩。同时，结缔组织内的炎症浸润消退，胶原纤维新生，使组织致密，探针不再能穿透结合上皮而进入结缔组织内，故临床上探诊深度减小。

（2）牙周袋切除术或在做内斜切口时切除部分袋壁，使袋变浅。

（3）根向复位瓣使龈沟底建立在牙槽嵴顶冠方不远处，从而使袋消除。

上述 3 种情况均可使牙周袋变浅或消失，其结果是使牙根暴露。这种结局有利于患者自我控制菌斑，保持牙龈的健康。但新形成的龈沟底均仍位于治疗前的水平，也就是说牙周附着并未增加。

（4）长结合上皮愈合：翻瓣后复位的袋内壁与原来暴露于牙周袋内的牙根表面之间被一层长而薄的上皮所隔开。这种长结合上皮与牙根面之间也是以半桥粒体和基底板的方式连接，而且在菌斑控制良好的情况下，该处牙龈可以长期保持健康，只是由于根面有上皮覆盖，使新附着不能形成。临床上牙龈虽无炎症，龈沟也浅，牙槽骨还可有一定程度的新生，但组织学观察证明，在长结合上皮下方的结缔组织中只有与牙根面平行走向的胶原纤维，却无功能性排列的牙周膜纤维。这种愈合方式并非真正的附着增加。

（5）牙周组织再生：是指在原来已暴露在牙周袋中的病变牙根的表面有新的牙骨质形

成，其中有新的牙周膜纤维埋入，这些纤维束的另一端埋入新形成的牙槽骨内，新形成的结合上皮则位于治疗前牙周袋底的冠方，也就是说牙周组织有了真正的再生性修复。它不同于再附着，后者是指原来未暴露于牙周袋内的正常牙根，当因手术或创伤等使牙龈剥离后，重新附着的过程，此时牙根上原来的胶原纤维束较容易与牙龈愈合。

2. 愈合过程　翻瓣术后 24 小时内，龈瓣与牙面（或骨面）之间由血凝块连接，并且有大量中性多形核白细胞，渗出液也增多。术后 1 ~ 3 天，上皮爬行至龈瓣边缘并达到牙面。

术后 1 周，上皮已可附着于牙根面，瓣下方的血凝块已被来自结缔组织、骨髓腔或牙周膜的肉芽组织所替代。若龈瓣与牙（骨）面贴合不紧则炎症较重，愈合也慢。

术后 2 周，胶原纤维开始形成，并与牙面平行。此时牙龈外观虽已接近正常，但因胶原纤维尚不成熟，故龈瓣与牙面的连接仍较脆弱。术后 3 ~ 4 周时，上皮和结缔组织的重建均已完成，龈沟内有正常上皮衬里，结合上皮形成，牙槽嵴顶纤维也已呈功能性排列。

手术后牙槽骨的愈合过程取决于手术当时骨的暴露程度、是否做骨成形、术后骨面是否严密覆盖等因素。全厚瓣手术时骨面暴露，术后 1 ~ 3 日时骨面有表浅的坏死，随后有破骨细胞性吸收，在术后 4 ~ 6 天达高峰，然后逐渐减轻，导致约 0.5 ~ 1mm 的骨吸收。此后可有修复，在术后 3 ~ 4 周达高峰，在进行骨成形或术后龈瓣未能严密覆盖骨面者，骨的坏死和炎症较重，骨嵴高度降低，修复过程可长达 72 天。有人报告，半厚瓣法虽然将骨膜和一部分结缔组织留在骨面，但若该结缔组织太薄或骨膜直接暴露，则其后果与全厚瓣无异。只有在牙龈较厚时，半厚瓣的愈合过程才能比全厚瓣缩短。

3. 有利于组织愈合的措施

（1）彻底切除袋内壁上皮，防止上皮过早地与牙面接触。

（2）术中尽量少暴露骨面，或缩短其暴露时间，手术结束时应尽量将龈瓣覆盖骨面，以减少骨吸收。改良 Widman 翻瓣术有此优点。

（3）根面平整要彻底，但应尽量保留近牙槽嵴处根面上健康的残余牙周膜纤维。

（4）龈瓣复位后要轻压，使其密贴牙面，减少血块厚度。

（5）术后防止感染及龈瓣从牙面剥离或撕裂。

（冯美玲）

第八节　再生性手术

因牙周炎造成的已丧失的牙周支持组织得以重建，结构和功能得以恢复，即有新的牙骨质和牙槽骨形成，其间有新的牙周膜纤维将其连接，形成有功能性的牙周附着结构，这被称为牙周组织再生。牙周组织再生性治疗就是要通过手术以达到牙周组织再生的目的。

根据最新进展的组织工程学原理，组织再生的三要素是种子细胞、支架材料和生长因子。牙周再生的种子细胞应是具有繁殖和分化能力，能形成牙骨质、牙槽骨和牙周膜组织与结构的干细胞（stem cell）。然而，在牙周组织伤口愈合的 4 种来源细胞中，究竟哪种细胞具有牙周组织再生的能力？学者们研究的结果显示，只有牙周膜来源的细胞具有这种能力。植骨材料和骨的替代品的应用，主要起到的是支架材料的作用，引导细胞在缺损部位的生长，以促进组织再生。而生长因子起到的是调节细胞生长和分化的作用。实际上，目前的牙周组织再生治疗都离不开在这三方面的努力。到目前为止，应用于临床的牙周组织再生治疗都依赖于手术治疗过程，因此，将目的在于获得牙周组织再生的手术治疗方法称为再生性手术（regenerativesurgery）。本节主要介绍植骨术、引导性组织再生术及其他一些促进再生的方法，如根面处理、釉基质蛋白的应用、生长因子的应用等，以及这些方法的联合应用。

一、植骨术

植骨术（bone graft），以前又称修复性骨手术，是采用手术的方法，在翻瓣术中将骨材料或骨替代品移植至骨缺损处，促使骨病变处新骨的形成，修复骨缺损，以达到理想的愈合。

（一）材料

1. 自体骨　可取自口腔内的拔牙创、上颌结节、磨牙后区及颏部等处的骨质，也可取自口腔外的髂骨。但因从髂骨取骨痛苦较大，且远期效果欠佳，现已基本不用。

2. 异体骨或异种骨　有健康捐献者的新鲜冷冻骨、冻干骨、脱钙冻干骨、经特殊处理后只留下骨的框架结构的异种骨（商品名为 Bio－Oss）等。

3. 骨代用品　β－磷酸三钙、羟基磷灰石、多孔羟基磷灰石、生物玻璃等。

（二）适应证

二壁及三壁骨下袋、Ⅱ度根分叉病变。

（三）手术方法

（1）常规消毒，麻醉（受骨区及供骨区）。

（2）受骨区的切口设计要保证黏骨膜瓣对受骨区的良好覆盖。

（3）翻瓣暴露骨袋，刮净骨袋内的病理性组织及结合上皮。除净龈下牙石，平整根面，明确袋的形态及骨壁数目，然后将手术野冲洗干净。

（4）将准备好的植入材料送入骨袋内，使植入物与骨下袋口平齐。

（5）将瓣复位缝合，一定要使龈瓣将植入材料严密覆盖。

（四）术后护理

术后护理极为重要。基本与翻瓣术相同。只是术后伤口的稳定性更为重要，可根据具体情况适当延长拆线时间，如术后10天拆线。

二、引导性组织再生术

近年来的研究表明，牙周袋在治疗后的愈合过程中，再生的细胞来源有4种（图6－14）。

（1）口腔上皮

（2）牙龈结缔组织

（3）牙槽骨骨髓

（4）牙周膜细胞

牙周组织再生能否形成取决于上述4种细胞的生长速度及条件。一般情况下上皮生长最快，很快达到牙面并沿牙根面向根方生长，结果形成长结合上皮，会妨碍新附着的形成。若牙龈结缔组织细胞首先接触根面，则形成与根面平行的胶原纤维而不附着于牙骨质。若骨髓细胞先接触根面，则较容易发生牙根吸收或骨固连。只有在牙周膜细胞能优先向冠方生长，并分化出成牙骨质细胞，在根面沉积新的牙骨质，新形成的牙周膜纤维埋入其中，则新附着得以成立。

引导性组织再生术（guided tissue regeneration，GTR）的目的是使由于牙周炎造成的已丧失的牙周支持组织再生，形成新附着性愈合。在牙周手术中利用膜性材料作为屏障，阻挡牙龈上皮在愈合过程中沿根面生长，阻挡牙龈结缔组织与根面的接触，引导具有形成新附着能力的牙周膜细胞优先占领根面，从而在原已暴露于牙周袋内的根面上形成新的牙骨质，并有牙周膜纤维埋入，形成再生组织的新附着。

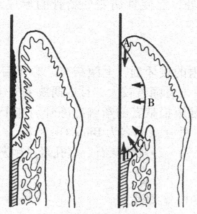

图 6-14　新附着的细胞来源

左侧　未治疗的骨下袋

右侧　术后能进入血凝块的细胞

A：龈缘上皮；B：牙龈结缔组织；C：骨髓；D：牙周膜

（一）适应证

1. 骨下袋　窄而深的骨袋为 GTR 的适应证，骨袋过宽则效果差。有研究报道三壁、二壁骨袋疗效好，但近来也有研究显示骨壁的数目与疗效不相关，窄而深的一壁骨袋也能获得良好疗效。

2. 根分叉病变　下颌牙的Ⅱ度根分叉病变为适应证，但需有足够的牙龈高度。对于这类病变，GTR 的疗效优于常规翻瓣术。上颌磨牙的Ⅱ度根分叉病变用 GTR 治疗，临床指标可有改善，但疗效结果不能肯定。对于Ⅲ度根分叉病变，有学者报告，用 GTR 治疗下颌磨牙Ⅲ度根分叉病变，33% 达到了完全闭合，33% 达到部分关闭，另 33% 无改善。可见用 GTR 治疗此类病变可获得一定疗效，但结果不确定。

3. 龈退缩致根面暴露　1985 年，Miller 将牙龈退缩牙根暴露病变进行了分类。

Ⅰ类：龈缘退缩未达到膜龈联合处，邻面无牙槽骨或牙间乳头的丧失。

Ⅱ类：龈缘退缩达到或超过膜龈联合，但邻面无牙槽骨或牙间乳头的丧失。

Ⅲ类：龈缘退缩达到或超过膜龈联合，邻面牙槽骨或牙间乳头有丧失，位于釉牙骨质界的根方，但仍位于唇侧退缩龈缘的冠方。

Ⅳ类：龈缘退缩超过膜龈联合，邻面骨丧失已达到唇侧龈退缩的水平。

对Ⅰ类和Ⅱ类龈退缩，GTR 治疗可获得根面的完全覆盖；对Ⅲ类龈退缩，根面可获得部分覆盖；Ⅳ类龈退缩则不是适应证。

（二）屏障膜材料

用于 GTR 的屏障膜材料应具有下列特征：①生物相容性；②阻止上皮细胞在根面移动生长；③在根面与膜之间能保存一定的间隙；④能与组织结合保证愈合过程中在组织中位置的稳定；⑤具有临床可操作性。

屏障膜材料分为两类：不可吸收性膜和可吸收性膜。

不可吸收性膜：手术后愈合过程中，放置的膜不能降解吸收，需要第二次手术将膜取出。这类膜有醋酸纤维素滤膜（Millipore）、膨胀聚四氟乙烯膜（e-PTFE，GoreTex）等。醋酸纤维素膜是最早在 GTR 中使用的膜，因其具有一定的细胞毒性，所以在临床应用不理想。膨胀聚四氟乙烯的分子结构稳定，不引起任何组织反应，e-PTFE 已成功地用于临床研究。是目前临床应用较多的膜材料。

可吸收性膜：在手术愈合中可降解吸收，不需要第二次手术取出。这类膜有聚乳酸膜、胶原膜等。胶原膜已成功用于临床治疗。并且成为目前临床应用最多的膜材料。国内、国外均有商品化的胶原膜材料，在选择应用时应注意膜材料降解的时间，如果降解吸收太快，则不利于达到满意的效果。

（三）手术步骤

（1）通过牙周基础治疗，包括口腔卫生宣教、洁治、根面平整，将牙周感染控制之后，才进行 GTR 术。术前患者用 0.12% 氯己定含漱 1 分钟。进行局部麻醉，注意在龈缘及牙间组织处不要过度浸润麻醉，以减少边缘组织的局部缺血。

（2）内斜切口：做在龈缘处，尽量保存颊、舌和牙间的龈组织。切口应向近远中向延伸，以能充分暴露骨缺损。只有在需要增加瓣的移动性时，才在颊侧做垂直松弛切口，切口应包括 GTR 治疗牙的近远中至少一个牙。并注意保护牙间乳头。

（3）翻瓣：翻起全厚瓣，根方应超过膜龈联合，瓣翻起的范围以充分暴露骨缺损及邻近骨质 2~3mm 为度。瓣的设计应保存牙间组织。

（4）根面平整：去除炎症肉芽组织，彻底地根面平整。可用刮治器、超声器械等。

（5）膜的选择和放置：选择适合于覆盖骨缺损形状的膜，可对膜进行适当修剪，膜放置时应能将缺损全部覆盖，并超过缺损边缘至少 3mm。膜材料应与缺损周围的骨质紧密贴合，避免膜的重叠或折叠。通过悬吊缝合将膜固定于牙齿上，保证膜在组织中的稳定。

（6）瓣的复位缝合：瓣应将膜完全覆盖。瓣缘应在膜边缘的冠方 2~3mm，为了将膜完全覆盖，龈瓣可作冠向复位，缝合时应首先在龈乳头处作纵向褥式缝合，以保证牙间处颊、舌侧瓣的闭合。

（7）若使用的是不可吸收性膜，在术后 6~8 周应第二次手术将膜取出。取膜手术时，切口的范围仅在膜所覆盖牙的近中到远中，将软组织轻轻翻起，用锐切除法将膜从瓣上分离下来，这一过程中重要的是不要损伤新生组织。在取膜时常可见在膜材料的外表有袋形成，一定要去除这部分上皮，使龈瓣内侧新鲜的结缔组织创面与屏障膜下方的新生组织接触。瓣复位缝合时一定要保护这些新生的组织，并应将其完全覆盖。

（四）术后护理

（1）应教会患者用软毛牙刷在术后区域轻轻地刷牙，并用 0.12% 氯己定含漱 4~6 周，控制菌斑，以减少感染的危险，保证理想的愈合。

（2）在术前即刻及术后1~2周全身使用抗生素。

（3）在二次取膜手术后，应用氯己定含漱2~3周，2~3周后可恢复刷牙和牙间清洁措施。定期复诊进行常规的牙周维护。

（五）影响疗效的因素

1. 患者因素

（1）自我控制菌斑水平：菌斑控制好才能获得良好的临床效果。

（2）吸烟：吸烟患者GTR术后临床附着获得量少于不吸烟患者。

（3）牙列中存留牙的感染程度：存留的感染部位越多，临床附着改善得越少。

2. 骨缺损因素　骨袋的深度和宽度影响临床结果，深而窄的骨内袋缺损及下颌磨牙2度根分叉病变的GTR治疗效果较佳。

3. 与GTR手术技术及愈合期有关的因素　瓣的良好设计、膜材料的正确放置、膜与根面之间间隙的保持、伤口的良好封闭及理想的术后菌斑控制是获得成功GTR治疗所必需的。当使用不可吸收性膜时，二次取膜手术后龈瓣对再生组织的完全覆盖也是一个重要因素。术后龈退缩、膜的暴露、可吸收膜的过早降解、术后感染尤其是牙周致病菌牙龈卟啉单胞菌、伴放线杆菌的存在，对GTR术后疗效具有不利影响。

三、其他促进牙周组织再生的方法

目前临床使用的牙周组织再生治疗方法很少能达到完全的再生，学者们仍在不断地进行研究，努力找出能促进牙周组织再生的新方法。有些方法已进行临床应用试验，例如根面处理、生长因子的应用、釉基质蛋白的应用等，另外，将多种牙周组织再生方法联合应用，也呈现出良好的趋势。组织工程学也引入到牙周组织再生治疗的研究中，原理是通过种子细胞、支架材料和生长因子三方面的共同作用，以促进组织再生，是牙周组织再生治疗未来的发展方向，但目前仍处于研究阶段。

1. 根面处理　有学者提出，除彻底地刮净根面牙石等刺激物和内毒素外，还可用枸橼酸、纤维连接蛋白、四环素等处理根面，以提高形成新牙骨质的机会，促进新附着。这些根面处理可单独使用，也可与引导性组织再生术或植骨术联合使用。

（1）枸橼酸：用蘸有50%饱和枸橼酸液（pH=1）的小棉球（片）放在平整后的根面2~3分钟，然后除去棉球，用生理盐水冲洗根面。酸处理使根面轻度脱矿，Sharpey纤维的末端暴露，并能除去因根面平整时所形成的玷污层（smear layer），这些均有利于诱导新牙骨质形成和胶原纤维与根面的附着，体外实验还表明，枸橼酸可清除病变根面的内毒素和细菌。

（2）纤维连接蛋白：是一种糖蛋白，是成纤维细胞附着于根面所必需的物质。近年来有些研究结果表明，枸橼酸处理根面后，再用纤维连接蛋白处理可加强成纤维细胞的增生和贴附，有利于新附着的形成。

（3）四环素：具有抑菌、抑制胶原酶的作用，水溶液可使牙面部分脱矿。

（4）乙二胺四乙酸（EDTA）：是一种螯合剂，在pH为中性的条件下，能与羟基磷灰石中的钙离子络合，使根面脱矿，能有效去除根面玷污层，选择性地去除矿化组织，暴露根面胶原纤维。动物实验显示，EDTA根面处理组的结缔组织附着情况优于枸橼酸处理组。有扫描电镜研究证实，24%的EDTA去除牙本质表面的玷污层和暴露胶原纤维的效果比其他浓度的效果好。因此，在临床上使用24%的EDTA处理根面。EDTA常与釉基质蛋白联合应用，先用 EDTA 处理根面，再将釉基质蛋白应用于牙周缺损处，可促进牙周组织的再生。

2. 釉基质蛋白　釉基质蛋白（enamel matrix protein）是牙齿发育过程中 Hertwigs 上皮根鞘所分泌的蛋白，主要是成釉蛋白，在牙骨质形成前分泌于根面上，能诱导无细胞牙骨质的形成，因而被认为有利于牙周组织的再生。在国外已有商品化产品"Emdogain"。临床应用研究显示，用釉基质蛋白组与不用的对照组相比，有更多的新骨形成。动物实验和近来的人类组织学研究显示，术中在骨袋内应用釉基质蛋白，术后有新牙骨质、牙槽骨和牙周膜的形成，即有牙周组织的再生。因此，釉基质蛋白在牙周再生治疗中具有较好的应用前景。

在应用釉基质蛋白时，一般是在翻瓣手术中，在清创和根面平整后，用 24% 的 EDTA 处理根面 15 秒，然后用大量生理盐水冲洗干净，完全控制缺损内的出血，然后，将胶状的釉基质蛋白注入缺损区内，完全覆盖裸露的根面，注意避免血液和唾液的污染。之后龈瓣复位、缝合，关闭创口，应保证创口的完全闭合。

3. 多肽生长因子的应用　血小板衍生生长因子、胰岛素样生长因子、骨形成蛋白、碱性成纤维细胞生长因子、转化生长因子等。将这些生长因子应用于牙周组织再生治疗中，可促进牙周膜中的细胞移动、增殖及胞外基质蛋白质的合成，使其沿根面向冠方生长，利于牙骨质和骨的形成。近来，有将富血小板血浆用于牙周组织再生治疗的报告，富血小板血浆含有多种生长因子，因此，可以认为是自身来源的生长因子。临床结果显示，富血小板血浆具有促进牙周组织再生的作用。

4. 多种方法的联合应用　单一的牙周组织再生治疗方法都有其各自的优点，但也有其局限性，目前已呈现出将多种方法联合应用的趋势。将植骨术与引导性组织再生术（GTR）联合应用，植入的骨材料可防止 GTR 术中膜的塌陷，并作为支架利于再生细胞的生长，发挥植骨术和引导性组织再生术的共同优势，进一步提高再生治疗的效果。在应用中，除翻瓣、清创等处理外，先将植骨材料植入，再放入 GTR 的膜材料，膜材料要将植骨材料完全覆盖，然后再将龈瓣复位缝合，关闭创口。其他手术的要求、注意事项及术后护理与植骨术和 GTR 相同。

其他促进牙周组织再生治疗的方法，如生长因子等，也可与植骨术或 GTR 术等联合应用，共同发挥促进组织再生的作用，提高治疗效果。

（于建新）

第九节　膜龈手术

膜龈手术是多种牙周软组织手术的总称。手术的范围涉及附着龈、牙槽黏膜、系带或前庭沟区。这些手术的目的有以下几点。

（1）增加附着龈的宽度，以支持龈缘：附着龈过窄时难以抵抗咀嚼时的摩擦力，且易受附近牙槽黏膜及肌肉的牵拉而使龈缘与牙面分离。附着龈过窄还常伴有前庭过浅，有碍口腔卫生的保持。可用手术方法增宽附着龈。

（2）用龈瓣覆盖个别牙的裸露根面：或用切取的上皮下结缔组织移植至患部，以覆盖个别牙的裸露根面。

（3）用系带成形术矫正系带或肌肉的不良附着。

可根据不同情况选用下列手术。

一、侧向转位瓣术

（一）适应证

（1）个别牙的唇侧龈裂或牙龈退缩，部分牙根暴露但面积较窄者。

（2）邻牙的牙周组织健康，牙槽骨有足够高度，可供给龈瓣，并侧向转移以覆盖裸露的根面。

（二）手术步骤

（1）常规消毒，局麻。

（2）受瓣区的准备：沿着牙龈缺损区的龈边缘约 0.5～1mm 处作一 V 形或 U 形切口，将所暴露根面周围的不良龈组织切除。注意切口线一定要在健康组织上。

（3）刮除根面与骨之间的一部分牙周膜，开放牙周膜间隙，以利细胞爬行附着根面。

（4）供瓣区的准备测量受瓣区缺损的宽度，在患牙的近中或远中形成一相当于受瓣区 1.5～2 倍宽的黏膜骨膜瓣，高度与受瓣区相同。一般在距受瓣区创面包括 2 个牙龈乳头处，在健康牙龈上作垂直于骨面的纵行切口，翻起黏骨膜瓣，将此瓣侧向转至受瓣区覆盖根面。如瓣的张力较大，可在切口的基底处稍作延长做松弛切口，以增加带蒂瓣的活动性，便于转移。

（5）清洗创口，修剪牙龈乳头使与受瓣区的舌侧龈乳头相适应，即可缝合。供瓣区遗留裸露的骨面可与受瓣区一起放置塞治剂。

（6）当牙根暴露区的近、远中径太宽，单侧瓣太窄不能完全覆盖，则需在近中和远中各转一带乳头瓣，两瓣在中线处缝合。有时两瓣连接的龈缘处需用悬吊缝合，然后放置牙周塞治剂，也有将此法称为双乳头转位瓣术。

二、游离龈移植术

游离龈移植术（free gingival graft）是将自体健康的上颌腭侧角化黏膜移植到患区，以加宽附着龈。可用于多个牙齿。

（一）手术步骤

（1）常规消毒，局麻时注意勿将麻药注入受区，可用传导阻滞麻醉或术区四周浸润麻醉。

（2）沿膜龈联合界作水平切口，勿切透骨膜，切口可长达 3～4 个牙位。沿切口向根方形成半厚瓣，并推向根方，将切口根方的黏膜边缘缝合固定于骨膜上，形成一个受区的创面。用锡箔剪成受区大小及形状，然后用浸有生理盐水的纱布覆盖创面。

（3）供区的准备：选择上颌前磨牙至第一磨牙腭侧的角化牙龈，距龈缘约 2～3mm 处。先从一侧用 15 号刀片作切口，做半厚瓣，锐剥离少许后，可穿进一针并留长线以便牵引此瓣，有利于按所需厚度切取游离龈组织。按锡箔形状锐剥离切除游离龈组织，厚度以 1～1.5mm 为宜，包括角化上皮及其下方少许结缔组织。薄的游离龈组织有利于与受区密贴，并于移植后的最初几天内靠供区的组织液提供营养。太厚的游离龈组织则不利于营养的提供，且造成供瓣区过深的创面。若游离组织较厚，包含部分腺体和脂肪，则应修剪除去。然后将游离龈缝于受区，缝合前应清除受区的血凝块，使移植组织能与受区的结缔组织紧贴，以利愈合。

（4）缝合：用细针和细线（4-0 号）将游离龈组织的两端缝于受区的骨膜上，只缝

1～2针使其固位即可，根方不缝使呈"垂帘状"。用湿纱布轻压1～2分钟，排除组织下方的积血和空气，表面置油纱布或碘仿纱布、锡箔，然后放牙周塞治剂。供区也放碘仿纱布，缝合固定或用塞治剂保护伤口。

（5）术后3天内应避免唇颊的剧烈活动，以免使组织移位，妨碍愈合。术后10天拆线，必要时可再放塞治剂1周。

（二）术后愈合过程

游离龈组织的成活取决于结缔组织能否在短期内与受区的组织愈合。大多数病例的游离龈上皮发生退行性变和坏死，约第4天时由受区边缘处的上皮爬行将其覆盖，第7天时有上皮钉突形成。

在术后即刻，游离龈靠受瓣床处的血浆渗出物来维持营养和水分。第2～3天时开始有血管长入组织内并与残存的部分毛细血管吻合，中心的血管最后生成，约需10天。同时有结缔组织的纤维连接，约从术后14天开始，移植组织中的血管数目减少至正常，组织逐渐成熟，上皮角化层形成。显微镜下组织的完全愈合约需10～16周。临床上移植龈组织的颜色质地虽为正常，但在数月之内仍会与周围原有的牙龈有明显的区别，略微发白或厚些。

不管是游离龈移植或侧向转移瓣，在愈合后均会有一定程度的收缩。术后24周时，覆盖牙根面的组织约收缩25%；覆盖于骨膜上者则可收缩约50%，在最初的6周中收缩最剧。因此，在设计游离龈时应将组织做得大于受区。

三、结缔组织移植术

结缔组织移植术（connective tissue graft）是20世纪80年代提出的一种膜龈手术，目的在于覆盖裸露的根面。这种手术是从自体健康的上颌腭侧角化黏膜处取一块牙龈结缔组织，将这块牙龈结缔组织移植到患区，再通过半厚瓣的冠向复位，将移植的结缔组织覆盖。这种方法可用于单个牙，也可用于一组牙。有研究报道，这种手术与游离龈移植术相比，造成的腭侧伤口小，术后牙龈的颜色与邻牙区也更相近，美观效果更好。因此，这种手术的应用在逐渐增多。

（一）适应证

Miller Ⅰ度和Ⅱ度牙龈退缩，单个牙或多个牙均可。MillerⅢ度牙龈退缩的裸露根面只能获得部分覆盖。术区的牙龈需有一定的厚度，能做半厚瓣，且具有充足的血供。

（二）手术步骤

1. 受植区　在被治疗牙的唇面距龈乳头顶部约2mm处做水平切口，在水平切口的近、远中末端做两个斜向纵切口，切口超过膜龈线。锐分离制备半厚瓣，直至半厚瓣能无阻力地复位至釉牙骨质界处。彻底刮净受瓣区根面，降低其凸度。

2. 供区　从上颌前磨牙及磨牙的腭侧切取上皮下结缔组织。可在供区作矩形的三个切口，翻起一个半厚瓣，从瓣下方切取一块大小合适的结缔组织，可带一窄条上皮，随结缔组织移植至受区。

3. 移植　将获得的结缔组织立即放在受区，覆盖根面，用可吸收的细缝线将其缝合固定在骨膜和保留的龈乳头处。随即将受区的半厚瓣冠向复位，覆盖住结缔组织，缝合固定。

4. 将供区翻起的半厚瓣复位缝合。

5. 术区覆以锡箔和牙周塞治剂，以保护术区伤口。

6. 术后 10 天拆线。

四、系带修整术

系带是黏膜折叠所形成的，其中通常包含一些肌纤维。系带将唇、颊或舌连接于牙槽黏膜和（或）牙龈及其下方的骨膜。如果系带附着位置过于靠近龈缘，则当唇颊活动时可牵拉龈缘，使该处易于堆积菌斑等刺激物，较易形成或加重牙周袋，也会妨碍翻瓣术的愈合，应行系带修整术或系带切除术。前者是将系带切断以改变其附着位置，不致妨碍龈缘；而系带切除术则将系带连同它与骨面的联系一起切除，例如上中切牙之间因粗大的唇系带相隔而出现较大间隙时可用此术。手术步骤如下：

（1）局部浸润麻醉。

（2）用止血镊夹住系带，镊喙方向直指移行沟。

（3）在镊喙的上、下两侧各作一切口直达移行沟。两切口之间呈 V 形，止血镊所夹部分即被切除。

（4）钝剥离创口下的纤维组织，使系带完全松弛，创口呈菱形（图 6 - 15）。

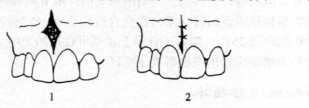

图 6 - 15　系带切除术
1. 切除系带；2. 缝合

（5）沿系带纵行方向作间断缝合，如中间张力大，可作褥式缝合。一般不用塞治剂，一周拆线。

系带切除术常可与翻瓣术或游离龈移植术合并应用。

（陈胡杰）

第七章 根尖周组织疾病

第一节 根尖周组织疾病的病因学

根尖周病主要继牙髓病而来，所以凡能引起牙髓病的因素都能直接或间接地引起根尖周病。

一、感染

来自坏死牙髓和根管中的细菌感染物质是根尖周病的主要致病因素。在有细菌存在的环境里，暴露的牙髓受到细菌感染而产生炎症进而坏死，导致根尖区的炎症病变。造成牙髓感染的细菌主要是一些厌氧菌，如普氏球菌、卟啉单胞菌、真细菌和消化链球菌。而有些卟啉单胞菌则只能从感染的牙髓中分离到。在坏死牙髓中，丙酸菌、真细菌和梭状杆菌是优势菌。而双歧杆菌、乳杆菌、放线菌和韦荣菌也能分离出来，但所占比例较小。

感染根管中大多是多细菌混合感染，最多时从一个根管中可以分离出20种不同的细菌，这些细菌中60%以上是专性厌氧菌，其中的优势菌包括消化链球菌、普氏菌、真细菌和梭状杆菌。关于感染根管内细菌的种类，20世纪50年代前，由于未采用厌氧菌培养技术，只能从根管中分离出需氧菌和少数兼性厌氧菌，当时发现多数细菌是链球菌。20世纪60年代以后，采用严格的厌氧培养技术，发现根管内有大量的厌氧菌。有许多研究表明厌氧菌所占比例相当高，占根管内细菌的70%以上。有人从18例感染根管中共分离出88种细菌，其中83种为专性厌氧菌。在密封的根管中，专性厌氧菌占优势，在开放的根管中，则有较多的兼性厌氧菌和一些需氧菌。越靠近根尖取样培养，专性厌氧菌所占比例越大。专性厌氧菌中、产黑色素普雷沃菌（P. melaninogenica）和牙髓卟啉单胞菌（P. endodontalis）对导致根尖周病起重要作用。有专性厌氧菌的细菌群比兼性厌氧菌细菌群引起更重的炎症。有研究发现，从急性根尖周炎的根管中分离出牙髓卟啉单胞菌，而顽固性慢性根尖周炎和再治疗的根管中常分离出粪肠球菌（E. faecalis）和放线菌（Actinomyces）。

定量分析的结果显示感染根管含细菌量为108个/g。在感染根管中有人认为不存在螺旋体，也有人观察到有螺旋体，但其数量低于10%。目前尚未发现病毒。感染不但存在于主根管中，还存在于侧支根管和牙本质小管中，其深入牙本质小管的深度约为0.2~0.5mm。离根管口越近的地方，细菌入侵牙本质小管的深度也越深，而近根尖处则牙本质小管内的感染较表浅。

感染根管中的专性厌氧菌多为革兰阴性菌，其产物内毒素为脂多糖，是致病的主要物质。内毒素为非特异性弱抗原，不易被抗体中和，能激活补体系统，对中性粒细胞产生趋化作用。并能使肥大细胞分解和释放肝素和组胺，组胺使血管通透性增高，而且在内毒素和组胺同时存在时，明显地抑制蛋白质的合成。内毒素能刺激巨噬细胞释放白细胞介素，还能激活 Hageman 因子，形成缓激肽，缓激肽是作用很强的疼痛介质，有疼痛症状时，根尖区内毒素的含量较高。

产黑色素普雷沃菌是根管中常见的病原菌，为革兰阴性菌，有荚膜和纤毛，有较强的抗吞噬作用和附着能力。骨和结缔组织的细胞间质为基质和胶原两种成分组成，产黑色素普雷沃菌能产生透明质酸酶和胶原酶，能同时破坏这两种成分，具有较强的破坏力。产黑色素普雷沃菌能合成磷酸酯酶，参与前列腺素介导骨吸收过程。它不但具有很强的致病力，对机体的防御系统还有很强的抵抗力。但是单独的产黑色素普雷沃菌不能引起化脓性感染，在其他细菌的协同作用下才引起弥散的化脓性感染。

感染根管中常见的革兰阳性细菌有链球菌、丙酸菌和放线菌，其细胞壁成分包括肽葡聚糖（peplidoglyans，黏肽）和脂磷壁酸（lipoteichoic acids），能激活补体，并能刺激巨噬细胞和淋巴细胞。淋巴细胞释放淋巴毒素，如破骨细胞激活因子、成纤维细胞激活因子和前列腺素，与炎症和骨质破坏有关（图 7-1）。

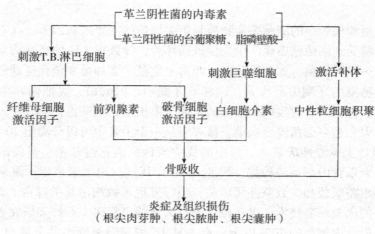

图 7-1　细菌成分致病机制

二、创伤

创伤常常是引起急性根尖周炎的诱发因素。例如在慢性根尖周炎的基础上，患牙在受到碰撞、猛击的暴力时，可引起急性根尖周炎。创伤造成牙髓坏死或炎症时，如夹杂感染，即引起根尖周炎。此外，在进行牙髓治疗时，若操作不当，如清理和成形根管时将根管内容物推出根尖孔，或根管器械超预备穿出根尖孔，或在根管充填时根充物超出根尖孔，均能引起根尖周炎。上述不当的操作不但可对根尖周组织造成机械刺激和损伤，同时还可能将感染带到根尖周区。

三、化学刺激

在治疗牙髓病和根尖周病时，若使用药物不当，将造成化学性刺激，引起根尖周炎。在行牙髓失活时，封砷剂时间过长，药物继续作用达根尖周组织，引起炎症和坏死。在行牙髓塑化治疗时，将塑化剂导入根尖周区，或选择适应证不当，对根尖孔粗大的患牙作塑化治疗，使塑化剂由粗大的根尖孔流失到根尖周区，塑化剂刺激根尖周组织引起炎症。根管治疗时，使用强刺激的消毒剂封入根管，并使其作用穿过根尖孔，例如用蘸有甲醛甲酚合剂饱和棉捻充满在根管内的封药法，便会有药液穿出根尖孔，激发根尖周炎。

操作不当时，往往造成多因素的刺激，如机械预备根管使根尖孔被扩大，器械损伤根尖周组织，并可将感染带出根尖孔，这时若再于根管内封入强烈消毒剂，就使根尖周组织承受感染、化学刺激和机械刺激，这种复杂的刺激因素造成的炎症较难治愈。

四、免疫学因素

根尖部被牙槽骨包围，虽然血运丰富，但因有这一道硬组织屏障，可使根尖周组织作为抗原长期停留的区域。由于咀嚼压力的影响，使少量抗原进入到淋巴或血循环中，激发抗体的形成及局部淋巴结产生淋巴细胞，同时也使根尖周组织致敏，逐渐产生病变。微生物及其成分作为抗原与机体之间的相互作用即构成免疫学反应，根尖周组织的炎症反应基本体现了免疫学现象。

除微生物及其产生的毒素可以作为抗原外，在牙髓治疗中一些常用的低分子化学药物，如酚类、醛类等，可以成为半抗原，这些药物在体内与组织内的蛋白质结合成为全抗原，激发引起变态反应，产生过敏性炎症。此外根管充填用的氧化锌、预备根管用的 EDTA 和过氧化氢，局部麻醉剂及抗生素（特别是青霉素）都有可能引起变态反应。

（迟彩君）

第二节　急性根尖周炎

一、病理变化

急性根尖周炎（acute apical periodontitis，AAP）的初期，表现为浆液性炎症变化，即牙周膜充血，血管扩张，血浆渗出形成水肿。这时根尖部的牙槽骨和牙骨质均无明显变化。炎症继续发展，则发生化脓性变化，即急性根尖脓肿（acute apical abscess，AAA），有多形核白细胞溢出血管，浸润到牙周膜组织中。牙周膜中的白细胞被细菌及其产生的毒素所损害而坏死，坏死的细胞溶解、液化后形成脓液。脓液最初只局限在根尖孔附近的牙周膜中，炎症细胞浸润主要在根尖附近牙槽骨的骨髓腔中。若炎症继续发展，则迅速向牙槽骨内扩散，脓液通过骨松质达牙槽骨的骨外板，并通过骨密质上的营养孔而达到骨膜下；脓液在骨膜下积聚达到相当的压力时，才能使致密结缔组织所构成的骨膜破裂，然后脓液流注于黏膜之下，最后黏膜破溃，脓液排除，急性炎症缓解，转为慢性炎症。当机体抵抗力减低或脓液引流不畅时，又会发展为急性炎症。

急性根尖周炎的发展过程，大多按上述规律进行，但并非都是如此典型。当脓液积聚在根尖附近时可能有三种方式排出。

1. 通过根尖孔经根管从龋洞排脓　这种排脓方式对根尖周组织的损伤最小，但是只有在根尖孔粗大且通畅及龋洞开放的患牙，炎症才容易循此通路引流。

2. 通过牙周膜从龈沟或牙周袋排脓　这种情况多发生在有牙周病的患牙，因根尖脓灶与牙周袋接近，脓液易突破薄弱的牙周膜从此途径排出，常造成牙周纤维破坏，使牙齿更加松动，最后导致牙齿脱落，预后不佳。儿童时期乳牙和年轻恒牙发生急性根尖周炎时，脓液易沿牙周膜扩散由龈沟排出，但是因处于生长发育阶段，修复再生能力强，且不伴有牙周疾病，当急性炎症消除并经适当的治疗后，牙周组织能愈合并恢复正常。

3. 通过骨髓腔突破骨膜、黏膜向外排脓　这种排脓方式是急性根尖周炎最常见的自然发展过程，脓液必然向阻力较弱的骨髓腔扩散，最终突破骨壁，破口的位置与根尖周组织解剖学的关系密切。一般情况，上颌前牙多突破唇侧骨板及相应的黏膜排脓；上颌后牙颊根尖炎症则由颊侧排脓，腭根由腭侧突破；下颌牙齿多从唇、颊侧突破。牙根尖弯曲时，排脓途径变异较大。脓液突破骨膜后，也可以不突破口腔黏膜而经皮下突破颌面部皮肤进行排脓。下面是四种可能发生的排脓途径（图7-2）。

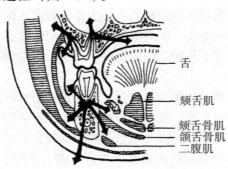

舌
颏舌肌
颏舌骨肌
颌舌骨肌
二腹肌

图7-2　牙槽脓肿脓液排泄的通道

（1）穿通唇、颊侧骨壁：唇、颊侧的骨壁较薄，脓液多由此方向穿破骨的外侧壁在口腔前庭形成骨膜下脓肿、黏膜下脓肿，破溃后排脓于口腔中。破溃于口腔黏膜的排脓孔久之则形成窦道，叫做龈窦。有少数病例不在口腔内排脓，而是穿通皮肤，形成皮窦。下切牙有时可见在相应部位下颌骨的前缘穿通皮肤；上颌尖牙有时在眼的内下方穿透皮肤形成皮窦。

（2）穿通舌、腭侧骨壁：若患牙根尖偏向舌侧，则脓液可由此方向穿破骨壁及黏膜，在固有口腔内排脓。上颌侧切牙和上颌磨牙的腭根尖常偏向腭侧，这些牙的根尖脓肿多向腭侧方向扩张。但腭黏膜致密、坚韧，脓肿不易自溃。下颌第三磨牙舌侧骨板较薄，因此脓液也常从舌侧排出。

（3）向上颌窦内排脓：多发生于低位上颌窦的患者，上颌前磨牙和上颌磨牙的根尖可能突出在上颌窦中，尤其是上颌第二前磨牙和上颌第一、二磨牙。不过这种情况较为少见，如果脓液排入上颌窦时，会引起上颌窦炎。

（4）向鼻腔内排脓：这种情况极为少见，只有上中切牙的牙槽突很低而牙根很长时，根尖部的脓液才能穿过鼻底沿骨膜上升，在鼻孔内发生脓肿并突破鼻黏膜排脓。

排脓孔久不愈合，特别是反复肿胀破溃者，在急性根尖周炎转为慢性时，便形成窦道。窦道口的位置多在患牙根尖的相应部位，但有时也可以出现在远离患牙的其他牙齿的根尖部，有的窦道口还可以出现在近龈缘处，或与患牙相邻缺失牙的牙槽嵴处。

急性根尖周炎的病理学表现为根尖部牙周组织中显著充血，有大量渗出物，并伴有大量中性粒细胞浸润。在脓肿的边缘区可见有巨噬细胞、淋巴细胞集聚，周围有纤维素沉积形成包绕屏障。当脓液到达骨膜下时，局部有较硬的组织浸润块。脓液从骨质穿出后，相应部位的软组织出现肿胀，即疏松结缔组织发生炎症，称为蜂窝织炎。如上切牙可引起上唇肿胀；上颌前磨牙及磨牙可引起眶下、面部肿胀；下颌牙齿则引起颏部、下颌部肿胀；有时下颌第三磨牙的根尖周化脓性炎症可引起口底蜂窝织炎。

二、临床表现

急性根尖周炎是从根尖周牙周膜有浆液性炎症反应到根尖周组织的化脓性炎症的一系列反应过程，症状由轻到重，病变范围由小到大，是一个连续过程。实际上在病程发展到高峰时，已是牙槽骨的局限性骨髓炎，严重时还将发展为颌骨骨髓炎。病损的进行虽然为一连续过程，但由于侵犯的范围不同，可以划分为几个阶段。每一不同发展阶段都有基本的临床表现，可以采用不同的治疗措施以求取得良好的效果。

1. 急性浆液期（急性浆液性根尖周炎）　此期是急性根尖周炎的开始阶段，常为一较短暂的过程，临床上表现为患牙牙根发痒，或只在咬合时有轻微疼痛，也有患者反映咬紧患牙时，能缓解疼痛。这是因为咬合压力暂时将充血血管内的血液挤压出去之故。此时如果接受适当治疗，则急性炎症消退，症状缓解。否则炎症很快即发展为化脓性炎症。

2. 急性化脓期（急性化脓性根尖周炎或急性牙槽脓肿）　急性浆液期的轻咬合痛很快即发展为持续性的自发性钝痛，咬合时不能缓解而是加重疼痛，因为这时牙周膜内充血和渗出的范围广泛，牙周间隙内的压力升高，咬合时更加大局部压力而疼痛。自觉患牙有伸长感，对殆时即有疼痛，此时即已开始了炎症的化脓过程，可根据脓液集中的区域再划分为三个阶段（图7－3）。

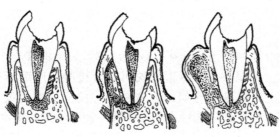

图7－3　急性牙槽脓肿的典型过程

1. 根尖脓肿阶段；2. 骨膜下脓肿阶段；3. 黏膜下脓肿阶段

（1）根尖脓肿阶段：由于根尖部牙周间隙内有脓液聚集，得不到引流，故有剧烈疼痛。患牙的伸长感加重，以至咬合时首先接触患牙，并感到剧痛，患者更加不敢对殆。患牙根尖部黏膜潮红，但未肿胀，扣时痛。所属淋巴结可以扣及，有轻微痛。全口牙列除下颌切牙及尖牙影响颏淋巴结外，其他牙齿均影响下颌下淋巴结。

（2）骨膜下脓肿阶段：由于脓液已扩散到骨松质，且由骨松质内穿过骨壁的营养孔，在骨膜下聚集。骨膜是致密、坚韧的结缔组织，脓液集于骨膜下便产生很大压力，患者感到极端痛苦，表现为持续性、搏动性跳痛。病程发展到此时，疼痛达最高峰，患者感到难以忍受。患牙浮起、松动，轻触患牙时，如说话时舌、颊接触患牙亦感到疼痛。牙龈表面在移行沟处明显红肿，移行沟变平，有明显压痛及深部波动感。所属淋巴结肿大、压痛。相应颌面部形成蜂窝织炎而肿胀，引起面容的改变，病情发展到这一阶段，逐日加剧的疼痛，影响到睡眠及进食，患者呈痛苦面容，精神疲惫。此时多伴有全身症状，白细胞增多，计数多在$10\,000 \sim 12\,000\text{mm}^3$，体温升高达38℃左右。若白细胞、体温继续升高，则应考虑并发颌骨骨髓炎或败血症的可能。

（3）黏膜下脓肿阶段：如果骨膜下脓肿未经切开，脓液压力加大可穿透骨膜流注到黏膜下。由于黏膜下组织较松软，脓液达黏膜下时的压力大为减低，疼痛也随之减轻，患牙的松动度和咬合痛也明显减轻，根尖部扪诊有明显的波动感。这时所属淋巴结仍可扪及，有压痛。白细胞计数和体温升高也有所缓解。

三、诊断

主要根据症状，患牙多有牙髓炎病史，叩诊患牙时疼痛较剧烈，温度试验或电活力试验患牙无反应或极为迟钝。

若为多根牙，有时会出现牙髓炎合并急性根尖周炎，临床上则兼有牙髓炎和根尖周炎的症状，如温度刺激引起疼痛，同时叩诊疼痛较重。

若为急性化脓性根尖周炎，诊断则主要根据疼痛的程度；患牙多有松动而不存在牙周袋，有触痛、浮起；根尖部牙龈潮红或有黏膜下脓肿，扪及根尖肿胀处疼痛，并有波动感；叩诊时轻叩即引起疼痛；一般牙髓已失去活力等。

急性根尖周炎可以由牙髓病继发而来，也可以由慢性根尖周炎转化而来，后者又称为慢性根尖周炎急性发作。两者的鉴别主要依靠 X 线检查，由慢性根尖周炎转化来的，在 X 线像上可见根尖部骨质有透射区。多有反复肿胀的历史，疼痛的剧烈程度略轻。

四、治疗原则

急性根尖周炎的治疗原则是消炎止痛，症状缓解后采用根管治疗或牙髓塑化治疗。

消炎止痛的措施为：调整咬合，使患牙脱离对合接触；用手指扶住患牙开髓（轻柔操作以减轻振动）、拔髓，用消毒液（如：次氯酸钠）浸泡、冲洗根管，准确测量工作长度后，可用小号根管器械于根尖狭窄部轻穿刺根尖孔，使根尖周组织的炎症渗出液通过根管引流，缓解压力；有条件时可完成根管预备，再用固醇类（如氢化可的松）加广谱抗生素（如金霉素）糊剂封入根管并使药物接触根尖组织，有助于局部的抗炎；或擦干根管，在髓腔中放置一个松软的棉球，暂封洞口，使根尖周的炎症有引流的空间。如果疼痛仍不能缓解，可在复诊时根据情况行根管清洗换药或开放髓腔。但后者，口腔细菌可能会进一步污染患牙根管，进而形成顽固性生物膜，影响治疗效果。在口腔局部处理的同时，应全身给予抗生素、抗炎药及止痛药物，还可辅以维生素等支持疗法。

若为骨膜下脓肿或黏膜下脓肿，临床上已检查出有根尖部的波动感，除上述处理外，还应切开脓肿以便脓液引流。

急性根尖周炎从浆液期到化脓期的三个阶段是一连续的发展过程，是移行过渡的，不能截然分开，临床上只能相对地识别这些阶段，选用对应的消炎措施。例如骨膜下脓肿的早期，也可能是根尖脓肿的晚期，如尚未发现明显的深部波动感时，可采用开放髓腔或环钻术来引流根尖部骨质内的炎症渗出物或脓液。

慢性根尖周炎急性发作的治疗原则与急性根尖周炎同。

（迟彩君）

第三节　慢性根尖周炎

慢性根尖周炎（chronic apical periodontitis，CAP）多无明显的自觉症状，有的病例可能在咀嚼时轻微痛，有的病例可能诉有牙龈起小脓包，也有的病例无任何异常感觉。有的病例在身体抵抗力降低时易转化为急性炎症，因而有反复疼痛、肿胀的病史。

一、病理变化

由于根管内存在感染和其他病源刺激物，根尖孔附近的牙周膜发生慢性炎症反应，主要表现为根尖部牙周膜的炎症，并破坏其正常结构，形成炎症肉芽组织。在肉芽组织的周围分化破骨细胞，并逐渐吸收其邻近的牙槽骨和牙骨质。炎症肉芽组织中有大量淋巴细胞浸润，同时成纤维细胞也增多，这种反应也可以看做是机体对抗疾病的防御反应。慢性炎症细胞浸润可以吞噬侵入根尖周组织内的细菌和毒素。成纤维细胞也可以增殖产生纤维组织，并常形成纤维被膜，防止和限制感染及炎症扩散到机体的深部。慢性炎症反应可以保持相对稳定的状态，并可维持较长时间。当身体抵抗力较强或病源刺激物的毒力较弱时，则肉芽组织中的纤维成分增加，可以在肉芽组织的周围形成被膜。牙槽骨吸收也暂时停止，甚至可以产生成骨细胞，在周围形成新生的骨组织，原破坏的骨组织有所修复，病变区缩小。相反，当身体抵抗力降低，或病源刺激物的毒力增强时，则肉芽组织中的纤维成分减少，炎症成分增多，产生较多的破骨细胞，造成更大范围的骨质破坏，骨质破坏的地方为炎症肉芽组织取代。由于炎症肉芽组织体积增大，从血运来的营养难以到达肉芽组织的中心部，在根尖孔附近的肉芽组织可发生坏死、液化，形成脓腔，成为慢性脓肿。发育期间遗留的牙周上皮剩余，经慢性炎症刺激，可以增殖为上皮团块或上皮条索。较大的上皮团块的中心由于缺乏营养，上皮细胞发生退行性变、坏死、液化，形成囊肿。囊腔与根管相通者，称为袋状囊肿；囊腔不与根管通连而独立存在者，又称为真性囊肿。有研究表明，根尖周病变中有59.3%为根尖肉芽肿、22%为根尖囊肿、12%为根尖瘢痕及6.7%的其他病变。概括以上所述，慢性根尖周炎的主要病理变化是根尖周有炎症组织形成，破坏牙槽骨。这种组织变化过程不是单一的破坏，是破坏与修复双向进行的。但是如果不清除病源刺激物，虽有骨质修复过程，而根尖病变区只能扩大、缩小交替进行，不能完全消除。

另外，在身体抵抗力强的患者，患牙接受的刺激又极微弱时，根尖部牙槽骨不发生吸收，而是增殖在局部形成围绕根尖周的一团致密骨，称为致密性骨炎（图7-4）。

1. 根尖肉芽肿　是根尖周受到来自感染根管的刺激产生的一团肉芽组织。镜下可见有坏死区，肉芽组织中有慢性炎症细胞浸润，主要是淋巴细胞和浆细胞，成纤维细胞也增多。毛细血管在病变活动时增多，接近纤维化时减少。肉芽组织的周围常有纤维被膜，被膜与牙周膜相连。

肉芽肿的形成与从根尖孔、侧支根管孔来的感染刺激紧密相关，因而可发生在与这些部位相应的地方，可发生在根尖，也可以发生在根侧，磨牙可以发生在根分叉处。

2. 慢性根尖脓肿（慢性牙槽脓肿）　可以由根尖肉芽肿转化而来，也可由急性牙槽脓肿转化而来。肉芽肿中央的细胞坏死、液化，形成脓液，脓液中多是坏死的多形核白细胞。肉芽组织周围缺乏纤维被膜。

慢性牙槽脓肿有两型，即有窦型和无窦型。无窦型在临床上难以和根尖肉芽肿鉴别；有窦型则有窦道与口腔黏膜或颌面部皮肤相通连。

　　窦道可能是急性牙槽脓肿自溃或切开后遗留的，也可能是根尖部脓液逐渐穿透骨壁和软组织而形成的。窦道壁有上皮衬里，上皮可来源于肉芽肿内的上皮团，也可由口腔黏膜上皮由窦道口长入。上皮下的结缔组织中有大量炎症细胞浸润。

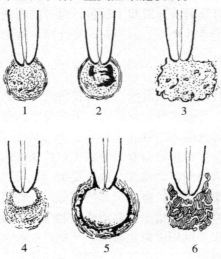

图 7 - 4　慢性根尖周炎的病理解剖类型

1.单纯性肉芽肿 ⎫
2.上皮性肉芽肿 ⎬ 根尖肉芽肿
3.肉芽性骨炎 ⎭
4.根尖脓肿
5.根尖囊肿
6.致密性骨炎

　　3. 根尖囊肿　　可以由根尖肉芽肿发展而来，也可由慢性根尖脓肿发展而来。在含有上皮的肉芽肿内，由于慢性炎症的刺激，上皮增生形成大团块时，上皮团块的中央部得不到来自结缔组织的营养，因而发生变性、坏死、液化，形成小的囊腔。囊腔中的渗透压增高，周围的组织液渗入，成为囊液。囊液逐渐增多，囊腔也逐渐扩大。肉芽组织内的上皮也可以呈网状增殖，网眼内的炎症肉芽组织液化后形成多数小囊肿，小囊肿在增大的过程中互相融合，形成较大的囊肿。

　　囊肿也可由慢性脓肿形成，即脓肿附近的上皮细胞沿脓腔表面生长，形成腔壁的上皮衬里而成为囊肿。根尖囊肿由囊壁和囊腔构成，囊腔中充满囊液。囊壁内衬以上皮细胞，外层为致密的纤维结缔组织，囊壁中常有慢性炎症细胞浸润。囊液为透明褐色，其中含有含铁血黄素，由于含有胆固醇结晶漂浮其中而有闪烁光泽。囊液在镜下直接观察时，可见其中有很多菱形或长方形的胆固醇结晶，是从上皮细胞变性分解而来（图 7 - 5）。

　　由于慢性炎症的刺激，引起细胞变性、坏死，囊液中含有这些内容而使渗透压增高，周围的组织液渗透入囊腔中。囊腔内液体增加的同时，囊腔也逐渐增大。囊肿增大的压力压迫周围牙槽骨，使其吸收，同时在颌骨的外表则有新生骨质补充，因此有些较大的囊肿往往在表面膨隆处尚有较薄的一层骨质。囊肿再增大时，最终可使其周围某一处骨壁完全被吸收而长入软组织中，这时囊肿就会发展很快。由于囊肿的发展缓慢，周围骨质受到这种缓慢刺激而形成一种致密骨板。

从慢性根尖脓肿发展而来的囊肿囊液中含有脓液，较为混浊。根尖囊肿可以继发感染，形成窦道，或表现为急性炎症。

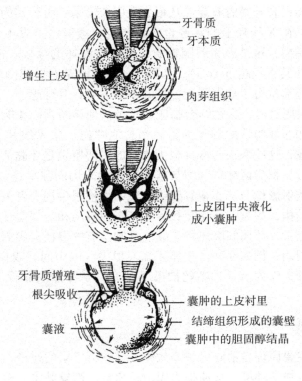

图7-5 从上皮性根尖肉芽肿发展成为根尖囊肿的步骤

4. 致密性骨炎 表现为根尖周局部骨质增生，骨小梁的分布比周围的骨组织更致密些。骨髓腔极小，腔内有少许纤维性的骨髓间质，纤维间质中仅有少量的淋巴细胞浸润。有时硬化骨与正常骨组织之间并无明显分界。

二、临床表现

慢性根尖周炎一般无自觉症状。由于是继发于牙髓病，故多有牙髓病史。有些病例可曾转化为急性炎症又予缓解，故可有反复疼痛，或反复肿胀的历史。患牙多有深龋洞、无探痛，牙体变为暗灰色。有窦型慢性根尖脓肿在相应根尖部有窦道，有时窦道口呈乳头状，窦道口也可出现在离患牙较远的地方。大的根尖囊肿在患牙根尖部有半球形膨隆，黏膜不红，扣时不痛，有乒乓球感。有的患牙在咀嚼时有不适感。

三、诊断

诊断慢性根尖周炎可根据有反复疼痛、肿胀的病史、牙体变色、牙髓失去活力或反应极其迟钝，或已出现窦道或局部无痛膨隆等临床表现。诊断的关键是依据X线片上所显示的根尖周骨密度减低影像。因此，临床上比较容易作出诊断。但是要辨别属于何种类型则较困难，从 X 线片所显示根尖透射区影像的特点可以作为鉴别的参考。

根尖肉芽肿在 X 线片的特点是：根尖部有较小的、规则的圆形或椭圆形透射区，边界清晰，周围骨质影像正常或略致密，透射区的直径一般不超过 0.5cm。肉芽肿和小囊肿在 X 线片上不易区别，若透射区周围有致密骨形成的白线，且透射区与非透射区的骨密度反差大，则应怀疑为小囊肿；若开髓时有囊液从根尖孔引流出来，可证实为囊肿。慢性根尖脓肿除可能发现窦道口外，在 X 线片上的影像也有其特点，透射区边界不清，形状不规则，透射区周围的骨质影像模糊，这是因为周围骨质有进行性破坏的缘故。根尖囊肿在 X 线片上的影像一般范围较大（其直径超过 1cm），为圆形，边界清楚有白线围绕。除 X 线片上的表现外，大囊肿可见相应部位有半球形隆起，扣时不痛，有乒乓球感。

X 线诊断慢性根尖周炎时，必须结合临床症状及其他诊断指标才能和那些非根尖周炎的根尖区病损鉴别。例如非牙源性的颌骨内囊肿和其他肿物，在 X 线片上呈现与各型慢性根尖周炎极为相似的影像，这些病损与慢性根尖周炎的主要鉴别是牙髓活力正常、缺乏临床症状，并且仔细观察时可见根尖区牙周间隙与其他部位的牙周间隙呈连续、规则的黑线影像。根旁囊肿时，囊肿的透射影像与侧支根管感染造成的慢性根尖周炎者极为相似，但患牙牙髓活力正常。有些解剖结构，如颏孔、切牙孔等，其影像易与相应部位牙齿的根尖区重叠，但是这些牙齿牙髓活力正常，牙周间隙影像连续、规则。有的慢性根尖周炎的窦道口出现的部位与患牙的关系不甚明确，例如在两个相邻无髓牙根尖区的中间，或在远离患牙的部位时，可以从窦道口插入牙胶尖作为示踪诊断丝拍摄 X 线片，从牙胶尖影像所指的部位便可确定窦道来源的患牙。

四、治疗原则

治愈根尖周病的主要原理是消除病源刺激物、杜绝再感染的途径，为机体修复被炎症破坏的组织提供有利的生物学环境，促使根尖周组织愈合、恢复健康。根尖周炎主要的病源刺激物来自感染根管，因此消除根管内的感染，是治愈根尖周病的首要条件。由于牙髓坏死，根管内已失去血液及淋巴循环，为一储存坏死组织、感染物质的死腔，不能为机体的自身免疫能力所消除，故必须依靠相应的治疗措施才能除去病源。根尖周骨质的破坏、肉芽组织的出现可以看做是机体对抗病源的防御性反应，但是这种反应不能消除病源，只能相对地防止感染的扩散。一旦病源被除去后，病变区的炎症肉芽组织即转化为纤维结缔组织，从而修复已破坏的牙槽骨和牙骨质，并使牙周膜重建。消除病源的有效措施是根管治疗，即用机械和化学的方法对根管进行清创，再通过严密地封闭根管，防止再感染。

在消除病源的前提下，病变才有可能愈合。病变能否被修复，还受一些因素的影响。病变性质、病变范围及部位、患者年龄和全身健康状况等都与病变的愈合有密切关系。因此制订治疗方案时，必须考虑这些因素，采取相应的措施才能治疗成功。破坏范围较小的、局限于根尖部的病变，预后较好；病变范围较大、发生在根分叉处者，预后较差。当较大的根尖囊肿单纯用根管治疗难以治愈时，可采用根尖外科手术以除去病变。全身健康不佳的患者，在治疗时容易并发急性炎症，治疗后病变愈合慢或恢复困难，治疗时应加以注意。如果患有风湿病或神经、眼、心脏等疾病而怀疑患牙病变为病灶时，应当及时拔除患牙，以免造成病灶感染的蔓延。另外，对于病变严重破坏牙槽骨，或牙冠严重破坏而难以修复者，也应拔除患牙。

（迟彩君）

第八章 唾液腺疾病

第一节 唾液腺炎症

根据感染性质，唾液腺炎症（sialadenitis）以化脓性、病毒性及特异性感染为主，也可由放射性损伤、药物过敏等原因所致。腮腺最常见，其次为下颌下腺，而舌下腺及小唾液腺极少见。

一、急性化脓性腮腺炎

急性化脓性腮腺炎（acute pyogenic parotitis）常见于腹部大手术以后，故又称为手术后腮腺炎（postoperative parotitis）。由于加强了手术前后的处理，注意体液平衡和口腔清洁，以及有效抗菌药物的应用，手术后并发的腮腺炎已很少见，多系慢性腮腺炎基础上的急性发作或邻近组织急性炎症的扩散。

（一）病因及病原菌

急性化脓性腮腺炎的病原菌是葡萄球菌，主要是金黄色葡萄球菌，其次为链球菌，而肺炎双球菌、奋森螺旋体少见。这些细菌通常存在于口腔内，当罹患严重的全身疾病，如脓毒血症、急性传染病等，患者机体抵抗力及口腔生物学免疫力降低；且因高热、脱水、进食及咀嚼运动减少，唾液分泌也相应减少，机械性冲洗作用降低，口腔内致病菌经导管口逆行侵入腮腺。严重的代谢紊乱，如腹部大手术后，由于禁食，反射性唾液腺功能降低或停止，唾液分泌明显减少，易发生逆行性感染。

腮腺区损伤及邻近组织急性炎症的扩散也可引起急性腮腺炎。腮腺淋巴结的急性化脓性炎症，破溃扩散后波及腺实质，引起继发性急性腮腺炎，但其病情较上述原发性急性腮腺炎轻。

（二）临床表现

常为单侧受累，双侧同时发生者少见。炎症早期，症状轻微或不明显，腮腺区轻微疼痛、肿大、压痛。导管口轻度红肿、疼痛。若处理及时，可使炎症消散。若未能及时控制，炎症进一步发展，则可使腺组织化脓、坏死。此时疼痛加剧，呈持续性疼痛或跳痛，腮腺区以耳垂为中心肿胀明显，耳垂被上抬。进一步发展，炎症扩散到腮腺周围组织，伴发蜂窝织炎。皮肤发红、水肿，呈硬性浸润，触痛明显，可出现轻度开口受限，腮腺导管口明显红肿，轻轻按摩腺体可见脓液自导管口溢出，有时甚至可见脓栓堵塞于导管口。患者全身中毒症状明显，体温可高达40℃以上，脉搏、呼吸加快，白细胞总数增加，中性粒细胞比例明显上升，核左移，可出现中毒颗粒。

纤维结缔组织将腮腺分隔为很多小叶，腮腺炎形成的脓肿多为散在的多发性脓肿，分散在小叶内。腮腺浅面的腮腺咬肌筋膜非常致密，脓肿未穿破以前不易扪及波动感而呈硬性浸润块。穿破腮腺包膜后，脓液进入邻近组织或间隙，引起其他间隙的蜂窝织炎或脓肿。腮腺深面的包膜薄弱，脓肿穿破后可进入咽旁或咽后间隙，或沿着颈部间隙往下扩散到纵隔，向上可通过颅底扩散到颅内，通过这些途径扩散的机会不多，一旦发生，则病情严重而危险。

（三）诊断及鉴别诊断

急性化脓化腮腺炎依靠病史及临床检查，诊断并不困难。急性化脓性腮腺炎不宜行腮腺造影，以免造影剂透过肿胀、薄弱的导管壁进入腺体外组织。诊断时需与以下疾病相鉴别：

1. 流行性腮腺炎　大多发生于儿童，有传染接触史，常双侧腮腺同时或先后发生，一般一次感染后可终身免疫。腮腺肿大、充血、疼痛，但腮腺导管口无红肿，唾液分泌清亮无脓液。外周血检测白细胞计数正常，分类中淋巴细胞比例增高，急性期血液及尿淀粉酶可能升高。

2. 咬肌间隙感染　主要系牙源性感染，如下颌阻生智牙冠周炎，有牙病史。肿胀中心及压痛点位于下颌角部，开口受限明显，腮腺导管口无红肿，分泌清亮。

（四）预防

本病主要系脱水及逆行感染所致，故对接受腹部大手术及患严重全身性疾病的患者，应加强护理，保持体液平衡，加强营养及抗感染，同时应加强口腔卫生，食后漱口、刷牙，并可用过氧化氢或氯己定液清洗口腔。

（五）治疗

诊断一经确定，应立即采取积极的治疗措施。

1. 针对发病原因　纠正机体脱水及电解质紊乱，维持体液平衡。必要时输复方氨基酸等以提高机体抵抗力。

2. 选用有效抗生素　应用大剂量青霉素或适量头孢霉素等抗革兰氏阳性球菌的抗生素，并从腮腺导管口取脓性分泌物作细菌培养及药敏试验，选用最敏感的抗生素。

3. 其他保守治疗　炎症早期可用热敷、理疗、外敷如意金黄散，饮用酸性饮料、口含维生素 C 片或口服 1% 毛果芸香碱（pilocarpine）3～5 滴（2～3mg），每日 2～3 次，可增加唾液分泌。温热的硼酸、碳酸氢钠溶液等消毒漱口剂也有助于炎症的控制。

4. 切开引流　已发展至化脓时，必须切开引流。其指征是局部有明显的凹陷性水肿，局部有跳痛并有局限性压痛点；穿刺抽出脓液或腮腺导管口有脓液排出；全身感染中毒症状明显。切开引流的方法是局部浸润麻醉，耳前及下颌支后缘处从耳屏往下至下颌角作切口，切开皮肤、皮下组织及腮腺咬肌筋膜。脓液积聚于筋膜下者，即可得到引流。如无脓液溢出，可用弯血管钳插入腮腺实质的脓腔中引流脓液。因常为多发性脓肿，应注意向不同方向分离，分开各个腺小叶的脓腔。冲洗后置橡皮引流条，以后每天用生理盐水冲洗，更换引流条。

二、慢性复发性腮腺炎

慢性复发性腮腺炎（chronic recurrent parotitis）可见于儿童和成人，但其转归很不相同。

（一）病因

儿童复发性腮腺炎的病因较复杂。腮腺先天性结构异常或免疫缺陷，成为潜在的发病因素。儿童期免疫系统发育不成熟，免疫功能低下，容易发生逆行性感染。上呼吸道感染或口腔内存在炎性病灶时，细菌可通过腮腺导管口逆行感染。成人复发性腮腺炎为儿童复发性腮腺炎延期愈合而来。

（二）临床表现

儿童复发性腮腺炎可发生于任何儿童期，但以5岁左右最为常见。男性多于女性。可突发，也可逐渐发病。腮腺反复肿胀，伴不适，肿胀不如流行性腮腺炎明显，仅有轻度水肿，皮肤可潮红。挤压腺体可见导管口有脓液或胶冻状液体溢出，少数有脓肿形成。间隔数周或数月发作一次不等。年龄越小，间隔时间越短，越易复发。随着年龄增长，间隙期延长，持续时间缩短。

（三）诊断及鉴别诊断

诊断主要根据临床表现及腮腺造影。腮腺造影显示末梢导管呈点状、球状扩张，排空迟缓，主导管及腺内导管无明显异常。

儿童复发性腮腺炎需与流行性腮腺炎相鉴别。流行性腮腺炎常双侧同时发生，伴发热，肿胀更明显，腮腺导管口分泌正常，罹患后多终身免疫，无反复肿胀史。

成人复发性腮腺炎需与舍格伦综合征相鉴别。后者多见于中年女性，无自幼发病史，常有口干、眼干及结缔组织疾病。腮腺造影显示主导管扩张不整，边缘毛糙，呈葱皮样或花边样改变。

（四）治疗

儿童复发性腮腺炎具有自愈性，大多在青春期后痊愈。因此，以增强抵抗力、防止继发感染、减少发作为原则。嘱患儿多饮水，每天按摩腮腺帮助排空唾液，用淡盐水漱口，保持口腔卫生。咀嚼无糖口香糖，刺激唾液分泌。若有急性炎症表现，可用抗生素。腮腺造影本身对慢性复发性腮腺炎也有一定的治疗作用。

三、慢性阻塞性腮腺炎

慢性阻塞性腮腺炎（chronic obstructive parotitis）又称腮腺管炎，以前与慢性复发性腮腺炎一起，统称为慢性化脓性腮腺炎。

（一）病因

大多数患者由局部原因引起。如智牙萌出时，导管口黏膜被咬伤，瘢痕愈合后引起导管口狭窄。少数由导管结石或异物引起。由于导管狭窄或异物阻塞，使阻塞部位远端导管扩张，唾液淤滞。

（二）临床表现

大多发生于中年。多为单侧受累，也可为双侧。患者常不明确起病时间，多因腮腺反复肿胀而就诊。约占半数患者肿胀与进食有关，称为进食综合征（mealtime syndrome）。发作次数变异较大，多者每次进食都肿胀，少者1年内很少发作。大多平均每月发作1次以上。发作时伴有轻微疼痛。有的患者腮腺肿胀与进食无明确关系，晨起感腮腺区发胀，自己稍加按摩后即有"咸味"液体自导管口流出,随之局部感到松快。检查时腮腺稍肿大、中等硬度,轻微压痛。导管口轻微红肿,挤压腮腺可从导管口流出混浊的"雪花样"或黏稠的蛋清样唾液,有时可见黏液栓子。病程久者,可在颊黏膜下扪及粗硬、呈索条状的腮腺导管。

（三）诊断及鉴别诊断

主要根据临床表现及腮腺造影。腮腺造影显示主导管、叶间、小叶间导管部分狭窄、部分扩张,呈腊肠样改变。

慢性阻塞性腮腺炎需与以下疾病鉴别。

1. 成人复发性腮腺炎　有幼儿发病史,造影片上两者明显不同。成人复发性腮腺炎除非有逆行性感染而使主导管稍扩张不整外,叶间、小叶间导管均无变化,只是末梢导管呈散在点、球状扩张。而阻塞性腮腺炎以导管系统,即主导管、叶间、小叶间导管扩张不规整为特征。

2. 舍格伦综合征继发感染　亦可有腮腺反复肿胀流脓史,鉴别在于:①发病多为中年女性;②有口干、眼干及结缔组织疾病;③造影片上以末梢导管点、球状扩张为特征,主导管出现特征性改变。

（四）治疗

多由局部原因引起,故以去除病因为主。有唾液腺结石者,先去除唾液腺结石。导管口狭窄,可用钝头探针扩张导管口。也可向导管内注入药物,如碘化油、抗生素等,具有一定的抑菌和抗菌作用。也可用其他的保守治疗,包括自后向前按摩腮腺,促使分泌物排出。咀嚼无糖口香糖,促使唾液分泌。用温热盐水漱口,有抑菌作用,减少腺体逆行性感染。采用唾液腺镜冲洗导管并灌注药物,效果良好。经上述治疗无效者,可考虑手术治疗,行保留面神经的腮腺腺叶切除术。

四、唾液腺结石病和下颌下腺炎

唾液腺结石病（sialolithiasis）是在腺体或导管内发生钙化性团块而引起的一系列病变。85%左右发生于下颌下腺,其次是腮腺,偶见于上唇及唇颊部的小唾液腺,舌下腺很少见。唾液腺结石常使唾液排出受阻,并继发感染,造成腺体急性或反复发作的炎症。

（一）病因

唾液腺结石形成的原因还不十分清楚,一般认为与某些局部因素有关,如异物、炎症、各种原因造成的唾液滞留等,也可能与机体无机盐新陈代谢紊乱有关,部分唾液腺结石病患者可合并全身其他部位结石。

唾液腺结石病多发生于下颌下腺,与下列因素有关:①下颌下腺为混合性腺体,分泌的唾液富含黏蛋白,较腮腺分泌液黏滞,钙的含量也高出2倍,钙盐容易沉积;②下颌下腺导管自下向上走行,腺体分泌液逆重力方向流动。导管长,在口底后部有一弯曲部,导管全程较曲折,这些解剖结构均使唾液易于淤滞,导致唾液腺结石形成。

（二）临床表现

可见于任何年龄,以20~40岁的中青年为多见。病期短者数日,长者数年甚至数十年。

小的唾液腺结石一般不造成唾液腺导管阻塞,无任何症状。导管阻塞时则可出现排唾障碍及继发感染的一系列症状及体征:①进食时,腺体肿大,患者自觉胀感及疼痛。停止进食后不久腺体自行复原，疼痛亦随之消失；但有些阻塞严重的病例，腺体肿胀可持续数小时、数天，甚至不能完全消退；②导管口黏膜红肿，挤压腺体可见少量脓性分泌物自导管口溢出；③导管内的结石，双手触诊常可触及硬块，并有压痛；④唾液腺结石阻塞引起腺体继发感染，并反复发作。炎症扩散到邻近组织，可引起下颌下间隙感染。慢性下颌下腺炎患者的临床症状较轻，主要表现为进食时反复肿胀，检查腺体呈硬结性肿块。

（三）诊断及鉴别诊断

根据进食时下颌下腺肿胀及伴发疼痛的特点，导管口溢脓以及双手触诊可扪及导管内结石等，临床可诊断为下颌下腺结石并发下颌下腺炎。确诊应做影像学检查。下颌下腺结石可选拍下颌横断拾片及下颌下腺侧位片，前者适用于下颌下腺导管较前部的唾液腺结石，后者适用于下颌下腺导管后部及腺体内的唾液腺结石。超声和 CT 对不同位置的唾液腺结石均有较高的诊断率。钙化程度低的唾液腺结石，即所谓的阴性唾液腺结石，在 X 线平片上难以显示。在急性炎症消退后，可做唾液腺造影检查，包括常规 X 线造影、数字减影造影和 MR 唾液腺造影（MRsialography）。唾液腺结石所在处表现为圆形、卵圆形或梭形充盈缺损。对于已确诊为唾液腺结石病者，一般不做唾液腺造影，以免将唾液腺结石推向导管后部或腺体内。

典型的唾液腺结石病诊断不难，有时需与下列疾病鉴别。

1. 舌下腺肿瘤　应与下颌下腺导管结石鉴别。绝大多数舌下腺肿瘤无导管阻塞症状，X 线检查无阳性结石。

2. 下颌下腺肿瘤　呈进行性肿大，无进食肿胀或下颌下腺炎症发作史。

3. 下颌下间隙感染　患者有牙病史并能查及病原牙。下颌下区肿胀呈硬性浸润，皮肤潮红并可出现可凹性水肿。下颌下腺导管分泌可能减少，但唾液正常，无唾液腺结石阻塞症状。

（四）治疗

很小的唾液腺结石可用保守治疗，嘱患者口含蘸有柠檬酸的棉签或维生素 C 片，也可进食酸性水果或其他食物，促使唾液分泌，有望自行排出。能扪及、相当于下颌第二磨牙以前部位的唾液腺结石，可采用口内导管切开取石术。位于下颌下腺导管、腺门及部分腺内导管、体积不很大以及多发性结石，可采用唾液腺内镜取石术。唾液腺内镜通过导管口进入下颌下腺导管，在明确诊断唾液腺结石及其位置的同时，采用钳子或套石篮取出结石。以上方法无法取出的唾液腺结石，以及下颌下腺反复感染或继发慢性硬化性下颌下腺炎、腺体萎缩，已失去摄取及分泌功能者，可采用下颌下腺切除术。

（迟彩君）

第二节　舍格伦综合征

舍格伦综合征（Sjogren syndrome）是一种自身免疫性疾病，其特征表现为外分泌腺的进行性破坏，导致黏膜及结膜干燥，并伴有各种自身免疫性病征。病变限于外分泌腺本身者，称为原发性舍格伦综合征；同时伴有其他自身免疫性疾病，如类风湿关节炎、系统性硬皮病、系统性红斑狼疮等其他自身免疫病者则称为继发性舍格伦综合征。

一、病因

确切的病因及发病机制尚不十分明确，一些研究结果表明其发病可能与病毒感染、遗传和性激素异常等多种因素有关，在这些因素的共同作用下，机体可因T淋巴细胞、B淋巴细胞、树突状细胞和巨噬细胞等多种免疫细胞浸润攻击而使免疫系统受损，组织损伤。

二、临床表现

多见于中年以上女性，出现症状至就诊时间长短不一。患者的主要症状有眼干、口干、唾液腺及泪腺肿大，类风湿关节炎等结缔组织病症。由于唾液腺腺泡细胞萎缩，唾液分泌减少，出现口干。严重者言语、咀嚼及吞咽均困难。检查见口腔黏膜干燥，口底唾液池消失，唇舌黏膜发红。唾液腺肿大以腮腺为最常见，也可伴下颌下腺、舌下腺及小唾液腺肿大。多为双侧，也可单侧发生。腮腺呈弥漫性肿大，边界不明显。少数病例在腺体内可触及结节状肿块，质地中等偏软，一个或多个，此为类肿瘤型舍格伦综合征。由于泪腺受侵，泪液分泌停止或减少，角膜及球结膜上皮破坏，引起干燥性角结膜炎。患者眼有异物感、摩擦感或烧灼感，畏光、疼痛、视物疲劳。泪腺肿大可致睁眼困难，睑裂缩小，特别是外侧部分肿大明显，因而呈三角眼。约占半数的患者伴有类风湿关节炎，约占10%的患者伴系统性红斑狼疮。此外，尚可有硬皮病、多发性肌炎等。

三、诊断

除询问病史及一般体检外，可做下列检查以帮助诊断：施墨（Schirmer）试验检测泪液分泌量降低；荧光素染色检查显示角膜程度不等的着色；全唾液流量下降；核素唾液腺功能测定显示核素摄取和分泌功能降低；唾液腺造影主要表现为末梢导管扩张，排空功能减退；实验室检查显示血沉加快、r球蛋白增高，血清IgG明显增高，自身抗体如类风湿因子、抗核抗体、抗SS-A、SS-B抗体、抗α-胞衬蛋白多肽抗体等可能阳性。唇腺活检主要表现为腺小叶内淋巴、浆细胞浸润，腺实质萎缩，导管扩张，导管细胞化生。

四、治疗

主要为对症治疗。眼干可用人工泪液滴眼，也可以用硅酮栓行泪点封闭，以缓解眼干症状。口干可用人工唾液湿润口腔，缓解不适感。亦可用茴三硫（环戊硫酮）等催唾剂，刺激唾液分泌。注意口腔卫生，减少逆行性感染的机会。伴发急性炎症时可用抗生素治疗。继发念珠菌感染时，应用抗真菌药物。中药治疗亦可缓解症状，阻止病变进展，治则为"养阴生津，清热润燥"。免疫调节剂，如胸腺素，可调节细胞免疫功能，使其与体液免疫相平衡。免疫抑制剂如羟氯喹、泼尼松、雷公藤总苷等，对继发性舍格伦综合征有类风湿关节炎或类肿瘤型舍格伦综合征患者可考虑应用。对于类肿瘤型舍格伦综合征，可采用手术治疗，切除受累腺体，以防止恶性变。

（迟彩君）

第三节　唾液腺肿瘤和瘤样病变

肿瘤是唾液腺组织中最常见的疾病，其病理类型十分复杂。不同类型的肿瘤其病理特点及生物学行为均不相同，故其治疗和预后也不相同。

一、临床病理

（一）病理分类

唾液腺肿瘤在临床上大多有其共同特点，但在组织病理学上却不相同，唾液腺肿瘤可来自唾液腺上皮和间叶成分，来自间叶成分者较为少见，且与身体他处间叶来源的肿瘤病理学表现基本相似。唾液腺上皮性肿瘤的组织相较复杂，分类意见也不一致。

2004 年，WHO 经过第二次修订，提出了第三版唾液腺肿瘤组织学分类。

1. 腺瘤
（1）多形性腺瘤
（2）肌上皮瘤
（3）基底细胞腺瘤
（4）Warthin 瘤（腺淋巴瘤）
（5）嗜酸性腺瘤
（6）管状腺瘤
（7）皮脂腺瘤
（8）淋巴腺瘤
（9）导管乳头状瘤
1）内翻性导管乳头状瘤
2）导管内乳头状瘤
3）乳头状唾液腺瘤
（10）囊腺瘤
2. 癌
（1）腺泡细胞癌
（2）黏液表皮样癌
1）高分化
2）低分化
（3）腺样囊性癌
1）腺样
2）管样
3）实性
（4）多形性低度恶性腺癌（终末导管腺癌）
（5）上皮 - 肌上皮癌
（6）非特异性透明细胞癌
（7）基底细胞腺癌

（8）皮脂腺癌

（9）囊腺癌

（10）低度恶性筛孔状囊腺癌

（11）黏液性腺癌

（12）嗜酸性腺癌

（13）唾液腺导管癌

（14）腺癌

（15）肌上皮癌（恶性肌上皮瘤）

（16）多形性腺瘤中的癌

（17）癌肉瘤

（18）转移性多形性腺瘤

（19）鳞状细胞癌

（20）小细胞性未分化癌

（21）大细胞性未分化癌

（22）淋巴上皮癌

（23）涎母细胞瘤

（24）其他癌

（二）各种肿瘤病理特点及生物学行为

因间叶肿瘤较少见，在此只叙述较常见的上皮性肿瘤。

1. 良性肿瘤

（1）多形性腺瘤（混合瘤）：肉眼见多形性腺瘤为圆形或椭圆形，表面大多为结节状，肿瘤大小不一，一般直径为 3~5cm，包膜较完整，剖面呈灰白色，其中可见浅蓝色的软骨样组织、半透明的黏液样组织及小米粒般大的黄色角化物。有的发生囊性变，囊内可含无色透明或褐色液体。复发肿瘤常为多个瘤结节，即多发中心，每个瘤结节有包膜环绕。当多形性腺瘤癌变时，剖面有不同表现，一部分呈良性多形性腺瘤结构，周围有包膜；癌变部分组织松软易碎，包膜消失，与周围组织界限不清。

镜下见组织相复杂，常呈腺管样结构，腺管内层为立方形上皮，外层为梭形或星形的肌上皮细胞，腺管内有红染同形质物。肌上皮细胞可呈片状或条索状排列。也可见鳞状化生，中央形成角化珠。此外常见黏液样组织和软骨样组织。肿瘤的包膜大多完整，有时包膜内有瘤细胞侵入或一部分包膜消失。

多形性腺瘤癌变时见一部分为良性多形性腺瘤表现，另一部分为腺癌或鳞状细胞癌结构，在两者之间有移行部分，为大片变性、坏死无结构物，其中有散在的瘤细胞团块，细胞大小不一，有核浓染及核分裂象。

多形性腺瘤的生物学特点为生长缓慢，无明显症状，有包膜，但有时不完整，术后可复发，可与手术未彻底切净有关，也可由于手术中切破瘤体种植而复发。

（2）肌上皮瘤（myoepithelioma）：是完全或几乎完全由肌上皮细胞组成的唾液腺肿瘤。

肉眼见肿瘤呈类圆形，与周围组织界限清楚，剖面灰白色，实质性。浆细胞样型或发生于腭部的肌上皮瘤常无明显包膜，而梭形细胞型或发生于腮腺的肌上皮瘤可有菲薄的包膜。

光镜下，肌上皮瘤可分为三种组织类型。梭形细胞型占大多数，肿瘤由紧密聚集的梭形细胞组成，细胞间纤维组织及基质稀少。梭形细胞呈片状或束状排列，或互相交错成漩涡状。浆细胞样型细胞较少，成簇排列，被大量疏松的黏液样基质所分隔。有的胞浆内含大量嗜伊红的玻璃样变物质，胞核被挤向细胞一侧。浆细胞样及梭形细胞两者混合存在者为混合型。肌上皮瘤中可有透明细胞存在，有时以透明细胞为主。

肌上皮瘤的生物学行为与多形性腺瘤基本相似，治疗原则也相同。

（3）Warthin瘤：又称腺淋巴瘤（adenolymphoma）、淋巴乳头状囊腺瘤（papillary cystadenoma lymphomato‑sum）。

肉眼见肿物呈圆形或椭圆形，肿瘤一般直径在3～4cm左右。肿物有较薄的包膜，有时包膜不完整，质较软。剖面见肿物为实性，也可为囊性，囊腔内有黏液，有的囊内有干酪样坏死物质。肿瘤可有多发中心。

镜下见此瘤有上皮及淋巴样组织两种成分，其间有基底膜相隔。假复层上皮细胞形成腺管或囊腔。柱状细胞自基底膜达腺腔表面，锥形细胞与基底膜相连，但不达腺腔表面。其间可散布着黏液细胞，也可有鳞状化生。有时肿瘤的淋巴样成分极为丰富，伴有淋巴滤泡形成。在Warthin瘤周围的淋巴结中，可以见到最早期的Warthin瘤的改变。

此瘤是良性病变，但由于有多个中心，且肿瘤的发生常与腮腺淋巴结有关，因此，手术时应将淋巴结较集中的腮腺后下部和腮腺后缘的淋巴结一并切除，以免出现新的肿瘤。

此瘤来源于唾液腺导管上皮或腮腺内、外淋巴结内迷走的腺体。

（4）囊腺瘤（cystadenoma）：肉眼见肿瘤大小不一，以1～3cm直径者多见。剖面呈灰白色或白色，可见大小不一的囊腔，腔内含黏液，较大的囊腔内可见细小乳头突入。肿瘤大约有半数包膜不完整，有的呈多中心生长。

镜下见肿瘤由黏液细胞和立方细胞构成，形成腺管样、乳头状囊性及团块样结构。囊腔及乳头表面大多被覆一层黏液细胞，深面为数层立方细胞。大多乳头中心为纤维性轴心。

此瘤虽为良性肿瘤，但由于肿瘤包膜不完整，有的还侵犯周围腺体，还有少数为多发中心，因此，若手术未切净，易造成复发。

（5）基底细胞腺瘤（basal cell adenoma）：约占唾液腺肿瘤的2%。

肉眼观为圆形或卵圆形，表面光滑，直径大多为2～3cm。肿瘤大多包膜完整，少数包膜不完整，剖面为实性或实性和囊性并存，呈灰白色。

镜下见瘤细胞形态一致，为柱状或立方形，似基底细胞。瘤细胞排列多样化，有的呈网状排列，有的呈腺管状，有的为团块状，在每个肿瘤内往往会出现一种以上的形态。以网状型或管状型结构为主者均有包膜；以团块型结构为主者，包膜可不完整，术后可复发，且可癌变。

2. 恶性肿瘤

（1）腺泡细胞癌（acinic cell carcinoma）：肿物直径多为3cm，一般包膜不完整，剖面呈灰白色实性，有时有坏死区和囊性变。

镜下见腺泡细胞为圆形或多边形，胞浆内有嗜碱性小颗粒；核小、偏位、染色深。此外可见空泡细胞和透明细胞。瘤细胞排成片状或腺泡状，有时可形成囊腔并有乳头突入，有时呈滤泡样与甲状腺滤泡相似。肿物包膜内可有瘤细胞侵入，在包膜外也可见肿瘤灶。

腺泡细胞癌属低度恶性肿瘤，生长缓慢，病程长，但有局部浸润，术后易复发，偶见转移。

（2）腺样囊性癌（adenoid cystic carcinoma）：为唾液腺较常见的恶性肿瘤，其特点是侵袭性强且易发生血行转移。

肉眼见此瘤为圆形或结节状，较硬，剖面为灰白色，多为实性。肿物无包膜，常侵犯邻近组织。

镜下见肿瘤由基底样细胞和肌上皮细胞构成多种结构，可呈筛孔状排列，也可呈小条索、小团块和小导管样结构，还可呈实质性上皮团块。此瘤侵袭性强，与血管关系密切，常沿血管扩散，甚至侵入血管内。易侵犯神经，且沿神经束衣蔓延，因此，临床出现疼痛、麻木等症状。

因此瘤侵袭性强，浸润的范围往往超出手术时肉眼看到的肿瘤范围，常可见骨髓腔内充满了肿瘤细胞而骨小梁未破坏。此瘤易经血行转移至肺、肝、骨等处，淋巴结转移较少、术后易复发。其早期表现常为疼痛，虽临床检查无复发征象，亦应高度怀疑复发。此瘤发展慢，病程长，部分患者复发后亦可带瘤生存多年。

（3）黏液表皮样癌（mucoepidermoid carcinoma）：肉眼见大多数呈结节状，直径以 2 ~ 3cm 者多见，大多数无包膜，与周围组织界限不清。剖面为灰白色，可见大小不一的囊腔，腔内含黏液，少数为实性。

镜下见由黏液样细胞、表皮样细胞和中间细胞组成。高分化者黏液细胞及表皮样细胞较多，中间细胞较少，瘤细胞形成团块，但常形成大小不一的囊腔，较大的囊腔有乳头突入腔中，腔内有红染黏液，当囊腔破裂时，黏液溢入间质中，形成黏液湖。低分化者表皮样细胞及中间型细胞较多、黏液细胞少，实质性上皮团块多，囊腔少，常见肿瘤侵入周围组织，瘤细胞间变明显，可见核分裂，核浓染。

高分化者恶性度低。低分化者恶性度高，易复发，可发生转移。Spiro 等报告 15% 患者有转移。高分化者术后五年生存率可达 92%，低分化者五年生存率为 49%。刘瑗如等报告中有 14.5% 复发，淋巴结转移率为 7.1%，远处转移率为 1.2%，五年生存率为 91.9%。

（4）囊腺癌（cyst adenocarcinoma）：也称为乳头状囊腺癌（papillary cystic adenocarcinoma）。

肉眼见肿物为圆形或结节状，肿物大小不一，一般直径为 2 ~ 4cm。肿物大多无包膜，剖面为灰白色或呈粉红色，见有大小不等的囊腔，腔内有黏液，在较大囊腔中，可见细小乳头自囊壁突入。

镜下见瘤细胞呈立方形或圆形，瘤细胞体积大。胞核为圆形或卵圆形，大小不等，可见核异型和核分裂。瘤细胞呈腺管样及囊腔样排列，腔内含乳头，乳头表面和囊腔上皮被覆多层瘤细胞，排列紊乱。有些瘤细胞排成大小不一的团块，其中有小囊腔形成，有小乳头突入腔中。根据瘤组织中团块和囊腔的比例将此瘤分成高分化型和低分化型。高分化型腺管及囊腔多，团块少；低分化型以团块及小囊腔成分多，而大腔及乳头少，团块中坏死灶较多，癌细胞异型性明显，核分裂多见。

生物学行为根据国内报告，五年生存率高分化型为 65%，低分化型为 47.1%。有人认为此瘤淋巴结转移率高，预后差。其预后介于腺样囊性癌和黏液表皮样癌之间。

（5）腺癌：肉眼见不规则硬块，和周围组织界限不清，发生于口腔黏膜的腺癌，表面常有溃疡，肿瘤无包膜。

镜下见瘤细胞异型性明显，核分裂象多，结构不一，有的呈实性团块或小条索状排列，有时见少量腺管样排列。肿瘤纤维间质多少不一，间质多者肿瘤较硬称为硬癌。

肿瘤一般生长较快，易复发，可发生局部淋巴结和远处转移。

（6）未分化癌：唾液腺的未分化癌较少见，肿瘤生长迅速，分化度低，镜下见瘤细胞为圆形或梭形，异型性明显，核分裂多。瘤细胞呈片状或条索状排列，常有坏死和出血。

此瘤易侵入邻近组织，有局部和远处转移，预后不良。

（7）鳞状细胞癌：唾液腺的原发性鳞状细胞癌很少见，往往将黏液细胞极少的黏液表皮样癌误诊为鳞状细胞癌。

镜下所见与黏膜上皮发生的鳞状细胞癌一样，有上皮团块及角化珠形成。

此瘤呈浸润性生长，术后易复发，常有局部淋巴结转移。

二、临床表现

（一）腮腺肿瘤

大唾液腺肿瘤接近80%发生于腮腺，腮腺肿瘤中，良性肿瘤约占80%。而良性肿瘤中，多形性腺瘤约占80%。最常见于30~50岁的青壮年，女性较多于男性。病程较长，缓慢生长，可达数年直至十几年之久，常在无意或体检时发现。除临床有肿块外，可无任何症状。腮腺组织任何部位均可发生肿瘤，但以耳垂为中心及耳屏前方的腮腺组织最为常见。触诊肿物表面光滑或呈结节状，界限清楚，活动，无压痛，质地中等硬。

腮腺肿瘤中，10%以上为Warthin瘤。在临床上，Warthin瘤具有下列特点：①男性明显多于女性，男女比例为6∶1；②50岁以上老年人多见，50~60岁为发病高峰；③绝大多数位于腮腺后下极；④可表现为双侧腮腺肿瘤或同侧腮腺多灶性肿瘤，其比例约占10%；⑤肿瘤表面光滑，质地柔软，可有弹性感；⑥常有消长史，患者可有程度不等的胀痛感。

腮腺肿瘤绝大多数发生于腮腺浅叶，但约有12%发生于深叶。根据肿瘤所在位置，临床可分为三种类型：①颌后肿块型：最为常见，瘤体在下颌升支后缘与乳突间，或耳垂稍下的颌后凹内，当肿瘤主要位于升支后缘与乳突之间时，由于受到骨性结构的限制，触诊肿物活动度差，界限不甚清楚。肿瘤主要位于耳垂下区时则多活动，其表现类似腮腺浅叶肿物；②哑铃型：瘤体一端突向咽侧、软腭，另一端突向耳下区，呈哑铃状，在耳垂下和咽侧均可见肿物，其特点是双手扪诊时，可感到瘤体活动；③咽侧突出型：肿瘤位于咽旁间隙，向咽侧及软腭突出。此型早期诊断有困难，只有当肿瘤长到相当大，向咽侧和软腭突出使咽腔缩小时，患者感到呼吸或吞咽困难，并有异物感才被发现。肿瘤常在扁桃体上方，并向内上伸入软腭，使腭垂偏向对侧。尽管肿物较大，但黏膜表面光滑，不出现溃疡。这类肿瘤极易与原发于咽旁或软腭的肿物相混淆。其鉴别诊断常依赖于CT检查。

极少量肿瘤发生于副腺体，在颧下出现包块，易误诊为颊部肿瘤。

腮腺恶性肿瘤约占腮腺肿瘤的20%。肿瘤生长较快，局部有疼痛、麻木感，肿物质地较硬，常与深层组织发生粘连，与周围组织界限不清，活动受限；累及咀嚼肌群则产生开口困难；也可累及皮肤，甚至向外破溃；累及面神经时，可发生部分或全部面神经瘫痪。部分恶性肿瘤可发生颈淋巴结转移；少数病例，特别是腺样囊性癌，可发生远处转移。低度恶性肿瘤的临床表现与良性肿瘤相似，有时在临床上难与良性肿瘤相区别。

腮腺肿瘤绝大多数是原发的，但因腮腺内含有较丰富的淋巴结和淋巴管，恶性肿瘤可以转移到此区，称为腮腺转移癌。原发部位以同侧眼睑、前额、颞部、后颊及耳郭前区为常见。鼻咽部也是最常见的原发部位之一。病理类型以腺癌、鳞癌和恶性黑色素瘤为最常见。

（二）下颌下腺肿瘤

下颌下腺肿瘤中，良、恶性肿瘤比例大致相当，或良性肿瘤略多于恶性肿瘤。良性肿瘤绝大多数为多形性腺瘤。恶性肿瘤以腺样囊性癌、恶性多形性腺瘤和腺癌居多，好发年龄和性别与腮腺肿瘤相似。

下颌下腺肿瘤表现为下颌下三角区肿块。良性肿瘤生长缓慢，界限清楚，可活动，无任何自觉症状。恶性肿瘤生长较快，局部常有疼痛，麻木感；肿物较硬，常与深层组织及下颌骨骨膜粘连，固定而不活动。开口肌群，如下颌舌骨肌、二腹肌受累可产生轻度开口受限。如面神经下颌缘支受累则出现下唇运动障碍；舌神经受累则患侧舌麻木，并可有耳部放散性疼痛；舌下神经受累则出现患侧舌肌瘫痪，伸舌歪向患侧。也可皮肤受侵破溃。有时可出现颈淋巴结转移或远处转移。

（三）舌下腺肿瘤

舌下腺肿瘤比较少见，如发生肿瘤，90%以上为恶性。恶性者腺样囊性癌居首位，其次为黏液表皮样癌及腺癌。

舌下腺恶性肿瘤不易为患者早期察觉，有时做口腔检查时才发现。当患者诉一侧舌痛或舌麻木时，除仔细检查舌体外，应双手口内外触诊舌下区，如有硬结存在而非下颌下腺导管结石，应考虑肿瘤。累及舌神经有舌麻木及舌痛，累及舌下神经有患侧舌肌瘫痪。

（四）小唾液腺肿瘤

小唾液腺肿瘤最常发生于腭部，其余部位有报告依次为颊、舌及舌根、上唇、磨牙后腺及下唇。病理组织类型与大唾液腺者相同。

腭部者一般发生于一侧腭后部及软硬腭交界处，恶性者占1/2，以腺样囊性癌居首位，其次为恶性多形性腺瘤及黏液表皮样癌，腺样囊性癌亦好发于上颌窦。

唇部唾液腺肿瘤好发于上唇。

磨牙后腺好发黏液表皮样癌。

舌部及舌根部肿瘤不易察觉，有时患者有异物感、吞咽障碍或痰中带血等症状。

三、诊断

（一）影像学诊断

为了防止唾液腺肿瘤，特别是腮腺和下颌下腺肿瘤的包膜破裂而造成种植性扩散，一般情况下，禁忌作组织活检。影像学检查是术前诊断的重要手段，其中包括唾液腺造影、超声显像、CT扫描、磁共振显像及核素显像等。

1. 唾液腺造影　唾液腺造影对于肿瘤诊断的有效性不如炎症和舍格伦综合征。根据腮腺肿瘤的X线表现，可分为五型（良性征、具有侵袭性的良性肿瘤征、低度恶性征、恶性征及Warthin瘤征）。Warthin瘤可有特征性表现，即肿瘤的所在区分支导管排列紊乱、扭曲及扩张不整，并常伴有主导管及末梢导管点状扩张。体积较小（直径小于1.5cm）的肿瘤，唾液腺造影片上常不能显示。腮腺淋巴结结核，甚至非特异性炎症，有时也可与肿瘤混淆。目前，已较少应用唾液腺造影来诊断唾液腺肿瘤。

2. CT扫描　CT检查对肿瘤的定位十分有益，可确定肿瘤的部位及周围组织，包括重要血管之间的关系，特别适用于腮腺深叶肿瘤，尤其是与咽旁肿瘤难以区分者，以及范围非常广泛的肿瘤。

根据肿瘤形态，可将大唾液腺肿瘤分为三类：①界限清楚的圆形肿瘤：多为良性肿瘤；②界限清楚的分叶状肿瘤：多为具有侵袭性的良性肿瘤，如多形性腺瘤或低度恶性肿瘤；③弥漫性的浸润性肿瘤：为恶性肿瘤。脂肪瘤的密度很低，CT 值常为 −100Hu 左右。囊肿或实性肿瘤囊变时，密度与水接近，CT 值为 0 ~ 10Hu。部分血管瘤可见静脉石，这些肿瘤可根据 CT 做出明确诊断。

3. 超声显像 超声显像的优点是无创伤，可重复进行。其作用为：①确定有无占位性病变：临床表现为腮腺肿大或颌后区丰满，难以将腮腺良性肥大、腮腺炎性肿块等与腮腺肿瘤相鉴别时，可首选超声显像；②确定囊实性病变：典型囊肿在声像图上具有特征性表现，即内部为无回声区，后壁及后方回声明显增强。但当囊肿继发感染、囊腔内含黏稠脓液或较多胆固醇结晶时，与实性肿瘤不易区分；③为确定肿瘤的良、恶性提供信息：根据声像图上肿瘤的周界是否清楚完整，内部回声是否均匀，后壁及后方回声是否存在或有无增强等表现，可初步判断肿瘤的可能性质。

4. ^{99m}锝显像 根据肿块所在区核素摄取量的多少，分为"冷"结节、"温"结节和"热"结节三类。"冷"结节指肿瘤所在区核素摄取低于周围正常腺体组织，"温"结节指肿瘤所在区核素摄取与周围正常组织相似，"热"结节指肿瘤所在区核素摄取高于周围腺体组织。仅对 Warthin 瘤有诊断意义，即表现为"热"结节。其他肿瘤表现为"冷"结节或"温"结节，无诊断意义。临床怀疑为 Warthin 瘤时，可考虑作 ^{99m}锝显像，并建议作动态显像。

5. 磁共振显像 与 CT 相比，磁共振显像具有下列优点：①不注射增强剂，即可获得清晰的大血管影像；②不改变体位，即可获得横断面、矢状及冠状图像；③不接受放射线；④对软组织的分辨率高于 CT。磁共振显像可用于肿瘤范围广泛者。

（二）细针吸活检

唾液腺肿块性病变绝大多数需行手术治疗，若在术前能确定肿块性质，则对选择良好的治疗方案更加有利。细针吸细胞学活检（fine needle aspiration biopsy）是采用外径为 0.6mm 的针头，吸取少量组织，涂片做细胞学检查，这种方法简便无害且准确率高。

据马大权等 122 例细针吸细胞学检查结果，和组织病理学诊断完全一致的诊断符合率为 83.3%，细胞学定性诊断的准确率为 97.6%。

唾液腺肿瘤的种植性复发是众所周知的，Eng − Zell 等报告 157 例唾液腺多形性腺瘤，细针吸细胞学检查后随诊 10 年，无 1 例因针吸后产生种植性复发。其他学者也有类似的报告。

细针吸细胞学检查虽然安全、简便，能较迅速地做出诊断，但仍有其局限性：①针吸组织是肿物某一点，获取组织很少，不能根据少量组织的涂片概括肿瘤的全貌，更不能因针吸涂片未见瘤细胞而否定肿瘤的存在；②位置深在的小肿瘤可能漏诊，此时，如在超声引导下作细针吸活检，明确针头进入肿瘤组织，则可避免漏诊；③根据细针吸的细胞学检查虽然能做到定性检查，但明确组织病理分类还有一定困难。尽管如此，在区别唾液腺炎性肿块与肿瘤，肿瘤良性与恶性方面，细针吸细胞学检查仍是一项有价值的诊断方法。

（三）冰冻切片活检

冰冻切片为一种最省时、快速的制片方法，常用于临床手术时的病理诊断。

文献报告冰冻切片检查诊断唾液腺肿瘤的正确率，良性肿瘤为 92%～98%，恶性肿瘤为 36%～87%。据 Miller 等的报告，良性肿瘤的冰冻切片没有假阳性，但在恶性肿瘤却有 24%～29% 假阴性，故不能仅根据冰冻切片诊断做出治疗决策，病史和临床检查仍是很重要的。

根据肿瘤的生物学行为，大致上可将唾液腺恶性肿瘤分为三类：①高度恶性肿瘤：包括低分化黏液表皮样癌、腺样囊性癌、唾液腺导管癌、腺癌、鳞状细胞癌、肌上皮癌及未分化癌。这类肿瘤颈淋巴结或远处转移率较高，术后易于复发，患者预后较差；②低度恶性肿瘤：包括腺泡细胞癌、高分化黏液表皮样癌、多形性低度恶性腺癌、上皮—肌上皮癌等。这类肿瘤颈淋巴结及远处转移率较低，虽可出现术后复发，但患者的预后相对较佳；③中度恶性肿瘤：包括基底细胞腺癌、囊腺癌、多形性腺瘤中的癌等。其生物学行为及患者预后介予上述两者之间。

四、治疗

手术治疗

1. 手术基本原则　唾液腺肿瘤的治疗以手术为主，多数肿瘤，即使是良性肿瘤，包膜也不完整，采用单纯包膜剥离的方法，常有复发。放手术原则应从包膜外正常组织进行，同时切除部分或整个整体。如位于腮腺浅叶的良性肿瘤，作肿瘤及腮腺浅叶切除，面神经解剖术。位于腮腺深叶的肿瘤，需同时摘除腮腺深叶。

2. 面神经的处理　腮腺肿瘤除高度恶性肿瘤以外，如果肿瘤与面神经无粘连，应尽可能保留面神经，并尽量减少机械性损伤。如果与面神经有轻度粘连，但尚可分离，也应尽量保留，术后加用放射治疗。如果术前已有面瘫，或手术中发现面神经穿过瘤体，或为高度恶性肿瘤，应牺牲面神经，然后作面神经修复。

3. 颈淋巴结的处理　一般来说，唾液腺恶性肿瘤的颈淋巴结转移率不高，约在 15% 左右。因此，当临床上出现肿大淋巴结，并怀疑有淋巴结转移者，作治疗性颈淋巴清扫术。当颈部未触及肿大淋巴结或不怀疑有转移者，原则上不作选择性颈淋巴清扫术。但对唾液腺导管癌、鳞状细胞癌、未分化癌、腺癌及低分化黏液表皮样癌，其颈淋巴转移率超过 30%，可考虑作选择性颈淋巴清扫术。此外，原发癌的部位也是考虑因素之一，舌根部癌转移率较高，也可考虑选择性颈淋巴清扫术。

4. 放射治疗　唾液腺恶性肿瘤对放射线不敏感，单纯放射很难达到根治效果，但对某些病例，放射治疗有可能降低术后复发率，这些病例包括腺样囊性癌、其他高度恶性肿瘤、手术切除不彻底有肿瘤残留者，肿瘤与面神经紧贴、分离后保留面神经者。鉴于放射治疗可能出现的并发症，如放射性口干、放射性龋，甚至放射性骨坏死，对于病理检查肿瘤切缘为阴性的患者，是否选择术后放疗，尚需进一步研究。

5. 化疗药物治疗　唾液腺恶性肿瘤有可能发生远处转移，特别是腺样囊性癌及唾液腺导管癌，远处转移率在 40% 左右。因此，术后还需配合化学药物治疗加以预防，但目前尚未发现非常有效的化疗药物。

五、预后

唾液腺癌患者治疗后的近期生存率较高，但远期生存率持续下降，3 年、5 年、10 年及 15 年生存率呈明显递减。根据北京大学口腔医学院 405 例唾液腺癌的临床分析资料，3 年、5 年、10 年及 15 年生存率分别为 77.8%、69.6%、55.8% 及 36.7%。唾液腺癌患者的预后观察，5 年是不够的，宜在 10 年以上。

六、唾液腺囊肿

有腮腺囊肿、下颌下腺囊肿、舌下腺囊肿及黏液囊肿，后两者多见。

（一）舌下腺囊肿

舌下腺囊肿（sublingual cyst ranula）是一种黏液囊肿。

1. 病因病理　现认为有两种：①导管远端部分堵塞，尔后扩张形成有上皮衬里的囊肿，这种是极少数；②导管破裂，黏液外漏入周围组织间隙而形成囊肿。舌下腺囊肿的囊壁并无上皮衬里，而是纤维结缔组织或肉芽组织所形成。北京大学口腔医学院口腔颌面外科及口腔病理研究室对 144 例舌下腺囊肿分析，无上皮衬里者 141 例，占 97.7%，而有上皮衬里者仅 3 例。

2. 临床表现　好发于儿童及青少年，有反复破裂、流出蛋清样黏液的病史，但不久后又肿大。囊肿多位于口底一侧的黏膜下，长大时可越过中线，呈淡蓝色，形似蛤蟆的咽囊，故又称蛤蟆肿。囊壁较薄，触之柔软。大的囊肿可通过口底肌肉扩展到下颌下、颏下区，也可波及对侧口底。囊肿伴有继发感染时，可出现肿胀、疼痛，可将舌推向对侧或后上方抬起，影响进食和说话，严重时可引起呼吸困难。

3. 诊断与鉴别诊断　根据上述临床症状，诊断不难，但需与以下疾病鉴别：①局限于下颌下区或舌下区的血管瘤：血管瘤无反复肿胀史，不会自行消失，穿刺可见血液；②口底皮样囊肿：扪诊有面团样感觉，穿刺有黄白色皮脂样物；③下颌下区囊性水瘤：常见于婴幼儿，穿刺检查见囊腔内容物稀薄，无黏液，淡黄清亮，涂片镜检可见淋巴细胞。

4. 治疗　本病主要治疗方法为行舌下腺摘除术。已扩展至下颌下、颏下者经口内作舌下腺摘除术后，应将残余液体抽空，加压包扎 1~2 周。对全身情况不能耐受舌下腺切除的患者及婴儿，可作简单的成形性囊肿切开术，即袋形缝合术，切除覆盖囊肿的部分黏膜和囊壁，放尽液体，填入碘仿纱条。待全身情况好转或婴儿长至 4~5 岁后再行舌下腺切除。

（二）黏液囊肿

黏液囊肿（mucocele）常发生于下唇黏膜，其次为颊黏膜及舌部。

1. 病因病理　黏液囊肿通常由轻微的外伤使黏液腺导管破裂，黏液溢入组织内所致；也可能是黏液腺导管被阻塞，黏液滞留，使腺导管扩张而成。组织结构有两型：一是黏液囊肿无上皮衬里，绝大多数属此型，显示为小的或大的囊腔间平上皮。

2. 临床表现　有损伤病史，常反复发作，破裂后流出透明无色黏液。好发于下唇内侧、舌尖舌腹。呈淡蓝色半透明状柔软的肿物，边界清楚，有时突出表面呈鱼泡状。一般直径在 0.5~1cm 左右。多次复发后，囊肿周围有瘢痕，也可与黏膜粘连，囊肿呈白色小硬结。

3. 治疗

（1）囊肿摘除术：适用于囊肿与黏膜无粘连者，在切口周围暴露的黏液腺最好一并切除，以减少复发的机会。

（2）囊肿切除术：适用于多次复发或局部瘢痕多，囊肿与黏膜有粘连者。可作梭形切口，将黏膜与囊肿一并切除。

（3）保守治疗：为抽尽囊液后向囊腔内注入纤维硬化药物如 2.5% ~5% 碘酊 0.2 ~0.5ml，保留 2 ~3 分钟，再将碘酊抽出。亦可采用液氮冷冻法。

（迟彩君）

第四节　唾液腺发育异常

唾液腺发育异常（developmental abnormality of salivary gland）是一种少见疾病，根据文献报道及作者经验，可归纳为 5 类。

一、唾液腺先天缺失或发育不全

大唾液腺先天缺失（congenital absence of salivarygland）少见，任一唾液腺均可缺失，可双侧或单侧，病因不甚清楚，与其他外胚叶发育不全不无联系，与家族发病或遗传因素是否有关尚不清楚。唾液腺缺失可伴有头颈部其他异常，如鳃弓综合征。

腮腺或下颌下腺缺失或发育不全时，可出现口干症状。导管口未发育，探针不能进入。有的作者报告，外科探查腮腺区，可见腮腺缺失或极度发育不全。病理报告为腮腺碎块，其中有少量淋巴组织成串状。

治疗为对症性治疗。

二、导管口闭锁

一个或更多的大唾液腺导管闭锁（salivary gland atre – sia）或缺失，临床极为少见。如果发生，可致涎液滞留，形成囊肿。

三、唾液腺异位

临床上可见两种表现。

（一）迷走唾液腺（aberrant salivary gland）

指唾液腺内的部分始基异位于正常情况下不含唾液腺组织的部位，而正常唾液腺可存在。常见于颈侧、咽及中耳，其他也可见于颌骨体内、牙龈、扁桃体窝、脑垂体及小脑脑桥等处。唾液腺组织迷走到下颌骨体内者，通常穿过舌侧骨皮质，以蒂与正常下颌下腺或舌下腺相连，称作发育性唾液腺舌侧下颌骨陷窝（developmental lingual mandibular salivarygland depression），又称静止骨腔。

（二）异位唾液腺（heterotropic salivary gland）

指腺体的位置异常，腮腺和下颌下腺均可单侧或双侧发生异位。腮腺常沿咬肌前缘或其下缘异位。下颌下腺可异位至扁桃体窝、颌舌骨肌之上的舌下间隙，有的与舌下腺融合。

1. 临床表现　异位唾液腺一般无症状。但可发生涎瘘，继发炎症、囊肿或肿瘤。我们在临床上发现数例腮腺异位，有单侧，也有双侧者，均移位至耳前区近颞部，表现为该处凸起如肿块；有的是在刮脸时偶然发现，疑为肿瘤来诊；有的是体检时发现。患者均诉进食时该处发胀。

2. X 线表现　唾液腺造影时，该处明显凸起，X 线片上显示为发育不全的腮腺（图 8-1）。

3. 治疗　异位唾液腺无症状者不需治疗。继发感染、炎症、囊肿、肿瘤或有明显胀感者，可手术摘除异位唾液腺或与其相伴的囊肿或肿瘤。

四、导管异常

导管异常可有导管缺失、扩张及开口位置异常，导管扩张包括主导管扩张及末梢导管扩张。

（一）临床表现

导管开口位置异常，位于颊、下颌下缘、上颌窦等部位，可发生先天涎瘘。我们曾见 1 例腮腺导管口位于口角，并伴有同侧大口畸形和副耳。导管扩张常因继发感染就诊。我们曾见 2 例末梢导管扩张，3 例主导管扩张，均为继发感染就诊，4 例为腮腺，1 例为下颌下腺，且均为双侧，挤压腺体有大量涎液射出，射程可达 10cm，继发感染侧可伴有脓液。

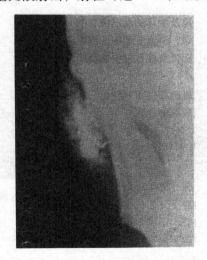

图 8-1　腮腺异位（腮腺造影后前位）

（二）X 线表现

腮腺主导管扩张，我们所见为一侧主导管中段呈梭形扩张，边缘光整，该腮腺从无任何不适；而另一侧主导管高度扩张，边缘不整，并延及某些叶间导管，该腮腺有反复肿胀史（图 8-2）。下颌下腺主导管扩张显示为双侧下颌下腺主导管前段正常，腺内段及叶间导管高度扩张，呈囊状。手术切除有肿胀史的一侧下颌下腺，见该侧下颌下腺较大，主导管腺内段、叶间导管高度扩张，导管壁光滑（图 8-3）。

唾液腺在出生时，即可有单个或多个末梢导管扩张，唾液腺造影显示腮腺轮廓正常。但末梢导管呈点状扩张影像，与复发性腮腺炎相似。有的学者注意到末梢导管先天性扩张与支气管扩张同时存在。

先天性唾液腺导管扩张无继发感染者，宜多饮水，每天按摩腺体帮助排空唾液，保持口腔卫生，以预防继发感染。若有急性炎症表现可用抗生素。唾液腺造影本身对继发的慢性炎症有一定疗效。主导管呈囊状扩张者多需手术，作导管结扎术或腺体摘除术。

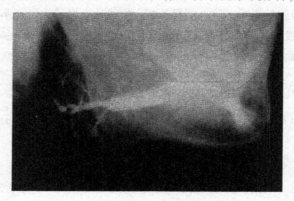

图8-2　先天性双侧腮腺主导管扩张

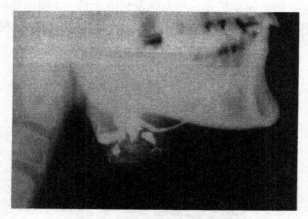

图8-3　先天性双侧下颌下腺主导管腺内段及叶间导管扩张

五、唾液腺肥大

唾液腺先天性肥大罕见，腮腺及下颌下腺均可发生，在唾液腺造影片上不易与病理状态所致唾液腺良性肥大区别。

唾液腺先天性肥大常无症状，可不处理。

（迟彩君）

第九章　口腔黏膜疾病

第一节　复发性阿弗他溃疡

复发性阿弗他溃疡（recurrent aphthous ulcer，RAU）又称复发性阿弗他性口炎（recurrent aphthous stomatitis，RAS）、复发性口腔溃疡（recurrent oral ulcer，ROU），是最常见的口腔黏膜溃疡类疾病。调查发现，10%～25%的人群患有该病，在特定人群中，RAU的患病率可高达50%，女性的患病率一般高于男性，好发于10～30岁。本病具有周期性、复发性、自限性特征，溃疡灼痛明显，故病名被冠以希腊文"阿弗他"（灼痛）。目前病因及致病机制仍不明，无确切的实验室指标可作为诊断依据。

本病相当于中医的"口疮"，属于中医"口破"、"口疡"等范畴。

一、病因病理

1. 西医病因病理

（1）病因：病因不明，但存在明显的个体差异。有遗传、环境和免疫"三联因素论"，即遗传背景加上适当的环境因素（包括精神神经体质、心理行为状态、生活工作和社会环境等）引发异常的免疫反应而出现RAU特征性病损。也有"二联因素论"，即外源性感染因素（病毒和细菌）和内源性诱导因素（激素的变化、精神心理因素、营养缺乏、系统性疾病及免疫功能紊乱）相互作用而致病。学界的趋同看法是RAU的发生是多种因素综合作用的结果。

1）免疫因素：近年对RAU的病因研究多集中在免疫学方面，其中又以细胞免疫为主。患者存在细胞免疫功能的下降和T淋巴细胞亚群失衡。对RAU患者T淋巴细胞亚群的分析、功能测定和淋巴因子研究提示，T淋巴细胞在RAU的发病中起重要作用。也有研究发现，RAU患者的血液循环中存在抗口腔黏膜抗体，血清中循环免疫复合物（CIC）阳性率及依赖抗体的杀伤细胞（ADCC）在RAU早期阶段即有活性增加。但作为自身免疫性疾病普遍存在的抗核抗体却未能找到，说明体液免疫和自身免疫反应是RAU发病的可能因素之一。所以有学者认为，它可能是一种自身免疫性疾病。

2）遗传因素：家系研究发现，无论父母是否患RAU，子女出现该病几率不同。父母都患病，其子女的患病几率为62.1%；父母一方患病者，其子女的患病几率为43.2%；父母双方均无该病者，其子女的患病几率为22.8%。进一步以遗传性疾病的单基因遗传、多基因遗传、遗传标记物和遗传物质等三方面对RAU的研究表明，RAU的发病有遗传倾向。

一是单基因遗传研究，常采用家族系谱分析法作为遗传病的重要诊断依据。有人对六个家族四代人中318人的患病情况进行分析，发现RAU的发病第一代为23.3%，第二代为39.9%，第三代为40%，第四代为39.4%，有明显的家族性，但没有找到性连锁遗传等单基因遗传的证据。

二是 RAU 患者血液中的 HLA 基因产物——HLA 抗原的研究表明，患者携带 HLA ~ HLA – A2、B12、B5、AW29、DR4 的频率明显高于正常人。利用 HLA – A、B、C 和抗 HLA – DR 的单克隆抗体对 RAU 局部病损组织的上皮细胞进行 HLA – Ⅰ、Ⅱ类抗原的研究，结果发现，溃疡前期 HLA – Ⅰ、Ⅱ类抗原只存在于基底细胞层，溃疡期大量出现于整个上皮层，愈合后 HLA 重新大大减少，其规律与 T 淋巴细胞亚群 CD8$^+$ Tc 的变化完全吻合，说明 CD8$^+$ Tc 对上皮的破坏与遗传标记物 HLA 基因产生的调控有极其密切的关系。

三是遗传物质研究，微核是染色体断片在细胞分裂过程中形成的一种核外遗传物质。微核出现率反映染色体脆性大小。研究发现，RAU 患者微核率较正常人高，且与溃疡数目有一定关系，外周血淋巴细胞姐妹染色单体交换率（SCE）也有增多现象。患者的染色体结构畸变率、分布及类型在亲子两代均与健康人有明显不同，说明染色体不稳定性结构和 DNA 修复缺损可能是遗传获得方式，对 RAU 发病有影响。

3）系统性疾病因素：临床经验总结和流行病学调查发现，RAU 与消化道疾病（包括胃溃疡、十二指肠溃疡、溃疡性结肠炎、局限性肠炎、肝胆疾病及由寄生虫感染等）和内分泌紊乱（例如月经紊乱）密切相关。

4）感染因素：基于 RAU 某些类型与单纯疱疹病毒引起的疱疹性龈口炎有相似的临床表现，并有人从溃疡表面培养出 L 型链球菌，用分子生物学技术检出幽门螺杆菌且抗菌治疗效果较好，还有人对 283 例 RAU 患者行结核菌素试验，结果 73.5% 阳性，67.3% 抗结核抗体阳性，故被认为 RAU 与感染有关。另外，有人从病损中分离出腺病毒，然而大部分对病毒进行培养的研究都没能从 RAU 病损区直接分离到 HSV、HHV、EBV、HCMV 等病毒；而且有人认为，由于腺病毒在体内广泛分布，即使在 RAU 病损中检测出阳性结果，其临床意义也不大。因此大多数学者认为，这些感染证据是病因还是继发现象值得进一步探讨，感染是否作为 RAU 的发病因素或 RAU 是否属于感染性疾病目前仍有争议。

5）环境因素：人格问卷调查结果表明，RAU 患者的 A 型行为类型得分高于正常人，回顾发病 1 年内多数人有明显的重要生活事件存在。有人发现，学生的 RAU 复发率在考试前明显上升；经常更换工作岗位的人在工作环境变化时期容易复发 RAU；男性 RAU 患者的好发月份与气候环境的急剧变化呈正相关，说明 RAU 与紧张刺激的心理反应密切相关；国外有人对 RAU 患者常用的 12 种食品添加剂、维生素 B$_1$、B$_2$、B$_6$、B$_{12}$ 及叶酸等摄入情况，血清中缺锌、缺铁、高铜等进行研究，发现均与 RAU 发生有一定的相关性。说明生活节奏和生活习惯、工作、气候、食物、营养等等生活工作环境和社会环境均对 RAU 的发生有一定的影响。

6）其他因素：有关 RAU 发病因素远远不止上述 5 个方面，尚有许多其他因素值得探讨。例如：戒烟、牙膏成分 12 – 烷硫酸钠、氧自由基、微循环状态异常等等。

（2）病理：病损早期黏膜上皮细胞内及细胞间水肿，可形成上皮内疱。上皮内及血管周围有密集的淋巴细胞、单核细胞浸润；随后有多形核白细胞、浆细胞浸润，上皮溶解破溃脱落形成溃疡。RAU 病损的溃疡期表现为溃疡表面有纤维素性渗出物形成假膜或坏死组织覆盖；固有层内胶原纤维水肿变性、均质化或弯曲断裂，甚至破坏消失；炎症细胞大量浸润；毛细血管充血扩张，血管内皮细胞肿胀，管腔狭窄甚至闭塞，有小的局限性坏死区，或见血管内玻璃样血栓。重型 RAU 病损可深及黏膜下层，除炎症表现外，还有小唾液腺腺泡破坏、腺管扩张、腺管上皮增生，直至腺小叶结构消失，由密集的淋巴细胞替代，呈淋巴滤泡样结构。

2. 中医病因病机　中医对 RAU 病因病机的认识，可概括为实证与虚证两方面。

（1）实证：多见于年轻或体质较强患者，溃疡表面呈黄色，周围充血发红明显，灼热疼痛。

1）心火上炎：邪毒内蕴，心经受热；或思虑过度，情志之火内郁，心火亢盛，或心火移于小肠，循经上攻于口均可致口舌溃烂生疮。

2）胃肠积热：平素饮食不节，过食膏粱厚味、辛辣炙煿之品，以致运化失司，胃肠蕴热，热盛化火，循经上攻，熏蒸于口，而致口舌生疮。

3）肝郁化火：内伤七情，情志不舒，肝失条达，肝郁化火；经行之时，经气郁遏更甚，肝火旺盛，上灼口舌而致口疮。

（2）虚证：多见于老龄或衰弱患者，溃疡表面呈灰黄色，周围红晕不明显，疼痛隐隐，病程较长，缠绵不愈。

1）阴虚火旺：由于素体阴虚，或久病伤阴，或因思虑过度，睡眠不足，耗伤阴血，阴虚火旺，虚火上炎而发口疮。

2）脾虚湿困：脾气虚损，而水湿不运，或湿邪困脾，脾失健运，导致脾阳不升，浊阴不降，化生湿热，上熏口腔而导致黏膜溃疡。

3）脾肾阳虚：先天禀赋不足，或久用寒凉，伤及脾肾。脾肾阳虚，阴寒内盛，寒湿上渍口舌，寒凝血瘀，肌膜失却濡养，口疮经久不愈。

二、临床表现

为反复发作的圆形或椭圆形溃疡，具有"黄、红、凹、痛"的临床特征，即溃疡表面覆盖黄色假膜、周围有红晕带、中央凹陷、疼痛明显。溃疡的发作周期长短不一，可分为发作期（前驱期–溃疡期）、愈合期和间歇期，且具有不治自愈的自限性。

根据临床特征通常将 RAU 分为三种类型。

1. 轻型复发性阿弗他溃疡（minor aphthous ulcer, MiRAU）　初发患者多为此型，为最常见的一型，约占 80%。起初局灶性黏膜充血水肿，呈粟粒状红点，灼痛明显，继而形成圆形或椭圆形浅表溃疡，直径 5～10mm。溃疡数一般 3～5 个，最多不超过 10 个。散在分布。约 5 天左右开始在溃疡面有肉芽组织形成，创面缩小，红肿消退，疼痛减轻。10～14 天溃疡愈合，不留瘢痕。复发间隙期从半月至数月不等，也有此起彼伏迁延不断的情况。一般无明显全身症状与体征。

2. 重型复发性阿弗他溃疡（major aphthous ulcer, MaRAU）　重型复发性阿弗他溃疡亦称复发性坏死性黏膜腺周围炎（Periadenitis mucosa necrotica recurrens）或腺周口疮。此型好发于青春期。溃疡大而深，似"弹坑"，深达黏膜下层腺体及腺周组织，直径大于 10mm，周围组织红肿微隆起，基底微硬，表面有灰黄色假膜或灰白色坏死组织。溃疡期持续可达 1～2个月或更长。每次 1～2 个，疼痛剧烈，愈后有瘢痕或导致组织缺损，溃疡也可在先前愈合处再次复发，导致更大的瘢痕和组织缺损。影响语言及吞咽。初始好发于口角，其后有向口腔后部移行的发病趋势。常伴低热、乏力等全身不适症状和局部区域淋巴结肿痛。

3. 疱疹型复发性阿弗他溃疡（herpetiform ulcers, HU）　疱疹型复发性阿弗他溃疡亦称口炎型口疮。其特点是溃疡小，直径 1～2mm，但数目多，有数十个或更多，散在分布如"满天星"，以舌腹、口底多见。相邻的溃疡可融合成片，黏膜充血发红，疼痛加重，唾液分泌增加。可伴有头痛、低热等全身不适及局部淋巴结肿痛等症状。

三、诊断与鉴别诊断

1. 诊断要点　由于 RAU 没有特异性的实验室检测指标，因此 RAU 的诊断主要以病史特点（复发性、周期性、自限性）及临床特征（黄、红、凹、痛）为依据，一般不需要做特别的实验室检查以及活检。必要时可做三大常规、免疫功能检查、血液流变学测定、微量元素及内分泌测定，对及时发现与 RAU 关联的系统性疾病有积极意义。对大而深、病程长的溃疡，应警惕癌性溃疡的可能，必要时可以做活检明确诊断。

2. 鉴别诊断

（1）重型复发性阿弗他溃疡（MaRAU）：与创伤性溃疡、癌性溃疡、结核性溃疡、坏死性涎腺化生的鉴别：见表 9－1。

（2）疱疹型复发性阿弗他溃疡（HU）：与急性疱疹性龈口炎的鉴别：见表 9－2。

表 9－1　重型复发性阿弗他溃疡（MaRAU）与其他溃疡的鉴别

项目	MaRAU	创伤性溃疡	癌性溃疡	结核性溃疡	坏死性涎腺化生
龄、性别	多见中青年	不限	多见老年	多见中青年	多见男性
好发部位	口腔后部	唇、颊、舌、磨牙后区	舌腹舌缘、口底、软腭复合体	唇、前庭沟、舌	硬腭、硬软腭交界
溃疡特征	深在，形状规则，边缘齐，无浸润性	深浅不一，形状不规则，与损伤因素吻合	深浅不一，边缘不齐，周围有浸润，质硬，底部菜花状	深在，形状不规则，周围轻度浸润，呈鼠噬状，底部肉芽组织	深及骨面，边缘可隆起，底部肉芽组织
周期性复发	有	无	无	无	无
自限性	有	无	无	无	有
全身情况	较好	弱或恶病质	肺结核体征	弱或较好	较好
病理	慢性炎症	慢性炎症	细胞癌变	朗汉斯巨细胞	小涎腺坏死

表 9－2　疱疹型复发性阿弗他溃疡（HU）与急性疱疹性龈口炎的鉴别

项目	HU	急性疱疹性龈口炎
好发年龄	中青年	婴幼儿
发作情况	反复发作	急性发作
病损特点	1. 密集小溃疡，散在不融合，无发疱期 2. 损害一般限于口腔的非角化黏膜 3. 无皮肤损害	1. 成簇小水疱，水疱破裂后融合成大片浅表溃疡 2. 损害可发生于口腔黏膜各处，包括牙龈、硬腭、舌、颊、唇 3. 可伴皮肤损害
全身反应	较轻	较重

四、治疗

1. 治疗原则

（1）积极寻找 RAU 发生的相关诱因，并加以控制。

（2）加强心理疏导，缓解紧张情绪。

（3）优先选择局部治疗，其中局部应用糖皮质激素已成为治疗 RAU 的一线药物。对于症状较重及复发频繁的患者，采用中西医结合的局部和全身联合用药。

由于 RAU 的病因及发病机制尚未完全明确，目前国内外还没有根治 RAU 的特效方法，因此 RAU 的治疗以对症治疗、减轻疼痛、促进愈合、延长间歇期为主。中医辨证论治和外治法在改善患者全身脏腑气血功能状态和减轻局部症状方面疗效较好，中西医结合治疗对病情较重患者具有优势。

2. 西医治疗

（1）局部用药：目的是消炎、止痛、防止继发感染、促进愈合，是改善 RAU 症状的有效方法，对此研究报道最多。常用的药物有：

1）消炎类药物

膜剂：用羧甲基纤维素钠、山梨醇为基质，加入金霉素、氯己定以及表面麻醉剂、皮质激素等制成药膜，贴于患处。也可用羧丙基甲基纤维素（HPC）和鞣酸、水杨酸、硼酸制成霜剂，涂布于溃疡表面，通过脂化作用形成具有吸附作用的难溶性薄膜，起到保护溃疡表面的作用。

软膏或凝胶：用 0.1% 曲安西龙（去炎松、醋酸氟羟泼尼松）软膏等涂于溃疡面。

含漱剂：用 0.1% 高锰酸钾液、0.1% 依沙吖啶液（利凡诺）、0.02% 呋喃西林液、3% 复方硼砂溶液、0.02% 盐酸双氯苯双胍乙烷（氯己定）液等含漱，每天 4～5 次，每次 10ml，含于口中 5～10 分钟后唾弃。但应注意，长期使用氯己定漱口有舌苔变黑、牙齿染色等副作用，停药后舌苔发黑会自行消除。

含片：含服西地碘片，每日 3 次，每次 1 片，具有广谱杀菌、收敛作用；含服溶菌酶片，每日 3～5 次，每次 1 片，有抗菌、抗病毒和消肿止痛作用。

超声雾化剂：将庆大霉素注射液 8 万单位、地塞米松注射液 5ml、2% 利多卡因或 1% 丁卡因 20ml 加入生理盐水到 200ml，制成合剂后用于雾化，每日 1 次，每次 15～20 分钟，3 天为 1 个疗程。

2）止痛类药物：包括利多卡因凝胶、喷剂，苯佐卡因凝胶，苄达明喷雾剂、含漱液等。仅限在疼痛难忍、严重影响进食和生活质量时使用，以防成瘾。擦干溃疡面后可用棉签蘸取少量止痛药液涂布于溃疡处，有迅速麻醉止痛效果。

3）促进愈合类药物：重组人表皮生长因子凝胶、外用溶液，重组牛碱性成纤维细胞生长因子凝胶、外用溶液。

4）糖皮质激素类药物：曲安奈德口腔糊剂，地塞米松软膏、喷雾剂、含漱液，强的松龙软膏，倍他米松含漱液，氢化可的松黏附片，氟轻松乳膏，丙酸倍氯米松喷雾剂、乳膏等。

5）局部封闭：对经久不愈或疼痛明显的 MaRAU，可做溃疡黏膜下封闭注射，每个封闭点局部浸润注射 5～10ml，有止痛和促进愈合作用。常用曲安奈德混悬液加等量的 2% 利多卡因液，每 1 ~ 2 周局部封闭 1 次；或醋酸泼尼松龙混悬液加等量的 2% 利多卡因液，每周局部封闭 1 ~ 2 次。

6）其他局部制剂：氨来咕诺糊剂、口腔贴片，甘珀酸钠含漱液，环孢素含漱液，5 - 氨基水杨酸乳膏，双氯芬透明质酸酯凝胶，硫糖铝混悬液。

（2）全身用药：目的是对因治疗、减少复发、争取缓解。全身治疗有望在消除致病因素、纠正诱发因子的基础上，改变 RAU 患者的发作规律，延长间歇期，缩短溃疡期，使病情得到缓解。常用的药物和方法有：

1）糖皮质激素：包括泼尼松、地塞米松、泼尼松龙等。该类药物有抗炎、抗过敏、降低毛细血管通透性、减少炎性渗出、抑制组胺释放等多重作用，但长期大剂量使用可出现类似肾上腺皮质功能亢进症、向心性肥胖、痤疮、多毛、闭经、乏力、低血钾、血压升高、血糖尿糖升高、骨质疏松、胃肠道反应、失眠、血栓症等不良反应，已有感染或胃溃疡者可能加重。长期使用后骤然停药可能引起撤药反应。

用药方法以泼尼松片为例，每片 5mg，开始时每日 10 ~ 30mg，每日 3 次等量服用；或采取"晨高暮低法"，即早晨服用全日总剂量的 3/4 或 2/3，午后服用 1/4 或 1/3；或采用"隔日疗法"，即将 2 天的总剂量在隔日早晨机体肾上腺皮质激素分泌高峰时 1 次顿服，可提高药效。待溃疡控制后逐渐减量，每 3 ~ 5 日减量 1 次，每次按 20% 左右递减，维持量为每日 5 ~ 10mg。当维持量已减至正常基础需要量（每天 5 ~ 7.5mg）以下，视病情稳定即可停药。

2）免疫抑制剂：包括沙利度胺、硫唑嘌呤、环磷酰胺、甲氨蝶呤、环孢素、己酮可可碱等等。这类药物有非特异性地杀伤抗原敏感性小淋巴细胞、抑制其转化为淋巴母细胞、抑制细胞 DNA 合成和细胞增殖等作用。长期大量使用有骨髓抑制、粒细胞减少乃至全血降低、肾功能损伤，可见恶心、呕吐、皮疹、皮炎、色素沉着、脱发、黄疸、腹水等不良反应，故使用前必须了解肝肾功能和血象。

例如，沙利度胺片原是抗晕药和抗麻风反应药，后发现有免疫抑制作用，临床应用于 MaRAU 等顽固性溃疡有较好疗效。每片 25mg，开始剂量为每日 100mg，分 2 次服用，1 周后减为每日 50mg，连续 1 ~ 2 个月。该药的严重副作用为致畸胎（"海豹婴儿"），故生育期的 RAU 患者慎用，孕妇禁用。其他副作用有过敏性皮炎、干燥、头晕、嗜睡、恶心、下肢水肿、腹痛等等，停药后一般均能消失。

硫唑嘌呤片每片 50mg，每日 2 次，每次 25mg，口服，一般疗程应控制在 2 周之内，最长为 4 ~ 6 周。

3）免疫增强剂：包括转移因子、胸腺素、丙种球蛋白等。其中，主动免疫制剂有激发机体免疫系统产生免疫应答的作用。例如，转移因子注射液（TF）注射于上臂内侧或大腿内侧皮下淋巴组织较丰富部位，每周 1 ~ 2 次，每次 1 支，1ml。胸腺素每支 2mg 或 5mg，每日或隔日肌肉注射 1 次，每次 1 支。卡介苗（BCG），每支 0.5mg，每周 2 ~ 3 次，每次 1 支，肌肉注射，20 天为 1 个疗程。

被动免疫制剂丙种球蛋白等，对免疫功能降低者有效。肌肉注射，每隔 1 ~ 2 周注射 1 次，每次 3 ~ 6ml。

4）生物治疗：干扰素 - α_2a、粒 - 巨噬细胞集落刺激因子、前列腺素 E_2、阿达木、依那西普、英夫利昔单抗。

5）其他治疗药物：包括针对系统性疾病、精神神经症状、营养状态等等内科用药，以及民间不少有效的单方、验方值得研究。

3. 中医治疗

（1）辨证论治

1）心火上炎证：溃疡多位于舌尖、舌前部或舌侧缘，数目较多，面积较小，局部红肿疼痛明显；伴口干口渴，心中烦热，小便黄赤。舌尖红，苔薄黄，脉略数。

治法：清心泻火，解毒疗疮。

方药：泻心导赤散加味。火毒甚者，加金银花、连翘、青黛、地丁等；若心热口渴，加栀子、麦冬、玄参；尿赤者，加白茅根、竹叶、大蓟、小蓟等。

2）胃肠积热证：溃疡多位于唇、颊、口底部位，基底深黄色，周围充血范围较大；伴口干口臭，大便秘结，小便黄赤。舌红绛，苔黄腻，脉滑数。

治法：清热泻火，凉血解毒。

方药：清胃散合凉膈散加减。

3）肝郁化火证：溃疡数目大小不一，周围黏膜充血发红，常随情绪改变或月经周期而发作或加重；可伴有胸胁胀闷，心烦易怒，口苦咽干，失眠不寐。舌尖红或略红，舌苔薄黄，脉弦数。

治法：疏肝理气，泻火解毒。

方药：丹栀逍遥散加味。若口苦咽干重者，加龙胆草；尿赤热者，加泽泻、车前草；大便燥结者，加瓜蒌仁、大黄。

4）阴虚火旺证：溃疡数目少，分散，边缘清楚，基底平坦，呈灰黄色，周围绕以狭窄红晕，有轻度灼痛；常伴有头晕目眩，五心烦热，口干咽燥，唇赤颧红。舌红，脉细数。

治法：滋补心肾，降火敛疮。

方药：知柏地黄汤加味。若口干渴明显者，加沙参、麦冬、天花粉；阴虚肝旺者，加夏枯草、决明子、龙胆草、生龙骨、生牡蛎；出现失眠多梦、心肾不交之证，加黄连、肉桂，以引火归原。

5）脾虚湿困证：溃疡数目少，面积较大，基底深凹，呈灰黄或灰白色，边缘水肿，红晕不明显；常伴头身困重，口黏不渴，食欲不振，胃脘胀满，时有便溏。舌质淡，有齿痕，苔白滑腻，脉沉缓。

治法：健脾祛湿。

方药：参苓白术散合平胃散加味。若口疮疼痛、覆盖黄色假膜者，加黄连、车前草；若口疮疼痛深在、经久不愈者，加生黄芪、丹参等。

6）脾肾阳虚证：溃疡量少，分散，表面紫暗，四周苍白，疼痛轻微，或仅在进食时疼痛，遇劳即发；可伴有面色㿠白，形寒肢冷，下利清谷，少腹冷痛，小便多。舌质淡，苔白，脉沉弱无力。

治法：温补脾肾，引火归原。

方药：附桂八味丸加减。若口疮边缘充血者，去附片，加黄柏；口干者去附子、熟地，加生地、麦冬。

（2）外治法

1）外用散剂：使用时撒敷或吹敷患处。

锡类散：适用于各型口疮，有祛腐解毒生肌之功效。

冰硼散：适用于实火口疮，有清热解毒止痛之功效。

珠黄散：适用于实火口疮，有清热解毒止痛之功效。

西瓜霜：适用于实火口疮，有消肿止痛之功效。

珍珠散：适用于疮面深大、经久不愈之溃疡，有清热消肿解毒之功效。

2）含漱药液：选用金银花、竹叶、白芷、薄荷等量，或黄柏、菊花、决明子、桑叶等量，煎煮过滤，含漱口腔，有清热解毒、消肿止痛的作用。

（3）针灸疗法

1）体针：选用廉泉、足三里、合谷、曲池、颊车、内关穴。上唇溃疡加入中，下唇溃疡加承浆，颊部溃疡加地仓，舌体溃疡选廉泉。针刺单侧或双侧，针法采用平补平泻，或强刺激，不留针。5～10次为1个疗程。穴位交替选用。

2）耳针：常用穴位有口、舌、神门、胃、皮质下、内分泌、肾上腺、脾、心等。每次可选3～4个穴，用王不留行籽贴敷压于穴位，每日稍加压力按摩3次，每次10分钟。隔日或每3日治疗1次，双耳交替治疗。

3）穴位封闭：采用维生素 B_1 或维生素 B_{12}、当归注射液等行穴位封闭。取足三里、牵正、曲池、颊车穴。每日1～2穴，每次0.2～0.5ml，隔日或3日1次。

（4）单方、验方

1）吴茱萸粉末12g，用醋调成糊剂，晚睡前敷于两足涌泉穴处，次日晨取下，连敷3日，亦可换以附子粉10g外敷。

2）细辛研末，用蜂蜜调成糊状，晚睡前敷以伤湿止痛膏，贴敷双侧天枢穴处和脐部，次日晨取下，连敷3日。

五、预防与调护

（1）加强体育锻炼，提高机体对疾病的抗御能力。

（2）保持乐观精神，避免焦虑情绪。保证充足睡眠，提高睡眠质量。

（3）避免过食辛辣、肥甘厚腻等刺激之品，以免伤及脾胃。防止粗糙、硬性食物（膨化、油炸食品）和过烫食物对黏膜的创伤。营养均衡，饮食清淡，少食烧烤、腌制、辛辣食物，保持有规律的进餐习惯。

（4）注意生活起居规律，避免过度劳累。

（5）去除口腔局部刺激因素，避免口腔黏膜损伤，保持口腔环境卫生。

六、预后

本病预后良好，很少有严重的并发症。但因迁延反复、缠绵不愈的特点，给患者带来痛苦和不便。有的可迁延反复数十年而不愈，亦可有反复发作一段时间后而自行缓解，不再反复，亦可过一时期又再反复。

（韩立显）

第二节 口腔单纯性疱疹

口腔单纯性疱疹由感染单纯疱疹病毒（herpes simplex virus，HSV）引起。人类是单纯疱疹病毒的天然宿主，口腔、皮肤、眼、阴部、神经系统是易感染部位，临床上根据是否首次感染分为原发性疱疹性口炎（primary herpetic stomatitis）和复发性疱疹性口炎（recurrent herpetic stomatitis）两大类。前者以口腔黏膜充血、水疱、浅表性溃疡为临床特征。后者是因潜伏于体内的病毒在感冒、发烧、疲劳等条件下发生的复发性损害，以口唇及口周成簇小水疱、溃破、渗出、结痂为临床特征。本病有自限性，可复发。儿童多原发性疱疹性口炎，成人多复发性疱疹性口炎。原发感染可能在体内广泛扩散，引起脑炎、脑膜炎以及其他危及生命的并发症，但临床较少见。

本病属中医的"口疳"、"口舌生疮"、"热疮"、"热毒口疮"、"口糜"等范畴。

一、病因病理

1. 西医病因病理

（1）病因：病原体为单纯疱疹病毒，是疱疹病毒的一种，根据病毒核苷酸序列的差别，分为Ⅰ型和Ⅱ型。原发性疱疹性口炎由Ⅰ型病毒引起。该病毒初次感染人体后常潜伏于神经节或泪腺、唾液腺，在情绪烦躁、重病、曝晒、外伤、疲劳等因素刺激下，潜伏的病毒沿感觉神经干向外迁移到神经末梢，并在邻近的上皮细胞复制，引起复发性损害。

（2）病理：有特殊的细胞学改变，包括病毒侵入宿主易感上皮细胞后产生的细胞核包涵体、细胞气球样变性和因胞浆水肿而出现的网状变性、多核巨细胞、上皮内疱或上皮下疱。受害细胞坏死脱落后形成溃疡和糜烂，多个相邻的损害相互融合则形成边界不规则的浅溃疡。

2. 中医病因病机　可归纳为以下4个方面。

（1）外邪侵袭：外感风寒，或风热邪毒侵袭，灼伤口腔黏膜，溃破成疮而致本病。

（2）心脾积热：素体心脾蕴热，复感外邪，外邪引动内热，循经上攻，熏灼口舌而成本病。

（3）阴虚火旺：素体阴虚，或温热病后期余热未尽，气阴两伤，阴津不足，虚火上炎于口而致本病。

（4）脾经湿困：嗜食肥甘，膈肠难化，水湿内生，膀胱湿热，上溢脾经，热气熏蒸于口而发病。

二、临床表现

1. 原发性疱疹性口炎　初次感染而发本病。儿童多见，以6岁以下尤其是6个月到2岁更多，成人亦可见。感染单纯疱疹病毒后经潜伏期4~7日，儿童出现发热、流涎、拒食、烦躁不安，成人则有发热、头痛、肌肉疼痛、乏力、咽喉疼痛等症状。再经1~2日后口腔黏膜广泛充血水肿，出现成簇小水疱，疱壁较薄，不久溃破，形成浅表溃疡，甚者融合成大面积糜烂，附着龈和边缘龈也有明显的急性炎症损害，整个病程7~10日，自限性痊愈。部分患者可于口周皮肤、鼻翼、颏下等处并发疱疹。

2. 复发性疱疹性口炎　初次感染后 30%～50% 患者可复发。复发性疱疹性口炎多见于成年人。复发部位一般多在原先发作过的位置或邻近。复发时间一般间隔数月，但也可数周、数日后再次发作。病损局部先有灼热疼痛、肿胀发痒感觉，继之出现红斑发疱，水疱逐渐扩大融合，疱破后糜烂或干涸结痂。病程有自限性，约 10 日愈合，不留瘢痕，但可有色素沉着。

复发的诱因包括情绪烦躁、重病、曝晒、外伤、疲劳、感冒发热等，对免疫功能正常的患者，复发性口腔内单纯疱疹病毒感染实际上很少见，并且比初次发作症状轻。有免疫缺陷的患者口腔面部感染较重，且易播散。

三、实验室及其他检查

1. 补体结合试验　初发者可有补体结合抗体升高。

2. 病理涂片　取疱疹的基底物直接涂片，可发现被病毒损害的上皮细胞，如气球样变性水肿的细胞，以及多核巨细胞、核内包涵体等。

四、诊断与鉴别诊断

1. 诊断要点　根据"成簇的小水疱、疱破后浅溃疡、结痂、自限性愈合后不留瘢痕"等临床特点可对大多数病例做出诊断。一般不需借助实验室检查。

2. 鉴别诊断　口腔单纯性疱疹需与球菌性口炎、疱疹型复发性阿弗他溃疡（口炎型口疮）、带状疱疹、手－足－口病、疱疹性咽峡炎、多形性红斑等疾病相鉴别。

（1）口腔单纯性疱疹与球菌性口炎的鉴别：球菌性口炎小儿、成人均可发病，无季节性。可发生于口腔任何部位，起病较急，病损局部充血、潮红、糜烂，但界限清楚。可融合成片，上覆光滑致密的灰白色或黄褐色假膜，不易拭去，涂片培养可找到致病性球菌。

（2）口腔单纯性疱疹与口炎型口疮的鉴别：损害为散在分布的口腔内单个小溃疡，皮肤损害少见，溃疡数量较多，但不丛集成簇，不造成龈炎。

（3）口腔单纯性疱疹与带状疱疹的鉴别：带状疱疹由水痘－带状疱疹病毒引起，疱疹病损沿三叉神经的分支走向分布于颜面皮肤和口腔黏膜。水疱较大，疱疹聚集成簇，排列呈带状，但不超过中线。疼痛剧烈，愈合后原损害处仍持续疼痛较长时间。本病任何年龄都可发生，愈合后不再复发。

（4）口腔单纯性疱疹与手－足－口病的鉴别：手－足－口病由柯萨奇病毒 A16 感染引起。前驱症状有低热、困倦与局部淋巴结肿大，其后口腔黏膜、手掌、足底出现散在水疱、丘疹与斑疹，数量不等。斑疹周围有红晕，中央为小水疱，无明显压痛，口腔损害遍布于唇、颊、舌、腭等处，疱破成为溃疡，经 5～10 日后愈合。

（5）口腔单纯性疱疹与疱疹性咽峡炎的鉴别：疱疹性咽峡炎因感染柯萨奇病毒 A4 引起。以口腔后部疱疹性损害为主，不累及皮肤，牙龈不受损害。临床表现似急性疱疹性龈口炎，但前驱症状和全身反应较轻，病损限于软腭、悬雍垂、扁桃体等处，初起为丛集成簇的小水疱，不久溃破成溃疡。病程约 7 天。

（6）口腔单纯性疱疹与多形性红斑的鉴别：多形性红斑为口腔黏膜突发性广泛糜烂性急性疾病。常涉及唇部，有糜烂、结痂、出血，但弥散性龈炎非常少见，皮肤损害为特征性靶形红斑或虹膜状红斑。诱发的因素包括感染、药物的使用，但也可无明确诱因而发病。

五、治疗

1. 治疗原则

（1）以抗病毒药物治疗为首选：可用阿昔洛韦（无环鸟苷）、利巴韦林（病毒唑）、干扰素、聚肌胞等等，但迄今为止，对于口腔单纯疱疹病毒感染仍缺乏理想的抗病毒药物。

（2）免疫调节剂胸腺素、转移因子等有调节和增强免疫功能的作用，但不能解决复发问题。

（3）中医药辨证施治，可以减轻局部和全身症状，缩短病程。

（4）局部使用抗病毒药物对复发性唇疱疹有效；急性疱疹性龈口炎有全身症状时，应采取卧床休息、供给足够营养等支持措施，并防止继发感染。

2. 西医治疗

（1）抗病毒药物：阿昔洛韦（无环鸟苷），每次200mg，每日4次，共5天；利巴韦林（病毒唑），每次200mg，每日3次。

（2）免疫增强剂：①聚肌胞：肌注，每次2mg，每3日1次，共5次；②胸腺素：肌注，每次5mg，隔日1次；③左旋咪唑：每次50mg，每日3次，每周服用2天，停5天。

（3）局部治疗：5%碘苷（疱疹净）的二甲基亚砜液，或5%无环鸟苷膏，局部涂抹每日4~6次；唇疱疹继发感染用温生理盐水或0.01%硫酸锌，湿敷患处，每日2次；新霉素或杆菌肽软膏涂搽局部，每日2次。

3. 中医治疗

（1）辨证论治

1）外邪侵袭证：口腔黏膜或有成簇、散在小水疱；伴有恶寒发热，口渴心烦，小儿有夜间啼哭不休、拒食、烦躁不安等。舌质淡或红，舌苔薄白或薄黄，脉浮数有力。

治法：疏散外邪。

方药：银翘散加黄芩、板蓝根。若口渴心烦，加生地黄、栀子、麦冬；便秘者，加大黄。

2）心脾积热证：口腔黏膜及牙龈红肿，疱破溃成糜烂面，可相互融合成片；伴发热面赤，口渴，心烦不安，大便秘结，小便黄赤。舌质红，舌苔黄，脉洪数。

治法：清心泻脾，凉血解毒。

方药：凉膈散加味。口渴烦躁者，加生石膏；小便短赤者，加生地；溃烂不敛，加入中白、五倍子。

3）阴虚火旺证：病程缠绵，反复发作，口唇起疱，病损范围小，不甚疼痛，但久不愈合；可伴有咽干口燥，五心烦热，精神困倦。舌质红，苔少，脉细数。

治法：滋阴降火，凉血解毒。

方药：知柏地黄汤加味。可加金银花、板蓝根；若病损久不愈合，加生黄芪、人中白。

4）脾经湿困证：口舌糜烂，上覆黄白色假膜，口周皮肤小疱溃烂流黄水，纳呆口臭，脘腹闷胀，尿少尿赤尿痛，便溏肢软，身重困倦。舌苔厚腻，脉滑。

治法：清热利湿，健脾化浊。

方药：导赤散加味。可加生地黄、淡竹叶、黄连、藿香、佩兰；若脘腹闷胀，加焦山楂、谷麦芽、神曲。

（2）外治法

1）含漱：板蓝根 30g，煎水含漱；金银花、竹叶、白芷、薄荷各适量，水煎，含漱；金银花、紫花地丁、侧柏叶各 15～30g，水煎，含漱。

2）外敷：可选用冰硼散、锡类散、青黛散、青吹口散等吹患处，每日 5～6 次。

（3）针刺疗法：取地仓、颊车、承浆、合谷等穴，每次取 1～2 穴，平补平泻，每日 1 次。

（4）单方验方

1）板蓝根 30g，桑叶 6g，灯芯草 1.5g，竹叶 10g。水煎，1 日 3 次，口服。

2）马齿苋 30g，板蓝根 15g，紫草 10g，败酱草 10g。每日 1 剂，水煎服。

六、预防与调护

（1）增强体质，预防感冒。

（2）不宜过食膏粱厚味及辛辣之品。

（3）对原发性疱疹性口炎患者应予以隔离休息，特别要避免与其他儿童、婴儿接触。

（4）感染患者应注意保持口腔卫生，以防继发感染。

（韩立显）

第三节　口腔念珠菌病

口腔念珠菌病（oral candidiasis）是由念珠菌引起的急性、亚急性或慢性真菌病。念珠菌是一种真菌，属隐球酵母科。在迄今发现的 150 种里仅有白色念珠菌、热带念珠菌、类星形念珠菌、克柔念珠菌、近平滑念珠菌、高里念珠菌、假热带念珠菌等 7 种有致病性。其中又以白色念珠菌的正常人群带菌率最高，致病力最强。但白色念珠菌是条件致病菌，即健康带菌者可以表现为无临床症状，只在防御能力下降时才转化为有临床体征的口腔念珠菌病。近年来，抗生素和免疫抑制剂的滥用易引发菌群失调和免疫力降低，艾滋病的出现和蔓延，亦增多了口腔黏膜念珠菌病的发生率。同时，由于真菌耐药性的增加，使得口腔念珠菌病的治疗难度上升。因此，提高对口腔念珠菌病的认识，防止因漏诊、误诊延误治疗十分重要。

本病相当于中医的"鹅口疮"、"雪口"。

一、病因病理

1. 西医病因病理

（1）病因：白色念珠菌呈椭圆形酵母细胞样，以芽生孢子型存在，其毒力与其菌丝、黏附力、侵袭酶，以及表面受体有关。白色念珠菌是口腔念珠菌病的主要病原菌。该菌在大多数正常人的口腔中可以检出，与宿主有共生关系，正常情况下并不致病。

下述诱因可使宿主致病：①念珠菌本身毒力增强：当白色念珠菌由芽生孢子型转为假菌丝型时毒力增强，具有致病性。②患者的防御功能降低：年老体弱或长期患病，特别是干燥综合征、消化道溃疡、恶性疾病放疗后、大手术后致使身体抵抗力极度低下时；新生儿出生半年内，血清白色念珠菌抑制因子含量比母体低，易感染致病。③原发性或继发性免疫缺陷：先天免疫功能低下，如胸腺萎缩，X 线的大量照射，无 α - 球蛋白血症，以及影响免疫功能的网状内皮系统疾病，如淋巴瘤、霍奇金病、白血病等均易并发念珠菌病。获得性免疫缺陷综合征（艾滋病）也可引起本病发生。④代谢或内分泌疾病：铁代谢异常，血中铁含量降低；糖尿病引起糖代谢异常，血糖升高；甲状腺功能低下、艾狄森病、脑垂体功能低下、内分泌功能低下易合并念珠菌病；妊娠妇女孕激素水平升高而致阴道念珠菌病，分娩时易感染婴儿。⑤维生素缺乏：维生素 A 缺乏、上皮细胞角化变性、角层增厚而致白色念珠菌大量繁殖而致病；维生素 B 及叶酸缺乏引起黏膜的退行性病变、机械屏障作用下降，使白色念珠菌易于侵入，导致感染。⑥医源性因素：医治疾病过程中使用抗生素、肾上腺皮质激素、免疫抑制剂、化疗、放疗等，使宿主防御功能下降，破坏体内生态平衡，致菌群失调，而利于念珠菌的感染。⑦其他因素：环境因素和工作条件均与白色念珠菌发病有关。如在低温潮湿的条件下工作易发生皮肤念珠菌病；慢性局部刺激，如义齿、矫形器、过度吸烟等均可为白色念珠菌感染的因素；接触传染也是致病的重要因素。

（2）病理：口腔白色念珠菌病的病理以上皮不全角化增生为特征。PAS 染色可见白色念珠菌菌丝垂直侵入棘层细胞上方的角化层，棘层增厚，基底层以及固有层大量炎性细胞聚集可有微脓肿形成。

2. 中医病因病机　中医对多发于婴幼儿的"鹅口疮"有较多论述，认为发病有内因与外因之分。内因为体质差异；外因为口腔不洁，或乳母乳头不净，婴儿吮乳后染毒而发。

（1）心脾积热：乳母孕期嗜食辛辣炙煿之品，郁久化热，遗患胎儿，胎中伏热，蕴积心脾，出生后护理不当，复感外邪，引动内热，循经上炎，熏灼口舌发为本病。

（2）脾虚湿热：患儿素体脾虚，或久病久泻，脾胃受损，或过食苦寒药物损伤脾胃，致使脾运失职，水湿上泛，浸渍口舌，变生白腐而致本病。

（3）阴虚火旺：婴儿先天禀赋不足，或久病久泻损伤肾阴，致使阴虚火旺，虚火上炎，熏蒸口舌而致本病。

二、临床表现

口腔念珠菌病临床分型并不统一，目前比较公认的是按主要病变部位的分类法，包括念珠菌性口炎、念珠菌性唇炎与口角炎、慢性黏膜皮肤念珠菌病。本节主要介绍念珠菌性口炎（candidal stomatitis）的临床表现类型。

1. 急性假膜型　又称"新生儿鹅口疮"、"雪口病"，因该型好发于出生后 2～8 日的新生婴儿而名之，发生率达 4%。好发部位为颊、舌、软腭及唇。损害区先黏膜充血、水肿，有灼热、干燥、刺痛感。后出现散在的色白如雪的柔软小斑点，状如凝乳略高出黏膜，不久相互融合为白色或蓝白色丝绒状斑片。斑片稍用力可擦去，暴露出红的黏膜糜烂面和轻度出血。患儿烦躁不安、啼哭、哺乳困难，有时有轻度发热，全身反应较轻。极少数病例可能蔓延至咽、食道、肺或进入血液循环，引起心内膜或脑膜念珠菌病，可危及生命。涂片可见典型念珠菌菌丝。该型也可发生于任何年龄，但少见。

2. 急性萎缩型　多见于成年人，根据其临床表现特点和常见发病因素又称"急性红斑型口炎"、"抗生素性口炎"。临床表现特点是外形弥散的口腔黏膜红斑，以舌背黏膜多见，两颊、上腭及口角亦可发生红斑，唇部亦偶有发生。严重者舌乳头萎缩消失，舌背黏膜呈光滑鲜红状或糜烂充血，损害周围丝状乳头增生。在后牙前庭沟等不易摩擦部位可伴鹅口疮样损害。同时患者常有味觉异常或丧失，口干，黏膜灼痛。涂片不易见到典型念珠菌菌丝。该型常见于广谱抗生素长期应用者，或患者原患消耗性疾病、白血病、营养不良、内分泌紊乱、肿瘤化疗后等。

3. 慢性萎缩型　该型因红色病损以及多见于戴义齿者而又称为"慢性红斑型口炎"或"义齿性口炎"。临床表现为义齿基托承托区黏膜形成鲜红色界限弥散的广泛红斑。严重者腭黏膜水肿和牙槽嵴边缘水肿，上颌义齿基托后缘线腭部病损区与正常区间分界清晰。基托组织面和承托区黏膜密合状态不佳者，红斑表面可有颗粒形成。患者自觉灼痛、不适感。该型患者多数为日夜戴义齿的老年人，女性多于男性。

4. 慢性增生型　因病损色白如白斑，又称为"念珠菌性白斑"，是口腔黏膜一种慢性增生性念珠菌病。该型病程长、病情较重，有癌变危险，多见于颊、舌背及腭黏膜、颊黏膜病损，常对称地位于口角内侧三角区，呈结节状或颗粒状增生，或为固着紧密的白色角质斑块。腭部病损可由"义齿性口炎"发展而来，黏膜呈乳头状增生或肉芽肿样增生。舌背病损，多见于长期吸烟者，表现为丝状乳头增殖，色灰黑，称为"黑毛舌"。

三、实验室及其他检查

1. 直接镜检法　轻刮损害表层，刮取物置于载玻片上，滴10%氢氧化钾数滴，覆盖玻片，在微火焰上加热以溶解角质，于低倍或高倍镜下直接观察菌丝和孢子。

2. 唾液培养法　收集非刺激性混合唾液1~2ml，接种于沙氏平皿上，常规培养，记录每毫升唾液形成的念珠菌菌落数。

3. 病理学检查法　活检标本光镜下可见前述病理特征。

4. 其他方法　包括免疫法、基因检测法等。因假阳性率高或操作不便，而未能在临床上大量使用。

四、诊断与鉴别诊断

1. 诊断要点　根据各型典型的临床症状、病史、全身情况，可以判断有无念珠菌感染以及可能的诱因。病损区涂片直接镜检及唾液念珠菌培养阳性，可以确诊。慢性增生型白色念珠菌病属癌前病变应引起重视，必要时需要病理学检查做出疾病程度的诊断。

2. 鉴别诊断　口腔念珠菌病需与球菌性口炎、白喉、扁平苔藓等疾病相鉴别。

（1）口腔念珠菌病与球菌性口炎（膜性口炎）的鉴别：球菌性口炎是由金黄色葡萄球菌、溶血性链球菌、肺炎双球菌等球菌感染引起的口腔黏膜急性感染性炎症，可发生于口腔黏膜任何部位，病损区充血水肿明显，有大量纤维蛋白原从血管内渗出，凝结成灰白色或灰黄色假膜，表面光滑致密，略高于黏膜面，可伴有全身反应，区域淋巴结肿大，涂片检查或细菌培养可确定病原菌。

（2）口腔念珠菌病与白喉的鉴别：白喉为明显的灰白色假膜覆盖于扁桃体，不易擦去，若强行剥离则创面渗血。局部无明显炎症反应，但全身中毒症状明显，淋巴结肿大，涂片可见白喉杆菌。

（3）口腔念珠菌病与扁平苔藓的鉴别：扁平苔藓呈白色网纹状病损，可交替出现糜烂，病程较长。

五、治疗

1. 治疗原则　因含片溶解缓慢，药物与口腔黏膜接触充分，随吞咽可覆盖咽喉与食管，故片剂被认为是较为有效的局部制剂。口腔念珠菌病以局部治疗为主，但严重病例及慢性念珠菌病需辅以全身治疗。对黏膜明显充血水肿、萎缩发红、全身症状明显者，可采用辨证施治与抗真菌药物配合治疗。

2. 西医治疗

（1）局部治疗：①2%～4%碳酸氢钠（小苏打）溶液：含漱或清洗局部，每1～2小时1次，每次5分钟。②氯己定：可选用0.5%溶液或1%凝胶局部涂布、冲洗或含漱。③甲紫：选用0.05%甲紫液外涂口腔黏膜病损区，每日3次。

（2）抗真菌药物治疗：①制霉菌素：局部用5万～10万U/ml的水混悬液涂布，每2～3小时1次，可咽下。儿童口服每次10万U，每日3次；成人口服每次50万～100万U，每日3次。口服副作用小，偶有恶心、腹泻或食欲减退，疗程7～10天。②硝酸咪康唑：硝酸咪康唑商品名达克宁，可局部使用。散剂可用于口腔黏膜，霜剂适用于舌炎及口角炎，疗程一般为10天。③克霉唑：成人每日口服3次，每次0.5g，剂量不超过3g。该药的主要不良反应为肠道反应，长期应用可能引起肝功能异常和白细胞减少，目前多作为局部制剂使用。④酮康唑：剂量为每日1次口服，每日200mg，2～4周为1个疗程。该药不可与制酸药或抗胆碱药同服，以免影响吸收。

（3）免疫治疗：对身体衰弱，有免疫缺损病或与之有关的全身疾病及慢性念珠菌感染的患者，常需辅以增强免疫力的综合治疗。可选用：①转移因子：淋巴结周围皮下注射，每次3U，每周1～2次。②胸腺素：肌注，每次2～10mg，每周1～2次。③脂多糖：肌注，每次2ml，每日1次，20次为1个疗程。④其他：补充铁剂、维生素A、多次少量输血等。

（4）手术治疗：是非常规治疗方法。特对慢性增殖型念珠菌病经治疗3～4个月疗效不显著者使用，以防止癌变为目的。

3. 中医治疗

（1）辨证论治

1）心脾积热证：口腔黏膜充血发红，初期出现散在白色斑点，以后融合成片，呈白色绒状斑膜，迅速满布；并见面赤唇红，口臭流涎，烦躁不安，便秘尿赤。舌尖红赤，苔黄或腻，指纹紫滞。

治法：清泻心脾积热。

方药：导赤散合清热泻脾散。若便秘者，加大黄；若烦躁不安，加钩藤、蝉蜕。

2）脾虚湿盛证：口腔黏膜充血不甚，上布白屑，范围广泛，且较湿润；并见面色萎黄无华，形体消瘦，倦怠无力，纳呆食少，大便溏薄。舌体肥胖，舌质淡白，苔白腻，脉沉缓无力，指纹淡红。

治法：健脾燥湿，芳香化浊。

方药：参苓白术散加味。若口干者，加黄连、麦冬；若恶心、呕吐，加生姜、半夏；若四肢不温，脉沉微，加附子、干姜。

3）阴虚火旺证：口腔黏膜暗红无光，或见白屑散在、稍干；伴有形体消瘦，潮热盗汗，两颧发红，倦怠乏力，口干。舌质光红，苔少，脉沉细数无力，指纹淡紫。

治法：滋阴清热降火。

方药：六味地黄汤加味。可加黄连、肉桂；若舌质光红无苔者，加沙参、麦冬、石斛等；若脾气虚者，加党参、生黄芪。

（2）外治法

1）含漱或清洗局部：黄连、金银花、甘草各适量，煎水含漱；儿茶、青黛适量，煎水漱口。

2）外用散剂：冰硼散、锡类散、青吹口散、柳花散、养阴生肌散等撒患处，每日3次。

六、预防与调护

（1）哺乳期婴儿、久病患儿应注意保持口腔清洁卫生，可选用淡盐水或2%碳酸氢钠溶液搽洗口腔。

（2）乳母哺乳前洗净乳头，奶瓶要经常消毒。

（3）注意义齿卫生，义齿性口炎患者在治疗的同时，需行义齿重衬。

（4）合理应用抗生素及免疫抑制剂，有系统性疾病需长期应用者，应经常用1%~2%小苏打水漱口。

（5）冬季防止口唇干裂，可应用甘油等护肤品，纠正舔唇习惯。

（6）避免产房交叉感染，接生工具以及分娩过程注意消毒。

七、预后

预后一般良好。急性假膜型损害通过正确的治疗可以得到痊愈。但据报道，慢性增殖型白色念珠菌病有4%的癌变可能，故应引起高度重视。

（韩立显）

第四节　口腔扁平苔藓

口腔扁平苔藓（Oral Lichen Planus, OLP）是一种非感染性慢性浅表性炎症。病变可于口腔黏膜和皮肤先后或同时发生，也可以单独发生。口腔黏膜表现为珠光色白色条纹交织成条索状、网状、树枝状、环状及斑块状等多种形态，也可以先后出现或重叠发生丘疹、水疱、糜烂、萎缩、色素沉着等病损。该病发病率不超过1%，好发年龄为13~80岁。男女比例为1:1.5，患者伴皮肤损害的几率约有54%，因有恶变可能，有人将其归于癌前状态。

本病属于中医"口藓"、"口蕈"、"口破"等范畴。

一、病因病理

1. 西医病因病理

（1）病因：尚未明确，可能与下列因素有关。

1）细菌与病毒感染：有人提出与幽门螺杆菌感染有关，也有人在病损上皮细胞中发现类似病毒的核内小体，但都需要更多研究和更直接的证据证实。

2）神经精神因素：临床可以发现很多口腔扁平苔藓患者有精神紧张、精神抑郁、精神创伤病史，并在精神神经功能紊乱时病情加重。有人做了临床调查，结果有50%的患者存在精神紧张和焦虑。

3）内分泌功能紊乱：有人报道，本病与雌二醇 E_2 以及睾酮 T 水平下降有关。

4）免疫因素：日益增多的对口腔扁平苔藓免疫状态的研究发现，本病与病损部位的淋巴细胞浸润带直接有关。进一步的研究表明，口腔扁平苔藓很可能是一种 T 淋巴细胞介导的机体免疫应答。

5）遗传因素：有人发现，本病有家族集聚现象，并找到一些家系进行基因研究，报道了一些出现频率较高的白细胞抗原位点，但也有人提出不同意见。

6）系统性疾病因素：有报道称，有超过30%的本病患者同时存在肝病、消化道疾病、高血压病、糖尿病等。但不能证明本病是由这些系统性疾病引起的。

（2）病理：本病的特征性病理表现为上皮不全角化、基底层液化变性、固有层密集的淋巴细胞浸润带。

2. 中医病因病机　可归纳为以下三方面。

（1）湿热上蒸：风热湿毒之邪侵袭口腔留滞不去，或脾失健运，湿浊内生，郁而化热，湿热上蒸于口，邪毒蓄积于局部引起糜烂、充血。

（2）肝郁气滞：情志不畅，肝气郁滞，气机失和，气滞血瘀于局部，运行不畅形成黏膜斑纹和疼痛。

（3）阴虚内燥：肝肾阴虚，阴虚火旺，虚火上炎于口；或血虚黏膜失于濡养，发生黏膜粗糙、萎缩或增厚。

二、临床表现

1. 口腔病损　特征性表现为口腔黏膜珠光白色条纹，以颊部、舌部、下唇、附着龈、移行部黏膜多见，病损可累及口腔黏膜任何部位。珠光白色条纹的形状、范围、轻重程度可不相同，并可转变为糜烂、充血、萎缩等损害。多种病损可重叠发生，病损消退后留有色素沉着。颊部病损最具典型性，左右对称，黏膜柔软，弹性正常。患者有异物感、粗糙感、牵拉感、疼痛感。病情迁延，反复发作。根据临床表现口腔扁平苔藓可分为以下三型。

（1）斑纹型：与上述典型临床表现相同，多见于颊、舌、唇、附着龈及移行部黏膜。

（2）糜烂型：在白色斑纹基础上出现剥脱状充血糜烂面，上覆淡黄色假膜，糜烂面形状不规则，多见于颊黏膜、舌背、舌腹。发生于软腭的病损可有上皮菲薄的水疱，疱破后呈糜烂面。

（3）萎缩型：常见于舌背、硬腭部。舌背表现为圆形、椭圆形的乳头萎缩斑片，呈稀疏云雾状白色损害，表面平伏。硬腭部呈不规则星状形萎缩斑，略红，周围有乳白角化斑点。

2. 皮肤病损　本病的皮肤损害特点为扁平而有光泽的多角形扁平丘疹，微高出皮肤表面，绿豆大小，浅紫色，融合后状如苔藓。病损区粗糙，用石蜡油涂在丘疹表面在放大镜下可观察到细白纹。指（趾）也可受累，多见于拇指（趾）。病损表现为甲增厚，有甲板纵沟及变形。

三、实验室及其他检查

1. 病理检查　典型表现如上述。

2. 血液流变学测定　全血比黏度、红细胞电泳时间、细胞聚集指数、血小板黏附率、全血还原比黏度、血小板聚集率、血浆纤维结合蛋白率、纤维蛋白原等指数均增高。

3. T细胞亚群（OKT单克隆抗体）测定　OKT3下降，OKT4下降或升高，OKT4/OKT8比例下降。

4. 血清干扰素（IFN-r）、白细胞介素（IL-2）　检查二者均增高。

5. 幽门螺杆菌检测　部分患者病损区幽门螺杆菌检测阳性。

四、诊断与鉴别诊断

1. 诊断要点　口腔颊、舌、唇、龈等黏膜有白色斑纹，呈条索状、网状、树枝状、环状等，间或有糜烂、充血。反复发作，病程迁延不愈。

2. 鉴别诊断　口腔扁平苔藓需与皮脂腺异位、口腔白斑、口腔红斑、盘状红斑狼疮等鉴别。

（1）口腔扁平苔藓与皮脂腺异位的鉴别：皮脂腺异位呈淡黄色颗粒状，而非条纹，分布密集或散在，表面光滑，质地柔软，多发于颊黏膜与唇红。

（2）口腔扁平苔藓与口腔白斑的鉴别：单独发生于舌背部的口腔扁平苔藓需与白斑区别。舌背扁平苔藓病损灰白而透蓝色，舌乳头萎缩微凹，质地较软，平滑润泽。白斑多为白色斑块，有裂隙，界限清楚，触之较粗糙，病程进展缓慢，无自觉症状。

（3）口腔扁平苔藓与口腔红斑的鉴别：口腔红斑临床表现特征为持续存在的鲜红色斑，边缘清楚，触诊柔软，类似"天鹅绒"样。无明显疼痛或不适。

（4）口腔扁平苔藓与盘状红斑狼疮的鉴别：盘状红斑狼疮多发于下唇唇红缘与皮肤黏膜交界处，病损中央萎缩如盘状，周围有白色放射状条纹。可有糜烂、出血、结痂。

五、治疗

1. 治疗原则　目前尚无特效疗法。西医治疗本病以肾上腺皮质类固醇和磷酸氯喹为主，对改善黏膜充血糜烂有一定效果，但对过度角化无作用，长期服用有副作用。中医药治疗有安全、持久、稳定的特点，对糜烂充血及白纹均有一定的改善作用。临床应根据患者病情采取中西医结合治疗。

2. 西医治疗

（1）病情稳定者可选用维生素 B_1、维生素 B_{12}、维生素 E、维生素 A、维生素 B_6 等口服。

（2）糜烂病损长期不愈者，可考虑应用肾上腺皮质类固醇及免疫抑制剂，但细胞免疫功能低下者应以免疫增强剂治疗。幽门螺杆菌检测阳性者可选用抗幽门螺杆菌药物。

1）肾上腺皮质类固醇：如泼尼松，每次15mg，每日3次，共服1~2周。可用角炎舒松注射液等激素类药物局部注射。

2）免疫抑制剂：磷酸氯喹，每次0.25g，每日2次，1个月为1个疗程，需定期检查白细胞数。雷公藤，每日2次，每次3~4片。昆明山海棠，每日3次，每次2片，需定期检查肝功能。

3）免疫增强制：转移因子皮下注射，每次 1mg，每周 1～2 次，10 支为 1 个疗程。

4）抗幽门螺杆菌：三钾二枸橼酸铋剂，每次 110mg，每日 4 次，2 个月为 1 个疗程。配合甲硝唑，每次 200mg，每日 3 次；羟氨卞青霉素，每次 250mg，每日 3 次。

5）伴真菌感染者参照有关章节适当选用抗真菌药物治疗。

3. 中医治疗

（1）辨证论治

1）湿热内阻证：两颊、舌、唇部白色斑纹，间有形状不规则糜烂，并有黄色渗出物覆盖，局部疼痛明显；伴有口干或口苦，便结溲赤。舌红，苔薄黄或腻，脉滑数。

治法：清热解毒祛湿。

方药：平胃散合二妙丸加薏苡仁、土茯苓、夏枯草。便秘者，加瓜蒌仁；咽干甚者，加北沙参。

2）肝郁血瘀证：口腔颊、舌、唇、龈等出现白色斑纹，中间夹有充血红斑，轻度疼痛不适，进食时局部敏感；往往伴有性情急躁或抑郁，胸胁胀满，月经不调。舌紫暗有瘀点，脉弦涩。

治法：疏肝理气，活血化瘀。

方药：柴胡疏肝散加丹参、藏红花、郁金。充血红斑明显者，加丹皮、生地。

3）阴虚内燥证：黏膜呈白色损害，表面粗糙、萎缩或增厚，无光泽。

治法：滋阴清热，养血润燥。

方药：知柏地黄汤加麦冬、当归、白芍、丹参、生黄芪等。

（2）外治法

1）中药含漱：金银花、黄芩、白鲜皮等量煎水含漱。

2）中药外敷：养阴生肌散、锡类散等涂敷糜烂面。

（3）针刺疗法

1）体针：取双侧侠溪、中渚，留针 15 分钟，每日 1 次，2 周为 1 个疗程。

2）耳针：神门、交感、皮质下及压痛点，每次留针 20～30 分钟，隔日 1 次，10 次为 1 个疗程。

六、预防与调护

（1）生活有规律，适当进行体育锻炼。保持精神愉快。

（2）避免酸、辣、烫、麻、涩等刺激性食物，戒烟酒。

（3）保持口腔卫生，消除口腔内的局部刺激物，例如去除不良修复体、残根残冠、牙结石等。

七、预后

本病一般预后良好，患者可长期处于稳定状态。但对反复急性发作而充血、糜烂经治不愈或基底变硬的患者应提高警惕，需要及时进行活体组织检查，防止癌变。

（牛星光）

第五节　口腔黏膜下纤维变性

口腔黏膜下纤维变性（oral submucosa fibrosis，OSF）是以病理特征为主要依据命名的一种口腔黏膜慢性疾病，属癌前病变。可侵犯口腔黏膜的各个部位，但以颊、腭部多见。本病多发生于东南亚、印度，我国主要见于台湾地区以及湖南的湘潭、长沙，海南、云南等地，20~40岁成人多见，性别差异不大。患病率约为1%。

本病与咀嚼槟榔、过食辣椒等有关，也有报道与免疫、遗传、维生素缺乏等其他因素有关。

一、病因病理

1. 西医病因病理

（1）病因：确切病因尚不明，可能与以下因素有关：①咀嚼槟榔：细胞培养显示，槟榔中的生物碱能促进黏膜成纤维细胞增殖及胶原的合成，所含鞣酸能抑制胶原纤维的降解。研究发现，槟榔含有高浓度铜，氯化铜作用于体外培养的人口腔成纤维细胞，能使成纤维细胞合成胶原明显增加，而且铜可介导OSF基因畸变。②刺激性食物：喜食辣椒、吸烟、饮酒等因素可能加重黏膜下纤维化。③其他因素：研究发现，OSF还可能与维生素缺乏、免疫功能异常、遗传、微循环障碍、微量元素缺乏、血液流变学异常等因素有关。

（2）病理：结缔组织胶原纤维出现以变性为主要表现。在病程不同时期，其特点有所不同。

早期：有一些细小的胶原纤维，并有明显水肿。血管有扩张充血和中性粒细胞浸润。继而上皮下方出现一条胶原纤维玻璃样变性带，再下方的胶原纤维间水肿，伴淋巴细胞浸润。

中期：胶原纤维玻璃样变逐渐加重，有淋巴细胞、浆细胞浸润。

晚期：胶原纤维全部玻璃样变，结构完全消失，折光性强。血管狭窄或闭塞。上皮萎缩，钉突变短或消失。有时有上皮增生、钉突肥大、棘层增生肥厚、上皮各层内有细胞空泡变性，并以棘细胞层较为密集。张口度严重受损的患者，可见大量肌纤维坏死。上皮有时可见异常增生。上皮下结缔组织弹力纤维变性，并有慢性炎性细胞浸润。

电镜检查可见上皮细胞间隙增宽，有大量游离桥粒或细胞碎片。线粒体数量减少，部分线粒体肿胀，伴有玻璃样变的胶原纤维呈束状分布。

2. 中医病因病机

（1）气滞血瘀：外邪侵袭，毒邪郁积于局部，引起局部气机不畅，血运受阻，气血失和，瘀血滞留，导致本病。

（2）气血不足：素体禀赋不足或后天失养，气血亏虚，肌肉黏膜失于濡养；加之外邪毒气（烟草、槟榔、辣椒及局部慢性理化刺激）乘虚而入，导致气血失调，发为本病。

二、临床表现

可发生于口腔黏膜任何部位，以颊、咽、软腭多见。初起为反复发生的小水疱与溃疡，灼痛，后渐形成淡黄、不透明、无光泽的条索样损害，损害区色泽与周围正常组织有明显差别，患者张口受限，甚至吞咽进食困难、语言障碍。指检可于苍白的黏膜下触及质地坚韧、无痛的条索状物，但在舌背常表现为舌乳头萎缩。病损区黏膜可出现混杂分布的不规则的苍白、淡黄、鲜红与黑色素沉着等色泽改变，如大理石样。本病不会累及内脏或身体其他部位。

三、实验室及其他检查

病理学检查的典型表现如上所述。

四、诊断与鉴别诊断

1. 诊断要点　患者来自本病的高发地区，临床表现为口腔黏膜变白、发硬、张口受限，纤维组织增生，扪诊有明显的条索感。病理学检查可帮助确诊。

2. 鉴别诊断　口腔黏膜下纤维变性需与口腔白斑、硬皮病相鉴别。

（1）口腔黏膜下纤维变性与白斑的鉴别：口腔白斑的外形多见斑块状，触之柔软，无僵硬的纤维条索感。白斑可无症状或轻度不适；但不会有张口受限、吞咽困难等症状。病理检查有上皮增生或异常增生。

（2）口腔黏膜下纤维变性与硬皮病的鉴别：可能是自身免疫性疾病罹患口腔的硬皮病患者，可因张口受限而变小，形成苍白纤维化"鸡"舌，口腔毛细血管扩张，吞咽困难。某些患者 X 片显示牙周间隙增宽，但牙齿不松动。皮肤变紧且呈蜡样。

五、治疗

1. 目前尚无特效疗法　禁食槟榔、辣椒、烟草等刺激物是首要措施。局部治疗可缓解病情发展。早期以中药或西药扩张血管治疗为主。后期有严重功能障碍者，可选择手术治疗。

2. 西医治疗

（1）选用维生素 A、维生素 E、烟酰胺类药物治疗。

（2）扩张血管：硝苯地平，每次 10mg，每日 3 次；地巴唑，每次 10mg，每日 3 次；菸酸，每次 100mg，每日 3 次。

（3）抗代谢药物：硫唑嘌呤，每次 50mg，每日 2 次。

（4）用依曲替酸、类固醇制剂等病损下局部注射。

（5）雷公藤多苷片，每次 10mg，每日 3 次。

（6）手术切断纤维条索，创面植皮。

3. 中医治疗　中医辨证论治。

（1）气滞血瘀证：口腔黏膜苍白或灰白、发硬，张口受限。情绪不畅，口苦咽干。舌质偏暗或偏紫，舌旁或见瘀点，苔薄白，脉弦或涩。

治法：理气活血，化瘀软坚。

方药：桃红四物汤加丹参、郁金、枳壳、威灵仙等。若口苦咽干，加柴胡、龙胆草、玄参；若伴水疱、糜烂，加薏苡仁、土茯苓。

（2）气血失和证：口腔黏膜苍白，质地较韧，或见舌背质地变薄光滑，面色㿠白，乏力。舌质淡，苔薄白，脉细缓。

治法：补益气血，调和营卫。

方药：八珍汤加丹参、香附、黄芪等。若伴糜烂、疼痛，加白扁豆、薏苡仁。

六、预防与调护

1. 戒除咀嚼槟榔的不良习惯，戒烟酒，避免辛辣食物。
2. 饮食清淡，起居有节，心情愉悦。

七、预后

本病属癌前病变，印度的统计资料表明：1/3 的 OSF 会发展为口腔鳞癌，有 40% 的口腔鳞癌患者伴发 OSF，在 OSF 病损区常会发生白斑的叠加性病损。因此，早期诊断、及时治疗、制止发展对于防止发生癌变具有重要意义。

（牛星光）

第六节　白塞病

白塞病（Behcet's disease，BD）又称贝赫切特综合征，白塞综合征，口、眼、生殖器三联症。因 1937 年土耳其皮肤病医师 Hulusi Behcet 首先报道而得名，是一种以细小血管炎为病理基础的慢性进行性、复发性、系统损害性疾病。内科学将其归于风湿性疾病。口腔溃疡为最基本的病损，发生率接近 100%。关节以及心血管、神经、消化、呼吸、泌尿等多系统的病变，虽发生概率较小，但后果严重，可危及生命。

本病有明显的地域分布特点，主要分布在我国的河西走廊至地中海的古"丝绸之路"沿途，在地中海沿岸、中东及远东地区（日本、朝鲜、中国）发病率较高，其中以土耳其的发病率最高，达 8～38 人/万。有人称之为"丝绸之路病"。本病好发于 25～35 岁年龄段，男女比为 0.77：1。据统计，我国患病率为 1.4 人/万。

本病相当于中医的"狐惑病"。

一、病因病理

1. 西医病因病理

（1）病因：确切病因尚不明确，因有比较明显的家族血缘性分布趋向，国内外研究者对白塞病的遗传因素极感兴趣。其他因素还包括免疫、纤溶系统、微循环系统障碍，以及病毒、细菌、梅毒螺旋体等感染，微量元素缺乏等。

1）遗传因素：国外有人观察到一个家族四代人中有 5 个人反复发生口、眼、生殖器溃疡。我国也有多个患病家系发现。通过家系分析发现，儿童 BD 家族的数据符合常染色体隐性遗传，而成人 BD 家族则不符合，为白塞病的遗传异质性提供了证据。此外，白塞病的分子遗传学特征研究已经发现，HLA - B51 与白塞病发病呈高度正相关。还有人发现，ICAM - 1G/R241 多态性与 BD 易感性有关，白塞病的临床表现与 MCP - 1 基因多态性位点有一定相关性。

2）感染和免疫因素：BD 患者往往同时存在体液免疫和细胞免疫异常。有人认为，白塞病的自身免疫始于某些病毒、链球菌及结核菌等病原微生物感染。已有研究证明，HSP 病毒与 BD 发病有关，推测该病毒能激活 T 淋巴细胞产生迟发型变态反应导致组织损伤。

有研究证实，60%的BD患者血清中有循环免疫复合物（CIC）沉积于血管壁，引起局部补体激活、肥大细胞释放组胺、中性粒细胞积聚等连锁反应，造成血管炎症、栓塞、坏死和出血。这一过程与主要损害血管的Ⅲ型复合物介导的变态反应的病理变化基本相同。在40%的BD患者中还发现抗人黏膜抗体和抗口腔黏膜抗体，并在BD活动期增高。有研究发现，抗动脉壁抗体、组织损伤因子等其他抗体，其增减与BD的严重程度呈正相关。有学者用免疫荧光研究发现，BD患者受累的血管壁有IgM、IgA、IgG沉积。有学者应用免疫印迹技术发现，α-原肌球蛋白可能是BD的自身抗原，说明BD与体液免疫异常有关。

还有研究表明，细胞免疫在BD发病中也起着重要作用，包括B细胞和T细胞；在病变活跃期，T细胞和B细胞对热反应蛋白（HSP）反应性上升、嗜中性粒细胞的活性增强，IgM、IgA、IgG轻微增高，C3、C4浓度正常，但有高效价的C9和C-反应性蛋白（CRP）。

3）纤维蛋白溶解系统缺陷因素：有人发现，白塞病活动期的血浆纤维蛋白原增加，优球蛋白溶解时间延长，纤维蛋白溶解原减少，血小板功能亢进，呈明显低纤溶高凝状态，而增进纤维蛋白溶解的药物可以缓解白塞病。

4）其他因素：包括循环障碍、过度劳累、情绪紊乱及内分泌异常等因素。

（2）病理：基本病理特点是非特异性小血管周围炎，以静脉炎为主。血管周围单核细胞及多形核白细胞浸润，管周类纤维素沉积。血管内皮肿胀，管内有玻璃样血栓。中膜均质化，结缔组织内大量淋巴细胞、浆细胞浸润。

2. 中医病因病机　可归纳为以下四个方面。

（1）肝肾阴虚：肝藏血，肾藏精，肝肾同源，精血互生。先天禀赋不足，肝肾阴虚；或忧思过度，久病失调致肝肾皆虚，虚热内生，热邪充斥上下而成本病。

（2）湿热内蕴：感受湿热毒邪，或过食肥甘厚味，酿湿生热；或热病之后，余毒未尽，湿热相搏，循经下注而发病。

（3）肝经湿热：情志过激，肝失疏泄，气郁化火；加之脾失健运，湿邪内生，郁而化热，湿热之邪熏蒸肝胆，循经上乘下犯而致本病。

（4）脾肾阳虚：久病耗气伤阳，或汗、吐、下太过，过服寒凉，以致脾阳受损，运化失职，久及肾阳；或肾阳先虚，脾阳受损，脾肾阳衰，阴寒内盛，流注经络，气血凝滞而致本病。

二、临床表现

本病以先后出现多系统、多脏器病损，且反复发作为特征。常见体征包括口腔、生殖器、皮肤、眼等症状；少见体征包括关节、心血管、神经、消化、呼吸、泌尿等系统病变。早期一般仅出现口腔、生殖器溃疡，出现眼部病变时，则提示已形成微血管炎症损害，并将逐渐出现动脉血栓、破裂、出血，以及中枢神经系统损害，可危及生命导致死亡。本病按损害的组织系统和脏器分为血管型、神经型、胃肠型；按病程分为急性和慢性；按病损和体征出现几率分常见体征和少见体征。

1. 常见病损和体征

（1）口腔溃疡：症状和发作规律类似复发性阿弗他溃疡，表现为轻型或疱疹样型，亦可出现重型。口腔溃疡占首发症状的70%～99%，最终100%必发。

（2）生殖器溃疡：常反复发作，发生率约占患者的75%左右，但间歇期远大于口腔溃疡。多见于大小阴唇、阴茎、龟头、阴囊，亦可发生于阴道、子宫颈，累及小动脉时可引起阴道大出血，发生在生殖器周围、肛门或直肠内可引起男性附睾炎。溃疡形态与口腔溃疡相似，数目少，大而深，愈合慢，疼痛剧烈，局部淋巴结肿大，有自愈倾向，留有瘢痕。

（3）皮肤损害：发生率仅次于口腔溃疡。病损形态可多样，以结节性红斑、毛囊炎及针刺反应为常见特征性损害。

1）结节性红斑：发生率约65%，多发生在四肢，尤其下肢多见。通常多发，新发病损直径1~2cm，中等硬度，有触痛，周围有1cm.宽的鲜红色晕围绕，这种红晕现象有较高的辅助诊断意义。1周后自愈，有色素沉着，无瘢痕，7~14天后可能再次出现。

2）毛囊炎：发生率约40%。主要分布于头面和胸背上部，常见脓疱性结节。其顶端有小脓疱，但无毛发穿过，基底部为浸润性硬结，周围亦可出现红晕现象。

3）针刺反应（skin pricked reaction）：约占65%，是有诊断意义的特征性表现。患者接受肌肉注射后，24~48小时后观察进针点，见红疹并有化脓倾向者即为针刺反应阳性，是静脉注射后的血栓性静脉炎，3~7天内会消退。临床试验可用75%乙醇消毒皮肤后，将无菌注射针头直接刺入或抽取生理盐水0.1ml注入前臂皮内。

4）其他皮肤病损：有痤疮样损害、多形性红斑样损害、Sweet病样皮损、坏死性结核疹样皮疹、浅表性游走性血栓性静脉炎等。

（4）眼部病变：出现较晚，在第一年出现者约占15%，5年内出现的概率约为85%。分为眼球前段病变和眼球后段病变。前段病变包括虹膜睫状体炎、前房积脓、结膜炎和角膜炎。后段病变包括脉络膜炎、视神经乳头炎、视神经萎缩和玻璃体病变、继发性白内障、青光眼、视网膜剥离、黄斑区变性、眼球萎缩。病初往往是单眼和眼球前段病变，后逐渐发展为双眼和眼球后段病变。有报道显示，出现眼部损害4~8年内有40%的患者失明。

2. 少见病损和体征

（1）关节炎：发生率为30%~60%，大小关节均可发病，但主要累及大关节，以膝关节最多见。症状类似风湿性关节炎，有红、肿、热、痛，甚至关节腔积液，但不发生化脓性关节炎，也无关节强直和畸形。X线检查一般无异常表现。

（2）心血管损害：发生率为10%~37%，男性多发。以血管病变为主，心脏也可受累。

1）血管病变：包括静脉炎、静脉血栓、闭塞，动脉炎、动脉狭窄闭合和动脉瘤。深层静脉炎和静脉血栓后果较严重，也可因动脉瘤破裂严重出血而导致死亡。

2）心脏病变：表现为心肌炎、心包病变、心肌梗死、心瓣膜脱垂等，罕见但后果严重。

（3）消化系统损害：以腹痛、恶心、呕吐及消化道出血伴发热为主。回盲部肠道黏膜溃疡多见，可致肠穿孔、大出血。

（4）神经系统损害：出现较晚，但预后差。因脑局灶性软化而出现脑膜炎、脑干综合征、器质性精神错乱及周围神经损害等病变。有头晕、头痛、意识或感觉障碍、复视、眼肌麻痹、肌肉萎缩、肢体水肿、不全截瘫、尿潴留等症状。

（5）呼吸系统损害：表现为发热、胸痛、咳嗽、咯血，肺部大咯血，抢救不及时会危及生命。还可能发生胸膜积液、肺门淋巴结病。

（6）泌尿系统损害：肾炎，出现蛋白尿、血尿等症状。

三、实验室及其他检查

1. 实验室检查 患者可有血沉增快、血清球蛋白升高、免疫荧光抗体阳性，以及免疫球蛋白、淋巴细胞转化率、血液流变学测定等异常，但均无特异性诊断价值。

2. 舌尖微循环形态学观察 患者舌背菌状乳头数目和微血管丛总数减少，毛细血管管径变细，袢数稀疏，血流缓慢。

3. 病理检查 病理表现如前述。

四、诊断与鉴别诊断

1. 诊断要点 因缺乏特异性实验室检测指标，故临床症状和体征是主要诊断依据。我国传统的西医诊断依据：口腔溃疡、阴部溃疡、眼部炎症、皮肤损害四项中出现三项者，即可诊断为不完全型白塞病。若出现四项者，诊断为完全型白塞病。但关于 BD 的诊断标准多年来世界各国众说纷纭。1990 年白塞病国际研讨会提出的诊断标准是：①复发性口腔溃疡；②复发性阴部溃疡；③眼疾、色素层炎等；④皮肤病：结节性红斑等；⑤针刺反应试验阳性。凡具有第 1 项加上 2~5 四项中的两项即可诊断。

2. 鉴别诊断 白塞病需与口腔溃疡、多系统损害相鉴别。

（1）白塞病与口腔溃疡的鉴别：包括与 RAU、疱疹性口炎的鉴别。这些疾病均以反复发作的口腔溃疡为基本特征，病损形态相似，但白塞病累及多系统、多脏器，且有先后出现的口腔外其他病损和症状。

（2）白塞病与多系统损害的鉴别：包括与克罗恩病、斯－约综合征、Reiter 综合征等的鉴别。这些疾病均有多脏器、多系统病损和口腔病损表现，其鉴别要点见表 9－3。

表 9－3 白塞病与多系统损害的鉴别要点

类别	白塞病（BD）	斯－约综合征	Reiter 综合征	克罗恩病
年龄	20~40 岁多见	各年龄段	青年	青壮年
性别	男性多见	男女相等	男性多见	男性多见
发热	偶有	微热，偶在病初有高热	常以高热发病	午后低热乏力
口腔	反复发作的单个或多个溃疡，界清，不融合	大疱和广泛糜烂面，渗出多	偶发溃疡	颊：溃疡较深；唇：小结节；龈：肉芽肿样颗粒状增生
生殖器	阴茎、阴囊、阴唇溃疡多见	阴茎、包皮、龟头溃疡多见	明显尿道炎	无
眼	虹膜睫状体炎、虹膜炎、视网膜脉络膜炎多见	虹膜炎少见，结膜炎、角膜炎多见	结膜炎多见	无
皮肤	下肢结节性红斑，面部痤疮样皮疹、毛囊炎、脓疱疹，针刺反应（＋）	面部多形性红斑、丘疹、水疱、糜烂、虹膜样损害，针刺反应（－）	无	无
关节	轻度红肿痛	轻度肿痛	显著多发性关节炎	无
其他	偶见消化、心血管、泌尿、神经系统等症状	少见	少见	腹痛、腹泻、便血
预后	眼部病变可致失明，有神经症状者预后不良	一般好，重型者预后严重不良	良好	严重者伴发肠梗阻、肠穿孔，引起休克

五、治疗

1. 治疗原则　因白塞病的确切病因尚不明了，故缺乏特效疗法。其治疗目标以减少复发、延长间歇期、缩短发作期、防止严重并发症为主，可采用中西医结合的综合疗法，特别要注意全身症状的治疗。例如，调整西医所谓的"全身免疫和微循环状态"以及中医所谓的"脏腑气血功能"。

2. 西医治疗　根据不同的伴随症状、病情程度、实验室检查结果，选择不同的治疗方案。包括：

（1）局部治疗

1）口腔溃疡的治疗：参照复发性阿弗他溃疡的治疗方案。

2）外阴溃疡的治疗：可用 1 ∶ 5 000 高锰酸钾坐浴，每晚 1 次，再用四环素可的松眼膏涂于溃疡面。

3）眼部轻型炎症的治疗：可按眼科的常规处理。例如，0.5% 醋酸氢化可的松液或用其他抗生素类滴眼药滴眼。

4）皮肤损害的治疗：可按皮肤科的常规处理。例如，有破损或继发感染时应用过氧化氢溶液清洁。红斑性结节可用 0.1% 醋酸氟氢化可的松软膏涂布。

（2）全身治疗

1）肾上腺皮质激素：是治疗本病的主要药物，尤其是对累及眼、皮肤、神经的病变及血栓性静脉炎的患者。给药途径及剂量按病情轻重而定，分为短期疗法和长期疗法。急性发作时可服泼尼松 60mg/d，轻型患者 20～30mg/d。应注意激素使用的适应证和禁忌证，定期复查血常规，注意大便隐血及血压情况等。

2）非甾体激素类药物：如保泰松 0.1g，每日 3 次。吲哚美辛（消炎痛肠溶片）25mg，每日 3 次，饭后服用。如果与泼尼松合用，有协同作用。该类药物有胃肠道反应，可影响肝肾功能和造血系统，故不作首选药物。使用 1 周无效者不宜继续。孕妇、哺乳者禁用。

3）生物碱类和细胞毒类药物：秋水仙素每日 0.5mg，分 2 次口服，2 个月为 1 个疗程。环磷酰胺冲击疗法对后色素膜炎和视网膜血管炎最为有效。口服：每天 2～3mg/kg，分 2～3 次服用，4～6 周为 1 个疗程。静脉：每天或隔天 100～200mg，溶于 20ml 生理盐水中，缓慢注入，4～6 周为 1 个疗程。这些药物长期使用可能发生生殖系统及造血器官损害，需慎用。

4）免疫增强剂：可参照复发性阿弗他溃疡治疗方案。例如，转移因子（TF）等等。

5）沙利度安（thalidomide）：又称反应停，有中枢镇静、免疫调节、激素样作用，能稳定溶酶体膜，减弱中性多形核粒细胞趋向性。治疗白塞病及较重的复发性阿弗他溃疡（RAU），建议剂量为 100～200mg/d，10～15 天为 1 个疗程。病情好转后可用 25～50mg/d 剂量，维持一段时间以巩固疗效。该药严重副作用为致畸性，因此禁用于有生育可能的妇女。累计剂量达 40～50g 后有可能导致不可逆的多发性神经炎，因而不宜长期服用。因服药后常致困倦、头晕，故驾驶员及高空作业者慎用。

6）异烟肼（雷米封 INN）：成人每日 300mg，晨间 1 次顿服。同时服用维生素 B6 40～60mg，1～2 个月为 1 个疗程，对伴有血沉升高、乏力、低热者有效。

3. 中医治疗

（1）辨证论治

1）肝经湿热证：口腔溃疡数目较多，疡面黄白，周围充血红肿，灼痛；或阴部溃疡，疼痛剧烈；或视物不清，白睛混赤（混合充血），瞳神紧小，神水混浊（房水混浊），黄液上冲（前房积脓），眼眵多；皮肤红斑结节；或有发热，烦躁不安，小便短赤。舌质红，苔黄腻，脉弦数。

治法：清肝泻火，利湿化浊。

方药：龙胆泻肝汤加味。火热较盛者，加金银花、蒲公英、玄参、板蓝根、人中白等；目赤肿痛者，加菊花、青葙子、决明子、旱莲草等；皮肤红斑结节者，加桃仁、丹参、红花、夏枯草等；外阴痒痛者，加茵陈、蛇床子、苦参、白鲜皮等。

2）脾胃湿热证：口颊腭咽部散在溃疡，疡面黄浊，周围充血红肿；或阴部溃疡，有腐臭味，疼痛明显；或目赤，眼眵多；皮肤结节或脓疱，口内流涎，口臭。苔黄厚腻，脉滑数。

治法：清热泻火，利湿化浊。

方药：清胃汤合五味消毒饮加味。湿邪较重者，加薏苡仁、茯苓、佩兰等；外阴溃疡腐臭者，加黄柏、败酱草、苍术等。

3）肝肾阴虚证：溃疡数目少而散在，形小如粟，表面灰黄，周围有红晕，灼痛；或阴部溃疡久不愈合，病损彼起此伏，缠绵不断；或见皮肤红斑结节；或目赤涩痛，视物昏花，抱轮微红（睫状充血），瞳神干缺不圆（瞳孔后粘连）；并伴有头晕耳鸣，失眠多梦，口舌干燥，五心烦热，盗汗乏力，便干尿黄。舌红少津，苔黄，脉细数。

治法：滋补肝肾，清热养阴。

方药：知柏地黄汤加味。若溃疡久不愈合者，加黄芪、党参、天花粉等；口干、心烦、失眠者，加炒栀子、百合、枣仁、夜交藤等；目赤涩痛者，加菊花、密蒙花。

4）脾肾阳虚证：口腔溃疡稀疏量少，疡面灰白，周围及基底黏膜水肿，疼痛轻微，久治不愈；或见外阴溃疡，流水清稀，久不敛口；并伴有形寒肢冷，倦怠食少，腹胀便溏，关节肿痛。舌质淡胖，或有齿痕，苔白滑，脉沉细无力。

治法：温补脾肾，祛湿化痰。

方药：白塞方加味。

（2）外治法

1）含漱液：参照复发性口腔溃疡治疗方法。

2）外敷：养阴生肌散、珍珠散、锡类散涂布口腔溃疡面。青黛散、青黛膏敷阴部溃疡。炉甘散外搽。

3）外洗：苦参30～60g煎汤，或蛇床子30～45g煎汤熏洗外阴，洗后再用青黛散、青黛膏敷阴部溃疡。

（3）针灸治疗

1）体针：取穴合谷、百会、肺俞、膀胱俞、肾俞、少冲、风池。每次留针15分钟，12次为1个疗程。

2）灸法：取百会、足三里、神阙等穴位灸之。

六、预防与调护

应通过改变生活习惯、饮食清淡、戒除烟酒、增强体质、预防感冒、保持心情舒畅、注意休息、加强营养等措施减少发病几率。患者发病后的护理关键在于及时发现和治疗可能引起严重后果的多系统、多脏器病损，警惕系统性疾病的可疑症状；出现生殖器溃疡者应注意阴部卫生，防止继发感染；有肺部病损者应注意防止大咯血；消化系统病变者应保持大便通畅，防止肠穿孔；心血管病变者应注意动脉栓塞和动脉瘤破裂。

七、预后

因病损部位不同而预后不同。

1. 口腔病损　预后一般较好，但频发的深在溃疡可以造成组织缺损，瘢痕挛缩，影响咀嚼功能。

2. 眼部损害　病损轻者预后尚好，病损严重者可导致失明。

3. 皮肤损害　预后尚好。

4. 生殖器损害　预后尚好，但深溃疡愈后留有瘢痕。

5. 其他脏器损害　神经系统病变预后较差，死亡率高。即使症状缓解，也有记忆障碍、失语等后遗症；呼吸系统发生咯血、消化系统肠出血穿孔、心血管病损的动脉瘤破裂或发生动脉栓塞均可引起严重后果，抢救不及时可危及生命。

（牛星光）

第七节　口腔白斑

口腔白斑（oral leukoplakia，OLK）是口腔黏膜斑纹类疾病中最常见的癌前病变之一。虽然临床表现中以"白色斑块"为特点，但并非口腔黏膜上出现的所有白色斑块均可诊断为白斑。OLK 最早于上世纪 70 年代由 WHO（世界卫生组织）首次统一定义，随后又有两次比较重要的修订。WHO 最近对它的定义为："口腔白斑是口腔黏膜上以白色为主的损害，不具有其他任何可定义的损害特征；一部分口腔白斑可转化为癌。"可见，OLK 的定义越来越突出临床特征、病理特点以及癌变倾向。

口腔白斑的癌变率因调查者掌握标准不同而从 0.4% 到 26% 皆有报道。其患病率各国调查报告不一致，但多发生于 40 岁以上中年人，并随年龄增加而增高，男性患者多于女性。

中医典籍中未发现"口腔白斑"的病名。但有一些可以参考的提法与近代关于口腔白斑的临床描述相近。例如，隋代·巢元方《诸病源候论》中提及"斑点成大片，面赤斑斑如锦文，抚之不碍手者谓之斑。"明代·薛己在《口齿类要》中曾描写道："若唇肿起白皮皱裂如蚕茧，名曰茧唇。""若患者忽略，治者不察，反为翻花败症矣。"因此，有关本病的中医认识虽可参考散见于中医的"茧唇"、"斑疹"等病症，但更多的认识和诊治是基于现代中西医结合的。

一、病因病理

1. 西医病因病理

（1）病因：白斑发病机制尚不明了，但局部刺激因素占重要地位已得到许多流行病学和实验数据支持。全身因素虽有不少发现，但尚缺乏有力证据。

1）局部刺激因素

吸烟：调查证明，吸烟与 OLK 的发生呈正相关，包括吸烟史的长短、每日吸烟数量和吸烟品种。

咀嚼槟榔会对口腔黏膜造成直接损害，在黏膜长期刺激和反复修复过程中产生白斑。

饮酒和嗜食辛辣、烫、酸、麻食物会损伤黏膜而形成白斑。

不良修复体或残根残冠的机械刺激，以及两种不同金属修复材料同处口腔所带来的微电流影响。

2）全身因素

微量元素：例如锰、锶和钙的含量与白斑发病呈显著负相关。

微循环障碍：临床微循环观察见到白斑处有微循环障碍，活血化瘀治疗白斑有改善。

遗传因素：有人研究了口腔白斑患者、正常人和口腔癌患者的姊妹染色单体交换率（SCE），结果发现，口腔白斑与口腔癌患者 SCE 频率高于对照组，提示染色体不稳定性增加可能是某些口腔白斑患者的发病因素之一。

营养代谢因素：维生素 A 缺乏可引起黏膜上皮过度角化。维生素 E 缺乏能造成上皮的氧化异常，对刺激敏感者易患口腔白斑。另外，缺铁性贫血、维生素 B_{12} 和叶酸缺乏、梅毒以及射线、口干症等均与口腔白斑相关。

生物刺激因素：念珠菌感染主要是白色念珠菌，还有星状念珠菌和热带念珠菌可能与口腔白斑发生有密切关系。临床见到伴有白色念珠菌感染的"白念白斑"更容易发生恶性变化。临床还发现口腔白斑患者若同时有 HPV、HIV 等病毒感染，或在病损区有反复的糜烂和继发感染，其恶变的可能性均会增加，显示两者间有一定的关联。

（2）病理：光镜下显示典型的上皮过度正角化；过度不全角化；粒层明显，棘层增厚；上皮钉突增大；表皮变薄，异常增生，核深染，有丝分裂增加，极性消失，核浆比改变，结缔组织中有炎细胞浸润等。

2. 中医病因病机

（1）气滞血瘀：感受风热邪毒，或长期不良刺激，经络气血运行不畅，气血不和，邪毒蕴积不散，气滞血瘀导致口腔白斑。

（2）湿聚痰凝：饮食不节，损伤脾气，脾失健运，水湿内停，湿聚成疾，痰浊上聚，浸渍于口而发生口腔白斑。

（3）阴虚内热：思虑过度，劳伤心脾，阴液暗耗，虚火上炎；或肝肾阴亏，相火偏亢，循经上炎，灼伤肌膜而致口腔白斑。

（4）脾肾阳虚：久病及肾，肾阳不足；或因饮食不节，伤及脾阳。先天之本与后天之本受损而致脏腑功能失常，阳不制阴，阴水上泛，肌膜失养而致口腔白斑。

（5）正气虚亏：因先天禀赋不足、后天调养不善、久病体力不支、外邪久留不去等原因造成正气衰败，邪气滞留肌肤而成口腔白斑。

由此可见，口腔白斑之发病不外乎风邪、湿邪外侵，气滞、血瘀、痰湿内生，脾、胃、肾、肺不健所致，局部刺激因素使之加剧。

二、临床表现

1. 典型临床症状 表现为口腔黏膜一处或多处白色斑块状损害，也可表现为红白相间的损害。以颊黏膜最多见，唇、舌（包括舌背、舌缘、舌腹）腭较多，牙龈及口底较少见。患者可有不适感、粗糙感、木涩感、味觉减退、局部发硬。伴有溃烂时可有自发痛及刺激痛。白斑病损面积可局限或广泛，色泽乳白或灰白，周围黏膜可有充血发红，犹如炼乳滴于红色绸布面上。白斑质地紧密，界限清楚，稍高出黏膜表面，黏膜弹性及张力降低。

2. 分型 根据发病部位、病损表面特点、数目及范围、自觉症状等分型。

（1）斑块型：口腔黏膜呈白色或灰白色均质型斑块，外形呈圆形、椭圆形或不规则。斑块表面可有皲裂，平或稍高出黏膜表面，边界清楚，触之柔软，不粗糙或略粗糙，周围黏膜多正常。患者多无自觉症状或略有粗糙感。

（2）皱纸型：多发生于口底及舌腹。病损呈灰白色或垩白色，边界清楚，表面略粗糙呈皱纹纸状，触之柔软，周围黏膜正常。患者除粗糙不适感外，继发感染后有刺激痛症状。

（3）颗粒型：亦称颗粒—结节状白斑，口角区黏膜多见。此型实质上是红、白相间的红白斑（speckled leukoplakia），或称斑点型黏膜红斑，与黏膜红斑不易区别。白色损害呈颗粒状凸起，稍硬，黏膜表面不平整，病损间黏膜充血，似有小片状或点状糜烂，患者可有刺激痛。该型常伴白色念珠菌感染，癌变可能性比斑块型、皱纸型大。

（4）疣型（verrucous）：白斑乳白色，粗糙呈刺状或绒毛状凸起，明显高出黏膜，质稍硬。多发生于牙槽嵴、口底、唇、上腭等部位，常可找到明显的局部刺激因素（如义齿基板、残根、残冠等）。癌变危险性大。

（5）溃疡型：在增厚的白色斑块基础上出现糜烂或溃疡，常常是各型白斑的继发感染期，而非独立的分型。有局部刺激因素或感染因素。有反复发作史，疼痛明显，长期不愈者癌变可能性大。

三、实验室及其他检查

1. 组织病理检查 光镜典型表现见前述。

2. 脱落细胞检查 刮取病损区脱落细胞，光镜下可见细胞核增大 4～5 倍、核浆比例增加、细胞核脓染、细胞异形性、胞浆空泡形成、核膜模糊等现象。

3. 甲苯胺蓝染色检查 擦干病损表面，以棉签蘸甲苯胺蓝涂于病损处，0.5 分钟后再以1% 的醋酸洗去，着深蓝色的部位是可疑癌变的部位，也是组织活检的最佳部位。

四、诊断与鉴别诊断

1. 诊断要点 根据临床表现，综合运用病理检查、脱落细胞学检查、甲苯胺蓝染色等特殊检查，做出口腔白斑的诊断并不难。因口腔白斑属于癌前病变，因此在白斑的临床诊断中，对其癌变危险性的评估占有极为重要的位置，许多研究提示有以下 8 种情况者癌变倾向较大，需予密切观察。

（1）年龄：60 岁以上者。

（2）性别：不吸烟的女性，特别是年轻女性患者。

（3）吸烟：吸烟史长，吸烟量大。吸烟年数×每天支数>40者。

（4）病损部位：位于舌缘、舌腹、口底及口角部位的白斑。

（5）病损类型：疣型、颗粒型、溃疡型或糜烂型及伴有念珠菌感染的白斑。

（6）病理特点：检查发现伴有上皮异常增生者，其癌变危险性随异常增生程度加重而加大。

（7）患病时间：病程时间越长越危险。

（8）自觉症状：有刺激性疼痛或自发性痛的白斑。

口腔白斑的诊断和治疗流程：1994年瑞典的Uppsala口腔白色损害会议就本病的诊断和治疗流程原则达成共识，并得到了WHO的承认，分为暂时性（provisional）诊断和肯定性（definitive）诊断两个阶段。

暂时性诊断是指口腔黏膜上的白色损害在初次临床就诊时，不能被明确诊断为其他任何疾病的情况。肯定性诊断是指在鉴别或去除可能的病因因素后，通过2～4周的观察，病变没有任何好转的迹象和（或）经由病理活检明确诊断的病例。同时并列出一些确定性因子（Certainty factor，Cfactor）以助于口腔白斑的临床诊断。2004年，中华口腔医学会口腔黏膜病专业委员会参照国际做法进行了OLK诊断标准的专题讨论，提出了以C因子为主要依据的诊断体系，将OLK的诊断分为C_1（暂时性临床诊断）、C_2（肯定性临床诊断）和C_3（病理学证实性诊断）。

中华口腔医学会口腔白斑的诊断和治疗程序示意图

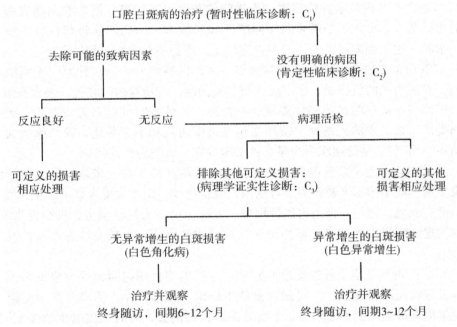

2. 鉴别诊断　根据口腔白斑的临床特征，应与黏膜上可能发生白色斑块的疾病相鉴别。由于口腔白斑有癌变可能，因此与其他相对良性的白色病损的鉴别就格外重要。

（1）口腔白斑与白色角化症的鉴别：白色角化症是长期受到机械或化学因素刺激而引起的黏膜白色角化斑块。临床表现为灰白色或白色的斑块或斑片，边界不清，不高于或微高于黏膜表面，平滑而柔软。去除刺激因素后，病损可完全消退。组织病理学检查有上皮过度正角化或不全角化，但无异常增生。因其不易癌变，而被称为良性过角化症。包括：

1）戴不良义齿引起的义齿下牙槽嵴黏膜表面呈现的平滑或表面凹凸不平的白色斑块。

2）不正确刷牙致磨牙颊侧牙龈均质化白色角化病损，伴牙龈退缩、牙楔状缺损。

3）由食物压力和摩擦引起的牙槽黏膜白色角化病损。

（2）口腔白斑与烟草引起的白色角化病损的鉴别

1）腭部尼古丁白色角化症：或称尼古丁口炎。多见于用烟斗吸烟者，与烟草的化学刺激和热刺激有关。初期黏膜充血，渐变为灰白色。晚期黏膜增厚，软硬腭交界处呈现很多小凸起，其中央凹陷并有红色小点。组织病理学检查有上皮过度角化，棘层增厚，小涎腺导管扩张，导管上皮有时发生鳞状化生，上皮下及小涎腺处有炎性细胞浸润。

2）颊和唇黏膜的白色角化病损：多见于吸香烟或雪茄者。颊部病损多见于双颊咬合线处，表面可见细胞白色棘状突起，指纹样浮石状。唇部病损在上下唇对称分布，与吸烟的部位一致，表面可见白色细条纹。组织学上见条纹状的不全角化，条纹可延伸至下方的细胞层，形成人字形。人字形的两嵴状凸起之间，细胞有空泡形成。上皮下轻度炎性细胞浸润。上述病变均可逆，除去刺激因素后病损会消退。

（3）口腔白斑与由微电流刺激引起的病损的鉴别：口腔内如有不同的金属修复体时，可出现电位差，能引起黏膜病变。多发生于金属修复体附近的颊黏膜或舌侧缘，黏膜充血，周围有白色角化斑纹，有如扁平苔藓或白斑样。组织病理学显示，上皮表层有过度角化或不全角化或有上皮萎缩，结缔组织有炎性细胞浸润。病损可逆，拆除金属修复体可以消退。

（4）口腔白斑与白色水肿的鉴别：为透明的灰白色光滑膜，但在晚期则表面粗糙有皱纹，部分可以刮去，多见于前磨牙和颊侧磨牙咬𬌗线部位。组织病理特征为上皮增厚，上皮细胞内水肿，胞核固缩或消失，出现空泡性变。该病不会癌变，预后良好。

（5）口腔白斑与白色海绵状斑痣的鉴别：又称白皱襞病，是一种原因不明的遗传性家族性疾病。表现为灰白色病损，呈水波样皱襞或沟纹，有特殊的珠光色，表面有形似海绵的小滤泡，扪诊与正常口腔黏膜同样柔软、有弹性。白色皱襞可以刮去或揭去，无痛，不出血，创面类似正常上皮的光滑面。病理变化为过度角化和不全角化，棘细胞增大，层次增多，可达40～50层。结缔组织有少量炎性细胞浸润。该病为良性病损。

（6）口腔白斑与扁平苔藓的鉴别：舌背扁平苔藓往往为白色斑块，需靠组织病理学检查与白斑鉴别。典型的扁平苔藓为不规则白色线状花纹，用放大镜观察可以见到细小珠光白色丘疹，可有充血、糜烂；而白斑比较均匀，表面粗糙，无线状损害，较少伴发充血糜烂。扁平苔藓的皮肤病损发生率高，而白斑往往没有皮肤病变，少数女性患者可伴发外阴黏膜白斑。

（7）口腔白斑与黏膜下纤维变性的鉴别：有明确的长期咀嚼槟榔或吸烟习惯史。中后期可出现云雾状淡白色斑纹，并可触及黏膜下纤维性条索，伴舌活动和张口受限、吞咽困难。病理学检查可见过度不全角化，上皮萎缩，钉突消失，有时上皮增生及萎缩同时存在。部分患者伴有上皮异常增生、上皮下胶原纤维增生及玻璃样变。该病与白斑均属黏膜癌前病变。

（8）口腔白斑与黏膜梅毒斑的鉴别：见于Ⅱ期梅毒，颊黏膜多见，称为"梅毒斑"。患者有明确的不良性接触史，梅毒螺旋体测试阳性。黏膜乳白色或黄白色斑块状损害，稍高出黏膜表面，中间凹陷，表面柔软，基部较硬。患者可同时伴有皮肤梅毒玫瑰疹。

（9）口腔白斑与白念白斑的鉴别：见于慢性增殖性白色念珠菌病患者，活检标本或刮涂片采用过碘酸雪夫（PAS）染色可见上皮内有大量白色念珠菌丝，上皮浅层有微小脓肿。白念白斑癌变危险性大。

（10）口腔白斑与毛状白斑的鉴别：是艾滋病患者常见的口腔症状之一，多发生于两面舌侧及口角。病损呈白色或灰白色，类似疣状白斑。

五、治疗

1. 治疗原则和治疗程序

（1）去除任何可能的刺激因素作为治疗的第一步，包括纠正不良生活习惯，例如，戒烟戒酒，不吃刺激食品和过烫、粗糙食物等；去除局部刺激因素，如拔除残根残冠；淘汰陈旧的全口义齿或局部义齿和不良修复体，重装义齿等。

对均质型白斑如诊断确定，无明显症状，临床上可定期观察。对非均质型白斑必须做组织病理学检查，注意有无上皮异常增生，并区分轻度、中度、重度。轻度者可暂不处理，或做一般性治疗，密切观察。中度及重度上皮异常增生者，需手术切除。

（2）有充血、糜烂、溃疡等急性发作情况时应加强局部治疗措施，同时加强内治措施，消除症状，争取病情稳定。

（3）进入稳定期应抓紧时机做组织活检，明确诊断和有无异常增生及其程度。

（4）有中度以下异常增生者，应加强内治，但必须注意保护肝肾功能。可采用中西医结合的治疗方案，改善微循环，改善上皮的异常角化。

（5）有重度异常增生者应抓紧手术或采用其他理疗方法；有原位癌变者应立即手术切除。

（6）无异常增生者或病情长期稳定白斑不消退者，可用中西医结合治疗，并根据病情进行 3～12 个月不等的终生定期随访。

2. 西医治疗

（1）药物治疗

1）维生素 A 酸：临床上对非充血、糜烂的病损，可以局部用 0.1%～0.3% 维 A 酸软膏，或 1% 维 A 酸的衍生物——维胺酸局部涂搽，每日 1～2 次。由于该药有一定的刺激性，涂搽时必须注意药液不能搽到白斑周围的正常黏膜上。1 周至数周可见白斑逐渐消退，但停药后易复发。

2）维生素 A 和维生素 E：两者有协同作用，可使上皮过度角化得以纠正。口服维生素 A，每次 2.5 万 U，每日 3 次。维生素 E，每次 50mg，每日 3 次。

3）酮康唑或氟康唑：对伴白色念珠菌感染的白斑患者应作为常规治疗措施。酮康唑片每日 200mg，每日 1 次口服；氟康唑口服，首日 200mg，其后每日 100mg。口服 1～2 周为 1 个疗程。因抗真菌药物可能引起肝功能受损，故使用时间不宜过长，一般以不超过 2 周为宜。

4）其他抗感染、消水肿、促愈合的药物：在白斑患者出现黏膜水肿、糜烂、充血等继发感染的急性发作症状时，可用抗生素或有消炎、消肿、促进愈合的各种漱口剂、散剂等。必要时可短期使用糖皮质激素。

5) 抗上皮异常增生的药物：包括维 A 酸及其衍生物（retinoids）、β - 胡萝卜素（β - rotene）、博来霉素（bleomycin）、环氧合酶 - 2（Cox - 2）抑制剂和大豆提取物 Bowman - Birk 抑制剂（Bowman - Birk inhibitor，BBI）等。中药作为一种具有"低毒、有效、安全、价廉"等特点的药物，现代研究发现，活血化瘀类药物有促进良性血管的生成、维护血管内皮的完整性和连续性的作用，如灯盏细辛。扶正祛邪类药物具有调节细胞免疫、体液免疫，稳定细胞膜性结构，阻断细胞异常增生、演变的效果，如绞股蓝和山豆根。

（2）非药物治疗：对于有重度上皮异常增生和原位癌倾向的 OLK，除药物治疗外，采用非药物治疗措施非常必要，包括激光、冷冻、微波治疗，但疗效仍待商榷。

（3）手术治疗：用外科手术切除白斑是目前一种不可缺少的治疗方法，主要适用于一些已有上皮重度异常增生及癌变危险区的白斑。病损范围小的均质型白斑也是手术治疗的适应证。但术后复发以及对于多发性白斑如何处置，仍然是困扰学界的问题，从而限制了手术疗法的应用范围。

3. 中医治疗

（1）辨证论治

1）气滞血瘀证：白斑粗糙较硬，病损局限；烦躁不安。舌质暗红或偏紫，有瘀斑；舌下静脉瘀血紫暗，脉涩。

治法：理气活血，化瘀消斑。

方药：柴胡疏肝散合桃红四物汤加味。若白斑硬厚，可加制乳香、制没药、丹参等；局部胀痛，加路路通、全虫等；若表面溃烂，可加山慈姑、重楼、白花蛇舌草等。

2）湿聚痰凝证：白斑厚而凸起，多伴有糜烂；并见胸脘痞闷，纳差食少，大便溏薄。舌质淡红，苔腻，脉滑。

治法：健脾化湿，祛痰化斑。

方药：二陈汤加味。可加薏苡仁、白术、全瓜蒌、海浮石等；若伴糜烂，加佩兰、藿香、厚朴、海桐皮等；病情进一步发展，有癌变征兆者，加白花蛇舌草、半边莲。

3）阴虚火旺证：白斑，或黏膜红白相间，干燥、皲裂；伴有形体消瘦，口干舌燥，失眠多梦，腰膝酸软，五心烦热。舌质红，苔少，脉细数。

治法：滋阴养血，清热解毒。

方药：知柏地黄汤加味。若阴虚较甚、口干舌燥，加北沙参、麦冬、花粉、石斛、火麻仁、何首乌等。

4）脾肾阳虚证：白斑色泽淡，周围黏膜色淡无津，扪诊感觉僵硬，多见皱纹纸状或斑块状白斑。面白肢冷，腰膝酸疼，腹中不温，完谷不化。舌淡胖，苔白滑，脉沉微或沉迟无力。

治法：温补肾阳，健脾助阳。

方药：右归丸合归脾汤加减。腰酸重，加狗脊、川断；泄泻甚，加诃子、山楂炭；舌肿齿痕多、气促，加黄精、党参。

5）正气虚亏证：白斑色泽黯淡，表面有糜烂、浅表性溃疡，经久不愈，疼痛不明显，周边不充血，病程长而反复。脉沉细无力，或沉迟弱。舌质淡胖，色白无华，常伴乏力倦怠，头晕目眩，自汗盗汗，动则气促，面色苍白，形寒肢冷，亦有伤风感冒、发热不高等全身症状。

治法：益气补血，气血双补。

方药：当归补血汤合四君子汤加减。气促甚，加党参、太子参、黄精；胸闷、腹中寒，加附子、细辛、佛手柑、青皮；头晕目花，加赤芍、牛膝、阿胶。

（2）外治法：①冰硼散用蜂蜜调，涂于患处。②糜烂有渗出，可用柏石散、青吹口散吹之。③蜂胶局涂，不可涂于白斑之外的正常黏膜上。④含漱：用金银花15g，生地黄15g，地肤子12g等煎水，漱口。或用苦参9g，白鲜皮9g，白芷6g等煎汤，含漱。

六、预防与调护

（1）去除一切刺激因素，如残根、残冠、不良修复体等，禁止滥用腐蚀剂。

（2）戒烟戒酒，忌食辛辣刺激之品。

（3）定期复查，争取长期稳定。

七、预后

1. 痊愈　一般来说，初发病时活检报告无上皮异常增生的患者痊愈的可能性大。痊愈的标准是口腔黏膜上的白色损害完全消失；疼痛、粗糙、紧绷感等不良感觉消失；病理证实上皮结构和细胞正常。

2. 稳定或缓解　多数口腔白斑患者经治疗能够处于这种状态，表现为临床检查见口腔白色斑块长期处于稳定，无扩大或略有缩小，色泽不变或略变浅淡，周围黏膜无充血、水肿、溃疡、糜烂等急性发作症状；患者自觉症状轻微。病理证实上皮结构和细胞为白斑典型表现，无上皮异常增生，或异常增生程度无加重。这类患者常为初诊时上皮轻度异常增生或无异常增生者。

3. 癌变　少数口腔白斑患者因不及时就诊，或依从性差，不能接受正规治疗，或因去除局部刺激因素不到位，或因不适当的理疗等，可能出现癌变。但因对白斑癌变确切机制仍缺乏全面了解，因而也有虽做积极治疗，仍不能避免癌变的病例。有一些 OLK 患者，因查不出明显致病因素而被确定为特发性白斑，其癌变率高，预后亦差。

（牛星光）

第八节　地图舌

地图舌（geographic glossitis）是一种浅表性非感染性舌部炎症，因病损轮廓类似地图而得名。又因病损位置具有不定性和游走性，又称游走性舌炎（Migrator glossitis）。本病任何年龄都可发生，但好发于儿童，可随年龄增长而消失。一般无自觉症状，常在偶尔中被发现。

本病相当于中医的"花斑舌"，属"舌剥"或"花剥舌"范畴。

一、病因病机

1. 西医病因病理

（1）病因：确切病因尚不清楚，可能与下列因素有关：①遗传因素：有报道显示少数患者有遗传倾向。②精神因素：情绪波动、精神压抑、失眠、劳累等。③内分泌因素：女性患者有常随月经周期发病现象。④局部因素：乳牙萌出时对舌部的刺激等。⑤全身因素：全身性银屑病、脂溢性皮炎、变态反应性疾病、感染性病灶等。⑥营养因素：消化不良、维生素 B 缺乏、贫血等。

（2）病理：可见非特异性炎症表现，剥脱区无丝状乳头，上皮变薄，表皮剥脱。上皮下结缔组织内有淋巴细胞、浆细胞，血管充血。边缘处上皮细胞内水肿，白细胞浸润，甚至有小脓肿。

2. 中医病因病机

（1）脾胃湿热：脾胃湿热蕴结中焦，阻滞气机，津液不得上承，舌失濡养而致舌苔花剥呈地图状。

（2）气阴两虚：脾胃为后天之本，气血生化之源，脾胃虚弱则生化不足，气虚津少，舌失气津濡养而发为本病。

二、临床表现

病损好发于舌背、舌尖、舌缘部。表现为舌背丝状乳头片状剥脱，病损中央微凹陷，呈光滑的红色斑块，周围有珠光白色或淡黄色微隆起的弧形边缘，宽约数毫米。剥脱区向周边逐渐扩大，其白色边缘随之扩大或断离，或一边退缩另一边扩张，一昼夜形态完全改变，似会"游走"。病程或长或短。患者一般无明显自觉症状，有时可有痒感。舌部活动及味觉正常。部分成年患者常伴沟纹舌。沟纹舌伴发真菌等感染者，有进食刺激性食物时的烧灼感或刺激痛。本病有自限性和缓解期，发作 3~4 天或更长时间后，黏膜可恢复如常。但间歇后又可发作。

三、实验室及其他检查

病理检查特点见前述。

四、诊断与鉴别诊断

1. 诊断要点　依据舌背不规则圆形红斑、中间低陷光滑、边缘有珠光白色或淡黄色隆起等病损特征，以及病损位置不断改变不难做出诊断。病理学检查可帮助确诊。

2. 鉴别诊断　地图舌需与舌扁平苔藓、红斑型念珠菌病鉴别。

（1）地图舌与舌扁平苔藓的鉴别：舌扁平苔藓主要发生在舌背前 2/3 和边缘，表现多样，可有网纹状或白色斑块状病损，患处有牵拉感或紧绷感。无昼夜间"游走"变位特性。

（2）地图舌与红斑型念珠菌病的鉴别：该病多见于长期大量应用广谱抗生素患者。临床表现为黏膜充血，色鲜红，舌背乳头斑块状萎缩，伴口干、疼痛及烧灼感，常伴发口角炎。

五、治疗

1. 治疗原则　本病无症状者一般不需要治疗。中医治疗有助于改善症状。

2. 西医治疗

（1）局部治疗：可用 0.5% 氯己定、2% 碳酸氢钠液等漱口，以防继发感染。

（2）全身治疗：可口服维生素 B 及蒸酰胺等，有继发感染者可同时应用抗生素。

3. 中医治疗

（1）辨证论治

1）脾胃湿热证：舌苔花剥，中间色红，边缘黄白，稍凸隆起呈地图状，口干不欲饮，肢体困倦，腹胀纳差，大便溏，小便短赤。舌质红，舌苔黄腻，脉濡数。

治法：清热利湿，健脾和胃。

方药：三仁汤合四君子汤加味。若腹胀、纳差较甚，加木香、砂仁、焦三仙；小便短赤不利，加白通草、车前草；大便不畅，加枳实。

2）气阴两虚证：舌苔剥脱呈地图状，中间色红光亮，周围边缘色白或黄白稍隆起。身体消瘦，面色无华，倦怠无力，纳差食少。脉细数无力。

治法：益气滋阴，健脾养胃。

方药：沙参麦冬汤加味。若纳差腹胀，加鸡内金、枳壳、厚朴；大便溏，加薏苡仁、白扁豆、山药。

（2）外治法：①金银花、淡竹叶、甘草适量，水煎含漱，每日多次。②用养阴生肌散吹敷患处。

六、预防与调护

（1）注意保持口腔卫生，每天用小苏打水和淡盐水交替漱口。
（2）注意饮食卫生，忌食辛辣。
（3）避免过劳，保持心情舒畅。
（4）及时治疗诱发本病的其他疾病。

七、预后

本病预后良好，无并发症，有自限性。

（牛星光）

第九节　慢性唇炎

慢性唇炎是唇炎中最常见的一种，指发生在唇部的慢性炎症性疾病，因不能归入腺性唇炎、良性淋巴组织增生性唇炎、浆细胞性唇炎、肉芽肿性唇炎、光化性唇炎等特殊类型，而又被称为慢性非特异性唇炎（chronic cheilitis）。本病的临床特征是唇部长期而持续的肿胀、糜烂、渗出、干燥、脱屑等，患者自觉灼热、疼痛，或有程度不同的痒感。病程迁延，反复发作。男女均可发病，青少年较多见，老年人则少见。全身性疾病的唇部表现及其他口腔黏膜病在唇部的病损均不包括在本节内。

本病属中医的"唇风"范畴。

一、病因病理

1. 西医病因病理

（1）病因：确切病因尚不明了，临床经验发现，以下因素均与发病有关：气候干燥，高温作业，烟酒、化妆品等长期刺激。

反复持久的日光曝晒。尤其是夏日易发生上下唇肿胀、开裂、出血。如果摄入富含卟啉的菠菜、油菜等蔬菜，氯丙嗪、异菸肼等西药和当归、补骨脂等中药，可使人体的卟啉代谢紊乱。一旦经日光曝晒，就会对光敏感而诱发本病。这种对光敏感也可能与肝病有关，因为肝病可引起卟啉代谢障碍，而卟啉对紫外线具有高度敏感性。

舔唇、咬唇等不良习惯，唇外伤或唇部感染处理不当均可形成慢性唇炎。

慢性根尖周炎、鼻咽部炎症等感染性病灶引起的迟发性变态反应与发病有关。

（2）病理：为非特异性炎症表现，黏膜上皮角化不全或过度角化，有剥脱性缺损，上皮内细胞排列正常或有水肿变性。上皮层内有少量中性或嗜酸性粒细胞浸润。棘层可增厚。固有层和黏膜下层可见血管扩张充血，并见有大量密集的淋巴细胞浸润。

2. 中医病因病机

（1）脾胃湿热：饮食不节，脾失健运，湿浊内生，湿郁生热，湿热相搏，上犯于唇而致本病。

（2）脾虚血燥：脾气虚弱，外感燥热之邪或温热病后，伤阴化燥，燥热循经上熏而成本病。

（3）气滞痰凝血瘀：多因情志所伤，气机失调，血行不畅，痰凝内结，气血痰郁结于唇，致使本病发生。

二、临床表现

慢性唇炎可分为以脱屑为主的慢性脱屑性唇炎和以渗出为主的慢性渗出性唇炎。

（1）慢性脱屑性唇炎：常累及上下唇红部，以下唇为重，全唇红可见轻度脱屑、脱皮或细鳞屑。鳞屑可为单层或层层叠加。患者自觉干燥难忍，常自觉或下意识地撕剥鳞屑，撕脱鳞屑的唇部可有渗血面或充血面，由此易发生继发感染，此时患者有疼痛感、肿胀感。慢性脱屑性唇炎常反复发作，数年迁延不愈。

（2）慢性渗出性唇炎：唇红部糜烂、渗出、形成黄色薄痂，或出血后凝结为血痂，唇动作时有出血。痂皮脱落后形成出血性创面，继之又结痂，反复发生，使唇红部肿胀或慢性轻度增生，局部刺痛或灼痛，颌下淋巴结肿大。也可由慢性脱屑性唇炎发展而来，唇部干裂出现细小或深的纵裂沟，继发感染后有脓性分泌物，有明显疼痛感。对日光敏感者发病有一定的季节性。唇红部以糜烂为主，但不超出唇红缘。慢性渗出性唇炎有时可暂时愈合，但常复发。病情较慢，持续数月至数年经久不愈。

三、实验室及其他检查

慢性唇炎无特殊实验室检查指标，必要时做血常规、血糖等检查可为治疗措施的选择提供依据。病理学检查表现见前述，可帮助确诊。

四、诊断与鉴别诊断

1. 诊断要点　临床根据病变反复、时轻时重、寒冷干燥季节好发、唇红干燥脱屑、疼痛胀痒、渗出结痂等特点可以做出诊断。慢性唇炎诊断时要注意分清慢性脱屑性唇炎和慢性渗出性唇炎。

（1）慢性渗出性唇炎：慢性过程的糜烂及结痂病程长，有反复发作史。需注意区别单纯糜烂性唇炎和光化性唇炎，后者常因日光照射诱发或加重病损，多见于高原地区或户外工作者。

（2）慢性脱屑性唇炎：唇红部以干燥、脱屑为主，并有纵沟纹和沟裂，灰白色的鳞屑可布满整个唇部。

2. 鉴别诊断　慢性非特异性唇炎需与有特殊病理表现的腺性唇炎、肉芽肿性唇炎等鉴别；还需与黏膜良性淋巴组织增生病、慢性盘状红斑狼疮、糜烂型扁平苔藓、血管神经性水肿等可能发生唇部病损的其他疾病鉴别。

（1）慢性唇炎与腺性唇炎的鉴别：腺性唇炎唇肿大，翻开唇黏膜内侧可见脓性分泌物，活检有助于该病诊断。

（2）慢性唇炎与肉芽肿性唇炎的鉴别：肉芽肿性唇炎的临床特点是口唇与口周皮肤出现渐进性、持久性肿胀，口周皮肤有特征性暗红色，但不出现唇部的炎症性症状，以此可作为鉴别诊断。

（3）慢性唇炎与黏膜良性淋巴组织增生病的鉴别：黏膜良性淋巴组织增生病可发生于头、面部皮肤及口腔黏膜的其他部位，但主要发生在唇部，尤以下唇正中部为好发区。唇部损害与光化性唇炎相似，患者可以有难以忍受的瘙痒，在用手搔揉后局部变硬，此后即可复原。病理学检查可见大量淋巴细胞增生并形成淋巴滤泡，有助于鉴别诊断。

（4）慢性唇炎与慢性盘状红斑狼疮的鉴别：慢性盘状红斑狼疮的典型病损为唇红部呈局限性盘状损害，损害表面呈红斑或糜烂、血痂，周围可见白色短条纹，呈放射状排列。病理学检查光镜下可见上皮内角质栓塞，基底细胞液化变性，上皮下结缔组织内有淋巴细胞浸润，用过碘酸染色阳性。

（5）慢性唇炎与糜烂型扁平苔藓的鉴别：糜烂型扁平苔藓在唇部也可表现有糜烂面，但往往范围小，其周围有明显的白色条纹。

（6）慢性唇炎与血管神经性水肿的鉴别：血管神经性水肿是一种变态反应性疾病，有明确的诱发因素。好发于唇部，突然水肿，唇部高翘。患者有明显的肿胀感，肿胀来得快，消散得也快。

五、治疗

1. 治疗原则　慢性唇炎反复迁延，缺乏特殊的有效疗法。中医辨证施治与西医辨病治疗相结合是目前比较好的治疗方法，正确的局部处理具有重要的临床意义。

2. 西医治疗

（1）局部处理：禁止舔唇、撕剥鳞屑；不使用劣质润唇膏；用生理盐水、小苏打水、复方硼酸溶液于唇部湿敷。

（2）口服维生素类药物：如维生素 B、维生素 C 等。

（3）口服皮质激素：病情严重者可口服皮质激素，如强的松。局部注射曲安奈德液（确炎舒松）等有助于促进愈合，减少渗出，每周注射 1 次，每次 0.5ml。

（4）氯喹：每日 0.25g，1 周后减量。主要用于日光性唇炎。

（5）物理疗法：如用同位素^{32}P、氦－氖激光局部照射等，适用于腺性唇炎等。

3. 中医治疗

（1）辨证论治

1）脾胃湿热证：口唇肿胀糜烂，流出黄水，或表面腐物覆盖。口干不欲饮，腹胀纳差，大便秘结，小便赤热。舌质红，苔黄腻，脉滑数。

治法：清胃泻火，健脾除湿。

方药：清脾除湿饮加减。

2）脾虚血燥证：唇肿干燥，皲裂脱屑，缠绵难愈，寒冷季节加重；头晕目眩，面白无华，纳差，口干。舌质淡，脉细无力。

治法：健脾益气，养血润燥。

方药：四君子汤合四物消风饮加味。若唇部干裂或白屑多，加沙参、阿胶；兼有湿热，加滑石、生苡仁；日久不愈者，加石斛、玉竹。

3）气滞痰凝血瘀证：病程较长，唇肿肥厚，唇色暗红，扪之有颗粒样结节；或唇部裂沟，渗液结痂。舌质暗紫或有瘀斑，脉涩。

治法：理气豁痰，化瘀消肿。

方药：二陈汤合桃红四物汤加减。

（2）外治法：①外敷：黄连膏、青吹口散油膏、紫归油等外敷；前者用于唇红肿溃烂；后两药用于唇干裂。②湿敷：鲜马齿苋、大青叶、鲜芙蓉叶、鲜三七叶搓汁外敷患处。

（3）针刺治疗：①体针：地仓透颊车，留针30分钟。②耳针：穴位口、唇、神门、肾上腺，每次选3~4穴，留针30分钟。

六、预防与调护

（1）纠正舔唇、咬唇，或揭唇部皮屑等不良习惯。

（2）避免烈日曝晒，风大季节以低浓度甘油或润唇膏涂于口唇。

（3）少食肥甘厚味，多食新鲜蔬菜、水果。

（牛星光）

第十节　球菌性口炎

球菌性口炎（coccus stomatitis）是急性感染性口炎的一种，主要是以各种球菌感染为主。由于细菌种类不同，引起的病损特征也有差别。临床表现虽常以某种细菌感染为主，但常为混合性感染。本病损害以假膜为特征，所以又称为膜性口炎（membranous stomatitis）或假膜性口炎（pseudomembranous stomatitis）。多见于婴幼儿，偶见于成人。

一、病因

在正常人口腔内存在一定数量的各种细菌，为人群共有常驻菌，一般情况下并不致病。但当内外环境改变，身体防御能力下降时，如感冒发热、传染病、急性创伤、感染，以及滥用激素、化疗和放疗后等，口内细菌增殖活跃、毒力增强、菌群失调，即可发病。以金黄色葡萄球菌、溶血性链球菌或肺炎链球菌致病为多。

二、临床表现

发病急骤，多伴有头痛、发热、白细胞增高、咽痛和全身不适等症状。口腔黏膜和牙龈充血发红、水肿糜烂，或表浅溃疡，散在或聚集融合成片。由于疼痛影响进食，唾液增多，有较厚纤维素性渗出物，形成灰白或黄色假膜。多伴有轻度口臭和尖锐疼痛。局部淋巴结肿大压痛。经过数日体温恢复正常，口腔病损需持续一周左右愈合。

1. 葡萄球菌性口炎　葡萄球菌性口炎（staphylococcal stomatitis）为金黄色葡萄球菌引起的口炎，多见于儿童，以牙龈为主要发病区。牙龈充血肿胀，有暗灰白色薄的假膜，由纤维素性渗出物组成，易被拭去，牙龈乳头及龈缘无破溃糜烂。在舌缘、颊咬合线处可有充血水肿，多有尖锐灼痛。涂片可见大量葡萄球菌，进行细菌培养可明确诊断。

2. 链球菌性口炎　链球菌性口炎（streptococcal stomatitis）儿童发病率较高，常伴有上呼吸道感染、发热、咽痛、头痛、全身不适。呈弥散性急性龈口炎，受累组织呈鲜红色。唇、颊、软腭、口底、牙槽黏膜可见大小不等的表浅上皮剥脱和糜烂，有略微高起的假膜，剥去假膜则留有出血糜烂面，不久重新被假膜覆盖。有轻度口臭和疼痛。涂片可见大量革兰阳性链球菌，培养可见大量链球菌，即可明确诊断。

3. 肺炎球菌性口炎　肺炎球菌性口炎（pneumococcal stomatitis）好发于硬腭、口底、舌下及颊黏膜。在充血水肿黏膜上出现银灰色假膜，呈散在斑块状。涂片可见大量肺炎链球菌。有时并发肺炎，但也可在口内单独发生。本病不常见，好发于冬末春初，老人及儿童易罹患，体弱成人也可发生。

三、病理

口腔黏膜充血水肿，上皮坏死糜烂，上覆大量纤维素性渗出物和坏死组织，以及细菌、白细胞等组成的假膜，固有层有大量白细胞浸润。

四、治疗

主要是消炎控制感染，可给予抗生素或磺胺类药，如青霉素、乙酰螺旋霉素、交沙霉素、头孢氨苄、增效联磺片等。也可根据细菌药物敏感试验选用抗生素，则效果更好。止痛也是对症处理的重要措施，局部用1%丁卡因外涂，或用1%～2%普鲁卡因（奴弗卡因）溶液饭前或痛时含漱。局部病损可外用抗生素软膏和药膜，亦可外用中药散剂以消肿止痛促进溃疡愈合。口腔局部含漱或病损局部湿敷也是不可缺少的，保持口腔卫生，消炎止痛。

五、中医辨证

本病属于中医的口疮或口糜，多属实热之证，可由外感风热湿毒之邪，内有脾胃湿热蓄积，上焦火盛，熏蒸于口而发。治宜清热解毒，凉血渗湿疏风清热，清心胃之火。方药如银翘散、导赤散、清胃散、清瘟败毒饮、化斑解毒汤等加减。

（牛星光）

第十一节　坏死性溃疡性龈口炎

坏死性溃疡性龈口炎（necrotic ulcertive gingivo stomatitis）本病同义词病名很多，如奋森口炎（Vincent stomatitis）、战壕口炎、假膜溃疡性口炎、Plant – Vincent 口炎、梭螺菌龈口炎、腐败性口炎等。新中国成立前本病常有流行，新中国成立后随着人民生活条件改善，营养水平提高，卫生状况好转，已很少见，但由于 20 世纪 80 年代后艾滋病的全球流行，坏死性溃疡性龈口炎已成为艾滋病的重要口腔表现之一。

一、病因

本病病原体为梭状杆菌和螺旋体，在病变部位涂片，可见大量这些细菌。在口内二菌共生，单独一般不易感染致病。但在局部或全身抵抗力下降时，则可使这两种细菌大量繁殖而发病。在口腔卫生不良，营养状况不佳时则发病迅速，病损严重。本病常是复杂混合感染，可合并其他细菌，如链球菌、丝状菌、黑色素类杆菌等。

二、临床表现

本病为急性感染性炎症，发病急骤，症状显著，多见于儿童及青壮年。好发于前牙牙龈，主要特征为牙龈缘及龈乳头形成穿掘性坏死溃疡，可波及多个牙齿，溃疡边缘不整，互相融合成大片溃疡面，并向周围及深层侵犯。

除牙龈病损外，可波及唇、颊、舌、腭、咽、口底等处黏膜，局部形成不规则形状的坏死性深溃疡，上覆灰黄或灰黑色假膜，周围黏膜有明显的充血水肿，触之易出血。

本病因有剧烈疼痛而影响进食、说话，常伴有流涎、发热、头痛、全身乏力，颏下或下颌下淋巴结肿大压痛等症状。

三、组织病理

为非特异性炎症改变，上皮破坏有大量纤维素性渗出，坏死上皮细胞、多形核白细胞及多种细菌和纤维蛋白形成假膜。固有层有大量炎症细胞浸润。基层水肿变性，结缔组织毛细血管扩张。

四、诊断与鉴别诊断

（一）诊断

突然发病，牙龈坏死溃疡，牙间乳头消失，有特殊腐败臭味，自动出血，唾液黏稠混有血液，有剧烈疼痛或持续钝痛。唇、颊、舌、腭、咽、口底等处黏膜，可有不规则形状坏死性溃疡。涂片有大量梭状杆菌和螺旋体。白细胞数增加，淋巴结肿大。

（二）鉴别诊断

1. 急性疱疹性口炎　病原为单纯疱疹病毒，口腔黏膜表现有散在或成簇小疱疹，疱破裂呈表浅、平坦、边缘整齐的小圆形溃疡。可侵犯牙龈，主要为附着龈，不侵犯龈乳头。病程约一周，有自限性和一定免疫性。患者多为 6 岁以前婴幼儿。

2. 球菌性口炎 口腔黏膜广泛充血，牙龈也可充血，并易出血，但龈缘无坏死，在颊、舌、唇等部位，可见表浅平坦的糜烂面，上覆黄色假膜。也可见于附着龈，但无恶臭及腐败气味。涂片镜检为大量各种球菌，如链球菌、金黄葡萄球菌及肺炎双球菌等。

五、治疗

为急性感染性炎症，全身状况不佳，口腔黏膜、牙龈损害广泛而深在，所以应及早进行治疗，给予抗感染治疗和支持疗法，以控制感染，消除炎症，防止病损蔓延和促进组织恢复。

全身抗感染可给予广谱抗生素，如青霉素、氨苄西林、乙酰螺旋霉素、红霉素及交沙霉素等。也可使用抗厌氧菌活性较强药物，如甲硝唑（灭滴灵）等。

全身应给予高维生素、高蛋白饮食，加强营养。必要时给予输液，补充液体和电解质。

局部治疗、局部处理对缓解症状、消除感染、减少疼痛、防止病变蔓延和促进组织愈合有重要作用。针对病因应用氧化剂反复冲洗、含漱、湿敷，如 1% ~ 3% 过氧化氢、1/2 000 ~ 1/5 000 过锰酸钾溶液。

六、预后

预后一般良好。如全身状况极度衰弱、营养不良、口腔卫生不佳，合并产气荚膜杆菌与化脓性细菌、腐败细菌等感染，病变可迅速坏死崩解，甚至造成组织破溃穿孔，穿腮露颊成坏疽性口炎，口角及颊部发生感染较为多见。由于组织分解毒性产物和细菌毒素，被机体吸收可发生全身中毒症状。

七、预防

经常保持口腔卫生，除去一切刺激因素，注意合理营养，增强抗病能力。

八、中医辨证

本病类似中医的牙疳，其病因有内外之分，但多以内因为主。机体外受风热之邪，内有阳明胃经湿热，两者相搏，热毒炽盛，火邪郁里，灼伤黏膜，以致溃破腐烂。或因气血失荣，先天禀赋不足，正气虚亏而致破溃。所以本病也有虚实之分，前者为实，后者为虚。

偏于风热火毒、实热炽盛者，则应以疏风清热、解毒凉血、清胃降火为治。方药可用清瘟败毒饮、清胃散、凉血消毒饮等加减。药物如升麻、生石膏、黄芩、栀子、川连、薄荷、紫地丁、生地、竹叶、连翘等。偏于阴虚火旺、气血不足者，则应以滋阴清热、理血益气、健脾渗湿为治。方药可用生地、赤芍、黄芩、陈皮、茯苓、白术、泽泻、车前子、当归等。

（于　娜）

第十二节　口腔结核

结核病是常见的慢性传染病之一。在人体抵抗力降低时因感染结核菌而发病。结核病为全身性疾病，各个器官均可发病，而以肺结核最为多见。口腔结核（oral tuberculosis）虽有原发病例，但结核初疮极少见，大多继发于肺结核或肠结核等。在口腔黏膜多表现为结核性溃疡、结核性肉芽肿。少数口周皮肤的结核性寻常狼疮可向口腔黏膜发展。

一、病因

病原菌为结核杆菌，是一种革兰阴性杆菌。往往在身体免疫功能低下、抵抗力降低时易被感染而发病。口腔病损多因痰中或消化道的结核菌而引起。

二、临床表现

1. 结核初疮　临床上少见。可发于牙龈、拔牙窝、咽、舌、移行皱襞、颊、唇等处。多见于缺乏免疫及体质较差的儿童，口腔黏膜可能是结核杆菌首先侵入的部位。一般经 2～3 周的潜伏期后，在入侵处出现一小结节，并可发生顽固性溃疡，周围有硬结。患者无明显疼痛感。

2. 结核性溃疡　结核性溃疡多为继发性感染。溃疡可发生于口腔黏膜任何部位，为慢性持久性溃疡。病变逐渐发展由浅而深，成为口腔黏膜的深溃疡。一般面积均较大，直径可达 1cm 以上。特征是溃疡底和壁有许多粟粒状小结节，溃疡边缘不齐并微隆起呈倒凹状，表面多有污秽的假膜覆盖。溃疡基底及四周无明显硬结。早期即可感到疼痛。溃疡外形不规则，有时成线状深溃疡病程较长，常在数月以上。

3. 结核性寻常狼疮　寻常狼疮是皮肤的原发性结核，由口周皮肤可向口腔黏膜发展，表现为黏膜上有发红的小结节，且结节不断扩大，融合，破溃后形成狼疮的原始溃疡。如感染未得到及时控制，则溃疡面逐渐扩大成为结核性溃疡。病程十分缓慢，一般疼痛不很明显。

因口腔黏膜结核多为继发感染，所以患者常有口腔以外的结核病灶，主要是肺结核或肠结核等，或有结核接触史。

三、病理

病变组织中可见结核结节，为一种增殖性病变。结节的中心为干酪样坏死，其外环绕着多层上皮样细胞和朗汉斯巨细胞（多核巨细胞）。最外层有密集的淋巴细胞浸润，并伴有成纤维细胞增生。老化的结核结节中细胞成分减少而逐渐形成瘢痕。结节中心的干酪样物质不能被吸收而发生钙化。

四、诊断

（1）根据临床表现及全身的结核病灶。

（2）病变组织涂片用抗酸染色法能找到结核杆菌，但有时因取材关系未找到结核菌，亦不能轻易否认结核感染，可进一步作结核菌培养。

（3）最后可作活检，病理表现为结核的特殊病变，即形成结核结节。

五、治疗

（1）全身抗结核治疗，现多采用化疗方案，即几种抗结核药同时应用，可提高疗效，缩短疗程。如同时应用异烟肼和利福平，根据病情严重程度还可同时加用链霉素，或再加用吡嗪酰胺等四种药同时应用。亦可选用链霉素、异烟肼及对氨基水杨酸钠等同时应用。用药至少 6 个月以上。

（2）口腔局部除注意控制继发感染及对症治疗外，还可于病损处用抗结核药物。用链霉素 0.5g，隔日 1 次，于病损局部注射。

（于 娜）

第十三节 口腔梅毒

梅毒（syphilis）是由梅毒螺旋体引起的一种慢性传染病。初起时即是全身性感染，在疾病发展过程中可侵犯身体任何组织和器官，产生各种症状。在感染梅毒后的长期过程中，由于机体的抵抗力和反应性的改变，症状可以有时出现，有时消退。根据传染的经过、临床特点、传染性等各不相同，梅毒可分为先天梅毒和后天梅毒，后者又可分为一期梅毒、二期梅毒和三期梅毒。也有学者将初发感染两年以内者称为早期梅毒感染，包括一期、二期和潜伏梅毒；感染两年以上者称为晚期梅毒感染，主要为三期梅毒和潜伏梅毒，晚期常有心脏、中枢神经、骨骼及眼部等处的病变。各期梅毒和先天梅毒都可出现口腔病损。20 世纪 90 年代后，梅毒在我国发病有大幅度上升，梅毒的口腔表现日益常见，极易被误诊。

一、病因

病原微生物是梅毒螺旋体，通过直接接触或共用器物传染。通过胎盘传染给胎儿，发生先天梅毒。

二、临床表现

先天梅毒在口腔中出现畸形牙。切牙呈半月形，切缘较牙冠中部窄。磨牙呈桑葚状或蕾状，牙尖向中央凑拢。牙釉质发育不全。先天梅毒还可有特殊面容、鞍鼻等表现。

一期梅毒：梅毒螺旋体进入人体后 3 周左右为潜伏期，患者无任何症状。以后在螺旋体侵入部位发生梅毒初疮，又称下疳。虽然下疳在外生殖器多见，但由于口交等性交方式的存在，在非生殖器部位也可发生。如在口腔的好发部位有舌、唇、软腭、扁桃体及牙龈等。开始为一高起的结节性圆形病损，直径可达 1～2cm，中心有溃疡或形成痂皮，边缘整齐、略隆起、界限清楚，溃疡基底平坦、触诊有软骨样硬结，故称硬下疳。相应部位淋巴结肿大，但无疼痛。病损表面或渗出液中可分离出梅毒螺旋体，有高度传染性。硬下疳经 3～8 周后可以不治自愈。此后经过 4～6 周的休止期后，梅毒发展为二期。

二期梅毒：下疳发生后 6～8 周梅毒螺旋体由局部淋巴结进入血液，皮肤及黏膜可出现病损及全身症状，为二期梅毒的早发病损。这些病损可自然消退或经不完善治疗消退后，在 1～2 年内又出现病变，称为二期复发梅毒。二期梅毒以皮肤、黏膜损害为主，可伴有不同程度的全身症状如头痛、咽痛、发热等。常见的皮肤损害有皮肤梅毒疹和口腔黏膜斑，有些患者可伴眼部虹膜炎和脉络膜炎等。皮肤梅毒疹表现为广泛的丘疹、斑疹，追问病史时可被患者误为过敏或与养宠物有关。口腔黏膜斑是二期梅毒的主要口腔表现，临床上较一期下疳常见。黏膜斑好发于咽、软腭、扁桃体、舌尖、舌缘、唇内侧黏膜，表现为浅在圆形或椭圆形病损，表面有灰白色疏松渗出膜，高起于黏膜面，周围有环形充血发红带。黏膜斑可在口腔多发，直径 1.5～5cm，多无疼痛，发生在口角处由于张力可发生裂隙。渗出物中有大量梅毒螺旋体，传染性很强。

三期梅毒：为晚期病变，是在感染四年至十余年后出现的病变，一般接触传染性不强。在口腔表现为橡胶肿，很快可发生坏死。橡胶肿常发生于上腭、舌背等处。上腭病变可使骨质破坏而引起腭穿孔。舌背病变可表现舌乳头萎缩，过度角化而发生梅毒性白斑。

三、病理

梅毒的组织病理表现不很特异，为慢性炎症。下疳的表现为非特异炎症。二期梅毒黏膜斑的表现为广泛的糜烂溃疡，表面覆盖密集的多形核白细胞、淋巴细胞和浆细胞浸润，血管内皮炎症及毛细血管管壁增厚。橡胶肿则为肉芽组织增生性炎症。

四、诊断

根据病史及典型的各期临床表现，增强对梅毒的诊断意识和警惕性，必须进行相应的微生物（一期梅毒）和血清学检查进行综合诊断。对怀疑为一期下疳的患者，可取病损区涂片暗视野显微镜检查，注意取材时应戴防护手套，先用生理盐水冲洗病损表面，挤压病损分泌物进行涂片检查。诊断梅毒的血清学试验有非特异性的血清学试验和特异性的血清学试验，非特异性血清试验有性病试验室玻片试验（venereal disease research laboratory，VDRL）和快速血清反应试验（rapid plasma reagent，RPR）。一期梅毒感染 3 ~ 4 周后 VDRL 和 RPR 为阳性发应，二期梅毒 100% 为阳性，三期梅毒约 75% 为阳性。VDRL 和 RPR 的阳性反应在抗梅毒治疗后转阴，可作为诊断和判断疗效的重要指标。特异性血清学中常用的是荧光螺旋体吸收试验（FTA – ABS）和梅毒螺旋体血凝试验（TPHA），一般情况下在感染早期 FTA – ABS 和 TPHA 呈阳性，但可持续 10 年左右，因此可作为诊断指标，不能作为疗效评价指标。对梅毒的诊断应慎重，并应注意与其他溃疡、念珠菌病、多形红斑和咽部感染等疾病鉴别。

五、治疗

应规范治疗，原则为早期治疗、疗程充分、定期检测。目前多选用长效青霉素治疗，早期梅毒可用苄星青霉素 240 万 U，分两侧臀部肌肉注射，每周一次，共两次。或用普鲁卡因青霉素 80 万 U，肌注，每日一次，连续 10 天。对于晚期梅毒、潜伏梅毒或复发梅毒，疗程要长，总量达 1 200 万 U。如有确切青霉素过敏者可用红霉素治疗，每日 2g，4 次分服。治愈的标准为病损和症状消退，血清滴度逐渐下降，约 1 ~ 2 年转阴。因此，治愈后应在第 1 年每 3 个月，第 2 年每半年复查 RPR 或 VDRL 水平，如有症状复发或血清滴度转阳上升两个滴度者应重复治疗。

（于 娜）

第十四节 盘状红斑狼疮

红斑狼疮分为系统性红斑狼疮（systemic lupus erythematosus，简称 SLE）和盘状红斑狼疮（discoid lupus erythematosus，简称 DLE）。前者又称急性播散性红斑狼疮，侵犯全身各系统脏器组织；后者又称慢性局限性红斑狼疮，以皮肤黏膜损害为主，口腔病损多属于盘状红斑狼疮。红斑狼疮是结缔组织病中的一种，症状比较复杂，病因尚不清楚，目前多认为是自身免疫性疾病。

盘状红斑狼疮是比较常见的皮肤黏膜慢性结缔组织疾病，25%～30%有口腔损害，可单发于口腔而不合并皮肤损害，多无明显全身症状，常呈局限缓慢过程，少数病例呈现播散性损害，约5%可转变成系统性红斑狼疮。有报道，系统性红斑狼疮约半数患者，在出现系统损害之前，发生过盘状病损，包含口腔损害。本病多发生于20～45岁的中青年女性，男女比例约1∶3。儿童及老年少见。

一、病因

病因不清，现多认为是自身免疫性疾病。家族史及人类白细胞抗原（HLA）研究提示与遗传因素有关，因此考虑可能有先天性易感因素，在受后天性各种因素，如日光照射、寒冷刺激、内分泌紊乱、细菌病毒感染、创伤、妊娠、精神紧张等因素激惹下而发病。

化验检查大多符合自身免疫性疾病，血清 γ 球蛋白增高，有多种组织抗体，如抗核抗体、类风湿因子等。直接免疫荧光检查，在病损基底膜处，呈现 IgG、IgM 和 C_3 补体、纤维蛋白等荧光抗体沉积，称狼疮带。病损组织中有大量淋巴细胞、浆细胞浸润。因此，目前一般认为，其发病机制可能为在一定的诱因和遗传因素影响下，出现机体组织抗原改变，如正常免疫稳定机制失常、免疫活性细胞识别能力丧失而产生自身免疫反应。在循环中抗原与抗体相结合，形成可溶性抗原－抗体复合物，沉积于各种组织器官中，引起炎症反应造成损害。

二、临床表现

以皮肤及口腔黏膜损害为主，在慢性发展过程中，有缓解或加剧的变化，一般全身症状不明显，可有逐渐缓解倾向，经过多年而痊愈并可遗留瘢痕。

1. 口腔损害　可发生于口腔任何部位，以唇最多见，尤以下唇为多，可能由于日光照射之故，病损可由面部发展而来，也可只局限于唇。开始时病损红斑充血，角质性脱屑，边界清楚，有灰白色过度角化，略高起的灰白色斑块和放射状条纹，轻度增厚、粗糙干燥，有灰褐色鳞屑，逐渐扩大到整个唇部，呈灰白色"镀银唇"。周围血管扩张呈放射状排列。陈旧性损害呈萎缩性白色瘢痕。唇红病损向口周皮肤扩延，边缘呈灰黑色。颊黏膜病损发生率仅次于下唇，两者可同时伴发。在颊粉线附近呈条索或斑块状鲜红色斑，中央轻度萎缩，口周绕以白色微凸边缘和扩张血管，表面可有糜烂和浅白花纹。上腭后部偶见蝴蝶斑，符合腭腺分布区。

2. 皮肤损害　皮肤损害可发生于任何部位，最常见于颊面部，尤其颧颊等突起部分，可越过鼻梁，分布呈对称蝶形，故称蝴蝶斑，亦可单侧发生。在耳轮、头皮、颈、胸、躯干及四肢皮肤也可发生损害，皮损呈持久性盘状红斑片样，圆形或椭圆形或不规则形状，大小不等，边缘清楚，表面毛细血管扩张，皮损表面有灰褐色黏着性鳞屑覆盖，附着牢固，揭下后，内面有针刺状角质栓嵌塞于扩大的毛囊口。皮损可呈疣状增生，中央扁平边缘隆起形成环状改变。日久，红斑中央出现淡褐色萎缩性瘢痕。红斑可局限或泛发，相互联合成慢性播散性盘状红斑狼疮。发生于头皮病损，可形成永久性脱发；耳轮皮肤损害可形成萎缩性瘢痕，导致缺损畸形；手足掌跖呈紫红色鳞屑斑，类似冻疮，久之萎缩，创伤破溃难愈，有的患者夏季日晒或冬季寒冷病变加重，病损持续时间长久，形成中心色素消退，周围色素增加的萎缩性疤痕，损害消退后，遗留白癜风样脱色斑。皮损破溃经久不愈，处理失当加以慢性刺激，有报道发生癌变者，如鳞状细胞癌或基底细胞癌。当皮损播散身体各部时，应注意有无演变为系统性红斑狼疮的可能。

本病一般无全身症状，少数可伴低热、乏力、关节酸痛、消瘦，四肢可有雷诺现象及冻疮样病损，面部可有毛细血管扩张形成蜘蛛痣样损害。

三、病理

上皮萎缩，表面过度角化与不全角化，有时可见角质栓形成。棘细胞层萎缩变薄，基底细胞液化变性。固有层中结缔组织胶原纤维玻璃样变，纤维断裂水肿。有密集淋巴细胞及少量浆细胞浸润，血管扩张。在上皮基层中，有时可见均质性嗜酸小体。

免疫荧光检查上皮基底层处，有粗细不匀带状或颗粒状免疫球蛋白沉积，荧光带由基底层向固有层延伸，约60%的患者直接免疫荧光病变处有 IgG 沉积带。

四、诊断与鉴别诊断

根据典型临床表现和组织病理改变不难诊断，如只单独口腔病损，缺少皮肤损害，有时难以确诊。若唇红黏膜颜色不一，有丘疹红斑，边缘隆起白色网纹，外围有放射状毛细血管扩张，伴有干燥鳞屑，可考虑此病。临床及病理检查不能确诊时，可采用免疫荧光法协助诊断。

鉴别诊断早期应与多形红斑、天疱疮、类天疱疮、多形性日光疹等区别。陈旧性损害则要与扁平苔藓、慢性唇炎、良性淋巴组织增生、黏膜白斑、寻常狼疮等区别。

1. 天疱疮　早期病损限于口腔黏膜，发生较广泛，疱性损害，发生剥脱性龈炎较少见。根据活检中有无棘层松解可以鉴别类天疱疮和天疱疮。

2. 多形红斑　口腔损害有小疱、大疱性损害，但损害发生在牙龈很少见。多形红斑可有眼黏膜损害，病损表现为广泛水肿的固有层上层有炎性浸润和上皮下疱棘层液化坏死，偶有上皮内疱，但无棘层松解。

五、预后

本病为良性过程，有报告20%有癌变可能。一般不影响健康，转变成为系统性红斑狼疮者一般不超过50%。如长期不治，病损范围较大形成萎缩瘢痕可影响面容。

六、治疗

应向患者解释本病属良性过程，预后与系统性红斑狼疮不同，以减少其精神负担和心理压力，树立治疗信心。嘱患者注意避免各种诱发因素，避免日光直接照射，日光下着遮檐帽、长衫、长裤，面唇及鼻颧部高起部位涂以遮光剂等。

1. 局部治疗　应用激素软膏外涂以控制和消除病损。氟轻松软膏、曲安西龙尿素软膏及含有倍他米松、地塞米松、氢化可的松等激素的软膏或霜剂。皮损可外贴肤疾宁膏等。避光剂如50%奎宁霜，5%二氧化钛，10%水杨酸苯酯、氧化锌糊剂，5%对氨苯甲酸酒精溶液等。对顽固病损的深部损害，可用类固醇激素，如曲安西龙混悬液0.5%～1%浓度于损害基底部注射0.1～0.3ml，每周1次。也可用地塞米松2ml或泼尼松龙混悬液于病损基底处注射。小面积损害，可试用三氯醋酸涂搽。也可用二氧化碳干冰或液氮冷冻疗法治疗局部病损。

2. 全身治疗　常用抗疟药磷酸氯喹，开始剂量每次0.125～0.25g口服，每日2次，一周后改为每日1次，可连续服用4～6周。症状明显好转后，逐渐减至最小维持量，每周0.25～0.5g以控制病情，疗程长短视病情而定。本药可抑制抗原—抗体复合物形成，并增强皮肤抗紫外线的耐受力。但也有一定副作用，治疗期间应定期检查血象，白细胞低于4 000/mm³时应予停药。服药可在饭间服用，以减少对胃黏膜刺激。用药一个月以上，应定期进行眼科检查。停药后复发，可以重复用药治疗。另外硫酸羟氯喹（hydroxychloroquine sulfate）其副作用较磷酸氯喹小，但疗效亦较差。

反应停（thalidomide）可以试用，每日100mg，但副作用有头晕、踝水肿、致畸胎等。

阿的平（atabrine）目前很少应用，过去曾与氯喹联合应用。本药可使皮肤和眼变黄持久不退。

免疫抑制剂一般较少应用，仅在病损广泛及其他治疗无效时，考虑用小剂量皮质激素，如泼尼松每日15～20mg。亦可试用环磷酰胺每日50～150mg。

其他如维生素B、C、E等可适当配合应用。

七、中医辨证

中医古籍中尚无此病明确记载。盘状红斑狼疮与中医之鸭陷疮、鬼脸疮、红蝴蝶斑、马缨丹、火丹、面游风、热毒发斑、日晒疮等相似。中医认为本病为热毒湿盛，风燥血热，心肝二经郁火泛发。先天禀赋不足，气虚阴亏，阴虚火旺，心脾积热蕴郁肌肤而发。治宜滋阴清热、活血凉血、疏肝解郁、解毒渗湿、益肾健脾等法治之。方药如黄连消毒饮、化瘀解毒汤、归脾汤、血府逐瘀汤、归芍地黄汤等加减。

（于　娜）

第十五节　多形红斑

多形红斑（erythema multiforme）过去又称多形性渗出性红斑。本病多为急性发作，为皮肤黏膜炎症性疾病，春秋季节较多见，多见于青少年，可发生于任何年龄，男性多于女性。病因复杂，但多系变态反应所致。病程2～4周，有自限性，发病过程中可伴有程度不同的全身反应。

一、病因

尚不完全清楚，一般认为发病与变态反应有关。发病前常有服药史（磺胺类、巴比妥类、抗生素、异性蛋白等）。食物如鱼、虾、蟹、奶制品等，其他如某些蔬菜、灰尘、日光、疫苗菌苗血清或寒冷刺激等，均可成为诱发因素。亦有认为与细菌、病毒、支原体，真菌等微生物感染，精神情绪应激反应或免疫功能状况等有关。现多认为本病由多因素造成。不但有外界因子直接侵入体内，而且体内可能有作为病原体的因素作用于机体。在以上因素中有的已被证明为其诱因，如单纯疱疹病毒、物理因素冷空气刺激可诱发本病。慢性复发性患者中60%的人冷凝蛋白试验阳性。

二、临床表现

发病多有季节性，春秋较多见，病情轻重不同，范围大小各异，可局限一处，也可泛发全身。初起可有痒胀、灼痛等症状。病损多呈对称性分布，全身可无明显不适，亦可伴有头痛、发热、关节痛、乏力、食欲不佳、胸闷不适等前驱症状。

口腔表现：口腔损害常伴随皮肤损害同时发生，可单独发生而无皮肤损害。口唇为其好发部位，颊、舌、腭等部位皆可波及。有水肿充血、红斑、水疱、破溃或大片糜烂面，覆以灰白或黄色假膜，在唇可伴有渗出结厚血痂，周围充血发红，范围广泛。本病疼痛较剧烈，影响进食、吞咽，唾液从口中溢出，伴有口臭、发热和淋巴结肿大。唇部渗出结痂出血黏结在一起而影响张口，并可合并继发感染。一般2~3周痊愈。

皮肤损害：皮肤为红斑、丘疹、水疱性病损。对称性散在分布于颜面、颈部、手足前臂、小腿伸侧与躯干部位。开始时为鲜红色、紫红色斑丘疹，形状不一、大小不等。红斑发展较快，以后中心变为暗红色或浅红色或浅褐色，合并有水疱或大疱。水疱破裂后形成糜烂面而有灼痒。过2~3日斑周围有红晕，干燥结痂，呈环形损害，形如虹膜紫色环，亦称虹膜状红斑。损害痊愈多不留瘢痕或色素沉着。

严重者全身症状明显，并伴有眼、鼻、生殖器、肛门等多孔窍损害。由于损害涉及外胚层等组织，所以又称多窍糜烂外胚层病（ectodermosis erosiva pluriorificialis），这种重型多形红斑亦称斯-展综合征（Stevens-Johnson syndrome）。其前驱症状明显，如乏力、头痛、咽痛、畏光、发热等。皮肤黏膜发生水疱、多形红斑、糜烂溃疡，相互融合成片，剧痛影响进食、说话。眼可出现结膜炎、角膜炎、脉络膜炎、虹膜睫状体炎甚至全眼球炎及眼球穿孔等严重损害，造成视力减退，继发感染而失明。还可发生特异性尿道炎、龟头炎、阴道溃疡。重者还可伴有胃肠道和上呼吸道并发症，引起食道炎、食道狭窄、肺炎、气胸等，而导致死亡。

三、病理

光镜下皮肤表现为细胞内、细胞间水肿，结缔组织水肿，炎性细胞浸润。有中性白细胞、淋巴细胞浸润，早期嗜伊红细胞增多。毛细血管内皮细胞肿胀，血管明显扩张。类纤维蛋白变性、血管周围有炎性细胞聚集，主要为淋巴细胞。本病无棘层松解。有些患者在真皮浅层血管壁有IgM和C_3沉积。

口腔黏膜为非特异性炎症，细胞内或细胞外水肿，上皮层有炎症细胞，主要为单核细胞、多形核白细胞浸润。上皮钉突不规则伸长，有上皮下或上皮内疱。上皮可有剥脱坏死。固有层有炎症细胞浸润，结缔组织水肿血管扩张充血。

四、诊断与鉴别诊断

主要依据病史和临床表现进行诊断。发病急骤，病程短，有自限性，多有复发史。口腔黏膜大片红斑充血糜烂、渗出结痂。伴有发热、白细胞计数增加、淋巴结肿大，并可有眼、鼻、生殖器等多孔窍损害。

五、鉴别诊断

1. 过敏性口炎　指过敏体质通过直接接触、口服或注射等途径，接触变态反应原后，口腔黏膜产生变态反应性炎症。多呈急性发作。

（1）接触性口炎：口腔黏膜反复接触某种物质而发生炎症。如接触化学物质（如托牙材料）、食物、化妆品、牙膏、唇膏、糖果等产生变态反应。潜伏期从不到 1 小时至 1~2 天，黏膜充血水肿、出现水疱、糜烂渗出、上覆假膜，有明显灼热胀痛或剧痛。

（2）药物性口炎：即药物通过口服、含漱、湿敷、涂搽、离子导入、注射等不同途径进入机体，口腔黏膜产生变态反应炎症。黏膜灼热发胀或发痒、充血水肿、渗出糜烂、溃疡、坏死。也可以合并全身皮肤损害或局限固定性色素斑即固定性药疹。消炎药物、抗生素及镇静止痛药物发生过敏常见。

2. 疱疹性口炎　本病多发生于 6 岁以下儿童，常伴有上呼吸道感染病史，呈急性发作，为单纯疱疹病毒感染，病损可发生于口腔黏膜多个部位。开始广泛充血水肿，后为单个圆形或成簇的小的透明水疱。不久溃破形成小的表浅溃疡，可相互融合成大面积溃疡。全身可伴有发热、头痛、咽痛、身痛，相应淋巴结肿大压痛，患儿流涎拒食、哭闹不安。

3. 天疱疮　本病多呈慢性过程，黏膜发生大疱损害，疱破留下灰白色疱膜，疱壁脱掉露出红色糜烂创面，在糜烂边缘易发生黏膜上皮剥脱而扩大损害，即尼氏征阳性。病理主要表现为上皮内疱和棘层松解。

4. 白塞病　典型多伴有发热、不适、关节痛、结节性红斑等全身系统症状。皮肤针刺现象阳性。口腔黏膜常有反复发作的溃疡，可同时伴有眼部损害和生殖器病损，免疫学检查多有异常。发病过程长，常迁延不愈。

六、治疗

分析可能引起变态反应的因素，并及时纠正。

抗组胺类药物，如苯海拉明、氯苯那敏、赛庚啶、异丙嗪、氯雷他定、去氯羟嗪、阿司咪唑等口服。还可用10%葡萄糖酸钙20ml加维生素 C 0.5g 静脉缓慢注射。病情重者可用皮质激素，如泼尼松、地塞米松等。剂量根据病情而定，3~5 日后即可逐渐减量。

对症治疗和支持疗法给予多种维生素，进流食或软食，增加营养，保持水和电解质平衡，注意口腔卫生。必要时外用或口服抗生素以控制感染，促进病损愈合。局部可用0.5%~1%奴弗卡因溶液含漱，或局部涂1%丁卡因等以止痛。

皮肤损害应保持干燥，防止继发感染。有渗出糜烂者，可外用新霉素糠馏油糊剂等。无渗出糜烂者，可用5%硫黄炉甘石洗剂外涂。

七、中医辨证

中医认为本病相当雁疮、猫眼疮、血风疮等范畴。本病与风、寒、热、湿、气、血等因素有关。内外因交杂，脏腑失调。春秋易发，由于气候变迁腠理疏松不固，机体营卫失和，风热寒湿诸邪易于浸淫肌肤而发病。本病以实证居多，虚证较少。治以治标为先，清热利湿为大法，风、血、湿、热为本病主要证候，宜酌情治之。实热迁延除之未尽，灼阴耗气，阴血亏虚而使病程迁延不愈，也易反复。治疗应注意扶正祛邪、标本兼顾或以治本为主。

风寒挟湿者可用当归四逆汤、桂枝加当归汤、藿香正气散、薏苡仁汤等加减。

风热挟湿者可用消风清热饮、消风散、祛风胜湿汤、防风通圣散等加减。

如病变较重，全身症状明显者多为热毒炽盛，可用荆防败毒饮、清瘟败毒饮、化斑解毒汤、五味消毒饮等加减。中成药可配合应用连翘败毒丸、活血消炎丸、防风通圣丸等。

（于　娜）

第十六节　口腔黏膜肉芽肿性疾病

口腔黏膜的肉芽肿性疾病是指由口腔黏膜固有膜及黏膜下层发生的肉芽肿性病变，其临床表现主要是组织增生肿大及形成溃疡。其产生原因各不相同。主要有三类：①异物反应引起的肉芽肿；②感染因子或其他过敏原引起的反应使形成肉芽肿；③原因不明的自身免疫异常引起的免疫性肉芽肿（immunologic granuloma）。

口腔黏膜的肉芽肿性疾病中，有一些如异物性肉芽肿（foreign body granuloma）、化脓性肉芽肿（pyogenic granuloma）、纤维 - 上皮性息肉（fibroepithelial polyp）或称纤维瘤（fibroma）、外周性巨细胞肉芽肿（peripheral giant cellgranuloma）等，病损多局限于口腔，且以牙龈多见。上述疾病的治疗效果及预后均好。这里不加叙述。本节主要介绍原因不明的自身免疫异常或可能有某些未能明确的外来抗原引起的超敏反应使形成肉芽肿性疾病，其病损不仅限于口腔，有些有面部或全身其他系统的病损。这些疾病一般治疗效果及预后均较差。

一、局限性口面部肉芽肿病

局限性口面部肉芽肿病（localized orofacial granulomatosis）是一种慢性无干酪性坏死的肉芽肿病症（chronicnon caseating granulomatous disorder）。病变主要表现在口腔和面部，与结节病和 Crohn 病等口面部病变表现相似，但无这些疾病的全身病变。

（一）病因

病因不明。可能有遗传因素，但目前尚无有关研究及与遗传有关的 HLA 的报道。亦有人认为发病与免疫功能异常有关。Lvanyi 报道局限性口面部肉芽肿病患者中 60% 有婴儿湿疹或哮喘等过敏性疾病病史，而普通人群中只有 10% ~ 15% 有免疫异常病史。说明局限性口面部肉芽肿病患者可能有细胞介导的免疫缺陷。亦有人认为发病原因是食物过敏或微生物引起的变态反应。但这些都需要进一步研究证实。

（二）临床表现

全身症状不明显，除神经系统的变化外很少侵犯全身其他系统。少数患者有全身不适或关节痛。最常见受侵犯的神经为第 7 脑神经（面神经）。面神经发生麻痹，且常先于口面部肿胀之前发生。面神经麻痹可能为短暂性而数次发作，左、右侧面部均可发病，可能因神经传导阻滞而使面部血管缺血引起。少数可侵犯动眼神经、三叉神经或舌咽神经。中枢神经受损的变化可见脑电图异常、智力低下等。但有些患者也可无神经受损的症状及病史。

面部肿胀多在下半部分。少数有眼睑、颊及鼻部肿胀。病损表面皮肤颜色可正常或有红斑。肿胀可为暂时性或持续性，侵犯单侧或双侧。

口腔表现主要为唇肿大、口腔黏膜增厚、牙龈增生、黏膜下有结节形成。少数发生溃疡、口角炎。但舌裂很少见。

唇部受侵犯多为单唇，上唇或下唇发病的频率大约相等，也可能双唇同时受侵犯，但较少见。也有少数病例只侵犯唇的一部分，使唇部分肿胀，但多数为唇弥漫性肿大成为巨唇。唇组织致密紧张，触诊有韧感，唇及周围皮肤可呈深红色或颜色正常。由于唇的肿胀，唇黏膜常形成纵沟或皲裂。可能因感觉神经受压，患者有唇部异常不适感。由于皲裂形成，易有继发感染并使炎症加重。

口腔黏膜任何部位均可发生组织增厚及形成红斑，但以颊、唇黏膜最多见，而咽喉及食道上部黏膜一般不发生病变。口腔黏膜呈分叶状或圆块状增厚肿大。增厚的黏膜当咀嚼时易受创伤，特别是沿殆线处易形成创伤性溃疡。口底黏膜肿大增厚则使语言、吞咽等均受影响。

牙龈虽然可广泛受侵犯发生增生肿胀，但仍以前牙及易受创伤的部位多见。病变可由游离龈发展到移行沟。黏膜表面可为光滑鲜红，或有颗粒样增生。

口腔黏膜任何部位均可能有散在分布的小结节。在移行沟处可形成线状结节，与义齿牙托引起的增生性病变相似。

口腔黏膜的溃疡表现各不相同，可为小而浅的溃疡，亦可为深溃疡，有些与 ROU 相似。颈部淋巴结肿大并不常见。由于口面部的肿大可影响颜面外观甚至畸形，常造成患者的精神负担。

（三）病理

组织病理特点为非干酪性坏死性肉芽肿表现。有慢性炎症细胞浸润，主要为淋巴细胞，亦有组织细胞。组织水肿，可见血管、淋巴管扩张。肉芽肿可散在分布到骨及肌肉组织中。与 Crohn 病及结节病的组织表现不易区分。

（四）诊断

根据临床表现。病损主要限于口腔及面部有组织增生肿大。活检的组织病理变化为无干酪样坏死的肉芽肿性病变。

（五）治疗

用肾上腺皮质激素可以改善病情。病变仅在口唇时一般不用内服，常于病损局部注射。每次用地塞米松 2mg 加 1% ~2% 普鲁卡因 1ml 于病损处黏膜下注射，每周 1~2 次，可连续注射 5~10 次，有些病例病变可明显减轻或消退。如有唇、眼睑、鼻、颊等多个部位肿胀及黏膜下有结节形成时则可内服激素。一般口服泼尼松每日 15~30mg。并配合用抗过敏药物如氯苯那敏每次 4mg，每日 1~3 次，亦可使病情改善。但肿胀易反复，消退后间隔一定时间又复发。故宜注意隔离可疑过敏的食物或其他物质。

有人主张试用反应停或氨苯砜等药物但效果尚不确切。以上两药副作用较大，应用时要注意对肝、肾功能及致畸胎的影响。

二、结节病

结节病（类肉瘤病，sarcoidosis）是一种原因不明，全身多个系统及组织发生慢性肉芽肿性病变的疾病，过去称为 Boeck 类肉瘤（Boeck sarcoid 或 Besnier - Boeck - Schaumann 病）。口腔科临床常见唇、颊部的增生性病变，表现为巨唇及颊黏膜增厚等。

（一）病因

本病病因不明，很久以来认为与结核菌感染有关，但未能证实。也有人认为与慢病毒（slow virus）感染或遗传因素有关，亦未能证实。患者对结核菌素或某些其他抗原的皮肤试验反应减弱。对同种异体移植物不发生排斥反应等表明患者的免疫功能有异常，主要是免疫功能不全。但为原发或继发性免疫不全尚待研究。

（二）临床表现

1. 女性发病较多，年龄以 20～40 岁较多见。

2. 肺部病损　全身可有多个系统受损，以肺部受损最常见。临床可能有咳嗽或无明显症状，但 X 线检查可见肺门淋巴结肿大，严重时引起肺组织纤维化而导致肺功能不全。其他器官如心、肾、肝、脾、神经、骨骼等均可受损。手指、足趾及颌骨因肉芽肿破坏，X 线检查可见海绵状空洞。

3. 头颈部病损　头颈部最常见的病损是淋巴结病变、唾液腺及泪腺肿大、眼色素层炎及口腔黏膜病变。约 80% 患者有颈部淋巴结病变，6% 有腮腺肿大同时伴有口干症状。

4. 口腔病损　口腔以唇部病变最多见。唇可局部肿胀并触及结节，亦可全唇呈持久性肿大，增厚，触诊有韧感而非水肿。由于肿胀，可使唇红部出现皲裂，唇部皮肤呈紫红色或暗红色。肉芽肿性唇炎在临床上和病理变化方面与结节病均相似，但无全身症状及各系统的变化。口腔黏膜其他部位如颊、舌、腭等亦可发生无自觉症状的黏膜增生，黏膜下有硬结节。牙龈由于类肉瘤反应亦可增生肿胀。由于牙槽骨发生肉芽肿性病变亦可使骨质破坏，牙齿发生松动。

5. 皮肤病损　常呈暗红色丘疹、结节或结节性红斑，分布在面部及四肢。一般不破溃，自觉症状亦不明显。病程缓慢，经数月或数年后可以逐渐消退而遗留色素斑。

多数患者血沉加快，嗜酸细胞增加。出现贫血、血钙增高、血管紧张素转化酶活性增高。因本病病程缓慢故淋巴结病变可持续数年，但最后部分患者病损可逐渐消失或减轻。由于严重侵犯各系统，约 5%～8% 的患者可致死亡。

（三）病理

组织病理特点为黏膜固有层或黏膜下层有许多上皮样细胞浸润形成结节。结节中含有血管及少数淋巴细胞故很少有坏死。结节中偶见巨细胞。后期结节内及其周围有增生的网状纤维。

（四）诊断

主要根据临床特点。唇的病变呈巨唇，可触及黏膜下及皮下硬结。胸部 X 线检查见肺门淋巴结肿大。活检表现为无干酪样坏死的上皮样细胞结节。化验检查血沉加快、血钙增加。

Kveim 试验是一种诊断结节病的方法。即在无菌操作下将病变淋巴结制成消毒混悬液作为抗原注入受试患者皮内。6～8 周后在注射后产生病变处取活检可得到结节病的病理组织表现。亦有人认为如注射后 2 周局部发生持久性红斑，2 个月以后方逐渐消退亦可定为阳性反应。Kveim 试验在有肺门淋巴结肿大的患者阳性率较高，可达 80% 以上，但在无肺部病变者阳性率较低。如已应用皮质激素治疗者阳性率亦可降低。

（五）治疗

对于无症状的黏膜下或皮下结节以及周围淋巴结病变可以不作特殊治疗。对于唇部肿胀及黏膜下结节病变亦可用地塞米松局部注射。每次用地塞米松 2mg 加 1% ~2% 普鲁卡因 1ml 于病损处注射，每周 2 次或隔日 1 次有一定效果。同时应除去口腔病灶。如无内脏器官病损，一般不需全身用激素。

对肺部及各重要器官被侵犯的患者可全身用激素以减轻炎症，缓解症状。对病情严重者可口服泼尼松，开始量为每日 40 ~60mg，但一般情况每日用 15mg 即可。用药数周病情缓解后即可减量。维持量为每日 5 ~10mg。有些用药可数月或 1 年以上，但应注意激素的副作用。亦可用氯化喹啉调整免疫功能达到治疗目的。开始量每日 500 ~750mg，症状减轻后可减量至每日 250 ~500mg，但用药时间不宜过长以免引起粒细胞减少及眼的损害。

三、Crohn 病

本病是一种非特异性肉芽肿性炎症性疾病。1932 年，Crohn 等首先报告，故称 Crohn 病，又因有病变的肠段间常间隔有正常的肠段，呈分段分布故亦称局限性肠炎。以淋巴组织最丰富的末端回肠发病最多见，但其他部分的肠段、肛门、胃、食管及口腔黏膜亦可发生病变。

（一）病因

迄今病因不明。有关学说认为病原微生物（细菌、病毒或真菌）、腹部外伤或过敏反应等可作为致病因子作用于机体引起使淋巴组织增生的肉芽肿性病变，形成淋巴管梗死、溃疡、瘢痕、瘘管等损害。

（二）临床表现

本病发病缓慢有渐进性，病程一般可有数年，急性发病者仅占少数。患病以中青年多见，男女性别无明显差别。

主要症状为反复发作性腹痛、腹胀、腹部出现肿块。疼痛部位多在下腹，尤其是右下腹。一般为阵发性绞痛，同时有发热、体重下降、贫血等。久之有渐进性肠梗阻症状如剧烈腹痛、腹胀、呕吐、便秘等。由于病变与邻近组织的粘连及贯通尚可形成瘘管。X 线检查可见末端回肠狭窄，肠曲病变呈分段分布，有瘘管等。

因本病的基本病变是肉芽及淋巴增生，故口腔黏膜病变主要表现为组织增生肥厚，颜色发红及溃疡形成。病变好发部位为颊及龈颊移行沟，但也可发生于唇、龈、腭、舌及咽部。在组织松软处，如颊及移行沟，病变表现多为组织呈条状增厚，两条增厚的组织间形成深沟，有时沟内发生线状溃疡。在牙龈、舌、腭等部位则表现为颗粒状增生病变。唇的表现也可为弥散性肿胀并可继发皲裂或糜烂。

此外由于全消化道的病变及功能紊乱，可能使铁、维生素 B_{12}、叶酸等吸收不良。部分患者可伴有反复发作的口腔溃疡，溃疡可表现为轻型口疮或坏死性腺周口疮。口腔黏膜的肉芽增生病变与结节病的病损不易区分，但后者可有全身各系统被侵犯。

消化道以外的病变可能有骶髂关节炎、脊椎炎、眼色素层炎，皮肤发生结节性红斑、坏疽性脓皮病等。这些病变的发生可能与免疫异常、遗传因素，如人白细胞抗原 B27（HLA antigen B27）及继发感染有关。又如肠道功能紊乱也可导致尿酸的代谢紊乱而形成肾结石等。

（三）病理

病理组织变化为黏膜下层有肉芽肿性增生，淋巴组织增生、水肿，有淋巴细胞及浆细胞浸润，亦可有类似结核结节的巨细胞，但无干酪样坏死。故与结核病变不同，但与结节病的病理变化相似。

（四）诊断

仅从口腔病变及其他肠道外的表现不能确诊，但可作为诊断本病的提示。主要应根据肠道的临床表现，如有肠梗阻、瘘管形成及典型的X线征象则有诊断意义。

（五）治疗

因病因不明，目前尚无特效治疗，主要以内科保守疗法为主。发作期应卧床休息，进食富于营养、少渣的食物。对症治疗，用抗菌药物控制继发感染，严重者可用肾上腺皮质激素缓解症状。

口腔局部可用0.1%雷佛奴尔或0.05%氯己定溶液含漱。局部病损涂擦抗菌消炎药物。严重者可局部注射地塞米松或泼尼松龙，以改善炎症缓解症状。

本病可自行缓解或经治疗后缓解，但有复发倾向。

四、恶性肉芽肿

恶性肉芽肿（malignant granuloma）是一类原因不明、预后不良、可致死亡的疾病。其特点是在鼻面部形成坏死性肉芽肿性病变，亦可侵犯口腔。其病变有血管炎及异形淋巴细胞或异形网状细胞浸润。故有人认为这是局限性淋巴肉瘤（localized lymphsarcoma）或网状细胞肉瘤（reticulum-cell sarcoma），具有恶性肿瘤性质。因此是一种恶性淋巴网状细胞肿瘤的变异型。因其病变部位主要位于颌面部近中线处故又称致死性中线肉芽肿（lethal midline granuloma）。Wegener肉芽肿病亦有相似的血管炎及肉芽肿性病变，但可侵犯整个呼吸道、肾脏及其他器官。其预后不如恶性肉芽肿险恶。

（一）病因

目前尚不明确，发病可能和自身免疫病有关。

（二）临床表现

本病多发生于男性，中年以前多见。

病的早期表现为鼻黏膜发炎、有鼻塞、鼻腔分泌黏液，以后则出血化脓，有坏死性肉芽肿性病变在鼻腔及鼻周围发生，最后形成坏死性溃疡。由黏膜、皮肤发展至骨组织使鼻中隔穿孔以及面部破坏形成畸形。口腔内在腭部形成的坏死性深溃疡亦可使骨质破坏，最后形成腭穿孔。如有拔牙创口则往往不易愈合。如有继发感染则疼痛明显。

恶性网状细胞型的病例有些鼻面部病损表现不严重，而在上腭、咽部的近中线处有坏死性肉芽肿性溃疡形成。溃疡进展很快，直到骨组织被破坏，当牙槽骨被破坏则牙齿松动或自动脱落。在黏膜下或皮下有实质性浸润块，触诊较硬。唇、舌及颊等部位均可出现此病变。牙龈则表现为增生肿大、出血等。

患者全身症状有急性高热、长期低热、乏力、衰弱等。在单核·吞噬细胞系统细胞分布较多处，如肝、脾、淋巴结均肿大。黏膜、皮肤及内脏都可能出血，故晚期有严重的贫血。可以出现浮肿、白细胞进行性降低、血沉加快等。

（三）病理

病变表现为典型的结节性动脉周围炎。血管壁有类纤维蛋白坏死，有致密的淋巴细胞和浆细胞浸润。常见巨细胞、异形淋巴细胞及邻近的组织坏死。除坏死性肉芽肿病变外，如尚有异形网状细胞增生及异形巨噬细胞浸润，则可诊断为恶性网状细胞瘤。

（四）诊断

主要根据活检的病理变化结合临床表现进行诊断。但因各部位细胞浸润情况不完全一致，故有时活检仅见肉芽组织及明显的淋巴细胞浸润，为"非特异性炎症"表现。故一次取材不一定能反映本病的实际情况，需再次活检发现特异细胞及病变方能确诊。

（五）治疗

如有坏死性溃疡、肉芽肿性病损及浸润肿块等局部病损可用放射治疗。全身治疗用环磷酰胺、硫唑嘌呤等化疗药物，同时配合用皮质激素，并予以全身支持治疗及对症治疗。经治疗后可获短暂缓解，病情在一定时间内得到控制，但预后仍很差。

五、Wegener 肉芽肿病

本病是 1936 年由 Wegener 报告的一种特征为坏死性肉芽肿性表现的疾病。开始为局限于上、下呼吸道黏膜的肉芽肿性炎症，但往往发展成全身性坏死性肉芽肿性血管炎及肾小球性肾炎。有人认为本病可能是结节性多动脉炎的一型，也可能是恶性肉芽肿的一型。

（一）病因

目前尚不清楚，虽然疾病过程相似于感染性疾病，但未能分离出致病因子。由于其组织变化特点，有些学者认为发病与变态反应有关。是否为免疫复合物所致之疾病目前尚有争议，亦有认为是自身免疫病。

（二）临床表现

有些学者认为男女发病无明显差别，但也有认为男性发病 2 倍于女性。任何年龄均可发病，但以中年多见。

起病缓慢，开始为呼吸道感染症状。表现为脓性鼻溢、有鼻窦炎症状、头痛，逐渐有咳嗽、咯血等肺炎症状。但数周或数月后病损可发展到全身各器官，以肾脏受侵犯最严重。主要发生肾小球肾炎。尿中出现蛋白、管型及血尿等。最后形成尿毒症可致死亡。

皮肤病损表现为结节，坏死性丘疹及溃疡等。亦可出现浸润性肿块，病损可发生于身体任何部位的皮肤。

口腔黏膜出现坏死性肉芽肿性溃疡，一般面积大、溃疡深，以软腭及咽部多见。牙龈及牙槽黏膜亦可受侵犯，表现为肉芽性增生或脓肿形成，严重时可侵及牙槽骨使骨质破坏，牙齿松动。

据报道，有些病例病损长期限于上、下呼吸道，仅有鼻及肺部症状，而全身受累较轻或无全身其他系统受侵犯。此种情况预后较好，一般在发病过程中有发热、关节痛、体重下降等，血液中补体水平正常或稍高，抗核抗体一般在正常水平。有些患者血清中有抗平滑肌抗体及抗胞浆抗体，血沉快，白细胞增多。

（三）病理

活检组织表现为坏死性肉芽肿性病变，有中性粒细胞、单核细胞、淋巴细胞及上皮样细胞浸润。血管炎表现为以坏死为主的炎症。血管壁发生类纤维蛋白性变，肌层及弹力纤维破坏，管腔中血栓形成。有大片组织坏死。在电镜下于上皮基底膜处可见致密的上皮下沉积物。有些报告认为可能为免疫复合物。有些病例用免疫荧光法可见散在沉积的补体及免疫蛋白 IgG。

（四）诊断

根据临床表现，如呼吸道症状、肾脏症状、黏膜及皮肤的肉芽肿性病损可作诊断。活检时组织变化为坏死性血管炎及肉芽肿，但应注意与其他形成肉芽肿性病变的疾病如结节病、结核或真菌感染的肉芽肿等鉴别。

（五）治疗

如能早期诊断，并用细胞毒类药物进行化疗，取得成功的倾向较大，但一般来说预后差。因可引起尿毒症及全身坏死性血管炎，故死亡率很高。可用免疫抑制剂，如环磷酰胺 75～150mg/d、硫唑嘌呤150mg/d；或苯丁酸氮芥 7～9mg/d。根据患者对药物的反应可以选择应用上述 1～2 种药物，但应注意白细胞数，如白细胞明显降低则应停药。用药剂量可逐渐减少到最低有效剂量，但又要防止发展成严重的白细胞减少症，根据病情可以断续用药 1 年。用上述药物的同时可间断用皮质类固醇，有些患者病情能缓解。

口腔局部病变可用0.1%雷佛奴尔或0.12%氯己定含漱，以及抗菌消炎药膏涂抹以预防继发感染。对局部病损亦可用放射治疗能得到一定的疗效。

六、蕈样肉芽肿

蕈样肉芽肿（granuloma fungoides）过去被错误地称为蕈样霉菌病（mycosis fungoides），是一种属于恶性淋巴瘤一类的皮肤病，少数有口腔病变。

（一）病因

病因不明，一般列为淋巴瘤之一型，或称为特型淋巴瘤。

（二）临床表现

典型症状可分为三期。初起为蕈状前期又称红斑期，表现为皮肤瘙痒及形成丘疹、斑疹或水疱等不同的皮疹。第二期为浸润期亦称斑块期，即皮肤发生浸润性斑块，稍隆起，呈红色或暗红色。此期口腔及上呼吸道黏膜亦可发生相似病变。斑块多长期存在，仅少数可渐渐消退。常有全身淋巴结肿大。第三期为肿瘤期亦称蕈状期，表现为浸润斑块上或正常皮肤上出现肿瘤，大小不一，可由豆粒至拳头大小，高出表面呈蕈状，颜色由淡红转为暗红色。肿瘤坚韧但也可破溃形成溃疡，溃疡深在，并有坏死组织。肿瘤亦可长期不变达数年之久，亦有自然消退者，但为数极少。病情时轻时重，有的缓解可达数年，甚至一二十年，但最后多因并发淋巴肉瘤或网状细胞肉瘤而死亡。晚期亦可侵犯内脏。

口腔黏膜病变主要表现在唇、舌、颊等黏膜，可在浸润期或肿瘤期出现浸润斑块或溃疡形成，有深溃疡或浅溃疡。唇部浸润可形成巨唇。

（三）病理

病理变化三个时期有不同表现。在蕈状前期为非特异性炎症表现难以诊断。在浸润期有组织细胞、淋巴细胞、浆细胞、嗜中性及嗜酸性粒细胞等多种细胞浸润。有一种细胞其细胞核形态不规则，染色质增多，且较正常细胞大，此种细胞称为蕈样肉芽肿细胞，过去称为"霉菌病细胞"（"mycosis cell"），乃变形的 T 淋巴细胞，如发现这种细胞则具诊断意义。在黏膜固有层或皮肤真皮层可见微小脓肿，当肿瘤期时则浸润广泛可达皮下组织，也可破坏上皮，且蕈样肉芽肿细胞增多，并有显著的核丝状分裂。

（四）诊断

蕈状前期诊断困难，当转为浸润期后结合临床及病理变化可进行诊断。

（五）治疗

早期可以对症治疗。浸润期及肿瘤期皮肤病损可局部用 2.5% 氟尿嘧啶软膏或新鲜配制的 0.06% 氮芥酒精溶液先引起局部炎症后渐使肿块消退。或局部用高浓度皮质激素软膏，但病损消退后可复发。

口腔黏膜的浸润块亦可使用氟尿嘧啶软膏，但口腔的潮湿环境易使药物触及非病变区而引起炎症反应，故可使用高浓度的皮质激素软膏，或于病损区注射皮质激素可收到一定效果。

肿瘤期一般可综合治疗。局部用 X 线照射，全身用环磷酰胺、氮芥及皮质激素可收到一定效果，但应注意药物的副作用。

（于　娜）

第十章 口腔颌面部感染

第一节 概述

口腔颌面部炎症（inflammation）是一种常见病，一般常由单一致病菌引起，也可由几种致病菌混合感染引起。根据引起感染的致病微生物的种类可分为化脓性感染和特异性感染：①化脓性感染：是多种细菌的混合感染，为需氧菌、兼性厌氧菌和厌氧菌的混合感染；金黄色葡萄球菌是最常见的化脓性细菌，是引起唇疖、痈的主要病原菌；溶血性链球菌是口腔颌面部蜂窝织炎的主要致病菌；在口腔颌面部化脓性感染的脓液中还可分离培养出厌氧菌，以产黑色素类杆菌属、梭杆菌属及消化链球菌属为主，这些细菌大多是口腔中的正常菌群，在口腔微生态平衡遭到破坏后成为致病菌，故称条件致病菌。②特异性感染：口腔颌面部的特异性感染是由某些特定的致病菌引起，如结核、放线菌、破伤风、梅毒等。

口腔颌面部感染按感染的途径主要分为：①牙源性感染：口腔颌面部感染发生的主要途径；牙体、牙髓及根尖周组织、牙周组织的感染可向牙槽骨、颌骨及颌周蜂窝组织扩散引起颌面部炎症。②腺源性感染：局部的感染侵犯淋巴结引起化脓性炎症，穿破包膜后引起颌面部蜂窝织炎。口腔颌面部丰富的淋巴结以及儿童淋巴结发育的不完善是引起腺源性感染的主要原因。③损伤性感染：口腔颌面部的损伤都能使细菌入侵机体引起感染。④血源性感染：机体其他部位的感染病灶通过血液循环引起颌骨及颌面部的炎症。⑤医源性感染：医务人员进行口腔颌面部局部麻醉、穿刺和手术治疗操作时未严格遵循无菌技术造成的感染。

口腔颌面部特殊的解剖生理特点影响了颌面部炎症的发生、发展及临床的病理特点，一方面它即存在着容易发生炎症和扩散的不利因素，同时也存在着有利的抗炎因素。口腔颌面部是消化道和呼吸道的开放性起端，加上颌面部固有的腔隙、牙及牙周组织、扁桃体等特殊的结构，在适宜的温度和湿度条件下有利于细菌的生长与繁殖，是直接引起炎症的原因之一；颜面部和颌骨周围存在诸多的含疏松结缔组织的潜在性间隙，相互通连，形成感染后易于相互蔓延；颌面部有丰富的淋巴结，它即构成了抵御感染的屏障，但发育不完善的淋巴结反易被细菌侵袭而发生淋巴结炎或颌面部蜂窝组织炎；颌面部丰富的血液循环能提供强的抗感染和修复能力。

一、诊断

（一）局部症状

化脓性炎症急性期的临床表现为红、肿、热、痛和功能障碍五大典型症状，但这些症状并不一定同时出现，随着病情发展的快慢、病变范围和深浅等而有所不同，由于感染细菌种类的不同，化脓性炎症形成的脓液颜色、黏稠度及臭味等均有不同的特点，可通过细菌培养确定细菌的种类，浅表脓肿形成时波动感试验阳性，深部脓肿可用穿刺法、超声波法等辅助检查确定。在炎症的慢性期，局部形成较硬的炎性浸润块，并出现不同程度的功能障碍，如局部形成死骨或有病灶牙未拔除可形成久治不愈的慢性瘘管，长期排脓。

（二）全身症状

口腔颌面部炎症的全身反应与机体的抵抗力和致病菌的数量、毒力的强弱有关，局部炎症反应轻微的可无全身症状；局部炎症反应较重的全身症状可较严重，如畏寒、发烧、头痛、全身不适、食欲减退、尿量减少、舌质红、苔黄、脉数，实验室检查可见周围血中白细胞数量升高，中性粒细胞比例增多，核左移；病情较重且病程较长者可出现水电解质平衡失调，贫血、肝肾功能障碍；严重者可出现中毒性休克等。慢性炎症的患者还可有持续低热、全身慢性消耗状态、营养不良、不同程度的贫血等。

（三）鉴别诊断

口腔颌面部炎症一般来讲诊断并不困难。对于深在的间隙感染或脓肿，浅表经久不愈的慢性浸润块和溃疡等，需与恶性肿瘤、血管瘤及囊肿的继发感染相鉴别。

二、治疗

口腔颌面部炎症的治疗原则主要是采用综合治疗，一方面要消除炎症的病因及其毒性物质，另一方面应增强人体的抗感染力和组织的修复能力；炎症较轻或病变较浅而局限者以局部治疗为主，炎症较重或病变范围较大而深在者，既要注意局部治疗又要兼顾全身情况。

（一）局部治疗

1. 药物治疗 应用局部外敷药有改善局部血液循环，散淤消肿，止痛，促进肉芽生长的作用，中草药疗效显著，常用的中药有如下。①炎症初期可采用六合丹、抑阴散、金黄散，对于面部疖痈、蜂窝织炎、淋巴结炎等的急性期还可采用呋喃西林液及高渗硫酸镁湿敷。②切开排脓或自行溃破后，除保持排脓通畅外，可配用化腐丹以助排脓，用桃红生肌膏以促进愈合。除了局部应用外敷药外，还应注意保持局部清洁，避免不良刺激，如搔抓、挤压。

2. 手术治疗

（1）脓肿切开引流术：手术指征：①有明显波动感或深部脓肿经穿刺有脓液抽出者。②经抗生素治疗无效同时出现明显的中毒症状。③小儿颌周蜂窝织炎，腐败坏死性蜂窝织炎，以及多间隙感染，如果出现呼吸困难时，可早期切开引流。手术原则：①切口部位的选择应位于隐蔽处（如发际内，颌下，耳后等），或与皮纹一致的方向，切口部位最好在脓肿最低处，以利于脓液引流。②切开排脓后应置引流条，保持引流通畅。

（2）治疗原发病灶。

（二）全身治疗

1. 支持营养治疗 患者要注意加强补充营养及多种维生素，维持水电解质平衡，对于贫血和重症患者可输入新鲜血液或血浆蛋白等以增强体质，全身高热者可给予头部冰敷、酒精擦浴、冰水灌肠等物理降温措施，或用退热药物降温。

2. 抗菌药物治疗 抗菌药物治疗是炎症治疗的主要措施之一，合理有效地使用抗生素能尽快控制感染，尤其是有全身反应和并发症者，但应特别强调抗生素的应用不能完全替代适时的脓肿切开和病灶清除等治疗，同时应了解和掌握抗生素的副作用及耐药性等问题。合理使用抗生素应遵循以下原则：①应根据病菌的种类选择敏感的抗生素，尽早检测出感染的病原菌，并根据药物敏感试验，及时有效地调整和选择敏感的抗生素。②口腔颌面部感染多数是混合感染，因此可选择联合用药，选择有协同作用的两种以上的抗生素联合应用；药物的药量要足，用药时间要充分。③应结合患者的年龄、身体状况和感染的严重程度等，施行个体化用药。④在炎症过程中，病原菌的性质和种类都可能发生改变，如产生耐药性或出现新的耐药菌株及新的混合感染等，在这种情况下应及时对用药种类和方法做出相应的调整。临床上用来治疗口腔颌面部炎症的抗菌药有许多，常见如下。

（1）β-内酰胺类抗生素：包括青霉素和头孢菌素类。对革兰阳性和阴性菌都有较强的杀伤力，易产生耐药性和过敏反应，常用的有青霉素，氨苄西林，先锋霉素等。

（2）氨基糖苷类抗生素：对革兰阴性菌、绿脓杆菌都有强大的抗菌作用，但应注意该类抗生素具有耳、肾毒性，尤其对于儿童者应慎用，常用的有链霉素、庆大霉素、妥布霉素、阿米卡星。

（3）大环内酯类抗生素：对金黄色葡萄球菌、链球菌较敏感，但胃肠反应大，常用的有红霉素和罗红霉素。

（4）喹诺酮类抗生素：属广谱抗生素，对革兰阴性菌的作用强于革兰阳性菌，常用的有诺氟沙星和环丙沙星。

（5）其他：硝基咪唑类药物，包括甲硝唑和替硝唑，是抗厌氧菌感染的基本用药。磺胺类药物，抗菌谱较广，对多种革兰阳性菌和阴性菌均有抑制作用，常用的有磺胺嘧啶，磺胺甲唑，甲氧苄啶。另外，还有利福平、异烟肼等抗结核药；以及两性霉素 B 等抗真菌药等。

（于　娜）

第二节　智齿冠周炎

一、概述

冠周炎（pericoronitis）系指阻生牙或正常牙在萌出过程中牙冠周组织发生的化脓性炎症，冠周炎可发生在任何牙齿，但以下颌阻生智齿最多见。下颌智齿萌出不全；牙冠表面覆盖着龈瓣，一旦遇有感染，很容易引起牙冠周围软组织炎症，称为智齿冠周炎（pericoronitis of wisdom tooth）。临床上智齿在萌出过程中形成与口腔相通的盲袋，盲袋内易储存食物残渣、唾液、细菌，在适宜的口腔温度和湿度环境中很容易滋生细菌，成为发生冠周炎的主要原因。冠周炎的病原菌与一般口腔感染，如牙周炎的病原微生物相似，是需氧菌和厌氧菌的混合感染。

二、诊断

（一）临床表现

智齿冠周炎常以急性炎症形式出现，一般全身无明显症状，临床上可在此期拔牙。随着炎症的继续发展，全身症状可渐趋明显，如不同程度的畏寒、发热、头痛、全身不适、食欲减退及大便秘结。慢性智齿冠周炎临床上多无自觉症状。

（二）体格检查

1. 一般情况　一般全身无明显症状，随着炎症的继续发展，全身症状可渐趋明显，如不同程度的畏寒、发热、头痛、全身不适、食欲减退及大便秘结，慢性智齿冠周炎临床上多无自觉症状。

2. 局部检查　多数为智齿萌出不全，少数智齿如低位阻生需用探针探查方可在龈瓣下查出阻生智齿。慢性智齿冠周炎冠周软组织无明显红肿或仅有轻度红肿、溢脓，有时局部轻度压痛。急性智齿冠周炎冠周软组织及牙龈红肿明显，龈瓣边缘糜烂，有明显触痛，龈瓣内溢脓，反复发作的冠周炎龈瓣可增生呈赘生物；当化脓性炎症局限后可形成冠周脓肿，常位于智齿近中颊侧之磨牙后区。

（三）辅助检查

1. 实验室检查　急性智齿冠周炎白细胞总数稍增高，分类中性白细胞比例稍上升。

2. 影像学检查　X线常可出现冠周骨组织炎症性吸收，主要位于垂直位阻生智齿的远中骨组织或前倾位和水平位阻生智齿的近中骨组织。

三、治疗

齿冠周炎的治疗原则：急性期应以消炎、镇痛、切开引流、防止扩散以及增强全身抵抗力的治疗为主；慢性期应根据智齿的生长情况，去除病灶牙，以防止复发。

（一）保守治疗

1. 盲袋冲洗涂药　用温热生理盐水、3% H_2O_2 溶液或 1：5 000 高锰酸钾局部盲袋冲洗，再用2%碘酊或1%碘甘油涂入，或用碘酚等烧灼性药物涂入。冲洗时应将弯针头伸入盲袋深部缓慢冲洗，如仅在盲袋浅部冲洗则很少能起作用，本法具有较好的消炎、镇痛、清洁作用，是治疗冠周炎的有效方法。局部用药还有含甲硝唑、替硝唑、克林霉素等抗生素的药膜及其他制剂。

2. 全身药物治疗　对于急性冠周炎症状轻微者仅局部处理即可；症状较重者，除一般对症支持疗法外，还应全身应用抗生素：可根据药敏试验结果选用适当的抗生素，常用的抗生素有氨苄西林、甲硝唑、替硝唑、克林霉素、沽霉素等。

3. 保持口腔清洁　用温热盐水或其他含漱剂每日进食前后含漱，以保持口腔清洁。含漱剂主要有朵贝氏液、氯己定液等。

4. 其他疗法　应重视全身支持疗法，如适当休息、注意饮食、增加营养等，常规给予镇痛剂。对于急性期有局部红肿、疼痛、开口受限者可选用物理疗法。常用的方法有超短波、红外线、紫外线等。咀嚼神经封闭可改善开口度，下牙槽神经封闭或冠周黏膜下局部封闭有止痛、消炎作用。目前还有人应用高压氧、液氮浅低温冷冻治疗等方法治疗冠周炎，并取得良好疗效。

（二）手术治疗

1. 盲袋切开引流　下颌阻生智齿牙冠大部分萌出、盲袋松弛而引流通畅者，不需行切开引流；对于牙冠露出不多、盲袋紧闭、引流不畅、疼痛剧烈者，无论有无形成冠周脓肿均需切开引流，以利于消炎、止痛、防止感染扩散。常在表麻或局麻下切开脓肿，采用近远中向切开，切开后用 3% H_2O_2 或生理盐水冲洗，并可置入橡皮条或碘仿纱条以建立引流。

2. 龈瓣切除术　如果下颌智齿萌出的方向正常并有足够的位置萌出，且与上颌牙有正常的咬殆关系，那么在急性冠周炎炎症消退或脓肿切开治愈后，可选用冠周龈瓣切除术，以免炎症复发，利于智齿的萌出。手术时采用局部浸润麻醉，术前应估计好所需切除的冠周龈组织，尽量将远中及颊舌侧接触的牙龈组织切除，远中创面缝合 1～2 针。也可采用圈形电灼器切除，则效果更好。近年来也有人应用 HeNe 激光、CO_2 激光、微波热凝切割等方法进行盲袋切开引流或龈瓣切除术，这些方法对软组织损伤小，并可加速愈合，减少药物用量和并发症的发生。

3. 智齿拔除术　下颌阻生智齿牙位萌出不正，冠周炎反复发作，常是拔牙的适应证。大多数人主张在急性炎症控制后尽早拔牙，但也有人主张在急性期拔牙。对于伴有张口受限者，可采取理疗或封闭等措施以增加开口度；也可在磨牙后区稍上方的颞肌肌腱处或翼内肌前缘处做局麻封闭，以增加开口度，只要能进行手术操作，应争取及早拔牙。如果下颌智齿龈瓣有上颌智齿咬痕，同时上颌智齿牙位不正，咬殆关系不良，无保留价值，则应同时拔除上颌智齿。

4. 急性炎症期拔牙　关于急性冠周炎期间拔牙，多年来，学者们一直有争论。早期由于缺乏有效的消炎抗菌药物，常可导致拔牙后感染扩散等严重并发症，故多数人主张采用先保守治疗，待急性期后再拔牙；随着抗生素的广泛应用，越来越多人主张采取急性期拔牙。急性期拔牙的主要优点是可迅速止痛、消炎，能明显缩短疗程，防止感染扩散，且患者在急性期容易接受拔牙。

急性冠周炎多数为高位垂直或稍前倾位阻生，较容易拔除，是急性期拔牙的适应证。对于需去骨翻瓣才能拔除者、患者全身情况较差，或医生经验不足者，为防止因手术创伤而引起感染扩散，应先保守治疗待急性炎症控制后再拔牙。急性期拔牙多数采用简单的挺出法拔除，对于开口困难者，除了采用理疗、封闭等方法增加开口度外，还可采用闭殆高位麻醉方法或下颌缘下注射麻醉法，即在闭殆情况下进行下牙槽神经、舌神经和颊神经阻滞麻醉。拔牙时遇有断根可以暂留，待急性期过后再拔除；小的深部断根可不取出。急性期拔牙均应在术后复诊，严密观察，以防术后感染扩散。

急性期拔牙应遵守以下原则：①重视全身情况的询问、检查。对于有全身消耗性慢性疾病或明显体弱、疲劳者，不应在急性期拔牙，尤其是有潜在全身感染扩散症状者应及时发现，因此应注意术前体温、血常规检查及精神状态观察。②急性期拔牙应仅限于不需翻瓣去骨而用简单方法能拔除的阻生智齿。③对于伴有重度开口困难或深部间隙感染者，不宜在急性期拔牙。④拔牙前后应重视应用抗生素，预防术后症状加重和感染扩散。

（于　娜）

第三节　口腔颌面部蜂窝织炎

一、概述

口腔颌面部蜂窝织炎（cellulitis of oral and maxillofacial regions）是指口腔颌周组织、颜

面及颈上部化脓性炎症总称。病变可以波及皮肤、口腔黏膜、筋膜以及脂肪结缔组织、肌肉、神经血管、淋巴结及涎腺等组织。化脓性炎症扩散到某一间隙而形成的炎症称为蜂窝织炎，如化脓仅局限于局部，则称为脓肿。

在正常的口腔颌面解剖结构中存在着许多潜在的筋膜间隙，各间隙间充满着脂肪和疏松结缔组织。口腔颌面部常见的间隙有：眶下间隙、颊间隙、颞间隙、颞下间隙、嚼肌间隙、翼颌间隙、舌下间隙、颌下间隙、颏下间隙、咽旁间隙、翼腭间隙等，各间隙互相通连。

口腔颌面部蜂窝织炎多数是需氧菌和厌氧菌的混合感染，主要需氧菌是溶血性链球菌，主要厌氧菌是产黑色素类杆菌、具核梭杆菌、衣氏放线菌。根据病原菌种类的不同可分为化脓性炎症和腐败坏死性炎症两类：化脓性感染的细菌以葡萄球菌与链球菌最为常见；腐败坏死性感染的细菌主要是厌氧杆菌、球菌及文生螺旋体等非气性坏疽属细菌所致的混合感染。口腔颌面部蜂窝织炎的感染途径 80% 以上来源于牙源性感染，如冠周炎、根尖周炎；其次是腺源性感染，多继发于呼吸道感染、淋巴结炎、扁桃体炎；血源性及损伤性感染比较少见。

二、诊断

（一）临床表现

口腔颌面部蜂窝织炎的临床表现的轻重，主要取决于机体抵抗力的强弱和对感染的敏感性与反应性，另外还与病原菌的种类有关。以葡萄球菌及链球菌感染为主的化脓性炎症，局部和全身症状均较明显，局部皮肤红、热明显，触痛，具波动感，切开有脓液；全身防御反应明显，有高热、白细胞增多。以厌氧细菌感染为主的腐败坏死性炎症，由于厌氧、产气性细菌的存在，早期组织内即产生气体，肿胀易向周围扩散，出现广泛性的副性水肿；局部红、热、肿不明显，触诊有皮下捻发音或波动感，切开有恶臭的腐败坏死组织；全身中毒反应明显，脉搏慢、弱、血压下降等。

（二）辅助检查

浅表间隙感染的诊断较容易；对于深部间隙感染，除用穿刺方法判断有无脓液外，还可用超声波检查以帮助诊断。CT、MRI 对于深部间隙蜂窝织炎、脓肿以及肿瘤的鉴别诊断具有很大的帮助。超声波检查也可用于浅表间隙蜂窝织炎的诊断以判断感染的范围、脓肿是否形成。

（三）鉴别诊断

首先应鉴别病原菌的种类（化脓性或腐败坏死性）；其次鉴别炎症的来源（牙源性感染与腺源性感染）；颌面部蜂窝织炎还应与恶性肿瘤相鉴别，尤其是炎性癌瘤或恶性网织细胞增生症。如果炎症经抗感染治疗后仍无好转，局部无发红、无波动感，而肿胀迅速增长，应警惕恶性肿瘤的可能性。

三、治疗

（一）全身治疗

1. 抗感染治疗　脓培养和药敏试验可为临床治疗提供依据。口腔颌面部蜂窝织炎应给予足量有效抗生素，在脓培养及药敏结果出来之前可根据感染致病菌种类选择适当的抗生素。对于化脓性感染，一般选用青霉素、头孢菌素、喹诺酮类药物；对于腐败坏死性感染，一般选用林可霉素、克林霉素、甲硝唑等。还可给予中医中药治疗，如普济消毒饮、五味消毒饮等服用。

2. 全身支持营养治疗　如适当休息、注意饮食、增加营养等，全身症状明显或有严重并发症时应注意保持水电解质平衡，必要时给予输血等治疗。

（二）局部治疗

1. 局部药物治疗　早期外敷如意金黄散、六合丹、菊花三七膏等中药，以促使病灶消散、吸收或局限。

2. 脓肿切开引流　脓肿切开的适应证及基本原则已在概论中述及，各间隙感染切开引流方法见各间隙蜂窝织炎，脓肿切开后可根据感染源及脓液性质采用不同药液冲洗，腺源性感染可用稀释庆大霉素冲洗；牙源性感染可用 3% 过氧化氢、0.9% 生理盐水、0.2% 甲硝唑交替冲洗。对于体质较好的患者，其浅表间隙形成的脓肿可采用穿刺抽脓，盐水冲洗后注入等量抗生素，如庆大霉素、青霉素等。

3. 其他治疗　炎症早期可进行超短波、红外线理疗，每日一次，每次 10～15min。HeNe 激光血管内照射、微波辐射以及 50% 硫酸镁湿敷等方法也可用于蜂窝织炎的治疗。

4. 原发灶的处理　炎症消退后应针对不同的病因进行治疗，如根尖周炎、根尖脓肿的治疗。

（于　娜）

第四节　颌骨骨髓炎

颌骨骨髓炎（osteomyelitis of the jaws）是由于细菌的感染，以及物理或化学等因素引起的包括骨膜、骨皮质、骨髓以及髓腔内的血管神经的整个骨组织的炎症病变。根据引起颌骨骨髓炎病因的不同，可分为化脓性颌骨骨髓炎、特异性颌骨骨髓炎、放射性颌骨骨髓炎和化学性颌骨骨髓炎；根据病变的病位可分为中央性颌骨骨髓炎和边缘性颌骨骨髓炎。

一、化脓性颌骨骨髓炎

（一）概述

化脓性颌骨骨髓炎（pyogenic osteomyelitis of jaws）是一种常见的比较严重的感染性疾患，多发生于青壮年，男性多于女性，约占各类型颌骨骨髓炎的 90% 以上。其中下颌骨的骨髓炎多于上颌骨；下颌骨骨髓炎多见于青年人，上颌骨骨髓炎多见于婴幼儿。化脓性颌骨骨髓炎的病原菌主要是金黄色葡萄球菌，其次是溶血性链球菌和其他化脓菌，临床上常为混合性感染。引起颌骨感染的途径主要有：①牙源性感染，临床上最为常见，约占化脓性颌骨骨髓炎的 90%，一般来自急性根尖周炎、牙周炎、冠周炎，以及各种颌骨囊肿继发感染。②血源性感染，临床上多见于儿童，一般继发于颌骨以外的感染性疾病，如皮肤疖、痈，上呼吸道感染，脐带感染等引起的败血症。多发生于上颌骨。③损伤性感染。

临床上常将化脓性颌骨骨髓炎分为中央性颌骨骨髓炎和边缘性颌骨骨髓炎

1. 中央性颌骨骨髓炎　多继发于急性化脓性根尖周炎或根尖脓肿，炎症首先向骨髓腔内发展，再由颌骨中央向外扩散，累及骨皮质和骨膜，临床上又分为急性期和慢性期。

急性期患者自觉病因牙区剧烈疼痛，并迅速波及邻牙，疼痛可向半侧颌骨或沿三叉神经走行方向扩散，病因牙及邻牙松动、叩痛；局部黏膜充血，水肿；如果炎症未得到及时控制，则有时可见脓液从松动牙的牙龈处溢出，炎症继续发展可破坏骨板，骨膜，侵犯口腔黏膜或皮肤而发生破溃，形成瘘道，有时还可形成弥散型骨髓炎。发生在下颌骨的骨髓炎如下牙槽神经受损害，则可出现下唇麻木；如果病变波及下颌支、髁状突及喙突时，可出现不同程度的开口困难。发生在上颌骨的骨髓炎，由于其骨板较薄，松质骨多，临床上较少形成广泛骨质破坏的骨髓炎；但如果炎症波及整个上颌骨体时，常伴有化脓性上颌窦炎，鼻腔与牙槽内溢脓；如果炎症破坏骨板则可迅速向眶下、颊部、颧部、翼腭凹和颞下等部位扩散，或直接侵入眼眶，形成眶周或球后脓肿。如果炎症未能在急性期内得到控制，则因颌骨内的血管栓塞，引起营养障碍与坏死，形成死骨，并进入慢性期。中央性颌骨骨髓炎急性期内全身症状明显，寒战、高热，体温可达 39~40℃，白细胞增高，食欲减退，嗜睡，全身抵抗力下降，并可出现中毒症状。

慢性中央性颌骨骨髓炎常是急性中央性颌骨骨髓炎的延续。常是由于在急性骨髓炎过程中治疗不及时不彻底所致，如不及时开放引流或开放引流为时过晚或不彻底。常在发病后 2 周转变为慢性期。临床上常表现为：局部肿胀疼痛明显减轻，口腔内及颌面部皮肤形成多数瘘孔，并生长大量炎性肉芽组织，触之易出血，继续排脓不愈；小块死骨可从瘘孔排出，如有大块死骨或多数死骨块，则容易出现病理性骨折、咬殆错乱与面部畸形。小儿的牙源性上颌骨骨髓炎还可破坏颌骨内的牙胚组织，致使恒牙不能正常萌出或缺失，产生咬殆错乱并影响颌骨正常发育，导致面部畸形。全身反应较少，体温正常或有低热，饮食睡眠恢复正常，但如果病情延续持久，可造成机体慢性消耗性中毒，甚至消瘦贫血。慢性期 X 线可见大块死骨形成，与周围骨质分界清楚或伴有病理性骨折。

2. 边缘性颌骨骨髓炎　多数是由于牙源性炎症感染引起，主要为下颌智齿冠周炎。炎症首先侵犯下颌骨的骨膜，发生骨膜炎，形成骨膜下脓肿，以后再损害骨皮质；如炎症未得到及时控制，病变可继续向颌骨深层骨髓腔内发展。

边缘性颌骨骨髓炎多数发生在下颌骨，其中又以升支及下颌角部居多，边缘性颌骨骨髓炎也有急性与慢性之分。急性期的临床表现与间隙蜂窝织炎的表现相似。慢性期的临床表现为：腮腺嚼肌区弥漫性肿胀，局部组织坚硬，轻微压痛，无波动感；病程延续较长而不缓解或反复发作；炎症侵犯嚼肌或翼内肌时张口受限明显、进食困难。一般全身症状不明显。慢性期 X 线可见骨质疏松脱钙或骨质增生硬化，或有小死骨块，与周围骨质无明显分界。

（二）治疗

1. 急性颌骨骨髓炎的治疗　颌骨骨髓炎的治疗原则与一般炎症的治疗原则相同，但由于急性颌骨骨髓炎病情重，病程急，并常可引起严重并发症，因此在治疗过程中应首先注意全身治疗。给予大量有效的抗生素治疗、对症治疗和支持治疗，防止病情恶化，同时应积极配合外科手术治疗，建立充分的引流。

（1）药物治疗：应根据感染细菌的种类，从临床反应、细菌培养及药物敏感试验的结果，选用足够、有效的抗生素，以达到控制炎症的发展，同时给予对症支持营养治疗。

（2）外科治疗：颌骨骨髓炎急性期只采用药物或物理治疗仅能控制炎症的发展，并不能消除病灶或已形成的脓肿，因此必须采用相应的外科治疗，以达到引流排脓和去除病灶的目的。急性中央性颌骨骨髓炎应采取及早拔除病灶牙和相邻的松动牙，或采用凿骨开窗法以达到充分排脓引流；急性中央性颌骨骨髓炎或边缘性颌骨骨髓炎形成骨膜下脓肿或颌周间隙蜂窝织炎时应根据病情及脓肿的部位，采用颌下切开引流或相应部位的切开引流。

2. 慢性颌骨骨髓炎的治疗　慢性颌骨骨髓炎常有死骨形成，口腔内外瘘口排脓，因此应以外科手术去除死骨和病灶为主，并辅以药物治疗。

（1）手术治疗

手术适应证：①久治不愈的慢性瘘管，长期流脓，或从瘘管可探得骨面粗糙或发现有活动的死骨。②一般慢性中央性颌骨骨髓炎死骨的形成约在发病后 3～4 周，而边缘性颌骨骨髓炎在发病后 2～4 周，X 线检查可明确死骨的形成，并确定手术的时机和范围。③病员全身条件能耐受手术。

上颌骨死骨摘除术：上颌骨骨髓炎一般形成的死骨较小，病变位于牙槽骨及颌骨体时，切口应位于口内，行与病变牙槽骨相平行或梯形的黏骨膜瓣切口；如病变位于面部形成瘘管或位于眶下缘，应根据面部皮纹和美观原则行皮肤切口；死骨暴露后应彻底清除死骨和脓性肉芽组织，直到坚硬的健康骨面为止。如果病变波及上颌窦，则在清除死骨和脓性肉芽组织后应同时行上颌窦根治术。

下颌骨死骨摘除术：如死骨仅限于牙槽骨部位时，可从口内做与牙槽骨相平行的直线或梯形黏骨膜瓣切口；如死骨范围较广泛，可选用颌下皮肤切口。注意应以充分暴露手术野为原则，切口不宜太小，死骨暴露后应彻底清除死骨和脓性肉芽组织。下颌骨骨髓炎清除死骨时应防止病理性骨折，因此术中应采用单纯结扎或颌间夹板固定，以限制颌骨移位，术后可Ⅱ期行骨移植术或义颌修复。

慢性边缘性颌骨骨髓炎的病变一般位于下颌角、升支后缘或乙状切迹等，因此手术时应仔细检查颌骨内、外侧各部位，彻底清除病变骨质及增生的或溶解的骨膜，同时刮净脓性肉芽组织。

（2）药物治疗：除调节饮食、增强体质外，应配合使用抗生素及多种维生素以促进死骨尽快分离，为手术创造条件。还可采用 HeNe 激光血管内照射以及高压氧治疗，高压氧治疗有利于血管再生和骨生成，有抑菌和杀菌作用。

二、新生儿上颌骨骨髓炎

（一）概述

新生儿或婴幼儿上颌骨骨髓炎（osteomyelitis of the maxilla in neonate or infants）是一种非牙源性的化脓性炎症，属于中央性颌骨骨髓炎，临床上极为少见。其感染途径以血源性为主，其次为局部感染，如口腔炎症及黏膜损伤蔓延所致。

（二）诊断

1. 临床表现　新生儿颌骨骨髓炎发病急，常为突然出现高热、寒战、脉快，患儿啼哭，烦躁不安，严重者可出现意识不清、昏睡等全身中毒症状，白细胞增高可达 2 万以上。局部患侧眶下及内眦部皮肤红肿，病变迅速向眼睑周围扩散，出现眶周蜂窝织炎：上下眼睑红肿、球结膜充血、眼球突出；肿胀很快波及颊侧龈沟和腭侧黏膜。炎症继续向外扩散，穿破骨板可形成骨膜下脓肿，继而形成皮下或黏膜下脓肿，溃破后形成瘘管；炎症逐渐转为慢性。新生儿上颌骨骨髓炎颌骨内的乳牙胚可受炎症波及，从而影响牙的正常萌出。新生儿颌骨骨髓炎形成死骨，影响了上颌骨和牙颌系统的发育，加上瘘管引起的瘢痕，可遗留严重面颌畸形。X 线在早期诊断上意义不大。早期有效的抗感染治疗可使炎症消退而不形成死骨，如未能有效控制炎症可产生各种并发症，如脑脓肿、败血症等，常可危及生命。

2. 鉴别诊断　新生儿颌骨骨髓炎早期常因出现眶部症状而就诊眼科，从而忽视了原发上颌骨病变，临床上必须与下列疾病鉴别：①眶周蜂窝织炎：常见于 6 个月以上婴儿，无口内及硬腭部肿胀。②急性泪囊炎：发病较轻，部位局限，无口内病变。

（三）治疗

新生儿急性上颌骨骨髓炎的治疗取决于早期确诊及患儿全身情况。治疗原则以抗生素为主的保守治疗，可首先选用广谱抗生素，待细菌培养及药敏试验后再根据其结果继续或换用敏感或高度敏感的抗生素。早期应用足量有效的抗生素可使感染很快控制，炎症消退而不形成死骨。全身症状明显或有严重合并症的患儿给予全身支持治疗，注意保持水解电质平衡，中毒症状重者可加用肾上腺皮质激素，对病情严重及体弱患儿可给予输血或输血浆慢性期死骨清除手术一般不宜急于进行，有时小的死骨可自行排出，手术时应尽量保守，以免破坏颌骨发育，造成牙颌系统畸形或咬𬌗功能紊乱。

（陈胡杰）

第五节　颜面部疖痈

一、概述

颜面部的皮肤具有丰富的毛囊和皮脂腺，该区皮肤暴露在外，易受机械刺激及细菌侵入而发生感染。单个毛囊和皮脂腺发生浅层组织的急性化脓性炎症，称为疖（furuncle）。感染在多个毛囊和皮脂腺内引起较深层组织的化脓性炎症，称为痈（carhuncle）。

常为金黄色葡萄球菌感染。当机体衰弱、营养不良或新陈代谢障碍，如糖尿病等全身因素存在，而局部皮肤抵抗力下降，清洁卫生欠佳时，一旦遭到机械性刺激，如修面、抓伤、虫咬后常诱发疖和痈。

二、诊断

（一）临床表现

疖早期表现为 1 个红、肿、痛的硬结，以后逐渐增大呈锥形隆起，顶部出现黄白色小脓栓。炎症扩大使局部症状加剧，最后脓栓液化破溃，脓液排出，疼痛消失，破溃区迅速愈合。一般无全身症状，若疖受到挤压和烧灼等刺激，感染扩散成蜂窝织炎时，即可出现全身症状，如高热、寒战、头痛及白细胞总数增高等。

痈多见于成年人，好发于上唇，称为唇痈。由于感染的面积和深度、炎性浸润和组织坏死都比疖广泛，因此，早期隆起的炎症范围和组织的张力都较大。开始只出现一个脓栓，周围皮肤呈紫红色，再外层为鲜红色，皮肤表面发热，此时有剧烈胀痛。炎症肿胀范围越大，表面的黄白色脓栓也越多，血性脓液逐渐由坏死的脓头处流出。脓头之间的皮肤常坏死，最后痈的中心区坏死、脱落。唇部因血液循环丰富，唇痈较少出现大块组织坏死。痈常伴有局部淋巴结肿大、压痛，全身症状也较明显，常合并严重的并发症。

（二）并发症

祖国医学早有"面无善疮"之说，乃指颜面部的疖和痈常因局部炎症扩散，引起全身并发症，甚至造成死亡。病原菌金黄色葡萄球菌的毒素能使机体中毒，上唇和鼻部危险三角区内静脉缺少瓣膜，并与颅内海绵窦相通，促使感染容易沿着面部静脉向颅内扩散，并发海绵窦血栓性静脉炎。

当颜面疖痈受到挤压、搔抓或不恰当的治疗如热敷、烧灼、切开引流等，局部炎症和全身症状可迅速加剧，轻者可并发眶周蜂窝织炎。若发生海绵窦血栓性静脉炎，可出现眼睑水肿，眼球突出伴活动受限，结膜水肿或淤血，高热、头痛、昏迷等中毒症状，治疗不及时可于数天内死亡。也可同时并发脑膜炎或脑脓肿，出现颈项强直、偏瘫、头痛、恶心、呕吐、惊厥乃至昏迷等。细菌毒素或感染栓子随血液循环扩散，可引起脓毒败血症，以致死亡。

三、治疗

颜面部疖痈与全身其他部位疖痈不同，主张保守疗法，切忌用热敷、烧灼、切开引流等方法。通常采用3%高渗盐水纱布湿敷疖痈顶部，局部使用二味拔毒散外敷（雄黄和明矾各半量研粉末，用水调拌），有利于脓头破溃引流，而无刺激局部炎症恶化的作用。全身应用大剂量有效的抗生素，及时做脓培养、药物敏感试验来调整药物，还可配合中药内服紫雪丹、牛黄丸或荆防败毒散等。全身支持疗法如卧床休息、镇静止痛、流汁饮食、输液、输血等。若有严重中毒性休克，可采用人工冬眠疗法，有全身其他并发症者，则配合内科积极治疗。

（陈胡杰）

第六节　淋巴结炎

一、急性化脓性淋巴结炎

（一）概述

急性化脓性淋巴结炎（acute suppurative lymphadenitis）多发于6岁以下儿童，好发于颈深上淋巴结和颌下淋巴结。

（二）诊断

1. 临床表现　发病前多有上呼吸道感染、牙源性感染或面颈部皮肤化脓性感染史。淋巴结迅速肿大、压痛，波动感，当脓肿溃穿淋巴结包膜后，局部呈弥散性肿胀，皮肤红肿，波动感明显，可抽出脓液。

2. 鉴别诊断　急性化脓性淋巴结炎应与相应部位的牙源性蜂窝织炎、急性颌下腺炎相鉴别。

（三）治疗

炎症初期患者应注意休息，全身给予抗生素以及镇痛解热药物，局部给予理疗、湿敷或中药治疗，形成脓肿后应及时切开引流，同时要进行原发灶的治疗。

二、慢性淋巴结炎

（一）概述

慢性淋巴结炎（chronic lymphadenitis）常继发于慢性牙源性感染、慢性扁桃体炎、慢性咽炎以及急性淋巴结炎治疗不彻底所致。

（二）诊断

颌下、颈部、颏下区为其好发部位，淋巴结多有肿大缩小史，表现为黄豆、蚕豆大小，扁圆形，中等硬度，轻压痛，活动，一般无自觉症状，但可急性发作。

颈部恶性淋巴瘤，鼻咽口腔颌面部癌等的颈部或颌下淋巴结转移，有时易与慢性淋巴结炎相混淆；慢性颌下淋巴炎还应与慢性颌下腺炎相鉴别。

（三）治疗

淋巴结较小且无自觉症状者一般无须治疗；淋巴结肿大明显者，可采用手术切除。慢性淋巴炎还应治疗原发病灶，如龋齿、根尖周炎、牙周炎、扁桃体炎等。

（陈胡杰）

第七节 口腔颌面部特异性感染

一、颌面骨结核

（一）概述

颌面骨结核多由血源播散所致，常见于儿童和青少年好发部位在上颌骨颧骨结合部及下颌支。

感染途径可因体内其他脏器结核病沿血性播散所致；开放性肺结核可经口腔黏膜或牙龈创口感染；也可以是口腔黏膜及牙龈结核直接累及颌骨。

（二）诊断

1. 临床表现 骨结核一般为无症状的渐进性发展，偶有自发痛和全身低热。病变部位的软组织呈弥漫性肿胀，其下可扪及质地坚硬的骨性隆起，有压痛，肿胀区表面皮肤或黏膜常无化脓性感染的充血发红表现。但骨质缓慢被破坏；感染穿透密质骨侵及软组织时，可在黏膜下或皮下。形成冷脓肿。脓肿自行穿破或切开引流后，有稀薄脓性分泌物溢出；脓液中混有灰白色块状或棉团状物质。引流口形成经久不愈的瘘道，间或随脓液有小死骨碎块排出。颌骨结核可继发化脓性感染而出现局部红肿热痛等急性骨髓炎的症状，脓液也变成黄色黏稠。

2. 诊断 青少年患者常为无痛性眶下及颧部肿胀，局部可有冷脓肿或经久不愈的瘘道形成。脓液涂片可查见抗酸杆菌。X 线摄片表现为边缘清晰而不整齐的局限性骨破坏，但死骨及骨膜增生均少见。当继发化脓性感染时，鉴别诊断有一定困难。此外，全身其他部位可有结核病灶及相应体征表现。

（三）治疗

无论全身其他部位是否合并有结核病灶，均应进行全身支持、营养疗法和抗结核治疗。

药物可选用对氨基水杨酸、异烟肼、利福平及链霉素等，一般主张采用两种药物的联合用药方案。对颌骨病变处于静止期而局部已有死骨形成者，应行死骨及病灶清除术。为避免骨质缺损造成以后发育畸形，除有大块死骨分离外，一般选用较保守的刮扒术。

二、颌面部放线菌病

（一）概述

放线菌病是由放线菌引起的慢性感染性肉芽肿性疾病。此菌是人口腔正常菌群中的腐物寄生菌，常在牙石、唾液、牙菌斑、牙龈沟及扁桃体等部位发现该菌。当人体抵抗力降低或被其他细菌分泌的酶所激活时就侵入组织。临床上由于免疫抑制剂的大量应用，导致机体免疫力降低，也是本病的诱发因素。故本病绝大多数是内源性感染。脓液中常含有浅黄放线菌丝，称为放线菌颗粒或硫黄颗粒。

放线菌可从死髓牙的根尖孔、牙周袋或智牙的盲袋、慢性牙龈瘘管、拔牙创口或口腔黏膜创口以及扁桃体等进入深层组织而发病。

（二）诊断

1. 临床表现　放线菌病以 20~45 岁的男性多见。发生于面颈部的放线菌病占全身放线菌病的 60% 以上。此外，极少数可经呼吸道或消化道引起肺、胸或腹部放线菌病。颌面部放线菌病主要发生于面部软组织，软组织与颌骨同时受累者仅占 1/5。软组织的好发部位以腮腺咬肌区为多，其次是下颌下、颈、舌及颊部；颌骨的放线菌病则以下颌骨角及下颌支部为多见。临床上多在腮腺及下颌角部出现无痛性硬结，表面皮肤呈棕红色，病程缓慢，早期无自觉症状。炎症侵及深层咬肌时，出现张口障碍，咀嚼、吞咽时可诱发疼痛。面部软组织患区触诊似板状硬，有压痛，与周围正常组织无明显分界线。病变继续发展，中央区逐渐液化，则皮肤表面变软，形成多数小脓肿，自溃或切开后有浅黄色黏稠脓液溢出。肉眼或取脓液染色检查，可查出硫黄样颗粒。破溃的创口可经久不愈，形成多数瘘孔，脓腔可相互连通而转入慢性期。以后若伴有化脓性感染时，还可急性发作出现急性蜂窝织炎的症状。这种急性炎症与一般颌周炎症不同：虽经切开排脓后炎症趋向好转，但放线菌的局部板状硬性肿胀，不会完全消退。

放线菌病不受正常组织分层限制，可直接向深层组织蔓延，当累及颌骨时，可出现局限性骨膜炎和骨髓炎，部分骨质被溶解、破坏或有骨质增生。X 线片上可见有多发性骨质破坏的稀疏透光区。如果病变侵入颌骨中心，造成严重骨质破坏时，可在颌骨内形成囊肿样膨胀，称为中央性颌骨放线菌病。

2. 诊断　颌面部放线菌病的诊断，主要根据临床表现及细菌学的检查。组织呈硬板状；多发性脓肿或瘘孔；从脓肿或从瘘孔排出的脓液中可获得硫黄颗粒；涂片可发现革兰阳性、呈放射状的菌丝。急性期可伴白细胞计数升高，血沉降率加快。不能确诊时，可做活体组织检查。临床上应与结核病变相鉴别。中央型颌骨放线菌病 X 线片显示的多囊性改变，需排除颌骨成釉细胞瘤及黏液瘤等肿瘤性疾病的可能。

（三）治疗

颌面部软组织放线菌病以抗生素治疗为主，必要时配合外科手术。

1. 药物治疗

（1）抗生素：放线菌对青霉素、头孢菌素类高度敏感。临床一般首选大剂量青霉素 G 治疗，每日 200 万～500 万 U 以上，肌内注射，6～12 周为一疗程。如与磺胺联合应用，可能提高疗效。此外，红霉素、林可霉素、四环素、氯霉素、克林霉素等亦可选用。

（2）碘制剂：口服碘制剂对颌面部病程较长的放线菌病可获得一定效果。一般常用 5%～10% 碘化钾口服，每日 3 次。

（3）免疫疗法：有人推崇使用免疫疗法，认为有一定效果。用放线菌溶素做皮内注射。

2. 手术方法　在应用抗生素的同时，如有以下情况可考虑配合手术治疗。

（1）切开引流及肉芽组织刮除术：放线菌病已形成脓肿或破溃后遗留瘘孔，常有坏死肉芽组织增生，可采用外科手术切开排脓或刮除肉芽组织，以加强抗菌药物治疗的效果。

（2）死骨刮除术：放线菌病侵及颌骨或已形成死骨时，应采用死骨刮除术，将增生的病变和已形成的死骨彻底刮除。

（3）病灶切除术：经以上治疗无效，且反复伴发化脓性感染的病例，亦可考虑病灶切除。

三、颌面部梅毒

（一）概述

梅毒（syphilis）系由苍白螺旋体（TP）引起的一种慢性传染病。初起时即为全身性，但病程极慢，病变发展过程中可侵犯皮肤、黏膜以及人体任何组织器官而表现出各种症状，其症状可反复发作，但个别病员也可潜伏多年，甚至终身不留痕迹。

梅毒从感染途径可分为后天梅毒和先天（胎传）梅毒。后天梅毒绝大多数通过性行为感染，极少数患者可通过接吻、共同饮食器皿、烟斗、玩具、喂奶时传播；亦有因输带菌血而感染者。先天梅毒为母体内梅毒螺旋体借母血侵犯胎盘绒毛后，沿脐带静脉周围淋巴间隙或血流侵入胎儿体内。后天梅毒可分为一、二、三期及隐性梅毒。一、二期均属早期梅毒，多在感染后 4 年内出现症状，传染性强；三期梅毒又称晚期梅毒，系在感染 4 年后表现；一般无传染性。隐性梅毒指感染后除血清反应阳性外，无任何临床症状者。亦可按感染后 4 年为界分为早期和晚期。隐性梅毒可终生不出现症状，但也有早期无症状而晚期发病者。

先天性梅毒也可分为二期：在 4 岁以内发病者为早期；4 岁以后发病者为晚期。

1. 后天梅毒　后天梅毒在口腔颌面部的主要表现有三：依病程分别分为口唇下疳、梅毒疹和树胶样肿（梅毒瘤）。

梅毒树胶样肿除累及软组织外，还可累及颌面骨及骨膜组织。临床上以硬腭部最常见，其次为上颌切牙牙槽突、鼻中隔。间或也可见于颧骨、下颌角部。

腭部树胶样肿常位于腭中线（有时原发于鼻中隔），呈结节型或弥散状。可造成腭骨穿孔，发生口腔与鼻腔交通。腭部树胶样肿波及鼻中隔、鼻骨、上颌骨时，可在颜面部表现为鼻梁塌陷的鞍状鼻；若鼻骨、鼻软骨、软组织全部破坏则呈现全鼻缺损的洞穿畸形。树胶样肿如波及颧骨，可在眶外下部出现瘘孔，最终也形成内陷畸形。

2. 先天梅毒　早期先天胎传梅毒多在出生后第 3 周到 3 个月。婴儿常为早产儿，表现营养障碍，貌似老人。鼻黏膜受累，致鼻腔变窄，呼吸不畅，有带血的脓性黏液分泌。口腔黏膜可发生与后天梅毒相似的黏膜斑。口周斑丘疹互相融合而表现弥漫性浸润、增厚；表面光滑脱皮，呈棕红色，皮肤失去弹性，在口角及唇缘辐射出深的较裂，愈合以后形成辐射状浅瘢痕。

晚期先天梅毒多发生于儿童及青春期。除有早期先天梅毒的遗留特征外，一般与后天三期梅毒相似。可发生结节型梅毒疹及树胶样肿，从而导致软、硬腭穿孔，鼻中隔穿孔及鞍状鼻。

先天梅毒的另一特征性表现是牙的发育异常：哈钦森牙和桑椹状磨牙。

此外，因梅毒性间质性角膜炎出现的角膜混浊；损害第 8 对脑神经的神经性耳聋；以及哈钦森牙，被称为先天性梅毒的哈钦森三征。

（二）诊断

诊断需审慎，应根据详细而正确的病史、临床发现、实验室检查及 X 线检查综合分析判断，损害性质不能确定时可行组织病理检查。近年来，用荧光梅毒螺旋体抗体吸附试验、免疫组化、聚合酶链式反应（PCR）、逆转录聚合酶链式反应（RT－PCR）等方法提高诊断的敏感性及特异性，且作为最后诊断的依据。

（三）治疗

颌面部梅毒损害无论胎传或后天受染，均为全身性疾病的局部表现，因此应行全身性治疗。驱梅治疗药首选青霉素 G 及砷铋剂联合疗法。必须在全身及局部的梅毒病变基本控制以后，才可能考虑病变遗留组织缺损和畸形的修复及矫正术。

（陈胡杰）

第十一章　牙齿损伤性疾病

牙齿损伤性疾病是指牙齿萌出后非细菌因素造成的牙齿硬组织损伤。急性牙齿硬组织损伤可能同时累及牙髓或牙周组织。慢性牙齿硬损伤不及时治疗，进一步发展，也可引起牙髓、根尖周病变。

第一节　牙外伤

牙外伤（traumatic dental injuries）是指突然外力造成的牙体组织和牙周组织的急性损伤。前者累及牙釉质、牙本质、牙骨质和牙髓，后者累及牙周膜、牙槽骨和牙龈黏膜，牙体组织和牙周组织损伤可单独发生，亦可同时发生。对牙外伤患者，应注意查明有无颅脑、颌骨或身体其他部位的损伤。

流行病学资料表明，儿童和青少年人群牙外伤发病率最高。不同的国家和地区报道发病率略有差异，平均15%左右。乳牙和恒牙牙外伤的发病最常见年龄段分别为2～3岁和9～10岁。在部分欧美国家，牙外伤是最常发生于运动场的体育事故，其次，暴力、左撇子和各类突发撞击事件均可造成牙外伤。

根据病因、解剖、病理、临床或治疗预后等不同，牙外伤可以有多种分类方法。国外科学研究最多用 Andreasen 分类方法。牙外伤初诊在我国属口腔内科诊治范畴，多采纳常用临床分类法，即牙震荡、牙折、牙脱位。

一、牙震荡

牙震荡（concussion of teeth）是骤然外力作用于牙体引起的牙周膜的轻度损伤，损伤通常不累及牙齿硬组织。

受伤患牙疼痛，牙龈边缘少量渗血，轻度松动无移位但叩痛明显。X 线片显示牙根位于牙槽窝的正常位置，受伤当时牙髓电测试意义不大。若根尖牙周膜轻度受伤，数周或数月后牙髓电测试恢复正常；若根尖牙周膜受伤较重，牙髓逐渐坏死，表现为牙齿变色，牙髓电测试无反应。

牙震荡患牙一般预后较好，不需要特殊治疗，也可于受伤当时适当调𬌗及伤后2周内忌硬食，以减轻患牙的咬合负担。受伤后第1、第3、第6、第12个月应定期复查，年轻恒牙需追踪观察1年以上，若牙体无变色、牙髓活力正常，可不进行任何治疗，若发现牙髓坏死，应及早做根管治疗，以防患牙变色。

二、牙折

牙折（teeth fracture）是外力引起的牙齿硬组织折裂或折断。前牙的牙折多因跌撞，如跌倒、殴打、车祸、运动等原因造成；而后牙的牙折多因进食时突然咬到砂石、碎骨等硬物而发生。牙折断的部位及所累及的范围也有所不同。通常按部位可分为冠折（图11－1）、根折（图11－2）和冠根联合折（图11－3），根据其是否累及牙髓，又分为露髓和未露髓两类。

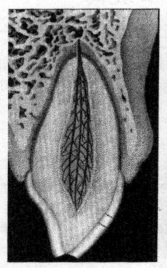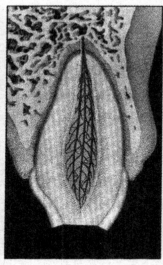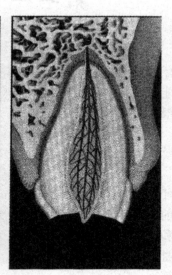

图11－1　冠折

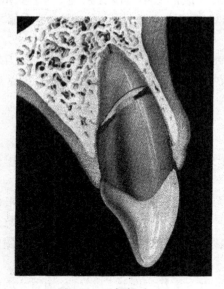

图11－2　根折

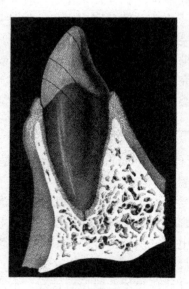

图11－3　冠根折

（一）冠折

单纯的牙釉质折裂，患牙可无症状，或对冷、热、酸、甜刺激稍敏感，一般不会引起牙髓炎症。同时累及牙釉质和牙本质的冠折，常有对冷、热、酸、甜刺激敏感等牙本质过敏症状。对近髓或露髓的患牙，如治疗不及时常可引起牙髓感染而出现牙髓炎的症状。

依据牙冠折的范围和牙髓的状态决定选择何种治疗。单纯的牙釉质裂纹，只需调磨锐尖，一般不需要其他处理；对累及牙本质浅层有敏感症状的患牙，可采用脱敏治疗，或直接用复合树脂修复牙齿外形；对累及牙本质深层缺损较大的患牙，牙本质敏感症状明显，应先用氢氧化钙间接盖髓促进修复性牙本质形成，高黏性玻璃离子黏固剂暂时覆盖牙本质，观察2个月以上，确定牙髓活力正常后再换用复合树脂修复或做冠修复。对牙髓暴露或已有牙髓症状者，应根据牙根发育状况做根管治疗或活髓保存治疗。对于活髓牙，应在治疗后第1、第3、第6个月及1、2年定期复查，以了解牙髓的活力情况以及年轻恒牙牙根形成情况，对已有牙髓或根尖周病变的患牙，应做牙髓摘除。

（二）根折

外伤性根折比冠折少见，多发生于牙根已发育完全的成熟恒牙。按根折部位可分为颈1/3、根中1/3和根尖1/3根折。其中，根尖1/3最为常见。其折裂线可为水平型或斜型，完全纵折极少见。

根折主要表现为牙冠松动，唇、腭侧错位，叩痛和龈沟出血。根折部位越接近冠方，牙齿松动度越明显，但对于多根牙则不一定如此。X线检查是诊断根折的重要依据，但少数根折因X线中心线与根折线形成的特殊角度而很难显示。

根折治疗时因其折断部位的不同，所选择的治疗方法也不一样。一般认为越靠近根尖区的根折其预后越好，而与口腔相通的根折，其治疗及预后较复杂。

折线位于龈缘颈1/3且牙周组织正常的根折，应拔去冠段牙折片，进行根管治疗后行桩冠修复。如果断面位于龈下，可根据情况采用切龈术或正畸牵引术暴露牙根断面，再进行根管治疗后行桩冠修复。

折线位于根中1/3的患牙，应将冠段复位后用黏结夹板技术将患牙同两侧的邻牙固定在一起，4~6个月待根折愈合后再去除夹板。固定期间，每月复查1次，要及时更换松脱夹板，若发现牙髓有炎症或坏死趋势，要及时进行根管治疗。根管内不用牙胶尖充填，应用糊剂充填后，玻璃离子黏固粉将根管桩固定与根管内，连接两断端牙根。

折线位于根尖1/3的患牙，先用粘接夹板固定，定期复查，不必进行预防性根管治疗，以免糊剂压入断端之间，影响断面愈合。若复诊发现牙髓炎症或坏死，再行根管治疗。

复位后根中1/3和根尖1/3根折的愈合有3种情况：

（1）钙化硬组织愈合，与骨损伤愈合相似，这是最理想的愈合。临床检查牙齿不松动，牙髓活力正常或稍下降，X线片上看不见或隐约可见一细小根折线。

（2）结缔组织愈合：结缔组织将断端分开。临床检查牙齿稍有松动，牙髓活力正常或稍下降，X线片上可见明显的根折线，髓腔可能有钙化影像。

（3）肉芽组织形成：实际上不是修复愈合的表现。临床上牙齿明显松动，变色，叩痛，伸长，牙髓无活力，X线片上可见根折线较宽，其周围伴有牙槽骨的吸收。

（三）冠根折

冠根折多为斜向折裂，同时累及牙釉质、牙本质和牙骨质，牙髓常暴露。

对于牙根未完全形成的年轻恒牙，应采用根尖诱导形成术，待牙根完全形成后再做根管治疗及修复治疗。对于发育成熟的恒牙，均应尽量保留患牙，并在完成根管治疗后采用切龈术、正畸牵引术或直接用拔牙钳拉出复位固定后行桩冠修复。对于垂直纵向冠根折，治疗效果差，应拔除患牙。

三、牙脱位

牙齿受外力作用脱离牙槽窝称为牙脱位，常伴有牙龈撕裂和牙槽突骨折。因外力作用的大小、方向不同，牙脱位的类型也不相同。牙齿偏离牙槽窝移位称为不完全脱位。牙齿不完全脱位根据移位方向可分为殆向脱位、侧向脱位和嵌入性脱位。牙齿完全脱出牙槽窝或仅有软组织相连称完全脱位。

（一）殆向牙脱位

牙齿有明显伸长感和咬合障碍，松动度明显增加，有疼痛、龈缘出血等表现，X 线片示牙根尖与牙槽窝壁之间的间隙增宽（图 11 - 4）。

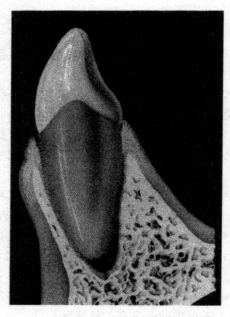

图 11 - 4　牙殆向脱位

脱位牙应在局麻下用手轻柔复位，恢复其正常的咬合关系后用夹板固定 2 ~ 4 周后再去除夹板。复位后 3、6、12 个月进行复查，以了解牙髓、牙根或牙槽骨情况。若发现牙髓坏死，应及时作根管治疗，以防牙根吸收和根尖病变。

（二）侧向牙脱位

牙齿出现唇舌向移位，牙松动度不明显甚至完全不松动，常伴有牙槽窝壁或牙槽骨的骨折。叩诊为音调较高的金属音。X 线片示根尖周牙槽窝空虚（图 11 - 5）。

由于牙齿被嵌锁在新位置，故需要在局麻下用手或钳子将其复位到正常位置，伴有牙槽窝壁或牙槽骨的骨折，应同时复位牙槽窝壁或牙槽骨，复位后再用夹板固定至少 4 周以上。2 ~ 3 周定期复查进行 X 线检测，复查 X 线片如有边缘性牙槽突吸收，则应继续固定 3 ~ 4 周；对于根尖孔未发育完全的牙，牙髓活力测试决定是否行根尖诱导成形术。而对于成熟牙，侧向脱位多造成根尖孔血管断裂，牙髓进而发生坏死，常需及早作根管治疗。

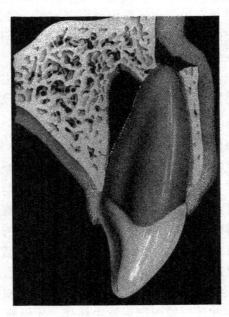

图 11 - 5 牙侧向脱位

（三）嵌入性牙脱位

患牙殆面或切缘低于正常，临床牙冠变短甚至完全嵌入牙槽窝内，发生于上前牙的嵌入性脱位严重者可能嵌入鼻腔。患牙不松动，牢牢地轴向嵌锁到牙槽骨中，叩诊为高调的金属音。X 线片示嵌入性脱位牙根尖区牙周膜间隙变窄或消失（图 11 - 6）。

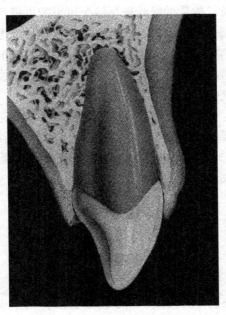

图 11 - 6 牙嵌入性脱位

根尖孔未完全形成的年轻恒牙，应在局麻下用拔牙钳将其轻轻松离锁扣位置，对症处理，任其自然萌出，多数患牙在半年内能萌出到原来位置。强行拉出复位会造成更大的创伤，诱发牙根和边缘牙槽突的吸收。外伤后 1、3、6 个月应定期复查，检查牙髓活力，一旦发现牙髓坏死，须及时作根尖诱导成形术。

发育成熟的恒牙嵌入脱位后一般不能自行萌出，应及时复位并固定 2~4 周。因为这类牙多发生牙髓坏死，并容易发生牙根吸收，在去除夹板之前应及早作根管治疗。

（四）完全性牙脱位

牙完全性脱位也称牙撕脱，牙齿从牙槽窝里完全脱出，部分可有少量的牙龈软组织相连，牙槽窝空虚，流血或充满血凝块，可伴有牙龈软组织的撕裂和牙槽突的骨折。

通常采用牙再植术治疗。具体治疗方案的选择及预后情况与患牙离体时间、患牙发育状态、体外保存方式、患牙自身牙体牙周的状况及患者全身状况直接相关。

脱位牙应在离体最短时间进行再植。对于根尖未发育完全的年轻恒牙，若牙离体不超过半小时，再植成功机会较高，预后也很好。牙髓常常能继续存活，而不必拔除牙髓，牙根吸收的发生率较低。对离体超过 2 小时以上的患牙，尤其是牙根已发育完成的恒牙，牙髓不可能重建血运循环，多发生坏死，进而引起炎症性的牙根吸收或根尖周病变。

若离体时间较长，牙髓和牙周膜内细胞发生坏死，牙周膜不可能重建，这时"再植"变为"种植"。应先用刮匙将坏死的牙周膜从根面刮去，体外完成根管充填置入牙槽窝内。用固定夹板固定 6 周以上。

在受伤地点即刻将脱位牙复位于牙槽窝内是最佳保存方式。如脱位牙污染严重，可用自来水简单冲洗后，置于患者口腔内。如果有条件也可放在有牛奶、生理盐水或冷自来水的容器里，防止脱位牙的干燥。

患牙在外伤前的龋坏及牙槽骨的吸收破坏情况也影响再植效果。对于一些有系统性疾病如感染性心内膜炎、糖尿病、免疫力低下的患者，一般不再考虑对脱位牙进行再植。

对于能立即复位再植的脱位牙，先用生理盐水轻轻清洁牙根表面及牙槽窝内的血凝块和骨折片或异物，然后用手指轻缓施压将脱位牙置入牙槽窝正常位置。复位后用半固定夹板固定 2 周左右后，适当应用抗生素，并常规使用破伤风抗毒素。

再植术后，对可能发生牙髓坏死的患牙，应在去除夹板前完成根管治疗；对根尖孔没形成的年轻恒牙，在去除夹板前完成根尖诱导成形术，18 个月后待根尖屏障形成后换用牙胶充填。所有患者在术后 2~3 周内都应常规进行 X 线片检查，观察根尖周有无炎症。随后在 2、6 个月及 1、2、5 年应定期复查，追踪观察牙根有无吸收及牙根与周围牙槽骨的愈合情况。

（聂　鑫）

第二节　牙齿慢性损害

牙齿慢性损害是指非细菌性的机械、化学因素长期作用造成的牙齿硬组织完整性破坏。牙齿慢性损害早期症状不明显，病变累及牙本质后可出现牙本质敏感症状，进一步发展可造成牙髓根尖周病变。慢性牙隐裂多有典型的定点咬合痛；牙根纵折常引起牙周、根尖周病变，预后较差。

一、牙磨损

牙磨损（abrasion）是机械摩擦造成的牙齿缓慢渐进性缺损。正常咀嚼造成的生理性磨损称为咀嚼磨损或磨耗（attrition），其他非咀嚼过程造成的病理性磨损称为非咀嚼磨损。

（一）病因

咀嚼磨损又称为磨耗。牙齿咬合关系建立后，牙齿在行使咀嚼功能时，牙齿与牙齿之间摩擦运动，造成牙釉质和一部分牙本质消耗，咀嚼磨损也是正常的增龄性变化。一些不良习惯、异常咬合、牙齿组织结构不良等可加速牙齿的磨耗。主要包括单侧咀嚼、夜磨牙、喜吃硬的食物、牙齿排列不整齐、缺牙、亢进的咬合力、牙齿矿化不良等。

由于其他机械刺激而引起的牙齿硬组织缺损则称之为非咀嚼性磨损。牙齿非咀嚼磨损常常包括刷牙因素，如刷毛过硬，牙膏颗粒太粗，刷牙方式不正确；义齿因素，如卡环卡抱力量过大，义齿边缘摩擦；不良习惯，如咬针线、咬电线、咀嚼茶叶、烟叶、喜嗑葵瓜子以及职业因素，如吹号、咬金属线等原因所引起。

（二）临床表现

因牙磨损程度不同患者可能表现为无自觉症状、牙本质敏感和并发牙髓炎。牙齿磨损的程度和患者的年龄、牙齿的硬度、食物的硬度、咀嚼习惯和咀嚼肌的张力等有关。

男性磨损发病率高于女性，常常发生在牙齿与牙齿接触的地方。一般情况下牙齿的磨耗速度比较恒定，对颌牙之间殆面或切缘磨损量基本相同。牙功能尖嵴如前牙切缘、后牙殆面、上颌牙的腭尖、下颌牙的颊尖以及邻面接触点区域易出现磨耗。对于磨损，发生部位常位于刺激因素作用区域，如不正确刷牙、卡环因素所形成的楔状缺损位于牙颈部，咬线、嗑瓜子、吹号所引起的牙磨损一般位于前牙切缘。然而，有些病例中病理性和生理性磨损间无明显界限。

根据牙齿磨损程度不同磨损分为 3 级（Whit – taker 法）：

1. Ⅰ级磨损　磨损局限于釉质层，患者无明显不适，探诊和温度诊无异常。

2. Ⅱ级磨损　局部釉质完全磨损，牙本质暴露；随着牙本质暴露面积增大，患者出现牙本质敏感症状。检查可见磨损面光滑平坦，暴露牙本质处凹陷较深，可能有色素沉着或者继发龋，探诊对机械摩擦刺激特别敏感。

3. Ⅲ级磨损　大片釉质完全磨损，牙本质大面积暴露，牙尖或边缘嵴几乎被磨平，殆面弹坑状凹陷接近髓腔。患牙牙本质症状较Ⅱ级磨损更明显，甚至发展为牙髓炎。由于牙尖边缘嵴被磨平，溢出沟消失，患牙出现食物嵌塞，咀嚼功能下降。如果殆面呈非均匀磨损，中央部位形成大而深的凹陷，周围形成高而尖锐的牙尖、边缘嵴，可能造成绞锁状咬合，造成牙周创伤和牙齿纵折。尖锐的牙尖牙嵴还可能刺伤口腔黏膜而形成舌缘、颊黏膜溃疡。

（三）治疗与预防

1. 去除诱因和不良习惯　生理性磨损无症状者，无须处理。对于病理性磨损要消除夜磨牙、紧咬牙等诱发因素，去除用牙咬线和前牙恒定部位嗑瓜子习惯，采用正确的刷牙方式和选择适当的牙刷牙膏。对于咬合关系不佳的患牙，应调整咬合关系，恢复牙齿正常外形的咬合关系，提高咀嚼效率，防止牙周损伤。

2. 脱敏和再矿化治疗　对于未形成弹坑状缺损而又有牙本质过敏的较浅磨损，可采用脱敏治疗和氟制剂再矿化疗法，提高其硬度和质地，增加其抗磨损的能力。

3. 充填修复治疗 非均匀磨损出现弹坑状缺损，应选择适当的充填材料对其进行充填治疗，以隔绝外界刺激，阻止牙齿进一步被磨损；对于均匀磨损造成的牙本质广泛暴露，可采用全冠修复。严重磨损而引起颞下颌关节紊乱综合征者，应用颌垫恢复其正常的颌间距和咬合关系。有牙髓和根尖周炎症者，常规进行牙髓病、根尖周病治疗，然后在进行其他相关治疗。

二、楔状缺损

楔状缺损（wedge – shaped defect）是发生于牙齿颈部唇、颊面，偶尔也见于舌腭面的硬组织缓慢消耗性缺损，形态呈窄端向内的楔形而得名（图 11 – 7）。

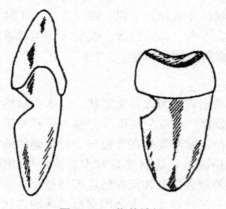

图 11 –7　楔状缺损

（一）病因

楔状缺损发生的确切原因还不十分清楚，目前认为和下列因素综合作用有关。

1. 刷牙 不正确刷牙是楔状缺损发生的主要原因。用力横刷牙者，常有典型和严重的楔状缺损。横刷牙着力最强的地方，如唇向错位的牙和牙弓转弯处的第一、第二双尖牙，常发生楔状缺损且缺损的程度也比较严重。

2. 组织结构薄弱 牙颈部釉质与牙骨质交界处组织结构薄弱，甚至釉质与牙骨质不相连牙本质直接裸露，机械和理化因素容易导致缺损发生。

3. 局部酸的作用 龈沟内的酸性分泌物和细菌滞留形成牙菌斑产酸使局部呈酸性环境，牙龈缘颈部也是胃酸反流和酸性饮食的酸滞留区。牙颈部硬组织脱矿溶解诱发和加速了楔状缺损的发生。

4. 牙体疲劳 牙颈部的外形和组织结构特点决定了牙颈部是应力的集中区，长期应力集中导致局部牙体组织疲劳容易出现破坏缺损。

（二）临床表现

典型楔状缺损是由两个平面相交呈"V"字楔形，缺损边缘整齐而锐利，也有缺损呈浅碟形或不规则形。缺损表面坚硬光滑，少数有着色。

因楔状缺损的深度不同，临床上可出现牙本质过敏症状，累及牙髓可出现牙髓炎甚至根尖周病症状。但是深度与临床症状不一定成正比关系，如果缺损发展速度慢或患者年龄较大，修复性牙本质的形成明显，即使楔状缺损非常深，但患者也可能无明显症状。缺损严重者，颈部组织薄弱可出现牙颈部折断。

多发生在牙弓转弯处的双尖牙区，也见于前牙和磨牙，上颌多于下颌。50～60岁为楔状缺损高发年龄段，随着年龄增加，楔状缺损发生率愈高，缺损愈严重。

（三）治疗和预防

1. 改正不良的刷牙方式　应采用正确的刷牙方式，避免横刷，并选用刷毛较软的牙刷和磨料较细的牙膏。由于接触酸后造成牙脱矿和表面软化，对机械磨损敏感，因此应避免进食水果、碳酸饮料等酸性食物后立即刷牙。

2. 脱敏治疗　浅、中型无症状楔状缺损可不做特别处理，但需注意局部清洁，预防发生龋病和牙龈炎。对牙本质过敏者，可做脱敏疗法。具体方法参见牙本质敏感症章节。

3. 充填治疗　对脱敏无效或缺损严重者可做充填治疗，较深的楔状缺损应采用间接盖髓再行充填治疗。充填治疗既可以阻断外界刺激，消除过敏症状，又可以阻止楔状缺损的进一步发展。充填材料一般选用对牙髓刺激性小的玻璃离子黏固剂或复合树脂。

4. 根管治疗　对已有牙髓、根尖周炎发生的楔状缺损患牙，需首先进行根管治疗，然后再充填修复缺损。由于楔状缺损导致牙颈部硬组织大量缺损，牙髓坏死又使牙体硬组织因缺乏营养而变脆，为了预防牙颈部折断，在做双尖牙、前牙根管治疗后，充填修复前最好在根管内打桩，增加牙齿的抗折力。

三、磨牙症

习惯性、无意识、无功能上下颌用力磨牙称为磨牙症（bruxism），是咀嚼系统的一种功能异常运动，睡眠时发生多于白昼。

（一）病因

磨牙症的病因还不十分清楚，目前认为多种因素与之有关，包括生理病理学因素、心理因素和解剖形态学因素等。

1. 心理因素　情绪紧张是磨牙症最常见的发病因素。恐惧、愤怒、焦虑等情绪没有及时发泄，隐藏在人的潜意识中，情绪积累到一定程度，则通过各种方式周期性地表现出来，磨牙症状是这种表现方式之一。注意力高度集中和紧张强度大的工作者，如运动员、钟表工，常发生磨牙症。

2. 全身性疾病　早期文献报道，磨牙症与寄生虫病、血压改变、遗传、缺钙、胃肠道功能紊乱等因素有关。

3. 咬合关系不协调　咬合早接触可能是磨牙症的另一主要病因。正中𬌗的早接触是最常见的磨牙症的诱导因素。有时调磨改正正中关系与正中𬌗之间的早接触和平衡侧早接触可以治愈磨牙症。

4. 颞颌关节功能紊乱　有研究报道颞颌关节功能紊乱与磨牙症有一定相关性，但二者的因果关系还存在争议。

（二）临床表现

临床上磨牙症可分3型：

（1）磨牙型：常在夜间入睡之后磨牙，又称为夜磨牙，常被别人听见而告知，患者本人多不知晓。

（2）紧咬型：常在白天注意力集中时不自觉地将牙咬紧，但没有上下磨动的现象。

（3）混合型：兼有夜磨牙和白天紧咬牙的现象。

长期磨牙症患者全口牙咬合面磨损严重，牙冠变短，可能伴发颞下颌关节紊乱。严重的牙面磨损，也可导致多数牙的牙髓病、根尖周病，或者咬合创伤，食物嵌塞。牙周负荷过大可能出现牙齿松动等牙周疾病症状。

（三）治疗

1. 去除致病因素、治疗并发症　施行自我暗示以消除心理因素、减少紧张情绪。磨除早接触和高陡牙尖，同时进行放松肌肉的锻炼。由磨牙症所引起的各种并发症，按并发症的治疗方法做相应的处理。

2. 𬌗垫干扰预防治疗　戴𬌗板既可干扰中断患者持续长时间夜磨牙，又可保护牙面减轻磨损。

3. 肌电反馈治疗　对磨牙症患者分两期训练，第一期通过肌电反馈学会松弛肌肉；第二期用听觉反馈，在一级睡眠期间可告诫磨牙症的发生。

四、酸蚀症

酸蚀症（erosion）是指非细菌产生的机体内源性或/和外源性化学酸性物质引起的牙齿硬组织慢性病理性丧失。化学酸造成牙体硬组织脱矿、硬度降低，进而对机械磨损更加敏感，发展为硬组织缺损。化学酸的 pH、钙磷氟含量决定了酸蚀症的程度，接触酸的频率时间、行为和生物学因素如牙齿质量、位置、唾液缓冲能力、流量也影响酸蚀症的程度。

（一）病因

1. 内源性因素　呕吐或胃酸经食管逆流常造成内源性牙酸蚀症。所以，牙酸蚀症也是器质性和神经性厌食症以及酗酒者常见的症状。

2. 外源性因素　由于摄入大量的酸性饮料，如碳酸饮料，水果汁，喜吃酸水果，葡萄酒以及酸性食品，都可能引起牙齿脱矿。

制酸工人和常接触酸的人员，酸挥发进入空气形成酸雾或酸酐常常引起牙齿硬组织脱矿。电池作业工人酸蚀症的危险性显著增高，葡萄酒品尝者和游泳竞技者尚不能肯定。

（二）临床表现

酸蚀症患者最初牙体无实质性缺损仅有感觉过敏，以后逐渐产生实质性缺损。最初是牙釉质表面出现光滑的小平面，随后进一步发展，出现浅的圆形凹面，或边缘锐利的沟槽，严重者牙釉质可能完全丧失，暴露出牙本质，易于进一步酸蚀和机械磨损。侵蚀部位和形式因酸而异。食物中的酸引起上前牙唇面表面光滑的大而浅的凹陷，由胃酸上逆引起者常导致前牙腭舌面及后牙的𬌗面和舌面酸蚀。由盐酸所致者常表现为自切缘向唇面形成刀削状的光滑面，硬而无变色，因切端变薄而容易折断。硝酸主要作用于牙颈部或口唇与牙面接触区。硫酸酸雾中系二氧化硫，在水中溶解形成弱酸亚硫酸，通常只使口腔有酸涩感，不易引起牙体酸蚀。

（三）预防和治疗

1. 改善劳动条件　消除和减少空气中的酸雾是预防外源性酸蚀症的根本方法。戴防酸口罩和定时用弱碱性液，如2%苏打水漱口，对预防酸蚀症有一定作用。

2. 改正不良饮酒、饮食习惯 适当减少酸性食物摄入量，进食酸性果汁、饮料后应2小时内避免刷牙。降低饮酒和其他原因引起的胃酸反流。

3. 脱敏和修复治疗 有过敏症状的浅表缺损，可进行脱敏和再矿化治疗。牙体缺损严重可行充填或修复治疗

五、牙隐裂

牙隐裂（dental micro-crack），又称不完全牙折（incomplete fracture），是指发生在牙齿表面渗入到牙本质的细微非生理性裂纹。最常发生于上颌磨牙，其次是下颌磨牙、上颌前磨牙（图11-8）。

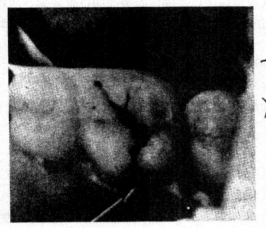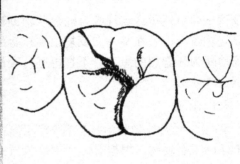

图11-8 牙隐裂

（一）病因

1. 牙体硬组织结构缺陷 牙隐裂常常发自牙齿的发育沟，进而向硬组织深部延伸。如果牙体硬组织发育缺陷形成深的沟裂，在行使咀嚼功能时，容易产生应力集中，导致牙隐裂的发生。

2. 𬌗力创伤 牙隐裂患者常常有不慎咬硬物历史。部分患者咀嚼肌发达，有长期咬坚果、咀嚼硬韧食物习惯，咬合力过大导致𬌗面过度磨耗和组织薄弱，随着时间的延长，还可能改变牙硬组织釉柱排列方向，最终导致牙隐裂的发生。

3. 牙体手术治疗 牙体手术治疗制备洞形可能去除部分健康牙体组织，从而削弱牙齿对外力的承受力。窝洞充填材料与牙体组织的热膨胀系数和聚合收缩系数的不同也是引起牙隐裂的因素之一。

4. 牙体硬组织营养缺乏 牙髓病变以及根管治疗术后，牙体硬组织失去最主要的营养供给，组织变脆，易发生隐裂或折裂。

（二）临床表现

牙隐裂最典型的症状是咀嚼和遇冷热出现尖锐而短暂的疼痛。咀嚼性疼痛为定点性咬合痛，即当𬌗力作用于隐裂线上，出现撕裂样剧痛，咬合停止，疼痛消失。随着牙隐裂线的

加深，轻微疼痛可发展到严重的自发痛，这是由于牙隐裂引起牙髓和根尖周疾病。所谓的"牙裂综合征"（cracked toothsyndrome）就是包括单纯牙隐裂锐痛症状和并发牙髓炎、根尖周病的多样症状。

早期牙隐裂裂纹细小，肉眼不容易发现，随着时间的延长裂隙增宽，色素沉积而变得较易看见。X线检查对牙隐裂的诊断价值不大，但对由于牙隐裂引起的根尖周炎状况却有一定的帮助。

隐裂线与牙齿的发育沟重叠并且越过边缘嵴到达牙齿的邻面或颊舌面。上颌磨牙隐裂线常与其近中沟或舌沟重叠，下颌磨牙隐裂线呈近远中方向与发育沟重叠，上颌双尖牙隐裂线亦与近远中向发育沟重叠。

染色试验可辅助诊断牙隐裂早期的过细裂纹。将可疑牙隔湿、吹干后，用棉球蘸上龙胆紫染料，在可疑部位反复涂搽使染料浸透入裂隙内，以便确定隐裂线的位置和累及的程度。

隐裂线即使未累及牙髓，侧向直接叩击隐裂线处也可出现疼痛。活髓牙对温度刺激有反应。

咬诊试验可通过定点性咬合痛症状辅助诊断患牙。将棉花签置于可疑牙不同部位，嘱患者反复轻轻咬合，若在某一点反复出现短暂的撕裂样疼痛，则该牙可能已发生牙隐裂。对于已明确诊断为牙隐裂的患牙，不宜再进行咬诊试验；咬合时应轻轻用力，以免加速裂纹的发展甚至造成牙折。

（三）治疗

1. 调𬌗　所有牙隐裂治疗应首先调磨高陡牙尖，降低咬合力。定期观察，并建议暂时不用患牙侧咀嚼硬物。根据有无牙髓症状再决定下一步治疗方案。

2. 全冠修复治疗　对有症状而未累及牙髓的隐裂牙可采用全冠保护治疗。为了确定牙髓状态，牙体预备后，用氧化锌丁香油黏固粉固定暂时冠，观察2~3周，若症状完全消失，可考虑直接换永久性全冠。对有牙髓炎症状的隐裂牙，应根管治疗完成后立即做全冠修复。

3. 治疗过程注意事项　对于隐裂线已累及髓室底但未完全裂开的患牙，应用黏结剂封闭隐裂线，用暂冠或牙圈保护牙尖，直至根管治疗和充填治疗完成。在根管治疗过程中，如果疼痛症状未减轻，预后情况差，建议拔除患牙。若髓室底完全裂开，根据不同情况酌情处理。牙折片及残存牙松动，则拔除之。若上颌磨牙牙折线为近远中向，下颌磨牙牙隐裂线为颊舌向可顺牙隐裂线行牙半切除术，保存牙冠的一半或两半以及牙根，治疗结束后进行全冠修复。

由于对牙隐裂的程度、性质很难准确诊断，在治疗前必须向患者交代清楚治疗的可能结果，治疗期间牙隐裂可能继续发展为牙齿完全裂开，而不得不拔除患牙等。

六、牙根纵裂

牙根纵裂（vertical root-fracture）是指发生于牙根的牙体组织慢性损伤。由于牙根纵裂位于牙的根部而未累及牙冠，临床上常常难以发现。

（一）病因

1. 创伤性𬌗力　创伤性𬌗力长期作用于牙根，造成牙根管内吸收或根管外吸收，根管壁的抵抗力降低，当牙齿遇到意外力量时就容易产生牙根纵裂。如果𬌗面严重磨耗形成凹凸不平和高陡牙尖，咀嚼运动时可能改变殆力方向，在牙根产生扭曲力导致牙根纵裂。

2. 根管治疗　牙髓病变使牙体硬组织失去营养而变脆，根管治疗时根管预备使根管壁牙本质变薄，牙根抵抗力进一步降低，根管充填采用侧方加压法或是垂直加压法都可以产生过大的楔力造成牙根纵裂。

3. 根管内固位桩　根管治疗完成后，因牙体硬组织严重缺损需要在根管内安装根管固位钉辅助固位。银汞合金固位钉在充填后合金的缓慢膨胀可能导致牙根纵裂；根管固位钉在敲打钉就位时或旋转就位时，产生的楔力可能导致牙根纵裂；根管固位钉安装充填后在牙行使咀嚼功能时，咬合力应力集中于桩上造成杠杆作用，在根管内产生撬动的力量作用于根管壁可能导致牙根纵裂。临床上铸造桩冠失败的最常见的原因之一就是牙根纵裂，因此，临床上根管治疗牙在充填修复时尽量不使用根管桩，充填完成后最好使用全冠修复。

4. 解剖生理因素　牙根解剖结构方面的弱点与牙根纵裂有关。下颌切牙、上颌第二双尖牙等扁牙根比圆形、椭圆形的牙根更容易发生根折；上颌磨牙的近中颊根、下颌磨牙的近中和远中根，双根管比单根管容易发生牙根纵裂。而上颌中切牙、上颌磨牙腭根以及上颌尖牙根不易发生牙根纵裂。人到老年，牙齿硬组织有机物含量下降，弹性减少，脆性增加，加之髓腔减小和牙髓组织细胞成分减少，不利于牙体硬组织的营养，增加了牙根纵裂的可能性。

（二）临床表现

早期牙根纵裂无明显症状，临床很难发现。牙根纵裂进一步发展，可出现牙髓炎症状，晚期累及牙周或根尖周组织可出现咀嚼痛或牙周脓肿。

牙根薄弱的活髓牙发生牙根纵裂，当病变发展累及牙髓时可发生牙髓炎。临床检查可能无龋病等常见牙体硬组织病变，部分患牙殆面磨损严重或有意外咬硬物受伤史。

死髓牙或根管治疗后发生牙根纵裂的患牙，牙冠可有充填物，病变累及牙周或根尖周组织时可出现叩痛，可探及窄而深的牙周袋，牙周袋既可存在于牙根的唇侧、舌侧和邻面，晚期也可见龈沟内有脓液溢出。

早期 X 线照片基本观察不到病变，随着病程发展，表现出骨吸收。因纵裂方向与 X 线照片角度关系以及牙齿周围的硬组织重叠于牙齿上而遮盖牙根折裂线，X 线照片可能发现牙根管内吸收或根管外吸收，但常常不能显示纵裂线。已经做过根管治疗的牙，如果在根管壁与根管充填物之间出现分离的透射影像，排除不完全根充间隙后，可作为牙根纵裂的诊断依据。需要说明的是，X 线照片对牙根纵裂仅有一定帮助作用，除了少数具有典型牙根纵裂照片的病例外，照片不能作为牙根纵裂的可靠诊断依据。如果牙周翻瓣手术暴露可疑根面，在肉芽组织去除干净后，可能在牙根表面上可见牙根纵裂线，这是对牙根纵裂诊断最有力的依据。

（三）治疗原则

牙根发生折裂以后，牙根折裂附近的根管常常发生感染，而附近的牙周组织也呈慢性炎症，有时结缔组织朝根管方向长入牙折裂隙内，预后很差。

对于发生牙根纵裂的单根牙，只有拔除；对于发生根裂的多根牙，可将发生根裂的牙根作断根术或半切除，去除发生根裂的牙根，保留健康的牙体部分，然后行全冠修复切除的牙冠。

（聂　鑫）

第三节 牙本质敏感症

牙本质敏感症（dentine hypersensitivity）又称牙齿感觉过敏症（tooth hypersensitivity），指牙本质遇到机械（刷牙、摩擦、咀嚼）、温度（冷、热）、气流、触觉、渗透、化学（酸、甜、辣）等刺激迅速发生短暂、尖锐疼痛，而又不能解释为其他任何口腔疾病。多种牙齿疾病均可表现牙本质敏感，通常在排除其他牙体疾病后才诊断为牙本质敏感症。牙本质敏感症发病高峰年龄在 30~40 岁，由于调查对象和调查方法不同，发病率报道差异很大。

一、病因和发病机制

任何使牙齿硬组织完整性破坏、牙本质暴露的疾病均可发生牙本质过敏症，但不是所有牙本质暴露的牙都出现敏感症状，牙本质暴露的时间、修复性牙本质形成与是否出现症状有关。个别釉质完整的牙也可能出现敏感症状。牙本质过敏还与全身健康状况和机体所处环境因素有关。

牙齿局部完整性受到破坏、牙本质暴露是牙本质过敏症的主要原因。病理学检查发现，牙本质敏感多表现为牙本质小管开放变宽。部分牙齿组织完整，因机体或环境因素而导致牙齿感觉过敏症状，也称为牙釉质和牙本质感觉性的增高。牙漂白治疗和牙龈退缩致使牙根暴露牙体完整性未受到破坏也会发生牙本质敏感症。全身因素包括妇女经期、孕期、分娩与绝经期的生理性变化、全身健康状况下降，如感冒、过敏疲劳或久病不愈，神经衰弱、精神紧张；胃肠疾患，营养代谢障碍等，环境因素主要有气候和气压的变化等。

（一）神经学说

牙本质小管中的无髓鞘感觉神经末梢接受外界刺激将感觉从牙本质表层传至牙髓引起敏感症状。但形态学观察和一些生理学实验结果不支持神经学说。形态学观察仅在牙本质管的内侧 1/3 而不是牙本质管全程有神经纤维，氯化钾、乙酰胆碱、缓激肽等对神经末梢有强烈刺激的药物，置于新鲜外露的牙本质并不能引起疼痛反应。而一些对神经无刺激性的高渗糖溶液却可很快引起酸痛反应。局部麻药作用于牙本质表面也不能减轻牙本质敏感症。

（二）成牙本质细胞感受器学说

1968 年，Frank 发现牙本质小管中有神经与成牙本质细胞突起形成的复合体，提出成牙本质细胞感受器学说（odontoblast receptor theory），认为二者间存在"突触样关系"，可行使感受器功能，牙本质细胞的原浆突中含有乙酰胆碱，受刺激后引起神经传导，产生疼痛。但是，电子显微镜观察牙髓未发现突触，仅在前期牙本质和牙本质内层 1/3 的牙本质小管内有来自牙髓的游离神经末梢。将导致痛物质和表面麻醉剂导入牙本质不诱发疼痛或减轻，表明牙本质没有接受特殊刺激的感觉装置。1982 年，Lilja 发现感觉过敏的外露牙本质的成牙本质细胞突和位于牙本质小管内侧 1/3 的神经均有退变，认为成牙本质细胞在牙本质过敏中仅起被动作用。

（三）流体动力学说

1972 年，Brannstrom 提出流体动力学说（hydrodynamic theory），各种刺激引起的牙本质小管液移动，异常流动传递到牙髓引起牙髓内压力变化，使牙本质小管内侧和牙本质细胞邻近的神经感受器受到牵扯而产生过敏性疼痛。动力血压研究发现，牙本质液具有 25 ～ 30mmHg 的压力梯度，温度、机械、压力等刺激均可影响牙本质液流动的方向和速度。牙本质的组织学研究表明，牙本质小管内充满牙本质液，牙本质液的热膨胀系数高于牙本质管壁，温度变化导致的热胀、冷缩可能引起牙本质液的流动，研究发现当牙齿受到温度刺激时，在牙本质髓侧能测得温度变化以前，痛觉即已发生，说明痛觉的产生来自牙本质液的流动，而非温度本身。流体动力学说是目前被大多数人认可的假说（图 11 - 9）。

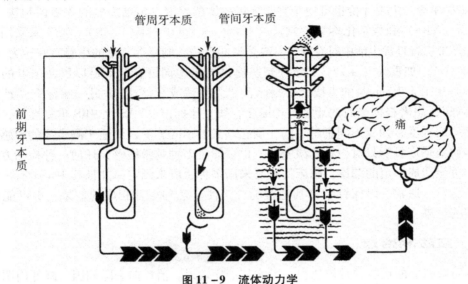

图 11 - 9　流体动力学

二、临床表现和检查

牙本质敏感症最突出的临床表现是牙齿局部遇到机械、温度和化学等刺激立即发生酸软、尖锐疼痛，去除刺激后疼痛消失。由于咀嚼时牙齿酸痛乏力，严重者往往影响漱口、饮食，少数长期感觉过敏的牙也可能转化为慢性牙髓炎。患者一般均能定位，指出过敏牙齿，敏感区常局限于暴露的牙本质以及牙釉质 - 牙本质界处。酸痛的强弱与个体、牙齿部位、年龄和牙本质暴露的时间有关。

多数患者均有牙本质外露，但患者的敏感程度与牙本质外露并不完全成正比。牙本质敏感症还存在着明显的个体差异，表现为不同患者病损程度相似，敏感症状差异显著，同一患者，同一患牙因机体或环境的变化而敏感程度不同。

临床诊断首先要查明、排除可能引起牙齿过敏症状的其他因素，如隐裂，邻面龋、楔状缺损、不良修复体等。牙本质过敏症检查主要包括探诊、气流测试、温度测试和主观评价以判断病变的部位和程度。

1. 探诊　探诊是牙本质敏感症检查最常用的方法。简单可靠的方法是用探针尖端轻轻划牙齿的敏感部位，根据患者的主观反应，将症状分成 4 级，0°：无不适；1°：轻微不适或酸痛；2°：中度痛；3°：重度痛。Smith 等，发明了一种探诊装置，可量化探诊压力，直到患者感到疼痛，此时的阈值定为敏感阈值，牙本质敏感症患者平均敏感阈值为 22.79g，当力量达到 80g 仍无反应，该牙齿被认为不敏感。由于温度、气流刺激需待一定时间始能消失，因此在顺序上探诊应先测试。

2. 气流测试　简单的方法是棉卷隔离邻牙，用牙科治疗台的三用气枪将气流吹向牙齿敏感部位。目前，标准化的空气温度刺激方法气温为18℃～21℃，气压为60kPa，刺激时间为1秒，将主观反应症状分成4级。

3. 温度测试　简单的方法是用注射器滴注冷、热水，同样根据患者的主观反应将症状分为四级。

4. 主观评价　主观评价也可用于判断牙齿的敏感程度，包括疼痛的3级评判法（verbal rating scale，VRS）和数字化疼痛评判法（visual analogue scale，VAS）。VRS系采用问卷方式综合和评价患者日常生活中对冷空气、冷热酸甜食物、刷牙等刺激的敏感，好转为（-1），无改变为（0），加重为（+1）。3级评判所提供的描述词语有时不足以反映患者的真实感受，VAS是用1条10cm长的直线，一端标有"无不适或无疼痛"，另一端标有"严重不适或剧烈疼痛"，患者根据当时的牙敏感程度在直线上作标记。VAS比VRS重复性好，能连续地评价疼痛的程度，判定不同患者对同一敏感刺激的不同感受，更适于测定牙的敏感性。

牙本质敏感症可能只对一种刺激敏感，也可能对多种刺激敏感，任何一种检测方法的单一使用，可能造成一定的漏诊。临床检查要采用多种手段来测定，并且其中至少有一种测试方法可以定量。通常，以探针结合其他检测方法便于达到相辅相成的效果，更可能获得客观、可靠的结果。

三、预防和治疗

牙本质敏感症的预防常常被忽视，影响其治疗效果。治疗前去除病因、降低内源性和外源性致敏因素，可明显降低牙本质敏感症的发生，提高其治疗效果。

（一）去除病因

制定牙本质敏感治疗计划应该考虑确定和排除患者因素，如内源性和外源性酸以及牙刷创伤。酸性食物是最常见的外源性因素，果汁、含酸的葡萄酒和水果可造成牙齿表面脱矿、开放牙本质小管。内源性的酸主要是指胃酸反流，特异性影响牙齿的腭面。牙刷创伤指用含有摩擦料的牙膏刷牙损伤牙本质表面。牙本质敏感症治疗前，可要求患者连续1周每天记录每日的饮料和食物摄入情况，发现牙本质敏感和饮食的关系，以便调整生活习惯。进食酸性食物后，牙齿硬组织脱矿、硬度降低，患者可用清水或含氟漱口水清洗口腔，应避免在饮食酸性食物后3小时内刷牙，防止牙本质磨损加重。

（二）过氧化物漂白治疗前处理

过氧化物漂白治疗常引起牙本质过敏。漂白治疗引起牙本质过敏并非单一因素，可能与以下多种因素有关：

（1）漂白药物渗透到牙髓。

（2）牙本质有机染料氧化使牙本质组织脱水。

（3）凝胶可造成牙齿组织脱水。

（4）牙龈进一步退缩。

（5）托盘引起渗透压改变。

目前普遍接受的有效的预防方法是：

（1）漂白之前预处理筛选危险因素，如胃液反流、酸性食物、牙粉磨损等，降低牙本质敏感基线。

（2）玻璃离子修复龋病和修复失败的微渗漏，封闭，直到漂白色度适合。

（3）局部使用硝酸钾可以有效降低敏感，漂白之前局部使用含硝酸钾的牙粉，每天2次，连续使用2周，牙粉也可以在漂白前后局部托盘使用。

（4）过氧化氢更容易引起过敏，过氧化脲产品应该首先选择。

（5）含非结晶钙磷的凝胶液对预防漂白过敏也有效。

（三）治疗方法

由于牙本质敏感症治疗效果不稳定，医生和患者有时对治疗失去信心，这进一步影响了治疗效果。需要强调的是，要提高牙本质敏感症的治疗效果，治疗之前一定要明确病因，治疗过程要家庭处理和牙科诊室治疗联合进行。家庭处理往往是有效治疗的开始，如果涉及少数牙、敏感症状严重，应先诊室治疗。

1. 家庭处理 药物牙膏是应用最广泛的非处方脱敏剂。患者应选择合适的牙膏，采取正确的刷牙方法，刷牙后30分钟内不用清水漱口，以免降低牙膏的有效性。家庭使用含药物的漱口剂和口香糖也能降低牙本质敏感。一般在使用2~4周后再评价有效性，如果没有效果，再进行牙科诊室治疗。

20世纪80年代即有含硝酸钾的牙膏面市，随后其他钾盐脱敏剂开始应用于牙膏、漱口剂和口香糖，如硝酸钾、氯化钾、枸橼酸钾。

氟和钙、磷等再矿化成分以及锶制剂因堵塞牙本质小管，也可减低牙本质敏感性，家庭可选择两种以上脱敏剂联合使用，如硝酸钾和氟化钠、枸橼酸钾和氟化钠等。

2. 牙科诊室治疗 家庭通常使用的脱敏方法简单容易，牙科医师可实施更广泛的、更复杂的和更有效的方法。药物局部脱敏是最常用的脱敏方法，操作时要注意隔湿，确保药物在牙齿表面停留2分钟以上，最好使药物在敏感区不断揉擦，条件允许可通过电流导入增强离子对组织的渗入。

（1）氟化物：氟可降低牙本质的敏感性，体外实验发现氟降低了牙本质的透性，可能是由于不溶性的氟化钙在牙本质小管沉淀，同时增加了牙本质硬度和抗酸、抗溶性，从而减少液压传导。

2%氟化钠溶液是最早使用的脱敏氟化物，用直流电疗器离子透入法可增强离子渗入，提高治疗效果。

0.76%单氟磷酸钠凝胶可保持有效氟浓度，为当前氟化物中效果较好者。

75%氟化钠甘油、NaF与CaF_2制成双氟12（biflnoride）合成树脂氟化涂剂、38%氟化氨银、氟化亚锡甘油或其甲基纤维素制剂等都是常用的含氟脱敏制剂。

（2）锶：锶对所有钙化组织具有强大的吸附性，锶制剂治疗牙本质过敏的机制被认为是通过渗入牙本质，形成钙化锶磷灰石，阻塞了开放的牙本质小管。常用的锶脱敏剂为氯化锶牙膏，一般每天3~4次，集中在过敏区反复涂刷。

（3）钾：1981年，Greenhill和Pashley首先报道，30%的草酸钾降低98%的牙本质敏感症。大量以草酸钾为基础的脱敏产品问世。目前，多用5%硝酸钾溶液、30%草酸钾溶液治疗牙本质过敏。为了增加药物与牙面的接触时间，可将钾盐置于黏着性漆或凝胶内。硝酸钾不降低牙本质通透性，钾离子经牙本质小管渗入，通过改变膜电位降低了牙内神经的兴奋性。

（4）碘化银法：硝酸银是一种蛋白质沉淀剂，还原后可形成蛋白银与还原银，沉积于牙本质小管中堵塞小管，因还原产物为黑色，且硝酸银可灼伤牙龈，对牙髓有刺激，临床上提倡改良碘化银法；即先用小棉球蘸碘酊（2%～3%）涂擦牙面，再用10%硝酸银使生成白色碘化银沉淀。

（5）黏结剂和树脂：许多局部脱敏因子并不能粘结在牙本质表面，效果是暂时的。黏结材料使脱敏药物与牙本质的长期接触从而提高了其有效性。20世纪70年代，Brannstrom等提出采用树脂渗透降低牙本质敏感。目前，牙本质敏感材料涉及到的黏结材料包括牙科用腔洞衬料、黏结剂修复材料，黏结材料降低牙本质敏感是有效的。

（6）冠修复：对磨损严重、反复用药物脱敏无效者可考虑全冠修复。个别牙齿磨损严重而近牙髓者，也可考虑行牙髓治疗后再行全冠修复。

（7）激光脱敏：20世纪80年代中后期临床上开始用激光进行脱敏治疗。其机制可能是瞬间产生高热效应，使牙本质表面的有机物变性和无机物熔融，封闭或阻塞牙本质小管。脉冲 Nd－YAG 激光照射，能明显地增高牙齿表面的 Ca/P 比值，增强牙齿的抗酸力；激光联合与氟化物使用，可增进牙本质对氟的吸收。临床上以 YAG 激光为主，绝大多数为小功率脉冲型 Nd－YAG。

（展保艳）

口腔科疾病临床诊治要点

（下）

孟庆飞 等◎主编

吉林科学技术出版社

第十二章 颞下颌关节疾病

第一节 颞下颌关节的应用解剖和生理

颞下颌关节具有转动运动和滑动运动。转动运动又称铰链运动或屈戍运动，运动发生在关节下腔即由关节盘和髁突组成的盘－颌关节，又称铰链关节或屈戍关节；滑动运动发生在关节上腔即由关节盘和颞骨组成的盘－颞关节，又称滑动关节。因此，颞下颌关节是由铰链关节和滑动关节组成的复合关节。在转动和滑动的关节运动中形成多个运动轴心，如小开颌运动时，两侧髁突的内、外径横轴为其运动轴心；大开颌运动时，运动轴心则在下颌孔附近；侧方运动时，一侧滑动、一侧转动，转动侧则以髁突－下颌支后缘为其运动轴心。上述这些运动轴心和机械运动中的轴心不完全相同。它还取决于生物、生理学的规律，受多种本体感受器的反馈协调。因此，在某一具体下颌运动中，轴心不是固定的，而是随着变换着的下颌运动而变化其轴心，故又称瞬间轴心。

颞下颌关节是一个左右联动关节。马蹄形的下颌骨把左右两侧关节连结成一个整体。从功能解剖的观点看，没有一侧单独活动而另一侧不参与活动的下颌运动。因此，为强调此关节在功能上的左右侧的联动性，有人便称其为颅下颌关节。颞下颌关节紊乱病多发生在双侧。偏咀嚼习惯易发生颞下颌关节紊乱病，即与此关节的这一解剖特点有关。

颞下颌关节的解剖结构和功能运动又和𬌗、咬合密切相关。咀嚼运动是在𬌗和颞下颌关节两者协同作用下进行的。因此，把𬌗和颞下颌关节可以看作一个功能整体。这个功能整体可称作𬌗颌关节或牙𬌗颞下颌关节（temporomandibular－dental articulation）。换言之，𬌗可被看作为一种特殊的关节，是颞下颌关节的延伸，而颞下颌关节可被看作为一种特殊的𬌗，是第三磨牙的延伸。𬌗因素是颞下颌关节紊乱病的重要因素，是与这个解剖生理特点有关的。

综上所述，颞下颌关节是由左右两侧共四个关节，即两个铰链关节和两个滑动关节所组成。它与𬌗、咬合协同作用，形成功能整体。它是具有转动运动和滑动运动并有多个瞬间轴心的左右联动关节。

一、颞下颌关节的组成

颞下颌关节由下颌髁突、颞骨关节面、关节盘、关节囊和关节韧带所组成。

（一）下颌髁突

下颌髁突的内外径长，约 18～24mm，前后径短，约 5～8mm。髁突向内突出多，向外突出少。两侧髁突的水平轴与升支表面垂直，但并不平行，略偏向背侧，两侧水平轴的延长线相交于枕骨大孔前缘约成 145°～160°角。从侧面观，有一横嵴将髁突顶分为前后两个斜面。前斜面较小，为功能面，是关节的负重区，许多关节病最早破坏此区；后斜面较大。从后面观，也有内外两个斜面。内侧斜面和侧方运动的非工作侧有关；外侧斜面和侧方运动的工作侧有关。髁突的颈部略变细，并稍弯向腹侧，是下颌骨骨折好发部位之一。两侧髁突的形状、大小和长度都是基本对称的。

（二）颞骨关节面（关节窝和关节结节）

颞骨鳞部的关节面位于颞骨鼓骨部的前方，包括关节面的凹部即关节窝和关节面的突部即关节结节。

关节窝粗观似横卵圆形，实际外形似三角形。底边在前方，为关节结节，外边为颧弓的后续部分，后内边为岩鼓裂、岩鳞裂和鼓鳞裂。内边比外边低，内外二边相交于一点，为三角形的顶点，有的此处为一骨性突起，呈锥形，称关节后结节。关节窝顶部与颅中窝之间仅有薄骨板相隔。因此，关节窝顶部的外伤或手术造成的创伤均可影响颅脑。关节窝与外耳道、中耳紧密相邻。幼儿期仅隔一层软组织。因而，中耳与颞下颌关节的感染可互相蔓延。常见的，如幼儿期化脓性中耳炎引起化脓性颞下颌关节炎，最后造成关节强直。

颞下颌关节窝比髁突大，使髁突无论在向前或侧方运动时都非常灵活，能在较大的关节窝内作回旋运动。这种回旋运动对用后牙磨碎食物所完成的殆运循环即下颌研磨运动或称咀嚼运动有重要意义。此关节与其他关节的关节囊包绕在关节窝的外周不同，颞下颌关节的关节囊在其后内部越过骨性关节窝止于鼓鳞裂和岩鳞裂。因此，可以此为界把关节窝分为两部分，即前部和后部。前部为关节窝的本体，容纳髁突；后部则是关节囊外的一些脂肪结缔组织和部分腮腺。这种特殊结构缩小了关节窝的骨性容积，保持髁突的稳定性，使髁突的运动既灵活又稳定。这种特殊结构对颞下颌关节紊乱病的发病有重要意义。它使髁突后移位在解剖学上有了可能性。

关节结节位于颧弓根部。侧面观是一个突起，正面观结节的内外方向又是一个凹面。关节结节有两个斜面。前斜面是颞下窝的延长，斜度较小，所以关节结节无明显的前界。关节结节的后斜面为功能面，是关节的负重区。它和髁突的前斜面构成一对功能区。

（三）关节盘

关节盘的内外径大于前后径。关节盘的厚度不是均匀一致的。从前到后可见四个清晰的分区。

1. 前带　较厚，前后径狭窄，其前方有两个附着即颞前附着和下颌前附着。颞前附着起自关节盘上方前缘，止于关节结节的前斜面；下颌前附着起自关节盘下方前缘，止于髁突前斜面的前端。关节盘前缘在颞前附着和下颌前附着之间为翼外肌上头的肌腱。以上两个附着及翼外肌上头肌腱和关节囊融合在一起又称关节盘的前伸部。

2. 中间带　最薄，前后径狭窄，介于关节结节后斜面和髁突前斜面之间。可见软骨样细胞和软骨基质，为关节盘的受压区。

3. 后带　最厚，前后径最宽，介于髁突横嵴和关节窝顶之间。后带的后缘位于髁突横嵴的上方。此点在关节盘和髁突两者精细的解剖结构上甚为重要。在临床上，常见的关节结构紊乱，由于这精细的解剖结构紊乱，关节盘后带的后缘移位于髁突横嵴的前方。在开口运动初，可发生开口初期弹响症。

4. 双板区　上板止于鼓鳞裂，即颞后附着；下板止于髁突后斜面的后端，即下颌后附着。属韧带性质。双板区有丰富的神经末梢，有调节关节周围肌肉的功能，也是临床上关节痛的主要部位之一。丰富的血管供给滑膜血液循环，产生滑液。

关节盘在组织学、解剖和功能结构方面具有以下特点，在下颌运动中起着重要的生物机械效应：①关节盘由致密的纤维组织（或称纤维软骨）组成。它不仅有抗压碎力而且有抗剪力。这与颞下颌关节在侧方运动和咀嚼运动中所产生的剪力相适应。纤维软骨富有弹性，在两个骨关节面之间起垫子作用，缓冲对骨面的压力；②关节盘大于髁突，覆盖在髁突顶面。但关节盘却又小于关节窝，这样就弥补了由于关节窝明显大于髁突可能产生在运动中的不稳定。使关节运动既灵活又稳定；③关节盘从前后向的矢状剖面看呈双凹形，凹面分别对着呈微微突起的关节结节后斜面和髁突的前斜面，协调着两个凸起的关节面，使关节运动既灵活又稳定；④关节盘各区的厚度不同，从前向后是不均质体，并可以弯曲。这种不均质体和可弯曲的性质，巧妙地调节着由于髁突从关节窝向前滑动所产生的变化着的关节间隙，在髁突运动中起稳定作用；⑤关节盘前方的翼外肌上头和关节盘后方双板区的上板的粗大弹力纤维，是一对关节盘在静止和运动状态中维持正常关系的平衡装置。一旦翼外肌功能紊乱，或弹力纤维松脱或撕裂，均可造成关节结构紊乱和各种弹响。

（四）关节囊和关节间隙

关节囊为韧性很强的纤维组织，松而薄，是人体中唯一没有外伤即可以脱位，而脱位时关节囊并不撕裂的关节。关节囊外侧被颞下颌韧带加强。关节盘四周与关节囊相连，因而把关节间隙分为两个互不相通的上下腔，上腔大而松，允许关节盘和髁突作滑动运动；下腔小而紧，只允许髁突在关节盘下作转动运动。关节囊内衬以滑膜。滑膜在关节腔穹隆部形成皱折和许多小绒毛，可能是为了调节滑液的产生。这些皱折在髁突前伸时消失。滑膜分泌滑液与咀嚼运动的周期有关。当咀嚼运动到正中𬌗时，关节内压力增加，关节腔变小。一旦闭颌肌群放松，关节内压力减低，关节腔稍变宽，此时滑膜分泌滑液。滑液有滑润的作用，可以减少关节运动时的摩擦。

（五）关节韧带

每侧有 3 条：即颞下颌韧带、茎突下颌韧带和蝶下颌韧带。其主要功能是悬吊下颌，限制下颌运动在正常最大范围之内。

1962 年，Pinto，1986 年，皮昕以及徐樱华等通过尸体解剖观察发现关节盘锤骨韧带。此韧带一端连于关节盘和关节囊，另一端连于听骨链中的锤骨颈及其前突。牵拉此韧带可引起听小骨和鼓膜运动。移动关节盘时可见锤骨向前内侧移位，鼓膜内陷和紧张度增加。这种细微的关节和内耳之间的关系，被推测为颞下颌关节紊乱病出现耳症的原因。

二、下颌运动的神经控制

（一）下颌运动的神经控制

下颌运动是通过中枢神经系统来的兴奋作用于有关肌群而产生的。兴奋发生在有意识的情况，可引起下颌的自主运动，如切咬食物；兴奋发生在无意识的情况，可引起非自主的下颌运动，如吞咽唾液。任何时候，运动神经细胞都可为刺激因素所影响，而产生抑制或兴奋。当下颌作闭合运动时，则闭口肌的神经细胞兴奋，张口肌的神经细胞被抑制；而作张口运动时，则张口肌的神经细胞兴奋，闭口肌的神经细胞被抑制。

凡是能感受人体内、外环境中的物理或化学变化，并将其变为神经兴奋的神经末梢装置，统称为感受器。在口腔中的黏膜有些感受器，如触觉感受器——麦克尔盘（Meckel disc）、压觉感受器——帕悉尼小体（Paciniancorp）、温度觉感受器——克劳泽末梢球（Krause end – bubl）及鲁非尼小体（Ruffini corpuscles）、痛觉感受器——游离神经末梢。另有一些位于牙周韧带、下颌肌群和关节韧带等，称为本体感受器，它们可促使下颌保持一定的位置。这些感受器受到刺激所产生的冲动，传到三叉神经感觉核或直接传到中脑核。由此两核的兴奋可通过丘脑（除嗅觉外，是所有感觉信息的中心）再传到肌组织，在有意识的情况下，产生下颌位置的自动改变；传送到三叉神经的运动核，再到下颌肌，引起下颌的非自主运动，或上两者传导作用的结合。

冲动亦可来自大脑皮质（如在思考问题时），通过三叉神经运动核的整合指令，到咀嚼肌完成所需要的运动。患者亦可通过训练，有意识地进行下颌铰链轴运动，从而使医师能确定铰链轴的位置。

从口腔感受器持续来的冲动到中枢神经系统，通过整合反馈到肌组织进行运动的调整，为个体建立下颌运动的记忆型。这样，具有真牙的患者，可无意识地绕过干扰性𬌗接触，建立适应性的下颌运动。但当记忆型由于牙齿的去除或𬌗状态的改变，则下颌运动亦将随之改变。

（二）控制下颌运动的因素

控制下颌运动的因素，可分为两类：①解剖性控制因素：为双侧颞下颌关节及牙齿的咬合接触关系。前者可作为下颌运动的转动轴及轴的滑动，机械性地限定其运动范围；②生理性控制因素：为神经肌群结构。在下颌的各种运动中，如咀嚼、吞咽、语言、歌唱等，肌群功能是不可缺少的。

在控制因素中，双侧颞下颌关节的接触关系是固定的，口腔医师无法改变。而咬合接触，医师能够修改甚至重建。通过修改𬌗面，可以改变加在牙周韧带的应力分布，从而改变本体感受的传入信号，间接地调节神经肌群的反应。例如人可以根据前牙排列情况，启动唇、颊、舌肌，按自己的愿望发出各种声音。𬌗面形态决定着牙齿支持组织受力的方向。支持组织的本体感受器受到应力的刺激，传到神经中枢，经过整合作用，形成对于个体来说，消耗能量少、避免疼痛与不适、能发挥最大效能的个体下颌运动型。例如某人的牙齿𬌗面已磨耗成平面，则咀嚼运动中的侧向运动幅度较大；如牙齿𬌗面牙尖斜度较大时，则咀嚼运动多为范围狭小的杵臼式运动。

在上述调节过程中，是从各个牙齿的牙周韧带及口－颌系统其他部分的本体感受传入神经中枢，经过综合比较而确定的。就当时咬合状况而言，牙齿的𬌗力负担较轻，是为了避免组织受损，采取最小的下颌运动型。这是口－颌系统保护性反射的结果。同理，当牙齿或其支持组织支持力减小时，亦会导致开口度减小，闭合速度变慢等。

当然，牙周韧带的本体感觉，只是口－颌系统传入信息的一部分。从颞下颌关节、肌群、肌腱、筋膜、韧带等处传入的信息也参与合成下颌的"运动程序"。来自口－颌系统本体感受器的信号，根据其强度的不同，有些在神经肌肉系统中出现反应，也有些不出现反应。反应可表现为咀嚼运动型的改变，限制某种运动。口腔医师可以通过调整𬌗面解除对某种运动方式的抑制。

下颌运动程序的形成是一个长期的过程。乳牙萌出后，婴儿开始获得牙位的感觉，探索为上下颌牙齿接触所需要的下颌位，并开始𬌗接触运动。最初运动是不协调的，就像开始学走路一样，随着更多的牙齿萌出在功能位置，由牙周韧带及颞下颌关节本体感觉与舌及黏膜的触觉逐渐诱导，形成个体特定的下颌运动型。在正常情况下，𬌗形态的演变极为缓慢，神经肌群的功能和颞下颌关节形态的改变完全能达到协调一致。但在某些异常情况，如不良修复体、充填体、缺隙两侧邻牙的倾斜和对𬌗牙的过长等，𬌗形态改变较大、较快，其他有关因素就不一定能与之适应，达到协调一致，从而产生潜在的或临床症状。

生理性控制机制在口-颌系统中起到分配应力和保护性的作用。如上下颌牙列在正中𬌗位有早接触时，通过生理性控制，就可使正中𬌗位移向在咀嚼、吞咽、发音等功能过程中创伤作用最小的位置，同时形成程序化的肌群反应，调节闭口弧。又如牙列的一侧有一个或几个牙的咬合偏高时，咀嚼肌群将做出反应，以使牙齿负荷不超过生理性限度。在咬合相对偏低的一侧，下颌升肌收缩将略大于咬合相对偏高的一侧者，结果是使肌群活动程序化，形成在现时咬合条件下，"最适宜"的"正中𬌗位"。此时，下颌处于一个歪斜的、扭转的位置。这种情况，就需要通过调𬌗或𬌗重建以改变肌群的活动程序，使之恢复正常。

总之，在下颌运动的控制因素中，双侧颞下颌关节是无法改变的，而𬌗可在一定范围内进行调整。神经肌肉的反应亦可通过𬌗调整间接地使之改变。

三、下颌运动

下颌运动虽然极为复杂，但可归纳为三种基本功能运动——开闭运动、前后运动和侧方运动。这三种基本功能运动可以单独进行，但多为同时进行的综合运动。下颌运动是通过关节的两种活动方式完成的，即髁突的转动和滑动。肌电图证明，下颌的每一个运动都由一组或几组肌群参与。由于运动的方式不同，各肌群之间有互相协助的，又有彼此对抗的；有主固定的，有管运动的；有收缩，有弛缓。通过各肌肉配合和精细的协调来执行多种多样的下颌运动。如果破坏了这种协调，下颌运动就会出现异常。

（一）开闭运动（升降运动）

1. 开颌运动　正常情况下，两侧关节运动是对称的。开口型（从额面观下颌下降运动时𬌗中线运行的方向）呈"↓"。作开颌运动的肌群有翼外肌的下头、二腹肌、下颌舌骨肌和颏舌骨肌。对抗肌为咬肌、翼内肌和颞肌。固定舌骨协助开颌的肌肉为舌骨下肌群。为叙述方便，可将开颌运动分三个阶段：①小开颌运动：下颌下降约在 $1 \sim 5 cm$ 内。髁突仅作转动运动。运动轴心在髁突，活动发生在关节下腔，关节盘基本不动；②大开颌运动：下颌下降约大于 $1.5 cm$ 时，髁突不仅有转动运动，同时还有滑动运动。髁突带动关节盘协调地沿关节结节的后斜面向前下方滑动，关节盘在向前滑动的同时又稍向后方旋转。转动运动的轴心仍在髁突，而滑动运动的轴心则在下颌孔附近。因此，大开颌运动是转动运动和滑动运动相结合的混合运动。活动既发生在下腔又发生在上腔，并且有两个运动轴心。在正常情况下，大开颌运动时，髁突可滑动到关节结节处或稍前方。关节盘的中间带夹在关节结节顶和髁突嵴顶之间。此时关节盘双板区弹力纤维可被拉长 $7 \sim 10 mm$。临床常见髁突过度向前滑动，可损伤此结构，从而破坏了关节盘的动力平衡装置，以至造成关节盘移位和脱出；③最大开颌运动：如在打哈欠时的下颌运动。此时翼外肌下头处于紧张状态，二腹肌出现强烈的收缩，使髁突停止在关节结节处仅作转动运动而不再向前滑动。其运动轴心又在髁突，活动只发生在关节下腔，开颌运动达到最大限度，此时髁突前斜面位于关节盘前带。

2. 闭颌运动　大致是循开颌运动原轨迹作相反方向运动。舌骨上肌群松弛，而颞肌、咬肌和翼内肌同时收缩，使下颌回到正中关系。

（二）前后运动

1. 前伸运动　前伸运动也是两侧对称性运动。如𬌗关系正常，前伸时下颌向前而不偏斜。前伸运动时，主要由两侧翼外肌下头同时收缩，使髁突和关节盘沿关节结节后斜面向前下方滑动。活动发生在关节上腔，参与前伸运动的肌肉还有翼内肌、咬肌和二腹肌。如前牙为对刃𬌗或开𬌗，下颌前伸运动就是髁突的滑动运动；如前牙为深覆𬌗，下颌前伸时必须先作小开颌运动，然后才能作前伸运动，这时的前伸运动则是转动和滑动相结合的混合运动。

2. 后退运动　大致循前伸运动原轨迹作相反方向运动。后退时两侧翼外肌下头松弛，而两侧翼外肌上头紧张，主要由颞肌后纤维牵引下颌向后退。二腹肌也参与后退运动。髁突和关节盘沿关节结节后斜面向后上方滑行。下切牙沿上切牙舌面向后上方滑行而回到正中𬌗。

（三）侧方运动

侧方运动是一种不对称运动。一侧髁突滑动，另一侧只作转动运动。每一侧的侧方运动，均有两种位置的移动，即从正中𬌗到侧方𬌗和从侧方𬌗回到正中𬌗。

（四）下颌边缘运动

边缘运动（border movement），指下颌在向各个方向所可能做的最大限度运动，代表了颞下颌关节、肌群、韧带等组织结构在下颌运动方面的功能潜力。

对边缘运动范围的确定可利用下颌运动轨迹描记仪，依下颌切点在各种颌𬌗边缘位运动中的轨迹图像说明（图12-1右）。图中，依下颌在正中𬌗位（CO）为起始点，向前伸经过上下切牙对刃到最大限度P，其距离约为10mm，是为下颌前伸最大范围。由P点作张口运动到最大限度O，其距离约为50mm，是为下颌张开最大范围。再由CO，下颌作后退运动到最大限度正中关系位（CR），其距离约0.5mm，是为下颌后退的最大范围。由CR位作开口运动到B，是为髁突的铰链运动，再由B继续开口到O，是为髁突的滑动与转动的结合运动。在左图中：由CO，下颌分别向左、右侧方运动到最大限度LB与RB。其距离各约为10mm，是为下颌侧方运动的最大范围。继由LB与RB分别作张口运动到O，是为侧方开口运动最大功能范围。

在正常情况下，下颌运动的轨迹应是平滑的。在额面的图像，两侧应是对称的。下颌边缘运动的范围，个体之间有一定的差异。但图形性质的改变，往往是病症因素影响的结果。

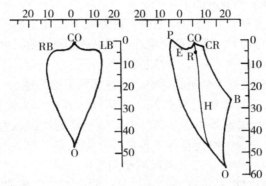

图 12 - 1 下颌切点在各年颌殆位运动中的轨迹距离（mm）

左：额面观；CO：正中殆位；RB：右侧边缘运动；LB：左侧边缘运动；O：张口运
动；右：矢状面观；CO：正中殆位；E：前牙切端对刃；P：前伸边缘位；O：张口边
缘位；CR：正中关系位；B：髁突铰链运动范围；B→O：髁突的滑动与转动；R：颌
休息位；H：习惯性张口运动

（五）下颌咀嚼运动轨迹的异常

在下颌运动中，咀嚼运动是最主要的，每日多达三千次左右，其在运动中轨迹的表现，在一定程度上，可说明口 - 颌系统的健康状态。由于下颌运动受很多因素影响，如颞下颌关节的结构、牙齿的咬合及神经肌群的作用等，假如这些因素，彼此间功能协调，则运动轨迹表现为正常。反之，如因某一因素的改变引起失调，则在运动中便会发生各种各样的轨迹异常。常见以下几点。

1. 节律异常 咀嚼是一种有节律的活动，其开殆运动规律在一定方位就会表现出来。造成这种情况的因素有不稳定的义齿、口腔手术后、急性颞下颌关节紊乱等，当然这并不一定是病理状态，有的经过适当时间或治疗后，就会恢复正常。

2. 开、闭口运动延缓 咀嚼频率个体间不同，开口阶段与闭口阶段也因人而异，有的属生理性的，如食物过硬，闭合阶段所需的时间就会长些。但节律是不变的。开口阶段延缓，可能伴随有关节囊韧带松弛。闭合阶段延缓与开口运动延缓相比，在额面图像上表现为运动轨迹的一侧扩展。这可能与牙齿接触负荷下的慢性疼痛有关。

3. 运动轨迹分布异常 无论测试是有意的还是随意的，只要轨迹偏于 Z 轴的一侧，即表明运动受限。其原因可能是单侧颞下颌关节失调（关节盘前移位），纤维性关节强直，创伤后后遗症及单侧肌群麻痹等。

4. 运动轨迹方向的异常顺序颠倒 一般的运动顺序是下颌在咀嚼中向食团所在侧偏斜，食物越硬，偏斜度越大。而当顺序颠倒时，下颌运动则反其道而行之，这种情况常见于后牙反殆者。也可能与下颌单侧后移，致使该侧髁突后移发生疼痛有关。

（六）下颌运动中的肌电图

正常的下颌运动是口 - 颌系统功能的动力，通过有关的神经肌群作用实现的。神经肌群在活动时产生的动作电位，通过肌电图机的面极与针极引出放大，显示在屏幕上，是为肌电图。由此，可借以了解各部分神经肌群作用的特点，这对维护本系统的健康，预防某些疾病的发生和发展有着重要的临床意义。现就颞肌前中束、咬肌、二腹肌前腹及翼外肌下头在下颌各种颌、殆位运动中的作用概述如下。

肌电图表明，下颌在各种颌、殆位运动中，翼外肌下头几乎都积极参与，它是维护口 - 颌系统正常功能不可缺少的动力。颞肌前中束在下颌后退运动中亦多积极参与，但在前伸运动中活动不明显；在正中咬合运动、颞肌、咬肌及翼外肌下头活动最明显；二腹肌前腹在各种运动中的表现，因受颌舌骨肌及颏舌骨肌的影响，其特异性不够明显。

由于口 - 颌系统功能的持续性与复杂性，在活动过程中，无论由于功能过度，精神紧张，结构、形态失调及咬合失调等原因，都可能影响正常的神经肌肉活动。导致口 - 颌系统功能紊乱。其在肌电图的表现，便会有各式各样的异常现象。现举例如下。

（1）表现在咀嚼运动过程中，有关肌群活动间失调。

（2）表现在肌电图静息期（silent period，SP）的改变：咀嚼肌肌电图静息期是指下颌在正中殆位咬合过程中，叩击颏部所引发的颌反射活动的肌电图上，肌群活动突然处于抑制状态，在短时间内不再有冲动到肌群，这称之为肌电静息。其静息的时间，称为静息期时间（silent periodduration，SPD），表现为一条直线，其正常范围，个体差异很大，多数文献报道，多在 20ms 上下，之后，运动冲动恢复，肌群活动继续。

对 SPD 应用于临床，由于个体间差异大，SPD 的改变，治疗后 SPD 明显变短（由 30ms→20ms）影响因素多，学者们多有争论。根据作者多年的体验，就个体本身而言，SPD 的延长与对病症治疗后的减短多与病症的轻重与缓解相关，因此，认为 SPD 对口 - 颌系统一些病症的诊断与治疗效果的评判是有一定参考价值的。

四、颞下颌关节生物机械作用

（一）翼外肌和关节盘的生物机械作用

开颌运动中，关节盘向前移动的距离小于髁突的移动距离。在小开颌运动时，髁突作转动而关节盘不动即关节盘和颞骨关节面的关系不变。但是由于髁突的转动，关节盘与髁突的关系发生改变，即髁突的横嵴从关节盘后带向前移到关节盘的中间带处。在大开颌运动时，髁突由转动到滑动，由于关节盘的内、外侧直接附着在髁突的内、外极，所以关节盘随着髁突的滑动被带动向前移动。关节盘向前移动又致使关节盘后部的双板区弹力纤维拉紧，因此，当关节盘在向前移动的同时沿髁突表面向后方转动。这种转动的程度随着开口运动的加大而明显，因此关节盘向前移动的距离比髁突移动的距离要小。关节窝愈深，关节盘向后转动就愈明显。这可能是因为在大开颌运动中，当髁突向前滑动时，为了保持运动时的稳定性，关节盘、髁突和颞骨关节面始终保持接触。髁突前斜面始终对着关节盘的中间带，故在关节盘随着髁突向前移动的同时相对地向后转动。肌电图研究说明，大开颌运动时，翼外肌上头松弛，而闭颌运动时，翼外肌上头反而收缩，呈紧张状态。由于大开颌运动时，关节盘是随着髁突的移动而带着向前下方移动的，并且同时还向后转动，可见翼外肌上头是松弛的。当闭颌运动时，髁突向后方退的推动力，以及弹力纤维的收缩力都会使关节盘迅速向后退。为了稳定关节盘，翼外肌上头收缩，呈紧张状态，从而精巧地和上述的后退力量平衡。

在咀嚼运动中，食物块在上下牙之间。当用力咬食物块而尚未咬碎的瞬间，咀嚼侧的下颌骨由于力矩作用使关节间隙增宽，关节内压力降低。为了保持在咀嚼运动中关节的稳定性，翼外肌上头产生强力收缩把关节盘后带的最厚处拉向关节间隙增宽处，使髁突、关节盘和颞骨关节面保持接触。当食物已被咬碎，下颌回到正中殆，翼外肌上头则松弛，关节盘又复原位，增宽了的关节间隙也复原位，关节内的压力由负压转为正压。

以上所述，可见翼外肌和关节盘在下颌运动或咀嚼运动中都起着极为重要的生物机械作用。这是理解正常下颌运动以及颞下颌关节功能和结构紊乱的关键所在。任何可能破坏这个精细的生物机械的协调作用，均可导致颞下颌关节紊乱病。

（二）颞下颌关节的生物杠杆作用

在下颌运动和咀嚼运动中，肌群是力点，牙列、下颌骨和食物作为重点，而关节可视为支点，这如同力学中的杠杆。但是，它与机械的杠杆作用不同。因为肌群、下颌骨和关节所组成的杠杆既符合力学原理又取决于生物学、生理学规律，受神经的调节和支配，以最小的能量消耗，获得最大的功能效果。因此，这种生物杠杆的支点和在运动中形成类似第一类、第二类或第三类的杠杆作用，不完全是单一的杠杆作用，常常是组合式的杠杆。不是固定不变的，而是随着不同的下颌运动方式，瞬时变换着支点和杠杆类型。

闭颌运动时，颞肌后纤维牵引喙突为力点，以下颌孔附近为支点，下颌体为重点形成第一类杠杆作用。

右侧磨牙区咀嚼食物时，右侧磨牙区为重点，右侧闭颌肌群为力点，左侧关节视为支点，形成第二类杠杆作用。

当用前牙切割食物时，切牙区为重点，闭颌肌群为力点，关节为支点，形成第三类杠杆作用。

当右侧磨牙区咀嚼食物时，以右侧磨牙区为重点，右侧闭颌肌群为力点，左侧即非工作侧关节为支点，形成第二类杠杆作用；另一个则以右侧即工作侧关节为支点，形成第三类杠杆。这时在下颌骨上形成两种类型的组合式杠杆。

（陈胡杰）

第二节 颞下颌关节脱位

下颌髁突滑出关节窝以外，超越了关节运动正常限度，以致不能自行复回原位者，称为颞下颌关节脱位。

脱位按部位可以分为单侧脱位和双侧脱位，按性质可分为急性脱位、复发性脱位和陈旧性脱位，按髁突脱出的方向、位置又可分为前方脱位、后方脱位、上方脱位及侧方脱位，后三者主要见于外力损伤时。

临床上以急性和复发性前脱位较常见。后方脱位、上方脱位和侧方脱位比较少见。其脱位的方向、位置由打击的力量和方向而决定，并常伴有下颌骨骨折和颅脑症状。

一、急性前脱位

（一）病因

在正常情况下，大开口末，髁突和关节盘从关节窝向前滑动止于关节结节之下方或稍前方。有咀嚼肌功能紊乱或关节结构紊乱的患者，在大开口末，例如打哈欠、唱歌、咬大块食物、呕吐、大笑等时，翼外肌下头继续收缩把髁突过度地向前拉过关节结节，同时升颌肌群发生反射性挛缩，就使髁突脱位于关节结节前上方，而不能自行复回原位。当关节部或下颌骨体部受到外伤，尤其在张口状态下颏部受到外伤，或在应用气管镜、开口器，全麻经口腔插管使用直接喉镜时滥用暴力，均可使关节脱位。另外，牙科治疗尤其使用骨凿劈牙，去骨拔除下颌阻生牙，也是常见脱位原因之一。

（二）临床表现

急性前脱位可为单侧，亦可为双侧。双侧脱位的临床表现为：①下颌运动失常，患者呈开口状而不能闭口，唾液外流，语言不清，咀嚼和吞咽均有困难。检查时可见前牙开𬌗、反𬌗，仅在磨牙区有部分牙接触；②下颌前伸，颏部前突，两颊变平，鼻唇沟消失，脸形也相应变长；③因髁突脱位，耳屏前方触诊有凹陷而关节结节前方则隆起。在颧弓下可触到脱位的髁突。在多数牙齿缺失和无牙颌患者，上述特殊的颜面外形则不明显，因而脱位不被注意以致延误治疗，成为陈旧性脱位。X线片上可见髁突脱位于关节结节的前上方。

单侧急性前脱位的临床表现亦如上述，只是以上症状仅显示在患侧，患者开、闭口困难，颏部中线及下前牙中线偏向健侧，健侧后牙呈反𬌗。

因暴力所致的颞下颌关节脱位，应与下颌骨髁颈部骨折相鉴别，后者𬌗中线偏向患侧（单侧骨折），或前牙呈开𬌗状态（双侧骨折），髁颈部有明显压痛、血肿，X线检查可见到骨折线。

（三）治疗

急性脱位后应及时复位，否则在脱位周围逐渐有纤维组织增生后，则难以用一般方法复位。复位后应限制下颌活动。

复位前，术者应让患者作好思想准备，精神不宜紧张，肌群要放松，才能使复位顺利进行。必要时，复位前可给镇静剂。

1. 口内法　请患者端坐在口腔手术椅上，下颌牙𬌗面的位置应低于术者两臂下垂时肘关节水平。术者立于患者前方，两拇指缠以纱布伸入患者口内，放在下颌磨牙𬌗面上，并应尽可能向后，其余手指握住下颌体部下缘。复位时拇指压下颌骨向下，两拇指的用力逐渐增大，其余手指将颏部缓慢上推，当髁突移到关节结节水平以下时，再轻轻向后推动，此时髁突即可滑入关节窝而得复位。有时在滑回关节窝时能听到清脆的弹响声（图12-2）。

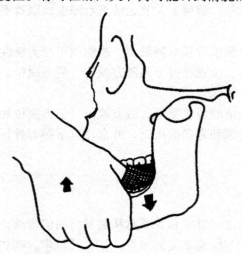

图12-2　颞下颌关节前脱位口内复位法

口内复位法当下颌复位时，由于咀嚼肌反射性收缩使上、下牙闭合甚紧可能咬伤术者的拇指，故在即将复位闭合时，术者拇指应迅速滑向颊侧口腔前庭区，以避免咬伤。当两侧同时复位有困难时，可先复位一侧，再复位另一侧。

2. 口外法 患者和术者的体位同口内法。复位时，术者两拇指放在患者两侧突出于颧弓下方的髁突之前缘，即"下关"穴处，然后用力将髁突向下后方压挤。此时，患者感觉下颌酸麻，术者同时用两手的示、中指托住两侧的下颌角，以环指小指托住下颌体下缘，各指配合将下颌角部和下颌体部推向上后方。此时，髁突即可滑入关节窝而得复位。这种口外复位法的优点是不需要将手指放入患者口内，复位时没有咬伤术者拇指的危险，不需要太大的按压力量。

临床上，有时由于脱位时间较长，咀嚼肌群发生明显痉挛，关节局部水肿、疼痛，或由于患者不能很好配合，手法复位常有困难。此时，宜先行局部热敷。在关节周围及咬肌神经封闭后再用上述方法才能得到复位。个别病例脱位时间长达数月，一般复位方法常常无效。此时，可试用全身麻醉，配合肌松弛剂进行复位。

下颌复位后，为了使被牵拉过度受损的韧带、关节盘各附着和关节囊得到修复，必须在复位后固定下颌 2～3 周，限制开颌运动。最大开口度不宜超过 1.5cm。

二、复发性脱位

（一）病因

复发性脱位，在临床上不常见。因为反复发作，有的甚至一天内频频出现脱位，所以给患者带来的痛苦确是很大的。

复发性脱位常发生在急性前脱位后未予适当治疗，如复位后未制动或制动时间不够，被撕裂的韧带、关节囊等未得到修复。结果关节韧带、关节囊松弛。其次长期翼外肌功能亢进、髁突运动过度，使关节韧带和关节囊松脱。慢性消耗性疾病，尤其是老年人肌张力失常、韧带松弛常常发生顽固性、复发性脱位。

（二）临床表现

复发性脱位可以是单侧，亦可为双侧。在大笑、打哈欠、进食等大开口时，患者突然感到下颌骨不能自如运动，前牙不能闭合。其临床表现与急性前脱位相同。有时几个月发作一次，有时一个月发作几次。顽固性、复发性脱位患者，仅轻微的下颌运动即可发作，甚至一天数次。由于患者惧怕关节脱位，不敢说话，经常用手托着颏部。关节造影可见关节囊扩大，关节盘诸附着松脱。

（三）治疗

治疗的方法很多，如作颌间固定，限制关节活动；关节囊内注射硬化剂，使关节囊产生纤维化；关节囊缩短术；翼外肌分离术和关节盘摘除术。

有的手术方法甚至完全相反。一些学者认为脱位主要是由于关节结节过低，采用关节结节加高术；另一些学者的观点却相反，认为髁突之所以不能回复原位是被关节结节所阻挡，主张削低关节结节。

以上各种方法之多说明尚缺乏一种比较满意的治疗方法。根据作者经验，对轻症宜选用50% 葡萄糖作关节囊内注射，并可多次注射。注射后应制动 1～2 个月，然后配合肌训练。

如果效果不明显则改用硬化剂作关节囊内注射。对顽固的复发性脱位或上述方法治疗失败者，则宜采用手术治疗。

三、陈旧性脱位

（一）病因

无论急性关节前脱位或复发性脱位，如数周尚未复位者称陈旧性脱位。由于髁突长期脱位于关节结节前上方，关节局部组织受到撕裂、挤压，因此，在关节周围常有不同程度结缔组织增生，尤以关节后部为甚，并且相应的咀嚼肌群也有不同程度痉挛。脱位时间越久，这些变化越严重，复位也就越困难。

（二）临床表现

临床症状与前脱位相同，唯下颌可以作一定程度的开闭口运动。

（三）治疗

如上所述，由于陈旧性脱位已有组织学变化，治疗一般应以手术复位为主。可选用耳前切口，显露髁突后，用骨膜分离器插在脱位于关节结节前上方的髁突与颧弓之间，用力反复撬动，使之复位。如果脱位时间较长，由于关节后部结缔组织增生以及咀嚼肌群张力失调，一般不能完全退回到原关节窝内，只要将髁突退过关节结节顶点到关节结节后斜面即可（两侧脱位者应两侧同时撬动），术后配合颌间牵引，数天后可使下颌逐渐回到正常殆关系。切不可因手术时不能完全复位而误认为手术失败妄然将髁突切除。当然，如脱位时间过长发生纤维粘连，确实不能撬动移位的髁突则可切除其粘连部分。复位后应制动 2～3 周。

（陈胡杰）

第三节　颞下颌关节强直

因器质性病变导致长期开口困难或完全不能开口者称为颞下颌关节强直。临床上可分为三类：第一类是由于一侧或两侧关节内发生病变，最后造成关节内的纤维性或骨性粘连，称为关节内强直，简称关节强直，也称真性关节强直；第二类病变是在关节外上、下颌骨间的皮肤、黏膜或深层组织，称为颌间挛缩或称关节外强直，也称假性关节强直。第三类是关节内强直和关节外强直同时存在称混合型强直。发生在幼年的关节强直影响下颌骨发育，严重的甚至伴有阻塞性睡眠呼吸暂停低通气综合征。

一、颞下颌关节内强直

（一）病因

关节内强直多发生在 15 岁以前的儿童。常见的原因以化脓性中耳炎最常见。因为在解剖结构上，中耳与颞下颌关节紧密相邻，在儿童岩鼓裂处只有很薄的软组织隔开，当患化脓性中耳炎时脓液可直接扩散到关节。下颌骨骨髓炎、急性化脓性腮腺炎等也可扩散到关节。比较少见的是在患肺炎等高热病后，引起脓毒血症、败血症等所致的血源性化脓性关节炎。另一个常见原因是关节损伤，多数在儿童期下颌骨损伤，尤其是在颏部外伤时由对冲性损伤造成。使用产钳损伤了关节也可引起关节强直。此外，由类风湿关节炎所致的关节强直比较少见。

（二）病理

关节内强直的病理变化有两种情况，即纤维性强直和骨性强直。纤维性强直时关节窝、关节结节、髁突面的纤维软骨及关节盘逐渐破坏，被有血管的纤维组织代替，最后完全被纤维结缔组织愈合。同时可见到关节骨面也有不同程度的吸收和破坏，纤维组织长入骨髓腔。有时关节周围还有大量结缔组织增生。骨性强直是纤维性强直进一步骨化所致，关节窝、关节结节和髁突之间发生骨性愈合，髁突变得粗大，关节附近也有骨质增生，以致关节窝、关节结节、髁突的原有外形完全消失，融合成一致密骨痂。骨痂的范围可以很广，有的波及下颌切迹，有的整个下颌支与颧骨完全融合。

（三）临床表现

1. 开口困难　关节内强直的主要症状是进行性开口困难或完全不能开口。病史较长，一般在几年以上。开口困难的程度因强直的性质而有所不同，如属纤维性强直一般可轻度开口，而完全骨性强直则完全不能开口。有时在骨性强直患者用力开口时，尤其是儿童，下颌骨仍可有数毫米的动度，但这并非关节的活动，而是下颌体的弹性以及颅颌连结处不全骨化的结果。开口困难造成进食困难，通常只能由磨牙后间隙处缓慢吸入流汁或半流汁，或在牙间隙用手指塞入小块软食。

2. 面下部发育障碍和畸形　多发生在儿童。由于咀嚼功能的减弱和下颌的主要生长中心——髁突被破坏，下颌骨的畸形随着年龄的增长而日益明显。表现为面容两侧不对称，颏部偏向患侧。患侧下颌体、下颌支短小，相应面部反而丰满。健侧下颌由于生长发育正常，相应面部反而扁平、狭长。因此，常常容易将健侧误诊为强直侧。双侧强直者，由于整个下颌发育障碍，下颌内缩、后移，而正常上颌却显前突，形成特殊的小颌畸形面容。发病年龄越小，面下部发育畸形就越严重。有的还可伴发阻塞性睡眠呼吸暂停低通气综合征。

除了下颌发育障碍外，下颌角前切迹明显凹陷。下颌角显著向下突出。发生下颌角前切迹的原因一般解释是，患者经常力图开口，长期的下颌升颌肌群向上牵引与下颌体上的降颌肌群向下牵拉造成的。

3. 𬌗关系错乱　下颌骨发育障碍使地面下部垂直距离变短，牙弓变得小而狭窄。因此，牙的排列和垂直方向生长均受阻碍。结果造成𬌗关系明显错乱。下颌磨牙常倾向舌侧，下颌牙的颊尖咬于上颌牙的舌尖，甚至无接触。下颌切牙向唇侧倾斜呈扇形分离。如果关节强直发病于成年人或青春发育期以后，因下颌骨已发育正常或基本正常，则面部和𬌗关系无明显畸形。

4. 髁突活动减弱或消失　用两手小指末端放在两侧外耳道内，而拇指放在颧骨部固定，请患者作开、闭口运动和侧方运动。此时通过外耳道前壁，不仅能查明髁突有无动度，并且可对比两侧髁突运动的差别，以便确定诊断。关节内强直时没有动度或动度极小（纤维性强直），而健侧则活动明显。

（四）X 线诊断

在关节侧位 X 线片上，可见 3 种类型：第一种类型是正常解剖形态消失，关节间隙模糊，关节窝及髁突骨皮质有不规则破坏。临床上可有轻度开口运动。此种类型多属纤维性强直；第二种类型关节间隙消失，髁突和关节窝融合成很大的致密团块，呈骨球状；第三种类型致密的骨性团块可波及下颌切迹，使正常喙突、颧弓、下颌切迹影像消失。在下颌支侧位

X线片上，下颌支和颧弓甚至可完全融合呈T形。第二型和第三型在临床上完全不能张口。

（五）治疗

关节内强直都必须采用外科手术。在施行手术前，必须有正确的诊断。首先要确定是关节内强直、关节外强直还是混合型强直；确定强直的性质是纤维性还是骨性；病变是单侧还是双侧以及病变的部位和范围，方能制定正确的手术计划。手术时应注意不能将患侧搞错。根据病变范围、程度可选用局麻，如必须用全麻，为了防止舌后坠发生窒息，应采用清醒插管术。术后在患者完全清醒后才可拔去气管插管。如伴有阻塞性睡眠呼吸暂停低通气综合征，术前应作多导睡眠图仪（polysomnography，PSG）检查。了解全身情况并请呼吸科专家会诊，作好术前、术后准备，方能手术。

纤维性强直可选用髁突切除术，骨性强直宜采用假关节成形术。手术原则如下。

1. 截开的部位　截开的部位即假关节形成的位置，应尽可能在下颌支的高位，越接近原来关节活动的部位，手术后关节功能恢复就越好。根据骨性愈合的位置和范围，常选择截开的部位有二：①在髁突颈部截开：适用于纤维性关节强直或骨粘连范围小而局限于髁突而下颌切迹尚存在的患者；②在下颌切迹下，下颌孔以上的部位截开：适用于骨粘连范围较大，下颌切迹变得狭小或已消失的患者。对一些关节强直多次复发，骨粘连区极为广泛，无法在下颌孔以上部位截开的患者，只能采用在下颌孔以下部位截骨。

2. 截骨断面的处理　关节的功能结构，实际上是两个骨面既分离又保持接触的对立统一体，不仅活动，而且相对稳定。骨粘连区截开后，是两个面积较大的骨平面，接触面较宽，术后运动很不灵活。因此，应将截开的能活动的断面修整，使之形成一个体积较小的圆形骨突，不但有利于下颌运动，也可减少再次骨性愈合的机会。

3. 保持截开的间隙　保持截开的间隙一般有两种意见。一种意见，主张广泛切除截开处骨质，造成一个宽的腔隙，使两断端不再接触，切除骨质的宽度至少应在1cm以上。这种方法对保持间隙，防止复发有一定效果。但是因为骨质切除太多，术后由于升颌肌群在咀嚼运动时的收缩，仍然不能完全避免使截开的间隙又逐渐缩小，最终又导致两断端再重新接触愈合。因此，多数学者的另一种意见是，截开的间隙应保持在1cm左右，并在此间隙插入各种组织或代用品。这种插补物可消除去骨后的死腔，减少肉芽组织形成，分离两个骨断面，有预防复发的作用。另一方面插补物还可维持去骨后间隙的距离，恢复原来下颌运动的支点，避免形成开𬌗。插入的组织较为常用的有去骨膜的肋软骨、大腿阔筋膜、带蒂的颞筋膜、真皮脂肪等。这些组织虽然有一定效果，但是有的最后转化为瘢痕，继之骨化而使截开的间隙又重新愈合。为此，有人使用各种金属或高分子化学材料等。但是也有插入物移位或碎裂，最后又重新被骨痂包埋而复发的可能。

如何保持截开的间隙是防止术后复发的关键，迄今仍然是本病研究的中心课题。

4. 双侧关节内强直的处理　双侧关节内强直最好一次手术，以便术后能及时作开口练习。如双侧同时手术，应先作较为复杂的一侧。如必须分两次手术，相隔时间亦不宜超过2周。双侧关节强直手术后，发生开𬌗的机会很多，宜早期于磨牙区置薄橡皮垫并加用颅颌弹性绷带使下颌支下降或进行颌间牵引，以维持正常的𬌗关系。或者在假关节形成后，通过关节重建或植骨术等，保持原来升支的高度。

5. 手术年龄问题　儿童期患病的关节内强直，有的主张早期进行手术，以便尽早恢复咀嚼功能，以利于下颌及面部的正常发育；有的则主张在12～15岁以后手术，因为儿童成骨作用旺盛，手术后又难以坚持开口练习，术后容易复发，一旦复发不但进一步影响下颌发育，也给第二次手术增加困难。但是那些关节强直伴有阻塞性睡眠呼吸暂停低通气综合征的患者应及早手术。

6. 关节强直伴小颌畸形的处理　关节强直的患者，由于下颌骨发育障碍和下颌后移形成小颌畸形，尤以双侧强直更为明显。小颌畸形患者多伴有咽腔缩小，致入睡后舌后坠发出明显鼾声，常被憋醒不能安睡和平卧，造成患儿长期慢性缺氧，影响全身正常发育。对此，有人主张在作关节强直手术的同时，将健侧下颌截开，然后使下颌前移。对伴有阻塞性睡眠呼吸暂停低通气综合征的患者还可作颏水平截骨前徙术扩大咽腔。但是由于手术复杂，应严格控制适应证，恰当地选择病例，必要时可以分期手术。对儿童患者，有人应用带软骨的肋骨、跖趾关节或胸锁关节移植，用另一个生长中心取代已失去的髁突生长中心，对矫治面部畸形有很好效果。

（六）预防复发

无论何种类型的颞下颌关节强直，术后的复发问题一直尚未完全解决。一般资料说明其复发率约在20%。导致复发的因素很多，目前的看法也不完全一致。

1. 年龄因素　一般资料表明儿童期手术者比成人期的复发率高。说明儿童成骨作用旺盛，手术后难以坚持开口练习，容易复发。但是有的学者认为，早期手术，只要注意手术操作，消除复发的有关因素，特别是选择好插入物，可以减少复发。

2. 切骨的多少　切骨不够，两断端又重新愈合造成复发。切骨时应使下颌支从浅面到深面保持一样宽度，避免外宽内窄呈楔状的截骨后间隙，否则下颌支内侧部分又重新愈合造成复发。截骨后两断面应修整成点面接触也有利于防止复发。

3. 插入物的放置　从国内外资料来看，假关节间隙内填入各种组织或代用品比不填入者复发率低。

4. 骨膜对复发的作用　假关节成形术后，可刺激骨膜下的成骨细胞使之活跃，容易形成新骨导致复发。因此，有人主张术中切断或尽可能切除内侧骨膜，以防止复发。但操作困难易损伤翼静脉丛引起出血，术后血肿更易造成复发。故对此点仍有争议。

5. 手术操作原因　手术中尽量减少创伤、有效止血，减少死腔、术后良好的包扎和预防感染等对减少复发也很重要。

6. 术后开口练习　多数学者强调术后开口练习有助于防止复发。一般术后7～10d即可开始练习（行植骨或下颌前移术者应延至两周以后）。根据开口度的不同，采用适当厚度的楔形硬橡皮块或阶梯形木块作开口器。开口练习时，将比较窄的一端置于磨牙区，逐渐增加塞入的厚度，使开口度逐渐增大。开口练习时应注意，开口器是放在两侧磨牙区，且应左右交替练习，以防𬌗关系紊乱。也可制作特殊开口器，这种开口器具有自动和被动两种力量相结合的练习作用。开口练习时间至少应在6个月以上。一般术后1～2个月内应日夜使用开口器，以后可改为白天练习。

二、颞下颌关节外强直

（一）病因

关节外强直常见的病因过去以坏疽性口炎（走马疳）最多，但现在坏疽性口炎已罕见。

目前，常见病因是损伤，如上颌结节部、下颌支部位的开放性骨折或火器伤均可在上、下颌间形成挛缩的瘢痕；颜面部各种物理、化学的三度灼伤，造成面颊部组织广泛瘢痕形成，也是常见病因之一。临床上还可见因其他口腔内手术创面处理不当而造成的关节外瘢痕挛缩。此外，鼻咽部、颞下窝肿瘤放射治疗后，颌间软组织广泛地纤维性变，也可造成颌间瘢痕挛缩。

（二）病理

关节外强直的病理变化主要是由于上、下颌间组织坏死脱落，在愈合过程中有大量结缔组织增生，最后形成挛缩的瘢痕。因为坏死区域的深度和广度不同，形成瘢痕的范围也就不一，有的仅在颊部黏膜出现一窄长的瘢痕条索；有的瘢痕区可波及上颌结节和下颌升支处，甚至整个颞下间隙，口咽部均有广泛的瘢痕；有的在瘢痕内还有不同程度的骨化现象，或者上、下颌骨发生骨性粘连。

（三）临床表现

1. 开口困难　关节外强直的主要症状也是开口困难或完全不能开口。在询问病史时，常有因坏疽性口炎引起的口腔溃烂史，或上、下颌骨损伤史以及放射治疗史等。开口困难的程度因关节外瘢痕粘连的程度而有所不同。由于病理变化发生在关节外部，而不侵犯下颌骨的主要生长发育中心，因此，即使在生长发育期前患病，一般患者面下部发育障碍，畸形和殆关系错乱均较关节内强直为轻。

2. 口腔或颌面部瘢痕挛缩或缺损畸形　颌间挛缩常使患侧口腔颊沟变浅或消失，并可触到范围不等的索条状瘢痕区，但当瘢痕发生在下颌磨牙后区以后的部位时，则不易被查到。由坏疽性口炎引起者，常伴有软组织缺损畸形。由于损伤或灼伤引起的颌间瘢痕或缺损畸形，诊断比较容易。

3. 髁突活动减弱或消失　多数挛缩的瘢痕较关节内强直的骨性粘连有伸缩性，所以作开颌运动时，髁突尚可有轻微动度，尤其作侧方运动时活动更为明显，但如颌间瘢痕已骨化，呈骨性强直时，髁突的活动则可以消失。

（四）X线诊断

在关节侧位X线片上，髁突、关节窝和关节间隙清楚可见。在下颌骨或颧骨后前位上，有些病例可见到上颌与下颌支之间的颌间间隙变窄，密度增高，有时可见大小不等的骨化灶，甚至在上、下颌骨之间或在下颌与颧骨、颧弓之间形成骨性粘连，这可称为骨性颌间挛缩。

临床上，因关节内强直和关节外强直的手术方式不同，故必须鉴别清楚。

（五）治疗

关节外强直除了个别瘢痕范围小而早期的病变可以用开口练习的保守治疗外，一般都必须手术治疗。基本方法是切断和切除颌间挛缩的瘢痕，凿开颌间粘连的骨质，恢复开口度，用皮片或皮瓣消灭创面。如果有唇颊组织缺损畸形，还应采用颌瓣或游离皮瓣移植修复之。

根据颌间瘢痕的范围不同，一般采用两种手术方式：①颌间瘢痕区较局限，主要在颊侧黏膜或上、下牙槽骨间时，可采用口腔内切开和切除瘢痕，同时用开口器使口开到最大程度，然后取中厚皮片游离移植消灭创面。术后应维持在开口位，直到拆线；②颌间瘢痕已波及上颌结节和喙突区或整个上、下颌之间时，若从口腔内进行手术，不仅不容易达到深部的瘢痕处,而且操作困难。如遇到深部动脉出血更难以止血。因此,对这种颌间挛缩,宜从下颌下缘切开,行口内外贯通手术,显露下颌支和喙突外侧面,切除喙突和下颌前缘部分骨质,由此进入上颌与下颌之间的瘢痕粘连区,切开和切除深部瘢痕。同时用开口器使口开到最大程度。然后取中厚皮片游离移植。也可采用颌瓣或游离皮瓣移植等消灭因切开、切除瘢痕而遗留的创面。术后也应维持在开口位,直到拆线为止。

(于建新)

第四节 颞下颌关节感染

颞下颌关节的炎性疾患比全身其他关节的炎性疾患少。在 19 世纪与 20 世纪初,由于没有抗生素,牙源性感染以及耳部感染性疾病导致的颞下颌关节感染很常见。随着社会的进步,抗生素的广泛使用,颞下颌关节感染的发生率明显降低。

颞下颌关节感染分为急性感染和慢性感染。根据感染的来源可分为血源性、损伤性、邻近组织扩散、特异性感染。按感染的类型可分为急性化脓性关节炎、损伤性关节炎、结核性关节炎、梅毒性关节炎、放线菌性关节炎、类风湿关节炎、骨关节炎、牛皮癣性关节炎、强直性脊柱炎等。本节主要介绍急性化脓性关节炎 (acute suppurative arthritis) 和损伤性关节炎 (traumatic arthritis)。

一、急性化脓性关节炎

(一) 病因

局部感染扩散是最常见的感染来源,中耳炎、乳突炎的化脓性感染通过外耳道,岩鼓裂扩散到颞下颌关节。牙源性感染,腮腺化脓性感染,颌面部间隙感染,颌骨骨髓炎等,通过关节囊、髁突直接扩散到颞下颌关节内。

全身感染,如肺炎、流行性感冒、猩红热、麻疹、百日咳、扁桃体炎、脑膜炎、败血症、脓毒血症等,通过血液扩散至颞下颌关节。感染还可通过穿通性伤口,直接进入颞下颌关节,如外伤、交通事故、骨折或外科手术等。

(二) 临床表现

患者有急性感染的表现,颞下颌关节区有红、肿、热、痛以及功能障碍。早期在耳屏前方有肿胀、疼痛,下颌运动时,疼痛加重。随着病情的发展,开口受限逐渐加重,下颌处于被动的开口位,患侧后牙不能咬合。关节区水肿发红,疼痛加剧。有自发性疼痛,搏动性疼痛,并向颞部放射。

可伴发全身症状,如发热,体温可高达 38℃ 以上,血细胞计数高。急性感染在关节囊内有大量脓性分泌物,易向耳前皮肤及外耳道破溃,形成瘘管。

(三) 诊断

根据患者的病史,有全身感染,颞下颌关节邻近组织或器官的感染以及外伤的病史。颞下颌关节有红、肿、热、痛以及功能障碍。触诊局部有波动感,疼痛明显,局部组织发热。

急性期在颞下颌关节腔穿刺有脓性分泌物,颞下颌关节 X 线片可见患侧关节间隙明显增大,髁突移位。后期由于关节软骨及关节盘的丧失,可出现关节间隙变窄。

血液检查白细胞计数明显升高，中性粒细胞增加，血沉可加快。关节内镜检查可见滑膜组织发红、水肿，伴有出血和组织坏死。

（四）治疗原则

以保治疗为主，急性期应用抗生素，以及止痛药物。对有全身症状患者，应用支持疗法，改善全身症状。

有脓性分泌物患者应行关节腔穿刺，抽吸脓液，然后用抗生素冲洗关节腔。如肿胀明显有波动感，应进行切排引流。另外可进行脓液及血液细菌培养以及药物敏感试验，应用敏感的抗生素治疗。在使用抗生素的同时可采用局部理疗。感染控制后应加强下颌功能训练，避免关节强直发生。

如颞下颌关节软骨，骨组织以及关节盘破坏严重，需进行关节切开术，修整破坏的关节结构。如应用髁突高位刨削术，关节盘切除术，关节内粘连松解术等。

二、损伤性关节炎

（一）病因

急性损伤是指交通事故、打击、摔伤、刺伤、爆炸伤等开放性或闭合性损伤，导致颞下颌关节出现炎症反应。另外全身麻醉插管及口腔科治疗时患者开口过大，开口时间过长也可导致关节的急性损伤。

慢性损伤是指长期微小损伤如进食硬物，紧咬牙，夜磨牙，后牙缺失，不良修复体等导致的关节损伤。

（二）临床表现

外伤后关节出现疼痛，特别是在耳前区，关节外侧以及外耳道前壁和关节后区疼痛明显。局部肿胀，下颌运动及咀嚼时疼痛加剧。开口受限，部分患者伴有关节弹响。开口时，下颌向患侧偏斜。闭口位时，下颌中线偏向健侧，患侧后牙不能咬合。

（三）诊断

患者有明确的损伤病史。损伤后在颞下颌关节出现明显的疼痛，局部肿胀，压痛，关节内有炎性渗出，下颌运动功能能障碍。关节 X 线检查可见患侧关节间隙增宽。MRI 可见关节腔内有大量渗出液，病变后期可出现关节的退性改变。

（四）治疗原则

保守治疗为主，制动，限制下颌运动，进软食。给予止痛与消炎药物，急性期后，需进行下颌功能运动，物理治疗。如关节内血肿机化，形成关节内粘连或关节纤维强直，应进行关节内镜手术或关节切开术。

（于建新）

第五节　颞下颌关节紊乱病

一、概述

颞下颌关节紊乱病是口腔科的常见病和多发病。部分病例病程迁延、反复发作、经久不愈，严重影响咀嚼功能和语言。本病发病率很高，其诊断和治疗所涉及的学科很多；许多口腔科医师对本病缺乏应有的认识；医源性颞下颌关节紊乱病也甚多。因此，已引起国内、外口腔医学界的广泛注意。

颞下颌关节紊乱病并非指单一的疾患，它是一组病因尚未完全清楚的临床症状和疾病的总称。它涉及咀嚼肌群和颞下颌关节或两者都涉及。一般认为有颞下颌关节区的疼痛、下颌运动异常、弹响或杂音三大症状，无风湿、类风湿等病史，而又不属于其他临床或病理上诊断已很明确的颞下颌关节疾病者，即属本病。

颞下颌关节紊乱病是一种慢性疾病，病期一般较长，几年或十几年。有的表现为一过性并可自愈，有的经常反复发作但常常有自限性。随着年龄增加而症状减轻。预后一般良好。颞下颌关节紊乱病一般不发生关节强直。

二、病理

颞下颌关节紊乱病的病理变化为典型的退行性改变。在结构紊乱期，即使 X 线平片检查无骨质改变，但病理检查时，见髁突和关节盘均已发生了退行性改变。在器质性破坏期，其实质属于退行性关节病的范畴，是继发性退行性关节病。

（一）关节盘的变化

肉眼见在关节盘后带及双板区之间有凹陷变薄区，且表面粗糙不平，甚至形成浅在的溃疡面。重时关节盘可发生穿孔，多见于双板区，在穿孔的四周为不规则的破裂边缘，盘穿孔周围组织有不同程度充血。

光镜可见穿孔或未穿孔关节盘的病理变化基本一致。关节盘的胶原纤维发生断裂及形成裂隙，胶原纤维呈玻璃样变，有时也呈嗜碱性变；中带及后带出现较多的软骨细胞，这些细胞变大，或成双或单个出现；前带及中带由前后一定方向排列的胶原纤维变成无定向排列；关节盘后带的胶原纤维中出现新生的毛细血管，双板区纤维化增加，局部血管减少，双板区可发生钙化；弹力纤维可以出现断裂。

电镜看到关节盘可出现胶原原纤维走行紊乱、扭曲、不规则增粗及断裂，有的胶原原纤维水肿、横纹消失，弹力纤维溶解成片状。成纤维细胞的胞浆内线粒体肿胀、嵴变形或消失，有的胞浆内有大量空泡变性。双板区可见细胞破裂、崩解、细胞膜消失，细胞器进入细胞间质中；双板区可出现蚓状小体（vermiform body），在小体内有微细的纵行条纹，在其周围可见很多弹力纤维环绕。

（二）髁突软骨的变化

肉眼见髁突软骨面不光滑，有时可见部分软骨剥脱。

光镜可见关节表面带出现胶原纤维间水肿、松解，形成大小不同的纵裂和横裂，软骨可顺横裂剥脱。这些裂隙在肥大带中也可出现，但增殖带不明显。在髁突软骨基质也可发生变性及溶解，呈紫染颗粒状。当表面软骨和髁突骨质之间形成大的横裂时，则裂隙上方关节软骨全层剥脱，使髁突骨质暴露。

电镜见正常髁突最外有一层不甚清楚的纤维样物，也有人称之为凝胶样物。病变的早期为凝胶样物消失，下面的一些胶原纤维束暴露于关节面上，在纤维束间存在着无结构的斑块，使关节面出现不规则的缺损，而失去原来的光滑。

在髁突表面覆盖的软骨中,部分成纤维细胞和软骨细胞的胞浆内线粒体肿胀,嵴变形、消失,双层膜结构模糊;有的胞浆内有大小不一的空泡状改变。在软骨的表层及深层可见蚓状小体,但在深层近钙化带处最为常见,其形态与关节盘中所见相同。

(三) 髁突骨质的变化

在骨皮质和骨小梁中有的骨细胞消失,骨陷窝空虚,骨纹理结构粗糙,骨小梁出现不规则的微裂。上述现象均表明骨的活力明显降低,这些变化在显微镜下才能看出。由于骨微裂的形成,则骨小梁由微裂处断裂崩解,而使相邻的骨髓腔彼此融合,形成假囊肿。有的骨髓腔内可见碎骨片及坏死钙化的组织。有的骨小梁的骨基质呈颗粒样嗜碱性变,然后溶解,剩下的胶原纤维呈网状结构。

当髁突表面的软骨组织破坏后,骨皮质可发生吸收,骨表面出现窝状凹陷,在凹陷内有多核的破骨细胞存在。病变继续发展可使皮质骨变薄、断裂,再严重时骨板破坏,此时,暴露于关节腔内的骨小梁也发生吸收。在吸收的表面有一层富有血管、成纤维细胞及少量炎症细胞的肉芽组织覆盖,这些肉芽组织也可进入骨髓腔内。

有时可见髁突的一部分骨皮质增厚,骨小梁变粗,骨髓腔变小且发生纤维化。较重时,部分骨质呈唇样增生,向关节腔突出,表面覆盖的软骨组织松解、断裂。

以上病理改变不一定同时出现,但骨细胞消失、骨陷窝空虚、骨纹理结构粗糙和形成微裂均是骨的早期变性改变,因此都能出现。

(四) 关节囊的变化

光镜见部分滑膜增厚,部分滑膜变薄甚至脱落。增厚的滑膜呈双向分化,表层一、二列细胞呈纤维细胞样,深层约5~8列细胞呈上皮细胞样。滑膜表面被覆一层类纤维蛋白物质,其中有淋巴细胞浸润。滑膜下层组织及周围纤维组织均有明显的玻璃样变,这些胶原纤维之间有浆细胞、淋巴细胞浸润。

电镜见滑膜表面有中等电子密度、均匀的颗粒状或细丝状物堆积;滑膜细胞变性,细胞器明显减少,胞浆内有大量微丝;滑膜下的胶原原纤维间有中等电子密度的无定形物质。

三、影像学诊断

颞下颌关节紊乱病影像学检查包括 X 线平片、体层摄影、关节造影、CT 及磁共振检查等。其中 X 线平片、体层摄影(包括平面体层摄影和曲面体层摄影)及 CT 检查主要用于关节骨性结构病变的检查,而关节造影检查和磁共振检查则主要用于关节盘病变及关节内软组织病变的检查。

(一) 骨结构病变

颞下颌关节紊乱病关节骨结构病变为退行性病变或称为骨关节病改变,主要包括髁突硬化、破坏、骨质增生、囊样变、磨平变短,关节窝及关节结节硬化和关节窝变浅平、宽大等。

(二) 关节盘病变

颞下颌关节紊乱病关节盘病变包括关节盘移位、关节盘穿孔、关节囊扩张、撕裂及关节盘附丽松弛等。其中关节盘移位和关节盘穿孔为最主要的表现,而关节囊扩张、撕裂及关节盘附丽松弛等则常相伴前两类病变发生。

1. 关节盘移位　关节盘移位包括可复性盘前移位、不可复性盘前移位、关节盘侧方移位及关节盘后移位等。其中以关节盘前移位最为常见。

（1）可复性盘前移位：关节造影和磁共振检查均可对可复性盘前移位做出明确诊断。于关节造影侧位体层闭口位片、磁共振关节矢状位或斜矢状位闭口位片上，均可见关节盘本体部位于髁突横嵴前方，向前超出正常位置，以在磁共振片上显示更为明确、清晰；在关节造影侧位体层开口位片、磁共振关节矢状位或斜矢状位开口位片上可见关节盘，髁突位置恢复正常，髁突横嵴部恰与关节盘中带相对应，关节盘三带分界清楚，关节盘后带与关节盘双板区界限清楚。在磁共振图像上，关节盘本体部（包括关节盘前、中、后三带）呈低信号影像，而关节盘双板区则呈中、高信号改变。

（2）不可复性盘前移位：为颞下颌关节紊乱病患者开口磁共振图像示关节盘－髁突位置关系恢复正常开口受限的最常见原因之一，一般亦均以关节造影或磁共振检查作为客观的诊断依据。于关节造影侧位体层闭口位片、磁共振关节矢状位或斜矢状位闭口位片上可见关节盘本体前移，超出正常范围，且多较可复性盘前移位更为向前；于关节造影侧位体层开口位片、磁共振关节矢状位或斜矢状位开口位片上，可见前移位的关节盘并未能恢复正常位置，仍位于髁突横嵴的前方，且常因受到髁突向前运动的挤压而发生不同程度的变形。急性期不可复性盘前移位，关节盘变形往往不明显，但髁突向前的运动大多受限，而不能抵达关节结节顶的下方。诸多慢性期不可复性盘前移位患者，可发生适应性改变，此时可见关节盘变形明显，但髁突运动大致恢复正常，可以抵达关节结节下方，关节盘双板区可发生类似本体部样的改变。部分病程迁延的病例，可以发展为关节盘穿孔。

（3）关节盘侧方移位：包括关节盘内侧移位及外侧移位两种。主要依据磁共振关节冠状位或斜冠状位片诊断。关节盘外移位于磁共振关节冠状位图像上可见关节盘位于髁突外极的外侧，而关节盘内移位则可见关节盘位于髁突内极的内侧。

（4）关节盘旋转移位：对于关节盘旋转移位的研究极少。一般认为以磁共振成像诊断较为可靠。关节盘旋转移位分为前内侧旋转移位和前外侧旋转移位两种。在磁共振关节矢状位或斜矢状位闭口片上表现为关节盘前移位，在冠状位或斜冠状位片上表现为内移位者为关节盘前内侧旋转移位，而在冠状位或斜冠状位片上表现为外移位者，则为关节盘前外侧移位。

2. 关节盘穿孔　关节盘穿孔多为关节盘移位发展而来，亦可因创伤等其他因素所致。关节造影对于关节盘穿孔的诊断具有重要价值，其敏感度优于磁共振检查。一般认为，当将造影剂（20%~30%泛影葡胺水剂）单纯注入关节上腔或下腔而关节上、下腔均显示有造影剂充盈时，则可诊断为关节盘穿孔。关节造影较常拍摄许勒位及侧体体层闭、开口位片，其一般均可满足临床诊断需要。关节造影后以高分辨率 CT 扫描检查，可以获得更为清晰的关节造影图像，但其放射剂量较大且用费较高，较难在临床上普遍使用。近年来问世的口腔专用锥形束 CT，可用于造影检查，费用较低，放射剂量亦明显减少，更适用于临床，但国内目前仅少数单位拥有此类设备。

此外，磁共振检查对于关节盘穿孔的诊断亦具有诊断参考价值，其主要表现为盘穿孔部位的"骨－骨直接相对"征象，局部关节盘组织连续性中断，低信号的髁突密质骨板与关节窝或关节结节的密质骨板之间无关节盘组织相分隔。但应注意，磁共振检查对于关节盘穿孔诊断的敏感度不够高，易于漏诊。

在由关节盘移位发展为关节盘穿孔的过程中，存在一个中间过程，即关节盘穿孔前改变，多发生于关节盘双板区。此时，关节盘双板区病变部位明显变薄，但尚未发生穿孔。在关节上腔造影侧位体层开口位片上可显示后上隐窝处有点状造影剂外溢。由于缺乏足够的影像学与手术观察的对照研究，对于关节盘穿孔前病变的影像学诊断尚缺乏足够的经验。

（三）滑膜炎和（或）关节囊炎

滑膜炎为关节滑膜衬里的炎症，可由感染、创伤等引起，也可继发于骨关节病及结构紊乱。关节囊炎为与关节囊和关节韧带拉伤有关的一种炎症。在关节内有较多积液时，许勒位片、关节侧位体层片或关节矢状位 CT 片均可见关节间隙增宽，髁突前下移位等改变；磁共振关节矢状位 T_2 图像可见关节腔内高信号影像。

（四）关节间隙改变

目前我国临床上最普遍用于观察关节间隙改变的 X 线检查方法为许勒位片及关节侧位体层片。但由于个体之间关节间隙变异较大，以及常规拍摄的许勒位片及关节侧位体层片存在投照技术上的缺陷，往往不能真实地反映患者准确的关节间隙情况，使得对于关节间隙的诊断价值存在较大争议。为此，国内外作者均对矫正许勒位和矫正关节侧位体层摄影方法进行了研究。其主要摄影原理为依据不同个体的髁突水平角及垂直角改变摄影角度或患者头位，以使其能较为准确地显示每个个体的关节间隙情况。但由于操作较复杂，很难在临床上普遍推广使用。近年来，用于临床的口腔专用锥形束 CT 可以根据患者髁突水平角及垂直角的情况进行调整，重建出多层面关节矢状位图像，更适用于关节间隙的观察。

颞下颌关节紊乱病关节间隙改变可以是对称性的，也可以是不对称性的，常见的关节间隙改变包括：①关节前间隙增宽，后间隙变狭窄，表现为髁突后移位；②关节前间隙变窄，后间隙增宽，表现为髁突前移位；③关节间隙普遍变窄，表现为髁突上移位。关节间隙普遍变窄除咀嚼肌功能紊乱和结构紊乱的原因外，晚期骨关节病由于髁突骨质增生明显和关节盘退行性变薄，亦常可表现为关节间隙狭窄。此外，在髁突发育较大时，许勒位片上亦可呈现出关节间隙变窄的 X 线征。此时进行体层摄影检查或在有条件时行口腔专用锥形束 CT 检查均有助于进一步了解关节间隙的变化情况；④关节间隙普遍增宽，表现为髁突下移位。除颞下颌关节紊乱病外，关节腔内积液、积血及占位性病变亦可出现此征。

（五）关节运动

临床上若拟了解髁突的运动度，可同时拍摄双侧许勒位或关节侧位体层闭、开口位片进行比较观察。若欲观察关节盘及髁突在不同病理状态下的运动情况时，则需进行动态观察。

1. 可复性盘前移位　瑞典学者 Isherg 和 Westesson（1982）对此类患者尸体颞下颌关节研究发现，在开口弹响发生时髁突和关节盘的运动过程如下：①髁突向前移动至关节盘后带的后面，自此位置迅速向下、向前至关节盘后带的下面，此时关节盘是静止的，此过程用 $0.012 \sim 0.036\text{s}$；②已位于关节盘后带下面的髁突不再对关节盘施加向前的压力，关节盘向后运动越过髁突；同时，髁突迅速地向上运动并经关节盘中带撞击关节结节后斜面，从而恢复正常的关节盘–髁突关系，此过程约用 0.002s。闭口弹响发生时，髁突和关节盘运动过程如下：①髁突向后、下迅速运动，自关节盘中带的下面至静止的关节盘后带的下面，此过程为 $0.006 \sim 0.008\text{s}$；②后部不再受髁突压迫的关节盘沿关节结节后斜面向前运动，髁突迅速向上移至已经空虚的关节窝（由于关节盘已移位向前），而经关节盘双板区碰撞关节结节后斜面。此过程约用 0.002s。作者对生存病例在进行关节造影后的动态 X 线录像观察中发现，在开口运动时，髁突在碰到关节盘后带之后迅速向前下移动，继而向前上移动；同时，关节盘向后反跳，恢复正常的髁突－关节盘关系；髁突横嵴与关节盘中带相对应。在闭口运动中，髁突与关节盘中带相对应而向后上运动；同时，关节盘沿关节结节后斜面向前下运动而恢复至开口弹响发生之前的盘前移位状态。作者动态录像观察结果与 Isberg 和 Westesson 的观察结果是一致的。此类弹响由于关节盘前移位的程度不同，而分别发生开闭口初期、中期或末期的弹响。

2. 不可复性盘前移位　关节造影后动态 X 线录像观察证实，不可复性盘前移位患者在开、闭口过程中，关节盘不能恢复其正常位置，而恒定地位于髁突的前方。在开口时，由于髁突向前运动的压力，关节盘被压缩变形。关节盘变形程度不同，患者开口运动时所受到的阻挡力量也不同。关节盘变形不明显者，髁突向前运动明显受限，不能达到正常开口位置。关节盘变形变小明显者，由于髁突向前运动所受到的阻挡力量减小，髁突向前运动常可达正常位置。

3. 翼外肌功能亢进　关节造影后动态 X 线录像观察表明，此类患者髁突向前运动过度，一般均明显超过关节结节，并撞击关节盘前带发生弹响。

4. 可复性盘外移位　对此类患者关节造影后进行后－前位动态 X 线录像观察，可以看到在开口、前伸及向对侧运动时，外移位的关节盘发生由外移位状态向内侧向的跳动复位，而在回返运动中，关节盘又自正常位置移位于髁突外侧。

5. 关节囊撕裂　此类病变常伴随关节盘穿孔发生，动态观察可见造影剂自关节囊撕裂处溢出的连续过程，特别是在开口运动时，造影剂自撕裂处外溢更易发生。

四、临床表现

颞下颌关节紊乱病的发展过程一般有三个阶段：功能紊乱阶段、关节结构紊乱阶段和关节器官破坏阶段。

这三个阶段一般显示了疾病发展的早期、中期和后期。早期的功能紊乱有的可以自愈或经治疗后痊愈，有的则逐步发展到后期的关节器官破坏即骨关节炎。但也有不少患者在某一阶段相对稳定而并不发展到另一阶段，即此病有自限性；有的则即使已发展到关节结构紊乱阶段，经过适当的治疗后，仍然可以恢复到病变的早期阶段。此外还可以见到两个阶段的症状同时存在或交替发生。

颞下颌关节紊乱病临床表现的症状极为复杂，归纳起来有三个主要症状，即下颌运动异常、关节和周围肌群疼痛、关节运动时杂音和弹响。

（一）下颌运动异常

正常的下颌运动，其自然的开口度约 4.0cm（指患者自然大开口时的开口度，并非指最大开口度），开口型是"↓"，不偏斜，下颌下降自然而协调。平均时间为 1.6s。下颌下降时头颅无动度。下颌运动异常包括：①开口度异常：开口度过大，其自然开口度可明显地大于 4.0cm，虽然开口度大，但其开口时间反而短，下颌下降甚快，肉眼可见两侧髁突外极突出于颧弓部呈半脱位；一般认为自然开口度小于 3.5cm 即为开口度减小。明显过小为开口受限；②开口型异常：开口时下颌下降偏斜"↙"或曲折或出现其他歪曲口型等；③开口时，下颌下降不自然不协调，如出现关节绞锁，即开口过程中髁突受阻后要做一特殊动作或稍微停顿后，下颌又可继续开大；下颌下降时间延长，可见下颌下降不自然而有紧张感；开口时头颅后倾及下颌下降时下颌颤动等。

（二）关节和周围肌肉疼痛

疼痛是患者就诊最重要的主诉。通常是在开口和咀嚼运动时关节区（有的患者感到耳内痛）和关节周围的咀嚼肌群或有关的肌群疼痛。疼痛的性质以持久性钝痛为多见，但是一般无自发痛及剧烈性疼痛。疼痛的部位如在关节本身或浅表的肌群，则患者可明确地指出；如在深部（翼外肌痉挛），患者常常不能明确指出，只能感到是在关节深部；不少患者有肌群的扳机点，并由扳机点引起远处的牵涉区疼痛。以上所述疼痛，除自觉疼痛外，均有压痛或压诊敏感。

扳机点是位于肌组织或肌筋膜内的一个小局限区。这个小局限区可被多种因素，如急性或慢性创伤，冷、热刺激，情绪紧张、肌群收缩等激发。它引起异常神经冲动，产生疼痛，并可通过中枢神经系统引起远处部位的牵涉痛。由扳机点引起的牵涉痛的部位常常是一定的，扳机点在翼外肌，常出现关节处和颧骨区痛，咬肌深头的扳机点有典型的耳痛、咬肌浅头的扳机点常引起同侧上下后牙区痛、颞肌内的扳机点常出现颞区和上颌牙的牵涉痛等。

（三）关节运动时杂音和弹响

正常关节在下颌运动时无自觉杂音，用听诊器检查也听不到杂音。不少患者往往对此症状不注意。有时只是在医师询问是否有此症状时，患者试作开闭口运动才发现有此症状。最常见的异常声音有：①弹响音：即开口运动中有"卡、卡"的声音，多为单音，有时为双音。音调为中等频率，响度不等，轻度的除患者自己有感觉外，用听诊器能听到。中度的在触诊时亦可感到弹响的振动，高度的他人也可闻及。这类弹响表示关节肌群功能紊乱或关节结构紊乱；②破碎音：即开口运动中有"卡叭"、"卡叭"的破碎声音。多为双声或多声，音调虽然高，但响度只是中轻度，故必须用听诊器才能听到。这类杂音表示关节盘的移位、穿孔或破裂。如果有弹响－无弹响－破碎音的病史，常常说明关节有骨改变；③摩擦音：即在开口运动中有连续的似揉玻璃纸样的摩擦音，高音调、低响度，必须用听诊器才能听到。这类杂音表示关节骨软骨面粗糙，是骨关节病的表现。

（四）头痛

近年来，许多学者发现咀嚼肌疼痛与头痛有明显关系，紧咬牙与头痛的严重程度有明显关系。根据美国洛杉矶加利福尼亚大学的资料，在颞下颌关节紊乱病患者中，男性无头痛的仅占 16.7%，其余的均伴有头痛。女性患者中无头痛的仅占 10.9%，其余均伴有头痛（Pullinger）。罗宗赉等（1988）报告 465 例中，颞部痛占 76%、枕部痛占 20.2%、头顶痛占 8.4%、前额痛占 5%。徐樱华（1990）报告头痛占 56.3%。因此，头痛被列入本病第四位常见症状。

此外，颞下颌关节紊乱病还伴有许多其他症状，有的甚至很古怪，其机制尚待研究。如各种耳症——传导性耳聋、耳痛、耳鸣，耳阻塞感、耳闷，头晕目眩、平衡失调。各种眼症——眼球震颤、流泪、视力模糊、球后区痛、视力减退。各种痛症和感觉异常——眼眶痛，舌、鼻咽烧灼感，鼻窦痛，颈、肩、上肢痛，非典型面痛。还有时伴有口干、吞咽困难、读字或说话困难。睡眠紊乱、早衰、慢性全身疲劳、性功能紊乱等。

五、治疗

（一）治疗教育和自我治疗

1. 治疗教育　治疗教育属于心理治疗，也是颞下颌关节紊乱病的病因治疗之一，应该有针对性地对每一个患者进行。它包括：①通俗地讲解颞下颌关节的解剖和生理运动，使患者理解发病原因和发病机制。这种解剖生理知识是患者作自我治疗必需的；②解说本病的性质，以解除患者的焦虑、恐癌等情绪。这些精神因素如不解除，将进一步加重肌群和关节症状。在解释关节症状时，应以患者能理解的名词做比喻，如翼外肌痉挛，可形容为"抽筋"；③告诉患者本病的预后一般都是良好的，有助于减轻患者精神压力；④解释精神因素、情绪紧张与关节症状的关系，使患者自己去找出发病的精神因素，从而消除不良的精神因素。在询问病史时，如果简单地询问发病前有无人事纠纷、工作纠纷或家庭纠纷等情况，患者通常是不会告诉的。但如果医师清楚地讲解精神因素如何致病，实际上已起到治疗作用；⑤治疗教育中也包括医师启发患者对自己疾病提出疑问，然后给以解释。

2. 自我治疗　自我治疗是颞下颌关节紊乱病的重要治疗环节之一，应该有针对性地对每一个患者进行，也是治愈后巩固疗效的重要方法。

（1）肌群训练：肌群训练不会在短期内奏效，但如果能坚持练习，会有明显效果。在肌群训练前，宜作 10min 局部热敷。训练以不产生疼痛为度。一般每日 6 次，每次 6min。每个肌群动作连续作 6 次。根据不同的目的有不同的训练方法：①协调开口肌群功能的训练：对翼外肌功能亢进的患者，或其他因开口过大造成半脱位、脱位者，可进行此训练。训练者以右手拇指指腹压于颏部，左手示指指腹置于左髁突处。开口时，右手拇指压颏部向下、向后作开闭口运动，但要控制颏点前伸，同时左手示指作监督，使髁突仅作转动运动。在髁突作转动运动的情况下，逐渐增大开口度。这样训练可以增强开口运动中的舌骨上诸肌肉的力量，而改善翼外肌功能状态；②手术后训练：关节手术后，因为伤口疼痛、瘢痕形成或因翼外肌功能的损伤或丧失，患侧髁突滑动运动减弱或消失，结果造成对侧髁突代偿性滑动运动过大，形成开口偏斜，如不纠正，可继发对侧关节病。因此要作开口肌群训练。训练者应面对镜子，用一示指钩住下中切牙。在开口时，使用温和的力量协助开口，并使下颌垂直下降，逐渐矫正开口时下颌偏向。对长期咀嚼肌痉挛造成部分肌组织挛缩者或因各种原因造成开口型异常者，也应作此肌肉训练。

（2）纠正各种不良习惯：不良习惯可以靠重新"学习"来纠正，可以通过各种自身反馈来纠正。如有单侧咀嚼习惯者，可以在饭桌旁醒目处作一记号作反馈，经常自我暗示注意将单侧咀嚼改正为双侧咀嚼。如有紧咬牙习惯，可以经常用舌尖舐上前牙腭侧面，以使上下牙列分离，纠正紧咬牙习惯。其他如纠正头颈部不良姿势也应如此。

（3）气功疗法：气功疗法是中医中具有民族特色的一种医疗保健运动。它是通过练功者发挥主观能动作用对身心进行自我调节、自我锻炼的方法。练习气功时，通过"意守丹田"、调节呼吸节律和排除杂念、入静等环节，使全身放松，过度紧张的肌群也会得到调整。每日 1~2 次或 2~3 次，每次十几分钟至半小时不等。

（4）其他：如注意关节区保暖，每天洗脸时局部热敷，谨防吃过硬或大团块食物，谨防用切牙啃咬大块食物，打哈欠时控制过大开口等也是自我治疗的重要部分。

（二）药物治疗

1. 口服药物

（1）地西泮（安定）具有镇静、催眠、肌松弛和抗痉挛作用。每次 2.5~5mg，每日 1~3 次。

（2）双氯芬酸钠（扶他林）具有镇痛、抗炎作用。每次 25mg，每日 3 次，对有胃肠道溃疡病史、肝功能损害的患者禁用。

（3）美洛昔康（莫比可）具有抗炎、镇痛作用。每次 7.5mg，每日 1 次。

2. 外敷中药 以下中药具有止痛、通筋活血作用，适用于各种咀嚼肌痉挛、滑膜炎。用法：将下述中药分成 2 包，用布袋装好密缝，先在冷水中将布袋浸泡 1~2min，然后将药袋蒸开 15min。趁热敷于关节区和肌群处。每日 1~2 次，每次 15min。热敷时应同时作有节律的开、闭颌运动。用后将药袋放在冰箱内或悬挂在通风处下次再用。一剂可用 4~5 次。处方为：当归 15g、白芷 9g、薄荷 9g、乳香 9g、没药 9g、田三七 9g、红花 9g、香附 9g、川乌 9g、细辛 6g、丝瓜络 15g。

3. 注射药物

（1）普鲁卡因封闭：普鲁卡因有调整肌肉张力的作用，当肌功能亢进时可降低其兴奋性。

适应证：翼外肌功能亢进、关节囊扩张伴关节盘附着松弛，因翼外肌上、下头功能不协调所致开口初弹响等。

具体方法：用 0.5% 或 1% 普鲁卡因 5ml（不加肾上腺素），常规碘酒、酒精消毒后，刺点在"下关"穴处，即在颧弓和下颌切迹间。选用口腔 5 号黏膜针头（注意针尖要锐，否则在注射中容易刺伤肌组织），垂直进针 3.5~4cm，回抽无血后逐渐推药。推药过程中，注入药物的同时慢慢抽出针头（此时应用一消毒纱布压迫刺点，以免在抽出针头过程中经过翼静脉丛产生血肿而影响治疗效果）并且旋转针头的方向，使药液均匀地浸润在翼外肌中。首次可注射 5ml。以后每次封闭的药量和间隔时间可根据封闭后开口度变化、弹响消失的程度及是否出现疼痛来调整。如用 5ml 封闭后开口过大得到改善，髁突仍有正常滑动运动，弹响消失或减轻，患者不感到开口时关节疼痛，则说明封闭适宜。可以每日一次。如封闭后弹响虽然消失，但开口度明显变小，髁突滑动运动消失，则应酌情减量或隔日封闭。如封闭后不仅有上述反应，并且出现开口疼痛，则应待疼痛消除后再试作封闭，否则可以从翼外肌功能亢进发展成翼外肌痉挛。如经过封闭后临床症状已完全消除，还应继续封闭，不过次数递减为每周 2 次，再每周 1 次，每两周 1 次和每月 1 次等。半年可结束以巩固疗效。

（2）泼尼松龙混悬液局部注射：此药对关节囊、韧带及关节盘等处因损伤引起的炎症有抗炎和止痛作用，尤其在急性期疗效更为显著。注射这类药物的当天，局部疼痛有的可加重，1~2d 后逐渐好转，疼痛减轻。

适应证：骨关节炎、滑膜炎和关节囊炎。

具体方法：可作关节上腔注射。常规碘酒、酒精消毒后，请患者大开口，在耳屏前和髁突之间有凹陷区作为针刺点。选用口腔 5 号黏膜针头，进针后针头向前、向内、向上刺入约 2~2.5cm，抵到关节窝骨面（图 12-3），缓慢注入泼尼松龙的混悬液 0.5ml 与 2% 普鲁卡因 0.5ml 的混合液。注药前必须认真回抽无血，禁忌将药液注入血管内。注入半量后，回吸时仍可将药液抽入针管者，说明药液在关节上腔内。有的患者在注射完毕后即感上、下后牙分离，不能咬紧。这也说明药液已注入关节腔内。注射完毕抽出针头时，必须用一消毒纱布压迫刺点，然后迅速抽出针头并且同时请患者闭嘴咬牙。抽出针头后，还应压迫 2～3min，以免形成局部血肿。一般第 2 次关节腔内注射泼尼松龙需待 3 个月之后，且不宜多次注射，以每周注射 1 次。连续注射不宜超过 2 次。注射后应给患者止痛药备用。

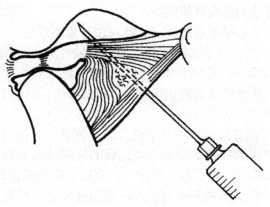

图 12 - 3　关节上控注射法

（3）硬化剂注射

适应证：关节囊扩张、关节盘诸附着松弛、复发性脱位等。

具体方法：在行注射硬化剂这一治疗前，可先试用 50% 葡萄糖液 1～2ml，作关节上腔注射，每周 1～2 次，连续注射 3～5 次。如无效，则改用无水酒精 0.3ml 或 5% 鱼肝油酸钠 0.3ml 作关节上腔注射。由于硬化剂对组织刺激性大，注射前应用上述方法先作局部麻醉。注射硬化剂时禁忌注入关节囊外，以免损伤面神经。硬化剂注射后，均有程度不等的局部水肿、疼痛、上下后牙分离，不敢咬合等反应。一周左右消退。此时开口度缩小，弹响消失。如患者在数月后又复发，可再作第 2 次注射。由于硬化剂可造成关节组织损伤，应慎用，且不宜多次注射。

（三）物理治疗

1. 红外线　红外线有降低周围神经兴奋性，减轻疼痛、松弛肌肉的作用，能降低交感神经的兴奋性，可缓解肌痉挛。

适应证：慢性滑膜炎和关节囊炎、各种咀嚼肌痉挛、各类关节结构紊乱或骨关节病伴有疼痛。

具体方法：可选用立地式、功率为 600W 的口腔科红外线灯。治疗时要保护眼睛和耳部，因红外线主要是热能，长时间直接辐射眼睛易引起晶状体混浊，甚至产生白内障。直接辐射耳部易引起耳郭烫伤，或引起鼓膜充血、疼痛。因此，治疗时必须用双叠小毛巾或有孔单遮盖眼睛和耳朵。戴墨镜也可以保护眼睛。照射时灯应垂直对准颞下颌关节区，灯距30～50cm。红外线剂量大小可根据患者自己感觉、皮肤出现红斑反应等情况来判断，适当调整灯距，以免烫伤。由于面部经常接受太阳晒，所以红斑并不十分明显。若红斑明显，说明过热，应注意有无烫伤。为保护皮肤，照射前可涂以凡士林或硼酸软膏。每次治疗时间为15～30min，每日 1 次。7～10 次为 1 疗程。

2. 石蜡疗法　石蜡疗法可使局部皮肤温度迅速上升 8℃～12℃，可引起皮肤微小血管的扩张，促进局部血液循环，加强新陈代谢。石蜡因有可塑性和黏滞性能与皮肤紧密接触，可使温热向深部组织传递。液蜡或半固体蜡在冷却过程中，体积逐渐缩小，对皮下组织有压迫作用，可促进炎性渗出液的吸收。因此对各种扭伤、挫伤及各种肌肉痉挛有消炎、止痛和解痉挛作用。

适应证：与红外线疗法的适应证相同。

具体方法：将已熔好的石蜡形成蜡块（称蜡块法）敷在患处（关节或关节周围的肌群）厚约 2～3cm，加以保温。每次敷半小时至 1h，每日或隔日 1 次。每疗程 20 次。也可用蜡袋法。将已熔好的石蜡装入聚乙烯薄膜袋中，治疗前将其放入热水中使蜡袋吸热，到 50℃～60℃时即可敷于患处。此法比蜡块法温热作用强，简便清洁。但是不能发挥石蜡的机械压迫作用。可作为患者家庭治疗方法之一。

3. 钙离子导入法　利用直流电使钙离子进入颞下颌关节区以达到治疗目的的方法，称钙离子导入法。钙离子导入治疗颞下颌关节紊乱病的机制是阳电极本身有镇痛和解痉挛作用，钙离子也有镇静和解痉挛作用。药液氯化钙在直流电阳极的协同作用下，加强了镇静、止痛及解痉挛作用。为了利于药物离子的进入以增强疗效，还可先用红外线照射颞下颌关节、咬肌区局部 15min 后，再进行离子导入。

适应证：翼外肌痉挛、各种咀嚼肌痉挛。

具体方法：治疗前应检查局部皮肤有无感觉障碍、有无破损，如有破损应用橡皮膏贴盖保护。选用牙科直流电疗机。将 15% 氯化钙药液均匀洒在两个 60cm² 大小，6～8 层白绒布制成的衬垫上，药量以湿润绒布垫为准。插好铅电极板，然后用绷带固定在两侧颞下颌关节区。作用极选用阳电极。非作用极的面积应大于作用极。宜用 120cm² 大小衬垫。选用阴极铅电极板固定在患者一侧的前臂上。在进行电疗前应向患者作适当解释，消除顾虑和紧张情绪。然后打开总开关。电位器应从零点开始调节，逐渐加大电流。电流量可根据患者感觉来定，以有刺痒感而又不引起疼痛为宜。一般使用 2～4mA 即可，通电时间为 15～20min，每日 1 次，10 次为 1 疗程。每次治疗结束前应先将电位器恢复到零位，再关总开关和取下电极。局部皮肤可充血发红，一般在半小时至数小时后可消退。不应有皮肤损伤。为保护皮肤，可在治疗后局部涂抹酚甘油制剂（处方为：甘油 28ml，酒精 14ml，1% 酚 1ml，加蒸馏水至 100ml）。

4. 超声药物透入疗法　选用氢化可的松作超声导入，既有超声物理作用又有可的松的药理作用，故有良好的抗炎、镇静和解痉疗效。

适应证：髁突骨关节炎、滑膜炎和关节囊炎。

具体方法可采用 CL-1 型超声波治疗机。其工作频率为 800kc/s，声强输出功率为 0.5～2W/cm²，共分 7 档。治疗声头面积为 10cm²。治疗前先将患区擦净，涂上一薄层油质作为接触剂填补空隙以有利于声能的穿透，防止声头与皮肤之间声能的损耗。

患侧采用 5% 氢化可的松霜剂透入，将接触剂和可的松霜剂分别涂于健侧及患侧。然后采用超声波直接辐射移动法，即把声头紧贴于患区皮肤，声头与皮肤间尽可能避免有空隙，请患者握声头作缓慢均匀移动。声头移动方式为螺旋式，移动过程中声头对皮肤压力应均匀。应连续超声，即超声射束不间断地连续发射，强度不变。这种超声作用均匀，热效应明显。所用剂量约为 0.5～1.5W/cm²，根据患者耐受程度而定，以有温热感而又不引起刺痛为宜。如引起骨膜刺痛，即为临界强度的信号，应将剂量适当减少。患侧治疗时间可比健侧稍长些，一般为 5~15min，每日 1 次。5 次为 1 疗程。

（四）𬌗治疗

𬌗、颞下颌关节及肌群是口-颌系统的主要组成部分，其间存在着形态与功能协调一致的关系。颞下颌关节紊乱病是口-颌系统的典型疾病之一。现已公认是由多因素引起，而𬌗因素是个相当重要的致病因素。𬌗因素主要包括𬌗干扰、错𬌗、多数后牙缺失、𬌗过度磨耗、颌位不正常及垂直距离的改变等。

对𬌗的治疗在本节中主要讨论咬合板的应用及调改咬合两个内容。

1. 咬合板的应用　应用咬合板的目的在于调整𬌗形态与功能的不协调，但不改变原有的𬌗，除去咬合板后仍保留原有的咬合，是一种可逆性的𬌗治疗。

（1）咬合板的作用：

1）可以纠正下颌骨的不正常颌位：咬合板是置于上下颌牙列间的一种矫治器。由于𬌗的异常，闭口时循牙尖斜面的引导而使下颌咬至不正常的颌位。异常𬌗力的传入信息经牙周膜感受器输入大脑，经整合作用使肌群形成一个习惯闭合型。如果在上下牙列间置入咬合板，使原有的𬌗接触分离，则阻断了牙周膜对原有咬合信息的传入，而代之以牙与咬合板接触的新的信息，从而建立起符合肌群生理状态的闭合型，达到了治疗所要求的颌位，即下颌的治疗位。

2）使前牙恢复切道：由于前牙开𬌗而失去切道的患者，可通过咬合板使前牙恢复切道。

3）增高垂直距离：对垂直距离降低的患者，可适当增高其高度。对深覆𬌗者，可利用前牙咬合平面板起到后牙高度增长的作用。

4）控制副功能：如磨牙症。

（2）咬合板的类型和适应范围

1）松弛咬合板（relaxation splint）：类似 Howley 固位器，适用于上颌，可不作唇弓，前牙区加𬌗平面，使下前牙与𬌗平面呈点状接触，而后牙脱离接触。下前牙与咬合板接触所产生的传入信息，可增强张口反射，使闭颌肌群松弛，开颌肌群活跃。因后牙脱离接触，便于下颌重新调整颌位。适应范围有张口受限和磨牙症，如伴有深覆𬌗者则更适用。

2）稳定咬合板（stabilization splint）：为覆盖全牙弓的咬合板，可用于上颌或下颌，𬌗面平滑。在正中𬌗位时，咬合板只与对𬌗牙的工作尖呈点状接触，无尖窝锁结（图 12-4）。便于调整下颌的位置，有利于肌功能的恢复。其高度以不超过息止𬌗间隙为准。咬合板戴入后，原有的尖窝关系不复存在，有助于肌痉挛的解除。症状消除后逐渐降低𬌗面高度，在治疗性颌位的基础上，考虑𬌗的调整，以求得肌位与牙位一致。适应于肌功能紊乱的患者。

3）再定位咬合板（repositioning splint）：为覆盖全牙弓的咬合板，多用于上颌，调整患者的颌位，寻找一个弹响减少或消失的位置，然后用蜡𬌗在口中记录此位，上于𬌗架上制作咬合板。咬合板的𬌗面与对𬌗牙工作尖有明显的尖窝锁结关系，闭合时将下颌限制在预定的位置，以调整盘突关系（图 12-5）。适应于可复性关节盘前移位有弹响症状的患者。

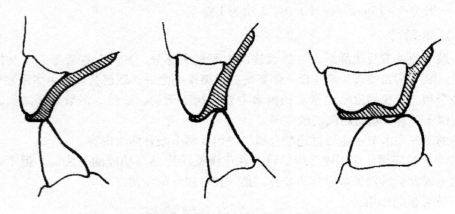

图 12 - 4　稳定咬合板与对殆牙尖接触示意图（仿 Ash）

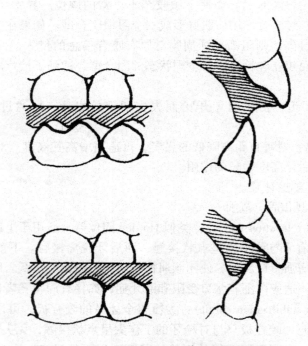

图 12 - 5　再定位咬合板与对殆牙尖接触示意图

　　4）枢轴咬合板（pivot splint）：做法与稳定咬合板相同，仅在第二磨牙区加高，其总厚度约 2mm。加高部分呈锥形，锥尖与对殆牙接触，其余牙与咬合板无接触，用于上、下颌均可。下颌骨前部可用头帽向上施力，使产生向上向前旋转的力；如白天不戴头帽时亦可用手向上推移颏部，有助于髁突下降、关节间隙加宽、关节内压降低，使关节盘有复位的条件（图 12 -6）。适用于不可复性关节盘前移位有张口或闭口绞锁的患者。需 24h 佩戴，半流饮食，一周以后如张口度改善，出现弹响，说明有效，则将咬合板调改成针对解决弹响需要的咬合板。

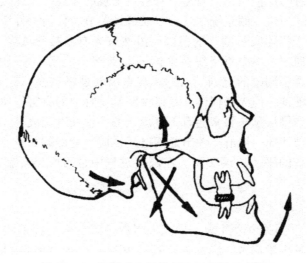

图 12 - 6　枢轴咬合板作用于下颌骨示意图

5）调位性咬合板（occlusal level adjusting splint）：制作方法与稳定咬合板相同，但𬌗面可有适当的尖窝关系，与义齿的𬌗面相似。覆盖全牙弓，可用于上颌或下颌，根据患者的咬合情况决定。如下颌 Spee 曲线过大，可作在下颌；如上颌补偿曲线为反曲线，则可作在上颌。其高度应在下颌姿势位以内。戴入后要定期调改其高度，直至症状消失，患者感到舒适为止。此咬合板的高度和颌位将作为下一步𬌗重建的依据。适用于𬌗过度磨耗垂直距离降低的患者。

6）软弹性咬合板（soft resilient splint）：用空气压缩机，特制的软弹性材料，在模型上压制而成。有快速、方便、舒适的优点。适用于夜磨牙和紧咬牙的患者。𬌗面咬穿处，常可视为咬合高点所在处。经口内检查证实，能比较准确地作为调改咬合的标志。但其缺点在于不易抛光和自洁，𬌗面不便加高或降低。

2. 调改咬合　调改咬合简称调𬌗，是一种直接在口内对咬合进行选择性调磨的方法。也是恒久性的使咬合发生不可逆性改变的治疗方法之一。主要针对𬌗感染而言。

（1）𬌗干扰的危害：𬌗的生物学观点认为下颌向前运动时，前牙呈对刃而后牙无接触或轻接触；若后牙接触高于前牙，则前牙不能有效地发挥切割功能，致翼外肌用力过度而产生劳损，后牙受到创伤，牙周组织遭受破坏。下颌侧方运动时，工作侧接触而非工作侧不接触或轻接触；若非工作侧高于工作侧，为非工作侧𬌗干扰，致工作侧接触不紧，因此，肌群强力收缩欲达咬紧的目的，迫使该侧髁突前移，使关节韧带受到牵拉和损伤。为防止髁突再度前移及韧带继续受损，中枢神经系统经整合作用使工作侧出现肌痉挛，称之为"Splinting Reflex"。

（2）调改咬合的适应范围：人群中的咬合情况可谓千姿百态，𬌗干扰也是普遍存在的，因此，𬌗干扰并非一种疾病，却是一种潜在的致病因素。所以说，并非所有的𬌗干扰都应调改，而是那些由于不正常的咬合力引起了组织损伤的才属调改的范围。其中包括牙周组织的损伤，肌功能紊乱和颞下颌关节的紊乱。牙在行使咀嚼和吞咽功能时，上、下牙发生接触的时间，在 24h 内仅有 17.5min，因此，正常功能产生组织损伤的可能性较小，即使产生损伤，也有足够的休整时间使损伤得以修复。只有在出现磨牙症时，牙接触的时间才会显著延长，使组织受到损伤。当口-颌系统中牙周、肌群、关节、任何一种组织出现了损伤，此时检查出的早接触或𬌗干扰才属于调改的范围。虽然有人有早接触或𬌗干扰，但无组织的损伤，说明𬌗与牙周、肌群、关节等组织在中枢神经支配下处于一个适应带内，存在着适应和代偿的关系，故不属于调改的范围。从这一观点出发是不主张"预防性调𬌗"的。尽管牙有排列不齐，咬合不良，但无任何体征足以说明其咬合力的有害作用，都不应根据医师的主观意见擅加调改。如果从预防将来会有不良影响的角度加以调改，无疑是改变了口腔内的局部环境，破坏了牙与牙周、肌群、关节之间已经适应了的协调关系。反而需要经过神经肌群重新调整，以建立新的平衡协调关系。在调整过程中也可能出现新的不稳定因素，导致口-颌系统功能紊乱。

（五）正畸治疗

1. 错𬌗畸形与颞下颌关节紊乱病　现今大多数学者认为，颞下颌关节紊乱病可因神经肌群、𬌗、心理等多种因素而致。𬌗因素是其发病因素之一。𬌗因素是指𬌗干扰，𬌗障碍，其中大部分是由错𬌗畸形所造成。北京医科大学口腔正畸科对 608 例错𬌗畸形初诊病例检查发现，其中 103 例有颞下颌关节紊乱病的症状，占 16.9%。经进一步检查，这些病例中包括了颞下颌关节的功能障碍、结构紊乱及器质病变等各类异常。邓雨萌对 550 名少年儿童颞下颌关节紊乱病的研究中发现，其中 80.0% 的患者有不同程度的错𬌗畸形。在临床实践中常见引起颞下颌关节紊乱病的错𬌗畸形有以下几个方面：

（1）个别牙错位：个别牙的错位是造成颞下颌关节紊乱病错𬌗中的一个重要类别。常见的有：①上切牙舌向错位；②个别前牙反𬌗；③个别后牙锁𬌗；④个别后牙过长。

（2）长度不调：常见的有：①下颌后移前牙深覆盖；②下颌前突呈反𬌗面型前牙浅覆盖。

（3）宽度不调：常见的有：①一侧或两侧后牙覆盖增大；②后牙无覆盖关系，颊尖间呈覆𬌗关系；③一侧后牙反𬌗，颏部偏歪，颜面不对称畸形。

（4）高度不调：常见的有：①前牙深覆𬌗，切牙呈闭锁关系；②后牙缺失，颌间距离减小；③前牙开𬌗，颌间距离增大。

2. 颞下颌关节紊乱病的正畸治疗　正畸治疗是颞下颌关节紊乱病的重要而有效的治疗方法之一。由于牙位、颌位异常的错𬌗畸形造成的颞下颌关节紊乱病，正畸治疗是去除这类𬌗障碍的有效方法。

（1）个别上前牙舌向的错位或反𬌗：可使用上颌活动矫治器，在舌向错位牙上使用双曲舌簧推舌向错位牙向、唇向。当舌向错位牙伴有拥挤或间隙不足时，则应考虑使用局部开展牙弓或减数拔牙的方法，先为错位牙创造间隙使有利其唇向移动。个别前牙反𬌗矫正，常用上颌后牙𬌗垫活动矫治器。

（2）个别牙锁𬌗：常使用上下锁𬌗牙交互支抗牵引的方法。在锁𬌗牙上粘有带拉钩的带环，再以全牙弓𬌗垫活动矫治器（除锁𬌗牙外均置𬌗垫）抬高咬合、锁𬌗牙间，用橡皮弹力圈交互牵引。

（3）上前牙舌倾，前牙深覆𬌗呈闭锁关系：常用附有上前牙双曲舌簧的平面𬌗板矫治器进行矫治，平面𬌗板使后牙解除干扰性𬌗接触，双曲舌簧矫治舌向倾斜的上切牙，使之唇向移动而解除了因上切牙舌倾而对下颌处于远中位置的影响，使下颌有可能作生理性前伸调位。同时平面𬌗板对前牙深覆𬌗又有矫治作用。在矫治器去除后应作调𬌗而使𬌗关系保持稳定。

（4）下颌后缩，前牙深覆盖：可使用斜面导板活动矫治器，导下颌往前，矫治下颌后移位，重新建立口－颌系统的平衡关系。

（六）治疗性关节镜外科手术

随着关节镜技术的发展，治疗性关节镜外科技术的应用已日趋广泛，可使诸多患者免于关节开放性手术。

术式选择：①重度可复性盘前移位或伴有严重绞锁者，可经关节镜使关节盘复位后，再行盘双板区滑膜下注射硬化剂、电凝、激光烧灼术或关节盘稳定缝合技术，以将关节盘稳定于正常位置；②不可复性盘前移位一般首先采用关节盘前部松解术，扩大关节上腔前、后隐窝，拉伸关节囊外侧、解除关节盘周围粘连等，使关节盘恢复正常或接近正常的活动度，然后再采用前述关节盘稳定技术；③关节盘穿孔病例常伴有严重骨关节病改变，应在清除穿孔边缘病变、烧灼肉芽组织之同时，进行软骨表面纤维松解组织清除、关节囊内清扫、髁突骨赘清除等。在伴有关节盘前移位之病例尚应进行关节盘复位及稳定技术处理；④晚期骨关节病需行关节囊内清扫修整术；⑤慢性症状严重的滑膜炎、关节囊炎，根据症状程度可行单纯关节冲洗术、粘连松解及关节灌洗术，双板区滑膜下注射泼尼松龙等，也可对炎症滑膜组织进行电灼或激光烧灼术；⑥关节半脱位可采用关节盘双板区滑膜下注射硬化剂、电凝或激光烧灼，一般可取得良好效果。

（七）手术治疗

颞下颌关节紊乱病绝大多数可以通过各种保守治疗得到稳定、好转和痊愈。但是据统计，保守治疗中约有20%的患者疗效不满意，其中严重者要手术治疗。虽然手术治疗不是颞下颌关节紊乱病的主要方法，但仍然是有效方法之一。常用的有以下几种术式。

1. 关节盘摘除术　自1909年Lanz首先报告摘除关节盘治疗颞下颌关节紊乱病以来，这种手术便成为最广泛使用的术式之一。它的适应证：①关节盘反复脱位致髁突运动时经常绞锁疼痛；②关节盘破裂造成关节疼痛和杂音；③外伤后造成不规则杂音和下颌运动不协调，并有顽固性疼痛；④关节杂音和弹响并疼痛且影响功能，经适当的保守治疗无效者；⑤严重的、持久的慢性进行性疼痛，并影响关节功能，经适当的保守治疗无效者，关节镜外科治疗失败者。

这种术式之所以能被广泛采用，主要是手术后关节区疼痛明显减轻、关节症状的缓解和功能改善。一般认为手术能解除或减轻疼痛是与手术切断和切除了支配关节区的感觉神经和切除了作为疼痛重要来源的双板区有关；而关节功能的改善可能与手术后瘢痕使松弛了的关节囊变紧有关。

2. 关节盘摘除及插补术　由于观察到关节盘摘除后，关节骨均有退行性改变，因此，有些学者主张关节盘摘除后关节间隙内应插补材料。80年代初，常用的插补材料是硅盘和聚四氟乙烯，它们的优点是容易剪裁。虽然不少作者报告了许多成功的病例，但随访结果发现这些非生物代用品插补后发生移位、碎片脱落，有明显炎症细胞浸润和异物反应，有的甚至发生关节骨坏死。因此，目前又趋否定而提出只作暂时性留置，术后1～3月之内再次取出。由于非生物代用品的这些缺点，不少作者主张用生物组织移植插补在关节间隙，如真皮、颞肌筋膜等。

3. 关节盘复位和修复术　关节盘修复的手术早在 1887 年就有报道（Annandle），此后将近一个世纪未见到进一步的报告。到 20 世纪 70 年代，关节造影术获成功并很快得到推广，术前可以准确地做出各种关节盘的移位和穿孔的诊断，促进了本术式的发展。1979 年，McCarty 等又重新提出关节盘修复术，并有大数量成功的病例报告。由于这种手术符合关节的生理解剖，保留关节盘，目前被很多口腔颌面外科医师广泛使用。手术适应证：①各种可复位或不可复位性关节盘移位；②关节盘双板区的松脱、损伤或穿孔；③上述各种关节盘病变伴髁突骨质破坏者（同时行囊内高位髁突切除术）；④关节镜外科失败者。根据关节盘移位的位置不同，关节盘复位的方式也不同，一般有：①关节盘向前内移位者，则在双板区从外侧向内侧作一楔形切除；②单纯关节盘前移位，则在双板区从外侧向内侧作一矩形切除；③关节盘前内移位而以向内移位为主者，则在关节盘外侧作组织块切除，并在修复时，由前内向后外方向缝合。

（于建新）

第十三章　口腔颌面部损伤

第一节　口腔颌面部损伤的急救处理

一、解除窒息

（一）原因

可分为阻塞性窒息和吸入性窒息两大类。

1. 阻塞性窒息（obstructive asphyxia）　①异物阻塞：如血凝块、骨碎片、牙碎片以及各类异物均可阻塞呼吸道而发生窒息。②组织移位：如下颌骨颏部粉碎性骨折或下颌体两侧同时骨折时，下颌骨体部前份的骨折段受降颌肌群（颏舌肌、颏舌骨肌和下颌舌骨肌等）的牵拉，舌整体向后下方移位，压迫会厌而造成窒息。在上颌骨发生开放性横断骨折时，上颌骨因重力、撞击力作用和软腭肌牵拉等因素向后下方移位而堵塞咽腔，引起窒息。③气道狭窄：口底、舌根和颈部在损伤后，这些部位内形成血肿、严重的组织反应性肿胀均可压迫上呼吸道而发生窒息。在面部烧伤的伤员，还应注意可能吸入灼热气体而使气管内壁发生水肿，导致管腔狭窄引起窒息。④活瓣样阻塞：受伤的黏膜盖住了咽门而引起的吸气障碍。

2. 吸入性窒息（inspiratory asphyxia）　昏迷的伤员，直接把血液、唾液、呕吐物或异物吸入气管、支气管，甚至肺泡引起的窒息。

（二）临床表现

前驱症状是患者烦躁不安、出汗、鼻翼扇动、吸气长于呼气，或出现喉鸣；严重时出现发绀、三凹体征（吸气时胸骨上窝、锁骨上窝、肋间隙深陷），呼吸急促而表浅；继之出现脉弱、脉快、血压下降、瞳孔散大。如不及时抢救，可致昏迷、呼吸心跳停止而死亡。

（三）急救

窒息是口腔颌面部伤后的一种危急并发症，严重威胁伤员的生命。急救的关键在于早期发现，及时处理。如已出现呼吸困难，更应争分夺秒，立即进行抢救。

对因各种异物堵塞咽喉部窒息的患者，应立即用手指（或裹以纱布）掏出，或用塑料管吸出堵塞物，同时改变体位，采用侧卧或俯卧位，继续清除分泌物，以解除窒息。对因舌后坠而引起的窒息，应迅速撬开牙列，用舌钳或巾钳把舌牵向口外。即使在窒息缓解后，还应在舌尖后 2cm 处用粗丝线或别针穿过全层舌组织，将舌牵出，并将牵引线固定于绷带或衣服上，同时托下颌角向前，保持头偏向一侧，或俯卧位，便于分泌物外流。上颌骨骨折及软腭下坠时，可用夹板、木棍、筷子等，通过两侧上颌磨牙，将下坠的上颌骨托起，并固定在头部的绷带上。对口咽部的肿胀，可安置不同型号的通气管。如情况紧急，又无适当的通气管，应立即用 15 号以上的粗针头由环甲膜刺入气管，以解除窒息，随后行气管切开术。

如呼吸已停止，应立即做紧急气管内插管，或做紧急环甲膜切开术，进行抢救，待伤情平稳后再改用气管切开术。对于活瓣样阻塞，应将下垂的黏膜瓣缝回原处或者剪掉，必要时行气管切开术。对吸入性窒息，应立即进行气管切开术，迅速吸出气管内分泌物及其他异物，恢复呼吸道通畅。对这类患者，应注重防止肺部并发症。

二、止血

对于出血的急救，应根据损伤部位、出血的性质（毛细血管渗血、静脉出血、动脉破裂出血）和现场条件而采取相应的处置措施。

（一）指压止血

在紧急情况下，可将出血部位主要动脉的近心端，用手指压迫于附近的骨骼上，暂时止血，然后需用其他方法进一步止血。如在耳屏前，用手指压迫颞浅动脉与颧弓根部，以减少头顶及颞部区域的出血；在咬肌前缘压迫面动脉于下颌骨上，以减少颜面部的出血；在胸锁乳突肌前缘与舌骨大角交界处稍下方压迫颈总动脉于第 6 颈椎横突上，可减少头颈部大出血等。但此举有时可能引起心动过缓、心律失常，因而非紧急时一般不采用。

（二）包扎止血

适用于头皮、颜面等处的毛细血管和小动、静脉的出血。先将移位的组织大致复位，在创口表面盖上敷料，用绷带加压包扎包扎的压力要适当，否则可能会影响呼吸道通畅。

（三）填塞止血

有组织缺损和洞穿性创口者，可用纱布填塞，外面再用绷带加压包扎但在颈部或口底创口内，填塞时应注意保持呼吸道通畅，防止压迫气管发生窒息。对鼻道出血的患者，在明确无脑脊液漏时，可用油纱布填塞鼻道；效果不好时，可加用鼻后孔止血法。

（四）结扎止血

在创口内结扎出血的血管或在远处结扎出血动脉的近心端，止血效果确切可靠。颌面部严重的出血，如局部不易止血，可结扎颈外动脉。在紧急情况下可用止血钳夹住血管后，连同血管钳一起包扎后送。

（五）药物止血

局部应用粉、胶、海绵、纤维等止血剂或凝血酶，要使药物与出血创面直接接触，并用纱布加压包扎。全身作用的化学止血药如酚磺乙胺（止血敏）、对羧基苄胺、卡巴克洛（安络血）等均可作为辅助用药，以加速血液的凝固。

三、伤口的包扎

包扎是急救过程中非常重要的一个步骤，包扎有压迫止血、暂时性固定、保护创面、缩小创面、减少污染、减少唾液外流、止痛等作用。颌面部受伤后常用的传统方法有三角巾风帽式包扎法、三角巾面具式包扎法、头颌绷带十字形包扎法、四尾带包扎法等。

四、伤员的运送

运送伤员时应注意保持呼吸道通畅。对昏迷的伤员，应采用俯卧位，额部垫高，使口鼻悬空，以利于引流和防止舌后坠。一般伤员可采用侧卧位，避免血凝块及分泌物堆积在咽部。运送途中，应严密观察全身和局部情况，防止发生窒息和休克等危急情况。

五、防止感染

口腔颌面部损伤的创面常被污染，甚至嵌入砂石、碎布等异物以及自身软硬组织碎片。感染对伤员的危害有时比原发损伤更为严重。因此，及时而有效地防止感染至关重要。在有条件进行清创手术时，应尽早进行。在无清创条件时，应及时包扎伤口，以隔绝感染源。伤口应尽早使用抗生素控制感染。在使用抗生素的同时，对少数伤员还可同时给予地塞米松，以防止局部过度肿胀。对有颅脑损伤的伤员，特别是有脑脊液漏出时，可采用易透过血脑屏障、在脑组织中能达到有效浓度的药物，如磺胺嘧啶、大剂量青霉素等。对伤口污染泥土的伤员，应及时注射破伤风抗毒素。

（聂　鑫）

第二节　软组织创伤的处理

面部软组织创伤的处理，必须严格遵循外科原则，争取使伤口能获一期愈合。

一、伤口的准备

一切创伤的伤口都必须被看作是污染伤口，伤后 6h，即发生感染。因此，伤口的处理越早越好。由于面部血运丰富，伤口在创伤后的缝合时间限制通常为伤后 12~24h 内。

伤口应彻底清洁。在有毛发的部位，可用无菌敷料盖住伤口，剃去毛发，用肥皂及水冲洗。伤口本身用盐水反复清洁。

伤口边缘如有已失去活力或坏死的组织，应切除。受创伤的脂肪组织及筋膜应除去，但皮肤的切除必须保守。无活力的肌肉（不出血，切时亦无收缩，已变色）应除去。

任何使伤口污染的物质，如沙粒、污泥等，必须细心有耐心地彻底清除。此类物质如遗留于伤内，将形成文身样的瘢痕，并将长期存在。在伤口准备阶段，清除此类物质是耗时的工作，但必须彻底除去。

如眉部有创伤，伤口准备时不可将眉毛剃去，因其可影响对位的准确性，且眉毛的生长非常慢，影响面容。

通常选用局部麻醉进行伤口的缝合。唇内或唇弓附近最好用不含肾上腺素的麻药，避免因血管收缩而使唇弓的"白线"不清楚，影响准确对位。如用含肾上腺素麻药，最好在注射后等 5~15min，以待血管收缩高峰消退后再缝合。

二、撕裂伤的缝合

清创必须保守。皮肤边缘在切除时应尽量垂直。移位的组织应准确复位，在唇红缘、眉部、眼睑、鼻孔区尤应注意。

选择较细缝线，最好用 5－0 尼龙线。用较小的缝针及持针钳。可用带细齿的组织镊，挟持皮肤时应较轻柔。或可用皮肤钩牵引皮肤，以减轻对皮肤的创伤。

皮肤边缘应准确对位缝合。缝合时使两侧皮肤边缘稍外翻，应避免内翻。

要使瘢痕不明显，还必须预防感染。应消除死腔。止血应彻底，避免血肿形成。挟持皮肤边缘时应轻柔，以免发生组织坏死。这些步骤都有助于预防感染。

在早期处理伤口时，应避免使用复杂的成形外科方法修复，因可能感染而使皮肤丧失，使以后的修复更困难。有张力时，可潜行剥离皮下，再行缝合。

深部缝合应使用可吸收的细线，缝合时注意勿使皮肤移位。结扎线头应在深部（图13－1）。

缝线拆除宜早，以免产生缝线瘢痕。拆除时应拉线结向创口方向，防止伤口裂开。面部缝线一般可在术后第4或第5日拆除。

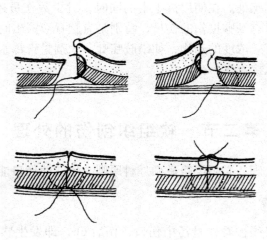

图13－1　伤口缝合法

小的皮瓣撕脱应将其切成椭圆形，在皮下潜行剥离后缝合。较大的皮肤缺损不能直接缝合时，可用邻近皮瓣推进缝合，或以皮肤移植修复。

三、面神经损伤

外眦旁垂线后的面神经损伤应修复，在此线内侧的损伤因分支细小，不易发现，修复困难。

将神经两端以锐利刀片切除少许，此时，如神经较粗，将两端对齐，作神经束缝合即可（图13－2），缝合应采用显微外科技术；如神经较细，则作神经外膜缝合。神经缝合时，张力应力求最小。如两端不能拉拢行端对端缝合，或缺损较大，最好用耳大神经移植修复。移植神经的直径应与面神经两端之直径相近，作神经外膜缝合。

四、腮腺导管损伤

任何撕裂伤如发生于腮腺导管区，皆应仔细检查有无腮腺导管损伤。如有导管损伤，应将一聚乙烯导管自腮腺口插入，并直接插入腺体端，然后缝合两端导管。插入之导管可缝合固定于颊黏膜，7～10d后除去（图13－3）。

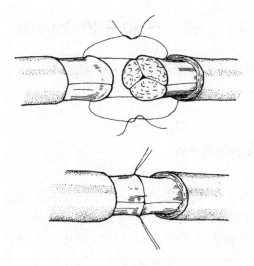

图 13 - 2　断裂神经缝合法

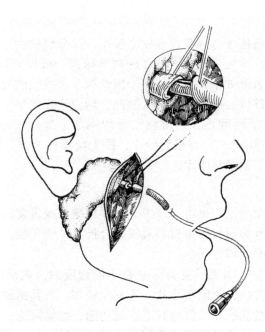

图 13 - 3　腮腺导管断裂的缝合法

通常，可将腮腺导管断裂分为三种情况处理。近心端（近腺体）的损伤修复困难，因壁薄，有时有一层腮腺组织包绕。修复困难时，可将断裂的两端分别结扎，使腮腺萎缩。结扎后，如腺体长期肿胀及疼痛，可辅以放射治疗，此种情况少见。咬肌浅面导管断裂时，以图 13 - 3 所述方法修复。咬肌远端（近口腔端）部位导管断裂时，直接缝合困难。可将远心端结扎，近心端斜行向下，穿过颊肌，引入口腔，在颊黏膜上作一开口并缝合于其上，插入聚乙烯导管并固定于颊黏膜。

（聂　鑫）

第三节　牙和牙槽骨创伤

牙和牙槽骨创伤较多见。牙和牙槽骨创伤，可单独发生，也可同颌面部软组织损伤、颌骨创伤同时发生。

一、牙创伤

一般可分为牙挫伤、牙脱位和牙折。

（一）牙挫伤

常为直接或间接的外力作用所引起，主要是牙周膜和牙髓受损伤。由于受伤后产生充血和水肿，则出现不同程度的牙周膜和牙髓炎症状，如疼痛、松动、伸长，对压力和冷热刺激敏感。牙龈同时受伤则可伴有出血、局部肿胀。牙挫伤轻者可不作处理，若较重，牙齿松动，可做简单固定，使伤牙静止休息，获得痊愈，若牙髓坏死，则应做牙髓或根管治疗。

（二）牙脱位

遇较重的暴力撞击，可使牙部分脱位或完全脱位。部分脱位的牙，有松动、倾斜或伸长和疼痛，而且常妨碍咬殆。牙完全脱位，则牙脱离开槽窝，或仅有软组织粘连。牙脱位时，局部牙龈还可有撕裂、出血或肿胀，也可伴有牙槽骨折。牙脱位的处理以尽力保存牙齿为原则，如部分脱位，不论是移位、半脱位或嵌入深部，均应使牙恢复正常位置，然后结扎固定2~4周。若牙已完全脱位而时间不长，可将该牙用无菌生理盐水冲洗干净，保护牙周膜，再用抗生素溶液浸泡20~30min，作好根管治疗，按无菌操作冲洗、清理牙槽窝，在局麻下将牙再植入，然后与邻牙一起结扎固定。

（三）牙折

多数由外力直接撞击而产生，也可间接由上下牙相撞击或进食时咬着碎骨片、砂石而造成。牙折按解剖部位，可分为冠折、根折和冠根联合折。单纯牙折，一般伤情较轻。根据开折的不同类型，采用适当的处理方法。

1. 冠折　未穿通牙髓时，可无感觉异常或有不同程度的过敏反应；若穿通牙髓，则刺激症状极明显。冠部轻微折缺，无刺激症状，可不作处理。若其折缺边缘尖锐，则修整其锐边至钝圆。冠折有明显刺激症状，或影响其形态和功能，根据情况，采用高分子复合树脂黏接，或用充填、嵌体、全冠等手段修复。若冠折已穿通牙髓，作牙髓治疗或根管治疗后，再修复冠部缺损。

2. 根折　有牙槽外部、牙槽中部及根尖部根折之分。根折的主要特点是牙齿松动，有触压痛。折断线越靠近牙颈部，则松动度越大；若折断线靠近根尖部，也可无明显松动。靠近牙颈部的根折在根管治疗后，做桩冠修复；根中部折断，一般应拔除；根尖1/3折断，牙齿无松动，可不做治疗，若松动，应作结扎固定。

3. 冠根联合牙折　可有联合纵折和联合斜折之分。可见牙冠部位有裂缝和活动，但冠部与根部仍有不同程度的连接，并有明显的触痛、压痛和咬殆痛。冠根联合牙折一般应拔除。

（四）骨折线上的牙齿

颌骨骨折多通过牙槽部，使牙齿处于骨折线上。骨折线上的牙齿与骨折线的关系各不相同，有的仅有牙根的一小部分暴露在骨折线上，有的大部暴露，甚至牙根可完全暴露在骨折线上。由于打击力量的不同，牙齿可以较稳固，也可有各种不同程度的松动。临床实践证明，这种牙齿大多数可以保留，需要拔除的是极少数非常松动的牙齿。临床难以发现因保留骨折线上的牙齿对骨折的愈合造成明显的影响，这不能说与抗生素的应用没有关系。因此，现在对骨折线上的牙齿多予保留，只拔除根松动的牙齿。

二、牙槽骨损伤

以上颌前部较多见，也可上下颌同时发生。常伴有唇与牙龈的撕裂、肿胀，骨折片有明显的活动，摇动伤部 1 个牙，可见同一伤部的几个牙伴随移动。骨折片移位，则出现咬殆错乱。牙槽骨骨折，常合并有牙折或牙脱位。如撞击力来自侧面，可造成侧方牙槽骨骨折。在上颌，还可同时伴有腭部骨折，也可波及上颌窦，并发鼻腔出血。

牙槽骨被强大的咀嚼肌附着，骨质较疏松，血循环较好，创伤后愈合力较强。其处理要求是使骨折段恢复正常的解剖位置，使该骨折段的牙齿恢复咬殆关系。其具体措施有以下几种，可根据伤情选用。

1. 简单固定　单纯线状牙槽骨骨折线仅在牙列范围以内，无明显移位，若活动度不大，可不用结扎固定，只用对颌牙咬在正中颌位，外加弹性绷带包扎固定即可。若活动度较大，用金属结扎丝作简单牙间结扎固定，固定时间 2～3 周。

2. 金属丝牙弓夹板固定　骨折段较大，有移位，可立即复位，以金属丝牙弓夹板结扎固定。

3. 腭托金属丝夹板弹力牵引　上颌前磨牙或磨牙区牙槽骨骨折向腭侧移位，不能立即复位时，以自凝塑胶制成带卡环的腭托，作弹力牵引复位。

（聂　鑫）

第四节　上颌骨骨折

上颌骨骨折的临床表现，除具有一般骨折创伤的共同症状如肿胀、疼痛、出血，瘀斑、移位、畸形等外，还有一些与上颌骨本身解剖生理特点有关的症状，上颌骨骨折闭合性创伤较多，而单一创伤甚少，故应加以详细检查，正确判断。

一、临床表现

（一）骨折段移位

上颌骨除翼内肌和翼外肌附着外，无强大肌肉附着，上颌骨骨折后，骨折段的移位，主要决定于骨折的类型和创伤力的强弱、打击方向和颌骨本身的重量。与下颌骨有明显不同。因下颌有强大的升颌肌群和降颌肌群附丽，骨折段移位的主要因素是肌肉牵拉。而上颌骨除翼内肌和翼外肌对其有影响外，其他附丽于上颌骨的肌肉皆较薄弱，对骨折段影响不大。翼外肌和翼内肌常将骨折段向后、下牵拉，上颌骨骨折段由于本身的重量，也向下垂，因此上颌骨骨折后常使面中 1/3 变长，也就使整个面形变长。LeFortⅢ型骨折，颅面分离的病例致面中部严重伸长畸形尤为明显。上颌骨如连同颧骨、颧弓发生骨折，颧弓上附丽的嚼肌可将颧弓和上颌骨向外牵拉。上颌骨骨折后，一般是向后、内方移位，上颌骨向后方移位，则出现面中部凹陷。较少向侧方移位。如骨折段完全分离，骨膜撕裂较广，骨折段可仅由软组织悬挂而下降，直至上牙与下牙的咬殆相接为止。如上颌骨仅为线状裂缝骨折，则不发生移位。

（二）咬殆错乱

上颌骨骨折段发生移位后，则常出现咬殆错乱。上颌骨骨折段向下、向后移位，常使后牙与下颌牙早接触，使前牙呈开殆状态。如上颌骨骨折段被推向后内上方，则可使面形缩短，前牙呈对刃殆或反殆状态。如一侧上颌骨发生中间裂开和横断骨折而下垂时，则患侧牙齿出现早接触或偏殆，健侧牙齿无接触而呈开殆状态。

（三）口、鼻腔出血

这是由于上颌骨骨折合并有口、鼻腔黏膜撕裂所致，其中以鼻腔和副鼻窦黏膜创伤机会较多。如口腔无破损，出血少时，仅由鼻孔渗出，出血多时，则同时由鼻后孔经口腔流出。此症状除Ⅰ型骨折出现较少外，在Ⅱ、Ⅲ型骨折均多见。上颌骨低位骨折时，上颌前庭沟或腭部粘骨膜如有撕裂伤，可出现口腔渗血。

（四）眶周淤血

在 LeFortⅡ、Ⅲ型骨折时，由于骨折线周围渗血和出血波及眼眶四周疏松的皮下组织，眼睑及球结膜，使围绕眼球的区域呈青紫色瘀斑，故称为"眼镜症状"。这症状随着血肿区吸收，颜色也就由青紫变为浅黄色，而后恢复正常。

（五）视觉障碍

上颌骨不典型 LeFortⅡ型骨折波及眶底时，可改变眼球的位置。常使患侧眼球下降，左、右眼不在同一水平位置，则出现复视现象。如创伤动眼神经或外展神经，可使左、右眼球动度不协调，也能造成视觉障碍。如眼球或视神经受创伤，则将发生失明。

（六）合并颅脑创伤

上颌骨与颅脑紧密相邻，严重的上颌骨创伤可合并不同程度的颅脑创伤，高位颅面分离骨折时，并发颅脑创伤更重。如颅前凹有骨折，骨折线经过蝶窦、额窦或筛窦时，硬脑膜撕裂，蛛网膜腔内脑脊液可由鼻孔流出，形成脑脊液鼻漏。如上颌骨骨折合并有耳岩部创伤，还可出现脑脊液耳漏。

二、上颌骨骨折的诊断

在诊断过程中应重点了解伤因、外力作用的方向、距离和受伤部位以及恢复后出现的主要畸形和功能障碍等，尤其是患者所需要解决的主要问题。检查时应根据用手法检查和辅助检查的结果判断患者的畸形所在，以利于手术方案的制订，X 线检查是必要的辅助手段，如瓦氏位、铁氏位和全口曲面断层片，如果准备行正颌外科手术，可加摄头颅定位片用于头影测量；头颅 CT 和三维 CT 重建成像也是重要的辅助诊断方法，尤其是后者能精确地显示异常骨折错位的位置、大小的立体形态，对诊断和治疗均有重要参考价值。

根据上颌骨骨折的临床表现，查清症状，结合受伤史及 X 线检查，不难确定诊断。为了准确而不漏诊，必须了解上颌骨骨折的具体部位、骨折性质、有无邻近面骨的合并伤，有无颅骨合并伤等。对并发有严重颅脑伤的上颌骨骨折患者，不能做过多的搬动，以免加重病情恶化。检查诊断上颌骨骨折时，要注意视觉有无障碍，眼球是否在同一水平面，有无复视、眼球下陷，触诊眶缘有无成台阶状等症状，避免漏诊眶底骨折。

三、上颌骨骨折的治疗

（一）早期处理

对上颌骨骨折的伤员应特别注意有无颅脑、胸及腹腔等处合并伤，有严重合并伤的伤员，以处理合并伤为主。对上颌骨的创伤可先作简单应急处理，以减轻症状，稳定骨折片，待后期复位治疗。

上颌骨骨折时由于骨折段向下后方移位，将软腭压于舌根部，使口腔、咽腔缩小，同时鼻腔黏膜肿胀、出血，鼻道受阻，都可引起呼吸困难，应特别注意对窒息的防治。

（二）复位与固定

上颌骨骨折的专科治疗措施是复位与固定。治疗原则是使错位的骨折段复位，并获得上、下颌牙的原有咬𬌗关系。

1. 复位方法

（1）手法复位：在新鲜的单纯性骨折的早期，骨折段比较活动，用于或借助于上颌骨复位钳，易于将错位的上颌骨回复到正常位置。手法复位方法简单，一般在局麻下即可进行，简单的骨折，也可不用麻醉。

（2）牵引复位：骨折后时间稍长，骨折处已有部分纤维性愈合，或骨折段被挤压至一侧或嵌入性内陷，或造成腭部分裂，向外侧移位，用手法复位不能完全回复到原有位置，或一时无法用手法复位时，则可采用牵引复位。

（3）手术复位：如骨折段移位时间较长，骨折处已发生纤维愈合或骨性愈合，用上述两种方法都难以复位时，则需采用手术复位，即重新切开错位愈合的部位，造成再次骨折，而后用合适器械撬动、推、拉，使骨折段回复到正常解剖位置，尽量做到解剖复位。

2. 固定方法 上颌骨骨折的固定方法有几种类型，原则上是利用没有受伤的颅、面骨固定上颌骨骨折段，同时作颌间固定，以恢复咬𬌗关系。固定方法较多，常用的有以下几种。

（1）颌间牵引固定及颅颌固定：于上下牙列上安置有挂钩的牙弓夹板，使骨折段复位后按需要的方向和力量在上下颌之间挂若干橡皮圈进行固定，并以颅颌弹性绷带或颏兜将上下颌骨一起固定于颅骨上。上颌骨骨折一般固定 3 周左右。

（2）切开复位坚强内固定：在开放性上颌骨骨折、上颌骨无牙可作固定、上颌骨多发及粉碎性骨折或骨折处已发生纤维性愈合的病例，均可采用切开复位，复位后以微型或小型钛板行坚强内固定。在上颌骨 LeFort Ⅱ 型和 Ⅲ 型骨折时，由于牵扯的骨折部位较多，可选用头皮冠状切口，将头皮及颞面部皮瓣向下翻转，可显露出额、颞、眶、鼻、颧弓、颧骨及上颌骨骨面，必要时可加做口内前庭沟切口，从口内进一步显露上颌骨骨折部位。这种切口由于可充分显露多处骨折的部位，便于探查、骨折段复位及固定的操作，尤其适用于陈旧性上颌骨骨折合并颧骨、鼻骨及额骨骨折的治疗。

（聂 鑫）

第五节　下颌骨骨折

下颌骨呈马蹄形，占据面部下 1/3，是颅面部唯一可以活动约骨骼，参与组成牙、颌及颞下颌关节系统。承担着咀嚼和语言功能，由于其形态特殊，又突出于面部，无论在平时或战时，下颌骨的损伤都居于面部骨折的首位。据资料统计，平时伤下颌骨骨折占颌骨骨折总发生率的 50%～70%，约是上颌骨骨折的两倍。下颌骨骨折的发生部位常与其解剖的薄弱结构有关，其中颏部、颏孔区、下颌角和髁状突是骨折的好发部位。随着我国汽车工业的飞速发展，交通事故伤已成为下颌骨骨折最主要的原因，其次是跌打损伤和意外损伤，好发年龄为 20～29 岁。火器性下颌骨伤多由枪弹和碎片引起。平时伤下颌骨骨折多为线性骨折，而火器伤多为粉碎性骨折。下颌骨在解剖结构上存在薄弱部位，所以导致骨折经常好发于几个部位。颏部在胚胎发育上系两侧下颌骨体联合而成，由于其位置突出，易遭受创伤骨折，但由于颏部两侧颏结节和颏隆突的增强，使薄弱部位向两侧延伸。因此，颏部骨折线经常自下颌中切牙斜向颌骨两侧，常伴有牙槽突骨折。如遭受严重创伤，颏部可形成粉碎性骨折或双发骨折。一下颌骨体部的薄弱区位于颏孔、颏神经血管束自骨内穿出，在下颌双尖牙牙根之间形成薄弱部位，故下颌骨体部遭受打击时，常在此部位骨折。体部其他部位由于内、外科线和强壮的下颌体下缘的加强，一般不易发生骨折。下颌角也是骨折好发区，尽管此区能很好地对抗旋转力，但磨牙后三角至嚼肌附着前的区域相对薄弱，尤其存在第三磨牙阻生或有尚未萌出的牙胚时，此部位的骨质高度不足，当受到侧向力打击容易发生骨折。髁状突颈部较细，在解剖上属薄弱区域，受外力打击时可造成直接骨折。此外，髁状突处于应力传导部位。生理状态下可将咀嚼压力通过颞关节传导至颅底，但由于它与下颌骨体形成较大角度，颏部受力传导至髁状突，在髁状突颈部形成应力集中，故颏部的骨折常伴有双侧或单侧的髁状突颈部的间接骨折，临床上常漏诊。

下颌骨骨折除具有一般创伤骨折所具有的软组织肿胀、出血、疼痛和功能障碍等共同症状外，由于下颌骨在解剖生理方面的特点，故骨折时的临床表现又具其特殊性。

一、临床表现

1. **骨折移位**　下级骨骨折的部位和骨折的移位很大程度上取决于它所受到的创伤力方向、肌肉的牵拉方向、骨折线的数量和走向的影响。此外，骨折段上有无牙齿存在也与移位有关。创伤力可以是对骨折区的直接打击，也可以是经由传导的间接力而造成骨折；对下颌骨体部的创伤力除可以造成同侧颏孔区的直接骨折，还可造成对侧下颌角或髁状突的间接骨折。

咀嚼肌的牵拉是导致下颌骨骨折段移位的重要因素。下面分述如下：

（1）颏正中联合骨折：正中颏部骨折可以是单发的，也可以是双发或粉碎性的。单发的颏正中线性骨折，由于骨折线两侧肌肉的牵拉力相等，方向相对，常不发生明显移位，仅可见下中切牙间有动度，或一侧中切牙略低于另一侧，略有隙状开颌。如为双发骨折或粉碎性骨折，附着在颏棘的颏舌骨肌和颏舌肌牵引断骨向后下方移位，受下颌舌骨肌的牵拉。两侧下颌骨向中线移位，使下颌骨前端变窄，这种情况易导致舌后坠，引起呼吸困难。

（2）颏孔区骨折：该区域的骨折一般位于下颌第一与第二前磨牙牙根之间，常将下颌骨断裂成为与对侧下颌骨保持连续性的前段（近中）和后段（远中），由于降颌肌群和一侧翼外肌的牵拉作用。使骨折前投向下、后方移位，并向伤侧偏斜，前牙呈开𬌗状。骨折后段因升颌肌群的牵拉作用向上、前内方移位，骨折线越靠后，肌力不平衡越明显，骨折移位程度也越重。骨折段的移位还与骨折线的方向和斜度有关，如骨折线方向与肌肉牵拉方向相抵，骨折段也可不发生移位或移位很小。

（3）下颌角骨折：此处骨折也将下颌骨分成前后两个骨折段，如骨折线在下颌角的后上方，或是升支的横形骨折，前后和上下骨折段都包围在嚼肌和翼内肌之中，骨折可不发生移位，即使有移位，也多是创伤力造成。但如果骨折线在升颌肌群附着之前，骨折线呈前上至后下方向，则骨折前段受降颌肌群的牵拉向下后移位，骨折后段受升颌肌群牵拉向上前移位，出现后牙早接触，前牙开颌的表现，与颏孔区骨折的移位相似。

（4）髁状突骨折：髁状突骨折常发生在它的颈部，如一侧骨折线在翼外肌附着点之下，则髁状突头常因翼外肌的牵拉而致髁状突向前内侧移位，髁状突头也可以脱出关节囊而到关节凹外，同对，下颌升枝部因嚼肌、翼内肌和颞肌的牵拉向上移位，使对侧牙及前牙形成开颌状，不能向对侧做侧颌运动。如骨折发生在关节囊内，翼外肌附着点之上，骨折可不发生移位，双侧髁状突骨折时，髁状突头向内下移位，由于受升颌肌的牵拉，整个下颌骨段则向上移位，使前牙开𬌗更加明显。

髁状突骨折常为闭合性，除骨折段移位引起的症状外，还可伴耳前区的疼痛、张口受限、局部肿胀和压痛。个别严重的髁状突骨折，关节突可穿过颞下颌关节凹顶而进入颅中凹，造成颅脑损伤。

（5）多发骨折：下颌骨如发生多发骨折，其移位视情况而不同，如骨折段上有肌肉附着，则随肌肉的牵拉方向而移位；如无肌肉附着，骨折段则随打击力的方向和重力发生移位，此类骨折的移位往往是外力与咀嚼肌牵引力的综合作用。

（6）骨折线两侧牙齿的作用：主要影响磨牙区和双尖牙区的骨折移位，如骨折后段和上颌有牙存在，𬌗接触可限制或阻挡骨折后段的移位，相反，如失去这种𬌗接触，骨折的移位程度就加大。

2. 咬𬌗错乱 下颌骨骨折后，因骨折断端的移位使牙齿随之移位，以致发生咬𬌗关系的错乱，出现早接触、开𬌗、反𬌗等情况，通过明显错位的牙，可见到或触到骨折断端之间的异常活动。咬𬌗错乱是颌骨骨折最常见和最明显的临床表现，即使骨折仅有轻度移位，也可出现咬𬌗错乱。因此，咬𬌗关系错乱是诊断颌骨骨折的重要依据。

3. 牙龈撕裂、口底出血 下颌骨骨折时，骨断端的锐利边缘突然错位，使邻近紧密附着于牙槽骨的牙跟撕裂并出血，同时与口腔相通，成为开放性骨折。骨折线常累及牙齿，并伴有冠折、根折、牙松动、移位或脱位等情况。有时出血可向组织疏松的口底或颌下区渗入，形成口底、颌下区的血肿，在黏膜下与颌下区皮肤可见紫色瘀斑。

4. 下唇麻木 下颌骨内有下牙槽神经通过，骨折后常遭挫伤甚至断裂，患者伤后感到同侧下前牙牙龈与下唇皮肤麻木。

5. 功能障碍 下颌骨骨折后，由于骨折的移位或颞颌关节损伤、咀嚼肌的反射性痉挛和运动失调、疼痛肿胀等原因，患者常表现张口受限，不敢咬硬物，影响正常的进食、咀嚼、吞咽和语言等功能，下颌骨正中双发骨折或粉碎性骨折后可引起舌后坠，堵塞咽腔，发生呼吸困难，甚至导致窒息。患者常因肿胀而不能紧闭上下唇，加之疼痛可引起反射性涎液分泌增多，常见流涎现象，从而加重了体液的丧失。

二、诊断

对颌骨创伤骨折的患者，首先应通过问诊了解受伤的经过，如受伤原因、受伤部位、受伤时间、伤后的临床表现等，重点是了解创伤力的方向和作用部位，详细的病史有助于明确骨折的部位和类型。通过手法检查，诊断一般不难做出。手法检查很重要，叩诊时骨折区常有明显压痛，骨折移位时，可叩出台阶感，骨折处不明确时，可用双手的食指和拇指分别放在可疑骨折两侧牙的咬殆面和下颌骨下缘，两手做相反方向移动，如有活动度和骨摩擦音，即可诊断。闭合性髁状突骨折时，患侧耳屏前可有压痛和空虚感，摸不到髁状突的动度。在上述临床症状中，最重要、最有诊断价值的是咬殆错乱，根据咬殆错乱的类型，可大致分析出骨折的部位。除应注意直接创伤部位外，还应注意有无间接骨折。

X线检查是下颌骨骨折最常用的辅助诊断方法。它可以明确骨折的类型、范围和性质、邻近骨骼有无合并骨折，从后前、侧位和垂直三角度观察。

三、下颌骨骨折的治疗

（一）下颌骨骨折的复位方法

常用的复位方法有手法复位、牵引复位和开放复位3种，其目的是恢复患者原有的咬殆关系。方法的选择应根据骨折的部位、骨折的类型和移位程度等情况而定。

1. 手法复位　手法复位常用于闭合性及移位不大的新鲜线性骨折，此时骨折未发生纤维性愈合，通过手法推动将移位的骨折恢复至正常位置，方法简便。

2. 牵引复位　用于手法复位效果不满意或骨折已发生纤维性愈合者，常用颌间牵引复位，利用未骨折的上颌牙弓来固定下颌骨。

3. 开放复位　如骨折段移位时间较久，骨折处已有纤维性错位愈合或发生骨性错位愈合，上述两种方法均不能达到复位目的，可施行手术开放复位将纤维性骨痂切除，或用骨凿重新凿开骨性错位骨折线，使骨折断端重新复位并做固定。

（二）下颌骨骨折的固定方法

1. 单颌固定　单颌固定指仅在骨折的颌骨上做固定，而不做上、下颌骨之间的连接，患者固定后仍可以张口活动，对进食和语言影响较小，便于口腔清洁卫生。因此，在功能活动中有利于骨折的愈合。

2. 颌间固定　颌间固定是下颌骨骨折最常用的固定方法。它是利用稳固的上颌骨或牙弓作为固定支架来固定骨折的下颌骨，将上下颌骨结扎固定在正常的咬殆关系上，以保证骨折的正常愈合。是恢复咬殆关系，防止错颌最有效的方法。其最大的优点是逐渐使骨折和咬殆关系得到恢复并可以调整，简单实用。坚固内固定术后一旦发现有咬殆问题，很难调整。因此，尽管坚固内固定目前得到广泛应用，但颌间固定仍是不可缺少的手段，有时在坚固内固定前也需颌间固定来维持咬殆关系。缺点是患者不能开口的时间长达6周，影响咀嚼、语言和进食等功能，不易保持口腔卫生。此外，颌间固定恢复咬殆关系还不是尽善尽美，颌间固定尚不能提供充分的固定力，还需选择其他固定方法联合应用，才能达到稳定可靠的目的。

（三）儿童下颌骨骨折的治疗

儿童下颌骨在解剖上和结构上的特殊性，因而骨折后在治疗上与成人不同，多主张保守治疗。临床上儿童下颌骨的骨折具有以下特点：①儿童下颌骨的骨皮质较薄，骨折常为不完全骨折或青枝骨折，骨折可以不发生移位，但儿童易发生牙槽突骨折。②儿童下颌骨多为乳、恒牙混合牙列，乳牙的牢固性较差，恒牙牙根也未发育完成，这使得利用牙齿来结扎固定骨折受到限制，但牙胚在未萌出前位于下颌骨内，使得用手术固定骨折的方法也受到限制，在下颌骨上钻孔或打螺钉都容易损伤牙胚，造成恒牙的永久性损伤，因而一般不适于采用开放复位内固定；非手术疗法常用牙酸蚀贴钩橡皮圈牵引或用复合树脂夹板固定，即使手术复位固定，也应注意术中防止损伤恒牙胚。③儿童正处于生长发育期，骨折愈合较快，应尽早复位，一般不应迟于伤后3～7d，否则复位困难，固定制动时间也可以缩短，一般两周后即可做适当活动。④儿童受伤后往往对病史叙述不清，因此应详细检查，特别应明确有无髁状突的骨折或关节内血肿，如有应及时处理，防止以后继发颞下颌关节强直，导致下颌骨生长发育中心内障碍，继发下颌骨发育不良，造成颜面畸形。对于儿童髁状突骨折一般不主张进行手术切开复位，多采用颌间固定两周及早期功能锻炼就可以获得满意疗效。⑤儿童的骨折复位与成人不同，成人对颌关系的恢复要求严格，儿童由于颌骨处于发育阶段，尚未建立稳定的颌关系，颌关系的重建可塑性强，因而儿童的骨折复位允许存在轻度的错位，随着乳牙的相继脱落和恒牙的相继萌出，颌关系可以重新建立。对于咬𬌗关系尚好，没有功能障碍的患儿，可不做固定，单纯采用颅颌弹性绷带即可。如果骨折错位明显，复位困难，应行手术复位。

（四）无牙颌下颌骨折的处理

无牙颌下颌骨骨折的处理较为困难，主要是因为没有牙齿可作为固定的依靠，老年人由于长期缺牙导致牙槽嵴萎缩，下颌骨体变的细小，松质骨成分减少，导致修复能力下降。过去常利用原有的部分或全口义齿做颌周拴丝结扎固定，或支架外固定来治疗此类骨折，但其稳定性和固定力均不够，故现在多采用手术开放复位内固定的方法，如用微形钢板和加压钢板坚固固定。无牙颌骨折术中对咬𬌗关系恢复的要求也严格，骨折愈合后可利用义齿进行恢复。

（李立恒）

第六节　颧骨骨折

颧骨是上颌骨和颅骨之间的主要连接支架，对构成面部的外形具有重要作用。正是由于颧骨在面中部两侧处于突出的位置，所以较易遭受外力撞击而发生骨折。对颧骨、颧弓骨折，应早期复位，若延误治疗，则常导致张口受限、面部畸形等并发症，增加手术矫治的难度。颧骨为近似四边形的骨骼，外凸内凹，左右各一，具有额突、颞突、眶突和上颌突，分别与额骨、颞骨、蝶骨大翼和上颌骨相连接，参与眶壁、颞凹、眶底和上颌窦的组成。颧骨与上颌骨的连接处宽，强度较大；与蝶骨的连接处较薄弱，与额骨连接处的强度介于上两者之间，而与颞骨颧突的连接最为薄弱。颧骨体本身比较坚实，骨折较少发生在颧骨体处，而主要发生于与邻骨连接处，且常伴有邻近各骨的损伤。颧骨骨折的骨折线多发生在颧弓、眶外侧缘、眶下缘、眶底和上颌窦前外侧壁。颌面部严重损伤时常发生颧骨与上颌骨复杂骨折，甚至波及颅底。颧弓由颞骨颧突及颧骨颞突组成，细长、薄弱，易在中段和两端发生骨折。

颧骨、颧弓骨折移位主要决定于打击力量的方向和强度。通常来自侧方垂直力量的撞击，颧弓可发生典型的"M"形塌陷骨折；来自前方垂直力量的打击，颧骨体通常向后、内及下方移位，并可突入上颌窦。附着于颧骨上的表情肌，对骨折片移位不起作用、附着于颧弓下面及上颌骨颧突上的咬肌，可促使颧弓、颧骨向下移位，并能影响骨折复位后的稳定性。当颧骨自颧额缝脱离向下移位时，附着于眶外缘颧额突处的外眦韧带随颧骨同时下移，因而使眼球及眼外眦发生移位，引起瞳孔水平面的改变。

颧骨骨折若并发眶底骨折，眶内容物可嵌顿于骨折裂隙之间或进入上颌窦内，而引起眼外肌平衡紊乱和复视。由于颧骨、眶底下移或眶内容物丧失，眶腔增大，可出现眼球内陷。眶下神经走行于眶下管内，该管与颧骨毗邻，颧骨上颌突骨折时易发生眶下神经损伤。

一、颧骨、颧弓骨折的临床表现

1. 颧面部塌陷畸形　颧骨骨折因常向后下移位，使颧部外突的形状变为向下塌陷。颧弓骨折常在颧弓中部出现凹陷。但当局部软组织伤后肿胀时，这种塌陷畸形往往被掩盖，而易误诊为单纯软组织挫伤，应加以注意。

2. 张口受限　颧骨、颧弓骨折内陷，移位骨折片压迫颞肌或阻挡喙突运动，可发生张口困难。由于伤后疼痛所致的颞肌和咬肌反射性痉挛，也可使开口度减小，但被动张口可使张口度加大。

3. 复视　颧骨骨折并发复视约有 10% ~ 14%，主要原因是骨折后移位致眼球移位及眼外肌失去平衡所引起，如仅为眶外缘折断及移位，产生复视的原因是由于附着于眶外侧壁上的眼球悬韧带随骨折段下移，引起瞳孔水平的改变；如有眶底骨折，则眶内容物下陷，眼球向下移位，产生复视。如眶底骨折时眼下直肌被夹持于骨折处，则复视的产生除瞳孔水平改变外，更多是由于眼球运动受限而致。因眼外肌出血，局部水肿而限制眼球运动所致复视，则在血肿及水肿被吸收、消退后即可消失；因颧骨移位眼球下移所致的复视，在骨折复位后常可恢复；眶底骨折引起的复视，如延误治疗，一旦脱出的眶内容物与周围组织发生粘连，则可导致持久性复视。

4. 神经损伤体征　颧骨骨折累及眶下神经损伤，可出现同侧眶下、鼻旁及上唇皮肤感觉迟钝，大部分病例于骨折复位后能逐渐恢复。开放性颧骨骨折也可损伤面神经颧支而引起眼睑闭合不全。

5. 其他症状　颧骨骨折伴有眶壁、眶底损伤时，眼睑、眶周皮肤及球结膜下可发生出血性瘀斑及肿胀，眼球运动受限或向下移位；伴上颌窦壁骨折时，窦内积血，可有鼻出血；窦内空气退出至面颊组织，出现皮下气肿等。

二、颧骨、颧弓骨折的诊断

颧骨、颧弓骨折的诊断主要根据外伤史、临床表现及 X 线摄片检查、张口受限最为重要，部分病例尚有复视、眶周淤血及眶下区麻木等。仔细触摸眶外缘、眶下缘、颧弓、颧骨及口内颧牙槽嵴骨面，注意有无压痛、骨连续性中断或台阶状畸形。X 线摄片检查对颧骨、颧弓骨折的诊断很有帮助，尤其在伤后因伤区肿胀，临床检查难以确诊时更有意义。可选用铁氏位、颅底位和颧弓切线位投照，可显示骨折线的部位、数目、方向、骨折段移位情况以及与眶周、上颌窦、颧突及眶下孔之间的关系等。

三、颧骨、颧弓骨折的治疗

颧骨、颧弓骨折后骨折段移位和面部畸形不明显，无张口受限或复视等功能障碍者，一般可不做手术治疗。反之，如有明显的移位、畸形及功能障碍者，则应在明确诊断后及时手术，或在局部肿胀基本消退后早日进行。如延误治疗，一般在伤后 2 周左右，即已发生纤维性愈合；如延时更长，则将发生错位骨性愈合，手术复位更为困难，造成的面部畸形和功能障碍也难以完全纠正。颧骨、颧弓同时骨折时，应先使颧骨复位固定后再将颧弓复位或固定。

（一）颧骨骨折的治疗方法

颧骨骨折的治疗方法较多，但可归纳为盲探复位和开放复位、固定两类。盲探复位早年应用较多，但因为复位不全或复位后又脱位，部分病例仍有骨连接，不良、复视、张口障碍和面部畸形。因此，对有明显移位的不稳定型颧骨骨折，应采用开放复位和明视下直接固定。

1. 复位方法

（1）口内途径盲探复位法：在上颌磨牙前庭沟处做 1.5cm 长的水平切口，插入扁平骨膜分离器，自上颌结节外侧伸向颧骨后面，将移位的颧骨向前、向上用力撬起；另一手放在面部，触摸眶缘和颧突。此法切口隐蔽，面部不留手术瘢痕，复位手术可不受面部肿胀的影响，操作比较简便，但应注意无菌操作，防止将口腔细菌带入深部组织，引起感染。

（2）局部皮肤切口单齿骨钩复位法：在颧弓下缘做 0.5cm 长皮肤小切口，经此切口将单齿骨钩自颧骨下缘绕到它的内侧面，向前、向上提拉，直至复位；另一手置于眶下缘引导，并保护眼球。此法简单，面部虽有切口，但损伤小，瘢痕不明显。但颧骨体嵌顿移位者难以复位，复位后也方能固定。

（3）颞部切开复位法：在颞部发际内做 2cm 切口，切开皮肤、皮下组织及颞浅筋膜后，用一宽厚骨膜剥离器在颞筋膜与颞肌之间插入，直抵颧骨深面，然后在颈部皮肤上垫一纱布卷作为支点，向前、向上用力抬起移位的颧骨；另一手在颧面部触摸，引导复位。

（4）经上颌窦复位法：适用于颧骨骨折伴有上颌骨和眶底损伤的病例。自尖牙凹前庭沟处切开黏膜，凿开上颌窦前壁，进入上颌窦，吸去窦内血块，检查窦壁骨折情况。如有眶内容物陷入上颌窦内，应首先予以复位，然后用钝头器械自窦内将移位的颧骨、眶下缘及眶底向外上方推顶；另一手在面部触摸，以协助骨折片复位。最后向上颌窦内填塞碘仿纱条，以维持骨折片复位后的正确位置，碘仿纱条末端经下鼻道开窗处，由鼻腔引出。2 周后逐渐抽除碘仿纱条。

（5）局部小切口开放复位法：在骨折线附近作小切口，显露骨折断端，在直视下用骨膜剥离器等器械橇起塌陷、移位的颧骨，将骨断端恢复到正常位置，然后在两骨断端相应部位钻孔，分别穿过不锈钢丝，结扎固定；也可用小型钢板，用螺丝钉旋入固定。

有移位的病例，主要应采取开放复位，以便在直视下观察骨折段移位情况，并争取获得准确的解剖复位，对有转位或嵌顿性骨折，如仅通过一个小切口进行复位，由于对骨折段复位的杠杆力不足，复位不理想，而往往需要通过 2～3 个切口，才能使颧骨完全复位。如用眉弓外侧和眶缘下切口、眶外侧和睑缘下切口、眉弓外侧或眶外侧和口内前庭沟切口进行复位，效果较好。如患者拒绝在面部做切口，则选用颞部途径或颧弓下单齿骨钩闭合复位和口内前庭沟开放复位，必要时可采用头皮冠状切口，以充分显露各骨折部位。

2. 固定方法　不稳定型颧骨骨折复位后如不作固定，可发生再移位。移位的主要原因是咬肌的牵拉和瘢痕的收缩。因此，为防止再移位，复位时做 2 处以上可靠的固定是必要的。

（1）骨间钢丝结扎或钛板固定：根据骨折移位情况，可作 2 点或 3 点固定。颧额缝和眶下缘 2 点固定，是符合生物力学原理的，如再增加颧额缝或口内颧牙槽嵴 3 处固定对复杂颧骨折也能达到满意效果。

（2）上颌窦内支撑固定：主要用于伴有上颌窦壁或眶底损伤的病例。除用碘仿纱条填塞外，也可用特制的导管球，置入上额窦内，注入液体充满球囊，以支撑窦壁。

（3）钢丝悬吊固定：当颧骨复位后，为防止再移位，可在颧骨体上钻孔，穿过钢丝，自颞部皮肤引出，用橡皮条联结钢丝和由石膏帽伸出的支架上，将颧骨向上、向外牵引，固定 2～3 周，颧骨不再移位时即可拆除。

（4）克氏针固定：不稳定型或粉碎型颧骨骨折，通过闭合性或开放性复位后，可用克氏针将移位的颧骨固定于邻近或对侧正常骨骼上。克氏针固定的位置和方向，可自颧额缝上方的额骨，沿眶外侧缘钻入颧骨体部。

（二）颧弓骨折的治疗方法

1. 复位方法

（1）口内进路复位法：适用于新鲜颧弓骨折、骨折段内陷的复位。可在局麻下手术。应注意无菌操作，防止感染。

1）上颌结节途径复位法：自上颌第一磨牙前庭沟向后作 1.5cm 长的切口，用长弯血管钳向颧弓深面作钝性分离，然后插入扁平骨膜分离器，直至塌陷移位的颧弓深面，向外上方用力撬起移位的骨折段。另一手放在颧弓骨折处，通过手指感觉骨片复位的情况，并防止过度复位。当患部凹陷消失，开口度增大，即表示复位成功。

2）喙突外侧途径复位法：在升支前缘自上颌牙槽平面向下作 4cm 长黏膜切口，深达骨膜。用中弯止血钳沿喙突外侧和上方作钝性分离，经颞肌表面，直达颧弓骨折处。用扁平骨膜分离器，插入至颧弓深面，向外侧抬起骨折片，使其复位。然后将骨膜分离器作前后移动，以恢复颧弓拱凸的外形。此法由于将复位器械直接置于喙突与颧弓之间，较上颌结节途径优越。

（2）口外进路复位法

1）巾钳复位法：主要用于新鲜颧弓骨折。即用大号巾钳直接刺入颧弓部皮肤下组织，直至颧弓深面，钳住颧弓向外牵拉，使其复位。

2）单齿骨钩复位法：在颧弓下刺入骨钩，向外提拉、复位。

3）颞部切口复位法：同颧骨复位法。

4）颧弓平行切口开放复位法：直接在颧弓骨折处表面做 2cm 左右的横切口，切开皮肤、皮下组织，钝性分离筋膜组织，切开骨膜，显露骨折端，用骨膜分离器抬起骨片，在直视下复位。必要时可同时做结扎固定。

2. 固定方法

（1）骨间钢丝结扎或钛板坚固内固定：适用于3线型活动性颧弓骨折的固定。

（2）颧弓下克氏针固定。

（3）骨钉－自凝塑料夹板外固定。

（三）陈旧性颧骨、颧弓骨折的治疗

颧骨骨折后2~3周即可发生纤维愈合，3个月就形成骨性愈合。临床上由于漏诊、早期未及时处理或治疗不当，都可造成颧骨错位愈合，后遗颧面部塌陷畸形、张口受限、复视和眼球内陷等，需进一步手术处理。

1. 颧骨塌陷畸形的矫治

（1）截骨复位矫正：将错位愈合的骨折处造成再骨折，使颧骨骨折段解剖复位，恢复颧部正常外形，同时矫正功能障碍。眶外侧壁、眶底、颧上颌缝和颧弓等部位、用锐利骨凿及骨钻将错位愈合的骨质分开，松解骨折段四周的瘢痕，将骨块复位。然后在颧额缝、眶下缘及颧牙槽嵴部分别用钢丝或微型钢板做妥善固定。如有眼球内陷、眶底缺损，应同时修复眶底。

1）头皮半冠状切口进路：对错位的颧、上颌骨复杂骨折能提供充分的暴露，能在直视下完成截骨和复位，做到可靠的固定，对同时需植骨的病例更适用。切口隐蔽安全，不会损伤面神经颧、额支，术后面部无瘢痕。

2）口内上前庭沟切口进路：补充上述切口的不足，显露颧牙槽嵴从颧上颌连接处。

（2）颧部植骨成形：颧部畸形不伴有功能障碍；或为粉碎性骨折，不能做截骨整块移动；或有眶颧部组织缺损等情况，适宜于用自体骨移植，以修复骨缺损或增大颧部以恢复外形。常用的骨源为髂骨、肋骨及颅骨，可通过口内前庭沟、面部或冠状切口途径植入。也可采用带血管蒂颞肌筋膜瓣、带血管游离组织瓣充填、修复。

2. 眶部并发症的处理 颧骨骨折并发眶底骨折，早期未做处理或处理不当，后期将出现眼球内陷和复视。治疗原则是松解脱出的眶内容物，恢复眶底连续性，从而矫正复视和眼球内陷。做眶缘下切口，由眶缘向后自骨膜下剥离，细心分离骨折区骨膜，松解粘连，将脱垂至上颌窦内的眶内容物解脱出来。注意保护眶下神经及上颌窦黏膜，避免与上颌窦相通。用镊子夹住下直肌向前牵引，观察眼球向上转动情况，以便了解粘连是否已完全解除。然后根据眶底缺损范围和眼球内陷程度，植入合适大小的骨片，植入物放置于眶骨膜与眶底之间，并与眶缘固定。此外，颧骨骨折还可能并发眶外侧壁爆裂骨折，眶内组织脱出至颞凹引起眼球内陷。可通过冠状切口，在眶外侧壁植骨修复。

3. 张口受限的治疗 陈旧性颧骨骨折伴张口受限，多系塌陷错位的骨片阻挡喙突所致。一般在颧骨截骨复位后，即可恢复张口，若塌陷骨片与喙突间已形成纤维性或骨性粘连，则需截除喙突，以恢复下颌骨运动功能。

（李立恒）

第三篇

口腔矫治与修复

第十四章 常见错拾畸形的矫治

第一节 牙拥挤

一、概述

牙拥挤是错拾中最为常见的一种类型，占错拾的 60% ~ 70%。牙拥挤是牙量（牙的总宽度）与骨量（齿槽弓总长度）的不调，即为牙量大于骨量而引起，牙弓的实际长度不能容纳全部的牙齿，主要表现为牙的错位和拥挤。牙拥挤可分为单纯拥挤和复杂拥挤。单纯拥挤可表现为牙间隙不足而排列错乱，并因此影响到牙弓形态和咬合关系，单纯拥挤可视为牙性错拾，一般不伴有颌骨及牙弓间关系不调，也少有口颌系统功能异常，磨牙关系中性，面形基本正常。复杂拥挤时，除牙量不调造成的拥挤之外，还存在颌骨、牙弓之间关系不调，并影响到患者的面部形态，有时还伴有口颌系统功能异常。复杂拥挤时，拥挤本身只是一个症状，并不是错拾的主要表现。

（一）病因

1. 遗传因素　牙拥挤具有明显的遗传特征。牙的数目、大小、形态受遗传的控制较强，颌骨的大小、位置、形态，在一定程度上也受遗传的影响，并可在亲代和子代之间有相同的表现。这种遗传特征是客观存在的，但遗传机制还不十分清楚。

2. 替牙期障碍　乳恒牙的替换障碍是造成牙拥挤的常见病因。如乳牙早失，特别是第二乳磨牙早失，将造成邻牙向缺隙倾斜或移位，导致牙弓长度的减小，恒牙萌出时因间隙不足而发生错位或阻生。另外，乳牙滞留，造成后继恒牙萌出错位而呈现拥挤。

3. 颌骨发育不足　颌骨发育不足导致骨量相对小，牙量相对大，牙量骨量不调，牙不能整齐地排列在牙槽骨内，而造成牙错位和牙拥挤。

4. 牙量过大　由于牙的近远中径过大，导致牙量骨量不调，牙量大于骨量，造成牙的排列拥挤错位。多生牙的存在，也会因占据了牙弓间隙而造成正常恒牙拥挤错位。

5. 不良习惯　某些口腔不良习惯，如儿童吮指、口呼吸等可造成牙弓狭窄或影响颌骨发育而致牙列拥挤。另外，长期咬下唇可造成下前牙舌倾，合并拥挤。

（二）临床表现

1. 牙拥挤与错位 牙齿呈不同方向重叠排列，牙弓形态不规则。上前牙唇向错位可导致覆盖过大，舌向错位可使前牙呈反验关系；高位或低位可导致覆验过深或无咬合接触。后牙拥挤错位可造成后牙反验等。

2. 牙体、牙周组织变化 牙拥挤可导致上下牙弓咬合紊乱，影响正常口腔功能。因牙自洁作用差，容易诱发龋病、牙髓炎、根尖周炎；还可引起牙龈红肿、出血，牙结石；严重时可伴有咬合创伤，形成牙周袋、牙槽骨吸收、牙松动脱落等。

3. 面部形态的改变 单纯性牙拥挤对患者的面部突度及高度均无明显的影响。但是，牙拥挤若与其他类型错验同时存在或上颌尖牙严重唇向移位时，面部形态可有不同程度的改变。

（三）诊断

1. 牙拥挤的分度 根据拥挤的严重程度或间隙不足的差距大小分为轻、中、重三度。

（1）轻度拥挤（Ⅰ度拥挤）：拥挤程度轻，每个牙弓差 2~4mm 间隙。

（2）中度拥挤（Ⅱ度拥挤）：拥挤程度较重，每个牙弓差 4~8mm 间隙。

（3）重度拥挤（Ⅲ度拥挤）：拥挤程度严重，每个牙弓差 8mm 以上间隙。

2. 牙拥挤度的确定 牙拥挤度的确定依赖模型的测量，直接由牙弓应有弧形长度与牙弓现有弧形长度之差，或可用间隙与必需间隙之差得出，即为牙弓的拥挤程度。

二、矫治方法

（一）替牙期牙拥挤

替牙期牙拥挤的治疗，常采用的是预防性矫治和阻断性矫治，治疗的重点是对乳恒牙的替换过程进行监控，促进牙列与验的正常发育。主要包括：①乳牙龋病的预防和治疗。②口腔不良习惯的破除。③对暂时性拥挤的观察。④多生牙、埋伏牙、外伤牙的处理。⑤乳牙早失的间隙保持。⑥乳牙滞留的适时拔除。⑦第一恒磨牙前移时的间隙恢复。⑧严重拥挤时的序列拔牙。⑨影响颌骨发育之错验（如前牙反验）的早期矫正，防止拥挤的发生。

（二）恒牙期牙拥挤

恒牙期牙拥挤的治疗原则是以增大骨量或减小牙量来达到牙量与骨量的协调，从而为解除拥挤、排齐牙列创造条件，同时兼顾牙、颌、面的协调、稳定和美观。减小牙量的方法有：邻面去釉、拔牙、矫治扭转牙；增加骨量的方法有：扩大腭中缝以增加牙弓宽度和长度，采用口外力和功能性矫治器刺激颌骨和牙槽骨生长，应用牵张成骨术刺激牙槽骨生长。不管是通过增加骨量或是减小牙量，拥挤牙必须在获得足够间隙的基础上，才能开始受力矫治，这是取得矫治成功的重要条件。

1. 轻度牙拥挤 轻度拥挤的矫治原则为扩大牙弓，增加骨量。若伴有颌骨或牙弓前突，则需考虑减数矫治。推磨牙向远中、宽度扩展和唇向移动切牙均能起到扩大牙弓的作用。

（1）牙弓长度扩展

1）推磨牙向远中：向远中移动上颌第一磨牙，一般每侧可以获得 2~4mm 的间隙；使下颌磨牙直立，每侧可获得 1mm 的间隙。推磨牙向远中的适应证：①由于第二乳磨牙早失，导致第一磨牙近中移位而造成的轻度牙拥挤。②磨牙远中关系。③第二恒磨牙未萌出或初萌尚未建殆。④无第三磨牙。

a. 可摘矫治器：可摘矫治器由腭基托、改良箭头卡环和指簧构成。每次指簧加力 100~125g，磨牙向远中倾斜移动。为了减小磨牙移动阻力，可以在前牙腭侧增加一薄层平面导板，使后牙脱离咬合约 1mm，可获得 3mm 的间隙。

对于口内支抗不足或需要同时推 2 个磨牙，或包括前磨牙向远中的患者，可采用可摘矫治器口外牵引装置。这种装置是由口内矫治器、口外唇弓及头帽三部分组成。口内矫治器部分可在上颌两侧第一磨牙放置旋转改良箭头卡环，两侧第一前磨牙放置改良环卡，两侧第二磨牙放置旋转单臂卡环，并在两侧第一磨牙箭头卡上焊接内径为 1.2mm 的颊面圆管，用于口外唇弓的内弓插入。口外唇弓的内弓用直径 1.2mm 的不锈钢丝弯制，内弓的前部应离开切牙 2~3mm，外弓常用直径为 1.5mm 的不锈钢丝弯制，在切牙区与内弓平行重叠焊接，自侧切牙远中弯向口外，两末端弯曲呈钩，使用时将口外唇弓通过橡皮圈挂在头帽上。如单侧推磨牙或双侧推磨牙的距离不等时，将口外弓的位置加以改变即可。应用口外唇弓推上颌磨牙向远中期间，每日至少应戴用 12~14h，所用的牵引力每侧为 300~500g，并应根据患者的面部垂直发育情况调整牵引的方向：①高角型病例应使用高位牵引。②低角型病例应使用低位牵引。③下颌平面角适中的病例应使用水平牵引。

b. 固定矫治器：固定矫治器口外牵引装置与可摘矫治器基本相同。不同点是在后移磨牙上黏附有颊面管的带环，使用时将口外唇弓插入圆管内即可。推磨牙向远中的口内固定矫治器中，以"摆"式矫治器最有代表性，其后移磨牙的弹簧曲由 β 钛丝制成，并用腭基托增加支抗，不需使用口外唇弓。远中直立下颌磨牙有多种方法，如固定矫治器的磨牙后倾曲、螺旋弹簧、下唇唇挡等。以上这些方法常需配合使用Ⅲ类颌间牵引，以防止由此导致的下颌切牙唇侧倾斜。

2）唇向移动切牙：由于唇向移动切牙可导致切牙唇倾，牙弓的突度增加，覆殆变浅，故临床仅用于切牙舌倾、深覆殆的病例。使用固定矫治器时应在前牙段弯制数个垂直开大曲，利用垂直开大曲的作用使前牙唇移；或用高弹性弓丝末端欧米加曲，使弓丝的前段离开前牙唇面约 1mm 的距离，将弓丝结扎入托槽后，利用弓丝的弹性使前牙唇移；对于上前牙闭锁，可采用摇椅形弓丝，加大上颌补偿曲线，使内倾的上切牙轴直立，同时增加牙弓的长度；使用可摘矫治器时，在切牙舌侧放置双曲舌簧使切牙唇移，增加牙弓的长度。

（2）牙弓宽度扩展：宽度扩展适用于牙弓宽度不足而导致的牙拥挤，使用扩大基骨和牙弓的方法获得间隙，以排齐拥挤的牙。宽度扩展有 3 种类型：矫形扩展、正畸扩展、被动扩展。矫形扩展即为上颌腭中缝扩展。临床使用最多的是腭中缝扩展矫治器（Hass 和 Hyrax 矫正器）。矫形扩展的适应证主要为严重拥挤或严重宽度不调、后牙反殆等病例。上颌发育不足进行前方牵引的安氏Ⅲ类错殆可以合并腭中缝开展，8~14 岁的替牙晚期和恒牙早期的患者可使用此方法。年龄越小，骨缝扩开的作用越明显，牙周并发症的可能性越小。成年患者在使用此方法时，必须配合颊侧骨皮质切开术。

1）矫形扩展：上颌腭中缝扩展的速度有快速、慢速之分。快速腭中缝扩展法是矫治力的大小与施力的速度超过了机体的反应速度，其方法是每日将螺旋器开大 0.5~1mm（每日旋转 2~4 次，每次 1/4 圈），连续进行 2~3 周；力的积累可达 2 000~3 000g，使腭中缝迅速打开，然后用原矫治器保持 3~4 个月，以使新生骨组织在扩大的腭中缝内沉积。慢速扩展其加力的方式更缓慢一些，力量也较小，每周将螺旋器打开1mm（每周4次，每次旋转1/4圈），螺旋产生的力为1000~2000g，在2~3个月内逐渐使腭中缝扩大；去除扩大器后要使用可摘矫治器保持一年以上，或者立即采用固定矫治器继续治疗。快速和慢速扩弓都可以获得相同的作用效果，但慢速扩弓更符合骨的生理反应。乳牙期和替牙期的腭中缝开展，多采用四角圈簧矫治器进行矫治。

2）正畸扩展：当腭中缝骨改建效应缺乏时，通过扩弓器释放的力作用于两侧后牙，使其向颊侧倾斜移动而扩大牙弓。此为正畸扩展，常用于恒牙期的青少年或成人，每侧可得到1~2mm间隙。上颌常用螺旋扩弓分裂基托矫治器，一般每1~2周加力1次，每次将分裂基托的裂缝加宽1~1.5mm、3~4个月则可达到扩大牙弓的目的。下颌多用金属支架式可摘矫治器。

3）被动扩展：使用功能调节器，由于颊屏去除了颊肌对牙弓的压力，在舌体的作用下牙弓的宽度得以开展，牙弓的宽度增加可达4mm。此种治疗方法往往需要从替牙早期开始并持续到青春快速期。

2. 中度牙拥挤　中度拥挤处于拔牙或不拔牙矫治的边缘病例，应结合颅面软组织形态，选择合适的手段，能不拔牙者尽可能不拔牙。在严格掌握适应证和遵循规范操作程序的前提下，也可以采用邻面去釉的方法，此法不同于传统的片切或减径的方法。

邻面去釉一般是针对第一恒磨牙之前的所有牙，而不是某一两颗牙。邻面去除釉质的厚度为0.25mm，在两侧第一恒磨牙之间的各牙邻面去釉，总共可获得5~6mm的牙弓间隙。

（1）适应证：①轻、中度牙弓间隙不足（间隙不足，每个牙弓差4~6mm），特别是低角病例。②牙较宽大或上、下牙弓牙的比例大小失调。③口腔健康状况良好，少有龋坏。④成年患者。

（2）治疗程序：邻面去釉须遵循正确的程序并规范临床操作。①固定矫治器排齐牙列，使邻牙之间接触点关系正确。②根据拥挤的程度确定去釉的牙数，去釉的顺序从后向前。③使用粗分牙铜丝或开大型螺旋弹簧，使牙的接触点分开，便于去釉操作。④使用弯机头，用细钻去除邻面0.2~0.3mm釉质，再做外形修整，同时对两颗相邻牙的邻面去釉。操作时，在龈乳头上方颊舌向放置直径0.51mm（0.020in）的钢丝，保护牙龈和颊、舌组织。去釉面涂氟。⑤在弓丝上移动螺旋弹簧，将近中的牙向已去釉获得的间隙移动。复诊时近中牙的近中接触点被分开，重复去釉操作。⑥随着去釉的进行，牙逐渐后移，并与支抗牙结扎为二体。整体过程中不再拆除弓丝，当获得足够间隙后前牙则可排齐。⑦整个治疗时间为6~12个月。

3. 重度牙拥挤　矫治原则主要以减少牙量为主。一般采用减数方法配合可摘或固定矫治器进行治疗。

（1）拔牙矫治的原则：对正畸拔牙应采取慎重态度，确定是否拔牙要经过细致的模型和X线头影测量分析，必要时还可进行试验性治疗，决定是否减少牙数。同时还要尊重患儿及家长的要求。

对于必须拔牙矫治的病例应遵循下列原则。①拔牙前应在全口曲面断层X线片上对牙周、牙体全面进行评估，并确定是否存在埋伏牙、多生牙、先天缺失牙、短根等，如有病变应尽量拔除患牙。②拔牙时还应注意中线与对称性减牙的问题。上颌中线是对美观影响较大的因素，如上颌中线过于偏向一侧（偏移在一个中切牙冠宽度的 1/3 以上），将对面形美观有较明显的影响而表现出上颌前牙左右不对称，一般情况下拔牙应遵循"等量对称"的原则；下颌 4 个切牙大小相近，又有上切牙覆盖，拔除一个切牙时一般不影响牙弓的对称性，对美观的影响也不明显。③关于补偿性拔牙的问题。大多数情况下，一个牙弓减数后，另一个牙弓也需要减牙，以便使上下牙弓的牙量保持一致，得到良好的咬合关系。

（2）拔牙部位的选择：在选择拔牙矫治时，除一些严重病变牙无法保留或牙冠及牙根严重畸形必须拔除外，临床一般以第一前磨牙作为减数对象。这是因为：①第一前磨牙位于牙弓的中段，可以为矫治就近提供间隙。②口腔内的咀嚼中心位于第一恒磨牙附近，拔除第一前磨牙对咀嚼功能的影响较小。③第一前磨牙位于口角线后面，对美观无明显影响。④第一前磨牙殆面沟窝相对较多，龋患率较高。

（3）常用拔牙模式：临床上常用的拔牙模式有下列 5 种形式。

拔除 4 个第一前磨牙：为临床上最常用的拔牙模式。可为前牙拥挤、前突提供最大限度的可利用间隙。

拔除 4 个第二前磨牙：常用于牙拥挤或牙弓前突较轻的安氏 I 类边缘病例，特别是前牙开殆或有前牙开殆倾向时。

拔除上颌 2 个第一前磨牙：适用于安氏 II 类第一分类及下前牙排列位置基本正常的患者。

拔除上颌 2 个第二前磨牙，下颌 2 个第一前磨牙：适用于安氏 III 类错殆，患者上前牙拥挤不堪严重者。

拔除下切牙：适用于单纯性下前牙拥挤患者。

（4）矫治器与矫治方法：拔牙减数矫治可采用指压法、可摘矫治器、固定矫治器进行治疗。

指压法：对于生长发育期儿童，上颌尖牙唇向近中错位，若牙根方向正常，减数拔除上颌第一前磨牙后，间隙充足，可不必戴用矫治器而采用指压法排齐尖牙，患者可以用拇指抵住尖牙的近中面，向远中施加力量，解除与侧切牙的重叠后再向腭侧施力，挤压错位尖牙入牙列，每日挤压 3 次，每次 5 ~ 6min（或压 40 ~ 50 次）。

可摘矫治器：利用牙弓内所有的前牙和后牙作为抗基。加强固位装置，移动尖牙向远中，直至排齐。如在上颌两尖牙唇侧近中部位黏结牵引钩，改良箭头卡上焊接拉钩，用弹力橡皮圈牵引上颌 2 个尖牙向拔牙间隙移动。

固定矫治器：固定矫治器是拔牙减数矫治中最常采用的方法。减数后，首先应使牙向拔牙间隙移动，以解除拥挤，排齐错位牙。固定矫治器不仅能保证充足的支抗，而且能较好地控制矫治牙的移动方向，使其建立正常的磨牙关系及前牙的覆殆、覆盖关系。

三、治疗前后对比

安氏 I 类恒牙列拥挤治疗前后对比（图 14 - 1）

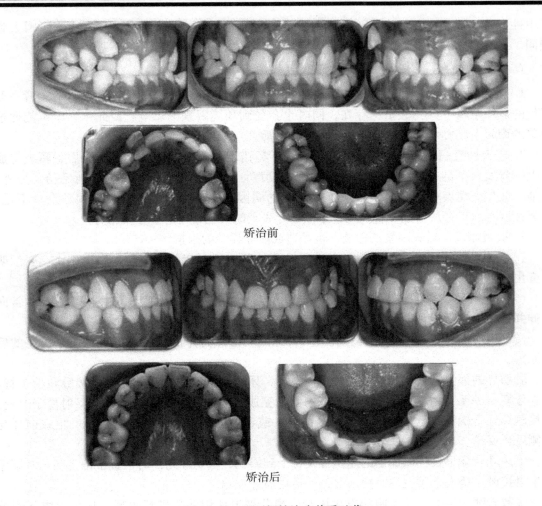

矫治前

矫治后

图 14 - 1　牙列拥挤治疗前后殆像

（何　勇）

第二节　前牙反殆

一、概述

前牙反殆是指在正中咬合时，前牙呈反覆殆、反覆盖关系，俗称"地包天"，是我国儿童中较为常见的一种错殆。前牙反殆不仅造成口腔功能异常，而且对颜面的美观及心理健康也有严重影响。

前牙反殆的临床表现比较复杂：①根据牙列情况可分为乳牙反殆与恒牙反殆。②根据反殆牙数的多少可有个别前牙反殆和多数前牙反殆；个别前牙反殆常合并牙拥挤，多数前牙反殆指 3 个以上的前牙呈反殆关系。③根据发病机制可分为牙性、功能性及骨性反殆。

前牙反殆时，磨牙关系多数为近中关系，为安氏分类Ⅲ类错殆；少数情况下磨牙关系中性，为安氏Ⅰ类错𬌗。磨牙关系不同，前牙反𬌗的程度也有差别，但治疗原则大致相同。

（一）病因

1. 遗传因素　安氏Ⅲ类错𬌗有明显的家族倾向。据有关资料统计，近50%的患者一至三代的血缘亲属中有类似错𬌗存在，同时也会受到环境因素的影响。因此，临床不能通过简单的询问家族史来区别反𬌗的类型并估计预后。

2. 先天性疾病　先天性唇、腭裂是安氏Ⅲ类错𬌗的重要病因之一。由于唇、腭裂造成了上颌骨发育不足、下颌骨发育正常或过度发育，而导致前牙反𬌗或全牙列反𬌗。另外，其他一些先天性疾病也可能是安氏Ⅲ类错𬌗的病因，如先天性梅毒可引起颌骨发育不足，先天性巨舌症可造成下颌发育过大，上颌恒牙先天缺失也常伴有前牙反𬌗等。

3. 后天原因　后天因素的影响，也是造成前牙反𬌗的因素之一。

（1）全身性疾病：脑垂体功能亢进所导致的肢端肥大症，可表现为肢端肥大、下颌明显突出、前牙或全牙列反𬌗。佝偻病、甲状腺功能亢进都能导致严重的前牙反𬌗。

（2）呼吸道疾病：慢性扁桃体炎、腺样体增生肿大所致的呼吸道不畅，导致舌体常向前伸并带动下颌向前，形成前牙反𬌗、下颌前突。

（3）乳牙及替牙期局部障碍：乳牙与替牙期局部障碍是前牙反𬌗形成的一个重要的后天原因。

乳磨牙的邻面龋：使牙冠的近远中径减小，牙的位置发生改变，形成早接触和𬌗干扰。而乳牙期𬌗关系不稳定，下颌关节形态未发育完成，变动范围大，神经肌肉反射易于改变，早接触和𬌗干扰极易诱发下颌关闭路径向前，或者向前侧方改变，形成前牙反𬌗或前牙与一侧后牙反𬌗。

上颌乳切牙早失：该部位的牙槽骨发育受到影响，恒切牙萌出时位置常偏舌侧与对颌牙产生早接触，诱发下颌关闭时向前移位，造成前牙反𬌗。

多数乳磨牙早失：导致咀嚼发生困难，患儿被迫使用前牙进行咀嚼，日久形成下颌前突、前牙反𬌗。

上颌乳切牙滞留：致使恒切牙腭侧萌出，与对颌牙形成了反𬌗关系。

乳尖牙磨耗不足：导致早接触，迫使下颌前伸，形成前牙反𬌗或前牙及一侧后牙反𬌗。

（4）口腔不良习惯：咬上唇习惯、下颌前伸习惯、吮指习惯及不正确的人工喂养都可以造成前牙反𬌗、下颌前突。

（二）临床表现

1. 𬌗关系异常　前牙反𬌗多数情况下涉及6个上前牙或4个切牙，磨牙呈近中关系。反𬌗涉及一侧后牙时可表现为下颌偏斜。上颌前牙排列可呈腭向倾斜，并有不同程度的拥挤。下牙弓一般较上牙弓发育大，特别是在矢状方向，下前牙较少拥挤，程度也较轻。

2. 颌骨发育与颅面关系异常　前牙反𬌗的锁骨与颅面关系异常可表现为：①下颌生长过度，尤其是下颌体长度的增加；下颌形状的发育异常，表现为下颌角开大，颏角减小，下颌整体位置前移。②上颌向前发育不足，长度减小，位置后缩；上颌与颞颌关节的位置相对聚拢，面中部紧缩。③上下颌关系异常，呈现安氏Ⅲ类骨面形。④后颅底相对于前颅底向前向下倾斜，颅底位置异常促进了下颌前突。⑤上中切牙唇向倾斜，下前牙舌向倾斜，以代偿前牙反殆关系。

3. 面部软组织　前牙反殆时，面部软组织厚度的发育基本正常，并可见到唇部、颏部软组织的厚度改变以代偿相应部位的骨骼畸形。由于参与代偿的部位和代偿的量都有限，不能够掩盖异常的颌骨异常关系，侧面观软组织仍是明显的安氏Ⅲ类面形。

4. 口颌系统功能　前牙反殆时，可出现咀嚼肌活动不协调，造成咀嚼节律紊乱，咀嚼效能减低，咀嚼次数和咀嚼时间明显增加。严重时可致颞颌关节的功能紊乱。

（三）诊断

按致病机制不同，可将前牙反殆分为牙源性、功能性及骨源性，其诊断要点如下。

1. 牙源性（牙性）　由于牙的萌出或牙在替换过程中的局部障碍，而导致上下切牙的位置异常，此类为牙源性前牙反殆。此类错殆，磨牙关系多为中性，其颌骨的形态、大小及颜面的发育基本正常，矫治容易，预后良好。

2. 功能性（肌性）　指由后天因素，如咬合干扰和早接触、口腔不良习惯、不正确哺乳姿势、扁桃体肥大等原因致下颌向前移动形成前牙反殆，称为功能性安氏Ⅲ类错殆或假性安氏Ⅲ类错殆。功能性前牙反殆，磨牙关系多呈轻度近中殆，一般反覆盖较小，反覆殆较深，下颌骨大小、形态基本正常，但位置前移，显示出轻度的下颌前突和安氏Ⅲ类骨面形。下颌后退时可至上下前牙的对刃关系，下颌后退或处于姿势位时，ANB角明显增大，侧貌比正中殆明显改善。功能性前牙反殆的治疗反应较好，预后良好。

3. 骨源性（骨性）　骨性的前牙反殆又称真性安氏Ⅲ类错殆或真性下颌前突。主要由遗传、疾病等因素的影响，引起上下颌骨生长不均衡，下颌发育过度，上颌发育不足，造成颌间关系异常。磨牙表现为近中关系，安氏Ⅲ类骨面形明显，下颌前突常常不能后退至前牙对刃关系。矫治困难。

二、矫治方法

由于前牙反殆有随生长逐渐加重的趋势，因此，其矫治原则是尽早去除致病因素。无论是哪种类型的前牙反殆，在矫治时首先要解除反殆牙的锁结关系，通过上下前牙的移动纠正前牙反殆，使颌面部向正常方向发育。

（一）乳牙期

临床上乳前牙反殆的病例中，以牙性和功能性反殆较常见，颌骨畸形一般不明显。

1. 乳牙期的矫治原则　①恢复下颌正常咬合位置，改善骨面型。②解除前牙反殆，促进上颌发育、抑制下颌过度生长。

2. 乳牙反殆矫治的最佳时间　通常在3~5岁，疗程一般为3~5个月。少数骨性安氏Ⅲ类错殆比较明显的病例治疗比较复杂，需要配合使用口外力量，疗程较长。

3. 乳牙反殆的矫治　常用的矫治方法有以下几种。

（1）调磨乳尖牙：乳牙反殆的患者，乳尖牙常常磨耗不足，分次磨改乳尖牙牙尖，可以纠正乳前牙的反殆，达到矫治目的。

（2）上颌殆垫式矫治器：为临床上常用的矫治器，可以单独使用，也可以与其他矫治装置（如固定矫治器、颏兜等）结合使用。

（3）下前牙塑料联冠式斜面导板矫治器：适用于乳牙期以功能因素为主的前牙反殆的

病例，患者的反覆骀较深，反覆盖不大，不伴有拥挤。

（4）功能调节器Ⅲ型（FR－Ⅲ型）：此矫治器属于功能性矫治器，适用于功能性反骀和伴有轻度上颌发育不足、下颌发育过度的病例。由于该矫治器不直接作用于牙，对于乳切牙即将替换的患者，其他类型矫治器又很难发挥作用时，功能调节器Ⅲ型，有其独特的作用。

（5）头帽颏兜：常作为一种矫治手段与其他矫治器合并使用，具有抑制下颌骨生长的作用，改变下颌的生长方向，改善患者的骨面形。

（6）上颌前方牵引矫治器：适用于乳牙期上颌发育不足为主的骨性前牙反骀。

（二）替牙期

替牙期的前牙反骀在整体上的表现为功能性和骨性的混合，因此要区别患者现有错骀类型并估计其发展趋势。

1. 治疗原则 ①对功能性反骀患者，原则上不拔牙，但有时为了舌向移动下前牙以解除反骀，需要对下颌乳尖牙进行减径或拔除。②对有骨性反骀趋势，下颌生长超过上颌者，可在观察期中使用头帽颏兜，以抑制下颌向前生长；对于上颌发育明显不足的患者亦可采用前方牵引矫治，反骀的解除常需要最终拔除两侧下颌第一前磨牙。③替牙期反骀并伴有拥挤或有拥挤趋势的患者，只要拥挤不影响反骀的矫正不要急于减数，特别是上颌的减数。如上颌牙弓拥挤明显，不拔牙不能解除拥挤的患者，尽管下颌牙弓并不拥挤，也必须拔除4个前磨牙。

2. 矫治方法 与乳牙期反骀相同，上颌骀垫式矫治器，功能调节器Ⅲ型、头帽颏兜、上颌前方牵引矫治器也适用于替牙期前牙反骀的矫治。肌激动器：是一种能够改进颜面部肌功能的功能性装置。主要适用于替牙期，以功能因素为主的前牙反骀病例。

（三）恒牙期

恒牙早期颌骨与牙的发育已基本完成，即使起初是功能性反骀，此期也或多或少伴有骨畸形，很难通过改变生长来调整颌骨关系，移动颌骨的可能性也不大。因此，一般不常使用口外力，只能通过改变牙的位置建立适当的覆骀覆盖关系，以掩饰已存在的骨畸形。

1. 减数的选择 恒牙期前牙反骀的矫治，临床常需要减数，减数的选择取决于2个因素。

（1）拥挤程度：上牙弓不拥挤，矫治前牙反骀而不考虑磨牙关系调整时，可拔除下颌2个前磨牙或者一个下切牙；如上颌牙弓明显拥挤，生长潜力较小，可以拔除4个前磨牙，在矫治前牙反骀的同时调整磨牙关系。

（2）牙弓突度：对双牙弓前突型的前牙反骀患者，即使牙弓内不存在拥挤也需要拔除4个前磨牙，在矫正前牙反骀的同时减小牙弓突度，调整磨牙关系。恒牙早期严重的骨性安氏Ⅲ类错骀患者，常需要在成年后配合正颌外科手术治疗。

2. 矫治方法 恒牙期前牙反骀常用的矫治方法如下。

（1）上下牙弓平面骀垫式矫治器：适用于恒牙期上下牙弓排列整齐，功能性或轻度骨性前牙反骀及下颌前突畸形，下颌不能退至前牙对刃骀关系，前牙反覆盖不大的患者。

（2）肌激动器：适用于恒牙早期上颌切牙舌向倾斜、下颌切牙唇向倾斜的牙性反骀病例。

（3）固定矫治器：适用于恒牙早期需要拔除 4 个前磨牙矫治前牙反殆的病例。固定矫治器对于建立适当的前牙覆殆、覆盖关系，纠正前牙反殆，调整磨牙关系是一种较好的选择。治疗时可使用安氏Ⅲ类颌间牵引，但由于安氏Ⅲ类牵引有使上颌磨牙伸长的作用，故对高角型病例应慎重使用。

三、反殆的矫形治疗

（一）矫形颏兜治疗反殆

矫形颏兜多用于乳牙列期和混合牙列期的Ⅲ类错殆，是最古老的矫形治疗方法，反殆治疗效果比较明显。此装置以头颅部为支抗，通过颏兜的牵引使髁状突向后牵引，下颌骨向后移动，同时抑制下颌生长，从而达到矫正反殆的目的。它主要用矫形力来治疗，引起下颌向后方或后下方旋转，使上下切牙长轴发生变化，下颌骨的形态发生改变，如下颌角变小，下颌升支后缘、下颌体下缘及下颌外形线发生变化。同时下颌升支高度减小，髁状突受到向后牵引力会发生形态上的改变，同时下颌骨的形态、位置、功能都要发生改变以适应新的位置环境。

1. 适应证

（1）乳牙列咬合已建立、8～12 岁后牙替牙期的Ⅲ类反殆。

（2）乳牙列下颌前突。

（3）需要抑制下颌生长的下颌前突患者。

（4）可与其他矫治器联合应用，如与Ⅲ类颌间牵引应用效果更佳。

（5）用于保持性抑制下颌生长。

（6）可以用于预防下颌前伸。

2. 分类　总的来说可以分成两类。

（1）枕部牵引式颏兜：（见图 14 - 2）：适用于轻度和中度的下颌前突患者。对于那些在正中关系位时，上下切牙能达到接近于切缘相对位置的患者，这种治疗方法的成功率最高。由于这种治疗可以使前下面高有所增加，所以对于那些由于前下面高过短而接受治疗的患者特别有效。

（2）垂直牵引式颏兜：（见图 14 - 3）：适用于下颌平面角过陡、下前面高较长的患者。

3. 作用机制

（1）抑制髁突生长与下颌体伸长，使下颌骨生长缓慢。

（2）改变下颌生长方向，对于高角病例使下颌向上旋转，对于低角病例使下颌向前下旋转。

（3）促进上牙弓前移和上颌生长发育，使上下颌骨形态位置发生改变或代偿性移位。

4. 牵引的 3 种形式

（1）垂直高位牵引主要牵引方向位于髁状突的前方，使下颌生长方向由前下改为前上，产生旋转（主要针对高角病例）。

（2）水平低位牵引主要牵引方向位于髁状突的后方，下颌向前下旋转（主要针对低角病例）。

（3）斜向牵引主要牵引方向通过髁状突的中心，主要作用是限制下颌生长。如果颏兜的牵引力指向髁突下方，其矫治力将使下颌骨向下后方转动。如果不需要增大下颌平面角，则应当使矫治力通过髁突中心，从而限制下颌骨的生长。如果不需要增加前下面高，可选用垂直牵引式颏兜。使用垂直牵引式颏兜可以减小下颌平面角和下颌角，并使后面高有所增加，这种类型的口外牵引适用于Ⅲ类错牙合患者和那些不需要增加前部垂直距离的患者。

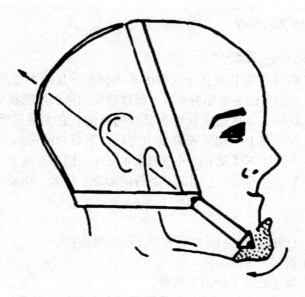

图 14－2　枕部牵引式颏兜

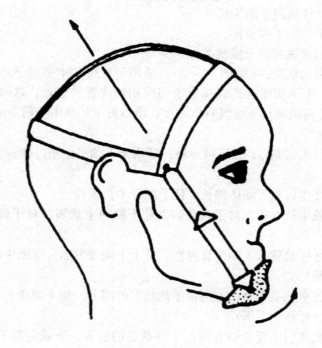

图 14－3　垂直牵引式颏兜

5. 矫治方法　颏兜矫治方法可以单独应用，也可以联合固定矫治器矫治反牙合，而后者在临床上十分常用。

1）颏兜牵引方向：根据不同的矫治目的选用不同的方向。

2）颏兜牵引的力值：垂直高位牵引一般为 300～1 000g/侧，水平方向牵引 800g/侧，斜向牵引大于 500g/侧。牵引力值调节通过牵引皮筋的长短控制，定时更换皮筋。睡觉时使用 8～10h。

6. 颏兜矫治下颌过度生长　下颌生长过度型Ⅲ类错𬌗分两种亚型：第一种是下颌向前过度生长、低角或平均值角面型。治疗以内收下牙列，展开上牙列矫正前牙反𬌗；促进后牙齿槽骨生长，使下颌骨产生向下向后旋转，矫正下颌前突。第二种是下颌向前向下过度生长，高角型，前牙开𬌗，面下 1/3 较长。治疗应配合颏兜垂直高位牵引，并以抬垫压低磨牙，使下颌向前上旋转，拔牙病例较多见。对于这种错𬌗有时单纯正畸治疗是不能达到解除反𬌗的目的，而必须进行正颌手术。

（1）下颌生长过度型Ⅲ类错𬌗矫治的观点

1）恒牙𬌗初期的下颌前突型Ⅲ类错𬌗不应急于治疗，因其生长发育尚未停止，还有许多不稳定因素，应等到生长发育结束后全面评价牙𬌗颌面形态，如能单纯正畸治疗解决的则以拔牙治疗，即以牙齿移动掩饰颌骨间不调问题；若是颌骨畸形严重则采用正畸与外科联合治疗的方法。

2）在恒牙列初期后开始治疗，正畸治疗有利于颌骨的进一步发育。首先对于骨性下颌前突不严重且预计下颌进一步前突的可能性不大的患者，应积极进行综合治疗。其次对于处于掩饰性矫治与外科正畸之间的边缘病例，则应进行诊断性治疗，即不急于拔牙设计，视不拔牙矫治一段时间后的牙颌反应再做进一步的矫治方案，再则，对于严重骨性下颌前突的患者则应等到生长发育完全停止后，进行正畸与外科联合治疗。

（2）颏兜矫治下颌前突的评价

戴用颏兜后是否能延缓下颌骨的生长？研究证明颏兜治疗过程中，下颌骨生长减慢。混合牙列期接受治疗的Ⅲ类错𬌗患者时，下颌骨长度减少 1/3。但是在青春期后接受治疗的Ⅲ类错𬌗患者其下颌骨长度无明显变化。

年轻Ⅲ类错𬌗患者下颌水平向生长占优势的患者在使用颏兜治疗后，其垂直方向高度有所调整，也就是说使用矫形颏兜有助于增加前下面高。

7. 注意事项

1）颏兜牵引有严格的适应证，只适用于轻中度的下颌前突错𬌗，且无明显的颞颌关节症状。

2）枕部牵引式和垂直牵引式颏兜都会对颞下颌关节区域产生一定压力。留心观察使用颏兜（或使用面具）的患者有无不断进展的颞下颌关节紊乱综合征的症状和迹象，一旦发现，矫形治疗应立即停止，以免发生意外，另外应注意颈部有无不适。

3）颏兜牵引最佳年龄为 7～9 岁，一般 6 岁的儿童使用头帽 3～6 个月即有效果，变化较大，3～6 个月后应考虑髁突的发育受到影响。

4）颏兜对患者的合作要求较大，需要家长配合。

5）对于年龄小的严重骨性前突也应等到成年后手术治疗。

（二）矫形面具前方牵引治疗骨性反𬌗

上颌骨发育不足一般可引起前牙反𬌗或前、后牙均反𬌗，往往采用前方牵引器治疗，使用口外的牵引方法使上颌骨、上牙弓向前生长发育，前牵上颌的同时抑制了下颌的生长发育，使上下颌的生长发育协调一致，这是一种积极的治疗方法。若患者有一定的生长潜力，则应使用前方牵引装置前移上颌骨或上牙列，若无生长潜力只能前移上牙列，内收下牙列来解除前牙反𬌗，掩饰上下颌骨的长度不调，若上颌后缩非常严重，则只能正颌手术治疗。前方牵引器最具有广泛的应用价值，它能在最短时间内产生最显著的疗效，因此在对大多数混合牙列早期和乳牙列晚期的骨性错𬌗治疗中，采用矫形面具已成为常规方法。

1. 适应证

1）适用于乳牙期或替牙期，有时亦用于恒牙早期病例。

2）上颌发育差的反𬌗，其尚有生长潜力的病例。

3）下颌无前突或略前突。

4）唇腭裂患者的上颌发育不足、前后牙均反𬌗者，需配合上颌扩弓治疗。

5）成人骨性反𬌗多考虑外科治疗。

2. 前方牵引器的构成　矫形面具由3个基本部分组成：面具、上颌活动或固定矫治器、弹力圈。矫形面具是一种口外装置，由额托、颏兜以及连接它们的一根或两根牢固的钢制支撑杆所组成，另有一个"廾"字弓（橡皮圈即附着其上，对上颌骨产生一个向前下方的弹性牵引力）与支撑杆相连，呈"廾"字形。额托和廾字弓的位置可通过螺丝钮调节。

3. 上颌前方牵引的作用机制　利用口内活动或固定矫治器将上颌牙弓连为一体，使用橡皮筋与口外前方牵引器连接，通过上颌前方牵引刺激上颌骨及其周围骨缝发生改建，促进上颌骨的发育，由于骨缝的方向为前上至后下，引起上颌骨向前下增生，骨缝分开增宽，缝间新骨沉积。随着上颌骨牵引方向的改变，上颌骨可以旋转。如下颌平面角较小，反覆𬌗较深，可在上颌磨牙区牵引，使后牙槽突垂直生长，增加高度；反之，如下颌平面角较大，反覆𬌗较浅，可将牵引力点移至上颌尖牙的近中，使上颌前移，上颌平面向前下倾斜。也可前移上牙列，纠正磨牙关系。同时，由于上颌前方牵引以额部和颏部为支抗，下颌受巨作用力可向后向下顺时针旋转生长，使前下面高有所增加，下切牙舌向倾斜。面具能产生以下一种或多种疗效。

1）矫治正中𬌗位和正中关系位的不一致，通常对于假性Ⅲ类错𬌗患者，𬌗关系能迅速得以调整。

2）上颌骨前移：常常比原来前移1~2mm。

3）上颌牙列的前移。

4）下切牙舌向倾斜，有前牙反𬌗的患者更是如此。

5）促进下颌骨向下后方生长，使前下面高有所增加。

上颌恒中切牙萌出时所处的牙齿发育阶段是最适合进行面具治疗的时期，此时，下颌切牙已萌出。通过治疗使切牙在水平和垂直方向建立正确的咬合关系。对于轻度到中度的Ⅲ类错𬌗患者，在建立了4~5mm的正常覆盖关系后，才能停止使用面具。在治疗后的早期阶段，覆盖关系不太稳定，会有一些复发，因此，在整个保持阶段，我们将尽一切努力使这种正确的覆盖和覆𬌗关系得以维持稳定。对于开始治疗时即有前下面高不足的病例，这种变化常是有利的，而对于开始治疗时前下面高本就过大的患者，这种治疗效果就不理想。目前还没有临床研究显示长时期的使用面具治疗对下颌生长有抑制作用。

4. 前方牵引器的使用方法

（1）前方牵引的时机：上颌前方牵引的最佳年龄是 6~8 岁，治疗时间应愈早愈好。一般男孩子 14 岁之前均有机会将上颌牵出，女孩在 13 岁之前也有机会将上颌牵出，超过此年限的多数是将上颌牙弓牵出，以此恢复前牙的覆𬌗、覆盖。

（2）前方牵引的方向：因为上颌矢状向生长方向为向前向下（与𬌗平面呈 37°），所以前方牵引的方向为向前、向下，与上颌生长方向一致。对于反覆盖较大的患者方向应与𬌗平面一致。但由于某些畸形特征不同，牵引的方向及着力点应适当改变，其目的是使作用力线与上颌阻力中心构成不同的位置关系，可使上颌骨向前移动或在向前移动的同时产生一定的顺时针或逆时针的旋转，以达到矫治目的。从尖牙斜向下与𬌗平面呈 37°，牵引线既经过上颌牙弓的阻力线也经过上颌复合体的阻力中线，沿此方向牵引上颌牙弓和上颌复合体将沿牵引线平动而无旋转，牵引线经过上颌复合体的阻力中线，位于上颌牙弓阻力中心的前方，牵引角度小于 37°，沿此方向牵引上颌牙弓和上颌复合体将沿牵引线平动并且向前方旋转，牵引线经过上颌复合体的阻力中线，位于上颌牙弓阻力中心的后方，牵引角度大于 37°，沿此方向牵引上颌牙弓和上颌复合体将沿牵引线平动并且向后方旋转，所以应根据矫治的目标调节牵引线和阻力中心的位置关系。

（3）前方牵引的力值单侧 300~1 500g 不等，乳牙列一般为 300~500g，混合牙列为 500~1 000g，恒牙早期为 1 000~1 500g。

（4）前方牵引的时间开始的 4~6 个月中几乎需要全天戴（每天约 20h），此后可以仅在晚间戴作为辅助治疗。一般来说，每天 12~16h。每日牵引的时间的长短直接影响牵引的效果。

（5）前方牵引的周期 3~6 个月。可配合扩弓如螺旋扩弓器、四眼簧扩弓器等，应用于方丝弓一般加舌弓以保持牙弓形态。

5. 注意事项

（1）前方牵引解决颌骨异常，前牵结束后再行牙齿的矫正。有时也可以同时进行。

（2）下颌的反作用力对于低角病例和平均角病例比较有利，而对于高角病例则需使用高位头帽颏兜牵引，控制其旋转，以避免成为长面型。

（3）乳牙列注意前牵的方向以及着力点，并适当减小牵引力。

（4）面具持续地使用 9~12 个月以上是不妥当的。

（5）反覆𬌗较深的反𬌗要配合𬌗垫（多为非解剖式𬌗垫或半解剖𬌗垫）。

（6）替牙期若有乳牙松动则以第 1 磨牙和恒切牙固定牙弓，进行前方牵引。

（7）恒牙列固定矫治器的方丝应加上切牙的冠舌向转矩，以控制切牙的唇倾。

（8）前牵结束后应继续戴前方牵引器保持一段时间，保持的方法有简易的保持器，FR Ⅲ型矫治器或颏兜。

四、治疗前后对比

安氏Ⅲ类恒牙列前牙反𬌗矫治前后𬌗像（图 14-4）

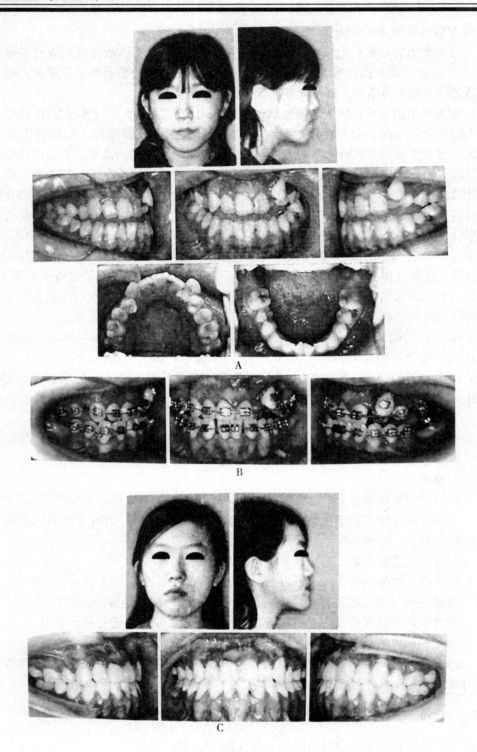

图 14 - 4   安氏Ⅲ类恒牙列前牙反𬌗矫治前后的面𬌗像

A. 矫治前；B. 矫治中；C. 矫治后

（何　勇）

第三节 前牙深覆盖

一、概述

前牙深覆盖是指上前牙切缘至下前牙唇面的水平距离超过 3mm 者。前牙深覆盖是一种常见的错骀症状。前牙深覆盖时磨牙关系多为远中关系，并常伴有前牙深覆骀。前牙深覆盖、磨牙关系中性的情况较为少见。

（一）病因

造成前牙深覆盖的原因是上下颌（牙弓）矢状关系不调，上颌（牙弓）过大或位置向前，下颌（牙弓）过小或位置向后。上下颌骨（牙弓）关系不调，常受遗传与环境两方面因素的影响。

1. 遗传因素　前牙深覆盖与其他错骀类似，一般与遗传因素有关。牙的大小、数目、位置受遗传因素的控制较强。严重的骨骼畸形，如上颌发育过大，下颌发育过小也受遗传因素的明显影响。

2. 环境因素

（1）局部因素：包括口腔不良习惯和替牙期障碍。

某些口腔不良习惯：如长期吮拇指、咬下唇及舔上前牙都可给上前牙长期施以唇向压力，导致上前牙唇向倾斜；同时使下前牙舌向倾斜、拥挤，从而造成前牙深覆盖。

下颌乳磨牙早失：可使下牙弓前段变小，导致前牙覆盖增大。

萌出顺序异常：如上颌第一恒磨牙早于下颌第一恒磨牙萌出，或上颌第二恒磨牙早于下颌第二恒磨牙萌出，或上颌第二恒磨牙早于上颌尖牙萌出，均可能造成远中骀，使前牙呈深覆盖。

下前牙先天缺失：可造成下颌牙弓前段变小，下颌牙弓后缩，前牙深覆盖。

上颌前牙区多生牙：可使牙弓变大或引起上颌切牙唇向错位，导致前牙深覆盖。

（2）全身因素：鼻咽部疾病造成上气道部分阻塞而形成口呼吸，口呼吸时头部前伸，下颌连同舌下垂、后退，久之形成下颌后缩畸形。口呼吸时，由于上前牙唇侧和上后牙腭侧失去了正常压力，两侧颊肌被拉长压迫牙弓，可形成上牙弓狭窄、前牙前突、腭盖高拱，最终表现出前牙深覆盖，磨牙呈远中关系。

全身性疾病：如佝偻病、钙磷代谢障碍等，可使肌张力和韧带张力减弱，引起上牙弓狭窄，上前牙前突，磨牙远中关系。

（二）临床表现

前牙深覆盖由于病因，机制不同，临床表现也有所不同。单纯性前牙深覆盖，上颌无前突，磨牙关系为中性。上颌前突不明显，下颌后缩，前牙深覆盖。上前牙唇向倾斜、突出，后牙为轻度远中骀关系，前牙深覆盖。上颌明显前突，后牙为完全远中骀关系，前牙深覆盖过大。前牙深覆盖常伴有前牙深覆骀。畸形较轻的患者表现为上牙弓前突，口唇闭拢困难；畸形较重的患者表现上唇翻卷、短缩并出现开唇露齿。

（三）诊断

1. 前牙深覆盖的分度　前牙深覆盖根据其深覆盖量的多少可将其分为三度。

Ⅰ度深覆盖：上前牙切缘至下前牙唇面的水平距离在 3～5mm。

Ⅱ度深覆盖：上前牙切缘至下前牙唇面的水平距离在 5～8mm。

Ⅲ度深覆盖：上前牙切缘至下前牙唇面的水平距离大于 8mm。

2. 前牙深覆盖的分类　按其病因机制可分为 3 型。

（1）牙性：主要是由于上下前牙的位置或数目异常造成，如上前牙唇向、下前牙舌向错位，上颌前部多生牙或下切牙先天缺失等。常见于混合牙列及恒牙列，磨牙关系呈中性，上下颌骨之间以及颅面关系一般较为正常。本型治疗简单。

（2）功能性：由于神经肌肉反射引起的下颌功能性后缩，异常的神经肌肉反射可以因口腔不良习惯引起，也可为殆因素所致。如，当上牙弓尖牙和后牙冠宽度不足时，下颌在尖窝交错时被迫处于后缩位置，形成磨牙远中关系、前牙深覆盖。功能性下颌后缩，上颌一般发育正常，磨牙为远中殆关系。如下颌伸至中性磨牙关系时，上下牙弓矢状关系基本协调，面形明显改善。本型预后良好。

（3）骨性：主要是颌骨发育异常导致上下颌处于远中错殆关系。功能性和骨性前牙深覆盖，远比单纯牙性者多见，被称为安氏Ⅱ类第一分类错殆。根据家族史，个人史及患者的健康状况，分析错殆的病因机制，再根据牙、殆、颌面的检查及头影测定出的错殆的类型，将二者结合起来综合分析，做出正确的诊断。

二、矫治方法

（一）前牙深覆盖的矫治目标

一前牙深覆盖的矫治目标如下：①解除牙拥挤，排齐牙列。②减小前牙深覆盖。③纠正前牙深覆殆。④矫正远中错殆关系。

（二）前牙深覆盖的矫治方法

前牙深覆盖的矫治方法包括早期矫治及综合性矫治。

1. 早期矫治　对于因口腔不良习惯及替牙障碍、全身因素等引起的牙型及功能型前牙深覆盖应早期进行矫治。

（1）尽早去除病因：破除各种口腔不良习惯，及时治疗全身性疾病，如佝偻病、呼吸道疾病等。

（2）对牙性深覆盖的矫治：主要根据错殆的表现，采用不同方法进行矫治。

上前牙唇向错位引起的深覆盖：如上前牙无间隙，前突症状较轻者可采用扩弓，邻面去釉等方法获得间隙，然后内收上前牙减小覆盖；对于上前牙前突无间隙或中度以上拥挤，可采用减数治疗。若上前牙唇向错位有间隙，可用附有双曲唇弓的可摘矫治器内收前牙，关闭间隙。若需同时纠正不良习惯时，可在矫治器上附加唇挡丝、腭刺、腭屏等。若伴有前牙深覆殆，应先矫治深覆殆，然后再关闭间隙以减小覆盖。若上前牙过于唇向倾斜，可在双曲唇弓上焊接中切牙切端钩，防止双曲唇弓加力后向龈方移动或将双曲的近中弯制成相对的 2 个拉钩，在两拉钩之间使用橡皮圈牵引，橡皮圈通过切牙的切 1/3 处，每 2～3 天更换 1 次橡皮圈，以内收上前牙矫治深覆盖。

下前牙舌向错位所致的深覆盖：如上颌牙弓正常，下前牙舌向错位无间隙的患者，可采用可摘或固定矫治器矫治下前牙的位置，扩大下牙弓前段，与上前牙建立正常的覆盖关系。若下前牙拥挤程度较重可采用减数法矫治，排齐下前牙，恢复正常的覆盖关系。对于先天性下颌切牙缺失、牙弓小伴有散在间隙的患者，可采用可摘或固定矫治器扩大下颌牙弓，推下前牙向唇侧并将下颌散在的间隙集中在下牙弓的适当部位，然后进行修复治疗。

上下前牙唇向错位所致的深覆盖：若上下前牙均有间隙，应先缩小下颌牙弓，再矫治上颌牙弓；若上下前牙无间隙，前突畸形较轻的成年人，可利用邻面去釉的方法，邻面去釉的部位常在尖牙和第一前磨牙。若上下颌前牙均前突并伴有严重拥挤的患者，应采用减数矫治的方法，减数的部位为4个第一前磨牙，最好选用固定矫治器进行矫治。

（3）对骨性深覆盖的矫治：骨性往往存在上下颌骨关系不调，早期进行矫形治疗可以影响颌骨的生长。

促进下颌向前生长：从替牙期到恒牙早期，下颌要经历一个生长快速期。在这个阶段时，下颌骨总长度及下颌相对于颅底的高度均有较明显的增大。对于因下颌后缩导致的安氏Ⅱ类错𬌗的病例，应在此阶段进行早期治疗。临床可采用功能矫治器（如肌激动器、FR－Ⅱ型），矫正前牙深覆盖，恢复正常的𬌗关系。也可采用简单的功能矫治器，如上颌斜面导板矫治器、前庭盾进行治疗。

抑制上颌向前生长：对于上颌前突或有上颌前突倾向并伴有下颌后缩的安氏Ⅱ类错𬌗病例，在生长发育的早期进行矫治，可以限制上颌骨的向前生长，使下颌向前发育，最终建立上下颌正常的覆盖关系。临床上常采用口外弓来限制上颌的发育。口外弓仅能抑制上颌向前生长，但不能向远中移动上颌，矫治进程中由于下颌的向前发育，使得上下颌矢状关系的不调得到矫正。

控制后部牙槽骨的高度：安氏Ⅱ类错𬌗除颌骨矢状关系不调外，常伴有颌骨垂直关系不调。采用口外唇弓通过改变牵引力的方向，对后部牙、牙槽骨高度的控制能起到较好的作用。高角病例应使用高位牵引，低角病例应使用低位牵引，面高协调者使用水平牵引。对于功能性矫治器，如肌激动器，在使用过程中不仅能增加后部牙槽骨的高度，而且常会出现下颌平面角增大的情况，因此对以下颌后缩为主，下颌平面角较大的安氏Ⅱ类高角病例，应将高位牵引口外唇弓与肌激动器联合使用。

2. 综合性矫治　上述矫治方法，虽能对上下颌的生长发育起到一定的影响，但其影响是有限度的，临床大多数有颌间关系不调的安氏Ⅱ类第一分类前牙深覆盖的病例，往往需要在恒牙早期进行二期综合性治疗。恒牙早期前牙深覆盖的病例，大多数为安氏Ⅱ类第一分类错𬌗，同时伴有不同程度的颌骨及颅面关系不调。

（1）综合矫治原则：轻度或中度颌骨关系不调时，正畸治疗常需减数拔牙。在关闭间隙的过程中，通过上下牙、前后牙的不同移动，代偿颌骨的发育异常。对于处于青春生长迸发期前或刚刚开始的部分患者，可掌握最佳治疗时间，进行矫形生长控制。严重的骨骼异常需要在成年后进行外科正畸治疗。

（2）矫治中的拔牙问题：对于需要减数的病例，拔牙主要有几个作用：①解除上下牙弓的拥挤。②在上牙弓，可为前牙后移提供间隙。③在下牙弓可为颌间牵引、矫正远中磨牙关系提供间隙；临床常拔除4个第一前磨牙，或者上颌左右第一前磨牙及下颌左右第二前磨牙，有时也可拔除下颌切牙。

（3）正畸治疗方法：恒牙期对于拔除4颗前磨牙的安氏Ⅱ类第一分类的病例多采用固定矫治器，如方丝弓矫治器、直丝弓矫治器，贝格矫治器等进行治疗。矫治的过程可分为3个阶段：①排齐和整平牙弓。②关闭拔牙间隙，同时矫正前牙深覆盖与远中磨牙关系。③殆关系的精细调整。3个阶段治疗中以第2阶段最为重要，下面以方丝弓矫治器为例简单介绍。

颌间牵引远中移动上尖牙：使尖牙与第二前磨牙靠拢。如果要使上前牙最大限度内收，可配合使用口外唇弓，以增加上颌磨牙支抗。下颌尖牙一般不需要单独向远中移动。

内收上前牙、减小覆盖：为矫正前牙深覆盖的主要方法。如上前牙需要较多的后移，应当使用方丝弓，对上切牙进行转矩移动，在内收上前牙的同时进行根舌向、冠唇向控制。上前牙内收时，由于"钟摆效应"，前牙的覆殆将会加深，使原本在第一阶段已经控制或矫正的深覆殆重新出现。因此，可在弓丝上的关闭曲前后弯制"人"字形曲，在内收的同时，继续压低下颌切牙。对于需要较多后移上切牙的病例，在内收上前牙的时候，应当进行支抗控制，可以使用安氏Ⅱ类牵引，必要时也可配合口外唇弓。

磨牙关系的矫正：安氏Ⅱ类第一分类错殆，磨牙常为远中关系，在矫治过程中，达到磨牙关系中性是正畸治疗的目标，但并非每一个患者均能达到，特别是年龄较大的患者。在矫治过程中，如果条件许可，应尽量争取达到后牙中性关系。条件有限时，可形成尖窝相对的远中关系。治疗后的磨牙尖对尖关系，对殆的功能和稳定均是不利的。若患者上颌骨体较大，能使上后牙有较多的远中移动，配合使用颌间牵引力或口外牵引力，可使磨牙达到中性殆关系。对于上下颌拔除4个第一前磨牙的患者，由于上颌的尖牙及切牙是分两阶段向远中移动，下颌尖牙及切牙则是同时向远中移动，使得下颌磨牙的近中移动将比上颌磨牙多，另外，口外唇弓及安氏Ⅱ类颌间牵引的使用将控制上颌磨牙的近中移动，而下颌磨牙向近中移动，最终由于下磨牙近中移动而形成中性关系。

对于下颌牙弓正常的远中尖对尖关系的安氏Ⅱ类第一分类错殆，治疗时，需拔除上颌2个第一前磨牙，采用颌间牵引的方法使上颌后牙近中移动，形成尖窝相对的远中殆关系。对于上颌骨发育基本正常，下牙弓处于远中后缩的功能型前牙深覆盖，可使用功能矫治器矫正远中磨牙关系。

（三）支抗控制

1. 最小支抗　适用于下颌磨牙近中移动，可占据拔牙间隙1/2以上者。Ⅱ类患者比Ⅰ类患者需要更强的支抗，所以上颌前牙需要口外弓配合内收。如果患者不能够每天佩戴口外弓12～14h，就需要改变力量的使用，比如加强Ⅱ类颌间牵引。上颌使用口外弓内收上颌前牙，上颌磨牙的位置不需要特别保持，要达到磨牙Ⅰ类关系时，可通过下颌磨牙的近中移动获得。患者能配合治疗，口外弓使用较好，上颌前牙内收和下颌后牙近中移动较多，对支抗的要求较低。

2. 中等支抗　适用于只允许下颌磨牙近中移动1/4～1/2的拔牙间隙。Ⅱ类患者需要中等强度的支抗时，一般均需要使用口外弓加强支抗。需要中等强度的支抗时，有必要先进行支抗的预备。在治疗的第1阶段，使用口外弓，加上Ⅱ类颌间牵引开始移动下颌前牙，根据支抗要求的程度，决定是否进行磨牙的远中倾斜。在第2阶段，使用口外弓和Ⅱ类颌间牵引移动上颌前牙远中移动，下颌磨牙近中移动。如果患者的下颌生长方向不好，潜力不足，即使使用口外弓也不一定能够达到治疗目标。

3. 最大支抗　下颌磨牙只能近中移动1/4的拔牙间隙者需要最大支抗。口外弓常规使用较长时间，内收上颌前牙，改善磨牙远中关系。治疗的效果取决于患者佩戴口外弓的程度及下颌是否具有较好的前方生长趋势。

一般使用口外弓长期抑制上颌的生长发育，依靠下颌的近中向的生长来纠正Ⅱ类颌间关系。骨性Ⅱ类关系较明显时，或者拔牙间隙关闭后Ⅱ类关系没有完全纠正时，就需要远中移动上颌磨牙。这时可以考虑在以下情况下使用口外弓：①拔除上颌第3磨牙后，远中移动上颌第2磨牙。②拔除上颌第2磨牙后，远中移动第1磨牙。③上颌第1磨牙拔除后，远中移动上颌牙列。Ⅱ类患者需要最大支抗时，治疗的第1阶段需要在使用口外弓的同时，使用Ⅲ类颌间牵引远中倾斜下颌磨牙，移动下颌切牙。第2阶段需要口外弓加Ⅱ类牵引。

4. 低角和高角病例的支抗控制　对于低角和高角病例，考虑支抗和力的使用时也有很大的区别：①低角患者下颌平面角与FH平面或者SN平面之间的角度较小，下颌磨牙的近中移动和伸长均较困难，多使用最小或者中等强度的支抗，不一定要使用口外弓。这类患者如果下颌向前生长的潜力较大，牙列间拥挤度不大时，多使用非拔牙矫治。②高角患者下颌平面角较大，与低角患者相反，支抗磨牙近中移动和伸长的趋势较大，磨牙容易近中移动和伸长，导致下颌向后下方的旋转，加大下颌平面角，因此应该避免使用颌间牵引力，防止磨牙的伸长。对于Ⅱ类高角患者，应该慎重选择使用矫治力，大部分均使用高位口外弓，不使用颌内支抗。使用口外弓时，也应当特别注意力的方向，使用高位牵引以避免磨牙的伸长和下颌的向后下方向的旋转。

在治疗中，除了力量的使用外，还应该考虑患者生长的趋势，患者的配合情况，牙齿对力的反应等等，治疗过程中也应该进行再评价和及时修正矫治力。加强支抗的手段除了上述方法外，还可以使用上颌磨牙两侧之间的Nance弓、腭杆，下颌磨牙之间的舌弓、唇挡、口外弓等等。

三、治疗前后对比

成人患者深覆盖矫正前后（图14-5）。

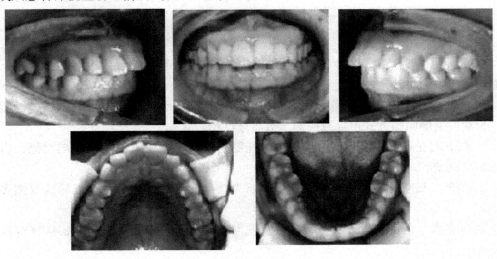

矫治前

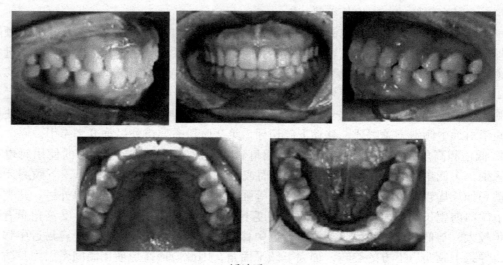

矫治后

图 14-5 成人深覆盖矫治病例

（何　勇）

第四节　后牙反𬌗

一、概述

后牙反𬌗是指下颌后牙突出于上颌后牙的颊侧，呈反覆盖现象。后牙反𬌗可以发生在各个牙列期；可以是个别后牙反𬌗，也可以是多数后牙反𬌗；可发生在单侧，也可发生在双侧。

（一）病因

1. 乳磨牙早失或滞留　由于乳磨牙早失或滞留，可引起上颌后牙舌向的错位或下颌后牙的颊向错位，而导致个别牙反𬌗。

2. 一侧乳磨牙或恒牙的龋病　一侧乳磨牙或恒牙的深龋，迫使患者只能用另一侧进行咀嚼，长期的偏侧咀嚼方式可导致一侧多数后牙反𬌗。

3. 一侧下颌受到不正常的压力　如单侧托腮习惯，可以使下颌逐渐偏向对侧，引起对侧多数后牙反𬌗。

4. 口呼吸　长期口呼吸的患者两颊压力增大，上牙弓逐渐变窄，可以导致双侧多数后牙反𬌗。

5. 腭裂患者　由于腭裂致使上颌牙弓宽度发育不足或手术后瘢痕影响，常伴有双侧后牙反𬌗。

（二）临床表现

1. 个别后牙反𬌗　可表现为个别上后牙舌向或个别下后牙颊舌错位。个别后牙反𬌗对咀嚼功能及颅骨的发育影响较小，但对颞下颌关节可有不良影响。

2. 单侧多数后牙反殆　常常合并前牙反殆，其下中切牙中线、颏部及下颌多偏向反殆侧，导致颜面左右不对称。

3. 双侧多数后牙反殆　上颌骨的宽度发育不足，上颌牙弓狭窄，面部狭长，左右对称。双侧多数后牙反殆合并前牙反殆的患者，其上颌骨前部明显发育不足，颜面的侧面观呈现凹面形。

后牙反殆的牙数愈多，程度愈严重，对咬合的锁结作用和对咀嚼功能的影响也就愈大，对颌骨的发育及颞下颌关节的影响也愈大。

（三）诊断

后牙反殆，根据反殆牙的数目和部位不同可分为：①个别后牙反殆。②一侧后牙反殆。③双侧后牙反殆。

二、矫治方法

1. 个别后牙反殆　个别上颌后牙舌向错位所致的后牙反殆，可用可摘矫治器上附有的双曲舌簧，将错位牙向颊侧移动；个别下后牙颊向错位所致的后牙反殆，可在可摘矫治器上焊接指簧将其向舌侧压入；对于个别上后牙舌向和下后牙颊向错位导致的后牙反殆，可采用交互支抗牵引矫治纠正。

2. 一侧多数后牙反殆　可采用上颌单侧后牙殆垫式矫治器，即在正常的一侧牙上做殆垫升高咬合，使反殆侧解除锁结关系，在反殆侧后牙的腭侧放置双曲舌簧，治疗过程中，调整双曲舌簧使反殆侧的上后牙向颊侧移动。当反殆关系解除后，应及时分次磨减殆垫，必要时需配合调精，调磨上后牙的舌尖及下后牙的颊尖，建立良好的咬合关系。

3. 双侧多数后牙反殆　这类患者的上牙弓明显狭窄，可采用：①上颌分裂簧分裂基托附双侧殆垫矫治器。②上颌螺旋簧分裂基托附双侧殆垫矫治器。③双曲舌簧扩大牙弓矫治器。利用分裂簧、螺旋簧及双曲舌簧，均可达到扩大上颌牙弓宽度的目的。反殆解除后应分次磨减殆垫，同时在矫治过程中配合牙尖的调磨，以建立稳定的咬合。反殆矫正后，可配合嚼肌、颞肌的功能训练，以巩固矫治效果及建立咬合平衡。

三、治疗前后对比

后牙反殆矫正前后（图14-6）。

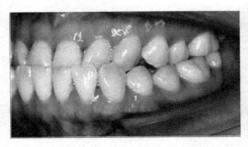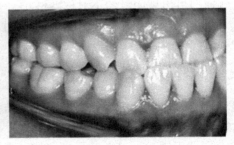

矫治前

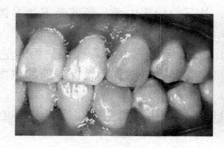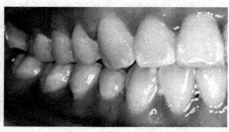

矫治后

图 14 - 6 成人后牙反𬌗

（何　勇）

第五节　后牙锁𬌗

一、概述

锁𬌗是后牙的一种错𬌗，有个别后牙锁𬌗及多数后牙锁𬌗。锁𬌗可发生在牙弓的一侧或两侧，一侧者多见，两侧者较少见；恒牙列多见而乳牙列较少见。锁𬌗分为正锁𬌗及反锁𬌗。正锁𬌗是指上后牙舌尖的舌斜面位于下后牙颊尖的颊斜面颊侧，𬌗面无咬合接触。反锁𬌗是指上后牙颊尖的颊斜面位于下后牙舌尖的舌斜面舌侧，𬌗面无咬合接触。个别牙及单侧多数后牙正锁𬌗较为多见，反锁𬌗在临床较少见。

（一）病因

1. 个别牙正锁𬌗　个别乳磨牙早失、滞留或恒牙牙胚位置异常，导致恒牙错位萌出而造成锁𬌗。上下颌第二恒牙磨牙的正锁𬌗在临床较为多见。

2. 单侧多数后牙正锁𬌗　因一侧多数乳磨牙龋坏或早失，而用对侧后牙咀嚼，日久废用侧恒牙萌出时易造成深覆盖，由深覆盖再进一步发展为多数后牙正锁𬌗。

（二）锁𬌗的危害

1. 咀嚼功能降低　由于正锁𬌗的锁结关系，影响下颌的侧向运动，只能用非锁𬌗侧的后牙进行偏侧咀嚼，咀嚼功能减弱，咀嚼效率降低。

2. 颜面部不对称　后牙锁𬌗导致下颌有关肌肉的异常动力平衡，下颌及下牙弓多偏向对侧，颜面部可出现明显的不对称畸形。

3. 颞下颌关节的影响　锁𬌗牙在咀嚼过程中易发生创伤，日久可引起颞下颌关节的症状，如关节疼痛或关节弹响。

二、矫治方法

锁𬌗矫治的原则为升高咬合，解除锁结关系。由于锁𬌗对咀嚼功能、颌面发育及咀嚼器官的影响较大，故应尽早进行矫治。

1. 个别牙正锁𬌗　以上后牙颊向错位者多见。可采用单侧𬌗垫可摘矫治器，即在健侧的上牙弓或下牙弓上放置单侧𬌗垫，使锁𬌗牙脱离锁结关系，在上下锁𬌗牙上各做一个带环，并在上颌牙带环的颊面及下颌牙带环舌面各焊一个牵引钩，牵引钩之间挂橡皮圈，利用上下牙的交互支抗进行矫治。锁𬌗解除后，分次调磨𬌗垫，并同时调磨无生理性磨耗的锁𬌗牙的牙尖。在调磨牙尖时，配合脱敏治疗。

2. 一侧上下第二恒磨牙正锁𬌗　为临床较为多见的一种锁𬌗畸形，而且上颌第二恒磨牙颊向错位的程度通常比下颌第二恒磨牙舌向错位严重。如同侧上颌第三磨牙未萌出或将萌出，可将上颌第二恒磨牙拔除，以便上颌第三磨牙自行调位于已拔除的第二恒磨牙位置，与下颌第二恒磨牙建立正常的𬌗关系。

3. 一侧多数后牙正锁𬌗　常常由于下颌牙弓狭窄所致。表现为锁𬌗侧的下后牙舌侧错位较为严重，但上后牙颊侧错位不明显。可采用下颌单侧𬌗垫矫治器附双曲舌簧，即在健侧下颌后牙上制作𬌗垫，使锁𬌗牙脱离牙尖锁结关系，在矫治器的锁𬌗侧下后牙的舌侧放置双曲舌簧，使锁𬌗侧的下后牙向颊侧移动。由于在健侧使用了𬌗垫，从而加大了颊肌的张力，有助于锁𬌗侧的上后牙向舌侧移动，故有利于锁𬌗的矫正。锁𬌗关系解除后，及时对𬌗垫进行调磨，同时调磨锁𬌗侧的过高牙尖。

三、治疗前后对比

双侧后牙锁𬌗矫治前后（图 14 - 7）。

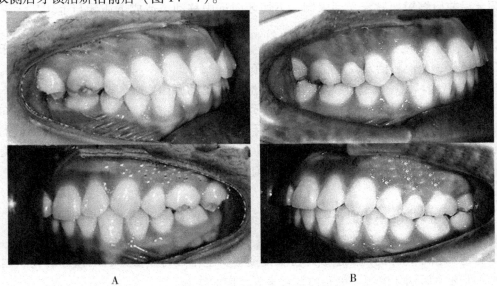

A   B

图 14 - 7　双侧后牙锁𬌗矫治前后

A. 双侧后牙锁𬌗矫治前；B. 双侧后牙锁𬌗矫治后

（何　勇）

第六节　深覆𬌗

一、概述

深覆𬌗是临床常见的错𬌗。覆𬌗是指上前牙覆盖下前牙的垂直距离。上前牙切缘咬在下前牙牙冠切 1/3 以内，或下前牙切缘咬合于上前牙舌侧切 1/3 以内者为正常覆𬌗，超过

1/3 称为深覆𬌗。深覆𬌗是上下牙弓及颌骨垂直关系发育异常，主要表现为牙弓与颌骨高度发育不调，前牙区牙及牙槽高度发育过度，后牙及后牙槽高度发育不足。临床多见于安氏Ⅰ类和安氏Ⅱ类2分类的深覆𬌗患者，安氏Ⅱ类第一分类的患者在矫治长度不调时，也应矫治深覆𬌗。

（一）病因

1. 遗传因素　遗传因素为显性遗传因子作用，使上颌发育过大，下颌形态发育异常。下颌支发育过长，下颌下缘平面较平，下颌呈反时针方向旋转生长型。

2. 全身因素　儿童时期，全身慢性疾病导致颌骨发育不良，磨牙萌出不足，后牙牙槽高度发育不足导致下颌向前、向上旋转，而前牙继续萌出，前牙槽高度发育过度。

3. 咀嚼肌张力过大　患者有紧咬牙习惯，牙尖交错位咬合时，嚼肌、翼内肌张力过大，抑制了后牙槽的生长。

4. 多数乳磨牙或第一恒磨牙早失　由于磨牙的过早缺失，使得颌间垂直高度降低，缺少了咀嚼力的刺激，影响了颌骨及牙槽的正常发育。

5. 个别下颌切牙先天缺失或乳尖牙早失　个别下颌切牙先天缺失或乳尖牙过早缺失，使下颌牙弓前段缩短，发育受到限制，下切牙向远中移动，造成下切牙与上切牙无正常𬌗接触；导致下切牙过度伸长。

6. 双侧后牙高度不足　双侧多数磨牙颊、舌向严重错位，后牙过度磨耗，后牙牙槽骨垂直高度降低，前部牙槽发育过度导致深覆𬌗。

7. 口腔不良习惯　儿童口腔不良习惯是造成错𬌗的原因之一，与深覆𬌗有关的不良习惯有咬下唇以及闭唇习惯。咬下唇时，上前牙受到向唇侧的力量，而下前牙则受到了向舌侧的力量，由此产生了推上前牙向唇侧及下前牙向舌侧的作用，使下前牙及下颌骨向前的发育受到限制，下前牙出现拥挤。闭唇习惯时，上下唇肌对上下颌切牙产生向腭舌侧的压力，导致上前牙内倾生长，下前牙舌侧倾斜，上下前牙呈闭锁𬌗。

（二）临床表现

1. 牙　上切牙长轴垂直或内倾。临床多见为上颌中切牙内倾，上颌侧切牙唇倾，上前牙拥挤，下切牙内倾或伴有拥挤。

2. 牙弓　由于切牙的内倾造成牙弓长度变短，上下牙弓呈方形；下颌牙弓矢状曲线曲度增大，上牙弓因切牙内倾，纵𬌗曲线常呈现反向曲线。

3. 咬合及口腔软组织　前牙呈深覆𬌗时，由于上颌前牙内倾使得覆盖常小于3mm，有时覆盖可为 0~1mm，上切牙的舌面与下切牙的唇面接触，呈严重的闭锁𬌗。咀嚼时可咬伤上前牙腭侧黏膜或下前牙唇侧的牙龈组织，引起创伤性牙龈炎，急性或慢性牙周炎，严重时可造成牙槽骨吸收及牙松动。

4. 磨牙关系　由于下颌发育受限，使下颌被迫处于远中位，磨牙关系常呈远中𬌗关系；如仅为牙弓前段不调的患者，磨牙关系亦可呈中性𬌗关系。

5. 颌骨　上下颌骨一般发育较好。前牙闭锁𬌗时，下颌处于功能性远中𬌗位，下颌前伸及侧向运动受限，仅能做开闭口铰链式运动，下颌角小。

6. 面形　面部颌骨外形发育良好，由于深覆𬌗使得面下 1/3 高度变短，面形一般呈短方面形，下颌角小，嚼肌发育好，下颌角区丰满。

7. 肌功能　唇肌张力过大，颏唇沟加深，下唇有时外翻，下唇常覆盖在上切牙牙冠唇面 1/2 以上。咬肌粗壮。

8. 颞下颌关节　下颌运动长期受限的一些患者，可出现嚼肌、颞肌、翼内肌压痛，下颌髁突后移位，关节后间隙减小，张口受限等颞下颌关节功能紊乱症状。

（三）诊断

1. 深覆𬌗的分度　根据覆𬌗程度的大小，将深覆𬌗分为三度。

Ⅰ度：上前牙切缘覆盖在下前牙冠唇面 1/3 以上至 1/2 处，或下前牙咬合在上前牙舌侧切 1/3 以上到 1/2 处。

Ⅱ度：上前牙切缘覆盖在下前牙冠唇面 1/2 以上至 2/3 处，或下前牙咬合在上前牙舌侧切 1/2 以上到 2/3 处。

Ⅲ度：上前牙切缘覆盖在下前牙冠唇面的 2/3 以上，或咬在下前牙唇侧龈组织处，或下前牙咬合在上前牙腭侧龈组织或硬腭黏膜上。

2. 深覆𬌗的分类　根据深覆𬌗形成的机制不同，将深覆𬌗分为牙型和骨型 2 类。

（1）牙型：主要为牙或牙槽垂直向发育异常。上、下颌前牙及前牙槽发育过长，后牙及后牙槽高度发育不足；上前牙长轴垂直或内倾，下前牙有先天性缺牙或下牙弓前段牙拥挤所致的下颌前段牙弓变短；磨牙关系可为中性、轻度远中或远中𬌗关系，面下 1/3 变低，头影测量片显示主要为牙长轴及牙槽的问题。颌骨的形态、大小基本正常，面部畸形不明显。

（2）骨型：不仅有上下前牙内倾、前牙及前牙槽发育过度、后牙及后牙槽高度发育不足的问题，同时伴有颌骨与面部的畸形。头影测量显示上齿槽座点－鼻根点－下齿槽座点角（ANB 角）大，后、前面高的比例超过 65%，下颌平面角小于正常，下颌支过长，下前面高短，下颌呈逆时针方向旋转生长型。切牙内倾的深覆𬌗患者常伴有上、下颌牙拥挤。

二、矫治方法

深覆𬌗矫治的原则为通过调整前后牙及牙槽的高度打开咬合，纠正前牙轴倾度，协调上下颌骨间的矢状关系，矫正深覆𬌗和深覆盖。

口腔不良习惯是造成深覆𬌗的病因之一，因此，深覆𬌗的矫治，首先要破除口腔不良习惯，常用的矫治器有腭刺、口腔前庭盾等。

（一）生长期儿童

患儿应在替牙期或恒牙早期进行治疗。

1. 牙型深覆𬌗治疗原则　是纠正切牙长轴，抑制上下切牙的生长，促进后牙及后牙槽的生长。常用上颌平面导板式可摘矫治器。对于上前牙牙长轴内倾的患者，可在内倾的上前牙舌侧设计双曲舌簧，舌簧上附平面导板。在矫正上切牙内倾的同时，去除闭锁𬌗，让下颌及下切牙向唇侧调整，待上切牙长轴内倾及深覆𬌗改正后，再根据下颌的情况采取可摘或固定矫治器的治疗，以排齐下前牙，改正下切牙内倾和曲度过大的矢状曲线。对于先天缺失下切牙的患者，根据下切牙长轴矫正后间隙的情况酌情处理，必要时可做义齿修复以保持上下切牙正常的覆𬌗、覆盖关系。

2. 骨性深覆殆

（1）治疗原则：矫正内倾的上前牙，解除闭锁殆，刺激后牙及后牙槽的生长，抑制前牙及前牙槽的生长，使颌面部正常发育。

（2）治疗方法：可利用附舌簧的前牙平面导板可摘矫治器或固定矫治器进行矫治。如利用固定矫治器应先黏结上颌托槽以矫正内倾的上切牙长轴，解除闭锁殆，如覆殆较深，可同时在上切牙舌侧做一小平面导板，使后牙伸长，下颌自行向前调整。待上切牙的长轴矫正后，再黏结下颌托槽，以排齐下前牙并矫正矢状曲线曲度。如磨牙为远中殆关系时，可进行Ⅱ类颌间牵引；如后牙萌出高度不足；临床常用上颌平面导板可摘矫治器，在正中咬合时，平面导板只与下前牙接触，后牙分离无接触，（上下后牙离开 5～6mm），可使后牙继续萌出，必要时可在双侧后牙做垂直方向牵引以刺激后牙及牙槽的生长。

（二）生长后期及成年人

对于生长发育后期或已成年的患者，其发育已基本结束，治疗时只能矫正牙及牙槽的异常，但使用的矫治力应更轻、更柔和，以利于牙周组织的改建。

1. 牙型深覆殆　可利用固定矫治器，先矫正内倾的上颌切牙解除闭锁殆，同时上颌戴小平面导板矫治器。小平面导板应以后牙打开咬合 2～3mm 为宜。待上前牙的内倾纠正后，再做下颌矫治，使上下前牙建立正常的覆殆、覆盖关系。

2. 骨型深覆殆　轻度骨性畸形的患者可利用正畸进行治疗。一般采用固定矫治器，先做上颌以矫正内倾的切牙长轴，并附上颌舌侧小平面导板，使后牙伸长改正殆曲线。对于上前牙过度萌出，后牙萌出不足的病例，必要时可采用"J"形钩高位牵引以压低上切牙，后牙垂直牵引以刺激后牙牙槽的生长。

对于成年人骨型深覆殆的矫治，特别是后、前面高比例过大、下颌支过长、下颌平面角小的患者，治疗十分困难。

严重的骨型深覆殆患者打开咬合、改正深覆殆的难度很大，必要时可采用外科正畸治疗，即先用正畸治疗的方法改正上下切牙的长轴，排齐上下牙列，再根据情况采用外科手术行前牙区根尖截骨术，压入前段牙及牙槽以矫正过长的上或下前牙及牙槽，恢复正常的覆殆、覆盖关系。

对一些年龄较大、后牙磨耗过多，垂直高度不足的患者，上下牙排齐后如覆殆仍较深，无法用正畸方法矫正时，可采用修复的方法，进行咬合重建，在后牙区做金属殆面以升高后牙，使上下切牙获得正常的覆殆、覆盖关系，并恢复面下 1/3 的高度。

三、治疗前后对比

深覆殆矫治前后殆像（图 14－8）

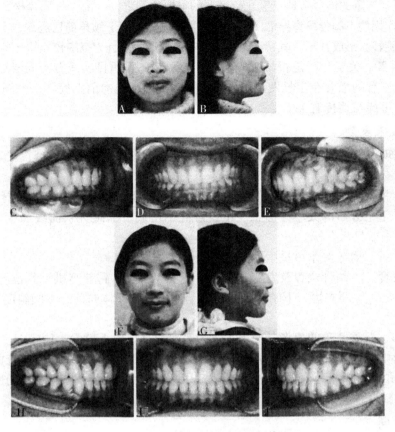

图 14 - 8　深覆殆矫治前后面殆像

（何　勇）

第七节　开殆

一、概述

开殆是指在正中颌位时，上下颌部分牙在垂直方向无殆接触的现象。开殆可发生在乳牙期、替牙期和恒牙期。临床以恒牙列期最为常见，主要机制是上下牙弓及颌骨垂直向发育异常所致。

（一）病因

1. 口腔不良习惯　口腔不良习惯所致的开殆约占发病率的 68.7%。吐舌习惯最为常见，由吐舌习惯引起的开殆，其前牙区开殆间隙呈梭形，与舌体的形态基本一致。伸舌吞咽、吮指、咬唇均可以在前牙区形成开殆；咬物习惯（如咬铅笔等）可在咬物的位置形成局部小开殆。

2. 下颌第三磨牙前倾或水平阻生　错位萌出的下颌第三磨牙可以推挤下颌第二磨牙，使其移位或向殆方伸长，牙尖高出殆平面使余牙分开无咬合接触。若伴有舌习惯等因素，常常形成全口多数牙无殆接触。

3. 佝偻病　严重的佝偻病是产生开殆畸形的重要原因之一。由于骨质疏松，提下颌肌群与降下颌肌群的作用使下颌骨发育异常，下颌支短、下颌角大、下颌角前切迹深，下颌体向下、后呈顺时针方向旋转，形成开殆。其特征为前大后小的楔形，而且为范围较大的开殆畸形。

4. 遗传因素　关于开殆是否与遗传有关，对于这一问题目前尚有不同看法，存在争论，需进一步研究。有的患者在生长发育过程中，上颌骨前部呈向前上旋转，下颌骨呈向后下旋转的生长型，可能与遗传有关。

（二）临床表现

开殆的表现有轻有重，有的仅为前牙开殆，有的只是后牙局部开殆，严重的开殆只有最后一对磨牙有咬合接触。

1. 牙及牙槽　后牙萌出过高，使后牙槽过度发育，而前牙萌出较低，前牙槽发育不足。

2. 牙弓　上下牙弓的大小、形态、位置可能不协调，上颌矢状曲线曲度增大，下颌矢状曲线曲度较平或呈反曲线。

3. 磨牙关系　磨牙关系可呈中性、远中或近中殆关系。

4. 颌骨发育　上颌骨位置及发育正常或宽度发育不足，腭盖高拱，其位置向前上旋转；下颌骨发育不足，下颌支短、下颌角大、角前切迹深，下颌体向前、下倾斜度增大，下颌骨向后下旋转。

5. 颜面部　严重开殆的患者，面下 1/3 的距离增高，上下唇常不能闭合。

6. 功能影响　随着开殆程度及范围的增大，严重者可影响患者口颌系统的功能，特别是咀嚼功能及语言功能将受到严重损害，表现为发音不清，前牙开殆无法切断食物，后牙开殆咀嚼效率降低。

（三）诊断

1. 开殆的分度　按上下颌牙之间分开的垂直距离大小，将开殆分为三度。

Ⅰ度：上下牙垂直分开 3mm 以内。

Ⅱ度：上下牙垂直分开 3～5mm。

Ⅲ度：上下牙垂直分开 5mm 以上。

2. 开殆的范围　开殆的范围可涉及前牙、前磨牙、磨牙，即前牙区开殆，前牙及前磨牙区开殆，前牙、前磨牙、磨牙区均开殆。有的患者仅表现为局部前牙或后牙区开殆，严重患者只有最后一对磨牙有咬合接触。

3. 开殆的分类　根据开殆形成的病因和机制，可将其分为 2 型。

（1）牙型：主要为牙及牙槽的高度异常，即前牙萌出不足、前牙槽发育不够或后牙萌出过高、后牙槽发育过度，面部无明显畸形，颌骨发育基本正常。

（2）骨型：骨型开殆除了牙及牙槽的问题外，主要表现为下颌骨发育异常，下颌支短、下颌角大、下颌平面陡，下颌平面角大，下颌呈顺时针方向旋转生长型，面下 1/3 过高，严重者呈长面综合征表现，可伴有上下牙及牙槽骨的代偿性增长。

二、矫治方法

（一）生长期儿童

首先要去除病因，根据开殆形成的机制，选择正确的矫治方法。

1. 牙型　多由不良习惯引起。混合牙列期可用可摘矫治器加腭屏、舌刺纠正不良习惯，如后牙萌出过度时可在后牙区加拾垫以压低后牙；年幼儿童一般在破除不良习惯后，上下切牙可自行调整；年龄较大的患者，切牙不能自行调整时，可在开拾的上下牙上粘托槽进行颌间垂直牵引。恒牙列如伴有牙拥挤时，可用固定矫治器在矫治拥挤的同时改正开拾，必要时也可同时戴用后牙拾垫及破除舌习惯的装置。

2. 骨型　分析错拾的病因与全身因素的关系，如系缺钙所致的佝偻病应配合补钙及全身治疗。生长早期除可选用前述矫治器外，应配合颏兜进行口外垂直牵引，口内后牙区的拾垫应做得稍高些，以便刺激下颌骨髁突的生长和下颌支的增长，引导下颌骨正常发育。

（二）生长后期及成年人

对于生长后期及成年人的开拾，应根据不同类型进行矫治。

1. 牙型　一般应选用固定矫治器矫治，必要时配合后牙拾垫以压低后牙。牙型开拾，牙排列尚整齐的患者，可采用方丝弓矫治器在尖牙与侧切牙之间设计水平曲，在水平曲上挂橡皮圈做颌间垂直牵引，升高前牙，纠正开拾。后牙部位的开拾也可以用相同的方法予以矫治。如伴有前牙前突或严重拥挤的患者，可采取减数矫治的方法，既可纠正开拾，又可同时矫正其他错拾。减数拔牙应根据患者口内的情况而决定，常用减数矫治的方式有：①如上下颌前牙均需较多内收时，应拔除上下颌 4 个第一前磨牙。②如上颌内收较下颌多时，可拔除上颌左右第一前磨牙及下颌左右第二前磨牙。③如下颌内收较上颌多时，应拔除上颌左右第二前磨牙及下颌左右第一前磨牙。拔牙后，由于后牙前移、前牙后移使颌间距离降低，下颌可向上、向前旋转，同时上前牙向后、下移动可减少前牙的开拾。由下颌第三磨牙阻生所引起的全口多数牙开拾时，应及时拔除阻生的下颌第三磨牙，并压入第二磨牙使之回到正常位置，同时配合咀嚼肌的功能训练以矫治开拾。

2. 骨型　骨型开拾时，因生长发育已基本完成，不能采用引导生长的方法进行矫治。

（1）轻度骨型：开拾除采用前述减数方法矫治外，还可采取增加牙代偿的掩饰矫治法，即将开拾的上下颌牙适当地代偿性伸长，尽可能改善面部的形态。

（2）严重骨型：开拾则应进行外科、正畸联合治疗，应用外科手术的方法矫治骨型开拾。

（三）多曲方丝弓技术矫治开拾畸形

MEAW 技术，对矫治开拾畸形的确具有奇妙的效果。

（1）MEAW 技术的作用原理和特点

1）使用 MEAW 技术弓丝的患者，其牙齿各自同时进行移动，互不干扰，因为除上下中切牙、侧切牙之外，在各个牙齿间都弯有"L"形曲，这大大增加了托槽间弓丝的长度，减少了弓丝的形变率。不仅使矫治力更加柔和、持续，而且使每个牙齿上产生的矫治力互不影响，极大地缩短了治疗的时间。

2）有利于牙齿的直立：MEAW 技术的原理是将近中倾斜的后牙竖直，从而使矫正完成后后牙的长轴与拾平面之间保持垂直关系，不易复发；另外，后牙竖直的过程中可以为牙弓提供较多的间隙。

3）重新形成拾平面：对于开拾患者，两侧拾平面不一致的下颌偏斜等情形，借助MEAW 技术，利用其对牙齿三维方向的控制，重新形成新的拾平面，与其他的矫治弓丝相比，该方法容易得多。

4）有利于咬合关系的粗细调整：由于 MEAW 技术可以分别在每个牙齿上施加不同的矫治力，对于每个牙转矩的控制也比较容易，当对殆关系进行粗细调整阶段，MEAW 很容易达到矫治目标。

（2）MEAW 技术应用前的准备

1）牙列的准备：排齐所有牙齿，矫正扭转牙，拥挤等各种情况，关闭所有牙间隙。

2）托槽方面：要达到每一个牙齿上的托槽位置准确无误。

3）X 线片的拍摄：根据不同错殆畸形的实际需要，拍摄顿颌定位侧位片及全颌曲面断层片，依照上颌切牙与上唇的位置关系，确立上切牙的最佳位置，矫治完成后的殆平面以及每个牙位的情况。

4）制取研究模型：在模型上弯制 MEAW。

（3）MEAW 技术治疗开殆时的注意事项

1）对于安氏 I 类患者，上、下牙列均需安装 MEAW，并且在前牙区上、下颌第一个"L"形曲上使用橡皮圈进行垂直牵引，除刷牙、进食等情况外，需要全天挂用，否则弓丝产生的矫治力不仅不能使后牙竖直，反而造成前牙开殆更加严重。

2）对于安氏 II 类开殆患者，上颌牙列安装 MEAW，除前牙区的垂直牵引外，还要实施 II 类颌间牵引。

3）对于安氏 III 类开殆的患者，在下颌牙列安装 MEAW，前牙区实施垂直牵引的同时，进行 III 类颌间牵引。

三、治疗前后对比

骨型开殆矫治前后对比（图 14 - 9）。

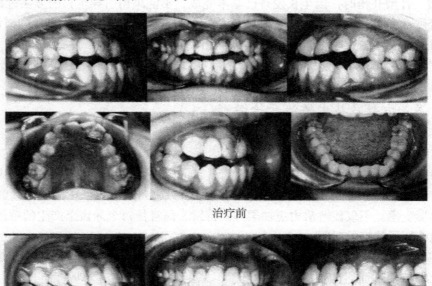

治疗前

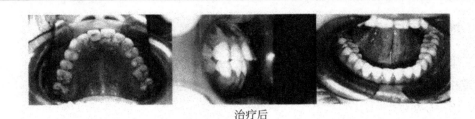

治疗后

图 14 - 9　正畸 - 正颌联合治疗骨型开殆

（何　勇）

第八节　双颌前突的矫治

双颌前突是指上颌和下颌的牙齿和牙槽骨均向前突出的错殆畸形。

一、病因及症状

病因不清楚，多数人认为与遗传有关系。另外与饮食习惯也有些联系，如长期吮吸海产贝壳类及其吮吸某些有核小水果如桂圆，荔枝，杨梅等。南方沿海地区发病较高。

临床表现为开唇露齿，上下嘴唇短缩，上下颌牙齿长轴倾斜度大，闭唇费力且不自然，犹如口内饱含食物样。面部中 1/3 和面下 1/3 向前凸出，严重的双颌前突常伴有口呼吸不良习惯，口腔易干燥，长期口呼吸，且能加重前突的程度。此类患者求治心切，在容貌外观方面常有心理的自卑感。

二、诊断和矫治原则

侧面外形一目了然。头影测量结果 SNA 与 SNB 均大于正常。治疗的目的就是想方设法内收上下颌的前牙及牙槽突，改善美观，为了达到预期的效果，一般矫治的方法有扩大牙弓或扩大牙弓配合减径内收前牙，也有远中移动上下颌的后牙，利用间隙内收上下前牙；还有拔除 4 个第一前磨牙，利用拔牙空隙，内收上下前牙向腭侧；遇有极严重的双颌前突的患者，并为成年者，也可用外科手术的办法，先去除 4 个第一前磨牙及其牙周骨组织，前方牙齿行根尖下截骨，内收并排齐之。上述方法如何选择或实施详见下列内容。

三、扩大上下牙弓

（一）适应证

轻度双颌前突；牙弓列狭窄者；预计通过扩弓或配合减径能达到预期效果者。

（二）实施办法

关键的步骤是在扩弓后期可利用口外弓，唇挡等装置推尖牙向远中，闭合后牙间出现的小间隙，也可以减径加大间隙，然后利用加强支抗如口外弓或唇挡，内收上下切牙。一般可借口外弓技术，弓丝上设计闭隙曲，利用向后结扎曲（Tie - back）方式内收前牙。

四、推磨牙向远中

（一）适应证

轻度或中度双颌前突患者；第二磨牙未萌，且无第三磨牙者；不愿拔牙者。

（二）实施办法

（1）上颌可用口外弓，移动第一磨牙向远小方向；下颌可应用唇挡，推下颌第一磨牙向远中。注意一对牙一对牙的向远中，注意支抗必须要加强，患者配合一定要好，坚持戴口外弓的时间每天不应少于14h。此法容易复发应慎用。

（2）在第一磨牙前放置螺旋弹簧，螺旋弹簧近中应焊阻止挡或使用矫正曲的形式。利用除第一磨牙之外的整个牙列作为支抗。推6－6向远中方向。注意支抗必须稳固，整排牙齿需连续牢固结扎。推磨牙向远中也可合并使用口外弓，或用口外弓维持远移的效果，再一对牙一对牙向远中移动。

五、利用拔牙间隙内收前牙

此法是首选的方法之一，无论轻度、中度或重度的双颌前突，均可采用，具体使用固定矫治技术，其效果也比较可靠和令人满意。

（一）适应证

轻度、中度和重度双颌前突者。

迫切要求改善面部前突形象者。

牙弓不太狭窄的患者。

舌体形态、体积尚能适应术后牙弓形态者。

（二）实施的办法

1. 加强支抗　本法成功的关键取决于支抗是否牢靠稳固。一般均应使用最大支抗。实现最大支抗的办法有以下几种：①使用支抗磨牙舌侧装置，包括腭弓，舌弓，腭托等。②合并使用第二磨牙带环。③使用口外弓。④弓丝上应用停止（Stop）曲和后倾曲。以上可单独使用或合并应用。

2. 牵引尖牙向远中　①利用链状皮圈（power－chain）。②利用螺旋弹簧（coilspring）。③利用片段弓上的闭隙曲。④利用方丝的张力曲簧（Bull）弹簧。⑤放置推簧在侧切牙与尖牙之间。以上5种方法可任选一种即可。

3. 内收上下颌切牙

（1）主弓丝上设计侧切牙与尖牙之间的闭隙曲，弓丝通过颊面管，弓丝拉紧后反折（退火后效果好）。

（2）在主弓丝的磨牙近中设计向后结扎曲（Tie－backloop），依靠双股结扎丝结扎主弓丝，收紧前牙向舌侧移动并内收。

（3）在主弓丝的侧切牙与尖牙之间弯泪滴状曲，或垂直张力曲（Bullloop）（用方形弓丝），在磨牙颊面管之前主弓丝上焊铜丝拉钩，向后结扎加力内收。

（4）在主弓丝侧切牙与尖牙之间弯拉钩，连接J形钩，内收上前牙。以上无论何种方法，任选一种均可收到好的疗效。

六、正颌手术

（一）适应证

年龄较大成年患者；双颌前突严重，正畸效果不理想者；对要求明显改善面型者。

（二）实施方法

上颌去除 4 - 4 牙齿及牙周组织，并沿上颌硬腭去除宽 8mm 左右的骨块，行 4 - 4 根尖下截骨术，使 3 + 3 整块骨组织后退；下颌仅去除 4 - 4 牙齿及牙骨块，3 + 3 根尖下截骨利用去除骨块的位置后移 3 + 3 牙体牙周组织块，然后牢固结扎。后移上下前牙骨块后对多余的上下颌骨组织应适当去除，以保证容貌的改善和切口的愈合。不要余留台阶及骨刺。

七、治疗前后对比

恒牙列双颌前突治疗前后殆像（图 14 - 10）

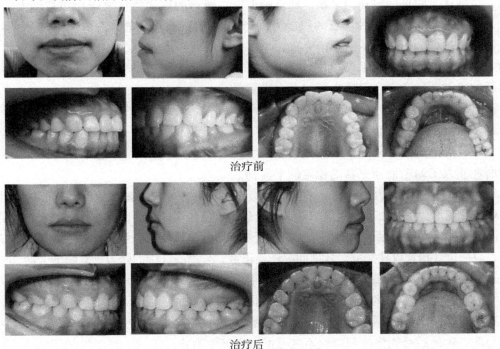

治疗前

治疗后

图 14 - 10　恒牙列双颌前突治疗前、后面殆像

（何　勇）

第十五章　错矫治后的保持

第一节　错𬌗矫治后复发的原因

1. 新的动力平衡尚未建立　在错𬌗的形成过程中，除牙、颌、面表现出形态和功能上的异常外，咀嚼器官的肌系统及许多相邻组织，都随着畸形的发生和发展，产生了与畸形相适应的肌动力平衡，并配合畸形发挥异常功能。如远中错𬌗有远中错𬌗的肌动力平衡，近中错𬌗有近中错𬌗的肌动力平衡等。错𬌗在矫治过程中，在改变了牙、牙弓或颌骨位置的同时，也破坏了畸形的肌动力平衡。通常畸形形态矫治的完成往往早于功能和动力的改建，也就是说旧的肌动力的改造和新的肌动力的形成落后于牙𬌗形态的改造。错位牙、异常牙弓及颌骨的位置和形态虽然已矫治完成，但新的肌动力平衡的建立仍需要一定的时间，旧的肌动力平衡仍会对矫治效果产生影响和破坏，从而导致错𬌗的复发。所以，必须保持矫治后的新位置和新形态，直至建立新的动力平衡。

2. 𬌗平衡尚未建立　错𬌗矫治后，上下颌牙、牙弓或颌骨的位置关系发生改变，建立在错𬌗基础上的异常咬合关系也发生了改变。而新建立的𬌗关系，在上下颌的牙尖斜面关系未经咬合调整达到平衡前，错𬌗有复发的趋势。因此必须保持一定的时间，以期待通过咬合磨耗或人工调𬌗而建立新的稳定的平衡𬌗。

3. 牙周膜纤维的张力未能恢复平衡　牙经过矫治后，牙周间隙增宽，牙周膜中的主纤维束出现扭曲变形，正是由于牙周组织的这些变化，才使牙得以移动，但在牙周膜纤维的张力建立平衡前，牙仍不能稳定于新的位置上，尤其是扭转牙更易复发。为此，必须保持一段应有的时间，以期待牙槽骨改建完成，牙周间隙恢复正常，牙周膜纤维的张力建立新的平衡。

4. 口腔不良习惯未能完全破除　口腔不良习惯是导致错𬌗的原因之一，它与建立错𬌗的肌动力平衡有关。因此，在矫治过程中应同时纠正口腔不良习惯，否则，虽然错𬌗已得到矫正，而造成错𬌗的不良习惯未破除，矫治效果也不可能保持稳定，容易导致错𬌗的复发。为此，矫治后必须保持到口腔不良习惯彻底破除为止。

5. 超限矫治　机体的可塑性是有一定生理限度的，任何一种超出限度的做法均会导致塑造的失败。因此，在矫治错位牙、牙弓或颌骨时，都应考虑到其生理限度，避免超限矫治。否则，即使勉强完成矫治，最终也会复发，即使采用任何方法进行长期保持，也收不到稳定的效果。

6. 第三磨牙的萌出　经矫治、保持后的上颌前突、下颌前突、前牙拥挤等错𬌗，当第三磨牙萌出时，尤其是在前倾和水平阻生时，有向前推压之力，可能引起复发。所以应密切注意第三磨牙的萌出情况，必要时应及时拔除，以得到稳定的治疗效果。

（何　勇）

第二节　错殆矫治后保持的种类

错殆畸形矫治后的保持分为自然保持和机械保持两大类。

一、自然保持因素

利用自然力来保持矫治后达到新的咬合状态的稳定，称为自然保持。有的错殆经矫治后，可视具体情况决定是否需要保持。例如，由上颌前牙舌向错位引起的前牙反殆，只要将舌向错位的上颌牙移向唇侧，在与下颌前牙建立正常覆殆、覆盖关系后，凭借前牙的正常殆关系，即可保持矫治效果。下面一些因素可作为自然保持力。

1. 肌功能　加强咀嚼肌、颜面肌和舌肌的功能训练，例如纠正由于口呼吸造成的唇肌功能不足，吐舌和异常吞咽习惯者舌体对前牙区的压力。恢复肌功能，保持牙弓内舌肌和牙弓外唇颊肌的压力协调，对保持牙的位置和咬合关系非常重要，可达到保持、防止复发的目的。

2. 咬合关系及邻牙接触关系　矫治获得的正常咬合关系及邻牙的接触关系，是巩固治疗效果的保证，并且对矫治后的保持具有一定的意义。因此，在矫治过程中，应及时准确的消除早接触点和创伤殆，以达到新的殆平衡。建立良好的牙与牙的邻接关系，能抵消来自于咬合及各方面肌肉所施加的压力，有利于保持。

3. 牙周软硬组织　牙周膜及牙槽骨的生长依赖于牙的生长发育。牙周膜位于牙周间隙内，其组织中粗大的胶原纤维一端包埋在牙槽骨、另一端包埋在牙骨质内，使牙借助于牙周膜直立于牙槽窝中。正常健康的牙周膜对矫治后牙的稳定性非常重要，如牙受力过大，牙周膜内的细胞代谢紊乱，细胞活性降低，甚至出现牙周膜变性、坏死，则给牙移动后的保持带来一定的困难。另外，牙槽突的健康状况对矫治后的保持也有一定的影响，如佝偻病患儿，由于牙槽突发育不良，常不能承担正常的咀嚼压力，保持较困难。患有牙周疾病的牙，往往由于牙槽骨的过度吸收在矫治后需要长期保持。

4. 去除病因　去除错殆的病因，有助于防止复发。

5. 过度矫治　过度矫治可以减少复发的可能性，尤其是对于扭转牙、过高和过低牙。

6. 减数矫治　恰当的选择减数治疗，也是一种加强保持、预防复发的方法。如下颌前牙拥挤，拔除 1 个或 2 个切牙后进行矫治，更有利于保持。

二、机械保持因素

利用自然因素保持是最可靠的方法。矫治的最终目的是依靠自然保持来维持由矫治所得到的正常咬合关系。但是，在形成自然保持状态之前，机械的保持是必要的。在临床实践中，错位牙矫治后，若直接进入自然保持的状态，效果常不稳定，几乎所有的病例还都有必要应用不同的机械性保持方法。为了形成自然保持状态而应用机械保持的方法称为机械保持，使用机械保持的装置称为保持器。

（何　勇）

第三节　错殆矫治后保持的方法及时间

一、错殆矫治后保持的方法

错殆经过矫治后，通常需要戴用保持器来维持和稳定治疗效果。临床常用的保持器有固定保持器，可摘保持器及修复体保持器。

（一）固定保持器

固定保持器是由带环和钢丝组成。带环起固位作用，用黏结剂固定在一定位置的牙上。钢丝做成一定形状与牙接触，起保持作用。

1. 固定唇弓或舌弓保持器　根据保持的需要，在第一恒磨牙带环上焊接与牙弓唇面或舌面相接触的唇弓或舌弓，用于牙弓长度或宽度矫治后的保持。

2. 下前牙区舌侧固定保持器

（1）尖牙间带环式固定保持器：在下颌两侧尖牙上做带环，用不锈钢丝做舌侧固位丝固定舌侧，将舌侧固位丝的末端焊接于尖牙带环的舌面，舌侧丝位于下前牙舌面的舌隆突上方并与其相接触。此种保持器不易脱落、丢失，可以有效防止扭转牙矫治后的复发。

（2）尖牙间粘接式保持器：是将下颌两侧尖牙之间的固定舌侧丝直接接结于尖牙的舌隆突上，舌侧丝的两端弯成钩状以增加固位。这种保持器避免了带环边缘的菌斑沉积，减少了带环对牙龈的刺激。当下前牙拥挤采用不拔牙矫治后，尖牙间的固定舌弓常需使用到第三磨牙萌出或拔除后。

3. 粘接式前牙固定舌侧保持器　可用麻花丝制作尖牙间粘固式保持器，按两侧尖牙间前牙舌侧的形态弯制弓丝，用直接粘接法将此弓丝粘接于所有前牙的舌侧，麻花丝可提高粘固材料的粘固强度。此保持器可有效地防止个别前牙矫治后的复发。

4. 上颌中切牙间隙的固定舌侧保持器　用麻花丝弯制与上中切牙舌侧贴合的固位丝，粘固前用结扎丝环绕两中切牙的颈部结扎使其靠拢，然后将结扎丝经牙的邻接点用复合树脂黏结，应注意将保持器置于舌隆突上，以免出现殆干扰。

5. 局部固定保持器　常用于个别牙错位矫治后的保持。在矫正后的牙或邻牙上制作带环，在带环的唇面或舌面，焊接一段钢丝，钢丝的一端或两端延伸到相邻的牙上，以保持错位牙矫治后的稳定性。目前，这类保持器更多使用粘接保持丝的办法，避免了带环对美观带来的影响。

（二）可摘保持器

可摘保持器是指患者能够自行取戴的一类保持器。其结构简单、便于清洁、容易调整，不易引起牙及牙周组织的病变。

1. 标准的霍利（Hawley）保持器　它由双曲唇弓、一对磨牙卡环及塑料基托组成。适用于唇向错位或舌向错位的牙矫正后的保持。对于深覆殆的病例矫治后，可在保持器上颌切牙的舌侧放置平面导板，使下颌切牙轻微与平面导板接触，以保持正常覆殆关系。

2. 改良式霍利保持器　拔除第一前磨牙进行矫治的病例，保持器应能保持关闭后的拔牙间隙，而标准的霍利保持器对此作用不大。尤其是标准霍利保持器的唇弓，双曲横过第一前磨牙的拔牙间隙容易使相邻牙分开而产生间隙。影响间隙的完全关闭或使其产生间隙。为此设计出以下几种改良式保持器。

（1）改良霍利保持器Ⅰ型：它由双曲唇弓、一对磨牙箭头卡环及塑料基托组成，将唇弓焊接在磨牙箭头卡环的颊侧，有利于间隙的关闭和保持，常用于第一前磨牙拔除的病例。

（2）改良霍利保持器Ⅱ型：它结构简单，只有一个上颌腭部、下颌舌侧的塑料基托，以及一个包埋于牙弓两侧、最后磨牙远中面基托内的长双曲唇弓。唇弓在牙弓的两侧各弯制一个垂直曲，调节唇弓的垂直曲即可使保持器获得固位，并使在唇弓范围内的各牙保持稳定。常用于多数牙移动后的保持。

（3）改良霍利保持器Ⅲ型：它由双曲唇弓、固位卡环和基托组成。将唇弓通过侧切牙和尖牙间进入腭侧面基托，并在双曲的远中臂上焊接一段钢丝横过尖牙唇侧面，以控制尖牙向唇侧面移动，有良好的保持作用。常用于尖牙唇向错位的患者。

3. 牙齿正位器　牙齿正位器为 Kesling 设计，作为保持器被使用。它是由软橡胶或弹性塑料制作的一种上下颌整体式保持器。装置于上下颌所有牙的冠部，唇颊侧面的上下缘可延伸盖住上下牙列的龈缘。亦可单颌使用。常用于矫治后的固位，有利于咬合关系及牙位的保持。正位器每日晚上戴用，白天至少也应戴用 4h。由于正位器的体积较大，患者很难按要求时间戴用，故对排列不整齐或扭转的切牙及深覆牙合的保持效果欠佳。

4. 压膜保持器　由弹性塑料制作，覆盖整个上下牙列的牙冠，有利于咬合关系及牙位的稳定，效果良好。压膜保持器半透明，比较美观，体积较小，目前应用较为广泛。

5. 适用于保持的功能性矫治器　功能性矫治器的特点是传递和转移口腔周围环境中的自然力，抑制或刺激生长过程。主要用于矫治下颌远中错牙合及上颌切牙的舌侧错位。最早的作为保持器使用的功能矫治器由将上下牙弓连在一起的塑料基托整体及上下颌 2 个双曲唇弓组成。对于矫治后肌力尚未达到平衡、生长发育仍在继续进行的某些错牙合，功能性矫治器是一种可取的保持方法，对于口腔不良习惯的矫治，如舌习惯的矫治是非常有效的。

6. 颏兜　颏兜常作为下颌前突矫治后的保持，特别是由于矫治后颌骨仍在生长发育的情况，对下颌的发育有抑制作用。有时也可用于早期的近中错牙合的矫治。

（三）修复体式保持器

对于牙量小于骨量或因恒牙缺失牙弓内仍余留较大间隙者，一般均需要在矫治后应用固定或可摘修复体进行修复。这类修复体也可看做是一种永久性保持器。此外，矫治后个别牙的充填治疗或修复成形有时也是一种保持形式。

二、错牙合矫治后保持的时间

戴用保持器的时间受多种因素的影响，如患者的年龄、错牙合的病因、错牙合的类型及矫治方法、矫治时间、牙移动的数目、速度和距离、上下颌牙弓和颌骨的关系等。因此矫治后保持的时间也有一定的差别。一般可以是数日、数月，甚至 2 年，2 年以上长期保持的情况有时也存在。一般来说，年幼患者、非遗传性错牙合、采用功能性矫治器的保持时间可短些，年龄大、遗传性错牙合、采用机械性矫治器者保持时间应长些。

上颌切牙的舌侧错位，可考虑不予保持，如个别前牙反牙合矫治后建立了足够的覆牙合。上颌前突、上前牙间隙、深覆牙合、扭转牙的矫治后及萌出期间移动了的牙，需要进行有限时间的保持。对于扩弓矫治，特别是下颌牙列扩弓矫治，大量广泛的牙间隙，殆关系正常时的上中切牙间隙等矫治后则需要长时间的保持。如果有不能控制的唇、舌等不良习惯，更有必要进行长期保持。

　　整个保持时间可分为 2 个阶段，如拟定保持时间为 12 个月，第一阶段为必戴期，即要求患者在矫治完成后最初 6 个月内，每日白天和晚上都戴用保持器（24h）；第二阶段为过渡期，即后 6 个月期间，可采取白天停，晚上戴，或可昼夜隔日戴；再以后为隔日晚上戴用一次，或每 3 天戴一次，再逐渐减为每周戴一次。在保持的过渡期内，应密切观察矫治效果的稳定情况，以决定是否延长保持时间，直到牙的位置稳定为止。另外，也有学者建议保持时间至少应等于或大于矫治时间。

（何　勇）

第十六章　牙-颌-面畸形的正颌外科矫治

第一节　常用的正颌外科手术

一、Le Fort Ⅰ型截骨术及分段 Le Fort Ⅰ型截骨术（折断降下技术）

（一）适应证

截骨线在 Le Fort Ⅰ型骨折部位，使包括腭板在内的上颌骨牙槽突完全与上方骨质离断，充分向下移动，称折断降下（downfracture）。并可从鼻腔面及上颌窦面根据需要将上颌骨再分成数段，以与下颌牙齿建立良好的𬌗关系。彻底去除影响移动的骨干扰，游离的上颌骨可向上、下、前、后及左右侧方移动，因而有广泛的适应证。可矫正面中 1/3 垂直方向或前后方向的过长、不足或两侧不对称。分段 Le Fort Ⅰ型截骨术更可矫正上颌牙弓过宽、过窄或开𬌗畸形。

（二）手术操作

手术在经鼻气管插管，全身麻醉下进行；手术区域以 0.5% 利多卡因含 1 : 10 万肾上腺素行局部浸润，以减少软组织切口时的出血量。

在两侧第一磨牙远中之间的前庭沟水平切开黏骨膜，切口不宜过低，以利于伤口缝合及愈合。沿骨膜下分离切口上方组织瓣，暴露上颌窦前壁、梨状孔及颧牙槽嵴。在此嵴后方沿上颌窦后壁骨面隧道式剥离黏骨膜，直达翼上颌连接。自鼻腔侧壁、鼻底及鼻中隔上剥离鼻腔黏骨膜，注意保持其完整，如有穿破，折断降下上颌骨后立即缝合。

在梨状孔边缘及颧牙槽嵴处的骨面上用钻做垂直参考线，用以核对上颌骨前后方向移动的距离。在根尖上 3~5mm 做水平骨切口。可先用钻做数点标志，再用摇摆锯、来复锯或钻完成。颧牙槽嵴后方的骨切口可用来复锯或薄凿完成。如需向上移动上颌骨，需做两个水平骨切口，其间去骨量为上移距离。上颌窦内壁的切口需与外壁切口保持一致，常用凿完成，操作时在骨壁与鼻腔黏骨膜间插入一分离器，以保护黏骨膜不受损伤。鼻腔侧壁的后份有翼腭管通过，手术时应尽量避免损伤管内的腭降动脉。

截断鼻中隔与腭板鼻嵴的连接后，用特制的弯凿截断水平骨切口以下的翼上颌连接。此时，术者另一手的示指需触摸相对的腭黏膜，掌握凿子的进度，以保证腭黏膜完整。凿子必须放在翼上颌连接的下份，不得损伤上颌动脉及其重要分支，否则可能导致致命的出血。截开上颌骨各处连接后，可用手指的压力将上颌骨折断下降，也可用上颌把持钳将其最后离断，并使之充分活动。去除干扰移动的骨质。如上移上颌骨，需切除一部分鼻中隔甚至切除部分下鼻甲，以保证术后不发生鼻中隔偏曲以及保证呼吸通畅。如需分段移动上颌骨，则从上颌骨的鼻侧面将骨段截开，必须保持腭侧软组织蒂完整无损。进行牙根间截骨剥离唇颊侧牙龈时，注意保持其完整性，并注意牙根走向，勿损伤切口两侧的牙齿。

将上下颌进入咬合导板并行颌间结扎，即可按设计方案移动上颌骨，此时用手指轻轻加力，上颌即可保持在新的位置上。如有阻力必须解除，充分地游离移动的上颌骨段是保证术后稳定性的关键之一。然后进行骨内固定。以往采用骨内不锈钢丝及悬吊钢丝固定，但难以达到三维稳定。近年坚固内固定（internal rigid fixation）技术广泛应用于正颌外科，采用微型钛板及螺钉固定移动后的上颌骨。按照上颌骨的生物力学特点，微型钛板放置于两侧梨状孔边缘及颧牙槽嵴处。如为分段截骨，每个骨段至少需有一个钛板固定。截骨线两侧钛板至少各含两枚螺钉。弯制的钛板必须与移动后骨段完全贴合。坚固内固定稳妥可靠，可有效地控制复发，减少颌间固定时间，方便患者生活。但坚固内固定后的骨段很难再移动，操作需严格、准确，保证良好的殆关系。仔细检查确认无活泼出血后，缝合软组织创口。

（三）并发症及其预防

1. 出血　在离断翼上颌连接时如操作不当，可损伤上颌动脉或其主要分支（如蝶腭动脉）而造成严重出血。翼上颌连接的平均高度是 14.6mm，在翼上颌裂处，翼上颌连接的下缘距上颌动脉为 25mm。将离断翼上颌连接的宽度设计为 15mm 在临床上是安全而实用的。如果需要进行高位的 Le Fort I 型截骨，而患者翼上颌连接较长，可在颧牙槽嵴处形成一台阶以降低上颌后壁的水平切口。截开时弯凿勿向上，以免损伤血管。必须先截断其他骨壁，最后离断翼上颌连接。万一严重出血，应快速离断两侧翼上颌连接，折断降下上颌骨，在明视下止血。可采用止血夹、电灼、压迫止血等方法。如果局部止血不成功，可结扎上颌动脉甚至颈外动脉。出血过多应补充血量。在折断降下上颌骨时采用控制性低压麻醉可有效地控制出血量。

2. 移动的牙-骨段血供不足　行 Le Fort I 型截骨，移动的牙-骨段主要靠腭侧的软组织蒂供血，必须保持其完整性。在离断翼上颌连接及截开腭板时要用手指触摸腭侧黏膜，避免器械进入过深而损伤腭侧黏骨膜。前庭沟处的水平软组织切口不要越过两侧第一磨牙，其后的软组织也是一个血供来源。保持牙龈黏骨膜的连续性可增加其附近硬组织的血供，对术后牙髓组织愈合及牙周组织的健康有利。

二、下颌升支矢状劈开截骨术

（一）适应证

此术式将下颌升支矢状劈开，内侧板与下颌体相连接称为远心骨段。外侧板与髁突、喙突相连接称为近心骨段。由于远心骨段可前、后及旋转移动，能够矫正下颌前突、后缩及偏斜等各种下颌畸形；坚固内固定技术亦可简便应用，且效果肯定，因此，该手术有广泛的适应证。

（二）手术操作

手术在经鼻气管插管，全身麻醉下进行；手术区域以 0.5% 利多卡因含 1：10 万肾上腺素行局部浸润，以减少软组织切口时的出血量。

在下颌第一磨牙至第三磨牙远中前庭沟稍外侧做切口。自切口前端深切至骨面，即达外斜线处。沿其向后上切开骨膜，经升支前缘直达喙突根部。不要切开颊肌上份肌纤维，以免颊脂垫疝入术野。在相当于下颌孔稍上的水平，分离升支内侧骨膜至下颌孔后方。外侧骨膜分离仅限于磨牙区的外侧板及下缘。保留咬肌部位的骨膜附着。若剥离过广，可导致近心骨段末端坏死，延缓愈合。

在下颌孔上方用粗裂钻做内侧水平骨切口，从下颌孔后方至升支前缘，切入深度约为该处升支厚度的1/2。应根据患者下颌X线片及解剖学知识确定下颌孔位置。不必解剖暴露下牙槽神经血管束，以免损伤及出血。为了顺利地将升支矢状劈为内外两片，在升支前缘稍内侧做矢状切口继而沿外斜线转向前下外，在下颌第一磨牙（后退下颌时）或第二磨牙（前移下颌时）处转为垂直切口，直达下颌下缘。先用来复锯或钻切透骨皮质，继而用薄锐的平凿逐渐劈开。器械进入的方向与外侧板平行。最后用较宽而微弯曲的骨凿劈开，并以宽刃骨刀沿其纵轴旋转，使两骨段逐渐分离。不可用力过猛以免造成骨段意外骨折。骨切口的下、后缘必须完全离断，使近、远心骨段之间充分活动。以同样步骤完成对侧下颌的操作后，将远心骨段按计划移动就位于咬合导板内，完成颌间结扎，此时下颌已经按要求，达到设计的位置。下颌后移者需切除重叠的外侧骨板。近心骨段尤其是髁突应尽量保持在原来位置。可用小型钛板越过前方截骨线（外斜线附近）作单皮质固定；也可用3个金属螺钉在升支下份作双皮质固定将两骨段固定在新的位置上。应避免螺钉进入时损伤下牙槽神经血管束。缝合伤口。

（三）并发症及其预防

1. 出血　颊动脉出血位置表浅，可结扎或电灼止血。面后及面动脉出血常由于操作时凿子失控造成。准确细致的操作，保持器械在骨膜下进行，可避免上述损伤。准备作下颌升支内侧的水平切口剥离肌肉时亦应尽量在骨膜下进行，以免造成肌肉内出血或损伤下牙槽动脉。肌肉出血可用明胶海绵及纱条压迫止血。水平骨切口要保持在下颌孔以上，以免损伤下牙槽神经血管束。损伤而未完全断裂下牙槽动脉可造成严重出血，应结扎或将其完全离断，离断后血管收缩常可自动止血。下颌升支矢状劈开截骨术剥离的范围较广，经验不足者，往往过多地揉搓损伤软组织，造成术后广泛的组织水肿。如止血不完善，术后血肿加上组织水肿，可影响呼吸道通畅，应予重视。手术要轻柔准确，止血要充分。

2. 下牙槽神经损伤　是下颌升支矢状劈开最容易发生的并发症。可因直接损伤、过分牵拉、骨段移位时的挫伤挤压、术后下颌管内水肿及不适当的固定引起。为了避免操作失误而损伤下牙槽神经，应了解下颌管的解剖结构。Bell等的研究指出，在下颌角前外侧骨板与下颌管之间有松质骨，而在下颌角部两者之间无松质骨存在。在此区矢状劈开难于掌握其深度，容易损伤管内的下牙槽神经，应格外小心。

3. 近心骨段骨折　最容易产生骨折的部位在下颌角区域。多因皮质骨截开不彻底或旋转裂开两骨段时用力过猛所致。少数病例下颌升支很薄，甚至内外侧皮质骨之间几乎没有松质骨存在，对这种病例进行下颌升支矢状劈开手术时，更应十分小心，既要截骨充分，又不可截骨过分，因为两者皆可造成下颌骨的意外骨折。

4. 近心骨段移位继发颞下颌关节症状　升支矢状劈开术比垂直截骨术后髁突移位者少，但仍有发生。矢状劈开后，近心骨段需保持原来位置，然后固定。将近、远心骨段在升支后缘的劈开线前移至下颌孔与升支后缘之间，可保留一部分翼内肌附着在近心骨段上，与颞肌的牵引力相拮抗，避免近心骨段及髁突移位。

三、口内入路升支垂直截骨术

（一）适应证

此术式操作简单，损伤小，术后反应小，不容易损伤下牙槽神经血管束，适用于下颌前突的矫正。因为坚固内固定技术难以达到要求，目前较少采用。由于截骨术后近心骨段及髁突有短期的前下移位，减轻了颞下颌关节内压力，促使颞下颌关节症状缓解，因而有颞下颌关节症状的患者可选用此术式。

（二）手术操作

手术在经鼻气管插管，全身麻醉下进行；手术区域以 0.5% 利多卡因含 1 : 10 万肾上腺素行局部浸润，以减少软组织切口时的出血量。

软组织切口位置与升支矢状劈开术大致相同。不剥离升支内侧骨膜，只在外侧行骨膜下剥离，暴露升支外侧面，上至乙状切迹下至下颌角前。将专用的双切迹光导纤维拉钩固定于升支后缘。以长柄锄状摆动锯在相当于下颌孔以后的部位，自乙状切迹至下颌角前垂直截开。先将骨切口中份全层切开，然后向下、再向上摇摆移动，完成切口。分离近心（包含髁突的）骨段下份的软组织附着，将远心骨段后移，重叠于近心骨段的内侧。保持髁突位于关节凹内。根据需要切除一部分近心骨段下端外侧骨板，以减少重叠后的突度，并且避免近心骨段尖端缺血性坏死。以同样步骤完成对侧下颌的操作后，将远心骨段按计划移动就位于咬合导板内，完成颌间结扎，此时下颌已经按要求，达到设计的位置。缝合软组织伤口。

（三）并发症及其预防

1. 髁突移位继发颞下颌关节症状　是下颌升支垂直截骨最常见的并发症，主要由于近心骨段移位引起。由于近心骨段术后重叠于远心骨段外侧，髁突与关节窝的关系势必产生某种程度的改变。加之翼外肌的张力在术后 3 个月内使髁突有向前下移位的趋势。轻度髁突移位经过颞下颌关节的改建，可建立新的髁突与关节窝关系。过度的髁突移位，将产生颞下颌关节症状。应在完成下颌后推以后，将髁突尽量放置于关节窝内。另一个要点是剥离近心骨段后内侧的翼内肌附着时，不要剥离过多，这样不但有助于保持髁突在关节窝内的正确位置，也可避免近心骨段末端发生缺血性坏死。

2. 近心骨段骨折　如果乙状切迹暴露不充分或拉钩放置过低，可将下颌后缘误认为乙状切迹，形成错误的截骨线。改正上述两个缺点并在切割过程中不断检查截骨线走向可避免截骨线走向后缘。未完全离断近、远心骨段即用暴力凿、撬，可能发生髁突颈骨折，必须在骨段完全离断后再撬动，且不可滥用暴力。

（何　勇）

第二节　水平截骨颏成形术

颏作为颜面重要结构之一是鼻、唇、颏关系协调的基础，是容貌美的重要标志。在生物进化的漫长历史中，生物从低级到高级，人类从类人猿到现代人，随着大脑越来越发达，咀嚼器官（主要是牙齿和颌骨）越来越退化，颜面结构特征发生了显著的变化。其中最主要的变化是前额突出，双唇后退，颏的突度和轮廓愈加明显。因此，颏的发育也是人类进化的结果。颏的发育不足常使面型呈现"鸟形脸"，颏的偏斜会使人感到整个颜面的不对称，过突过长的颏也使容貌的整体美受到破坏。

水平截骨颏成形术或作为美容外科手术，或作为正颌外科、颅面外科的辅助手术，其应用已越来越普遍，对面部美容起着"画龙点睛"的作用。

那么，什么样的颏突度、颏形态被认为是比较美的呢？就中国人的容貌结构特征而言，如果从眶耳平面作为水平标志线，过软组织鼻根点和鼻下点分别做一垂直于这条水平标志线的垂线，那么美貌青年人群中男性的颏前点靠近过软组织鼻下点的垂线。而女性则位于两条垂线之间而稍靠近过鼻根点的垂线。男性的鼻唇沟相对较女性深。如以 Rickens 设计的连接鼻尖点和颏前点的"审美平面"（esthetic plane）来评价的话，美容人群中男女性的双唇均位于该平面的后方约 1~2mm，下唇较上唇相对靠前。上唇高（从鼻下点到上唇下缘距离）与下唇颏高（上唇下缘到颏下点距离）之比大约为 1：2。对称性的评价涉及颏中线是否与面中线一致、两侧颏结节左右是否对称、颏下缘的高低两边是否一致及颏旁区突度是否一致等。

一、适应证

1. 颏后缩畸形　颏后缩畸形是东方人群中常见的颜面畸形。东方人属于蒙古人种，蒙古人种颜面结构的特点之一是双颌微突，颏部突度较高加索人种小。因此，颏后缩的情况比较普遍，增加颏突度的水平截骨颏成形术有非常广泛的适应者。

2. 颏前突畸形　单纯的颏前突畸形在东方人群中并不多见。但在骨性下颌前突畸形患者中常伴有不同程度的颏前突，需在矫正下颌前突畸形的同时予以矫正。

3. 颏过长畸形　所谓颏在垂直方向上发育较长，主要是指面下 1/3 中的下唇颏高与上唇高比例失调，显得过长，从而使面中份与面下份的比例关系失调。这种情况在长面综合征患者中普遍存在。同时，在某些下颌前突畸形的患者中也可看到。

4. 颏过短畸形　与颏过长畸形相反，颏部发育不足，小颏畸形，短面综合征患者常伴有下唇颏部高度不足，同样造成面下 1/3 的上唇高与下唇颏高的比例关系失调，面中份与面下份的比例关系失调。因此，在矫正上述畸形时，适当加高颏部的垂直高度是必要的。

5. 颏部不对称畸形　颏部不对称畸形包括颏在三维方向上的各种不对称，情况比较复杂。最多见的有颏中线偏离面中线、两侧下颌骨下缘高度不一致造成的颏中线歪斜，颏下缘一侧高一侧低，两侧颏结节突度不一致等。这些不对称的颏畸形可出现在偏突颌畸形、半侧颌骨肥大畸形、髁突骨软骨瘤导致的偏斜畸形，单侧关节强直伴发的不对称畸形，一侧髁突发育不良造成的偏斜，骨折错位愈合后的牙－颌－面畸形。

二、手术操作

1. 麻醉　口内进路的水平截骨颏成形术可采用经鼻气管插管全身麻醉，亦可采用下颌神经传导阻滞麻醉加局部浸润麻醉。全麻的优点是患者无恐惧感，也便于术者的操作，特别是颏部畸形复杂，颏部骨段移位大，或采用较为复杂的术式，预计手术操作时间稍长者，最好选择气管插管全身麻醉。而术式较简单，颏部骨段移位小，患者心理承受能力较强者也可选择局部麻醉的方法。若选择局部麻醉，事先应向患者仔细交代术中可能有振动感、牵拉感或轻微疼痛，患者应予理解和配合。

2. 软组织切口　软组织切口宜做在下颌第一前磨牙的口前庭靠唇侧黏膜处。切口与前庭沟的距离约 5mm。切开黏膜后，刀片稍倾斜，以保留部分颏肌于下颌前部的外侧骨板上，为关闭切口时的颏肌对位缝合创造条件。在下颌前牙根尖下（常常以下颌单尖牙的牙根作为标志）约 5mm 处切开骨膜，向下方剥离暴露骨面，剥离暴露范围以能完成设计之骨切口为宜。一般不剥离颏部下缘的软组织附着，并尽可能保留截骨线下方的软组织附着。

3. 截骨　首先做截骨标志线及对位标志线。截骨标志线应与𬌗平面平行，位于双侧颏孔下方约 5mm，距下颌下缘约 10～15mm。用一细裂钻或小圆钻完成。为了截骨后颏部骨段移动后的对位准确，在开始截骨前可在中线处及双侧单尖牙根方做与截骨标志线相垂直的对位标志线。对位标志线应跨越截骨标志线。完成这两种标志线后，可使用矢状锯、摆动锯或来复锯沿截骨标志线截骨。当截骨至舌侧骨板时操作要轻柔准确，以免过多损伤舌侧软组织，导致术后口底血肿及重度肿胀。严重的口底血肿或肿胀会将舌体推向后方，导致窒息。

4. 对位固定　完成设计的截骨后，可根据术前 X 线头影测量结果预计的颏部骨段移动的距离与方向，将颏部骨段移动至适当位置，然后固定之。固定方法有两种：一为传统的钢丝结扎固定法；二为钛板钛钉固定法（即骨内坚固内固定，rigid fixation）。采用钢丝结扎固定法多为"8"字形钢丝结扎，即将颏部骨段上的结扎孔备于舌侧骨板上，截骨线上方的牙骨段的结扎孔备于唇侧骨板。一般与正中及两侧单尖牙下方各备三个钢丝结孔。先将钢丝由颏部骨段骨孔穿入，由舌侧面穿出，再于上方结扎孔由唇侧穿入出骨断面。然后拉紧钢丝，测量骨段的移动距离后，即可拉紧结扎。这种固定方法的效果是稳定的。近年来，随着坚固内固定技术的发展，人们专门为颏部截骨设计了固定的钛板及螺钉，使固定更为稳定，利于骨段的愈合。

5. 缝合　严密而仔细的缝合是保证术后良好愈合及正常下唇部形态的重要步骤。一般应保证两层缝合，即颏肌的对位缝合和黏膜的对位缝合。如果颏部骨段并非向前移位，而是其他矫正术式亦应尽可能缝合骨膜。其中颏肌的对位缝合，是防止术后下唇外翻，下前牙暴露过多的关键。至少应作三点式颏肌对位缝合，即在中线及双侧单尖牙部位缝合颏肌。黏膜的缝合采用褥式缝合或连续缝合，但都应注意避免黏膜内卷，影响伤口愈合。缝合时仔细确定唇中线，准确对位缝合，以免下唇不对称。

6. 加压包扎　采用如图 16-1 所示的加压包扎方法可有效地防止术后血肿形成，并有利于术后软组织塑形。一般情况下，颏唇沟部位的适当加压应持续 2 周左右，这样下唇外翻的并发症即可避免。手术后当天至第一天局部可给予冰块冷敷。

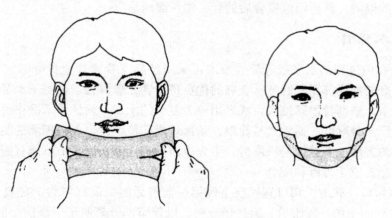

图 16-1　加压包扎示意图

三、术中术后并发症及其预防处理

1. 出血 水平截骨颏成形术特别是在完成较复杂的截骨时，可能会遇到明显的出血。出血的原因有软组织切开剥离时的活跃出血以及截骨时骨髓腔的渗血，损伤颏神经血管束以及口底软组织的损伤亦可造成明显出血。预防过多出血可采用：截骨时给予低血压控制麻醉；及时结扎活跃的软组织出血点；用骨蜡填塞骨创面的活跃出血点；避免截骨时间过长以及舌侧口底软组织的损伤。

2. 颏神经损伤 不适当的牵引暴露以及截骨线设计位置过高，均可造成颏神经的损伤而导致术后较长时间的下唇颏部麻木。特别是某些较为复杂的截骨术式，颏神经损伤成为其主要并发症。为了避免颏神经的损伤，除了截骨线的位置设计要适当外，术中应避免粗暴牵拉，处处保护颏神经。一般情况下不必要过多解剖颏神经，以免解剖过程中的损伤以及解剖后颏神经暴露时更易因牵拉而损伤。

3. 骨段骨折 在未充分截开颏部骨段之前，使用暴力撬动或骨凿凿劈，可造成两侧骨段末端的骨折。影响骨段的移动及准确对位，也常造成双侧下颌侧方形态的不对称。事实上，水平截骨颏成形术的截骨线常常向两侧延伸至第一磨牙相对应的下颌下缘。截骨线长，加之骨皮质密度高，截骨时如工具不锋利，难度较大。术者应有充分认识和准备，尽可能使用来复锯将两侧骨质充分截开，则可避免骨折的并发症。

4. 感染 一般情况下，术后伤口的感染并不多见。如使用电刀，局部软组织伤口烧灼严重，有可能术后切口愈合不良或发生感染。发生感染后，除全身使用抗生素治疗外，更重要的是局部处理，每日应使用过氧化氢溶液、生理盐水冲洗伤口 2 ~ 3 次，表面覆盖碘仿纱条。一般在 1 ~ 2 周内局部会有新鲜肉芽组织生长，上皮重新覆盖，伤口Ⅱ期愈合。如采用植骨加高术式或其他复杂截骨方式，黏骨膜切口最好不使用电刀，且关闭切口时仔细的对位缝合、加压包扎都是保证伤口Ⅰ期愈合避免感染的重要步骤。口内切口常规术后应每日两次冲洗清洁口腔，并要求患者进食进水后及时使用含有抗生素或其他灭菌剂的漱口液漱口，以维护口腔的清洁。采用带广泛软组织蒂的水平截骨颏成形术，局部骨的感染坏死或是缺血性骨坏死的情况已极为罕见。作者 2 000 例以上的颏成形术后尚未见到这类情况发生。

5. 口底血肿 产生的主要原因是操作时损伤口底软组织而造成术后局部软组织渗血。术中若发现软组织活跃出血应及时结扎止血，对于广泛的渗血亦应使用明胶海绵或止血纱布填塞压迫并作适当观察，当渗血不多时再行关闭切口，以避免造成术后口底血肿。严重的口底血肿会使舌体向上抬高并向后压迫移位导致呼吸道的障碍，甚至发生窒息，对此应予高度重视。

6. 唇颏部麻木及不适感 损伤颏神经会出现这一并发症，实际上即使未切断颏神经，仅在术中牵拉颏神经，也会出现这一并发症，这是因为术中的牵拉挤压都会对颏神经造成损伤。局部的麻木及感觉异常可能是暂时的，也可能是持久性的，因此，在术前应向患者充分说明。当然，术中的轻柔准确操作，仔细保护颏神经对避免这一并发症来说是十分重要的。

四、术后颏部骨段的稳定性以及颏部形态的改建

水平截骨颏成形术特别是带广泛软组织蒂的水平截骨颏成形术，为颏部骨段的良好愈合提供了血运保障，减少了颏部骨段的骨吸收。加之无论是钢丝结扎固定还是坚固内固定都为

颏部骨段的稳定性提供了保证。因此，诸多术后的随访研究表明，颏部骨段的稳定为手术的准确预测提供了基础。术后颏部的改建主要表现为截骨线锐利边缘的部分吸收使其更加光滑圆钝，同时在颏部骨段前徙后形成的台阶间隙处将有新骨的沉积，使其原来的成角形态变成光滑的曲线形态。对临床医师来说，很重要的是颏部的最突点即颏前点处骨的吸收极少，这是术后效果稳定的重要原因。

（何　勇）

第三节　下颌前部根尖下截骨术

一、适应证

目前下颌前部根尖下截骨术已成为一种很有价值的辅助手术。下颌后缩伴深覆𬌗或下颌前突伴深反覆𬌗，在行升支手术矫正畸形时，常需辅以下颌前部根尖下截骨术降低前牙，才能获得理想的𬌗关系；前牙开𬌗有时需采用此术式升高下前牙骨段。前牙深覆𬌗时可选择此术式下降下颌骨前部牙骨段；双颌前突有时采用拔除上、下颌第一前磨牙，行上颌前部截骨术和下颌前部根尖下截骨术，后推上、下前牙骨段矫正双颌前突畸形。

二、手术步骤

在下颌前部前庭沟稍外处水平切开软组织，其长度视移动的牙骨段大小决定，一般为两侧前磨牙之间。切开后应斜向下方切开肌肉组织，以使一部分颏肌保留在移动的牙骨段上。在接近水平骨切口部位切开骨膜，上下剥离，并向两侧剥离至垂直骨切口的远中。如果需要，可按计划拔除牙齿并截除与之相应的骨质。在垂直骨切口处剥离颊侧牙龈黏骨膜至牙槽嵴顶，注意保持黏骨膜的完整性。用矢状锯或裂钻完成垂直骨切口，截骨时需用另一只手的手指保护舌侧黏骨膜，感觉骨锯或骨钻的深度，以刚刚截透舌侧骨皮质为好，勿使之穿破或损伤舌侧的黏骨膜。在根尖下 3～5mm 处做水平骨切口，连接两侧垂直骨切口。需上移下颌前部牙骨段者，在水平间隙中植骨；需下移者按设计在水平间隙处去骨。后移牙骨段至预定的位置时，常在骨切口的舌侧板处有障碍，此时，可将游离骨段轻轻撬起，切除过多的骨质，使骨段就位于𬌗板中，结扎下颌唇弓，视需要作骨内固定，分层缝合颏肌及黏膜。唇弓及𬌗板固定，颌间结扎。

三、并发症及其预防

1. 移动的牙骨段部分或全部坏死　是下颌前部根尖下截骨术最容易发生的严重并发症，由血供不足引起。下颌前部牙骨段较小，其舌侧营养蒂细弱，如操作不慎可损伤或撕裂之，造成骨段缺血性坏死。特别是仅含有下颌切牙的小骨段，其舌侧蒂中常不含有肌肉组织，操作时更应轻柔以免造成舌侧黏骨膜蒂撕裂或与牙骨段分离。

2. 牙髓坏死、牙根及牙周组织损伤　常发生在骨垂直切口两侧的邻牙。进行根尖下截骨术的水平截骨时，截骨线应距根尖 5mm 以上，以保持牙髓的血供。进行牙间截骨分块时，应根据牙槽突表面牙根的形态和 X 线片上牙根的形态和位置，确定临床牙根的位置，采用尽可能细的钻针或薄的锯片避开牙根进行截骨操作，避免损伤牙根。剥离牙龈时动作要轻柔，剥离的范围尽可能小，尽可能保持牙周附着。

（何　勇）

第四节　下颌角成形术

一、适应证

下颌角成形术包括下颌角三角形去骨术、改良矢状劈开去骨术和咬肌成形术，适用于各种类型的下颌角咬肌肥大畸形。

二、手术操作

下颌角成形术可以采取口内入路和口外下颌下入路来实施，但采取口外下颌下入路术后面颈部皮肤遗留瘢痕，并有可能损伤面神经下颌缘支，影响治疗效果，临床上已经很少采用。重点介绍口内入路下颌角成形术的手术方法。

重度的下颌角咬肌肥大畸形，面下部的宽度明显增加，同时肥大的下颌角向后下方突出，应同时行下颌角三角形去骨术和改良矢状劈开去骨术予以矫正。中、轻度的下颌角咬肌肥大畸形，其面下部的宽度有所增加，但其下颌角的侧方轮廓尚为正常，行改良矢状劈开去骨术减小面下部的宽度即可。如果患者的咬肌亦有肥大畸形，可同期行咬肌成形术予以矫正。

1. 下颌角三角形去骨术　在下颌升支前缘稍外侧处与外斜线的走行方向相一致，切开黏骨膜。切口的上端一般不超过上颌磨牙水平，下端可至下颌第二磨牙相对的附着龈下5mm的黏膜处。然后沿升支外板表面行骨膜下剥离，显露下颌角并剥离咬肌的附着。用特制的拉钩（Shea 拉钩）钩住下颌角后缘，用直角摆动锯截去全层下颌角，截骨的范围自下颌角前切迹至升支后缘，升支后缘的截骨高度一般不应超过升支高度的二分之一。离断骨块后剥离其内侧翼内肌的附着将骨块游离取出。

2. 改良矢状劈开去骨术　切口及剥离范围同三角形去骨术。在下颌咬合平面水平，于升支外板表面用裂钻自升支前缘至后缘行水平截骨，截透外层骨板即可。沿外斜线向前下方行矢状截骨至下颌第二磨牙的颊侧，再自此向下颌下缘行单层骨皮质垂直截骨。用骨凿沿截骨线去除下颌角区域的外侧骨板。

3. 咬肌成形术　完成下颌角截骨去骨后，用拉钩显露咬肌的前缘，确定咬肌的切除范围，自咬肌前缘稍后开始切除部分紧贴升支的内层咬肌，高度不宜超过升支高度的二分之一，厚度不可达咬肌的表面，边切除咬肌边结扎止血。切除咬肌的厚度应较为均匀。

充分止血后，用生理盐水冲洗术区，缝合黏膜伤口，加压包扎，术后给予抗生素治疗预防感染。

三、并发症及其预防

1. 术中出血及术后血肿　咬肌的血运非常丰富，增生肥大时血运增加营养，血管较正常粗大，因此，术中应精细操作，切忌盲目粗糙，宜边分离边止血，活跃的动脉出血即刻予以结扎，慢性渗血可电凝止血。术中止血一定要充分，否则易发生术后血肿。术后局部应行加压包扎，防止术后血肿的发生。一旦发生术后血肿应即刻打开伤口引流血块，重新止血并加压包扎。

2. 腮腺导管、面神经及下牙槽神经的损伤　切除部分咬肌时，若分离过于表潜可损伤面神经颊支及下颌缘支，分离过高则易伤及颧面支和腮腺导管。因此，分离切除部分咬肌时主要在咬肌的内层进行，不宜累及咬肌表层。咬肌的肥大部分主要位于下颌升支高度的下二分之一，因此，切除肌肉的范围不应过高，这样可避免损伤腮腺导管及面神经颧面支。

行下颌角三角形去骨术时，截骨线应避开下颌管。行改良下颌角矢状劈开去骨术时，截骨深度应以截透下颌外侧骨板为限不宜过深，并且去除骨外板时骨凿应紧贴骨外板的内面，避免损伤下颌管内的下牙槽神经血管束。

3. 意外骨折　术前仔细研究患者的 X 线片，设计好截骨线的部位和走行方向，预备好必要的手术器械；术中严格按术前设计截骨线截骨，并经常检查截骨线的方向，发现偏差及时予以调整，截骨不充分时切忌暴力凿劈、撬动。一旦发生意外骨折，应在保证患者咬合关系不变的前提下，行骨内坚固内固定。

4. 术后颜面左右两侧不对称　多数患者术前均有不同度的面部不对称，术前应仔细检查，并向患者明确说明，对各种手术的利弊应使患者了解。术中可通过调整两侧骨和肌肉组织切除的量与部位予以矫正。

（何　勇）

第五节　半侧颜面萎缩矫治术

半侧颜面萎缩（hemifacial hypotrophy）是一种病因和发病机制尚未完全明了的疾病。多发病于少儿时期，发病的年龄越小，畸形的程度越严重，面部两侧均可发病。发病后患者半侧面部软组织，包括皮肤、皮下组织、脂肪、肌肉组织，发生进行性萎缩、变薄，并影响同侧面部骨骼的正常发育，造成患侧的面部明显地小于健侧，患者的颜面部发生软硬组织复合性的严重的不对称畸形，严重影响患者的人际交往和社会生活质量，对患者身心的发育极为不利。该疾病的发展有一定的自限性，患者经过青春期进入成人期后，其面部组织的萎缩情况可逐渐趋于停止，可择时实施外科手术矫治其畸形。

一、治疗方案设计

根据患者畸形的程度分为轻、中、重三个类型，针对每个类型畸形的特点设计治疗方案。

1. 轻度畸形　组织萎缩发生于三叉神经一个分支区域内，仅软组织发生萎缩，骨性结构仍保持对称。

手术方案：肩胛瓣游离移植术及同期的辅助手术，如颏成形术等。

2. 中度畸形　组织萎缩发生于三叉神经两个分支区域内，软、硬组织均发生萎缩，软组织尚有一定的厚度和弹性，骨结构有不对称，两侧升支高度差小于 10mm 以内，咬合平面倾斜。

手术方案：I 期行常规正颌外科手术，包括上颌骨 Le Fort I 截骨术、双侧下颌升支矢状劈开截骨术、颏成形术，矫正颌骨结构的不对称；3~6 个月后行 II 期肩胛瓣游离移植术，矫正软组织的不对称畸形。

3. 重度畸形　组织萎缩发生于三叉神经三个分支区域内，软、硬组织均发生萎缩，软组织厚度极薄、弹性差，颌骨形态清晰可见，颌骨结构严重不对称，两侧升支高度差大于10mm，咬合平面重度倾斜。

手术方案：Ⅰ期行患侧下颌升支牵引成骨术，并配合以适当的常规的正颌外科手术，如：上颌骨的 Le Fort Ⅰ型截骨术，矫正颌骨的不对称畸形；3个月后取出牵引器的同时，行Ⅱ期肩胛瓣游离移植术矫正软组织的畸形。

二、手术方法

1. 下颌升支牵引成骨术　于患侧下颌下缘下约1.5cm处做弧形切口5~7cm，切开皮肤、皮下组织及颈阔肌，结扎面动脉及面静脉，显露下颌角，切开咬肌附着，骨膜下剥离显露下颌升支外侧骨板。在下颌𬌗平面高度行升支截骨，截骨线垂直于升支后缘，截骨线的前、后三分之一均可以骨钻、骨锯全层截骨，中三分之一需用骨钻截骨，仅仅截开外侧骨板即可。然后用骨凿将升支中三分之一的内侧骨板轻轻撬断，注意保护下牙槽神经血管束。安装牵引器，使牵引器的牵引轴平行于升支后缘，牵引器的固定翼固定于截骨线的两侧，牵引器的加力部分置于伤口外，止血、冲洗，分层缝合。

术后给予常规抗感染治疗，于手术后第5天开始行骨牵引，牵引前行颌间结扎，每天牵引1mm，分四次完成，每次0.25mm，至达到设计牵引长度为止。稳定3个月，待新骨骨化后手术取出牵引器。

2. 肩胛皮瓣游离移植术

（1）颜面受区皮袋的制备：患侧耳前取腮腺手术切口并向下颌下区作适当延长，切开皮肤和皮下组织，经皮下间隙向颜面部萎缩区域进行广泛的剥离，形成皮袋，严密止血。

（2）受区血管预备：受区常用于血管吻合的动、静脉为面动脉和颈外静脉，将其解剖显露。

（3）制备肩胛瓣：患者取侧卧位，向内侧收臂时，在其肩胛骨外缘上部可见一凹陷区，其中点相当于旋肩胛动脉皮支的穿出处，即三边孔处，以甲紫标记之，再以甲紫标记出组织瓣的范围。然后自三边孔标记处向外侧做一横行切口，切开皮肤及筋膜，显露出提口角肌和大、小圆肌，在提口角肌后缘和大、小圆肌之间找到三边孔，见到旋肩胛动、静脉血管束从三边孔的纤维脂肪组织内穿出，仔细分离出旋肩胛动、静脉血管束至其起始部，保护之。按甲紫标记出的组织瓣的轮廓，切开皮肤、皮下组织和筋膜，制备皮瓣，并切除皮瓣表面的表皮组织；结扎切断旋肩胛动、静脉血管束，取下组织瓣，供区组织拉拢缝合关闭伤口，置负压引流。

（4）组织瓣移植固定：将组织瓣的动、静脉血管分别与面动脉及颈外静脉吻合，然后将组织瓣修正，平铺填入患侧颜面部已制备完成的皮袋内，在皮袋周边行多点穿皮缝合固定组织瓣于设计位置，止血，缝合伤口，置负压引流。

术后给予皮瓣移植术后常规治疗、护理、观察，预防感染。术后两周拆除皮瓣固定缝合。

（聂　鑫）

第六节　颌骨牵引成骨

早在 1905 年，意大利学者 Codivilla 就曾成功地尝试过肢体长骨（股骨）的牵引延长，但是，使其成为一项实用临床技术则归功于俄罗斯学者 Ilizarov 在 20 世纪 50 年代所进行的大量实验和临床研究工作。他不仅通过实验研究奠定了牵引成骨（distrction osteogenesis，DO）的理论基础，而且通过大量实验和临床研究提出了一系列临床应用的基本原则和技术细节。迄今为止，这些基本原则仍是指导牵引成骨技术临床应用的准则。

颌骨牵引成骨技术（distraction osteogenesis for jaws）是在肢体长骨牵引成骨技术的基础上发展起来的，但是，由于颌骨解剖的复杂性及其对于容貌结构的重要性，颌骨牵引成骨成功应用于临床则公认为自 1992 年美国学者 McCarthy 首次报告使用口外牵引装置完成的 4 个儿童病例开始。1995 年，同时在欧美国家推出了可以通过口内入路安放的颌骨牵引器，从而开启了内置式颌骨牵引成骨的新阶段。颌骨牵引成骨被认为是 20 世纪口腔颌面外科领域具有里程碑意义的新进展。因为它的出现和应用为常规临床技术所难以矫治的诸多复杂牙 – 颌 – 面畸形开辟了新的思路和途径。

一、牵引成骨的基本原理

对生物活体组织逐渐施加牵引力可以使其产生张力，而这种张力可以刺激和保持这些活体组织的再生与生长。Ilizarov 将之称为"张力拉力法则（Law of tensionstress）"。在缓慢稳定的牵引力作用下机体组织成为具有代谢活性的，以增生和细胞生物合成功能被激活为特征的状态。其再生过程取决于适当的血供以及刺激作用力的大小。

对于骨组织，牵引成骨是指在牵引力的作用下，在截开骨皮质的骨段之间会产生持续缓慢的作用力，这种作用力（或称张力）会促使骨组织和骨周软组织的再生，从而在牵开的骨段之间的间隙内形成新骨并伴随骨周软组织的同步生长。临床上利用这一原理，不仅可以矫正骨骼畸形而且可以同步矫正伴发的软组织畸形，而且软组织的这一改变，有利于减少复发，提高各类畸形的矫治效果。

牵引力的稳定性是保证在骨牵开间隙内新骨生成的先决条件。骨段间动度的存在都将导致大量纤维结缔组织和少量软骨组织生成，从而影响新骨生成。只有在良好稳定的条件下才会在牵开的骨间隙内生成新骨。

牵引的速度和频率是保证牵引成骨新骨生成的另一重要因素。Ilizarov 的研究结论是最佳牵引速度为 1mm/d。每天至少 4 次牵引，每次牵引 0.25mm。在每天的速度不超过 1mm 的前提下，牵引次数越多，越有利于新骨生成。牵引的速度过快，会产生骨的不连接，过慢则有可能过早骨愈合，需行再次截骨。但是在口腔颌面部血供丰富的条件下，特别是在上颌骨血供更为丰富的特殊条件下，是否可以适当提高牵引速度，减少牵引频率是许多学者正在积极探讨的课题。但在下颌骨的牵引成骨临床应用中，大多数学者仍主张每天牵引 1mm，牵引频率以 3~4 次为宜。

二、颌骨牵引器

所有的牵引装置基本上都是由固定装置和牵引装置两部分组成。固定装置部分必须确保截骨线两端骨段间具有良好的稳定性。固定装置又可分为牙齿支持式和骨支持式。牙齿支持式是通过黏结带环、唇弓、舌杆等装置将牵开装置固定于牙齿之上，这一方式在牵引成骨过程中常易造成牙齿移动和骨移动的不等量，发生牙齿的倾斜移位等缺点。骨支持式即通过固定针、螺钉或种植体将牵引装置固定于颌骨。这种方式稳定性好、容易获得预期的牵引成骨效果。

牵引器的牵引部分一般由螺杆和螺旋轨道组成。按照预定的速度和频率旋转螺杆，牵引装置连同固定于牵引器上的骨段便会沿螺旋轨道移动。在截开骨段间产生张力，刺激骨组织的生长。

三、颌骨牵引成骨的临床分期

颌骨牵引成骨技术在临床上从截骨、安放牵引器到完成牵引成骨、拆除牵引器，一般有三个临床分期：间歇期（latency period）、牵引期（distraction period）、稳定期（consolidation period）。

间歇期是指从安放牵引器到开始牵引的时间，一般为 5～7 天。根据我们的临床经验，成人患者间歇期应在 7 天左右。儿童患者特别是年龄较小者（4～6 岁），间歇期可适当减少，一般为 3～5 天。

牵引期是指每天按照一定速度和频率进行牵引达到设计牵引幅度所需要的时间。牵引期的长短依据术前设计的牵引幅度而定，如计划牵引 25mm，牵引期即为 25 天。

稳定期是指从完成牵引后到拆除牵引器的这段时间。为什么需要较长时间的稳定期？是因为刚刚牵引生成的新骨实际上是还没有钙化、改建的骨基质。稳定期就是在牵引器的稳定作用下让生成的新骨进一步钙化、成熟并在生物力学作用下发生改建。国际上普遍认为，上颌骨牵引成骨其稳定期应在 3～4 个月，下颌骨应在 2～3 个月。但是，根据北京大学口腔医学院正颌外科中心的临床观察，中国患者无论是上颌骨还是下颌骨，其稳定期均应适当延长。上颌骨可为 4～6 个月，下颌骨应为 3～4 个月。这可能与我国人的饮食习惯有关。

四、颌骨牵引成骨的适应证

颌骨牵引成骨技术的应用涉及下颌骨、上颌骨的各种不同类型的发育不全畸形和骨缺损、缺失畸形。如小颌畸形、半侧颜面发育不全综合征，Nager、Crouzen、Robin、Treacher collins 综合征等。

（一）小下颌畸形

各类原因导致的重度小下颌畸形（mandibular micrognathia），如双侧颞下颌关节强直（TMJ ankylosis）导致的小下颌畸形，是选用这一技术矫治的最佳适应证。它可使下颌骨延长达到 20mm 以上，这不仅可以有效矫治此类患者严重的牙-颌-面畸形，而且对其伴发的阻塞性呼吸睡眠暂停低通气综合征（obstructive sleep apnea syndrome，OSAS）也具有非常好的治疗效果。

（二）半侧颜面发育不全综合征

半侧颜面发育不全（hemifacial microsomia）是以往临床矫治的一大难题，其颌骨畸形的矫治不仅受到骨骼条件的限制，而且伴发的软组织发育不全也使手术难度增加。过去这类畸形的矫治一般都需要等待患者发育停止后方才进行，这对患者的心理发育也造成了不良影响。近年来，许多学者把下颌骨牵引成骨的重点放在这类畸形的矫治上，收到了满意的效果。但是，目前还缺乏儿童患者早期牵引成骨矫治后的长期随访研究的资料。牵引成骨矫治后有无复发或与健侧的发育是否同步都有待进一步研究。但是，有一点是肯定的，早期的牵引成骨矫治无疑会大大减轻畸形的程度，有利于患者的心理发育，同时也会给患者成年后的进一步矫治创造更为有利的条件。

（三）上下颌牙弓重度狭窄

上下颌骨牙弓的重度狭窄常常导致牙列的重度拥挤不齐，呈现出牙量、骨量的重度不协调。以往矫治此类畸形主要依靠正畸的牙弓扩展技术和减数拔牙以达到排齐牙列的目的。颌骨牵引成骨应用于上下颌牙弓扩展，不仅避免了常规扩弓的牙齿倾斜移动从而伴有较高的复发率，而且实现了真正意义上的增加牙弓骨量和快速扩弓，为不拔牙矫治重度牙列拥挤不齐提供了可能。目前已有多家公司推出了专门用于上颌骨和下颌骨牙弓扩展的内置式牵引器，常可使上下颌骨牙弓扩展达 15mm 以上。

（四）下颌骨缺损、缺失的牵引成骨重建

利用 Ilizarov 的"双焦点"（bifocal）"三焦点"（trifocal）牵引成骨原理，治疗下颌骨因肿瘤切除或外伤导致的部分缺失已在临床成功应用。Ilizarov 的"双焦点"原理是针对肢体长骨大段缺失的情况采用在一侧骨断端的上方截开骨皮质，形成牵引移动的骨段，向缺失间隙移动该骨段，使其与原骨段间不断生成新骨而最终与远心骨段断端在压力下愈合。下颌骨缺损、缺失的重建则是在下颌骨骨缺失的一侧或两侧先形成一个或两个长约 1.5cm 的移动骨段（transport disk），在特殊设计的双焦点或三焦点牵引器作用下不断向一端或缺失中心移动，并最终于牵开骨间隙处形成新骨并与对侧骨段在压力下愈合，从而达到不用植骨而重建颌骨缺失的目的（图 16 - 2）。

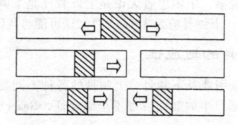

图 16 - 2　三种牵引成骨方式示意图
上：单焦点牵引方式；中：双焦点牵引方式；下：三焦点牵引方式

（五）垂直牵引成骨

以往，重度的牙槽骨吸收萎缩只有依靠植骨手段重建牙槽骨，特别是希望种植修复牙列缺失的重度的牙槽骨吸收萎缩、缺失患者，重建缺失的牙槽骨、恢复牙槽骨的垂直高度已成为一个临床难题。垂直牵引成骨（vertical distraction）的出现为这一难题的解决提供了简便易行而有效的新手段。近年来，临床上不仅有大量成功牵引萎缩的牙槽骨的报告，而且在重建植入的腓骨瓣上也成功实施了垂直牵引成骨，从而使其满足种植修复的需要。

（六）上颌骨发育不全的牵引成骨

上颌骨发育不全是许多颅颌面发育不全综合征的主要临床症状。唇腭裂患者也常继发严重的上颌骨发育不全。常规正颌外科矫治此类畸形因受到颌骨移动幅度的限制，矫治效果常不理想。而且大幅度的移动颌骨后，一方面需要大量植骨，另一方面术后复发率较高。内置式或颅外固定牵引器的上颌骨牵引成骨可以使上颌骨前徙达 15mm 以上。

内置式上颌骨牵引成骨易于为成人患者所接受，但上颌骨前徙的距离受到限制，过多的前徙还伴有牵引后上颌容易下垂的弊端。颅外固定牵引器因在牵引期间影响患者的社会活动，成人患者不易接受，但是其稳定性好，牵引幅度较少受到限制，且拆除牵引器方便，在儿童患者应用具有良好前景。

（七）颞下颌关节的牵引成骨重建

长期以来颞下颌关节强直的治疗是口腔颌面外科临床的一大难题。它不仅影响患者的一系列口－颌系统生理功能，还常常伴发严重的牙－颌－面畸形，而且许多患者还伴发不同程度的 OSAS。以往的治疗手段大多以解除关节强直，恢复患者的开口功能为目的。即使是仅为此目的，目前临床上多种多样的治疗方法都面临一个共同的难题，那就是复发。1997 年，McCormick 报告采用口外牵引装置治疗颞下颌关节强直取得成功。其优点是：①可有效恢复患侧升支的高度，利于患者颜面畸形的矫治；②可在术后 2～3 天开始强迫性开口训练，因而复发率低。

五、操作程序及方法

1. 截骨线的设计　术前应在 X 线片上仔细设计截骨的部位和截骨线的方向，并根据不同畸形矫治的需要选择合适的牵引器。

2. 切口　根据患者年龄的大小、颌骨的大小、牵引器安放部位等选择不同的手术切口。上颌骨牵引、增高牙槽骨高度的垂直牵引、上下牙弓扩展及成人下颌骨体部牵引多采用口内黏骨膜切口，也可采用口外切口。儿童的下颌骨牵引可采用口内或口外下颌下皮肤切口。颞下颌关节强直的假关节成形均采用下颌下皮肤切口。牙间截骨时，可采用口内外联合切口。

3. 截骨　截骨前应就牵引器安放位置及方向做出精确准备。首先按术前设计摆放好牵引器，修改牵引器固定臂，使之完全贴合于颌骨的表面形态，然后备好至少 3 个固定螺孔后再开始截骨。

上颌骨截骨多采用 Le Fort Ⅰ型截骨或 Le Fort Ⅰ型不全截骨。下颌骨截骨无论是在升支部位还是下颌骨体部，除下颌管所在部位仅作颊侧骨皮质截开外，其余部位均作全层骨皮质截开。下颌管所在部位的舌侧骨皮质则依靠轻柔的撬动使其裂开。

4. 牵引器安放　按照截骨前准备好的螺孔固定牵引器。

5. 试牵引　固定好牵引器后试行牵引，对张力过大或截骨不充分的应行补充截骨。

6. 冲洗缝合切口。

7. 拆除牵引器　稳定期后根据 X 线片观察到的新骨生成、改建情况，决定拆除牵引器。根据患者畸形矫治需要，其他矫治手术也可与牵引器拆除同期进行。

六、牵引成骨的并发症

口外入路的颌骨牵引延长技术不可避免的有皮肤瘢痕生成，影响美观，而且牵引器长时间地暴露于颜面，易导致感染并影响患者的日常社会生活。牵引成骨过程中也可能损伤面神经下颌缘支。内置式颌骨牵引成骨则避免了上述缺点，但也存在感染及在牵引过程中的伤口裂开等并发症。在牵引过程中牵引器脱落、断裂亦有报导。下颌骨牵引成骨过程中截骨不当，牵引的速度、频率不当有可能损伤下牙槽神经血管束。过长距离的牵引也会由于肌肉、神经的过分牵拉而产生疼痛。

下颌骨牵引有可能对下牙槽神经（inferior alveolarnerve，IAN）产生不同程度的影响。牵开区的下牙槽神经有一时性的可逆的脱髓鞘变，并有少量轴突细胞发生变性。王晓霞等使用恒河猴所进行的实验研究表明：牵引完成时，牵引区 IAN 出现退行性变，神经纤维粗细不匀，单位面积轴突计数锐减，髓鞘厚度明显增加。但牵引后 6 周，肿胀及退行性变明显消失，轴突连续性恢复，施万细胞大量增生，脱髓鞘变的神经纤维重新髓鞘化。至牵引 12 周基本恢复正常。但是在下颌骨牵引过程中应严格控制牵引的速度与频率，以避免对下牙槽神经产生不可逆性的损伤。在牵引过程中一旦出现下唇颏部麻木应立即减慢牵引速度。

下颌骨牵引成骨对颞下颌关节的影响是轻微的、可逆的。牵引侧的髁突后斜面变平，髁突软骨层变薄并有新骨沉积、微小骨折及退行性改变。继续固定 10 周后，髁突出现修复性改变。临床和实验研究均未见髁突有缺血性骨坏死的情况发生。单侧延长下颌骨时，延长侧髁突的体积变大，位置更直立，垂直轴向接近正常，而未延长侧未见有明显异常改变。双侧延长的病例，髁突体积均增大，形态更趋于对称和直立，从而更接近正常。

（聂　鑫）

第十七章 固定矫治器的矫治技术

固定矫治器是口腔正畸矫治器中的一种主要类型，这类矫治器是黏着或结扎而固定在牙上，而患者自己是不能取下的。固定矫治器经历了唇、舌弓、双丝弓的早期矫治装置，近二三十年来固定矫治器得到很大的发展，特别是方丝弓、直丝弓矫治器，多曲方丝弓矫治器及口外力固定矫治器成为当今固定矫治技术中的主要矫治器。

固定矫治器的最大特点是：①能有效地控制牙齿移动的方式，特别对于牙齿的转矩移动有很大的控制力。而可摘矫治器，移动牙齿的主要方式为倾斜移动；②具有较大的支抗，可以防止支抗牙的移位，保证了矫治疗效；③可以有效地关闭矫治过程中所剩余的间隙；④由于患者自己不能取下矫治器，因而对一些合作较差的患者仍可保证矫治效果。

各种固定矫治器，大都由带环、矫治弓丝及附件3部分组成。带环由不锈钢片制成，密贴地黏合在牙上，带环上可焊接末端管、托槽、拉钩等附件，主要使这些附件通过带环固定在牙面上。一部分带环的应用已由黏合剂附件直接黏合在牙面上而替代。固定矫治器的施力部分是矫治弓丝，大部由不锈钢丝、合金钢丝组成。

现今，近代固定矫治器已成为我国口腔正畸临床医疗中，广泛应用的一种矫治器。

第一节 方丝弓矫治技术

方丝弓矫治器（edgewise appliance），是多带环矫治器的一种。edgewise 原词有"沿边"、"沿切"的意思，方形弓丝主要通过其边缘与托槽槽沟间的作用而施力。方形矫治弓丝是这类矫治器的一个重要特点，因而称之为方丝弓矫治器。虽然自提出方丝弓矫治器以来，在方丝弓矫治器的组成材料、附件形式、矫治步骤等方面均有所发展和变化，但是这些改变仍然没有离开方丝弓矫治器的基本原理。自20世纪50年代中起，方丝弓矫治器已成为应用最为广泛的固定矫治器。

一、方丝弓矫治器的组成部分

方丝弓矫治器主要由带环、托槽、矫治弓丝、末端管及其他一些附件所组成。

（一）带环（band）

方丝弓矫治器要求在绝大部分已萌出完全的牙上黏着带环，带环上焊着矫正附件，而通过带环黏着于牙上发挥作用（但近年来矫治附件已由黏合材料直接黏着于牙上）。带环主要由不锈钢片或合金金属片制成，要求与牙齿密贴地黏着，具有良好的固位作用。要求带环边缘不妨碍咬合，对牙龈无刺激，前牙带环的位置一般在牙冠的中1/3部位。带环可以在口内直接制作，也可通过取模后于技工室个别制作。目前在国外，已全部采用每一个牙有各种不同型号的成品预成带环，供在临床应用时直接选用。

（二）托槽（bracket）

托槽是方丝弓矫治器的重要组成部分，弓丝通过托槽而对牙施以各种类型的矫治力。其基本结构为在中部有容纳弓丝的水平槽沟（slot），槽沟的宽度及深度有两类：一类是宽为0.046cm（0.018英寸），深为0.064cm（0.025英寸）；另一类是宽0.051cm（0.022英寸），深0.070cm（0.028英寸）。两种类型的托槽为配合相应规格的方形弓丝所用。托槽之两端，有为固定弓丝所用的结扎丝沟。临床上目前常用于方丝弓矫治器的托槽，按其形态及制作材料可分为不同种类。

1. 按托槽形态分

（1）单托槽：单托槽为仅有一对托槽翼，是较早使用的一种，Tweed矫治技术常使用单托槽。在前牙上使用的单托槽较窄，而使用在后牙上的较宽。单托槽的主要缺点是对于扭转牙的矫治有一定困难。

（2）双托槽：有两对托槽翼，两对托槽翼之间约有0.13cm（0.05英寸）间隙。这类托槽对于扭转牙的矫正有较好的功能，这是目前最为广泛应用的一类托槽。

（3）舌侧托槽：这类托槽是用在牙齿舌面上的，其形态及槽沟方向等完全与以上的用于唇面的托槽不同，而专为舌侧矫治技术而设计。舌侧托槽矫治器可使牙面不露金属托槽及弓丝。但对严重错𬌗较难以此矫治技术完成。

2. 按不同的制作材料来分

（1）金属托槽：主要由不锈钢材料制作，能制作出极高精度，具有足够的矫治时所需的强度，由于由金属制作因而外观欠佳。但目前大部分金属托槽，焊接在带有金属小网的底板上，而用黏合剂将托槽直接黏合在牙上。

（2）复合树脂托槽：复合树脂托槽大都使用透明的高强度塑料制成。也有在塑料托槽的槽沟部分衬以金属槽以增强其强度。

（3）陶瓷托槽：近年来开始以高强度的生物陶瓷作为托槽的材料，这类托槽也是直接黏合托槽，其特点是既具有金属托槽的强度，又具有透明与牙色相似的色泽。

3. 托槽的位置　托槽在牙面的位置必须正确，否则会影响矫治的结果。由于牙齿的形态及轴倾程度等不同，以及不同的矫治原则，如拔牙矫治与不拔牙矫治，这些对于托槽的位置也有不同的要求。

（1）高度：托槽位置的高度是指由牙尖或切缘至托槽槽沟的𬌗向底面间的距离。

（2）轴倾度：正常的牙齿排列中，牙齿的长轴有一定的倾斜度，因而托槽的位置亦需考虑有一定的轴倾度。另外，在拔牙矫治中，要求牙齿保持良好的平行移动，这对托槽在牙面上的轴倾度也是十分重要的（表17–1）。

表17–1　一般常用的托槽轴倾度

牙位	不拔牙病例	拔牙病例	牙位	不拔牙病例	拔牙病例
1⎮1	2°	2°	1⎮1	0°	0°
2⎮2	4°	4°	2⎮2	0°	0°
3⎮3	0°	6°	3⎮3	0°	6°
4⎮4	0°	0°	4⎮4	4°	
5⎮5	0°	0°	5⎮5	4°	4°

牙位	不拔牙病例	拔牙病例	牙位	不拔牙病例	拔牙病例
6|6	0°	0°	6|6	6°	6°
7|7	0°	0°	7|7	6°	6°

近年来已开始应用托槽直接黏合于牙齿舌面，而称为"舌侧正畸"，主要是避免了金属托槽的显露而改善了外观。

（三）颊面末端管（tube）

在矫治的支抗牙上（一般为最后一个牙）常粘有带环，而在带环的颊面常焊接一金属颊面管来代替托槽。颊面管主要使唇弓末端插入并使之固定。方丝弓矫治器的颊面管为方形，管径与矫治方形弓丝相配合。颊面管的类别有单一的方形颊面管，也有圆形颊面管与方形颊面管同时焊接的，此时，圆形颊面管多用于口外唇弓的插入。另亦有两个方形颊面管与圆形管同焊的三位一体的颊管，两方形颊管可分别插入主弓及辅弓用。在颊面管上常附有拉钩，以作牵引和利用末端结扎时用。

（四）矫治弓丝

方丝弓矫治器所使用的矫治弓丝要求有良好的弹性，一般由不锈钢丝及钛镍合金丝等制成，也有由多根细的金属丝编织而成，这类弓丝更具有良好的弹性。在方丝弓矫治器的矫治过程中，并不是在所有步骤中全使用方形弓丝，而有一些步骤特别是第一阶段排齐牙齿的步骤中全需使用圆形弓丝（round wire），而第二、第三阶段则多使用方形弓丝（rectangular wire）。所使用的弓丝的规格，一方面取决于所使用托槽的槽沟规格，另一方面亦取决于矫治的内容（表17-2）。

表 17-2　常用圆形及方形弓丝的规格种类（1 英寸 = 25.4mm）

弓丝规格 ＼ 槽沟规格	0.018 英寸	0.022 英寸
圆形弓丝	0.014 英寸 0.016 英寸	0.014 英寸　0.016 英寸 0.018 英寸　0.020 英寸
方形弓丝	0.016 英寸×0.022 英寸 0.017 英寸×0.022 英寸 0.017 英寸×0.025 英寸 0.018 英寸×0.022 英寸 0.018 英寸×0.025 英寸	0.019 英寸×0.026 英寸 0.020 英寸×0.026 英寸 0.021 英寸×0.025 英寸 0.0215 英寸×0.0275 英寸 0.0215 英寸×0.028 英寸

（五）其他附件

方丝弓矫治技术应用中，常使用一些小拉钩，纽扣状小拉钩等作为矫治的附件。

二、方丝弓矫治器的特点和基本原理

（一）方丝弓矫治器的主要特点

1. 控制矫治牙的移动方向　正畸治疗主要是通过施力于矫治牙使其移至需要的位置而

建立正常的殆关系。若牙齿的移动过程能够得到有效的控制，则必然缩短治疗时间，并有良好的治疗效果，同时可减少或消除牙周组织的损害。方丝弓矫治器能使牙齿作近中，唇、颊、舌向及殆向等各方面的移动，并且在牙齿移动时能做到控根移动，即牙齿除能作根冠相反方向移动的倾斜移动外，也能作根冠同一方向移动的整体移动，及牙冠相对固定而只移动牙根，或根尖相对固定只移动牙冠。其上述作用的原理在于所有牙上均有托槽，而方形弓嵌入槽沟后基本与之吻合，牙作水平的近远中移动时槽沟沿弓丝滑动。在前牙作唇舌向移动时，方丝弓沿方形末端管滑动；在牙作殆向移动时，弓丝对槽沟壁施以使牙升高或压低的力；在作控根移动时（以上前牙舌向移动为例），当弓丝前部作适当的牙根舌向转矩后再嵌入槽沟施以转矩力时，使牙根舌向移动及牙冠唇向移动；当同时以后牙作支抗施于前牙舌向移动的颌内牵引力时，则产生前牙倾斜移动即冠舌向移动根唇向移动。而当此两种力同时施于牙上，并在两个力的大小间作不同的调节时，即可使牙作整体移动或只是牙根移动或只是牙冠移动的控根移动。当然控根移动只是相对而言并非绝对的，施力于生物体终究不同于机械体，但方丝弓矫治器对于牙齿的控根移动其效果是肯定的。

2. 充足的支抗　方丝弓矫治器的另一特点是，由于每个牙上均有托槽而弓丝嵌入槽沟后经结扎丝固定，使牙弓由弓丝连成一整体，具有较大的支抗力，而能减少支抗牙的移位。在上下牙弓分别成一整体的情况下进行颌间牵引则有利于牙弓及颌骨位置关系的矫治。

以上两个特点的呈现又都与弓丝及托槽槽沟均为方形且互能吻合有关。具有四个面的方形弓丝以其扁平的体部插入槽沟内，两个较大的面垂直于牙长轴，弓丝与槽沟间有较大的接触面及较小的可动度，这有别于圆形弓丝的点接触及可旋转滑动，因而能充分发挥矫治力作用。

（二）方丝弓矫治器移动牙齿的基本原理

1. 形变力　方丝弓矫治器使牙齿移动有两个原理，其中之一是使被弯曲矫治弓丝的形变复位。具有良好弹性的矫治弓丝，当被弯曲成各种形态时，便有趋于回复到原来位置的作用，而当这种弓丝的原来位置与理想的牙齿移动位置相一致时，亦即通过已弯曲成各种形态及弯制成各种弹簧，加力单位，将发生形变的弓丝结扎在矫治牙上，此时，弓丝有回复到原来位置的作用，也就对矫治牙产生矫治力而发生需要的移动。

2. 外加力　应用保持性弓丝作为固定和引导，保持性弓丝是指本身不具有形变能力而与牙弓形态相一致的弓丝。这类弓丝结扎在支抗牙或需矫治的牙上，对牙齿的移动能起引导和控制作用。而这一类弓丝的作用力是需要外力的，最常用的是借助于橡皮弹力牵引圈或螺旋弹簧，而使矫治牙移动或改正颌间关系。

三、方丝弓矫治器的临床应用

（一）方丝弓矫治器矫治弓丝弯制的基本要求和方法

1. Bonwill – Hawley 图　Bonwill – Hawley 图是方丝弓矫治技术中，弓丝弯制的基本形态图（图 17 – 1）。此图绘制方法如下：

（1）在四条平行线的垂直中线两侧，分别将上中切牙牙冠的近远中径的宽度画出，并于远中再加 1mm，同样依此画出侧切牙近远中径加 1mm 及尖牙近远中径加 1mm，依画出的总的距离（若左右两侧不等则取其均值）为半径（AA'），以 A' 点为圆心画圆，与垂直中线相交于 B 点，AB 为圆之直径。

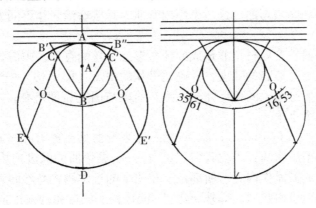

图 17－1　**Bonwill－Hawley** 图

（2）以 A 点为圆心，圆的同样半径与圆的两侧交于 C 及 C′点，连接 BC、BC′点延长与平行线相交于 B′、B″，BB′B″为等腰三角形（BB′ = BB″）。

（3）以等腰三角形之腰长 BB′为半径，在正中垂直线上取圆心做圆使与 A 点相切，并与垂直中线相交于 D 点。AD 为圆之直径。

（4）以 D 点为圆心，以 BB″为半径作弧与圆交于 E、E′点。

（5）连接 EC 及 E′C′。

（6）以 A 为圆心，57.15mm 为半径作弧分别与 EC 及 E′C′相交，交点均定为 O 点。前段圆弧及垂直线，即代表牙弓基本形态。其中 A 点为上中切牙之中缝点。

（7）两侧 O 点之内外按不同的距离定出 1、6 及 5、3 四点。

O 至 1 的距离为 6.5mm

O 至 6 的距离为 4.0mm

O 至 5 的距离为 1.0mm

O 至 3 的距离为 4.5mm

以上的牙弓基本形态图是对每个病例个别制作的，而临床上常使用的是经统计分析大量牙弓形态而制成的预成图，基本上适用大多数病例（图 17－2）。

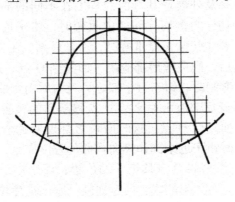

图 17－2　弓丝形态预成图

2. 矫治弓丝的常规序列弯曲 方丝弓矫治器在矫治弓丝的弯制中，有一些要求和方法是常规的，有三个常规序列弯曲。这三个序列弯曲，是按矫治牙作不同方向移动的需要而设计的。

在矫治弓丝弯制前，若取材于非预成的牙弓形态弓丝的直丝，则需要使用弓丝弧度形成器，先形成具有一定牙弓形态的弧度，并确定弓丝的中点（即中切牙中缝点），然后调整弓丝弧度使与牙弓基本形态图上的弧度完全一致。前段与图上弧度重叠，后段通过两侧 O 点，且弓丝完全保持在一个水平上。

（1）第一序列弯曲（first order bend）：第一序列弯曲是在矫治弓丝上作水平向的一些弯曲，主要有两种基本型的弯曲：①内收弯（inset）：所成弯曲的弧度向内凹。具体的弯制方法是用小尖头技工钳夹紧需作内收弯曲部位，在钳子的近中侧将弓丝向舌侧弯，远中侧则向唇、颊侧弯。该部位即呈内收弯。②外展弯（offset）：所成弯曲的弧度向外凸。具体的弯制方法是与内收弯的弯制方法相反，即在钳子的近中侧将弓丝向唇、颊侧弯，而远中侧向舌侧弯。

上颌矫治弓丝的第一序列弯曲包括在两侧中切牙与侧切牙间弯制内收弯以及在两侧侧切牙与尖牙间，两侧第二前磨牙与第一恒磨牙间的外展弯。并在弓丝末端插入末端管的部位向舌向弯曲（图 17-3）。

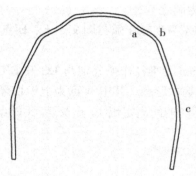

图 17-3　上颌弓丝上的内收弯和外展弯
a. 内收弯；b、c. 外展弯

在上颌弓丝上，各内收弯及外展弯其弯曲的程度在不同的部位上有不同的要求。在按 Bonwill-Hawley 图弯制上中切牙与侧切牙间的内收弯时，钳子近中部之弓丝的舌向弯曲的程度应是当弓丝之上中切牙中缝点与 A 点重叠时，弓丝后部应由原来的 O 点移至 1 的位置；而当钳子远中部作唇向弯曲后，则弓丝后部应由 1 回复到 O 点，这时所弯之内收弯度合适。在侧切牙与尖牙间的外展弯弯制时，钳子近中部之弓丝向唇向弯曲程度应是当弓丝的上中切牙中缝点与 A 点重叠时，弓丝后部应由原来的 O 点移至 3 的位置；而当钳子远中部作舌向弯曲后，则弓丝后部应由 3 回复到 O 点，这时所弯之外展弯的弯度合适。在第二前磨牙与第一恒磨牙间的外展弯弯制时钳子近中部作颊向弯曲的程度应是，当弓丝之上中切牙中缝点与 A 重叠时，弓丝后部应由原来的 O 点移至 5 的位置；而当钳子远中部作舌向弯曲后，弓丝后部应由 5 移至 6 的位置。弓丝末端之舌向弯曲度，则根据牙位及矫治力的大小而定。

下颌弓丝的第一序列弯曲包括在两侧侧切牙与尖牙间，第一前磨牙近中面后移 0.5mm

处，及第二前磨牙与第一恒磨牙邻接部位后移1mm处作外展弯，而无内收弯。弓丝末端亦需作向舌侧的弯曲（图17-4）。

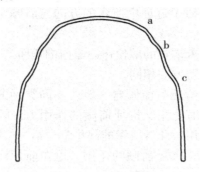

图17-4 下颌弓丝上的外展弯

a、b、c. 外展弯

下颌弓丝开始弯制时，其前部的基本弧度应与 Bonwill - Hawley 图上之前部弧段离开1mm，以使适应上下前牙间存在的正常覆盖关系。这样完成第一序列弯曲的上下弓丝能完全谐调一致（图17-5）。

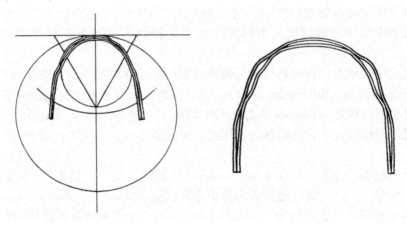

图17-5 上下弓丝弯制后的谐调关系

所有第一序列的弯曲均为水平方向的弯曲，因而弯制后的弓丝应完全保持水平，而不应出现任何其他方向的扭曲。

经第一序列弯曲完成后的上下颌弓丝代表正常牙弓形态的自然弧度。矫治弓丝可以利用其弹力对轻度舌、唇、颊向错位及扭转的牙进行矫治。对于较严重错位牙的矫治，则需在此弓丝的基础上另外添加各种矫治弹簧后才能完成。而弓丝的末端舌向弯，可以防止矫治过程中支抗磨牙的近中向扭转。

（2）第二序列弯曲（second order bend）：第二序列弯曲是矫治弓丝在垂直向的弯曲，这类弯曲可使牙升高或压低，亦可使牙前倾或后倾。第二序列弯曲有后倾弯（tip fack bend）、末端后倾弯（terminal tip back bend）、前倾弯（tip forword bend）及前牙轴倾弯（artistic positioing bend）。

后倾弯的弯制方法：将小尖头技工钳夹住所需作后倾弯的部位，在钳子远中将弓丝向龈向弯曲约30°。于钳子近中部则将弓丝向殆向弯30°。

前倾弯的弯制方法：只是钳子近远中所弯的方向与后倾弯相反，钳子远中向殆向弯而近中向龈向弯。

末端后倾弯：在弓丝插入末端管的部位作向龈向的弯曲。

在上下颌弓丝弯制以上各弯方法相同。

第二序列弯曲中选用后倾弯还是前倾弯一般按不同类别的错殆而定。因为后倾弯可以使后牙升高，前牙压低，同时有防止支抗牙前倾的作用力，因而在前牙深覆殆，或要移动前部牙齿向后的一些病例中选用，此弯放置的部位常在第一、第二前磨牙及第一恒磨牙的部位。末端后倾曲也有防止末端支抗牙前倾的作用，也在前牙深覆殆及矫治前牙移动向后的病例中常规应用。前倾弯的应用与后倾弯相反，可有压低后牙、升高前牙作用，故常用在前牙开殆的病例。

在第二序列弯曲中，上颌弓丝还包括有切牙区的轴倾弯。轴倾弯只在上中切牙和侧切牙部位弯制，使矫治过程中切牙保持正常殆时的轴倾度，以维持切牙的良好外观。

轴倾弯的弯制方法：以小尖头技工钳夹于上颌矫治弓丝之中点（上中切牙中缝处），在钳子的近远中均作殆向弯曲，然后钳子移至弓丝的中切牙与侧切牙之间的部位，在钳子近中部弯向龈向，钳子远中部弯向殆向。这一殆向的弯度应大于龈向的弯度，因正常殆侧切牙的轴倾度大于中切牙的轴倾度。下切牙一般不作轴倾弯，因为正常殆下切牙的轴倾角不大。

第一、第二序列弯曲，在方丝弓矫治器的应用中，可在圆形弓丝或方形弓丝上弯制。

（3）第三序列弯曲（third order bend）：第三序列弯曲只能在方形弓丝上完成。这类弯曲是在方形弓丝上作转矩（torque），而使产生转矩力，转矩力的应用主要为：对矫治牙作控根移动，使牙根作唇颊、舌向的移动，同时，可在拔牙矫治病例中使牙齿移动时保持牙根间平行。

转矩可分为根舌向转矩（lingual root torque）及根唇（颊）向转矩（labial root torque）。由于转矩力本身存在一对力偶，故根舌向转矩亦即为冠唇向转矩（labial crowntorque），而根唇（颊）向转矩亦即为冠舌向转矩（lingualcrown torque）。当对牙齿施以根舌向转矩力时可使牙根舌向移动及牙冠唇向移动。而对牙施以根唇（颊）向转矩力时，可使牙根唇（颊）向移动及牙冠舌向移动。

在矫治弓丝上作转矩弯曲时，需要有两把专用的转矩形成钳，在作根舌向转矩时，将两把钳，以钳头相对的方向夹住弓丝需进行转矩弯曲的部位，左手持钳夹于所需加转矩力弓丝之远中侧，钳头方向应向唇侧，右手将钳子夹于所需加转矩力弓丝之近中侧，钳头方向应向舌侧，两钳子的头部相互靠拢，以左手钳子夹紧固定不动，右手钳子在夹紧弓丝的情况下向龈向旋转，而使产生转矩。转矩的大小与所作旋转的程度有关。这样弯制的转矩为根舌向转矩。而若在左手钳子夹紧时固定不动，右手钳子在紧夹弓丝的情况下作殆向的旋转，则产生的转矩为根唇向转矩。

转矩弯曲可在弓丝的前牙段、后牙段或局部牙位进行，转矩的性质是根据牙齿需要移动的方向而定。

第三序列弯曲即转矩弯曲是方丝弓矫治器中的一个重要特征，是对牙齿进行控根移动的关键步骤。以控制上切牙的根向舌侧移动为例，在矫治弓丝上作了根舌向转矩弯曲后，方形弓丝与托槽之方形槽沟间已从原来的方向一致而改变为形成一定的转矩角，弓丝需稍作旋转后才能插入槽沟。当弓丝插入托槽后由于弓丝的根舌向转矩力使牙根向舌侧移动而牙冠向唇向移动，这种牙齿移动的转动中心比牙齿倾斜移动时转动中心的位置更靠近牙冠。假设转动中心的位置与牙切缘间距和根端间的距离之比为 5：4，则当牙冠向唇向移动 5mm 时，牙根将向舌侧移 4mm。若同时在牙冠上施以使牙冠向舌向、牙根向唇向的倾斜移动矫治力，由于转动中心一般在牙根根尖 1/3 处，切缘至转动中心距与根尖至转动中心距之间的比为5：1，因而当使牙冠舌向移动 5mm 时，则根尖唇向移动 1mm。而这一使牙齿倾斜移动的矫治力与上述转矩共同作用在牙齿上时，则牙冠部可因使唇移 5mm 的力与使舌移 5mm 的力相互抵消而不作移动；牙根部则因舌移 4mm 之力与使唇移 1mm 之力相减使牙根舌向移动 3mm，从而达到控根移动的目的。因此，转矩弯曲为了控根移动，往往要在牙上与另一个矫治力共同作用才能达到牙根移动而牙冠不动的目的。

总结方丝弓的三个序列弯曲，可见第一序列弯曲在水平方向进行，第二序列弯曲在垂直方向进行，第三序列弯曲是进行转矩扭转。

（二）常用的各种矫治弹簧曲。

1. 垂直曲（vertical loop） 有开大垂直曲（open vertical loop）及闭合垂直曲（closed vertical loop）两种。

开大垂直曲：主要用来开大间隙，特别在两个开大垂直曲连用而作为一个加力单位时，则具有使牙舌向，唇、颊向，扭转、升高、压低等作用。

闭合垂直曲：可用来关闭间隙。

2. 带圈垂直曲（vertical helical loop） 比垂直曲的弹性更好，并且矫治力较温和而持久，也分为开大带圈垂直曲（open vertical helical loop）及闭合带圈垂直曲（closedvertical loop）。

3. 垂直张力曲（vertical tensile loop） 主要用来关闭间隙。

4. 水平曲（horizontal loop） 可用来压低、升高及扭正牙齿。单个水平曲常与其他加力单位组合共用，对拥挤错位的牙齿进行矫治，并可作为颌间牵引的拉力钩来使用。

5. 带圈水平曲（horizontal helical loop） 比水平曲的弹性更好，并使矫治力较温和而持久。

6. T 形曲（T loop） 是在水平曲的基础上增加其曲的长度，可使其弹性增大。

7. 匣形曲（box loop） 主要对牙有压低、升高以及对牙齿斜轴的矫治作用。

8. 欧米加曲（omega loop） 常在弓丝末端作为与圆管末端结扎曲。

9. 小圈曲（helical loop） 一般用来作为牵引钩用。

各类矫治曲可在圆形弓丝上或方形弓丝上来弯制，各种类型的弹力曲都在一个矫治弓丝上，针对牙齿矫治的不同需要而组合应用。

（三）移动牙齿的常用方法

1. 前牙唇向后牙颊向开展 对于任何舌、腭向错位所致的牙齿位置异常，均可通过弓丝上的加力装置使之移到牙列的正确位置上。可使用两个或几个开张性垂直曲组成加力单位（power unit）完成这种移位。在前牙反𬌗时使上前牙唇向移位，后牙反𬌗及反锁𬌗时使上后牙颊向开展均可使用这种方法。另外，在弓丝弯制时，使弯制好的带有末端欧米加曲的唇弓外形大于牙弓长度及宽度，结扎于牙列上，即可达到唇向开展前牙、增加牙弓长度及颊向开展后牙、扩大牙弓宽度的全牙弓开展作用。

2. 内收前牙　对于前牙远中有间隙，牙轴唇倾者，需内收前牙，关闭间隙，减小牙弓前段的突度。可在前牙段的两侧远中放置闭合带圈垂直曲或垂直张力曲。将弯制好的唇弓就位时，加力装置应位于2/2 或 3/3 的远中。加力的方法是：用尖钳夹住弓丝的两侧末端，向远中抽动一段距离（1～2mm），直到加力曲出现了外形的改变，然后将弓丝末端向龈向弯曲。随弓丝弹性形变的回复（弹性回复），对前牙产生舌侧移位的力，使前牙后移。需注意的是，这时前牙的后移主要是倾斜移动。

3. 关闭间隙　指上下牙列出现的散在间隙。可用弹力线结扎排齐，或使用链状橡皮圈。若前牙有散在间隙并伴有牙弓前段的轻度前突症状时，也可通过唇弓的弹性结扎来解决。方法有二：①在唇弓的前牙段远中部位各弯制一个小圈曲（helical loop），在同侧磨牙带环拉钩与小圈曲之间挂橡皮圈作颌间牵引；②在唇弓后牙段两侧各弯制一个欧米加曲，使此曲距离牙圆管带环有一定的距离（2～3mm），在带环圆管拉钩和欧米加曲间作弹性结扎，通过弓丝向远中滑动，关闭前牙间隙。此两种方法多用于下牙弓。

当中切牙间出现间隙时，可用如图 17－6 所示的方法关闭。

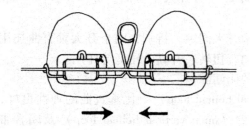

图17－6　关闭中切牙间隙

4. 开拓间隙　局部间隙不足造成的牙齿位置异常，需开展间隙后使错殆牙入列。可用螺旋弹簧进行局部开展。如 4 颊向，间隙不足时，可在 3-5 之间放置螺簧。打开螺簧加力后，使之就位抵住 3 的远中及 5 的近中，当螺簧弹性形变回复时，即产生推 3 及 5 向近远中的力，为 4 开拓了间隙。另外也可在局部放置垂直曲，局部扩大牙弓，从而获得间隙。

5. 拉尖牙向后　减数矫治的患者，一般拔除 4 个前磨牙，需拉尖牙向远中移位，关闭拔牙间隙。可以在尖牙和磨牙之间放置橡皮圈或未经打开的螺旋弹簧作颌内牵引，也可在二尖牙间放置打开的螺旋弹簧，推尖牙向远中移位。在用以上方法牵引或推尖牙向远中移位的同时，应将同一牙列的牙齿结扎于唇弓上，这样在尖牙移位的过程中，除尖牙以外的牙齿均可作为支抗牙，在一定程度上增强了支抗；尖牙也结扎于唇弓上，在其远移的过程中，唇弓可作为引导，使其移入拔牙间隙后，在牙列中获得正确的位置。

6. 防止磨牙前倾及扭转以及后倾磨牙　当以磨牙作为支抗牙，拉尖牙向远中位时，往往会出现磨牙前倾，近中向舌（腭）侧扭转远中向颊侧扭转，而导致磨牙关系的紊乱。可在唇弓弯制时，在唇弓末端插入末端管的部位，弯后倾弯及末端舌向弯，使弓丝插入末端管就位后有一对磨牙后倾以及使其远中舌向、近中颊向转动的力量，以对抗前述牵引尖牙向后所引起磨牙位置的改变。当第一恒磨牙缺失，第二恒磨牙前移而出现前倾时，也可在唇弓上放置附加垂直向正轴簧。

7. 推磨牙往后　多应用口外唇弓，以头颈部作为支抗，使磨牙向远中移位。一般多用于上颌，也有用于下颌者。也可用做增强磨牙的支抗，防止其向近中移位。

8. 压低高位牙，升高低位牙　对于高位或低位错𬌗的牙齿，应使其作根向（压入）或𬌗向（升高）移动。可使用匣形曲、水平曲、带圈水平曲及T形曲完成这种移动。如同时伴有牙齿舌向错位时，还可使用闭合水平曲，使牙齿作𬌗（龈）向移位的同时实现唇向移位。

9. 斜轴牙齿的矫治　可使用匣形曲。也可以在斜轴牙齿的近远中各弯制一个水平曲，一侧起压低作用，一侧起升高作用，称作双水平曲（double horizontal loop），因而使牙由倾斜而直立。

10. 扭转牙的矫治　在前牙可用二联开张垂直曲来矫治牙齿的扭转错位；在后牙段则多用匣形曲来矫正。

11. 减小前牙覆𬌗　在唇弓上弯制后倾弯，压低前牙，升高后牙。

12. 关闭垂直开𬌗　若多个前牙开𬌗，可在唇弓上弯制前倾弯，其具有压低后牙、升高前牙的作用。

四、方丝弓矫治器的基本矫治步骤

1. 第一阶段　排齐和整平。排齐是指水平方向上矫治错位的牙齿（包括颊舌向、近远中向和扭转错位等），形成正常的牙弓形态。整平指的是在垂直方向上矫治牙齿的高低和牙弓不正常的𬌗曲线。排齐和整平常同时开始，有时整平牙弓所需时间较长，对一些严重的深覆𬌗或开𬌗病例，整平的过程应贯穿矫治的始终。只有经过排齐和整平后方可进入第二阶段。矫治弓丝的使用应遵循"从软到硬、从细到粗、从圆到方"的原则。

（1）排齐牙齿：在排齐的过程中牙齿的移动主要是唇舌向、近远中的倾斜移动和扭转。此期多使用刚度小，回弹性好，作用范围大的镍钛丝、多股麻花丝等。初始弓丝一般选用0.35mm或0.40mm的镍钛丝，对一些错位较严重的牙齿，弓丝不用完全入槽，只需轻轻戴上或仅结扎一个翼即可。用镍钛丝将牙弓排齐后，再换用0.40mm或0.45mm带有第一序列弯曲的不锈钢丝。

排齐牙齿的原理是利用弓丝形变产生的回复力作用于牙齿使其移动，同时利用牙齿相互作用（即相互支抗）而使拥挤的牙齿散开。在排齐前牙时会造成前牙唇倾，对于拔牙病例，这样会增加后牙支抗的负担。故此时弓丝末端应在紧靠颊面管后端处回弯以控制牙弓长度，通过拔牙间隙来解除前牙拥挤。对于严重拥挤的病例，应先扩展拥挤处的间隙再行排齐。对于扭转的牙齿应在早期进行过矫正。轻度的扭转可通过将高弹性弓丝结扎入槽来矫正，较严重的扭转错位可在牙的舌侧放置舌侧扣，通过交互牵引来矫正。这时应用较粗的不锈钢丝，且在错位牙的邻牙处弯制阻挡曲。

（2）整平𬌗曲线：整平𬌗曲线应根据不同的错𬌗畸形机制和患者的生长发育而采取不同的方法。这里主要讨论深覆𬌗患者牙弓的整平。对于前牙段牙槽过长或下颌平面角较大而生长发育已停止的深覆𬌗患者，整平应以压低前牙为主；对于后牙段牙槽过低或下颌平面角较小的深覆𬌗患者，则可以升高后牙为主。整平牙弓可用以下方法：①摇椅形唇弓：上颌唇弓用加大的 Spee 曲线唇弓，下颌则用反 Spee 曲线唇弓。如此，可通过压低前牙和升高后牙来整平牙弓的𬌗曲线。这种方法适用于一般的患者，但不适用于下颌平面角较大而生长发育已基本停止的患者；②多用唇弓：多用唇弓绕开尖牙和前磨牙，仅与第一磨牙和四个切牙发生作用。对前牙施加压入力，只要使用得当，前牙压低和后牙升高的比值大于摇椅形唇弓。对下颌平面角较大的病例适用；③平面导板：主要通过后牙升高来配合方丝弓矫治器共同整平𬌗曲线。适用于下颌平面角较低的病例；④J 形钩：通过 J 形钩在尖牙近中部位进行高位牵引从而利用口外力来压低上前牙，适用于前部牙槽过高，有露龈微笑（gum smile）的患者。

另外，如果患者牙弓狭窄则需在排齐整平前矫治，常用的扩弓方法有打开腭中缝和单纯扩展牙弓。如有埋伏阻生牙，也应在此期通过外科开窗正畸牵引到位。如有后牙锁𬌗可通过扩大牙弓和上下后牙交互牵引来解除。

2. 第二阶段　关闭拔牙间隙和磨牙关系的调整。在第二阶段通过前牙的适度内收及上、下颌前、后牙齿移动的协调配合，获得正常的覆𬌗、覆盖和磨牙关系，同时减少牙弓凸度，改善软组织侧貌。这一阶段是矫治过程的关键，应控制好前、后牙移动的比例以及牙齿移动后的正常位置。

（1）关闭拔牙间隙：方丝弓矫治技术中常用的间隙关闭方法是关闭曲法，具体的方式有两种：其一是先在圆丝上用滑动法整体后移尖牙，再使用方丝利用关闭曲完成 4 个切牙的后移和控根；其二是在方丝上应用关闭曲一次完成 6 个前牙的后移和控根。第一种方法前牙后移较后牙前移稍多，前、后牙移动的比例为 60%：40%；第二种方法前后牙移动的比例约为 50%：50%。临床中可根据不同的磨牙支抗来选择关闭拔牙间隙的方法。临床上还能遇到以下两种情况：①需要后牙强支抗：为最大程度地内收前牙，使前、后牙移动比例为 3：1 或 4：1。这时应采用不同方法来增强后牙支抗；②主要以后牙前移来关闭拔牙间隙：此时应增强前牙支抗，可采用分次前移后牙和在前牙区弓丝上加根舌向转矩来解决。

远中移动尖牙一般采用弹力牵引使尖牙在弓丝上滑动。应注意在牵引前需完全排齐和整平牙弓，选用较粗的不锈钢圆丝或方丝作为稳定弓丝，牵引力不宜过大（80～120g 为宜），牵引位置尽量靠近龈向，防止上下颌尖牙的咬合干扰等。用于关闭间隙的方丝应选择 0.018 英寸×0.025 英寸或 0.019 英寸×0.025 英寸的不锈钢方丝。关闭曲应靠近间隙近中向牙齿托槽的远中部位。选择产生力值较柔和的 T 形曲作为关闭曲。弓丝上应有三个序列弯曲，包括前后牙段的转矩、关闭曲前后的人字形曲、为进一步整平牙弓所需的摇椅形弯曲，以及磨牙颊面管前方的外展弯和舌向弯曲。

此期牙齿移动量较大，而且以组牙移动方式为主。关键要控制好前、后牙支抗的分配比例，促进有利的牙齿移动，避免不利的牙齿移动。在正畸临床工作中常遇到需要增强后牙支抗的问题，这里简单叙述仅供临床参考。①可增加支抗牙数并将需要移动的牙齿分开移动：例如第二磨牙上带环，使其尽早加入矫治器系统。另外关闭拔牙间隙时，先移动尖牙向远中再移动切牙，治疗时间增长了，但却有利于保护支抗；②利用颌间牵引调整支抗：Ⅱ类错𬌗常配合使用Ⅱ类颌间牵引，保护和增强上颌后牙支抗，Ⅲ类错𬌗配合Ⅲ类牵引保护下颌支抗；③在支抗磨牙间使用腭杆或舌弓：两侧磨牙通过腭杆或舌弓连成整体，支抗作用增强，上颌横腭杆常被使用；④利用口外力增强口内支抗：口外唇弓是最有效增强上颌支抗的方法，但其效果需要患者良好的配合。在某些情况时也可使用 J 形钩后移前牙来节省对后牙支抗的需求。

当通过内收前牙来关闭拔牙间隙时，应控制其唇舌向的倾斜度。只有当前牙倾斜度大而且所需内收距离小时，才可使用圆丝或在方丝上不加前牙区转矩。当前牙较直立或需内收距离较大时，应使用带有前牙转矩的方丝来内收前牙，从而对前牙进行控制移动，这一点很重要。

（2）矫治磨牙关系：正畸拔牙的目的之一是为调整磨牙关系提供间隙，因此，异常磨牙关系的矫治是第二期的一个重要目的。磨牙关系的调整有以下几种方法：①生长改型：对处于生长发育期的青少年可以使用口外力改变颌骨的生长发育，以达到调整磨牙关系的目的。Ⅱ类患者采用头帽—口外弓抑制上颌发育；Ⅲ类患者通过前方牵引促进上颌发育，抑制下颌发育；②通过关闭间隙时上、下颌前、后牙齿的分差移动来调整磨牙关系：Ⅱ类病例，应该增大上颌前牙后移，减少后牙前移；增大下颌后牙前移，减少前牙后移。对于Ⅲ类病例则采取相反的措施；③通过颌间牵引来矫正磨牙关系：在关闭拔牙间隙的同时使用颌间牵引，能有助于磨牙关系的调整。Ⅱ类牵引能远中移动上前牙，近中移动下后牙，有助于改善磨牙远中关系。Ⅲ类牵引能远中移动下前牙，近中移动上后牙，有利于改善磨牙近中关系。但不可忽视颌间牵引力垂直向的效果，对于有颌面部垂直关系不调的患者应慎用，例如下颌平面角大的患者。如果必须使用则应尽可能减少牵引时间，同时用一些措施防止牵引造成的不利影响。

这里还需强调在矫治中要控制好支抗，尽量避免支抗丧失，这有利于磨牙关系的矫治。

3. 第三阶段　牙𬌗关系的精细调整。此阶段所进行的是牙𬌗关系的精确调整，对于最终牙𬌗关系的确立和稳定有重要的意义。第三阶段需要从事以下工作：

（1）确定切牙的正确转矩：对切牙转矩的控制最好在第二阶段进行，在间隙关闭后再进行控根则难度较大。但当原始切牙位置较直立且需较大内收时，最终切牙的转矩常常不足。这时，要确立正确的转矩需要在原弓丝上增大转矩，或使用控根辅弓。一般需要 3 个月或更长的时间起作用。

（2）拔牙区两侧牙齿的根平行：拔牙区两侧的牙齿应以整体移动的形式进入拔牙区，如果牙齿在移动中发生倾斜，治疗结束时将出现拔牙区两侧牙齿的牙冠接触而牙根分开。这在全口牙位曲面体层 X 线片上可以清楚地显示。此时，可在弓丝上弯制匣形曲或水平曲来正轴，但需确保在正轴的同时保持关闭拔牙间隙后的牙弓长度，以防拔牙间隙复发。

（3）确定正确的牙齿邻面接触关系：相邻牙齿接触点关系不正常表现在个别牙齿位置不正常，这多由于托槽位置不正常造成，最常见于第二前磨牙。矫正的方法是重新黏结托槽于正确位置。

（4）牙齿大小不调的处理：常遇到上颌侧切牙为过小牙，下前牙牙量过多。这时，可保留侧切牙两旁间隙以后修复，也可对下前牙片切。

（5）中线不正的矫治：明显的中线偏斜应在治疗设计、治疗早期开始处理，在关闭拔牙间隙时尽可能利用牙齿的不对称移动来加以矫正。在第三期只能对小量的中线不正进行矫治。如果由于个别牙齿的𬌗干扰引起下颌位置的偏斜，应调整个别牙的位置或调𬌗处理。如果是由于牙齿位置引起上下牙弓中线不正，可用不对称牵引来解决。此时，应使用较粗的不锈钢丝作为稳定弓丝，并应注意𬌗平面是否发生倾斜。

（6）牙弓间宽度的调整：此阶段应注意上下牙弓宽度是否协调。如果某一牙弓较窄则需扩弓，此时常用加宽的弓丝或使用粗扩展辅弓矫正。但应注意扩弓时的前牙覆𬌗覆盖关系。

（7）牙弓间垂直关系的过矫正：对于前牙深覆𬌗的矫治可使用摇椅形唇弓。前牙小量开𬌗若由于下颌 Spee 曲线过度整平引起，则在下颌用加大 Spee 曲的唇弓并可使用前牙区垂直牵引。

（8）牙弓间矢状关系的过矫正：对于Ⅱ类错𬌗应将前牙矫治到浅覆𬌗、浅覆盖、磨牙中性偏近中，并维持夜间使用Ⅱ类颌间牵引 6~8 周。对于Ⅲ类错𬌗应使用Ⅲ类颌间牵引，适当增大前牙覆盖有利于最终结果的稳定。

（9）牙𬌗关系的最后确立：在去除矫治器前 4~8 周停止使用颌间牵引或口外力，用细圆丝为完成弓丝，以允许后牙咬合关系的自由调整。必要时使用多种颌间垂直牵引，也可考虑将弓丝截断成为片段弓后再行垂直牵引。

4. 第四阶段　保持。方丝弓矫治器去除后应进行保持，可采用不同的方法。活动保持器常用 Hawley 保持器、牙齿正位器或改良的功能性保持器。固定保持器为固定唇弓或舌弓，可长期保持，一般多用于下颌前牙区。

保持时间根据患者年龄、错𬌗种类和程度、矫治方法和矫治持续时间等因素不同而有较大差别。一般至少应保持一年半，成人保持时间相应延长。

方丝弓矫治技术从矫治设计到保持结束是一个连续的过程，在临床工作中应重视矫治过程的每一个环节，并在其中不断探索和实践，从中总结经验和教训，使矫治水平不断提高。另外，任何一种矫治技术都不是孤立存在的，临床医师应该能将不同技术融会贯通、灵活掌握，从而使矫治后患者达到功能与形态的统一并保持长期的稳定。

（耿　华）

第二节　差动矫治技术——Begg 细丝弓技术与Tip - Edge 直丝弓技术

按照牙齿移动的方式，可将固定矫治技术分为两大类或两大系统。一类是整体牙移动（bodily tooth movement）技术，包括 edgewise 方丝弓技术及传统的直丝弓技术，其代表是 Tweed - Merriffild 标准方丝弓矫治技术。尽管使用率低，但它是 edgewisex 系统的基础技术，被称为教学技术（teaching technique）。另一类是差动牙移动技术（differential movement technique），包括 Begg 细丝弓矫治技术和 Tip - Edge 差动直丝弓矫治技术，其中，Begg 细丝弓技术是这一系统的基础技术，也可称之为差动矫治技术系统的教学技术。

所谓差动牙移动方式，是指首先容许牙冠倾斜移动，然后再进行根直立，可达到间接整体牙移动。

20 世纪六十年代到七十年代，有两大支柱，即 Tweed - Memffild 标准方丝弓矫治技术（整体牙移动技术）和 Begg 细丝弓矫治技术（差动牙移动技术）。进入直丝弓时代，仍有两大支柱，即属于整体牙移动技术系统的传统直丝弓矫治技术和属于差动牙移动技术系统的 Tip - Edge 直丝弓矫治技术。如果能较好地了解或掌握 Tweed - Merriffild 标准方丝弓技术和 Begg 细丝弓技术的基本理念或内容，将会有助于更深刻地理解传统直丝弓技术和 Tip - Edge

直丝弓技术的精髓。

　　这里重点介绍 Begg 细丝弓矫治技术，以更好地理解 Tip - Edge 直丝弓技术的要点。

一、Begg 细丝弓矫治技术

　　Begg 细丝弓矫治技术是澳大利亚的正畸先驱 P. R. Begg 医师于 20 世纪 30 年代开始研制，根据其二三十年的临床经验和科学研究而创立、发展起来，然后在 50 年代公布的。几十年的临床实践证明，这是一项高效能的矫治技术。在当今矫治技术迅速发展的进程中该技术的一些重要理念一直被广泛地采用。

（一）Begg 矫治技术的发展简史

　　1924 年 3 月—1925 年 11 月，Begg 医师在美国加利福尼亚州的 Angle 口腔正畸学院学习口腔正畸技术。他参与了 Angle 矫治器的研制工作，这就是 edgewise 方丝弓矫治技术。

　　1926 年，Begg 医师在澳大利亚南部的阿得莱得独立从事正畸门诊工作。他使用 edgewise 矫治器进行不拔牙或拔牙矫治。数年后，他发现，edgewise 矫治器在快速关闭拔牙间隙和减轻深覆𬌗方面的效果不太理想，因此，他开始设计自己的弓丝——细圆丝。Begg 认识到，Angle 最初选用方丝弓主要是要利用金铂丝的物理性质，如果使用比较有力的不锈钢丝，则效果欠佳。他还观察到，在方托槽上即使使用圆丝弓也会引起不利的根运动，以至于大大加重口内支抗的负担，使支抗牙容易产生不期望的前移。为了避免这些问题，Begg 丢弃了宽翼方托槽，开始使用过去曾使用过的带状弓托槽，只是其槽沟口朝向龈侧，而不是𬌗向，这就是所谓的 Begg 托槽。

　　在 Begg 托槽上使用细圆丝可使牙齿沿着尽可能小阻力的路线被压低或倾斜运动，牙根不至于被迫向皮质骨施加可引起组织损伤、推迟牙运动、使口内支抗负担加重的抗力。因此，口内支抗是可行的。

　　20 世纪 40 年代初，Begg 结识了澳大利亚墨尔本大学的金属冶炼专家 AJ Wilcock，两人经过多年合作，研制出一种冷拉伸、热处理弓丝。它的硬度和弹性之间趋于平衡，且具有几无应力衰减的特性。这种不同寻常的弓丝使 Begg 能顺利打开前牙深覆𬌗，同时，能有效地控制牙弓形态，保持磨牙的稳定性。在此基础上，Wilcock 还研制了适应于 Begg 托槽的栓钉和特殊颊面管等零部件。

　　Begg 在研制新矫治器的同时，还以文明影响尚未到达澳洲大陆之前的土著人头颅骨为对象，研究了人类牙齿的自然磨耗。1939 年，他写出了题为《人类颌骨和牙弓在演化过程中的减小和退化》的博士论文，为他以后制定矫治标准奠定了理论基础。1954 年，Begg 总结磨耗𬌗的研究工作，又发表了著名论文《石器时期的人类牙列》。在文章的末尾，他公布了他的新技术——圆丝技术，主张在改良的带状弓托槽（即 Begg 托槽）上使用直径为 0.46mm（0.018 英寸）的不锈钢圆丝。尽管该文所描述的技术内容与现在的 Angle 技术有较大的差别，而且治疗结果也尚未完善，但是它仍引起了巨大反响，受到了包括 S Atkinson，R Strang 和 Tweed 等一些著名正畸专家的关注。

　　1956 年，Begg 介绍了差动力（differential force）概念，为他设计的新矫治器奠定了又一个理论基础。在文章中，他提及每年用 Begg 技术矫治 200 多位患者，证实他的技术和理论能够产生满意的结果，而且在所有类型的错𬌗畸形的矫治中均缩短了疗程。他的文章被全世界的正畸学者一读再读，预示着这是一场正畸发展史上的变革。

美国的 H D Kesling 医师为 Begg 的论文所吸引，于 1957 年到澳大利亚，花了几周时间，向 Begg 学习新技术。返美后，Kesling 等放弃了 Tweed 方丝弓技术，改用 Begg 技术，且不断地改进其附件和弓丝。他们取得的结果证明，Begg 技术能打开深覆𬌗、矫治前后关系不调，使基骨上的前牙重新定位，矫治时间相对缩短。1959 年，150 名正畸医师来到了 Kesling 和 Rock 的正畸中心，当看到 Kesling 所展示的 100 例用 Begg 技术矫治完成的病例后，纷纷要求组织培训。这样，第一个 Begg 技术学习班于 1959 年 7 月在美举办。这些医师学完回去后，均开始使用 Begg 技术。

就在 Begg 技术的支持者在美国努力工作的同时，Begg 在澳大利亚又发展了他的技术，具体内容如下：

（1）使该技术更加成熟，其矫治质量已达到有经验的 edgewise 正畸医师所达到的水平。

（2）将该技术分为三期，每期有一定的矫治目标。

（3）发明了前牙控根附件。

（4）介绍了有关的近远中正轴簧，达到了个别牙的根运动。

（5）建议取阶段模型，以便更容易教和学。

自从 1960 年以来，数百个 Begg 学习班在世界各地举行，1 400 多位正畸医师参加了 122 个由 Kesling 正畸中心举办的学习班。由 Begg 和 P C Kesling 合著的《Begg 正畸理论和技术》（1977）一书已译成数国文字。1964 年，"北美 Begg 正畸协会"成立，接着欧洲、日本和澳大利亚也先后成立了"Begg 正畸协会"。

Begg 矫治技术于 20 世纪 80 年代初引入我国，于 1988 年 6 月在广州第一次召开了包括 Begg 矫治技术的固定矫治器学术会议。目前，Begg 技术正在全国得到普及和提高。

（二）与 Begg 矫治技术有关的诊断问题

在正畸临床所遇到的错𬌗畸形中，牙齿拥挤约占 70%。因此，多数正畸病例的诊断存在着决定是否拔牙的问题。然而对于同一病例是否拔牙，不同的正畸医师可作出不同的诊断。可以说，在正畸治疗中，最容易引起争论的病例，莫过于需要拔牙的病例了。这主要是由于拔牙的决定往往取决于众多的因素，例如错𬌗的类型、严重程度、治疗目的、医师的技能和经验、患者的年龄、牙齿的条件、所使用的矫治器、骨骼类型，患者的预期、合作程度及患者的意愿等。根据 Begg 技术的理论，医师还应考虑在矫治期间和治疗后牙齿不断近中移动及垂直萌长的影响。

在使用 Begg 技术时，如果要作出正确诊断，除了其他因素外，还应仔细考虑其矫治技术和矫治器的效能及用途。已经证实。Begg 矫治技术可以矫治最为严重的错𬌗畸形，无论是拔牙病例还是非拔牙病例。换言之，该矫治器的局限性很小。拔牙与否可以根据患者需要而定。减数的目的往往在于使现有牙弓长度与牙量达到平衡，且可增加稳定性，防止矫治后复发和牙齿的近中移动。应用 Begg 技术矫治安氏Ⅱ类与Ⅲ类颌间关系不需要减数。

如果认为通过减数较为理想且选用 Begg 矫治技术治疗，那么还应作出进一步的选择，即拔哪些牙。

一般习惯于拔除 4 个第一前磨牙，但有些错𬌗患者可通过拔除 4 个第二前磨牙获得最佳矫治效果。当然，根据患者具体情况，也可能有其他拔牙选择的方案以达到最佳矫治目的。但是，一般不主张单颌拔除第一或第二前磨牙，因为这种拔牙治疗后的牙𬌗多数不理想或不稳定。

对于需要间隙不多或比拔除 4 个第一前磨牙少的一些边缘或临界病例，有时可以通过精细而有计划的牙齿近远中减径或片切来获得成功，甚至少数病例可能需要既减数又减径。

有时，对同一患者供选择的方案很多，以至于应用不同的治疗方案或诊断均可以获得成功的矫治。当然，最终的𬌗关系、侧貌和稳定性可因诊断的选择、矫治方案不同而有所差异。

需要特别注意的是，使用 Begg 矫治技术时，不要用推磨牙向远中移动作为增加牙弓长度的方法。应根据磨耗𬌗研究所获得的知识作出诊断，必须理解在人的一生中后牙具有向近中移动或移行的趋势。矫治设计要顺应这种近中移行而不是使之逆转。显而易见，不需要应用口外力，在使用差动力技术时，口外力可能产生有害的作用。

为了帮助确定 Begg 矫治技术所引起的牙齿和牙槽骨改变，了解 Williams 的研究是很有价值的。他先假设，以后又证实了切牙后移的量与前牙、后牙之间各自的根表面积有关。当考虑是否拔牙的诊断决定时，Williams（1969）关于下切牙相对于 A－P 线的前后位置和下面软组织轮廓之间相互关系的研究，确立了把下切牙相对该线的关系作为一个重要而简单的诊断工具。

在作出正确诊断的过程中，精确采取患者的牙𬌗记录模型，摄取全口牙位曲面体层 X 线片和头颅侧位 X 线片以及牙𬌗颜面照相，是必要的。头颅侧位 X 线片的测量分析应包括上述的下切牙切缘与 A－P 线的关系。即应用 A－P 线协助诊断和治疗。

应用 A－P 线可以帮助确定患者是否需要拔牙。可用"是"或"否"来回答以下 5 个问题。

（1）排齐下颌牙齿是否要使下切牙切缘前移远离 A－P 线？

（2）减小下颌 Spee 曲线的曲度是否要使下切牙切缘前移远离 A－P 线？

（3）调整或矫正磨牙关系是否会损失过多的支抗，致使下切牙切缘前移远离 A－P 线？

（4）上牙槽座 A 点的改建（合并上切牙整体后移）是否会改变 A－P 线的位置，导致下切牙切缘前移远离 A－P 线？

（5）在下颌生长或矫治期间，下颌的调位是否将改变 A－P 线的位置，使下切牙切缘前移远离 A－P 线？

如果对上述问题的回答均为"否"，则表明该病例不需要减少牙量（减数）。如果一个或一个以上的答案为"是"，则表明该病例需要减数或减径。

（三）组成部分

Begg 矫治器已经历了近 30 年才发展到今天的状况，因此有必要介绍一下目前所通用的装置。

1. 托槽　Begg 技术使用改良式带形弓托槽，它含有槽沟和竖管。其槽沟的规格为 0.51mm × 1.14mm（0.020 英寸 × 0.045 英寸），以容纳一根 0.51mm（0.020 英寸）的弓丝加上一根 0.41mm（0.016 英寸）的控根辅弓（必要时）。其竖管内可插入栓钉。这种托槽的最大特点是允许牙齿在各个方向上自由地作倾斜移动，即三维空间运动；还容许牙齿沿着弓丝滑动。该托槽分焊在带环上的托槽和直接黏着在牙面上的托槽两种。

2. 带环及颊面管　Begg 矫治器：在支抗牙上及已萌出完全的其他牙上可黏着带环，因此它也可被称为多带环矫治器。目前有效的牙釉质黏合剂已在正畸临床得到广泛应用，因此 Begg 托槽可直接黏着到牙面上。而带环主要装置在支抗磨牙上，如第一恒磨牙上。国外多使用工厂制作的预成带环，有不同型号，按需要选用。也可以由技术员个别制作，要求带环与牙齿的解剖形态一致，与牙面密合，固位好，切缘或耠缘不得妨碍咬合，龈缘处不得刺激牙龈组织。

在支抗磨牙带环的颊面焊有圆管和牵引拉钩。圆管的内径为0.91mm（0.036英寸），长为6.4mm（0.250英寸）。该圆管允许唇弓在其中自由地近远中滑动。有时为了控制支抗磨牙颊舌向的倾斜度，而用扁圆颊管，其内径为1.82mm×0.61mm（0.72英寸×0.024英寸），长为5.08mm（0.20英寸）。该扁圆颊管与唇弓末端双折弯曲相接触，两侧颊管的扁圆口径可为角度控制和弓丝自由滑动之间提供最佳平衡。

3. 弓丝　Begg技术的成功实施要求配备高质量的不锈钢丝。Begg医师曾反复说过："如果没有A J Wilcock专门制造的高质量弓丝，发展该技术简直是不可能的。"这是一种硬而弹力很大的弓丝，俗称澳大利亚弓丝。这种弓丝的硬度与弹性之间趋于平衡，且应力衰减极慢，临床实验6个月应力几无衰减。这些特性保证了Begg技术在迅速打开咬合的同时，又能控制牙弓形态和保持磨牙的稳定性。

根据直径，这种弓丝分0.36mm（0.014英寸）、0.40mm（0.016英寸）、0.45mm（0.018英寸）和0.51mm（0.020英寸）等不同规格。可根据不同的矫治阶段，选择不同规格的钢丝。

目前，国内已有类似澳大利亚弓丝的钢丝问世，这将有助于该项技术的开展。

4. 栓钉（pin）　主要用作将弓丝固位于托槽槽沟内，即将栓钉插入托槽的栓道中而起固定作用。常用的栓钉有4种类型：①安全栓钉：多用于第一、二期，此栓钉不妨碍牙齿的近远中倾斜移动；②常规栓钉：主要用于第三期，对牙齿各个方向的移动作较为严格的控制；③钩形栓钉：亦常用于第三期，可牢固地将弓丝和转矩弓锁在槽沟内；④T形钉：可禁止牙齿自由地近远中倾斜，主要用于正轴后对牙齿起稳定作用。

5. 弹力皮圈　分单圈和链式皮圈两种。主要用于关闭牙弓内间隙，矫正磨牙扭转。这类皮圈不仅要求弹性好，而且亲水性少，可较长时间在口腔环境中保持其强度。

6. 螺旋正轴簧　该簧带一臂弯与其弹簧圈成90°。包括两种：一是矫正斜轴的竖直簧；另一种是矫正扭转的簧。使用时，簧的一条臂垂直插入托槽管内，另一水平臂勉强置于主弓上，以激活弹簧或使弹簧加力。这两种正轴簧均十分有效。正轴簧可由0.30mm（0.012英寸）或0.36mm（0.014英寸）的高弹性钢丝制成。主要用于矫治的第二或三期。

7. 排齐辅弓　可由0.40mm（0.016英寸）或0.45mm（0.018英寸）的多股辫状丝或钛镍丝制成。该辅弓总是与更硬且更有抗力的主弓丝联合使用。这样辅弓的排齐牙齿作用和主弓的打开咬合作用各尽所能，互不干扰，更加有效。通常在矫治第一期用。

8. 转矩辅弓　该辅弓主要用作控制切牙的转矩运动。它对于一个切牙或多个上切牙的转矩运动均很有效。该辅弓的直径总是比主弓要细一些，主要用于治疗的第三期。

以下是常用的几种转矩辅弓。

（1）四曲突切牙控根辅弓：它由0.40mm（0.016英寸）或0.36mm（0.014英寸）的高弹性钢丝弯制四个龈向切牙曲突而成，常与0.51mm（0.020英寸）的主弓联合使用。多用于上切牙的腭向控根。对于安氏Ⅲ类错耠病例也可用于下前牙；但在应用前需检查下切牙舌侧的牙槽骨板是否足够厚。

（2）交互转矩辅弓：它是由两个龈向中切牙曲突和两个耠方水平臂突组成的辅弓。其龈向曲突可产生腭向根转矩力，而殆向水平臂突可产生唇向根转矩力。通过中切牙和侧切牙之间辅弓的方向逆转，可产生交互控根或转矩的作用。如果侧切牙先于中切牙完成根的移动，可将辅弓的侧切牙曲突在其托槽的远中钳断，这样中切牙的曲突仍有足够的力达到腭向控根。该辅弓适于上侧切牙完全腭向错位的情况。

（3）短曲突控根辅弓：它是由两个龈向中切牙曲突和两个龈向侧切牙短臂突组成的辅弓。它不需要固定入尖牙托槽沟内，易于操作控制。如果用 0.45mm（0.018 英寸）的弓丝制成，可产生相当于 0.40mm（0.016 英寸）辅弓固定于尖牙托槽后所产生的转矩力。

（4）个别牙转矩辅弓：它是由个别曲突构成的辅弓，用于个别牙的转矩移动。辅弓的长度至少应越过一个邻牙，且要与牙弓形态一致，以达到最大的转矩效果。

该辅弓上的曲突是朝向龈方还是殆方，取决于临床需要。若曲突朝向殆方，则可产生唇向根转矩移动。

（5）一对一交互转矩辅弓：它是由两个形状相同、方向相反的水平臂突组成的辅弓，主要适用于两个相邻牙齿需要相互反向转矩移动的病例，常用于下前牙。使用时，辅弓两端的加力程度应避免过大。

（6）下切牙唇向控根辅弓：它是由四个殆向水平臂突组成的辅弓。用于对四个切牙的唇向根转矩移动。如果第三期下前牙明显前倾或唇倾时，可用之。该辅弓入托槽时，可无需先去除主弓，而直接置于主弓的切方，其两侧应通过尖牙托槽沟。加控根力的短曲应插在主弓的舌侧。辅弓一般不需要固定结扎，但出于安全和保险起见，可在中间一个牙齿上结扎固定。

（四）Begg 矫治技术的原理

1. 殆的生理磨耗　Begg 研究了石器时代晚期的澳洲土著人的牙殆情况，他发现这些土著人不仅具有广泛的殆面及邻面磨耗，而且几乎不存在龋齿、牙周病及牙齿拥挤现象。随着这种硬质而粗糙食物引起的牙磨耗，牙弓特别是下牙弓不断向前调位，牙尖磨平，覆殆消失，以至于前牙对刃，后牙近于安氏Ⅲ类殆关系，第三磨牙的迟萌或阻生得到避免。他和其他学者认为，这些石器时代人类的磨耗殆实例反映了人类真正的牙殆情况而非病理现象。换言之，这种磨耗殆应是人类唯一的实际正确殆，而现代人教科书的"正常殆"概念是不正确的。

虽然石器时期人类的磨耗殆是功能、形态上所表现的正确殆，但 Begg 进一步认为，把错殆患者牙齿矫治成磨耗殆是不现实的，而是应该把一些有价值的措施结合到正畸中去。

（1）在安氏Ⅰ类和Ⅲ类错殆的矫治中，为了取得最佳结果，Begg 技术要求将前牙矫治成对刃关系，几乎成为Ⅲ类殆。

（2）牙量骨量不调的预测：虽然现代人缺乏牙磨耗，但牙齿仍前移不止，因此，设法减少牙量以替代原始人类的自然磨耗，则是必要的。Begg 认为，以前所预测应减少的牙量往往估计过低。为了准确估计，用 Kesling 模型重排牙诊断法更为精确。他主张应拔除 4 个第一前磨牙，而不是 4 个第二前磨牙，许多患者以后还需拔除 4 个第三磨牙。

上述结果为 Begg 技术的矫治标准奠定了理论基础。

2. 差动力（differential force）　1956 年，Begg 介绍了差动力概念。这是以 Storey 和 Smith（1952）的方丝弓矫正研究为基础的。该研究结果表明，尖牙整体后移的最高效力值范围是 150～200g。在此范围内，尖牙可以最快速整体后移而极少损伤组织，且磨牙无明显前移。随着力的增加，尖牙后移速度放慢，直至停止。但支抗磨牙开始前移，其最高效力值范围为 300～500g。这些结果使 Begg 深受启发，他认为上述研究符合差动力的原理，并恰恰证实了他的技术的可行性。Begg 技术的有利条件在于其托槽设计容许牙齿倾斜移动，因而利用细丝弓，使用微力（60～70g），就能使根面积较小的前牙远中倾移，而根面积较大的磨牙不动。

（1）差动力的意义：根据差动力的原理，当单根的前牙和多根的后牙之间使用交互微力时，前牙相对移动快，而后牙几乎不动。如果较大的力应用于同一情况，则后牙趋向于近中移动，而前牙运动受阻。这实际上是不同牙齿对同一力的"不同反应"（differential reaction），这就是差动力的根本意义。Begg 矫正技术非常巧妙地遵循了差动力原理。

（2）关于口外力：由于 Begg 技术使用微力，充分利用了有利的差动力原理，因而成功地解决了口内支抗问题。这样，就不需要口外支抗了。Begg 认为使用口外力是有害的。避免使用口外支抗是正畸临床学的一个重大改进。

（五）适应证

原则上可矫治恒牙期的任何类型的错𬌗畸形。

（六）临床应用

Begg 技术把整个矫治过程分为三期或三个阶段，其优点是便于掌握。每一期均有专门的矫治目标；每一期的矫治过程均是在上下牙弓同时进行；每一期上下牙弓的矫治完成后，再进入下一期。

第一期

1. 矫治目标

（1）打开（或关闭）前牙咬合，使前牙达到对刃关系。

（2）解除前牙拥挤（或关闭前牙间隙），排齐前牙。

（3）矫治磨牙反𬌗和锁𬌗。

在上述 3 个矫治目标中，第一个使前牙达到对刃关系最为重要。也就是说，如果前牙覆𬌗问题没解决的，就不宜进入第二期。

2. 达到第一期矫治目标的方法

（1）用 0.40mm（0.016 英寸）的高效能（高弹性、无疲劳）弓丝制作带牵引圈的唇弓，在磨牙颊管近端约 5mm 处弯制适当的后倾曲，以打开咬合和保持支抗磨牙的直立位置。同时，每例要维持 50～70g 的 Ⅱ 类牵引力；如果是安氏 Ⅲ 类错𬌗，则应进行持续的 Ⅲ 类牵引，以开始矫正近远中关系。

（2）在每个拥挤前牙的近远中弯制垂直曲，以解除前牙拥挤。如果尖牙远中存在间隙，也可用直唇弓配合较细的排齐辅弓，达到排齐前牙。排齐辅弓应使用柔韧而弹性好的金属丝。当前牙排齐后，应用细钢丝进行尖牙结扎。

（3）在尖牙至尖牙之间挂橡皮圈或橡皮链，可达到关闭前牙间隙的目的。

（4）改变唇弓的宽度并配合交互牵引，以矫治磨牙反𬌗。必要时，可进行上颌快速扩弓，保持一稳定阶段后，再戴 Begg 矫治器。

第一期大致需要 3～7 个月不等，可以每月复诊一次。

第二期

1. 矫治目标

（1）保持所有在第一期所取得的矫治结果。①前牙达到切刃相对关系；②前牙排列整齐而无间隙；③后牙反𬌗得到矫治。

（2）关闭后牙间隙。如果可能和必要，使上前牙达到舌倾程度。

（3）调整磨牙关系至Ⅰ类𬌗关系。

（4）过矫正扭转的前磨牙。

（5）矫治前磨牙垂直向的位置不调。

2. 达到第二期矫治目标的方法

（1）使用0.45mm（0.018英寸）或0.50mm（0.020英寸）弓丝弯制带牵引圈的平直唇弓，其支抗后倾曲的角度要适当减小，以维持前牙对刃和保持适当的牙弓形状为原则。

（2）用细金属丝作尖牙结扎。

（3）进行颌间牵引和上下颌颌内牵引，即"Z"字形牵引。如果希望前牙继续后移，以达到舌倾程度，则牵引力仍维持在50～70g。如果需要后牙前移以关闭剩余拔牙间隙和调整磨牙关系，则牵引力应加大至170～280g。必要时，尖牙可加"制动闸"，以阻止前牙进一步后移。

（4）当剩余拔牙间隙关闭时，对于存在第二前磨牙扭转的病例，可在该牙的颊舌侧分别黏着托槽及纽扣钉，结合水平正轴簧和皮圈进行扭转牙的矫治。根据情况，使主弓丝及早进入前磨牙的托槽沟内，以便作垂直向的矫治，并调整和维持牙弓形状。

第二期矫治期间，可每2～4周复诊一次。对于非拔牙病例，无第二期。

第三期

1. 矫治目标

（1）保持所有第一、二期取得的矫治结果。

（2）获得所有牙齿理想的轴倾度和倾斜度。

2. 达到第三期矫治目标的方法

（1）主弓丝仍用0.50mm的平直唇弓。该唇弓在磨牙颊管远端弯制一曲，以保持牙弓长度，并维持必要的颌间牵引。

（2）用正轴簧矫治尖牙及前磨牙的近远中轴倾度。

（3）用转矩辅弓与主弓联合进行切牙转矩矫治。

第三期必须用0.50mm或更粗的弓丝作唇弓，以使正轴簧和转矩辅弓有效地发挥作用，而又能维持牙弓形态的稳定。由于转矩辅弓及正轴簧产生的矫治力持续时间较长，患者可每一个半月至两个月复诊一次。

3. 保持　如果有条件，可以让患者矫治后戴正位器（positioner），以进一步进行𬌗的微小调整。最后，让患者戴用Hawley活动保持器半年至一年，甚至更长的时间，以稳定最终的矫治结果。

二、Tip – Edge 直丝弓矫治技术

Tip – Edge 直丝弓矫治技术是美国 Kesling 医师着手研制并于1987年公布的先进技术。该技术的核心装置是 Tip – Edge 托槽（图17 – 7）。这种托槽形状像 edgewise 方托槽，但能提供差动牙运动（differential tooth movement），即这种改良的 edgewise 托槽的槽沟在持续轻

力作用下，能使牙冠倾移，然后进行根直立控制矫治。同时，能够提供类似传统直丝弓矫治器的预定最终牙冠倾斜度和转矩角度。

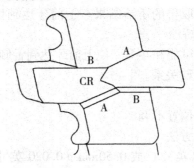

图 17 - 7　Tip - Edge 托槽

该托槽容纳弓丝的槽沟大小为 0.022 英寸 ×0.028 英寸，它具有自行增加垂直空间（可达 0.028 英寸），以利于牙冠倾移的特点。这在弓丝更换逐渐变粗时（从 0.016 英寸到 0.022 英寸），不会使弓丝变形或发生弯曲。

这种托槽的侧翼提供了最大程度的旋转控制，甚至当牙齿倾斜时也无问题。另外，托槽体窄而美观，托槽翼在弓丝后面，不易被看到。

每一托槽有一竖直的槽沟，可插入旋转簧或直立簧，可使倾斜移动的牙齿得到正轴，达到间接整体牙移动的效果。该竖直的槽沟还可插入 T 形钉等附件或穿入结扎丝，以利于舌向错位牙的矫正。

21 世纪初，Kesling 又将该托槽进行了改进。在托槽体的基底部分增加了水平管道，可以插入 TiNi 丝，以有利于正轴。从而可以抛弃繁琐的正轴簧，使第三期矫正更加便捷，便于普及该技术。

Tip - Edge 托槽是一种应用差动力理念，在多数正畸医师都熟悉的 "edgewise" 硬件中实现差动牙移动的矫治器系统。这种普遍接受的 edgewise 型托槽使原先学习过传统 edgewise 课程的学生和医师更容易接受 Tip - Edge 技术。他们需要的是设法学习的熟悉该技术的软件——差动力及差动牙运动。对于熟悉 Begg 技术的医师来说，很容易接受 Tip - Edge 技术。其硬件对这些医师将具有更大的吸引力。

（耿　华）

第三节　直丝弓矫治器

20 世纪 60 年代，Andrews 研究了 120 名未经正畸治疗的正常𬌗恒牙列，于 1972 年提出了正常𬌗六项标准（six kevs to normal occlusion）。在此基础上设计出直丝弓矫治器的系列托槽与颊面管。新的矫治器源于方丝弓矫治器，但托槽中包含了轴倾角、转矩角且有不同槽底厚度，因而不需要像方丝弓矫治器那样在弓丝上弯制第一、二、三序列弯曲，一根有基本弓形的平直弓丝托槽，就可以完成牙齿三方位的移动；治疗结束时，完成弓丝也完全平直，所以 Andrews 将这一矫治器命名为直丝弓矫治器（straight wire appliance 简称 SWA）。在后来的文献中，有的作者又称直丝弓矫治器为预调矫治器或预置矫治器（preadjusted appliance）。

一、直丝弓矫治器的理论基础

正常殆六项标准（six keys to normal occlusion）是直丝弓矫治器的理论基础。Andrews 直丝弓矫治器的理念和托槽所包含的数据都源于这六项标准。正常殆六项标准是 Andrews1972 年提出的，稍后，他将正常殆改称为最适宜殆（optimal occlusion），并对六项标准做了进一步说明。

（一）磨牙关系

上颌第一恒磨牙近中颊尖咬合于下颌第一恒磨牙近中颊沟上；同样重要的是上颌第一恒磨牙的远中颊尖咬合于下颌第二恒磨牙近中颊尖的近中斜面上，上颌尖牙咬合于下颌尖牙和第一前磨牙之间。

（二）牙齿近、远中倾斜（冠角、轴倾角）

牙齿临床冠长轴与殆平面垂线所组成的角为冠角或轴倾角（tip），代表了牙齿的近、远中倾斜程度（图 17 - 8）。临床冠长轴的龈端向远中倾斜时冠角为正值，向近中倾斜时冠角为负值。正常殆的冠角大都为正值（图 17 - 9）。

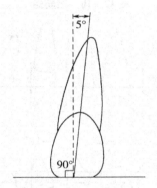

图 17 - 8　牙齿的轴倾角

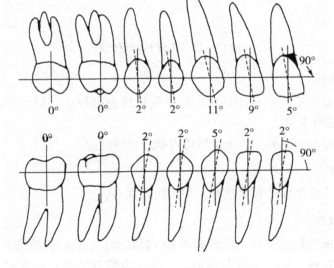

图 17 - 9　正常殆的轴倾角为正值

（三）牙齿唇（颊）－舌向倾斜（冠倾斜、冠转矩）

牙齿临床冠长轴的唇（颊）舌向倾斜度称为冠倾斜或冠转矩（torque）。不同牙齿有不同的冠转矩：上切牙冠向唇侧倾斜而下切牙冠接近直立（图 17-10）；从尖牙起，上、下后牙牙冠都向舌侧倾斜，磨牙比前磨牙更明显（图 17-11）。

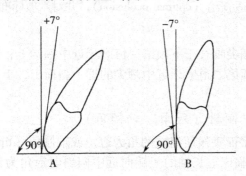

图 17-10 冠转矩

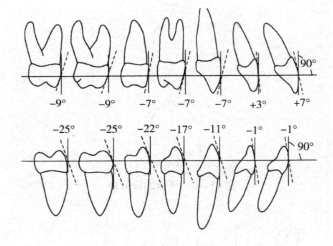

图 17-11 正常𬌗的冠转矩

（四）牙齿旋转

正常𬌗应当没有不适当的牙齿旋转。后牙旋转后占据较多的近远中间隙；前牙正好相反，占据较少的近远中间隙。

前牙旋转占据较少的间隙，后牙旋转后占据较多的间隙

（五）牙间隙

正常𬌗牙弓中牙齿都保持相互接触，无牙间隙存在。

（六）牙𬌗曲线

正常𬌗的纵𬌗曲线较为平直，或稍有 Spee 曲线，Spee 曲线深度在 0~2mm，上、下牙弓𬌗面有良好的𬌗接触。Spee 曲线较深时，上颌牙齿可利用的𬌗面受限，上牙弓间隙不足以容纳上牙。整平较深的 Spee 曲线将使下牙弓的周径和弓长增加。颠倒的 Spee 曲线为上颌

牙齿提供的骀面过大，上牙的间隙过多。

正常骀六项标准是骀的最佳自然状态，是直丝弓矫治器的理论基础，也是正畸治疗的目标。

二、直丝弓矫治器的原理

正畸治疗需要将牙齿排列在牙弓中的正确位置，包括近远中的倾斜、唇（颊）舌向倾斜，以及唇（颊）舌侧位置。方丝弓矫治器通过在弓丝上弯制三种序列弯曲确定牙齿位置；直丝弓矫治器托槽内包含了三种序列弯曲的成分，牙齿位置的确定由托槽完成。托槽是直丝弓矫治器的关键部件，消除三种序列弯曲是 Andrews 直丝弓托槽的要素，也是 Andrews 之后的各种直丝弓矫治器托槽所共有的特征。

（一）消除第一序列弯曲

正常牙齿在牙弓中的唇（颊）－舌位置有所差别，若以牙齿唇（颊）面的最突点至牙齿接触点连线的距离代表牙冠突度，各个牙齿的冠突度都不相同，这种差别在上牙弓较下牙弓更明显。例如上颌侧切牙较靠舌侧，冠突度较小；尖牙较靠唇侧，冠突度较大（图 17 - 12）。

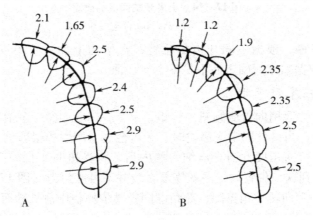

图 17 - 12 牙齿的唇（颊）－舌位置

标准方丝弓矫治器在弓丝上弯制第一序列弯曲使牙齿到位并保持在这一位置；直丝弓矫治器通过调节托槽底的厚度，自动完成这种牙齿移动，使牙齿在牙弓中保持正确的唇（颊）－舌位置关系。

上颌第一磨牙颊侧尖连线与牙齿接触点连线成 10°角；下颌第一恒磨牙近中颊尖与远中颊尖连线与牙齿接触点连线平行。以此设计磨牙带环颊面管的补偿角度（offset）（图 17 - 13）。

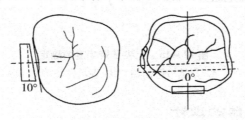

图 17 - 13 磨牙补偿角

（二）消除第二序列弯曲

以上颌尖牙为例：正常上颌尖牙牙冠长轴向远中倾斜，冠长轴与𬌗平面垂线之间的成角为11°。标准方丝弓矫治器在弓丝上弯制第二序列弯曲，或者在黏着托槽时将托槽向近中适量倾斜使牙齿达到这种位置。直丝矫治器托槽的槽沟包含了11°的角度，弓丝纳入槽内时将自动产生11°的向远中倾斜的力，当弓丝恢复原来的平直形状时牙齿就完成了所需要的移动，冠向远中倾斜11°（图17-14）。

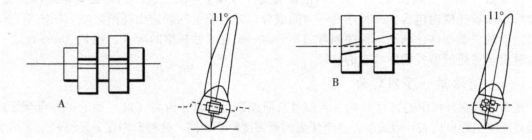

图17-14 上尖牙轴倾度的确定
A. 方丝弓矫治器；B. 直丝弓矫治器

直丝矫治器的托槽，根据不同牙齿的位置，在槽沟上加入了不同的近远中倾斜角度（tip）。注意此角度依据临床冠确定而不是整个牙长轴。

（三）消除第三序列弯曲

正常𬌗上颌尖牙牙冠稍向舌侧倾斜，转矩角-7°。标准方丝弓矫治器在唇弓上弯制第三序列弯曲，加转矩力，当弓丝固定入槽内时，牙齿会受力产生控根移动。直丝弓矫治器托槽在托槽底上加入了-7°的角度。当直丝纳入槽内后，将受扭曲而自动产生使牙冠舌向倾斜7°的力，直至牙齿达到这一位置时，弓丝恢复直线并不再受扭力（图17-15）。不同牙齿托槽上所加的唇（颊）舌向转矩角见图，此角度同样是依赖临床冠长轴而不是牙根长轴。

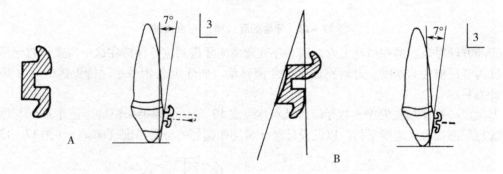

图17-15 上尖牙转矩度的确定
A. 方丝弓矫治器；B. 直丝弓矫治器

三、直丝弓矫治器的设计

直丝弓矫治器自问世至今，不同作者推出有众多的数据设计（priscreption）。

（一）Andrews 直丝弓矫治器

Andrews 提出直丝弓矫治器的理念，发明了直丝弓矫治器。Andrews 设计的直丝弓矫治器托槽内的有12种不同托槽系列。对一个特定患者，首先要根据拔牙或不拔牙选择"标准式"（standard SWA）或"拔牙式"（translationSWA）托槽；其次要根据患者 ANB 角的大小区分使用三种不同类型的切牙托槽；最后，对拔牙病例还要根据支抗的大小确定三种不同形式抗旋转、抗倾斜的尖牙与后牙托槽。（表 17 – 3、4）

表 17 – 3　Andrews 直丝弓矫治器托槽（不拔牙用）

		轴倾角（tip）	转矩角（torque）
上颌	I1	5°	2°（ANB≥5°）
			7°（0°<ANB<5°）
			12°（0°≥ANB）
	I2	9°	−2°（ANB≥5°）
			3°（0°<ANB<5°）
			8°（0°≥ANB）
	C	11°	−7°
	P1	2°	−7°
	P2	2°	−7°
	M	5°	−9°
下颌	I1	2°	4°（ANB≥5°）
			−1°（0°<ANB<5°）
			−6°（0°≥ANB）
	I2	2°	4°（ANB≥5°）
			−1°（0°<ANB<5°）
			−6°（0°≥ANB）
	C	5°	−11°
	P1	2°	−17°
	P2	2°	−22°
	M1	2°	−30°
	M2	2°	−35°

表 17 – 4　Andrews 直丝弓矫治器托槽（拔牙用）

			不拔牙托槽		拔牙托槽	
			（标准 SWA）	最小支抗	中度支抗	最大支抗
C（远中移动）	上颌	抗倾斜	11°	13°	14°	15°
		抗旋转	0°	2°	4°	6°
	下颌	抗倾斜	5°	7°	8°	9°
		抗旋转	0°	2°	4°	6°

续　表

			不拔牙托槽		拔牙托槽	
			（标准 SWA）	最小支抗	中度支抗	最大支抗
P1 （远中移动）	上颌	抗倾斜	2°	2°	4°	6°
		抗旋转	0°	4°	5°	6°
	下颌	抗倾斜	2°	4°	5°	6°
		抗旋转	0°	2°	4°	6°
P2 （近中移动）	上颌	抗倾斜	2°	0°	−1°	−2°
		抗旋转	0°	2°	4°	6°
	下颌	抗倾斜	2°	0°	−1°	−2°
		抗旋转	0°	2°	4°	6°
M （近中移动）	下颌	抗倾斜	5°	3°	2°	1°
		抗旋转	10°	12°	14°	16°
		转矩	−9°	−13°	−14°	−15°
	下颌	抗倾斜	2°	0°	−1°	−2°
		抗旋转	2°	0°	−1°	−2°

（二） Roth 直丝弓矫治器（Roth Set – Up）

Roth 是功能殆的倡导者。他根据功能殆目标和多年临床应用 Andrews 直丝弓矫治器的经验，于 1976 年对 Andrews 托槽进行了改良。其主要设计思想如下。

（1）一种托槽系列适合于大部分患者。

（2）托槽所包含的角度可以完成牙齿三方位的轻度过矫正。

（3）允许牙齿轻微倾斜移动，而不像 Andrews 托槽那样完全整体移动牙齿。

（4）切牙托槽的位置稍靠切缘，以省去弓丝的代偿弯曲。

Roth 改良的直丝弓托槽是分别从 Andrews 12 种系列中挑选出来的"拼盘"。从托槽所含的数据看，实际上是一种过矫正的拔牙托槽（表 17 – 5）。Roth 直丝弓矫治器得到广泛应用。在其后 20 多年的使用中进行过一些改进，发展出 Ovision 和 Inovision 矫治器。

表 17 – 5　Roth 直丝弓矫治器托槽设计

	上颌							下颌						
	I1	I2	C	P1	P2	M1	M2	I1	I2	C	P1	P2	M1	M2
底厚（mm）	0.7	1.3	0.7	0.7	0.7	0.3	0.3	1.3	1.3	0.7	0.4	0.4	0.4	0.4
轴倾角（°）	5	9	13	0	0	0	0	2	2	7	−1	−1	−1	−1
旋矩角（°）	12	8	−2	−7	−7	−14	−14	−1	−1	−11	−17	−22	−30	−30
旋转（°）			4	2	14	14				4	4	4		
			近中	远中	远中	远中				近中	远中	远中	远中	

与此同时，Andrews 直丝弓矫治器的概念被普遍接受。一些正畸医师根据自己的观念和临床经验推出不同数据、不同槽沟尺寸、不同外形的直丝弓矫治器，其中较有影响的为 Alexader 直丝弓矫治器。

（三） MBT 直丝弓矫治器

Dr. Bennett 与 Dr. McLaughlin 根据自己多年使用直丝弓矫治器的经验，特别是使用他们提出的滑动法关闭拔牙间隙的新的矫正需要，1994 年，对直丝弓矫治器的托槽设计进行了改良。在此基础上，1997 年，McLaughlin，Bennett 和 Treviri 发展出 MBT 直丝弓矫治技术。

表 17 – 6　MBT 直丝弓矫治器托槽设计

	上颌							下颌						
	I1	I2	C	P1	P2	M1	M2	I1	I2	C	P1	P2	M1	M2
轴倾角（°）	4	8	8	0	0	0	0	0	0	3	2	2	0	0
转矩角（°）	17	10	−7	−7	−7	−14	−14	−6	−6	−6	−12	−17	−20	−10
旋转（°）						10	10							
					远中	近中							

（四）中国人直丝弓矫治器

牙齿大小、形态和位置存在种族差异。20 世纪 80 年代末，北京大学口腔医学院将 Roth 直丝弓矫治器引入我国正畸临床；90 年代初开发出国产直丝弓矫治器托槽和磨牙颊面管；其后对正常𬌗的牙齿形态进行研究，得出中国人直丝弓矫治器的全部基础数据。其后，又开发出基于中国人牙齿特征的直丝弓矫治器——E2 矫治器。

四、MBT 直丝弓矫治技术

MBT 矫治技术的作者根据临床实践对传统直丝弓矫治器进行了新的考虑与一系列的改进，发展出 MBT 直丝弓矫治技术。

（一）MBT 托槽

MBT 托槽是在 Andrews – Roth 直丝弓托槽的基础上改进而来的，其与前两代托槽设计的主要差别在于对托槽的轴倾角、转矩角及托槽底厚度作了适当的调整。MBT 托槽减小了上下前牙特别是尖牙的轴倾角，使其牙根不至于过分向远中倾斜，并因此减小了对磨牙支抗的需求。针对前两代直丝弓矫治器临床应用中常出现的上前牙转矩不足、下前牙易唇倾的不足，加大了上切牙的根舌向、冠唇向转矩角和下切牙的根唇向、冠舌向转矩角；同时，为了防止治疗过程中下磨牙舌倾和上磨牙颊倾，减小了下颌尖牙和后牙特别是第一磨牙的负转矩角，增大了上磨牙的负转矩角。托槽底厚度唯一的变化是增加了上第二前磨牙的底厚，供第二前磨牙明显小于第一前磨牙的患者使用。

在托槽外形上，由于使用滑动法关闭间隙，尖牙和前磨牙托槽不再附有牵引钩。托槽识别标志除原用传统方法外增加了激光数字标识。此外，还归纳了几种临床情况下托槽使用的变化。

（二）托槽定位与黏着

托槽位置对直丝弓矫治技术的治疗结果有重要影响。正确的托槽位置可以在最大限度减小弓丝弯制的情况下使牙齿的位置和排列更接近 6 项标准，是直丝弓矫治器取得高质量治疗结果的基础。

直丝弓矫治器以临床冠中心定位托槽。然而很长一段时间以来，临床冠中心的确定却大多依赖于简单的目测法，这无疑会有误差，在其后的治疗过程中常需要重新黏着托槽，影响到治疗进度和治疗结果。为此，MBT 根据研究结果提出了托槽黏着高度的五组数据，供正畸医师根据患者临床冠大小的差异选择使用（表 17 – 7）。同时还设计了相应数值的托槽定位器，将目测法初步定位与定位器检验核准相结合，并推荐用光固化代替化学固化黏合剂，以有充分的工作时间。所有这些改进，为托槽位置尽可能正确提供了保证。

表 17 –7　MBT 托槽黏着高度

	上颌							下颌						
	I1	I2	C	P1	P2	M1	M2	I1	I2	C	P1	P2	M1	M2
A	6.0	5.5	6.0	5.5	5.0	4.0	2.0	5.0	5.0	5.5	5.0	4.5	3.5	3.5
B	5.5	5.0	5.5	5.0	4.5	3.5	2.0	4.5	4.5	5.0	4.5	4.0	3.0	3.0
C	5.0	4.5	5.0	4.5	4.0	3.0	2.0	4.0	4.0	4.5	4.0	3.5	2.5	2.5
D	4.5	4.0	4.5	4.0	3.5	2.5	2.0	3.5	3.5	4.0	3.5	3.0	2.0	2.0
E	4.0	3.5	4.0	3.5	3.0	2.0	2.0	3.0	3.0	3.5	3.0	2.5	2.0	2.0

注：＊C 为常用数据；B、A、适于牙齿较大患者；D、E 适于牙齿较小患者。

（三）标准弓形与弓丝使用顺序

1. 标准弓形　直至 20 世纪 90 年代初，直丝弓矫治技术，包括"滑动直丝弓技术"都使用单一的标准弓形。但人类牙弓形态存在较大的变异，正畸治疗若改变了患者的牙弓形，复发的可能性将增大。MBT 矫治技术使用三种弓形，即：尖圆、卵圆和方形，可以适合不同牙弓形态的患者。

2. 弓丝使用顺序　MBT 技术推荐使用热激活钛镍弓丝（heat – activated）。对于一般病例，整个治疗中更换弓丝的次数明显减少。

（1）初始弓丝为 0.016 英寸热激活钛镍丝，每 4～6 周复诊，可以重新结扎 1～2 次。初始弓丝一般使用卵圆形弓形。

（2）继之使用 0.019 英寸×0.025 英寸热激活钛镍方丝。每 4～6 周复诊，不必更换而只需重新结扎，继续排齐与整平牙弓。此时，要根据牙弓形态选用不同的弓形。

（3）第三根弓丝为 0.019 英寸×0.025 英寸不锈钢方丝继续整平，打开咬合 1～2 个月，然后转入间隙关闭。

（4）治疗的最后阶段，使用细圆丝至少 6 周，以使牙弓形态在唇（颊）舌、肌的作用下少量调整，更为适合于患者的生理位置；同时，使个别牙齿完成垂直方向上的定位，殆关系更紧密。

（四）矫治力学

MBT 直丝弓矫治器源于方丝弓矫治器，遵循方丝弓矫治技术的治疗原则，同时吸取了 Begg 矫治技术的轻力、组牙滑动的特点，形成了独具特色的风格。

1. 强调牙 – 牙槽改变　正畸治疗的主要作用是对牙 – 牙槽。尽管颌骨的"矫形"改变在某些患者中可能发生，但所谓的"生长改良"主要是针对牙，牙槽的生长，必须强调对牙 – 牙槽的处理。

2. 使用弱而持续的矫治力　间断力对牙齿移动不太有效，过大的力对牙根有损伤，弱而持久的力对牙齿移动产生最大的生物学反应和良好的效果。MBT 矫治技术在治疗的全过程、包括关闭间隙中使用的矫治力为 50～150g，比其他类似的矫治技术要小得多。

3. 支抗控制　除了托槽设计、矫治力使用、尖牙向后结扎等减小对支抗的需求之外，

MBT 矫治技术使用口外力（面弓、"J"形钩）、口内装置（腭杆、Nauce 弓、舌弓、多用唇弓、Ⅱ类或Ⅲ类颌间牵引等）进行支抗控制。

4. 排齐与整平牙弓　第一阶段排齐整平牙弓时，为防止前牙唇倾与覆𬌗加深，采取尖牙向后结扎（laceback）和末端弓丝回弯（cinch back）。尖牙向后结扎指用结扎丝从牙弓最远中的磨牙颊面管至尖牙托槽之间进行"8"字形连续结扎。所有拔牙、不拔牙病例，只要不希望尖牙冠长轴前倾者都要采用。末端弓丝回弯是指将颊面管后方的末端弓丝紧贴颊面管向龈向弯折 45°以上。排齐错位牙时注意维护牙弓形态。

5. 覆𬌗控制　下列原则用于覆𬌗控制：

（1）根据垂直面形对前牙和后牙的萌出进行不同的控制。

（2）大多数深覆𬌗病例治疗早期第二磨牙带环；摇椅弓广泛使用。

（3）大多数病例牙弓整平和咬合打开要在方丝就位后 1~2 个月才能完成。

（4）开𬌗患者避免整平 Spee 曲线后段。

6. 滑动法关闭间隙（sliding mechanic）　牙弓完全整平后，使用 0.019 英寸 ×0.025 英寸不锈钢方丝，与 0.022 英寸托槽槽沟配合，在尖牙托槽近中弓丝上置牵引钩，用弹性结扎圈向后结扎产生 50~150g 颌内牵引力，一次完成 6 个前牙的后移和控根。通过托槽预置的转矩角，配合弓丝弯制产生的转矩补偿，完成切牙的转矩控制。在关闭拔牙间隙的同时，进行支抗控制，使覆盖和磨牙关系同时矫正。

7. 完成

（1）矫正治疗过程中因托槽位置、转矩控制与支抗控制不当等产生的问题。

（2）必要时的过矫正。

（3）去托槽之前，用细圆丝至少 6 周，使牙齿垂直向定位。

8. 保持　下前牙用舌侧固定式，上颌可用环绕式以允许牙齿继续定位。也可以用牙齿正位器，或者透明塑料普通保持器。

直丝弓矫治器是最近 50 年来口腔正畸学领域的突破性进展之一。自 20 世纪 70 年代问世以来，经过 30 多年改进与发展，矫治器设计与矫治技术日趋成熟。直丝弓矫治器用托槽定位牙齿，很少弯制弓丝，避免了因弓丝弯制误差造成的牙齿往返移动，使牙齿定位更精确、迅速，从而提升了矫治效果、缩短了疗程；直丝弓矫治技术矫治力使用更合理、治疗程序更为简洁，临床操作与就诊时间缩短；所有这些受到临床正畸医师和患者的普遍欢迎。目前，直丝弓矫治器在北美和欧洲已为 80% 以上正畸医师所使用，成为 21 世纪正畸临床的主流矫治器。

（耿　华）

第四节　多曲方丝弓矫治技术

在正畸学的发展过程中，提出了许多矫治理论，形成了各自的矫治体系。多曲唇弓矫治技术就是其中的一个分支。20 世纪 70 年代，在大量临床实践的基础上，韩裔美国正畸医师 Young. H. Kim 指出上下颌骨在垂直向和前后向上的相对位置关系变化，对错𬌗畸形的诊断设计至关重要，并提出垂直向异常指数（Overbite Depth Index，ODI）、前后向异常指数（anteroposterior dysplasia indicator，APDI）诊断指标，以及根据这两个指标确定的拔牙指数

（extractor index EI）。Kim 医师认为，随着各种高效能矫治器的不断完善，正畸医师对牙齿移动的控制越来越容易，因而造成了一种倾向，就是在治疗中正畸医师为了追求咬合理想化，迫使下颌骨的位置适应咬合，而不是根据上下颌骨的位置关系来建立咬合。事实上，教科书上所罗列的各项测量标准只是适合于正常验人群，对于错验患者只有上下颌骨为安氏Ⅰ类关系，矫治完成时，才有可能达到或接近正常值，而临床上 40% ~ 50% 的患者存在骨性畸形，也就是说这些患者的上下颌骨关系为安氏Ⅱ类或Ⅲ类的关系。每个患者的咬合状况都与其骨骼型密切相关，对于这些骨骼关系异常的患者，治疗设计往往采取补偿机制，通过牙轴代偿达到相对满意的治疗结果。如果机械地去追求标准值，强迫下颌骨改变位置，其后果可能导致咬合不稳定、复发或颞下颌关节损伤等现象。我们正畸治疗后应达到咬合形态与下颌位置和运动之间的协调一致。要达到这一点，必须在治疗前明确诊断，搞清上下颌骨间的相互关系及变化趋势。

另外，随着正颌外科技术的发展，对于一些较为疑难的病例，许多正畸医师很容易地想到手术治疗。因为口腔正畸学的治疗范围主要是牙齿和牙槽骨，正畸治疗对于颌面部骨骼的影响尚不能肯定，多年来一直存在争议，当然对于严重的骨骼畸形，必须采取手术治疗。但是手术并非万能，不能解决一切问题，由于诊断错误，术后复发的病例也时有发生，而对于一些看似严重的畸形，如果诊断正确，可以通过正畸的方法解决问题，避免手术。因此，对错验畸形患者，我们在治疗前必须建立正确的诊断。

多曲唇弓矫治技术的理论基础就是对于错验畸形患者的诊断不仅要考虑颅面骨骼在后前向上的相互关系（AP－DI）尤其要注意它们在垂直方向（ODI）上的相互关系，根据这种位置变化决定矫治设计。Kim 医师根据他的理论完成了大量疑难病例，他的理论也为越来越多的正畸医师所接受。

1. ODI 值的计算方法

ODI 值 = AB 平面与下颌平面的角度 ± 腭平面与 FH 平面所构成的角度

当腭平面向前下方倾斜时角度为正值，当腭平面向前上方倾斜时角度为负值。

2. APDI 值的计算方法

APDI 值 = 面平面与 FH 平面夹角 ± AB 平面夹角 ± 腭平面与 FH 平面的夹角

当腭平面向前下倾斜时为正值，当腭平面向前上倾斜时为负值。

当 B 点位于 A 点的后方时为负值，B 点位于 A 点的前方时为正值。

3. 综合指数的计算和应用

$$CF = ODI + APDI$$

根据韩国医师 Chung WN 对 546 例病例的研究，发现除了安氏Ⅲ类错验，所有拔牙病例的 CF 值均低于 151，非拔牙病例的 CF 值均高于 153。CF 值 152 是拔牙与非拔牙病例诊断的分水岭。

（耿　华）

第五节　口外力矫治装置

在正畸治疗中，许多情况下，单纯依靠口腔内组织所能提供的抗基，不能满足矫治力或支抗的需求。因而，设法依靠以口腔外部的颅面骨骼为支持，提供稳定的抗基或通过特定装置产生较大的矫治力，是必要的。这种以口腔外某部位作为抗基，再通过一定装置产生的矫治力或支抗力叫做口外力，而产生和传递口外力的装置被称为口外力矫治装置。

一、发展简史

19世纪末，Angle、Case等首先使用口外力使上前牙舌向移动。20世纪30年代后，口外后方牵引装置开始得到发展和推广应用。各种改良设计相继出现。对于口外后方牵引装置的作用机制的研究亦取得了长足的进展，逐步使之趋于完善。

1944年，Openheim提出了向前方牵引上颌的设计装置。但直到20世纪60年代末，口外前方牵引的设计方引起重视。从此，有关口外前方牵引的实验研究和临床应用不断得到发展。至20世纪90年代，口外前方牵引已成为正畸临床上矫治上颌发育不足或后缩畸形的重要手段之一。

二、口外力装置的一般特点

口外力矫治装置是一种复合装置。主要由口内部分和口外部分组成。口内部分一般为各种矫治器或矫治部件（包括可摘矫治器和固定矫治器）。口外部分包括支抗部分、连接部件或传导部件和力源部件。

口外力矫治装置的突出优点是：充分利用了颅面部某些部位诸如额、颊、顶、枕、颈等的强大支抗能力，为正畸牙齿移动和整形力矫治提供了充分的支抗力，从而扩大了正畸矫治的适应证范围，显著地提高了矫治效果。

口外力装置不仅可用于加强支抗，有效地移动牙齿，更重要的是可用来抑制或促进上下颌骨的生长发育，改变骨骼的生长方向，从而改善上下颌基骨的关系，产生整形作用。显然，口外力装置的整形作用与功能性矫治器一样，只限于生长发育期的患者。

至今，口外力矫治装置的各种设计仍未尽完善，还存在着戴用时间受限，作用力不持续，戴用不太舒适，戴用时有碍美观，影响患者合作等不足之处。因而有待于进一步改进和完善。

三、口外力装置的种类

口外力矫治装置可根据其作用力的方向，将其分为口外前方牵引装置、口外后方牵引装置和口外垂直牵引装置3种类型。每一类型的口外力矫治装置又可按照其结构形式、作用力的合力方向等分为若干种。

[口外力矫治装置的类型]

口外后方牵引装置

高位口外牵引装置（简单头帽牵引装置）

低位口外牵引装置（颈带牵引装置）

中位或水平口外牵引装置（复合头帽牵引装置）

头帽颏兜牵引装置

口外前方牵引装置

改良颏帽口外前方牵引装置

面具式口外前方牵引装置

面架式口外前方牵引装置

口外垂直牵引装置

面弓垂直牵引装置

垂直颏帽牵引装置

四、高位口外牵引装置

高位口外牵引装置又称简单头帽牵引装置。

（一）组成和制作

1. 简单头帽 属于顶枕联合支抗部件。它由两条带子分别绕过头顶部和枕部，于两侧耳郭前上方连接而成。其连接处可以附有挂钩或纽扣等。

2. 弹力带 属于力源部件。使用橡皮筋或普通市售弹力带均可。

3. 面弓 属于连接部件。可分为对称面弓、不对称面弓、复合体面弓和J形钩等。

（1）对称面弓：包括内弓和外弓。①内弓：为一与牙弓形态相一致的粗唇弓，由0.9或1.0mm硬不锈钢丝弯制。根据不同需要，内弓可有多种形式，常用者为推磨牙向远中或作用于全牙列的内弓。该内弓在插入磨牙颊管的近中管口处形成"U"形或欧米加阻挡曲等，可用作推磨牙向远中；②外弓：是由口内伸向口外的一对连接臂，一般用1.2mm粗的硬不锈钢丝弯制而成。按外弓臂的长短分为长外弓、中长外弓和短外弓，三者分别终止于第一恒磨牙远中、第一恒磨牙区及第一恒磨牙近中处。外弓与内弓的相应部位焊接即形成完整面弓。

对称面弓只用于传递双侧对称的作用力。

（2）不对称面弓：其基本组成与对称面弓相同。所谓不对称是指通过改变面弓的结构，而对牙弓两侧产生不对称的作用力，它随着结构形不同，其作用也不尽相同。①长短臂不对称面弓：将对称面弓的一侧外弓臂延长，当在两侧施以相等牵引力时，则可在长臂侧的内弓产生大于对侧的远中向作用力；②不对称焊接面弓：指将内外弓焊接部位移向一侧，而外弓臂的末端仍处于对称位置，则焊接侧可获得较大的远中作用力；③旋轴不对称面弓：将内外弓的连接部位移向一侧，但不是通过焊接，而是用一可转动的直轴将内外弓连在一起，从而传递不对称的作用力。制作时，可将外弓上的一竖轴从𬌗方垂直插入内弓上的一垂直管内，轴超出管外的部分冲压成帽状，以防轴从管中脱出。

以上3种不对称面弓各具优缺点。长短臂面弓由于长臂侧牵引力线角度增大，而容易使支抗部件滑向该侧，故对支抗部件的稳定性要求提高。不对称焊接面弓虽能产生不对称作用力，但难以使牙弓两侧获得较大的远中向作用力差值。3种不对称面弓在产生不对称远中作用力的同时，均产生颊舌向分力，其分力大小分别为：长短臂面弓最大，不对称焊接面弓次之，旋轴不对称面弓最小。由此可见，旋轴不对称面弓具有对支抗部件的稳定性要求较低、颊舌向分力最小等优点，但制作较为复杂。

（3）复合体面弓：在面弓上连接其他正畸附件者称为复合体面弓。常用者为合并前牙𬌗板、前牙夹板、后牙𬌗垫等的面弓。也有直接连于可摘矫治器基托上的面弓。

复合体面弓的优点在于，除了能起到普通面弓的作用外，还可产生其他正畸作用。

（4）"J"字形钩：是比较常用的一种口外力装置的连接部件，相当于外弓。用1.2mm硬不锈钢丝弯成J形，其长度视情况而定。其用途广泛，可用于各种口外后方牵引装置中。

其使用和制作均简单而方便，但是稳定性有限，而且双侧不是一整体而缺乏相互支持，易压迫面颊软组织；如使用不当，还可刮伤口面部组织。

4. 口内部件　包括固定矫治器、可摘矫治器和功能矫治器等。连接口外牵引装置的口内装置或矫治器，均要求具有良好的固位、足够的强度和支持能力。

（二）作用原理

该装置的牵引力主要是向上向后，因而可以抑制上颌骨向前生长。随着施力点的改变还可抑制上颌骨前部或后部的垂直向生长。对牙齿而言，这种向上向后的力可压低和远中移动上后牙。当作用于前牙时，除了可使之舌向倾移外，如果使作用力线处于切牙抗力中心的唇侧，也可使上切牙产生根舌向转矩移动。

（三）适应证

高位牵引装置适用于牙性或骨性安氏Ⅱ类错𬌗。

在不拔牙病例中，可用于抑制上颌骨的向前生长，调整上颌平面的倾斜度，推上磨牙向远中。

在拔牙病例中，除上述作用外，还可内收尖牙及切牙、关闭拔牙间隙、加强上磨牙支抗等。

但是在Ⅱ类错𬌗伴有下颌平面角过小，下颌逆时针方向旋转生长时，则不能使用该装置作用于上磨牙。另外，该装置对上颌的整形作用仅限于乳牙期、替牙期和恒牙初期的患者。

（四）临床应用

当用作控制上颌向前生长时，可选用对称面弓，使内弓与所有前牙接触，并设法使作用力均匀地分布于全牙列。

当用于增强磨牙支抗或推磨牙向后时，内弓就位后，其前部应离开前牙。这种方法不宜用于短面型的深覆𬌗病例或下颌平面角过小的安氏Ⅱ类错𬌗，因为该方法在使磨牙远中移动的同时，伴有磨牙压低移动而使下颌易发生向上向前的旋转。

如果要想使上磨牙牙冠远中移动，则应使牵引力线通过磨牙抗力中心的下方；如欲使磨牙牙根远中移动，则需使牵引力线经过磨牙抗力中心的上方。这可通过调整外弓的臂长或内外弓在矢状平面的夹角来实现。

当利用J形钩做连接部件时，其施力点多位于牙弓的前部。如将J形钩挂于固定矫治器前磨牙或尖牙近中的主弓或托槽上，可使这些牙远中移动。如果挂于主弓的牵引圈内，则可内收上前牙。当用于加强磨牙支抗时，J形钩也挂于牵引圈内。如果使J形钩作用于切牙夹板上，则可产生切牙的根舌向转矩作用。

高位口外牵引头帽的牵引力大小因矫治目的而异。抑制上颌的向前生长或推上磨牙向后时，牵引力每侧为 500 ~ 800g；也有人主张欲取得上颌快速整形效果，可增加至 1 200 ~ 2 000g。远中移动前磨牙或尖牙的牵引力多为每侧 150 ~ 300g；而压低和内收 4 个切牙的力可在 100 ~ 150g。

高位口外牵引装置要求每天戴用 14 小时以上，至少不得少于 12 小时。如果用作加强磨牙支抗，可根据需要每天戴用 8 小时、10 小时或 12 小时。要嘱咐患者，摘戴时应注意安全。

五、低位口外牵引装置

低位口外牵引装置又称颈带牵引装置。

（一）组成

由颈带、橡皮圈、连接部件和口内部件组成。如果连接部件为面弓，又称 Kloehn 面弓。若连接部件为 J 形钩，则称为 J 形钩低位口外牵引装置。

（二）作用原理

该装置的牵引力是向下向后的，因而在作用于上颌时，不仅可抑制上颌的向前生长，使上牙弓及上磨牙远中移动，而且还有促进上颌垂直向生长和使上牙伸长的作用。其中，上磨牙可因牵引力线在矢状平面上的高低位置不同而表现为牙冠的远中移动或牙根的远中移动。

当作用于下颌时，除了可使下磨牙远中移动外，还有压低作用。该装置几乎不对下颌直接产生整形作用，但可通过上下后牙伸长或压低以及使上颌平面倾斜，而使下颌发生旋转，从而对下颌起到间接整形作用。

（三）适应证

面弓低位牵引与 J 形钩低位牵引的适应证有所不同。

面弓低位口外牵引适用于下颌平面角较小的安氏Ⅱ类错𬌗。其中，可抑制上颌的向前生长，推上磨牙向后，或加强拔牙病例的上磨牙支抗。该面弓低位牵引也可用于下颌平面角较大的Ⅲ类错𬌗，这时可推下磨牙向后或加强拔牙病例的下磨牙支抗。该面弓低位牵引装置不宜用于下颌平面角较大的安氏Ⅱ类错𬌗及下颌平面角较小的Ⅲ类错𬌗。另外，颈带稳定性有限，不宜与长短臂面弓联合使用。还应注意，面弓低位口外牵引对上颌的整形作用只发生于生长期患者。

"J" 字形钩低位口外牵引多用于加强磨牙支抗、牵引前磨牙和尖牙远中移动以及内收切牙。但是，伴有上颌平面的顺时针方向旋转的Ⅱ类错𬌗或深覆𬌗，不宜在上颌使用该装置；伴有下颌平面角过大或有开𬌗倾向或下前牙已出现补偿性舌倾的Ⅲ类错𬌗，则不要在下颌使用 J 形钩低位口外牵引。

（四）临床应用

颈带牵引装置较为常用。可根据需要来选面弓式或 J 形钩式的低位口外牵引。

由于固位问题，面弓低位口外牵引装置一般不与可摘矫治器联用。如果用作抑制上颌生长，而要求内弓起作用时，应与上前牙接触；当用作加强磨牙支抗时，内弓不要与前牙有接触。如果要使磨牙牙冠或牙根远中移动，则可改变外弓臂的长度以及外弓与内弓之间在矢向的角得以实现。

"J" 形钩低位口外牵引装置在与固定矫治器联用移动前磨牙和尖牙向后时，可将 "J" 形钩直接挂于被移动牙近中的主弓丝或托槽牵引钩上。当内收切牙时，"J" 形钩应挂于侧切牙远中的主弓丝牵引环上，并且主弓丝在磨牙管近中不加阻挡曲，以利于弓丝向远中滑动。当用于加强磨牙支抗时，除了 "J" 形钩要挂于牵引环上外，磨牙管近中要弯制阻挡曲。如果不需要同时使切牙舌向移动，还应使主弓和前部离开切牙而不入切牙托槽。

"J" 形钩低位牵引在上颌不能与可摘矫治器联用，但在下颌与活动或固定矫治器均可连接。

低位牵引装置的牵引力大小，戴用时间及其注意问题与高位牵引装置基本类同。

六、中位口外牵引装置

中位口外牵引装置又称复合头帽牵引装置或水平口外牵引装置。

（一）组成

1. 复合头帽　它是在颈带和简单头帽的基础上，再增加一根正中矢向枕顶带，使之成为顶－枕－颈三部位联合支抗部件。其上附有挂钩或纽扣。

复合头帽的稳定性较颈带和简单头帽为好，因而在使用较大口外力或不对称牵引力时，多选用这种头帽。目前国内已有预成可调式复合头帽面市。

2. 橡皮圈、面弓、J形钩及口内部件　其中，面弓可以是对称面弓、不对称面弓或复合体面弓。

（二）作用原理

该装置的牵引力线基本与𬌗平面平行，极少产生垂直向分力，因此，可以有效地抑制上颌骨的向前生长，而不致使上颌平面出现旋转；推磨牙向后时也基本不伴有伸长或压低作用。如果使用带前牙𬌗板的复合体面弓，可以起打开咬合的作用；当使用不对称面弓时，则可产生双侧磨牙不对称的远中移动。

（三）适应证

该装置可与各种口内矫治器配合使用，用于加强后牙支抗。当处于生长期的Ⅱ类错𬌗患者不存在上颌平面旋转时，该装置可用来抑制上颌的向前生长发育，推磨牙向后以调整磨牙关系，内收唇倾的上前牙。在拔牙病例中，可用于牵引尖牙向后、内收切牙和关闭拔牙间隙等。

（四）临床应用

中位牵引装置用途比较广。在使用对称面弓或J形钩时，临床应用与高位牵引和低位牵引装置大同小异。由于其几乎不产生垂直分力，故临床上更容易控制。只是在用于下颌时，应注意下颌运动对牵引力方向的影响。

使用不对称面弓推磨牙向后时，可伴有磨牙的颊舌向移动倾向，因此，应选择较合适的不对称面弓，如旋轴不对称面弓，必要时可利用口内矫治器，例如活动托或固定腭弓等，来对抗这种不利作用。

使用复合体面弓打开咬合时，可附加其他可产生各种牙移动的正畸附件。

中位牵引装置的戴用时间及方法等类同高位牵引装置。

七、头帽颏兜牵引装置

（一）组成

1. 头帽和弹力带　类同简单头帽或复合头帽。

2. 颏兜　包括软颏兜和硬颏兜两种。软颏兜由比较结实的布料制作而成；硬颏兜由自凝树脂或普通塑料制作而成。后者多用于制作预成颏兜。硬颏兜厚达 2~2.5mm，形状与颏部一致，上面还有散在透气孔。

（二）作用原理

这是一种作用于下颌的纯口外装置。该装置对颏部的向后牵引力，不仅能抑制下颌的向前生长，还可影响升支的垂直生长、下颌角的改变及下颌与颅面的关系，从而对下颌起到整形作用。当牵引力线通过颞下颌关节前上方时，还可助长下颌的逆时针方向旋转；当牵引力线通过颞下颌关节或其下方时，则有利于下颌发生顺时针方向的旋转。此外，通过下颌角上方的牵引力均可伴有不同程度的下颌角变小趋势，即所谓基骨内的逆时针旋转。

（三）适应证

主要用于生长发育期的安氏Ⅲ类骨性错𬌗，应尽早地使用之。例如乳牙期、替牙期可单独使用之。该装置对恒牙早期病例的作用有限，常需配合其他矫治器治疗。

（四）临床应用

当该装置用于下颌平面角较大的或伴有开𬌗倾向的Ⅲ类骨性错𬌗时，牵引力线应通过颞下颌关节的前上方。这时可选用简单头帽，并用一根弹力带连于头帽与颏兜之间。

当用于下颌平面角较小，或下颌呈水平生长型，或呈向前向上旋转生长型时，牵引力应通过髁颈部或其下方位置。若还合并较深的反覆𬌗时，则牵引力应通过下颌升支的下1/3处，以免造成下颌角的继续变锐而出现下颌基骨内的向上旋转倾向；这时要选用复合头帽，并用两根弹力带从颏兜连向头帽的不同位置。通过调节两弹力带的牵引力比值，可调整牵引力合力的方向。

一般该装置使用的牵引力每侧为500g左右。在年龄稍大的患者，可根据颞下颌关节耐受的程度适当增加力值；而在年龄较小者，牵引力可从每侧150～300g开始，在1～2个月中逐渐增至500g左右。

需要向患者强调的是，每天戴用不得少于12小时，如果每周戴用100小时以上则更好。

八、改良颏帽口外前方牵引装置

（一）组成

（1）简单头帽或复合头帽、连于头帽与颏兜之间的弹力带、前方牵引的橡皮圈及口内矫治部件（活动矫治器或固定矫治器）。

（2）带有前方牵引臂的颏兜：该颏兜为硬质部件，既起支抗作用，又产生矫治作用。由颏兜向上伸出两条粗1.2～1.5mm的硬不锈钢丝臂，其上端形成牵引钩，这就是前方牵引臂。

橡皮圈可挂于牵引臂与磨牙或尖牙区的牵引钩之间。

（二）作用原理

该装置可同时产生牵引上颌向前和下颌向后的作用。换言之，它可助长上颌向前生长，使上颌前移和上前牙前倾，同时可抑制下颌向前生长。

通过调节头帽与颏兜间弹力带的方向，还有使下颌产生不同旋转的作用，如果弹力带的牵引力线通过颞下颌关节前上方，则有利于下颌向上向前旋转，如果其牵引力线在关节后下方通过，则可助长下颌向下向后旋转。这可根据需要而选择。

（三）适应证

该装置主要适于上颌后缩合并下颌前突且处于生长期的安氏Ⅲ类骨性错𬌗患者。一般认为用于乳牙期和替牙期较为合适。Cozzani 认为应早至 4 岁开始，以便使牵引力的方向与上颌的生长发育方向取得一致。此外，早期矫治也便于调节下颌的生长方向。

（四）临床应用

该装置向前牵引的力值一般要求维持在 500g 左右，这个力刚好达到 Bass 所称产生上颌整形作用的最佳力值；同时，该力值与牵引下颌向后的力所形成的力矩可达到平衡以保证颏兜的稳定。

该装置的前方牵引力方向和施力点位置直接影响上颌的旋转方向和生长方向，因此，要根据不同需要，适当调整颏兜前方牵引臂的高度。要求患者每天戴用该装置至少 12 小时，有条件者应尽量延长戴用时间。

九、面具式口外前方牵引装置

（一）组成

（1）橡皮圈和口内部件（活动矫治器和固定矫治部件）。

（2）组合面具：包括硬质颏兜和额垫以及其两者之间的金属支架。

其硬质颏兜和额垫在此只用作支抗部件。两者通过金属支架连接形成组合支抗部件，即面具支架。该支架在两侧耳屏前各形成一向外向后的方形曲，用于调节面具的垂直高度。在支架与口裂同水平位置有一横梁，其上形成两个牵引钩。当然牵引钩也可为从颏兜伸出的垂直臂。

金属支架与额垫或颏兜的连接可以是可调的或固定的；但是，不能同时是可摘的。

（二）作用原理

该装置对上颌施加向前的牵引力可使上颌周围的所有骨缝发生不同程度的改建。其中以颧颌缝、腭颌缝、翼腭缝的改变较为明显，表现为骨缝分开、增宽，有新骨形成，从而使整个上颌向前移动，并伴有上颌垂直向移动。随着牵引力和牵引方向的不同，还可发生上颌旋转。

该装置对下颌的影响较小，但有可能使下颌发生旋转移动而有利于面形的改善。

（三）适应证

该装置适于各种原因引起的面中部后缩畸形，包括上颌发育不足的安氏Ⅲ类骨性错𬌗、唇腭裂术后合并上颌后缩者等。

（四）临床应用

应用该装置时要注意调整牵引力的方向和口内施力点的位置。例如：对下颌平面角较小、反覆𬌗较深的Ⅲ类错𬌗，施力点应放在上磨牙部，向前向下方向牵引，这样可使上颌在前移的同时也产生面部垂直高度的增加，从而使下颌向下向后旋转，而有利于错𬌗的矫治。如果是下颌平面角较大的长面型且反覆𬌗较浅者，则施力点应移至尖牙近中，进行向前向下方向的牵引。这样可促进上颌前部向下移动，使上颌产生顺时针方向旋转，以补偿下颌的顺时针旋转生长，而改善Ⅲ类骨性错𬌗。如果下颌发育正常，则施力点位置于上颌前部，使牵引力方向与𬌗平面平行较为合适。

面具牵引装置就位后，其金属支架应离面部 4～5mm，前方牵引钩应向前离开上下唇

2mm左右。向前牵引力的大小有不同观点。在实验研究中，300g、500g、1 000g和3 000g均呈现阳性结果。临床上一般采用500～1 000g，这可视患者的年龄及耐受程度而加以调节。由于牵引力较大，因而口内部件的固位是非常重要的。挂橡皮圈时，应先挂口内端，后挂口外端；而摘下时则相反。

该装置的戴用时间与改良颏帽牵引装置相同。

十、面架式口外前方牵引装置

（一）组成

1. 橡皮圈、口内部件等　与面具式前方牵引装置相同。

2. 面架　这是面具的简化形式。它与面具的不同在于连接额垫和颏兜之间的金属支架稍有不同。可以因各人的偏好制成面架和牵引钩。

（二）作用原理、适应证及临床应用

与面具式口外前方牵引装置相同。

十一、面弓垂直牵引装置

（一）组成

由头顶帽、面弓、口内部件及连接面弓与头帽的橡皮圈组成。其中，面弓与口内的连接可以是磨牙带环颊管或上颌𬌗垫活动矫治器等。

（二）作用原理

主要是控制上颌的垂直向生长，压低上后牙，促进下颌的向前向上旋转生长。

（三）适应证

适用于下颌平面角较大并伴有前牙开𬌗或有开𬌗倾向的安氏Ⅱ类和Ⅰ类错𬌗。

（四）临床应用

使用该装置时，面弓内外弓臂的长短应随所需压低的牙齿而调整。如果单独压低上磨牙，则内弓插入磨牙颊管，外弓终止于磨牙处；如果同时压低磨牙和前磨牙，内外弓应终止于后牙段的中点偏后的位置。

用于压低单个磨牙时，每侧牵引力为150～300g，而压低后牙段时，可增至300～500g。戴用时间同前。

十二、垂直颏帽牵引装置

（一）组成

该装置可由头顶帽和颏兜用垂直弹力带连接而成。也可由绕过头顶和颏下的环形弹力带与环绕额枕的带子连接而成。

（二）作用原理

该装置可抑制下颌的垂直向生长，控制下颌向下向后的旋转生长，牵引力经𬌗接触传至上颌，也可影响上颌的垂直向生长和压低上后牙。

（三）适应证

适用于下颌角较钝并伴有前牙开𬌗或有开𬌗倾向的安氏Ⅰ类和Ⅱ类骨性错𬌗，尤其适于下颌垂直向生长大于水平向生长的生长型病例。

（四）临床应用

该装置实际上是一种顶－颏交互支抗装置。如果增加环形弹力带或头帽和颏兜的面积，则可使牵引力分布更为广泛。

牵引力值应在颞下颌关节的耐受范围内，一般为500g或更大。戴用时间同前。

如果同时戴用上颌𬌗垫矫治器，则更有利于垂直牵引力传向上后牙而对其产生压低作用。

（耿 华）

第六节 正畸附件的黏合

正畸附件的黏合技术在临床的使用成功，被认为是近30年来正畸学科中一项突破性进展。原在正畸治疗中为移动牙齿所必需的托槽、拉钩、固位刺、钉等各类正畸附件都是需要焊接在带环上，然后将带环黏合在牙上才能发挥作用。黏合技术使用后，即可将各类正畸附件用高分子黏合材料直接黏合在牙面上，而不必再通过带环黏着于牙上而发挥作用，这已成为方丝弓、细丝弓矫治技术应用中的一项重要内容。这一技术最早于1955年由Buonocore提出，但在临床上较为普遍的应用是开始于20世纪60年代末，此后，对于这一技术的有关黏合机制、黏合牙面的电镜观察、黏合剂的合成及强度测试等方面均有大量的研究，使正畸附件的黏合技术在口腔正畸临床广泛应用。80年代初在美国的正畸临床上使用直接黏合托槽已占全部矫治病例的93%。

国内在20世纪60年代末，北京医学院口腔正畸科已开始了正畸科托槽黏合技术的临床应用。由于临床上当时尚未开展多带环固定矫治器，因而主要用于个别牙上牵引钩等的黏合，同时，对于黏合原理、黏合剂合成及临床应用等方面也有许多研究。近年来，由于多带环矫治器在临床上的逐步开展及黏合托槽的成品生产，在国内口腔正畸临床上也越来越多地应用正畸附件的黏合技术。

一、黏合正畸附件的优缺点

1. 优点

（1）节省带环制作和黏着带环的人力物力。

（2）避免了带环对牙龈的刺激，有利于口腔卫生。

（3）在牙位异部或萌出不足的情况下，仍可使用黏合正畸附件，而这类牙上很难黏着带环。

（4）在治疗结束时，因牙上无带环而不留有牙间隙，而全口戴用带环矫治完成后取下带环处将留下2～3mm间隙。

2. 缺点

（1）受到较大的冲击力或剪切力时，偶有脱落。

（2）黏着前需作牙面酸处理，在一些釉质发育不全的牙上不能进行。

二、黏合剂

牙面黏合正畸附件，黏合剂的选用是一重要因素。应用于口腔的高分子黏合材料的研究进展甚快，主要用于正畸附件的黏合、涂膜防龋及牙体修复等方面，针对各种不同的用途而研制成不同特点的黏合剂。但是应用于口腔临床的各种黏合材料一般应具备以下的共同特点。

（1）常温下快速固化。

（2）具有足够的黏合强度。

（3）在口腔环境里不变质，有持续黏合强度。

（4）对口腔组织无毒，对牙髓无刺激。

（5）黏合剂去除后对牙面无损害。

黏合正畸附件的黏合剂种类很多，目前临床使用的以固化方式不同分为两类：一类是自然常温固化；另一类是光敏固化。在光敏固化中又有紫外光及可见光两种，但黏合剂的主要成分均为环氧丙烯酸酯类。黏合剂一般包括渗透液及黏合糊剂两部分，每一部分有两组份，使用时将两组份等量混匀。

三、关于黏合正畸附件的牙面酸处理

在牙面上直接黏合正畸附件，为得到足够的黏合强度，黏合前必须对牙面作酸处理，目前都以磷酸作为处理液。经过大量研究证明，牙面酸处理是增加黏合剂与牙面黏合强度的主要因素。北京医科大学口腔医院正畸科研究，以50%磷酸处理牙面90秒后，以丙烯酸环氧黏合剂黏合正畸附件，置于37℃水中24小时后，测试其抗拉强度平均为5.73kg/cm，而未作牙面酸处理的对照组平均仅3.8kg/cm^2。因此，牙面酸处理已被确认为是增加黏合强度的重要因素。目前，在进行正畸附件的黏合中，均将牙面酸处理作为首要的步骤。

在牙面酸处理后，以肉眼观察可见牙面失去光泽呈白垩状。经扫描电镜观察牙面，发现釉质表面轻度脱钙，呈现与釉柱方向一致的多孔的蜂窝状结构，这样使牙面粗糙及表面积增大。蜂窝的深度报告为10～40μm不等。当牙面酸处理后，经黏合剂黏合正畸附件后的扫描电镜观察，可见黏合剂渗入轻度脱钙的釉质多孔蜂窝组织中，而固化成树脂突。经研究，只有当牙面经酸处理，釉质表面发生变化后，黏合剂才能渗入釉质形成树脂突。大量的固化的树脂突与釉质表面蜂窝结构间呈交互镶嵌的结合，这是当前较为公认的机械性黏合机制。

目前选用的牙面酸处理液，为50%左右浓度的磷酸溶液。处理时间为60～90秒。浓度过大或处理时间过长则反而会减小黏合强度。对于牙面酸处理后的表面轻度脱钙，并不会造成对牙齿的损害，而可经表面食物摩擦及口腔唾液环境中的再矿物化的两个途径来恢复其表面形态。北京医科大学口腔医院正畸科对100个曾以50%磷酸处理黏合正畸附件的牙面，去除附件后半年至五年的追踪观察，结果未发现一例有继发龋等损害，牙齿表面均恢复正常。

四、黏合正畸附件的临床操作步骤

1. 清洁牙面　在准备黏着正畸附件的牙面上去除牙石及软垢后，以杯状橡皮轮蘸细浮石粉清洗牙面，再以酒精清洗并干燥牙面。

2. 牙面处理　以浸透50%磷酸的吸水棉纸片或薄棉花絮片，贴敷在已清洁干燥好的牙面上60～90秒，然后清水冲洗并吹干牙面，此时牙面失去光泽呈白垩状，准备黏着附件。

3. 调制黏合剂　按各类黏合剂的不同组份及要求调制黏合剂，有渗透剂者则先调制渗透剂用小棉球蘸后涂于牙面上。然后再调制糊状黏合剂备用。

4. 黏合附件

（1）直接黏合法：附件的直接黏合是指将正畸附件单个分别地黏着在牙面上。黏合时将调制好的黏合剂置于正畸附件带有网格的组织面上，然后将附件黏合于牙面的所需位置上，并稍加以压力。在黏合剂未开始固化前，若黏合附件置放位置不当，可稍作调整，一旦黏合剂开始固化后，则不能再移动附件位置，否则容易造成黏着失败。在黏合剂未完全固化前将附件周围之多余黏合剂除去，否则固化后不易清除而影响牙周健康。在黏合附件的操作过程中，应抓紧时间，因黏合剂要求在1～2分钟内开始固化，3～5分钟内完全固化。

（2）间接黏合法：正畸附件的间接黏合法，主要应用在全口托槽的方丝弓、细丝弓矫治技术上。这种间接黏合法的特点是可将单颌所有托槽一次黏着于牙面，但在黏着前需在石膏牙模上先行黏着等步骤，故称作为间接黏合法，其操作过程分为准备工作及临床操作两部分。准备工作的程序是在去除牙石、软垢，具有良好牙周条件下，以弹性印模材料取牙颌、牙列印模，并灌注出石膏牙颌模型。然后在石膏牙颌模型上以铅笔画出各牙的长轴，并确定各牙上的托槽黏着正确位置，并做出标志。然后以热蜡刀溶少许水果糖，以糖稀将托槽分别固定在牙面上已确定好的各牙位上。在已由糖稀黏固着托槽的石膏牙模上取印模（表面先涂以皂液），当印模材料硬固后，将印模由石膏牙模上取下，这时原来石膏牙模上所固定的托槽均嵌留在印模上的相应牙位上，而仅显露出托槽带丝网的底板黏合面，以热水冲洗印模中之各托槽显露的丝网黏合面，以溶去丝网上的糖稀。以后进入第二步临床操作。首先进行牙面酸处理，方法同前述，在经过酸处理后的干燥牙面上，涂以复合充填材料的渗透剂，并将调和完成的复合充填材料分别置于印模中之显露出的每一托槽的丝网黏合面上，随即将印模放入口内使与牙列完全密合，并予以固定。待黏合材料固化后先使印模与托盘分离，然后以小刀切开印模材分段取出，此时，托槽已按原来石膏模上所确定的正确的黏合位置黏合于牙面上完成托槽黏合。

正畸托槽的间接黏合法的最大优点在于使全口牙的托槽一次黏着，节省了临床操作时间。虽然需一部分准备工作，但先在石膏牙模上可以有充分的时间使托槽放置在最合适的位置上。而在直接黏合法时，因黏合剂固化较快，有时托槽位置放置不当后较难更改。通过黏合托槽的抗剪强度测试，间接黏合法的平均抗剪强度为 30.4kg/cm^2，而直接黏合法为 31.59kg/cm^2，其黏合强度均符合正畸矫治的需要。

五、正畸附件的二次黏合

黏合剂黏合正畸附件，近年来在国内外各种报告中，其脱落率为5%～8%。在临床上正畸附件脱落后需作再次黏着，关于正畸托槽再次黏合后对黏合强度的影响以及再次黏合时是否需作牙面处理等问题都是较为重要的。经研究发现，牙面酸处理时，只是部分的釉柱结构被脱钙，当黏合附件脱落或取下时，渗入釉面的树脂突，绝大部分断于釉质内。因而当附件脱落后，再次进行酸处理时，一方面可以使第一次未能形成蜂窝结构的部位形成新的脱钙蜂窝结构，另一方面可使第一次黏合时已经形成的树脂突的断端与新黏合剂形成化学性黏合，因此增加了黏合强度。当黏合过程中由于操作不当，当时附件脱落后即进行第二次黏合，此时不论作酸处理与否，第二次黏合强度均高于第一次。但酸处理毕竟要使釉质表层轻度脱钙，因而在这种情况下还是不作第二次酸处理为宜。但当黏合正畸附件脱落后牙面与唾液接触一定时间则牙面原组织结构可能发生再矿化，这样若不作酸处理而重新二次黏合其黏合强度明显下降，因而在这种情况下进行二次黏合时必须再次进行牙面处理，才能保持其黏合强度。

六、黏合附件的去除

去除黏合附件可用对刃的切断钳于附件基底切下或用 How 钳夹住附件使附件底板弯曲变形后脱落。当附件去除后，应及时去除留剩于牙面的黏合剂，一般可用洁治器刮除，或先以细砂石轮将留剩黏合剂磨薄后再以洁治器等锐利器械刮除，希望留剩之黏合剂能整片脱落。在去除黏合剂时应防止对牙面釉质的损害。

（耿　华）

第十八章　牙体缺损修复

第一节　概述

一、牙体缺损的病因及临床表现

（一）牙体缺损的病因

牙体缺损最常见的原因是龋病、外伤、磨耗、楔状缺损、酸蚀和发育畸形等。

1. 龋病　龋病表现为牙体硬组织的变色、脱钙软化和形成龋洞，龋坏严重者，可造成牙冠部分或全部破坏，形成残冠、残根。

2. 牙外伤　主要为牙折，当牙冠受到意外撞击或咬硬物；牙齿本身已经存在隐裂、牙尖磨损不均所致的高尖陡坡、龋坏造成的薄壁弱尖、等牙质强度下降情况时遇到外力过大均可导致牙折。表现为切角或牙尖嵴局部折裂，重者可出现整个牙冠折裂或冠根折断。

3. 磨耗　磨耗可导致牙冠𬌗面降低，重度磨耗可导致牙髓暴露和面形改变。

4. 楔状缺损　表现为唇颊面的牙颈部楔形凹陷缺损。多为咬合创伤、刷牙方法不当等，与酸共同作用的结果。常伴有牙本质过敏、牙龈退缩，严重者可出现牙髓暴露甚至出现牙折。

5. 酸蚀症　是牙长期受到酸雾作用而脱钙，造成牙外形损害。

6. 发育畸形与异常　在牙齿的发育和形成过程中出现形态、结构或颜色异常。常见的发育畸形是釉质发育不全、斑釉牙、四环素牙及过小牙、锥形牙等。

（二）牙体缺损的临床表现

主要表现为牙体组织有不同程度的损坏、缺损，甚至伴有牙髓、根尖等病变。

二、牙体缺损的影响

牙体缺损不仅可影响到牙本身，还可影响到牙周、咬合等。

（一）对牙体和牙髓的影响

牙体表浅缺损可无明显症状。缺损累及牙本质层或牙髓，可出现牙髓刺激症状甚至出现牙髓炎症、坏死及根尖周病变。

（二）对牙周的影响

发生在邻面的牙体缺损，会破坏正常邻接关系，造成食物嵌塞，引起局部牙周组织炎症。缺损较大，长期未修复，发生邻牙倾斜移位，影响正常的咬合关系，形成创伤𬌗。牙体缺损若发生在轴面，破坏了正常轴面外形，可引起牙龈损伤及炎症。

（三）对咬合的影响

大范围及严重的牙体邻面缺损不但影响到咀嚼效率，还会形成偏侧咀嚼习惯，严重者会影响垂直距离及出现口颌系统的功能紊乱。

（四）其他不良影响

缺损的牙体组织的尖锐边缘可擦伤舌及口腔黏膜。缺损发生在前牙可直接影响美观、发音。全牙列残冠残根会降低垂直距离，影响到患者的面容及心理状态。残冠残根常成为感染病灶而影响全身健康。

三、牙体缺损的修复方法

根据修复体的结构特点、修复用的材料类型、修复体的制造工艺，牙体缺损修复方法包括以下几种。

（一）嵌体为嵌入牙冠内的修复体

包括单面嵌体、双面嵌体、多面嵌体和高嵌体。

（二）部分冠覆盖部分牙冠表面的修复体

1. 3/4冠　覆盖牙冠的三个轴面和𬌗面（切端）。通常暴露前牙唇面或后牙颊面。

2. 贴面　以树脂或瓷制作的覆盖牙冠唇颊侧的部分冠。

（三）全冠覆盖全部牙冠表面的修复体。

1. 金属全冠以金属材料制作的全冠修复体

（1）铸造金属全冠：以铸造工艺过程制作的金属全冠修复体。

（2）锤造冠：以冷加工方式如锻压、冲压或锤打制成的金属全冠修复体。

2. 非金属全冠以树脂、瓷等修复材料制作的全冠修复体

（1）塑料全冠：以各种树脂材料制作的全冠修复体。

（2）瓷全冠：以陶瓷材料制成的覆盖整个牙冠表面的修复体。

3. 复合全冠以金属与瓷或金属与树脂材料制成的复合结构的全冠修复体

（1）烤瓷熔附金属全冠：又称金属烤瓷全冠，真空高温条件下在金属基底上制作的金瓷复合结构的全冠。

（2）金属－树脂混合全冠：在金属基底上覆盖树脂牙面的混合全冠。

（四）桩核冠

是在残冠或残根上先形成金属桩核或非金属桩核，然后再制作全冠修复体的总称。

（冯　云）

第二节　牙体缺损修复设计原则和固位原理

一、修复治疗原则

（一）保存、保护牙体组织

牙体预备时尽可能多地保留牙体组织，保持牙髓健康，是获得牙体足够的抗力、固位，

防止患牙损伤，获得修复体远期疗效的重要原则。

（1）去除病变组织，阻止病变发展。应去除龋病腐败的牙釉质和软化的牙本质，直到暴露健康的牙本质，以防止继发龋坏。磨改高尖陡坡以获得合理的力学外形和预防牙折。

（2）消除轴壁倒凹，获得良好的就位道，将轴面上最大周径降到所设计的人造冠龈边缘区。

（3）在患牙的𬌗、轴面磨除一定厚度的牙体组织，开辟修复体所占空间，保证修复体一定的强度、厚度和美观。

（4）牙体预备成一定的形态，提供良好的固位形和抗力形。如在牙体预备箱形窝洞或鸠尾形、钉洞、沟等固位形。有些薄弱的尖嵴及无牙本质支持的牙釉质必须磨除，以防折断。从修复体边缘界面封闭性考虑，应去除一部分洞缘釉质。为防止应力集中，应将边缘嵴、轴面角及洞的线角处修整圆钝。

（5）磨改伸长牙或错位患牙，以建立和谐的咬合关系和外观。

（6）磨改异常对颌牙及邻牙，预防𬌗紊乱、邻接不良和人造冠戴入困难。

（7）牙体预备的预防性扩展，有利于自洁和防止继发龋。修复体轴面应覆盖牙体的点隙裂沟，邻面应扩展到自洁区。不同的修复体类型和修复材料，有相应的牙体预备要求。牙体预备过程中应防止两种倾向：①不必要地过量磨切而影响牙体牙髓健康与固位；②过分强调少磨牙而影响到修复体质量与就位。

（二）修复体应保证组织健康

一个良好的修复体应在具备良好形态和功能的基础上，长期维持、增进其周围组织健康及整个口颌系统乃至全身的健康。保护组织健康的原则应贯穿到修复体的设计、牙体预备、修复体制作、戴入、黏固等过程中去。

1. 修复体的设计与组织健康　修复体类型、材料选择、外形和边缘位置等的设计，应根据患牙的牙体、牙周、颌位关系和患者的基本条件来考虑。修复体设计脱离患者的个体条件可能会损害牙体、牙髓和牙周健康。年轻恒牙设计金属烤瓷冠和全瓷冠可能损害牙髓。与对𬌗牙、邻牙的修复体采用异种金属修复，可能产生微电流刺激牙髓或电化学腐蚀。

2. 牙体预备与牙髓组织健康　活髓牙牙体的机械强度明显大于死髓牙。因此，保持牙髓健康对减少修复后的并发症，减少牙折，延长修复体使用寿命有重要意义。牙体预备时产生的热量对牙髓有损害，所以牙体预备时必须采用水雾冷却，并采取间歇、短时、轻压磨切手法，以避免或减少对牙髓的损害。牙体预备应一次完成。预备完成后的牙面上避免使用有强烈刺激的消毒剂和苛性脱水药物。牙体预备后至修复体黏固前的一段时间内，为了避免温度、机械与化学刺激对牙髓的影响，应为患牙制作暂时修复体或在预备牙面黏固暂封材料。

3. 修复体与牙龈组织的健康　修复过程中保持牙龈组织健康，正确处理修复体与龈组织的关系，对保证修复治疗的成功有非常重要的临床意义。修复体龈边缘的位置：修复体龈边缘的位置关系到固位和牙龈健康，它和龈组织的位置关系可能有三种情况，即：①修复体的龈边缘位于龈缘之上；②和龈缘平齐；③位于龈沟内。其中龈上边缘最有利于牙龈的健康。与修复体边缘位置相比，其外形和边缘密合性具有更重要的意义。修复体龈边缘处的牙体预备有多种形式：①刃状或羽状；②90°肩台；③带斜面的直角肩台；④135°肩台；⑤凹形；⑥带斜面的凹形等形式。其中直角肩台修复体边缘的密合性较差。

牙体预备中损伤牙龈，破坏结合上皮，边缘位置过深，边缘形成悬突，铸件抛光不良，边缘不密合等会造成对牙龈的机械刺激，还会造成菌斑聚集，损害牙龈健康，影响修复的长期效果。

（三）修复体应合乎抗力形与固位形的要求

1. 抗力形　抗力形是指在完成修复后要求修复体和患牙均能抵抗𬌗力而不致破坏或折裂。

（1）增加患牙抗力的措施

1）修复体类型的选择设计应考虑到患牙组织结构和缺损情况，避免牙体预备后形成薄壁弱尖。修复体应尽可能覆盖保护薄弱部位，防止𬌗力作用在牙体薄弱部位以及牙体与修复体的界面上。

2）牙体预备时去除易折断的薄壁，降低高尖陡坡，修整尖锐的边缘嵴及轴面角。做洞固位形预备时，不要过宽过深。鸠尾峡部不能超过两牙尖间距的1/2，根管内径不能超过根径的1/2。

3）牙体缺损大者，应采用辅助增强措施，如采用钉、桩加固后充填，或采用金属或非金属形成桩核后，再行冠修复。

（2）增加修复体抗力的措施

1）根据患牙条件和设计要求，选择理化性能优良的修复材料。保证修复体适当的体积和厚度。

2）合理控制修复体的外形，其内外表面应避免尖、薄、锐的结构形式，防止因应力集中而出现折裂。

3）保证修复体制作质量，避免制作缺陷。

4）控制𬌗面形态及受力方向，避免𬌗力集中，金瓷及金塑结合区应避免直接受力。

2. 固位形　固位力是指修复体在行使功能时，能抵御各种作用力而不发生移位或脱落的能力。要获得这种固位力，常根据患者牙体缺损情况和口颌系统情况，在患牙上预备成一定的面、洞、沟等几何形态，这种具有增强修复体固位力的几何形态称为固位形。

（四）正确地恢复形态与功能

牙正常的解剖学外形对维持完整的牙列，准确的𬌗与颌位关系、牙周组织的健康、正常的颞下颌关节、神经肌肉系统功能起着重要作用。牙体缺损、牙冠形态的改变，意味着其功能的丧失或降低。修复时应根据患者的年龄、性别、生活习惯、体质、性格特点及职业来决定修复体的形态、大小、颜色、排列和𬌗关系等，特别应注意个体口颌系统的生理特点。

1. 恢复轴面形态　正常牙冠的轴面有一定的突度，其生理意义是：①维持牙颈部龈组织的张力和正常接触关系：牙颈1/3突度，起到扩展牙龈，维持正常龈隙的作用。②保证食物正常排溢道及食物流对牙龈的生理刺激作用。牙冠轴面突度过小，易导致龈炎和菌斑附着，不利于牙周健康。牙冠轴面突度过大，倒凹区易食物滞留、菌斑附着，龈缘得不到生理性按摩而萎缩。③利于修复体的自洁。轴面突度过大过小均不符合美观要求。

2. 恢复邻接关系　牙冠修复体邻面与邻牙紧密接触，以防止食物嵌塞，维持牙位、牙弓形态的稳定，分散𬌗力，同时有利于每个牙在咀嚼时保持各自的生理运动。接触区形态以点状接触为宜。修复体与邻牙接触过紧可导致牙周膜损伤，引起疼痛。过松则可引起食物嵌塞。

3. 恢复外展隙和邻间隙　修复体的外展隙和邻间隙过大或过小会引起并发症。正确恢复人造冠的外展隙，可有利于咀嚼时的食物排溢，增加机械便利，减轻牙周负担。正确恢复邻间隙，可避免食物嵌塞或刺激牙龈。

4. 恢复𬌗面形态与咬合关系　正确地恢复𬌗面形态和咬合关系是恢复咀嚼功能的基本条件。修复体恢复患牙咬合的标准包括：

（1）𬌗面形态的恢复应与患牙的固位形、抗力形，以及与邻牙和对𬌗牙的𬌗面形态相协调。

（2）𬌗力方向应接近于牙的长轴，𬌗面尖嵴的斜度及𬌗面大小应有利于控制𬌗力，避免高尖陡坡。对于倾斜牙、错位牙，应注意调整冠修复体的长轴方向。

（3）𬌗力的大小应与牙周支持组织相适应。应根据牙周膜的状况、牙根的数目、大小、方向，牙槽骨的骨质状况和吸收情况，冠根比例等因素设计修复体的𬌗力大小。必要时可适当减少人造冠𬌗面面积，减小颊舌径，加深窝沟，增加机械便利。

（4）具有稳定而协调的𬌗关系。在正中𬌗位或是前伸、侧方𬌗等，都不能有早接触。在正中𬌗时，上下颌牙尖窝相对，𬌗面有广泛的接触，从正中𬌗位到正中关系位的过程中无障碍点。前伸及侧方𬌗时无𬌗干扰。

二、固位原理

修复体固位力的大小主要是由静态的机械摩擦力，动态的约束力以及化学性黏着力所决定的。

（一）摩擦力

摩擦力是两个相互接触而又相对运动的物体间所产生的作用力。物体在滑动过程中产生的摩擦力叫做滑动摩擦力。当外力不大，两个相互接触的物体有相对滑动趋势时所产生的摩擦力称为静摩擦力。静摩擦力的大小对修复体的固位有重要的临床意义。

1. 摩擦力的大小与两个物体接触面所受正压力和接触面积成正比　人造冠与预备后的患牙表面越密合，接触面积越大，摩擦力也越大。接触面适当的粗糙度有助于增加摩擦力。

2. 摩擦角和自锁现象的利用　利用自锁现象保持被固定物体的稳定，设计螺纹钉来体现自锁作用。对于残根、残冠或牙折的修复，利用螺纹钉或非平行钉来增加充填材料或修复体的稳定性。

（二）黏结力

黏固剂位于修复体与预备后的患牙之间，黏固剂的微突进入修复体黏结面不规则的微小孔隙内和不规则牙釉质表面或牙本质小管内，起到黏固和边缘封闭作用。常用黏固材料有无机类黏固剂（如磷酸锌水门汀、玻璃离子水门汀和聚羧酸锌水门汀）和树脂类黏结剂。树脂类黏结剂与被黏结物体界面的机械结合力更强，且有一定的化学结合力，其边缘封闭作用也更好。影响黏结力的因素：

（1）黏结材料种类：树脂类黏结剂对牙釉质、牙本质及金属表面的黏结力大于无机盐类的黏固剂。

（2）黏结面积：修复体的黏结固位力与黏结面积成正比，应争取扩大黏结面积，如增加冠的殆龈距离等。

（3）黏结剂的厚度：黏结力与黏结剂的厚度成反比。黏结剂被膜增厚会导致黏结强度下降。因此，修复体与牙面应尽量密合。

（4）黏结剂的调和比例：黏结剂的调和比例对材料自身强度及黏结强度有显著影响。调拌过稀会降低材料自身强度及黏结强度。调拌过稠则凝固过快，黏结剂被膜过厚，修复体不易就位。

（5）被黏结面的状况：修复体和预备牙面有水分、油污、残屑时会影响黏结力。因此，被黏结面应彻底清洁和干燥。必要时黏结面应作酸蚀、超声清洗处理，修复体的组织面即黏固面可进行喷砂及粗化特殊处理，以增加黏结剂与金属表面的结合强度。

（6）界面封闭：因修复体边缘不密合，黏固剂溶解或水分从边缘渗漏，使结合面吸水，解除吸附而使黏结力下降。

（三）约束和约束反力

物体位移时受到一定条件限制的现象称为约束。约束加给被约束物体的力称为约束力或约束反力。约束力是通过约束与被约束物体之间的相互接触而产生的，这种接触力的特征与接触面的物理性能和约束的结构形式有关。为了增加修复体的固位力，常将患牙预备成一定的几何形状，限制修复体的运动方向。如设计沟、洞、鸠尾等辅助固位形，以增大牙体组织对修复体的刚性约束力。

（四）患牙预备体的固位形

1. 环抱固位形　环抱固位形是冠修复最基本的固位形式，其特点是固位力强，牙体切割表浅，对牙髓影响小，提供的黏结面积大。在环抱固位形中，修复体与牙面的密合度，患牙的殆龈高度，轴壁的平行度或聚合度是影响其固位力的重要因素。

（1）修复体的密合度　修复体与牙体表面紧密接触是产生摩擦力的先决条件，修复体黏固面与牙体组织越密合，固位力越好。

（2）殆龈高度：殆龈高度大者，不但提供的固位面积大，修复体对牙体的约束力也大，抗轴向脱位力相应加强，并且增加了摩擦力及对抗侧向旋转力的作用。殆龈高度过低者，如果铸造全冠轴壁不够密合，或者是锤造冠等修复体，殆面的一侧受力时，以一侧冠边缘为支点旋转，因对侧无牙体组织阻挡而容易脱位。若要减小旋转半径，如增加颈部肩台，减小轴壁聚合度，增加辅助固位沟、洞，尽可能保存牙尖、殆缘嵴等，可增加冠修复体抗旋转脱位力。

（3）轴壁聚合度：轴壁相互平行可增加修复体对牙体的约束力和摩擦力，有利于冠固位。临床上为了使冠容易就位，常常在轴壁预备出 2°~5° 的殆向聚合角。但这种殆向会聚越大，摩擦力、约束力、黏结面积均明显下降，固位力越差，当聚合角超过 5° 时，固位力急骤下降。

2. 钉洞固位形　钉洞固位（针道固位）形的特点是牙体磨除少，固位力较强，应用灵活，常和其他固位形合用。目前常用的固位钉按使用方式分为三种：黏固式固位钉、螺纹式固位钉和楔入式固位钉。黏固式固位钉用于铸造冠、嵌体等修复体的辅助固位以及桩冠的固位。螺纹式固位钉是以特殊攻丝钻预备针道，再将螺纹钉旋入，如自攻螺纹钉等。常用于残冠、残根，作核结构的加强或切角缺损修复的加固等。楔入式固位钉是以钢丝弯成"U"形，嵌入牙冠断缝两侧的钉洞中，用以固定牙折的断片。固位钉的钉洞预备要求：①钉固位力的大小主要取决于钉洞的深度。作为辅助固位钉的钉洞，深度应穿过釉牙本质界到达牙本质内，一般为2mm。②辅助固位钉的直径一般为1mm左右。③钉洞的位置一般应避开髓角或易损伤牙髓的部位。前牙置于舌面窝近舌隆突处及舌面切嵴与近远中边缘嵴交界处，数目通常为1~3个。后牙则置于牙尖间的沟窝处，一般设计2~4个钉洞。④为保证修复体的顺利就位，钉洞之间应相互平行，并与修复体的就位道一致。多个钉洞预备时，其轴壁稍向切端、殆面敞开，以便于修复体就位。

3. 沟固位形　沟固位形是凹入牙体表面的半圆形固位形式，它具有较强的抗水平移位及抗殆向脱位的作用。常作为3/4冠的邻轴沟。其优点是牙体磨除少，切割表浅，可根据需要改变沟的方向和长度。对沟固位形的预备要求如下。①深度：固位沟一般深度为1mm。②长度：一般不应超过邻面的片切面。牙冠短、修复体固位形差者，可适当延长。③方向：2条以上的沟预备方向应相互平行，而且应和修复体就位道一致。④外形：沟的外形为近似的半圆形，沟的止端有两种类型即有肩台式和无肩台式。前者固位力强，但易损伤牙髓，适用牙冠短者，后者不易损伤牙髓，固位力稍差一些，适用于牙冠较长者。

4. 洞固位形　洞固位形又称箱状固位形，其固位力主要取决于洞的深度和形状。洞形预备的基本要求如下。

（1）深度：这是洞形固位的主要因素，应该大于2mm。洞越深，固位力越强，但如果洞太深，缺损范围一般也较大，余留牙体组织的抗力形相应较差。在做洞固位形预备时，避免形成薄壁、弱尖，尤其是死髓牙，更应注意抗力形和预防性保护措施。

（2）洞壁：洞形所有轴壁应与就位道一致，无倒凹，5°~20°外展，以利修复体就位。点、线角要清楚。

（3）洞底：为了修复体的稳固和牙体受力更合理，应将洞底预备成平面，特别是洞形较浅者。如缺损深度不一，可将洞底预备成不同水平的平面。洞形深者则不必强调底平，以防损伤牙髓。

（4）鸠尾固位形：鸠尾固位形用于邻面或邻殆牙体缺损时，可防止修复体水平脱位。鸠尾的形状、大小应根据缺损情况而定。它既要起到防止修复体水平移位作用，而又不影响患牙牙体组织的抗力形。在殆面发育沟处适当扩展，尽量保留牙尖的三角嵴，自然形成鸠尾状洞形。其峡部小于鸠尾末端处，宽度一般为殆面宽度的1/2左右，峡部狭窄的修复体容易折断，过宽则易引起牙折。

（5）洞缘斜面及预防性保护：洞缘斜面用于箱状洞洞面角处，借此可以避免形成无基釉，防止洞缘釉质折裂，同时也有助于修复体边缘的密合和界面封闭，使黏固剂不易被唾液所溶解。预备一般是沿洞缘斜面做成45°的斜面，其宽度一般为1~2mm。如牙冠缺损大，余留牙体组织抗力形差，为避免殆力直接作用到修复体与牙体的界面上，修复体殆面应尽量作保护性覆盖。

（冯　云）

第三节　牙体缺损修复前的口腔检查及准备

一、口腔检查

牙体缺损修复前进行规范、周密细致的口腔检查是保证修复质量的重要步骤。其检查方法包括一般口腔检查与特殊检查。一般检查方法有：问诊、视诊、触诊、口腔外检查、口腔内检查、X线检查、制取模型检查、咬合检查。特殊检查有：咀嚼效能检查、𬌗力检查、下颌运动轨迹（MKG）检查、肌电图（EMG）检查、语音检查、色彩学检查及心理学评价等。牙体缺损的检查内容分别如下。

1. 问诊　主诉、现病史、既往史、家庭史、修复史及社会医学背景有关情况。

2. 视诊　口腔外部检查面容、肤色、神态各部分形态、比例、对称性及全身健康状况。另外，还应包括面部外形、颞下颌关节区的形态、关节运动状态、关节运动声音及张口度的检查。

3. 口腔内的检查　口腔卫生状况、口内余留牙及缺牙情况，缺损牙的对颌牙、邻牙情况，缺损牙列中的部位，牙体缺损的性质、充填治疗情况。缺损牙及余留牙牙体、牙周组织的情况与牙髓治疗有关的情况，口腔黏膜及软组织情况，唇、颊系带与缺损牙的关系，患牙的龈附丽及龈乳突形态，邻间隙大小。缺损牙与口内已有修复体的关系，对修复体质量、功能状态的评价等。上述局部检查对缺损牙的修复设计具有重要意义。

4. X线检查　涉及牙髓、牙体治疗的缺损牙，或需要了解龋病进展状态、缺损或修复体与牙髓的关系，了解牙根解剖形态、判断有无根折、患牙牙槽骨状况、骨吸收程度、松动牙根尖状况等，一般应作牙片检查。

5. 特殊检查　如模型检查、咬合、咀嚼功能检查、肌电、下颌轨迹描记等检查应根据情况选择。

二、牙体缺损修复前的准备

为了给牙体缺损的修复治疗创造良好的条件，改善美观和功能，延长修复体使用年限，保证术中术后患者面颌系统及全身的健康，在作牙体预备之前，对一些患者应作必要的术前治疗和心理学评价。

（1）若患者年龄大体弱，或是因一些慢性病全身健康状况不良，或患者有心血管系统疾病等，无法耐受牙体缺损修复治疗过程的操作，修复治疗前应作相应的治疗和支持治疗。

（2）对于有精神因素（包括精神病）患者，心理严重障碍（如心理变态）的牙体缺损患者，应在修复治疗前仔细评价精神、心理状况，不能配合治疗者应请专科医师认可后再进行修复治疗。另外，修复前应重视对患者的修复动机、具体要求、对修复体的期望，及社会医学有关因素等进行了解和评价，以便能处理好患者修复前的不正确心理状态，使之对修复体的质量、功能、感觉等有心理准备和客观评价，避免修复体戴入后出现医生与病人之间的分歧。

（3）牙体缺损伴有牙髓炎、牙周炎、尖周感染、口腔炎症等疾病，应在修复术前作相应治疗然后再作修复。对于错𬌗畸形、颞下颌关节疾病等患者的牙体缺损，应在明确相应的治疗计划或确认上述疾病不妨碍修复时，再作牙体缺损的修复治疗。

（4）牙龈退缩或局部缺损，应作牙龈成形术改善美观后再作牙体缺损的修复。

（5）局部牙列拥挤、缺损牙邻牙间存在小间隙等，应在矫正治疗完成后或把错𬌗畸形矫治计划确定后再考虑修复牙体缺损。

（冯　云）

第四节　嵌体

嵌体是一种嵌入缺损牙体内部，恢复牙体的形态和功能的修复体。依据覆盖牙面的不同，可分为单面、双面和多面嵌体。按部位可分为𬌗面、颊面、邻𬌗嵌体等。依制作材料不同可分为金属嵌体、树脂嵌体和瓷嵌体。

一、嵌体的适应证与禁忌证

一般来说，能用充填法修复的牙体缺损原则上都可用嵌体修复，二者之间没有绝对的界限。但由于嵌体只能修复缺损部位的牙体组织而不能保护剩余牙体组织，所以嵌体只能在牙体缺损较小，剩余牙体组织有足够的固位和抗力时应用。如牙体预备后，剩余部分的牙体可以耐受功能状态下的各向𬌗力不折裂，并能为嵌体提供足够的固位形，则为嵌体修复的适应证。否则应为禁忌证。

二、嵌体的洞形预备

首先检查患牙的牙体缺损情况，拍 X 线片了解缺损部位的大小、位置以及牙髓情况和髓角位置后，做好嵌体的设计，然后进行牙体预备。

（一）去净腐质

为了消除细菌感染，终止龋蚀进展，必须将感染坏死的牙体组织去除干净，脱矿层抗力不足，但为避免露髓可适量保留。

（二）预备具有固位形和抗力形的洞形

先用咬合纸或蜡片检查咬合接触关系，以确定𬌗面的边缘设计位置与正中接触点保持 1mm 的距离。用钨钢裂钻或金刚砂平头锥形车针从𬌗面缺损或龋坏最宽处开始，根据缺损深度和缺损边缘的位置制备𬌗面部分的洞形，同时去除无基釉，颊舌向的扩展应尽量保守以保证颊舌壁的抗力形。如𬌗面洞形近髓，应垫底形成平面。最后修整边缘，使各线角圆钝。如缺损波及邻面，则需预备近中𬌗或远中𬌗洞形。邻面预备时，注意不要伤及邻牙，根据邻面缺损的宽度形成箱形，箱形洞缘的龈面台阶和颊舌壁应在邻面接触区外，龈面台阶的宽度为 1mm。邻面洞缘应与邻牙有间隙以便取印模时材料能进入。

（三）嵌体洞形的要求

1. 无倒凹　嵌体洞形各壁都不能有倒凹，否则嵌体将无法就位。轴壁间相互平行对嵌体固位最好但不易制备洞形，蜡形制作和嵌体试戴也困难，故以外展 6° 为宜，易操作又能保证较好的固位力。

2. 有洞缘斜面　嵌体的洞形，大多应该在洞缘处制备 45° 短斜面。𬌗面做短斜面有 2 个原因：一是去除无基釉防止折裂，二是可使边缘位置选择性地避开殆接触1mm。邻面的洞缘也应有洞斜面，在去除无基釉的同时还可以使洞缘边缘位于自洁区。龈阶处也应做出洞缘斜面。

3. 可有辅助固位形　按照以上的预备要求，殆面嵌体洞形外展不超过6°，洞形的高度在2mm以上，嵌体的固位没有问题。但对于邻殆嵌体，通常需要增加抵抗邻向脱位的辅助固位形，如鸠尾形、针形和沟形等。

三、嵌体的制作

牙体预备完成后，取印模、灌注石膏模型，然后开始嵌体的制作。嵌体的制作可分为直接法和间接法。直接法是指在患者口内牙体上直接制取蜡型的方法，一般只用于单面嵌体。间接法指在石膏模型上制作蜡型的方法。目前，间接法应用广泛。模型完成后，首先制作可卸代型，经过制作蜡型、包埋、铸造、铸件清理、打磨抛光等步骤，完成嵌体的制作。

四、嵌体的试戴与黏固

嵌体完成后，需要在患者口内试戴，合适后才能黏固。首先去除患牙洞形内的暂封物，清洗干净洞形，检查嵌体组织面有无金属瘤及附着物，轻轻试戴嵌体，不能用力，逐步磨除标记的妨碍就位点，直至完全就位。再检查嵌体有无翘动、固位、邻接点的外形和位置、边缘密合度等，如有问题做调改。最后做咬合调整。全部完成后，取下嵌体抛光黏固。嵌体取下时应注意，不能用不锈钢锐器钩住边缘强行取下。金合金嵌体一般用Ⅱ型或Ⅲ型合金，它比不锈钢器械软，边缘易被损坏，故可用牙线从邻面带下或用黏蜡从殆面黏下。

嵌体抛光后，隔湿，消毒嵌体与患牙洞形，根据牙髓情况选择合适的黏结剂黏固。嵌体完全就位后咬棉球或棉卷至黏结剂凝固，用牙线和探针仔细去除邻面、殆面的黏结剂。再检查咬合，无问题后，嵌体修复即完成。

五、高嵌体

高嵌体是嵌体的一种类型，最初由近中殆远中（MOD）嵌体衍变而来。已经知道，嵌体只能修复缺损的牙体组织，而对剩余的牙体组织无保护作用。牙体预备都会降低剩余牙体的抗力，剩余牙体愈少，则抗力愈差。而牙体组织能耐受压应力而对拉应力的抗力很低，当制作高嵌体覆盖殆面后，牙体所受应力则由拉应力转变为压应力，从而使修复后牙折的可能性大大降低。

1. 高嵌体的适应证　①后牙的多面嵌体；②洞形殆面部分宽度较大时；③殆面有较大范围缺损，有牙尖需恢复但有完整的颊舌壁可保留时。

2. 高嵌体的牙体预备　①去除腐质、旧充填体或修复体。②殆面预备：顺牙冠殆面外形，根据正常情况下对颌的情况，预备出均匀的间隙。功能尖磨除1.5mm，非功能尖磨除1mm。③预备功能尖外斜面：斜面下轴壁与肩台，使支持尖内外斜面与对殆间有均匀间隙，且预备的牙尖位置位于原来位置，不能偏向颊或舌侧。再在外斜面下预备一轴壁，并形成1mm宽的肩台。④形成殆面峡部轴壁与洞底：颊舌轴壁外展不超过6°，洞底平。⑤预备轴面箱形：根据牙体缺损情况，预备出轴面箱形，要求与嵌体一致。⑥修整洞形：在洞缘处做0.5~0.7mm洞斜面。

3. 高嵌体制作　取模、制作、试戴、黏固高嵌体。

（冯　云）

第五节　全瓷冠

全瓷冠是以陶瓷材料制成的覆盖全牙冠的修复体。它具有色泽稳定自然、耐磨损、生物相容性好等优点，与同为美学修复体的金属烤瓷冠相比，由于无金属层，它的加工工艺相对简单，美观性更佳，是前牙较为理想的修复体。但是，由于其脆性大，限制了其应用。目前，全瓷冠可用于前后牙单冠及前牙区少数牙缺失的固定桥修复。

一、适应证与禁忌证

1. 适应证　①前牙牙体缺损，不宜用充填治疗或烤瓷冠修复者；②牙冠大面积缺损充填治疗后需要美观修复者；③前牙固各种原因使牙体变色或氟斑牙、四环素牙影响美观者；④错位扭转牙不宜进行正畸治疗的；⑤发育畸形或发育不良影响美观的患牙；⑥对美观要求高，有接受全瓷冠愿望并能保证口腔卫生的。

2. 禁忌证　①乳牙及青少年恒牙；②牙冠短小，或牙体缺损严重，无足够固位或抗力形的；③有不良咬合习惯，如爱啃硬物的；④夜磨牙或紧咬牙患者；⑤牙周疾病不宜做固定修复的；⑥心理、生理疾病不能承受或配合治疗的。

二、牙体预备

全瓷冠的牙体预备与金属全冠和烤瓷冠的制备无太大区别，也需遵守全冠牙体预备的一般要求，如去除腐质，轴壁2°~5°的聚合度，冠的最大周径降至设计的边缘处，各面平滑无倒凹，在各种咬合运动中有足够的间隙等。

全瓷冠的牙体预备与其他修复体的不同在于，尤其强调预备后牙体表面不能出现任何倒凹和棱角，呈现光滑流畅的外形，防止全瓷冠戴入后出现应力集中而导致瓷裂。因全瓷冠的牙体预备磨切量大，故应严格选择适应证，否则会损伤牙髓或降低牙体抗力。另外，应在预备前进行局麻，并注意保护牙髓，取印模后应及时戴暂时冠保护。

三、目前临床常用的全瓷修复系统

临床商品化的全瓷修复系统曾出现很多，但由于许多系统产品的强度达不到要求而导致全瓷冠失败率高，从而先后退出临床。目前，在临床应用较多的实用化全瓷修复系统有 Ivoclar 公司的 IPS-Empress 系统和 Vita 公司的 In-cemm 系统、Cercon 系统和 ProCera 系统。

四、试戴和黏固

全瓷冠的试戴和黏固与烤瓷冠的要求基本一样，但要注意，由于全瓷冠的强度相对低，在临床试戴时，不可敲击，遇到阻力时，不可强行戴入，而要针对具体原因调改后戴入。调改咬合时要低速轻柔，防止瓷裂。另外，由于树脂黏结剂有多种颜色可供选择，全瓷冠的黏接最好采用树脂黏结剂，以达到好的固位和美观效果。

·431·

五、全瓷冠的修复要点

全瓷冠相对于烤瓷冠而言,有几处不同:一是其强度相对低于烤瓷冠;二是其美观性显著优于烤瓷冠;再就是其牙体预备量大于烤瓷冠。因此,其修复有一些不同之处。①严格控制适应证,保证其远期效果;②严格按要求牙体预备,防止出现尖锐棱角,预防因应力集中造成瓷裂,确保瓷层有足够的厚度、强度和正常咬合;③肩台外形和宽度要合适,以防止颈部瓷裂;④全瓷冠调改时,用磨石低速轻柔修改,尽量减少磨改时的震动和损伤;⑤采用树脂黏结剂黏固,提高美观件和黏结力。

(冯　云)

第六节　铸造金属全冠

全冠是指覆盖全牙冠的一种修复体,它是牙体缺损的主要修复形式。根据材料的不同可分为金属全冠、非金属全冠和金属非金属混合全冠。

由于美观性的限制,故金属全冠只用于后牙牙体缺损,也可用于固定桥的固位体。一般采用铸造工艺来制作。非金属全冠包括全瓷冠和树脂冠,主要用于前牙修复。金属非金属混合全冠包括瓷熔附金属全冠和金属树脂全冠。瓷熔附金属全冠也称烤瓷冠,是目前应用最广的一种修复形式,可用于前后牙牙体缺损的修复。铸造金属全冠的材料多为金属合金,一般常用的有金合金、银合金、镍铬合金和钴铬合金。铜合金的应用目前已非常少。铸造金属全冠的特点是:固位力强,自身强度大,对牙的保护作用好。所以可用于后牙区各种牙体缺损的修复。

一、适应证与禁忌证

1. 适应证　①后牙严重牙体缺损,固位形、抗力形较差;②后牙存在低𬌗、邻接不良、错位牙改形或牙齿半切除术后,可以用金属全冠恢复正常解剖外形、咬合、邻接及排列关系;③固定义齿的固位体;④活动义齿基牙的缺损需要保护、改形的;⑤龋患率高的牙齿或牙本质过敏严重且伴牙体缺损的牙齿。

2. 禁忌证　①对金属过敏的患者;②前牙区;③对美观要求高,不能接受金属修复体者;④牙体无足够修复空间者。

二、设计

1. 选择材料　应与口腔内已有的金属一致,防止异种金属电位差的微电流刺激。

2. 𬌗龈高度低、缺损大的患牙　应将冠边缘放在龈下以增加𬌗龈高度和固位力,同时制备轴沟、箱形或钉洞等辅助固位形。

3. 对于牙龈退缩、临床牙冠长的患牙　可将冠边缘置于龈上,减少牙体切割量。

4. 牙冠严重缺损　常需要制作桩核后,再制作全冠。

5. 对于固位力差的全冠　在黏接前对全冠组织面进行喷砂、蚀刻及应用活化剂,并选用黏结力强的黏结剂。

三、牙体预备

（一）殆面预备

殆面预备的目的是为全冠提供殆面间隙。其磨除量为支持尖 1.5mm，非支持尖 1mm。殆面制备时，可用轮形或梨形金刚砂车针。可先将后牙殆面分成四部分，分区磨除，这样可保证磨除的牙体厚度合适、均匀，同时使制备后的牙面仍保持殆面正常外形。为防止预备过多或不足，可用软蜡片或咬合纸检查。注意在正中、前伸和侧向殆时均应有足够间隙。如殆面因缺损已有间隙，应按照厚度要求检查间隙大小，不足时再做预备。大面积缺损时，应先充填或做桩核后再做预备。如殆面磨损成平面者，可增加颊舌沟预备。对残留的陡尖、斜面应降低。

（二）颊舌面预备

颊舌面预备的目的是消除倒凹，将轴面最大周径降低到所设计的冠边缘处，并预备出金属全冠所需的厚度。预备要分两段来进行。首先是先磨除颊舌面外形最高点到龈缘处的倒凹，使轴壁与就位道平行，并保证冠边缘处应有的金属厚度。然后再从外形高点处到殆缘，预备出修复体的间隙，保持正常的牙冠外形。

在颊舌面预备中，特别要注意功能尖外斜面的预备，即上颌舌尖舌斜面和下颌颊尖颊斜面的预备，一定要在正中殆和侧殆运动时，留有足够间隙，否则要么出现殆干扰，要么必须磨改全冠。颊舌面的聚合度要控制在 5°以内，但目前随着黏接材料的进步，聚合度小于 15°对固位力也没有显著影响。如颊舌面预备不足，会使全冠外形比天然牙大。总之，颊舌面预备应保证全冠有足够的间隙，保持颊舌沟外形，并完全消除倒凹。

（三）邻面预备

邻面预备的目的是消除患牙邻面的倒凹，与邻牙分离，形成协调的就位道，并预备出全冠邻面的金属厚度。

首先用细长锥形金刚砂车针切割开邻面，在此过程中一定注意不要损伤邻牙，可在邻牙与车针之间留一层薄的牙体，在切割开之后将之去除，这样可防止损伤邻牙。然后再用柱状车针将轴面角处充分磨切，以保证全冠颊舌外展隙的外形，防止全冠形成方形。然后用柱状或锥形车针邻面切割，去除倒凹，并初步形成肩台，并将邻面聚合度在 5°以内。

（四）颈部肩台预备

冠的边缘是全冠最薄弱的环节，全冠修复的成功与否关键在冠的边缘如何。其预备关系到冠的固位、美观、牙周和牙体组织的健康、冠边缘的封闭以及其远期效果，因此颈部的预备应严格而细致，绝不能马虎。

患牙颈部的预备以轴壁无倒凹为前提，然后在预备处肩台。一般为浅凹形，连续、光滑、宽度一致，无粗糙面和锐边。非贵金属铸造全冠的肩台为 0.5~0.8mm，贵金属全冠为 0.35~0.5mm。因为金属全冠用于后牙区，而且金属本身也不美观，所以为追求美观将冠边缘置于龈下毫无意义。为了牙龈的健康，通常将冠边缘置于龈上，并要保证边缘的密合、光滑、连续一致，这样才能保证冠的远期效果。只有在患牙殆龈高度过低，为了增加固位力而将边缘置于龈下才是合理的。如果采取龈下边缘的设计，为了保证肩台预备的质量，应事先用排龈线排龈，然后预备肩台，这样可防止损伤牙龈，使视野更清楚。

（五）精修完成

各个面预备完成后，应再按要求检查一遍，轴壁是否有倒凹，磨除量是否足够，各种功能运动时间隙是否足够，肩台预备如何，达到要求后，用红色或黄色标记的金刚砂车针将各个面磨光，同时将点、线角磨圆钝，不能出现尖锐交界线和粗糙面，防止出现应力集中，至此完成牙体预备。

四、印模的制取

铸造全冠的常用印模方法有琼脂－藻酸盐联合印模和硅橡胶印模。前者经济实用，精度高，可以满足固定修复的要求，但操作略繁，需要助手配合。硅橡胶印模成本高，但效果好。目前国内的临床用琼脂材料一般为日进公司的寒天印模材料，它有配套的注射器和加热恒温器，使用比较方便。取模的方法如下。

1. 排龈　排龈的目的推开牙龈，使其与牙体间暂时分离，这种分离的状态体现在印模和模型上，从而为技工制作时制作精确的可卸代型提供便利。

对于冠边缘在龈上的设计，可在预备完成后直接取模，省略排龈的步骤。对于冠边缘置于龈下的全冠，则必须进行排龈。排龈有多种方法，一般情况下临床上多用排龈线，也可采用排龈膏排龈。

排龈的方法：以排龈线排龈为例。排龈线根据粗细不同有多个型号，如 Gingi－Pak 有"000"，"00"，"0"，"1"，"2"等。先截取一段合适直径和长度的排龈线，放置于患牙四周，从邻面开始，用排龈器将其斜向压入龈沟，排龈器应向起始端的方向斜向加力，否则会导致后面的线压入时，前面已压入的线弹出。排龈线以完全压入，但能看到为宜。一般放置数分钟即可取出，随即取模。

2. 取模　在用琼脂和藻酸盐联合印模时，必须注意一点，就是在琼脂注入患牙龈沟周围时，藻酸盐印模材料必须已调制好并置于托盘内，注射完毕后立即将托盘放入口内，这样琼脂与藻酸盐才能紧密结合。印模取出后消毒，然后灌注模型。

五、全冠的试戴与黏固

铸造金属全冠完成后，检查全冠是否有质量缺陷，如无，则即可在临床试戴。首先去除临时冠，清洗吹干牙面。然后将全冠戴入，如有就位困难，应针对原因加以调改。完全就位后，检查邻接点情况，检查冠的边缘是否密合，冠边缘和牙体相接处是否形成一个连续光滑一致的面，如有问题则应进行相应调改，严重者，做返工处理。用咬合纸检查咬合，磨除正中、前伸、侧向𬌗的早接触点，使咬合均匀一致。对磨改处进行磨光、消毒、吹干。

清洁患牙，消毒，调拌黏结剂，置于全冠组织面，涂布均匀的一薄层，然后戴于患牙上，让患者紧咬，确认咬合未增高后，让患者咬棉球至黏结剂硬固，用探针仔细去除多余黏结剂，完成黏固。如患牙牙冠短，固位力差时，除了牙体预备时添加辅助固位形，可在黏固时对全冠组织面进行喷砂，超声波清洗处理，对患牙进行酸蚀，选用黏结力强的材料，以提高固位力。

（冯　云）

第七节　窝洞

一、分类与结构

窝洞是指采用牙体外科手术的方法去除龋坏组织，并按要求备成的洞形。

1891 年，G. V. Black 对龋病病理学和临床治疗学做了系统的研究，根据龋洞的部位，提出了龋洞的分类标准，为现代牙体修复学奠定了基础。随着技术和材料性能的不断改进，牙体修复的适应范围日益扩大，具体应用也日益广泛和完善。

（一）窝洞的分类

1. Black 分类法　目前临床上广泛应用且得到国际公认，其以龋病发生部位为基础，结合相应部位的牙结构、洞形的设计和制备特点进行分类，共分 5 类，以数字命名。

Ⅰ类洞：发生于发育点隙裂沟的龋损所制备的窝洞。包括磨牙和前磨牙的𬌗面洞、上前牙腭面洞、下磨牙颊面𬌗 2/3 的颊面洞和颊𬌗面洞、上磨牙腭面𬌗 2/3 的腭面洞和腭𬌗面洞。

Ⅱ类洞：发生于后牙邻面龋损所制备的窝洞。包括磨牙和前磨牙的邻面洞、邻𬌗面洞、邻颊面洞、邻舌面洞和邻𬌗邻洞。

Ⅲ类洞：为前牙邻面未累及切角的龋损所制备的窝洞。包括切牙和尖牙的邻面洞、邻舌面和邻唇面洞。

Ⅳ类洞：为前牙邻面累及切角的龋损所制备的窝洞。包括切牙和尖牙的邻切洞。

Ⅴ类洞：所有牙的颊（唇）或舌面颈 1/3 处的龋损所制备的窝洞。

Black 分类法不能完全满足临床需要，有学者将前牙切嵴或后牙牙尖发生的龋损所制备的窝洞列为Ⅵ类洞。

2. 按窝洞涉及的牙面数分类　分为单面洞、双面洞和复杂洞。仅限于 1 个牙面的洞称单面洞；包括 2 个牙面的洞称双面洞；包括 2 个以上牙面的洞称复杂洞。

（二）窝洞的结构

各类窝洞均由洞壁、洞角和洞缘组成。

1. 洞壁　分为侧壁和髓壁，与牙长轴平行的髓壁又称轴壁。

2. 洞角　分线角和点角。均以构成该角的洞壁联合命名。

3. 洞缘　窝洞侧壁与牙面相交构成洞缘。

4. 抗力形　抗力形（resistance form）是使修复体和余留牙体组织获得足够的抗力，在承受正常咬合力时不折裂的形状。抗力形涉及修复体和牙体组织两方面，与充填体承受咬合力后应力的分布有关，尤其是应力集中的部位。抗力形制备应使应力均匀分布于修复体和余留牙体组织。要考虑牙和修复体所承受力的大小而对抗力形提出不同的要求。主要抗力形结构如下。

（1）洞深：洞深要求是使修复体能承受正常咀嚼压力的最小厚度。一般洞深要求在釉牙本质界下 0.2～0.5mm，不同部位的窝洞所要求的深度不同。𬌗面洞，洞深应为 1.5～2mm，邻面洞洞深 1～1.5mm 即可。不同修复体要求的洞深也不一样，抗压强度小的材料要求洞的深度较抗压强度大的深。

（2）盒状洞形：盒状洞形是最基本的抗力形，基本特征是底平，侧壁平直与洞底垂直，点、线角圆钝。盒状洞形使咬合力均匀分布，避免产生应力集中。

（3）阶梯结构：双面洞的殆面洞底与邻面洞的轴壁应形成阶梯。轴髓线角应圆钝。邻面的龈壁应与牙长轴垂直，并要有一定深度，不得小于1mm。

（4）窝洞外形：窝洞外形呈圆缓曲线，避开承受咬合力的尖、嵴。

（5）去除无基釉和避免形成无基釉：无基釉缺乏牙本质支持，在承受咬合力时易折裂。除前牙外，一般情况下都应去除所有无基釉。同时，侧壁应与釉柱方向一致，防止形成无基釉。

（6）薄壁弱尖的处理：薄壁弱尖是牙的脆弱部分，应酌情减低高度，减少殆力负担。如外形扩展超过颊舌尖间距的1/2则需降低牙尖高度，并做牙尖覆盖。

5. 固位形（retention form）　是使修复体不致因受力而产生移位、脱落的洞形。窝洞的固位形必须具有三维的固位作用方能保持修复体的稳固。固位形与抗力形是相关联的，洞的深度、盒状洞形与抗力和固位均有关。抗力形和固位形的要求与窝洞类型、牙承受咬合力的大小及充填体的种类有关。临床上应综合多个因素，合理设计抗力形和固位形。主要固位形如下。

（1）侧壁固位：是各类窝洞最基本的固位形。它要求窝洞有足够深度，呈底平壁直的盒状洞形。相互平行、与洞底垂直，并且有一定深度的侧壁借助于洞壁于充填材料间的摩擦力而产生固位作用，防止充填体沿洞底向侧方移位。

（2）倒凹固位：这是一种机械固位。充填体突入倒凹或固位沟内，防止充填体与洞底呈垂直方向的脱位。倒凹和固位沟不宜做得太深，以避免切割过多的牙本质，一般以0.2mm深为宜。侧壁固位良好的窝洞，当深度大于宽度的洞可不做倒凹；殆面Ⅰ类洞，也不做倒凹。

（3）鸠尾固位：是一种机械固位，多用于双面洞。后牙邻殆面洞在殆面做鸠尾，前牙邻面洞在舌面做鸠尾。防止修复体从与洞底呈水平方向的脱位。

鸠尾制备原则：①鸠尾大小与邻面缺损大小相匹配；②鸠尾要有一定深度，特别在峡部，以获得足够抗力；③预备鸠尾应顺殆面的窝洞扩展，避开牙尖、嵴和髓角；④鸠尾峡的宽度一般在后牙为所在颊舌尖间距的1/4~1/3，前牙为邻面洞舌方宽度1/3~1/2；⑤鸠尾峡的位置应在轴髓线角的内侧，殆面洞底的殆方。

（4）梯形固位：也用于双面洞。防止修复体垂直方向的脱位。

二、窝洞预备基本原则

窝洞预备直接关系到牙体修复治疗的成败，应遵循牙体组织的生物学特点，按照生物力学原理来进行，目前临床多采用Black提出的窝洞预备原则。

（一）去净龋坏组织

龋坏组织是指龋坏的牙体组织，其中含有大量的细菌及其代谢物，龋坏组织可引起牙体组织继续破坏或造成对牙髓的不良刺激。为了消除感染及刺激物，终止龋病发展，原则上必须去净龋坏组织，确保充填体与洞壁紧贴，防止继发龋的发生。

从龋病病理学角度来看，龋坏组织包括破坏层（又称坏死崩解层）和透入层（又称细菌侵入层），而脱矿层是无细菌侵入的。备洞时，只需去除感染牙本质，即坏死崩解层和细菌侵入层，不必将仅有脱矿而无细菌的脱矿层去除，临床上很难确定细菌的侵入范围，一般根据牙本质的硬度和着色2个标准来判断。

1. 硬度标准　通过术者的触觉来判断，即术者使用挖匙、探针及车针钻磨时的感觉，脱矿层仅开始脱矿，临床上其硬度与正常牙本质差异不大。而细菌侵入层的多数牙本质小管壁及管间牙本质存在无机物脱矿、蛋白质分解，用器械探查时质地明显变软。

2. 着色标准　对龋病过程中脱矿、着色和细菌入侵三者关系的研究表明，脱矿是最早的改变，其后是着色，细菌入侵在最后。因此，临床上不必去除所有着色的牙本质。慢性龋时，病变进行缓慢，修复反应强，已脱矿、着色的早期病变组织可重新矿化，此种再矿化牙本质的颜色较正常牙本质深，但质硬，应予保留。急性龋时，病变进展快、脱矿层较厚、着色浅，临床上很难判断龋坏组织是否去净，此时，可采取组织染色来识别，如用1%酸性品红丙醇溶液染色，龋坏组织被染成红色，正常牙本质不被染色。

（二）保护牙髓组织

窝洞预备时切割牙体组织对牙髓牙本质复合体可产生机械、压力和温度等刺激，要尽量减少对牙髓的刺激，避免造成不可逆的牙髓损伤。因此，备洞时应做到以下几点。

（1）间断操作，使用锐利器械，并用水冷却。

（2）勿向髓腔方向加压，特别是制备深窝洞时。

（3）应清楚了解牙体组织结构、髓腔解剖形态及增龄变化，以防止意外穿髓。

（三）尽量保留健康牙体组织

保存健康牙体组织不仅对充填材料的固位很重要，而且使剩余牙体组织有足够强度，以承担咀嚼功能，现代牙体修复技术对窝洞预备的要求更趋保守，尽量多保留牙体组织。窝洞预备要求如下。

（1）窝洞做最小程度的扩展，特别是在颊舌径和髓腔方向。

（2）窝洞的龈缘只扩展到健康牙体组织，应尽量位于牙龈边缘的𬌗方。以往认为，洞缘位于龈下可防止继发龋。近年来的研究表明，龈沟中的充填体边缘对牙龈组织会造成不良刺激。同时，更重要的是减少龈方的扩展使更多的牙体组织得以保存。

（3）尽量不做预防性扩展：Black 提出，平滑面龋的预备应扩展到自洁区，𬌗面预备应包括有发育缺损的点隙裂沟，以防止继发龋，随着龋病预防措施的加强和防龋充填材料的出现，越来越多的人认为，平滑面的扩展只限于龋损范围，而有发育缺损的𬌗面点隙裂沟可采用釉质成形术（enameloplasty）、窝沟封闭或预防性树脂充填等处理来代替预防性扩展以保存更多的牙体组织。

釉质形成术是指釉质表面的再形成。用火焰状金刚砂针磨去浅的沟裂（沟裂的深度小于釉质厚度的1/4~1/3）或将未完全融合的釉质磨圆钝，形成一光滑、碟形的表面，以利于清洁，磨去部分应小于釉质厚度的1/3。

（四）注意患者全身状况

患者的全身健康和神经状态也应注意。对某些慢性病患者（如结核病、心血管系统疾病、神经过敏者）或儿童等，手术时间不宜过长，动作更要敏捷轻柔。

三、窝洞预备基本步骤

(一) 窝洞预备

窝洞预备首先是在洞深范围内扩展洞形，提供进入龋损的通道，确定窝洞的外形，制备抗力形和固位形。

1. 开扩洞口探查病情　对于病变较为隐蔽的龋洞，为了使视野清楚，查清病变的范围和程度，正确设计洞的外形，便于操作，首先应开扩洞口，寻找进入龋损的通道。咬合面潜行性龋 (undermining caries)，龋洞洞口很小，内部破坏大，需先去除洞口的无基釉，开扩洞口。而邻面隐匿龋损应视具体情况采取不同的方式进入。后牙邻面龋，在接触点已破坏时，应磨除𬌗面相应边缘嵴，从𬌗面进入龋洞。如龋损尚未累及接触点，仅局限于牙颈部，可从颊或舌侧进入，这样可保留健康牙体组织，保持原有的完整接触点，同时，由于未涉及𬌗面，充填体不直接承受咀嚼压力。前牙邻面洞，一般从舌侧进入，以保留唇面的完整和美观。由于牙色修复材料的使用，如龋损靠近唇面，也可从唇面进入，保留较坚固的舌侧边缘嵴，以利于承受咀嚼压力。

2. 设计和预备洞的外形　窝洞的洞缘构成了洞的外形。洞的外形既要包括所有的病变部分、最大限度地减少洞缘继发龋的发生，又要尽量保留健康牙体组织。窝洞外形的设计必须遵循下列原则。

(1) 以病变为基础。

(2) 洞缘必须扩展到健康的牙体组织。

(3) 外形线尽量避开牙尖和嵴等承受咬合力的部位。

(4) 外形线呈圆缓曲线，以减少应力集中，利于材料的填充。

(5) 为了便于清洁，防止继发龋，邻面的颊舌洞缘应位于接触区以外，分别进入楔状隙，龈缘与邻牙之间至少应有 0.5mm 宽的间隙，不必扩展到龈下。

洞形的扩展必须保持在规定的深度内，一般在釉牙本质界下 0.2～0.8mm，咬合面窝洞进入牙本质的深度不超过 0.2mm，平滑面 0.5mm，牙根面 0.8mm。

3. 制备抗力形和固位形　双面洞和复杂洞往往需要预备辅助的抗力形和固位形，使充填体和牙能够承受咬合力，并将因侧向力而折裂的可能性减小到最低程度，使充填体获得最好的固位。

4. 制备洞缘　洞缘制备包括洞缘釉质壁的修整和洞面角的设计，要保证在充填体与牙体组织之间形成边缘封闭，以防止两者界面间出现缝隙，产生微渗漏 (microleakage)。充填体与牙面需形成平整的连接。洞缘处的充填体和牙体组织具有最大强度，以获得足够机械强度的界面。

在洞缘的制备中，要考虑洞缘所在部位釉柱的方向。根据不同牙面釉柱方向的差异，使釉质壁的釉柱止于健康牙本质。由于釉柱易于折裂，最强釉缘应由止于健康牙本质的全长釉柱组成，同时由止于健康牙本质的较短釉柱组成的洞壁支撑。

洞面角的设计取决于充填材料的种类。如银汞合金，由于其边缘韧性较差，脆性大，洞面角应为 90°，这种情况下银汞合金充填体和牙体组织具有最大的强度。复合树脂材料的韧性好，可做短斜面，利于黏结修复。

洞形制备后需清理窝洞，除去窝洞内所有碎屑，检查有无残存感染牙本质、无基釉等不利于充填的结构。

（二）无痛制洞法

在预备窝洞时，切割牙本质常使患者产生难以忍受的酸痛。为了减轻备洞时的疼痛，可选用下列方法。

1. 使用锋利器械和正确手法　用锋利的器械高速、间断切割牙本质，轻柔而准确的操作可减少对牙髓的刺激，疼痛时间短，且程度轻。

2. 局部麻醉　用上述方法不能奏效和一些紧张的患者可行根尖区局部浸润麻醉或牙槽周围神经阻滞麻醉，必要时可做牙周膜内注射。局部麻醉的效果较好。

3. 化学机械去龋　用特殊的化学药剂，如单氯甘氨酸溶液，使软化牙本质中的胶原解体而容易被去除。常使用由压缩泵、手机和喷头组成的特殊给药装置，将药液喷入洞内，通过机械冲洗和化学作用选择性地去除软化牙本质。此法具有不产热、对牙髓刺激小、安全、无痛等优点，但操作时间长，对质地坚硬的慢性龋去龋效果较差。

（三）术区隔离

窝洞预备好后，应将准备充填的牙与口腔环境隔离开来，防止唾液进入窝洞，影响充填材料与洞壁的结合。条件允许的情况下，整个窝洞制备过程都应将术区隔离，这样视野更清楚，且不会受唾液等其他因素的干扰。常用的隔离方法有下列几种。

1. 棉卷隔离　用消毒棉卷隔离患牙。将棉卷置于患牙颊（唇）侧前庭处和舌侧口底，吸去术区附近的唾液，从而达到隔湿目的。如将棉卷置于唾液导管开口处，能有效地隔湿。下颌舌侧的棉卷不易固定，可加用棉卷压器。棉卷压器有前牙、右后牙和左后牙3种类型，根据患牙位置选择使用。

该方法简便易行，不需特殊设备，是常用的一种隔离方法。但隔湿维持时间短，需随时更换棉卷。

2. 吸唾器　利用水流和抽气产生的负压，吸出口腔内的唾液。将吸唾管置于患者口底，注意切勿紧贴黏膜，以避免损伤黏膜和封闭唾液导管口。口腔综合治疗机都有吸唾器装置，吸唾器常与棉卷隔离配合使用。

3. 橡皮障隔离　橡皮障隔离是用一块橡皮膜，经打孔后套在牙上，利用橡皮的弹性紧箍牙颈部，使牙与口腔完全隔离开来。

器械包括橡皮障、橡皮障打孔器、橡皮障夹、橡皮障钳和橡皮障架。

橡皮障隔离一般需在四手操作下进行，操作较费时，但此法具有较多的优点。橡皮障将术区与口腔完全分隔开来，不仅使术区不被唾液污染，而且不受口腔湿气的影响。同时，可防止手术过程中对牙龈、口腔黏膜和舌的损伤，避免手术器械、切削的牙体组织碎屑及修复材料等吞入或吸入食管、气管，确保手术安全。此外，还能避免医师的手接触患者的唾液，减少医源性交叉感染，特别是防止乙到肝炎和艾滋病病毒的传播。

4. 选择性辅助隔离法

（1）排龈线：接近龈缘和深达龈下的牙颈部龋损，由于龈沟内有龈沟液的存在会影响手术的操作。此时，可用探针或其他器械的薄而钝的边缘，将浸有非腐蚀性收敛剂的排龈线嵌入龈沟内。通过温和的物理和化学作用，数分钟内即可以迅速使龈缘向侧方和根方退缩、龈沟开放、龈沟液减少，从而使术区干燥、视野清楚、便于手术操作。根据龈沟的宽窄和手术范围选择排龈线的直径和长度。注意排龈线的直径以不使牙龈受压过度而缺血变白为度。如使用排龈线不能使术区充分暴露，应行小的翻瓣术（miniflap）。

（2）开口器（mouth prop）：一些后牙的牙体修复较为费时，可用开口器维持恒定的张口度，减轻患者的疲劳，同时也方便了术者的操作。

（3）药物：必要时可用药物，如阿托品，使唾液分泌减少。此方法一般不常用。

（四）窝洞消毒

窝洞制备完毕充填前，可选用适宜的药物进行窝洞消毒。理想的窝洞消毒药物应具有消毒力强、对牙髓刺激小和不使牙变色等特性。常用的消毒药物有25%麝香草酚乙醇溶液、樟脑酚及75%乙醇等。目前从临床使用的药物来看，尚没有一种理想的窝洞消毒药。

对于窝洞消毒一直存在争议。基于对细菌在龋病发生中重要作用的认识，传统的观点认为，窝洞预备好后，洞壁牙本质小管中还存在少量细菌，为了更好地消除残余感染，防止继发龋，充填前需做窝洞消毒；另一种看法则认为，窝洞内即使有少量残存细菌也会因为充填后环境的改变，经一定时间后会逐渐失去生活能力或死亡，因此防止残余感染引起继发龋的关键是尽可能去净龋坏组织。对窝洞消毒必须考虑其有效性、持久性和对牙髓的损害。从目前使用的药物来看，任何一种不引起牙髓反应的短暂局部处理都不可能有效地消除牙本质小管内的感染。况且，窝洞无菌状态的维持有赖于充填材料对窝洞的完全密封。近期的研究亦表明，较大比例未做窝洞消毒处理的牙体修复均未产生继发龋，因此主张只对窝洞进行彻底清洗，不使用消毒药物处理。亦可通过黏结剂封闭窝洞，尽量减少微渗漏，使用衬洞剂、具有抑菌作用的垫底材料及含氟充填材料进一步防止继发龋的发生。

（五）窝洞封闭、衬洞及垫底

由于窝洞深浅不一，深洞的洞底往往不平，而且一些充填材料对牙髓有刺激，因此，在充填前应根据洞的深度和充填材料的性质对窝洞做适当处理。其目的是隔绝外界和充填材料刺激，保护牙髓，垫平洞底，形成易于充填的窝洞。

1. 窝洞封闭（cavity sealing）　是在窝洞洞壁涂一层封闭剂，以封闭牙本质小管，阻止细菌侵入，隔绝充填材料的化学刺激。虽然封闭剂很薄，不能隔绝温度刺激，但能增加充填材料与洞壁的密合性，减小微渗漏，也可减少银汞合金中的金属离子渗入牙本质小管从而防止牙变色。窝洞封闭剂如下。

（1）洞漆（cavity varnish）：是指溶于有机溶剂（乙醚、丙酮或乙醇）的天然树脂（松香或树脂）或合成树脂（硝酸纤维或聚苯乙烯），呈清漆状。有机溶剂挥发后可留下一层树脂薄膜，为 $2 \sim 5 \mu m$ 厚。研究表明，涂1次仅能封闭55%的表面，2次可达80%～85%，故临床操作时一般涂2次，以尽量达到完全封闭。洞漆中的有机溶剂可与复合树脂中的树脂成分反应而影响其聚合，且树脂中的游离单体可分解洞漆，所以复合树脂充填体下方及做黏结处理的洞壁均不能使用洞漆。目前，临床中多使用复合树脂材料配合黏结技术进行窝洞的充填，洞漆已不常用于临床中。

（2）树脂黏结剂（resin bonding agent）：能有效封闭牙本质小管，且不易溶解，可有效减少微渗漏。

2. 衬洞（cavity lining）　是在洞底上衬一层能隔绝化学和一定温度刺激且有治疗作用的洞衬剂（liner），其厚度一般 <0.5mm。常用的洞衬剂有氢氧化钙及其制剂、玻璃离子黏

固剂和氧化锌丁香油酚黏固剂。氢氧化钙具有刺激修复性牙本质形成和抑菌作用，但其物理性能差，有一定溶解性，主要用于接近髓腔的深窝洞和可疑穿髓者。玻璃离子黏固剂对牙髓刺激小，可释放氟，有防龋作用。氧化锌丁香油酚黏固剂对牙髓有安抚作用。

3. 垫底（basing） 是在洞底（髓壁和轴壁）垫一层足够厚（＞0.5mm）的材料，以隔绝来自外界及充填材料的温度、化学、电流及机械刺激，同时有垫平洞底、成形窝洞、承受充填压力和咀嚼力的作用。

常用的垫底材料有氧化锌丁香油黏固剂、磷酸锌黏固剂、聚羧酸锌黏固剂及玻璃离子黏固剂。

洞衬剂和垫底材料不能完全分开来，有些材料兼有洞衬和垫底材料的作用，只是做衬洞时一般衬一薄层，而做垫底时则使用体积较大，从而有足够强度，以支撑上面的修复体。

临床上，往往根据余留牙本质的厚度和充填材料的种类选用不同的封闭剂、洞衬剂和（或）垫底材料。

浅的窝洞，洞底距髓腔的牙本质厚度1.5～2mm或以上，不需垫底。银汞合金充填时，在洞壁涂布洞漆或黏结后直接充填；复合树脂则只能用黏结剂处理后再充填。

中等深度的窝洞，洞底距髓腔的牙本质＞1mm，一般只垫一层磷酸锌粘固剂、聚羧酸锌粘固粉或玻璃离子黏固剂。除磷酸锌黏固剂需先涂封闭剂以隔绝其对牙髓的化学刺激外，用后两种材料充填时可直接垫底，然后充填。由于材料性能和技术的不断发展和改善，磷酸锌已不常用于活髓牙的垫底。

深的窝洞，洞底距髓腔很近，为了保护牙髓需要做双层垫底处理，第一层用氧化锌丁香油酚黏固剂垫底，第二层可用聚羧酸锌黏固剂或玻璃离子黏固剂垫底。这些垫底材料对牙髓刺激小。当洞底接近髓腔或可疑穿髓时，首先选择氢氧化钙衬洞，以促进修复性牙本质形成，再使用玻璃离子黏固剂或其他垫底材料，在垫底后方可涂布洞漆或黏结剂于洞壁和基底上。

垫底部位只限于𬌗面髓壁和邻面轴壁，要求底平壁净，留出足够的深度（1.5～2mm），使充填体有足够的抗力和固位。

（孟庆飞）

第八节 银汞合金充填术

银汞合金（silver amalgam）是一种特殊类型的合金，可由汞与一种或多种金属形成，其作为牙体修复材料已有较长的历史。公元659年，我国苏恭所著《唐本草》中就有银膏的记载，公元1578年，李时珍所著的《本草纲目》对此进行了更加详细的描述，银膏是用银、汞和锡制成，与今天临床使用的银汞合金有共同之处。1826年法国Traveau用银汞合金进行牙体修复，其使用的银汞合金是汞、铋、铅及锡的混合物，在100℃将混合物熔化后注入牙中。19世纪30年代中期美国开始应用银汞合金进行牙体修复，1896年美国G. V. Black对银汞合金的组成、性质、调和及充填方法进行了大量的研究和改进，使银汞合金逐渐成为较理想的充填材料。尽管治疗龋病的充填材料甚多，但后牙的充填，尤其是𬌗力较大的洞形还没有比银汞合金更为优越的充填材料。随着材料性能的不断改进，银汞合金在牙体修复中的应用已得到包括WHO在内的多家国际卫生组织的认可。

银汞合金具有抗压强度好、耐磨性强、性能稳定、对牙髓无刺激、可塑性大、方便操作等特点，是后牙充填的主要材料。银汞合金呈金属颜色，一般不用于前牙修复。银汞合金与牙组织之间没有黏结性，主要通过窝洞的机械固位保证充填体的稳固性，因此，银汞合金充填体对窝洞的要求较高，窝洞必须具有良好的固位形和抗力形。

近年来，随着口腔修复新材料及设备的不断发展，银汞合金在牙体修复中的地位已发生了变化，但由于树脂类及玻璃离子类牙色材料在理化性能上的不足，目前尚无法完全代替银汞合金在后牙充填修复中的地位。

银汞充填的适应证：①Ⅰ类洞、Ⅱ类洞。②后牙Ⅴ类洞，特别是可摘义齿的基牙修复。银汞合金耐磨性好，能抵抗卡环移动所致的磨损。③对美观要求不高患者的尖牙远中邻面洞、龋损未累及唇面者。偶尔也用于下前牙邻面洞的充填。④大面积龋损时配合附加固位钉的修复。⑤冠修复前的牙体充填。

一、窝洞预备要求

银汞合金的材料特性要求窝洞必须符合窝洞预备的总原则外，还应具有以下特点：①窝洞必须有一定的深度和宽度，方可使充填体获得足够的固位强度；②银汞合金没有黏结性，窝洞要制备成典型的盒状洞形，且增加辅助固位形，以使充填体具有良好的固位。各类银汞合金充填窝洞的预备要点如下。

1. Ⅰ类洞

（1）𬌗面窝沟单面洞制备：要求窝洞的外形呈圆缓曲线，避开牙尖，如𬌗面近、远中点隙均发生龋损，且龋损范围小、两洞缘间的距离＞0.5mm时，可制成2个单独的窝洞，尽量保留斜嵴或横嵴。洞深1.5～2mm，洞缘角呈直角，点、线角圆钝，洞底平坦（深的窝洞应垫平洞底），确保抗力结构。银汞充填体主要靠侧壁固位，故要求窝洞预备为典型的盒状洞形，侧壁略向洞口聚合，必要时可增加倒凹固位。洞底（髓壁）应与𬌗面外形一致，以防止穿髓，如下颌第一前磨牙，颊尖高，舌尖低，洞底应呈斜平面。

（2）磨牙颊（腭）面单面洞制备：磨牙颊（腭）面点隙沟龋范围小时可制成单面洞。由于此部位不承受咀嚼压力，且位于自洁区，可制成洞口略小于洞底的洞形，不做预防性扩展。

（3）磨牙双面洞制备：当𬌗面窝沟龋与颊（腭）面的沟裂龋相连，或颊（腭）面龋损范围较大，使𬌗面边缘嵴脆弱时，应备成颊（腭）𬌗洞。颊（腭）面部分：沿颊（腭）沟制成长条形，近远中宽度不得＜1.5mm，龈壁与牙长轴垂直，近、远中壁相互平行或略向𬌗方聚合。由于其位于自洁区，不需向近、远中扩展，龈壁止于沟的末端即可。𬌗面部分：𬌗面制备成鸠尾固位形。上颌磨牙沿𬌗面远中沟、下颌磨牙沿𬌗面中央沟扩展，形成鸠尾，鸠尾峡的宽度不得＜1.5mm。轴壁与牙面平行，与洞底（髓壁）相交形成阶梯，梯的轴髓线角应圆钝。

（4）上前牙腭面洞制备：上前牙腭面洞的外形呈三角形或圆形。洞深1～1.5mm，洞底与舌面平行，洞侧壁垂直于洞底。

2. Ⅱ类洞　根据龋损范围可预备成单面洞或双面洞。如病变已累及接触区，应备成邻面洞，而病变未累及接触区者，可制备成单面洞或双面洞。

Ⅱ类洞以邻𬌗面洞最典型，也最常见。它由邻面洞和𬌗面洞两部分组成。邻𬌗面洞的预备一般先制备邻面部分，𬌗面部分的大小由邻面龋损范围来定。

（1）邻面洞的制备要求：颊、舌壁应越过接触区，达自洁区，扩展程度与邻面突度有关，突度大，接触区小，颊、舌楔状隙大、扩展少；反之，邻面突度小，则扩展多。龈壁位置：位于接触点根方的健康牙体组织，与相邻牙面至少有 0.5mm 宽的间隙，以便于清洁。在颊、舌和（或）龈壁与轴壁相交的线角处作固位沟，防止邻面部分在水平分力作用下向邻方移位；颊、舌壁略向𬌗方聚合，形成龈方大于𬌗方的梯形，防止邻面在垂直分力作用下向𬌗力移位。邻面洞深应为 1~1.5mm，颊、舌和龈壁的釉质壁部分应顺釉柱走行方向，避免形成无基釉；邻面固位沟的预备使邻面有独立的固位形，可减少邻面充填体受力而折裂的趋势；为了增加邻面与𬌗面连接处的抗力，除了轴髓线角应圆钝外，可将轴壁略向髓壁倾斜，这样使轴壁髓线角处的充填体厚度增加，以抗衡此处所受的剪切力。

（2）𬌗面洞的制备要求：应具有连接和固定邻面充填体的作用。在一般𬌗面洞的设计原则基础上，应预备鸠尾固位形，防止充填体受水平分力作用向邻方移位。

邻面龋坏范围小，且所涉及的边缘嵴承受的咀嚼压力不大者，为了保存更多的健康牙体组织，近年来主张不向𬌗面扩展做鸠尾固位形，不做阶梯，只需从边缘嵴进入邻面病变区，预备邻面洞，在颊轴线角和舌轴线角做 2 个相互对抗的固位沟，以加强固位。

如牙的近、远中邻面都发生龋损，且累及接触区，在前磨牙一般应预备成邻𬌗邻复杂洞，两个邻面洞与𬌗面洞连为一体，起到相互固位的作用。在磨牙，如龋损范围大，可预备成邻𬌗邻洞；但如龋损范围小，特别是上颌磨牙，可分别预备 2 个邻𬌗洞，以保留斜嵴。

后牙邻面牙颈部龋损，未累及接触区，做单面洞有困难时，可从颊或舌方进入，预备成邻颊洞或邻舌洞，在颊或舌面做鸠尾，预备原则与邻𬌗洞相同。如龋损范围小，则不必向颊面或舌面扩展做鸠尾，只需在𬌗轴线和龈轴线角做固位沟即可。此部分的窝洞不承受咀嚼压力，主要考虑固位形，防止充填体向颊（舌）侧向和近（远）中方向移位。

后牙邻面龋损在相邻牙缺失或龋接近牙颈部且牙龈退缩、器械容易进入者，可只在邻面做单面洞。此类窝洞不承受咀嚼压力，主要预备固位形，应预备成盒状洞形，洞底与邻面弧度一致，略呈突面，这样既保护了牙髓，又使洞深一致。在𬌗轴线角和（或）龈轴线角做固位沟或倒凹，以加强固位。此类单面洞的预备在近中面较容易，而远中面较困难。

3. Ⅲ类洞 根据病变部位、范围和邻牙情况可预备成单面洞或邻舌洞。

（1）单面洞制备：邻面病变范围小，舌壁有一定厚度，且邻牙缺失或牙间隙大者可在邻面做单面洞。此类洞𬌗力负荷不大，主要预备固位形。一般多制备成与前牙邻面相似的底向根方的三角形盒状洞。唇、龈、舌三侧壁与相应的牙面平行，龈壁的釉质略敞开，洞底与邻面弧度一致，洞深 1~1.5mm。在 3 个点角做倒凹或在龈轴线角做固位沟可获得更好的固位。

（2）邻舌洞制备：邻面龋缺损范围大，舌侧壁较薄者，一般应制备成邻舌洞。邻舌洞的预备一般先预备邻面洞形。从舌面边缘嵴处开扩洞口，进入邻面龋损。邻面洞外形为唇方大于舌方的梯形，龈壁和切壁略向舌方聚合，在边缘嵴处与舌面相连，龈壁长于切壁，唇壁与唇面平行，洞深 1~1.5mm。必要时，在唇轴切点角做倒凹并在龈轴线角做固位沟，以达到更好固位。

舌面窝洞需在舌面预备鸠尾，以防止充填体向邻方移位。鸠尾位于舌隆突的切方，一般不超过中线，尖牙的鸠尾尽量不累及舌轴嵴。切牙唇舌径小，特别是牙冠的切 1/3 部位，故应避开切 1/3 区。鸠尾峡宽度为邻面洞舌方宽度的 1/3 ~ 1/2。必要时，可在鸠尾的尾部龈方和切方转角处做倒凹，以增强固位。

邻面龋损范围小，预备单面洞有困难者，可以从舌面边缘嵴处进入病变区，制备邻面洞形，不向舌面扩展做鸠尾固位形。为加强固位，应在唇轴切点角处做倒凹和龈轴线角处做固位沟。

4. V类洞   V类洞不直接承受咬合力，一般为单面洞，备洞时以固位形和外形为重点。

（1）外形制备：V类洞的龈壁与龈缘平行，呈与颈线相应的圆弧形。近、远中侧壁的位置依龋损范围而定，尽量在轴角以内，如超过轴角，则难以形成。𬌗壁一般呈水平线，使洞的整体外形呈半圆形，为不损伤冠中份的坚实牙体组织，𬌗壁尽量不超过颈 1/3 线。

（2）抗力形和固位形制备：V类洞抗力形和固位形制备应按盒状洞形要求。龈壁和𬌗壁与洞底（轴壁）垂直，近、远中壁的釉质避略向外敞开。洞深 1 ~ 1.5mm。因颈部的牙面呈弧面，特别是前磨牙的突度较大，为使洞深一致，又不损伤牙髓，洞底应呈与牙面弧度一致的弧面，否则容易将洞底磨平，造成意外穿髓，同时使近、远中壁很浅，甚至被磨除，难以形成盒状洞形，不利于固位。V类洞虽不直接承受咀嚼爵压力，但在咬合运动中，侧方𬌗运动使牙受到颊、舌方向的力，在此力的反复作用下，会产生以牙颈部为中心的往返弯曲，使V类洞充填体出现与洞壁分离的趋势。为了与颈部所受的弯曲力抗衡，应在𬌗轴线角和龈轴线角做倒凹或固位沟，以防止充填体与洞壁分离。也可在 4 个点角处做倒凹，以保存更多的牙体组织，减少穿髓的可能性。

二、银汞合金的调制

银汞合金的调制对性其性能有较大的影响，合理的调制可获得最佳性能。

1. 汞与银合金粉的比例   汞与银合金粉品比例对银汞合金的性能有较大影响。汞量过多，会使其强度和硬度下降，流动性和蠕变增加。汞量过少，则汞合作用不完全，呈粉状，使其机械性能大大降低。

不同合金粉与汞的调制比例不同，传统银合金粉与汞的重量比略 >1，球形银汞合金和高铜银合金粉与汞的重量比略 <1（体积比为 3 : 1）。为减少汞污染和准确掌握银合金粉与汞的配比，现已有银汞合金胶囊问世。汞与银合金粉按合适的比例装入同一胶囊内，中间借一层薄膜隔开，使用时，将胶囊放入调拌器内振荡，使汞与银合金粉充分混合。银汞合金胶囊使用方便，但价格较贵。

2. 研磨方法   将银合金粉与汞混合成一均质团块的过程称研磨。其目的是使银合金颗粒表面被汞润湿，而后弥散进去，发生汞合反应。同时，研磨有助于银汞合金中基质晶粒的均匀分布和各相的彼此结合。银汞合金的研磨方法如下。

（1）手工研磨：按一定比例将汞与银合金粉放入清洁干燥的磨砂玻璃制的臼内，一手握杵，一手握臼，旋转研磨。研磨速度每分钟 150 ~ 220r，压力 1 ~ 1.5kg，时间 1min。随着研磨进行，汞与银合金粉逐渐互溶，成为具有金属光泽的柔软团块。将其倾于薄的涤棉布上，包好，用手指揉搓，调制合适的则有捻发或握雪声。充填前，挤出多余的汞。挤出的汞应收集于密闭器皿中。

手工研磨时必须戴手套，避免泵合金污染，减少皮肤对汞的吸收。

（2）自动研磨：用汞合金调拌机调制。有全自动封闭式和半自动两种调拌机，前者将汞合金与银合金粉分别装入调拌机内盛汞及合金粉的瓶中，按不同合金粉调节汞与合金粉的量、研磨时间、速度，然后开动机器，即可自动调制。后者将配好的汞与合金粉装入调拌机的有盖小杯内，小杯置于固定夹上，调节其调拌时间，开机即振动调拌。如用银汞含金胶囊，将胶囊放入调拌机内振荡即可。

自动调拌时间不宜过长，最长时间不得长于40s，调拌时间过长，温度升高，增加了汞升华为蒸气的机会，从而加重了汞污染，而且会使汞合金的蠕变值增加。

自动研磨使用方便，调拌出的汞合金质量好，且能节约时间，减少汞污染。

三、银汞合金的充填

1. 保护牙髓　银汞合金是电和热的良导体，热导系数大于牙体组织。为了保护牙髓，中等深度以上的窝洞在银汞合金充填时，需要封闭、衬洞或垫底。

2. 放置成形片和楔子　双面洞在充填前应放成形片（matrix）。成形片作为人工假壁，代替失去的侧壁，以便于加压充填材料、形成邻面生理外形及恢复与邻牙的接触关系。

充填银汞合金用的成形片为不锈钢薄片，分前磨牙双面洞、磨牙双面洞和后牙三面洞3种规格，成形片必须上于成形片夹上使用。成形片夹有2种，邻𬌗洞成形片夹和邻𬌗邻洞成形片夹。

成形片借成形片夹安放、固定在牙上。成形片突的一边向龈方，且边缘应置于洞的龈壁的根方，使龈壁位于成形片内。成形片的𬌗方边缘应稍高于𬌗面，以便于充填体边缘嵴处的成形。

为了使成形片紧贴牙颈部，尚需在成形片颈部外侧的牙间隙中安放楔子（wedge）。楔子的作用是使成形片紧贴龈壁洞缘的牙颈部，有助于充填体邻面颈部的成形；防止充填时将材料压入龈沟，形成悬突，损伤牙周组织；稳固成形片；分开相邻牙，以补偿成形片的厚度，使拆除成形片后能与邻面恢复正常接触关系。楔子的大小、形状应适宜。楔子多为木质或塑料制成，横切面有三角形或梯形。楔子底部的宽度应比修复牙与邻牙间的牙间隙稍宽，使其能略分开相邻牙，但不能太宽，过宽则造成充填体与邻牙无接触。楔子的𬌗向端也不能太粗或太低，以免影响充填体的邻面外形。一般多从舌侧插入楔子，因通常舌侧间隙较大。楔子插入时注意其底部应位于窝洞龈壁的根方，切勿将楔子底部置于窝洞龈缘的𬌗方，使成形片陷入洞内而影响充填，同时注意勿损伤牙龈。

如果没有邻𬌗邻成形片夹，可用不锈钢薄片自制T形成形片。同时将T形成形片头的两翼向内弯曲，然后将其尾部插入，套在牙上拉紧，最后将尾端反折过去压紧。

3. 填充银汞合金材料　采用银汞合金输送器将调制好的银汞合金少量、分次送入窝洞内。每次送入窝洞的汞合金量，在铺平后最好不超过1mm厚。先选用小的汞合金充填器将点、线角及倒凹、固位沟处压紧，再换较大的充填器向洞底和侧壁层层加压，使汞合金与洞壁密合，并同时剔除余汞，使充填的汞合金略高于洞缘，最后用较大的充填器与洞缘的釉质表面平行，做最后加压，确保洞缘汞合金的强度。

双面洞一般先填充邻面洞部分，后填𬌗面洞。邻面洞多窄而深，应选用细而长的充填器将龈壁压紧。同时向邻牙方向加压，以恢复与邻牙的接触。

银汞合金从调制到填充完毕，应在6~7min完成。如搁置时间太长，调制的银汞合金变硬，可塑性降低，影响材料与洞壁的密合。

4. 雕刻成形　银汞合金调制后 20min 以内可塑性大，以后逐渐减弱，24h 后完全固化。临床上在银汞合金填充完毕后的 20min 内进行充填体的雕刻成形。采用雕刻器去除𬌗面及边缘嵴多余汞合金，然后取出楔子，松开成形片夹，先取下成形片夹，而后用镊子或手将成形片紧贴邻牙，从一侧邻间隙向颊𬌗或舌𬌗方向慢慢移动，拉出成形片。

取下成形片后，即行外形雕刻，恢复其功能外形。雕刻𬌗面时，雕刻器尖端置于裂沟处，刀刃部分放在牙面上，部分放在充填体上，紧贴牙面，沿牙尖斜度，从牙面向充填体雕刻，这样可避免造成充填体过高或过低。在邻𬌗洞，则应从边缘嵴向𬌗面中份雕刻，以防止邻面充填体的松脱。双面洞还需用探针检查邻面有无悬突，如有悬突，应及时除去，注意勿破坏接触区。

雕刻成形后的充填体外形应与窝洞的外形线一致。超出窝洞范围的多余的银汞合金因太薄而易破损，会留下不整齐的边缘，而雕刻过多可造成充填不足而留下裸露的部分洞壁。

此外，雕刻要恢复牙的功能外形、边缘嵴、邻面接触关系、楔状间隙及牙颈部的正常突度。

5. 调整咬合　银汞合金充填体的外形初步雕刻完成后，𬌗面承受咬合力的部位应进行咬合调整，使充填体与对颌牙恢复正常的咬合关系。如对颌牙有高陡的牙尖或边缘嵴，应先调磨，然后让患者轻轻咬合，做正中及侧方𬌗运动，检查有无高点。如有高点，则银汞合金充填物上出现亮点，用雕刻器除去。如此反复，直至合适为止。值得注意的是，此时银汞合金尚未达到初凝，强度很低，切勿重咬，特别是邻𬌗洞，重咬会使充填体破裂。

6. 打磨抛光　银汞合金充填体尚未完全硬固时，不能承受咀嚼压力，不能打磨抛光，24h 后待完全硬固后方可打磨抛光。用细石尖或磨光钻从牙面向修复体方向打磨，邻面用磨光砂条磨光，最后用橡皮尖抛光。调整银汞合金充填体边缘防止超过洞缘，去除充填体表面不平整的缺陷，使表面变得光滑，从而不易被腐蚀和沉积菌斑，减少继发龋发生。磨光后的银汞合金充填体表面细腻、有光泽。

在唾液的影响下，银汞合金充填体会出现金属腐蚀性，因此对银汞合金充填体应该定期检查、抛光处理。

归结起来，窝洞充填术的基本步骤包括：①开扩洞口探查病情；②去净龋坏组织；③设计洞形；④建立固位形和抗力形；⑤修整洞缘；⑥清理窝洞；⑦术区隔湿；⑧保护牙髓；⑨填充材料、雕刻外形、调𬌗、打磨抛光。

将选择好的充填材料，按规定的调制方法调制，选用合适的充填器械将调制好的充填材料填入窝洞，按不同材料的要求进行操作，使材料与洞壁密合，恢复牙的外形。

在规定时间内雕刻外形、调𬌗、打磨、抛光。外形雕刻应恢复患牙牙面的解剖形态，注意恢复𬌗面窝沟、边缘嵴、接触点、楔状隙和牙颈部突度，去除龈缘悬突。塑形过程中，要注意手法，正确使用器械，掌握雕刻的方向。

正常咬合关系的恢复对维持患牙的生理功能是很重要的。在初步塑形后，应对承受咬合力的牙面进行咬合调整。如对颌牙有高陡牙尖，应先调磨。

充填完毕后，应对充填体进行打磨、抛光，以减少牙菌斑附着和食物滞留，防止继发龋发生。

四、汞污染、汞中毒和汞接触过敏

1. **汞污染** 银汞合金在固化后，一般不具有毒性。但在医院中，医护人员由于长期使用银汞合金可能受到汞污染，口腔科的汞污染包括 3 个方面：①调制和使用银汞合金时，汞的蒸气在室温下挥发，使工作人员受到汞污染；②撒落的汞粒或银汞合金碎屑使诊室环境受到汞污染；③清除口腔内的银汞合金碎屑或压出的汞，被排入下水道，成为二次污染源。

2. **汞中毒** 汞为银白色液态金属，沸点 356.6℃，熔点 −38.9℃，常温下即可蒸发，易沉积在空气的下方，能随空气流动，且附着力强。汞在使用过程中流散或溅落后可形成很多小的汞珠，且能被地面缝隙、墙壁、衣物等吸附。口腔科使用的银汞合金在研磨、揉搓操作过程中，汞即可蒸发，并以蒸气形式经呼吸道进入体内，长时间则可引起汞吸收或慢性汞中毒。

（1）慢性汞中毒：慢性汞中毒比较常见。初期表现为类神经征，如头晕、头痛、失眠、健忘等，进一步发展则出现易兴奋症、震颤和口腔炎三大典型临床表现。易兴奋症是慢性汞中毒特有的症状，如急躁、易怒、害羞、多疑等，性格与情绪都发生明显改变。震颤最先见于手指、眼睑和舌的细微震颤，进一步发展可出现手指、手臂意向性粗大震颤。口腔炎表现为唾液增加，牙龈红肿、出血、压痛、溢脓等较重的牙周炎症状，口腔卫生不良者还可见牙龈暗蓝色色素沉着。

（2）急性汞中毒：短时间吸入高浓度的汞蒸气或摄入可溶性汞盐可导致急性汞中毒。一般起病急，伴有发热、咳嗽、呼吸困难、口腔炎和胃肠道症状。口腔炎主要表现为流涎、口内金属味，牙龈红肿、糜烂、出血，牙松动、脱落，颊黏膜、舌、软腭及咽等处充血、水肿和坏死。

（3）治疗：包括职业病防治和驱汞治疗。口腔处理可给予 2% $NaHCO_3$、0.02% 氯己定漱口液、生理盐水含漱。

3. **汞接触过敏** 汞对人体的毒性作用的报道较多，并已引起医学界的普遍重视。近年来报道了很多与汞有关的过敏反应。如在口腔中可出现红肿、水疱、溃疡，还有白色损害；在皮肤上可出现充血、红色皮疹、痒、肿胀，斑贴试验反应阳性。这类患者不应接触银汞合金的充填物，如确诊接触过敏，应立即改用其他充填材料。

五、预防

1. **口腔科工作室应采用以下措施进行防护**

（1）调制银汞合金应在密闭情况下进行，加强操作室通风。定期净化室内空气，污染的地面或器械可用 10% 漂白粉或 5% ~10% 三氯化铁溶液喷洒或冲洗。

（2）工作台应光滑，有一定斜度。工作台低侧应有汞收集器，以防汞蒸发。研磨汞合金的工具和汞应放在固定容器内。

（3）工作人员上班时应穿好工作服，戴帽子、口罩，应勤换洗，勿用手直接接触汞。操作完毕后，余汞和汞合金应放于专门器皿中，妥善处理。定期体检。

2. **自我防护** 必须做到：①保持诊室通风良好；②定期检测空气中的汞含量，应不超过 50μg/m³；③定期对工作人员进行尿检；④余汞可储存在密闭的定影液或水中；⑤避免与银汞合金，特别是汞直接接触，接触后，接触部位要用肥皂和水洗净；⑥对溅落汞滴处理的办法，可用吸引器瓶，也可用橡皮布或调研的新鲜银汞合金消除细汞滴，在无法到达的地点可洒上硫黄粉，使之表面形成覆盖膜，防止汞蒸发。

（孟庆飞）

第九节　牙体缺损的黏结修复

一、牙体黏结技术原理

黏结（adhesion）是指 2 个同种或异种固体物质，与介于两者表面间的第 3 种物质作用而产生牢固结合的现象。黏结剂是介导两种固体表面结合的媒介物。黏结技术是利用黏结剂的黏结力使固体表面连接的方法。

物理性黏结涉及两种物质间的范德华力或其他静电作用，作用力相对较弱。化学性黏结涉及 2 个物质之间形成的化学结合。机械性黏结是由于界面的倒凹或不规则而对材料产生的锁扣作用。如果机械性锁扣作用的黏结界面 $<10\mu m$，则称为微机械黏结。

1979 年，Fusayama 等提出全酸蚀理论，一种酸蚀剂可同时处理釉质和牙本质。1992 年，Kanca 等提出牙本质湿黏结概念，认为黏结过程中牙本质表面须保持湿润状态。1982 年，Nakabayaki 等提出混合层的概念。1984 年，Brannstrom 等探讨了窝洞制备后形成的玷污层和污染栓对黏结效果的影响。

（一）牙体黏结的发展过程

第一代至第七代黏结系统见表 18 - 1。

表 18 - 1　第一代至第七代黏结系统

黏结系统	时间	主要成分	黏结强度	特点
第一代	20 世纪 50～60 年代	二甲基丙烯酸磷酸甘油酯（MMA）	1～3MPa	黏结效果差，分 2 步完成
第二代	20 世纪 70 年代	双酚 A 甲基丙烯酸缩水甘油酯（Bis - GMA）	4～6MPa	黏结效果较差，分 2 步完成
第三代	20 世纪 80 年代	釉质酸蚀剂、牙本质处理剂、预处理剂、黏结剂	8～15MPa	操作繁复，去除玷污层，分 4 步完成
第四代	20 世纪 90 年代初期	酸蚀剂、预处理剂、黏结剂	17～25MPa	黏结效果好，形成混合层，全酸蚀黏结牙本质湿黏结分 3 步完成
第五代	20 世纪 90 年代中期	预处理剂、黏结剂合为 1 瓶	20～24MPa	黏结效果好，形成混合层，全酸蚀黏结分 2 步完成
第六代	20 世纪 90 年代末期	自酸蚀预处理剂、黏结树脂	18～23MPa	黏结效果好，改性玷污层自酸蚀黏结分 2 步完成
第七代	2002 年	酸蚀剂预处理剂、黏结剂合为 1 瓶	18～25MPa	黏结效果好，改性玷污层一步完成

（二）釉质黏结

1. 釉质黏结系统　　釉质黏结系统由釉质酸蚀剂和釉质黏结剂构成。

2. 酸蚀机制　酸蚀的作用包括：①溶解釉质表面羟磷灰石，增大表面自由能和可湿性，以利黏结剂渗入；②活化釉质表层，使釉质表面极性增强，进而易与黏结树脂结合；③增加釉质表面的粗糙度及黏结面积。

低黏度的黏结树脂通过毛细作用渗入酸蚀后的微孔，聚合后形成树脂突。树脂突有两种形式，形成于釉柱间的称为大树脂突，形成于釉柱末端羟基磷灰石晶体溶解后的微空隙的称为微树脂突。微树脂突相互交联形成的网状结构是产生微机械固位的主要因素。另外，黏结剂中的黏结性单体能与釉质中的 Ca^{2+} 形成较强的分子间作用力。

（三）牙本质黏结

（1）酸蚀－冲洗黏结系统：由酸蚀剂、预处理剂和黏结树脂 3 部分组成。酸蚀剂多为 10% ~ 37% 的磷酸凝胶。预处理剂的主要成分为含有亲水、疏水基团的酯类功能单体。溶剂通常为丙酮、乙醇或水。黏结树脂多为不含或含少量填料的低黏度树脂。

（2）自酸蚀黏结系统：由预处理剂和黏结树脂 2 部分组成。预处理剂的主要成分为酸性功能单体、双性功能单体和溶剂。根据酸蚀剂酸度的不同，可将自酸蚀黏结系统分为强酸型（pH ≤ 1）、中酸型（pH = 1 ~ 2）和弱酸型（pH ≥ 2）3 种类型。

（3）酸蚀－冲洗技术和自酸蚀技术的特点：见表 18 - 2。

表 18 - 2　酸蚀－冲洗技术和自酸蚀技术的特点比较

黏结技术	酸蚀－冲洗技术	自酸蚀技术
酸蚀剂强度	较强的无机酸	较弱的有机酸
酸蚀终止方式	冲洗终止酸蚀过程	自行终止酸蚀过程
玷污层的处理	清除玷污层	溶解或改性玷污层

酸蚀－冲洗类的酸蚀效果强，但操作步骤多，技术敏感性高，且偶发牙本质敏感症状。自酸蚀类操作步骤少，较易掌握，但酸蚀作用弱。在临床上，对于涉及釉质较多的窝洞，应首选酸蚀－冲洗类黏结系统。对于涉及牙本质较多的窝洞，则两种类型黏结剂均可使用。

（四）牙本质黏结机制

1. 酸蚀－冲洗黏结系统

（1）酸蚀－冲洗作用：去除玷污层和牙本质小管内的玷污栓，使表层牙本质完全脱矿，暴露管间牙本质中的胶原纤维。冲洗后，牙本质须保持一定湿润度以防胶原纤维网塌陷。

（2）预处理剂的作用：预处理剂中的亲水性单体可渗入胶原纤维间和牙本质小管内，疏水性基团可与黏结树脂发生黏结，溶剂在挥发时带走水分使疏水性黏结树脂渗入。

（3）混合层的作用：混合层是黏结树脂和牙本质间的过渡结构，由黏结树脂－牙本质胶原组成，厚为 5 ~ 8 μm，其中数量众多的微树脂突是微机械固位的基础，亦是影响黏结强度的主要因素。

2. 自酸蚀黏结系统　自酸蚀黏结系统的黏结力来源于微机械固位以及化学黏结力。自酸蚀黏结的酸蚀和预处理过程同时发生，当预处理剂涂布于牙本质表面后，酸性单体溶解部分玷污层或使其改性，牙本质脱矿。在酸性单体逐渐渗入的过程中，牙本质基质中钙离子与其发生化学结合，酸性单体 pH 逐渐升高至中性，脱矿过程即终止。与此同时，含有双性基团的单体渗入牙本质小管和胶原纤维网孔隙中，亲水性基团与胶原纤维结合。吹干使溶剂和水分挥发后，涂布黏结树脂，后者与预处理剂中的疏水基团发生聚合，形成混合层和树脂突，产生机械固位。

二、牙色修复材料

复合树脂（composite resins）由有机树脂基质、经过表面处理的无机填料及引发体系组合而成，是目前应用最广泛的牙色修复材料。

玻璃离子黏固剂（glass ionomer cement，GIC）由 Wilson 和 Kent 于 1972 年在聚羧酸锌黏固剂的基础上研发而成，可用于修复体的黏结固位、衬洞垫底和直接充填修复。目前，用于直接修复材料的玻璃离子黏固剂被简称为玻璃离子体。

复合体（compomer）是 20 世纪 90 年代早期研发的一种新型复合材料，正式名称应为聚酸改性复合树脂。复合体兼具复合树脂的美观与玻璃离子体的释氟性质。

（一）复合树脂

1. 组成

（1）树脂基质：复合树脂的主要聚合成分。最常用的树脂基质是丙烯酸酯类。

（2）无机填料：决定复合树脂物理性能的关键成分。常用填料包括石英、无定形二氧化硅、含钡、锶、锆的玻璃粉粒和陶瓷粉粒等。

（3）硅偶联剂：包被于无机填料表面，使无机填料和有机基质能够形成强共价结合。

（4）引发体系：分为光敏引发体系和氧化还原引发体系。

2. 固化

（1）机制：复合树脂在被光照时，光敏剂被特定波长光激活，随之叔氨被激活并将其转化为自由基。每个自由基激活 50 个单体，进而引发链式反应形成长链，链与链间发生交联反应，最终形成三维结构。

（2）影响因素：影响复合树脂固化的因素很多，包括光源、临床操作和修复因素等。

3. 性能特点

（1）影响因素：理想的复合树脂应具备以下性能。①黏结性好；②颜色还原良好；③生物相容性好；④易于操作；⑤可长期维持牙体的形态与功能。复合树脂材料的性能与填料/基质的比例密切相关，填料比例越高，性能表现越好，但流动性越低。

（2）聚合收缩：聚合收缩指复合树脂在聚合过程中，由于单体分子互相移动形成长链导致的材料体积缩小。聚合收缩是导致复合树脂修复失败的主要原因。影响复合树脂聚合收缩的因素主要包括复合树脂的成分、窝洞形态和临床操作等。

（3）洞形因素：洞型因素（configuration factor）即 C 因素，是指充填窝洞的树脂产生黏结的面与未黏结的面之比。比例越高，聚合收缩应力越大。临床上常采用分层充填和分层固化的方法减少聚合收缩应力。

4. 材料种类

（1）根据填料的粒度不同，可分为传统型复合树脂，超微填料型复合树脂，混合型复合树脂及纳米填料型复合树脂。

纳米填料型复合树脂是 2000 年后出现的新型复合树脂，纳米填料一般由单分散纳米粒子和纳米粒子团簇构成，前者为 $5 \sim 75nm$，后者为 $0.6 \sim 1.4 \mu m$。纳米填料型复合树脂具有很高的填料比例，物理机械性能优秀，有逐渐取代混合型复合树脂的趋势。

（2）根据填料/基质比例和操作性能可分为通用型树脂、流动型树脂及可压型树脂。

（3）根据固化方式可分为光固化复合树脂、化学固化复合树脂及双重固化复合树脂。

（二）玻璃离子体

1. 适应证

（1）根面龋的修复。

（2）后牙邻面洞等不承担咀嚼力的缺损。

（3）无须考虑美观因素的Ⅲ类洞、Ⅴ类洞及乳牙的缺损修复。

2. 组成 通常由粉剂和液剂构成，20世纪90年代中期出现树脂改良型玻璃离子体，后又出现金属加强型玻璃离子体。

3. 固化反应 玻璃离子体主要通过酸碱反应固化。在酸碱反应中，多种金属离子从硅酸铝玻璃中释放出来，在玻璃颗粒周围形成硅凝胶层。氟离子则通过离子交换，从固化的玻璃离子体中缓慢释放入口腔环境中。

4. 性能 玻璃离子体具有较好的黏结性、生物相容性、释氟性和耐溶解性，但其物理机械性能较差、弹性模量较低、脆性大、抗张和抗压强度均小于复合树脂，美观性不及复合树脂。

5. 分类和应用 玻璃离子体按组成成分不同分为传统型和改良型。按固化机制不同分为化学固化型和光固化型。尽管玻璃离子体能够与牙体硬组织形成化学黏结力，但其黏结强度低于树脂修复系统。因此，玻璃离子体一般只有在树脂修复系统难以发挥作用的情况下才具有优势。

（三）复合体

1. 适应证

（1）牙颈部缺损，包括根面龋和非龋性颈部缺损，如楔状缺损。

（2）Ⅲ类洞。

（3）乳牙修复。

（4）暂时性Ⅰ类和Ⅱ类洞修复。

（5）与复合树脂联合应用于三明治修复技术（sandwich technique）。

2. 组成 复合体在组成上与复合树脂相似，主要由树脂基质、无机填料和引发体系等组成。另外，复合体中还加入了带有2个羧基基团的二甲基丙烯酸酯单体，这是一种酸性亲水性功能性单体，其羧基可被多价金属阳离子所交联，因此，复合体又被称为聚酸改性复合树脂。

3. 固化 复合体的固化过程分2个阶段。初期，材料首先通过自由基引发二甲基丙烯酸酯上的双键交联。随后，材料在口腔环境中缓慢吸收水分，引发功能单体酸性基团与玻璃填料之间的酸碱反应。交联分子上的羧基与水反应解离出羧酸根，同时玻璃粉释放出 Ca^{2+}、Al^{3+}、F^- 等离子，Ca^{2+}、Al^{3+} 与羧酸根通过离子键、配位键结合使交联分子交联固化，而 F^- 从材料中缓慢释放出来。

4. 性能 复合体的黏结性低于玻璃离子体，不能与牙体组织直接黏结，须与黏结剂联合应用。另外，复合体的释氟量较玻璃离子体少。

复合体的力学性能介于复合树脂与玻璃离子体之间。由于复合体填料粒度较大，其抛光后的光洁度不如混合型复合树脂。另外，由于复合体吸水性较大，吸水后的体积膨胀可部分抵消材料聚合引起的体积收缩，这使得复合体的边缘密合性优于复合树脂。复合体的颜色稳定性和抗边缘着色能力较复合树脂差。

三、复合树脂直接修复术

（一）适应证

复合树脂修复适用于临床上大部分牙体缺损，其广义适应证包括：①Ⅰ～Ⅵ类窝洞的修复；②冠底部、核的构建；③窝沟封闭或预防性扩展修复；④美容性修复，如树脂贴面、牙体外形修整、关闭牙间隙等；⑤间接修复体的黏结；⑥暂时性修复体；⑦牙周夹板。

（二）禁忌证

应用复合树脂修复的禁忌证与隔离、咬合等因素有关，包括：①无法进行有效隔离患牙；②当修复体须承担全部咬合时；③重度磨损或有磨牙症患者；④缺损延伸至根面。

（三）准备过程

1. 局部麻醉和手术区的清洁。

2. 色度选择。

（1）色彩：色彩包括色相、明度和彩度 3 个要素。色相是颜色的基本样貌，是颜色彼此间区别的最基本特征；明度是各种颜色由明到暗的变化程度，决定于物体表面对光的反射率；彩度指颜色的鲜艳程度。

（2）比色方法：包括视觉直观比色法、分光光度计法、色度测量以及数字图像分析法等。临床上一般采用视觉直观比色法，医师或助手利用比色板直接进行比色。

（3）临床操作：比色要在自然光下进行，手术灯保持关闭并减少各种环境因素对比色造成的影响。比色前须清洁患牙及邻牙表面以减少色素对比色的影响。比色须在橡皮障隔离前进行，牙体应保持自然湿润状态。患者选择合适的体位平躺于椅位，医师位于患者头部12 点钟方向，目光与牙面成45°，比色时应快速进行，切忌长时间观察牙或比色板，避免产生视觉疲劳。比色时，先确定色系，再确定彩度和明度。

3. 手术区的隔离

（1）橡皮障隔离：橡皮障隔离的优点包括①保持手术区清洁及干燥，防止唾液污染；②保持口腔呈开口状，隔离牙龈、舌、唇和颊等组织，以利临床操作；③防止操作过程对患者口腔可能造成的伤害。

当进行牙体修复时，橡皮障至少应隔离、暴露 3 个以上的牙。手术区为前牙舌面时，隔离范围为第一前磨牙到第一前磨牙；手术区为尖牙时，隔离范围为第一磨牙到对侧侧切牙；手术区为前磨牙时，隔离范围应由同侧远中 2 个邻牙，至对侧侧切牙；手术区为磨牙时，隔离范围应由同侧尽可能远，至对侧侧切牙。

（2）棉卷隔湿：下列情况不宜使用橡皮障①未完全萌出的年轻恒牙；②某些第三磨牙；③某些严重错位牙；④哮喘患者常有鼻呼吸困难，无法耐受橡皮障。此种情况下，棉卷是替代橡皮障隔离的有效办法。

（3）楔子：橡皮障隔离后，对于邻面窝洞累及邻面接触区或向龈方延伸的患牙，须在牙体预备前在龈外展隙插入楔子，其作用包括①推开与邻牙间的牙龈组织；②避免牙体预备时损伤橡皮障或牙龈组织；③将牙轻微分开，以避免充填后的牙间隙。

（4）排龈线：适用于缺损延伸至龈缘或龈下的情况。

（四）牙体预备与牙髓保护

1. 预备要求

（1）去尽龋坏组织、有缺陷组织或材料以及脆弱的牙体结构。

（2）根面窝洞的洞缘角为 90°，其他部位的釉质洞缘角应 >90°。

与银汞合金相比，采用复合树脂修复时的牙体预备外形较保守、轴壁和髓壁的深度根据病损深度而定、需要预备釉质斜面，另外，可使用金刚砂钻预备，增加洞壁的粗糙程度。

2. 窝洞类型

（1）传统型预备：适用于位于根面的缺损及中到大范围的 Ⅰ 类和 Ⅱ 类洞。

（2）斜面型预备：适用于替换原有传统型银汞合金修复体的病例。斜面型与传统型相比具有以下优点：①增加了酸蚀和黏结面积；②减少微渗漏；③洞缘斜面使树脂牙体交界区域更加美观。

（3）改良型预备：改良型窝洞无须特殊的洞壁构型或特定的窝洞深度，窝洞范围及深度由病损范围及深度决定。改良型窝洞的适应证包括较小的龋损或釉质缺陷。当用于较大龋损时，须预备辅助固位结构，如较宽的斜面、固位沟等。

3. 牙髓保护　如若腐质去净且牙体预备后近髓（剩余牙本质厚度 <1mm），则需要使用氢氧化钙衬洞，以玻璃离子体垫底。

（五）放置成形片

1. 作用　①利于材料填充；②利于恢复邻面接触；③减少材料用量从而减少修整时间；④利于隔离窝洞，强化黏结效果。

2. 种类　①透明聚酯成形片适用于前牙邻面修复；②片段式金属成形片适用于后牙邻面修复；③圈形成形片系统适用于多牙面修复。

3. 楔子的用途　①固定成形片；②将患牙与邻牙稍微分离，以补偿成形片厚度；③避免充填物在龈缘形成悬突。

（六）黏结

1. 酸蚀-冲洗黏结技术

（1）酸蚀：针对不同部位可选用一次酸蚀或二次酸蚀法。一次酸蚀法适用于只涉及釉质或釉质缺损面积较大的修复，如前牙 Ⅳ 类洞、树脂贴面修复等，酸蚀 30s。二次酸蚀法适用于同时涉及釉质和牙本质的窝洞，先酸蚀釉质洞缘 15s，再酸蚀牙本质 15s。

（2）涂布预处理剂及黏结树脂。

2. 自酸蚀黏结技术

（1）二步自酸蚀技术：先涂布自酸蚀预处理剂，后涂布黏结树脂，轻吹，光固化。具体须参照说明书。

（2）一步自酸蚀技术：直接在窝洞内涂布自酸蚀黏结剂，轻吹，光固化。具体须参照说明书。

（3）预酸蚀加自酸蚀黏结技术：先用磷酸酸蚀洞缘釉质部分 20s，冲洗、吹干，再涂自酸蚀黏结剂，轻吹，固化。

（七）复合树脂的充填

1. 充填原则　控制厚度、分层充填、分层固化。

2. 输送方法　手用器械法、注射法。

3. 充填技术　①整块填充，又称一次性填充，适用于深度＜2mm 的窝洞；②逐层填充，包括水平逐层填充和斜向逐层填充。前者适用于前牙唇面充填和后牙窝洞髓壁的首层充填，后者适用于后牙的窝洞充填。

4. 复合树脂的厚度对光照固化有明显影响，第 1 层树脂的厚度应＜1mm，以后每层树脂的厚度不宜超过 2mm。

（八）复合树脂的固化

1. 光固化灯　利用发光二极管阵列芯片的光源进行固化的 LED 灯，是目前主流的光固化装置。另外，还有石英钨卤素灯。

2. 固化方法　固化时，引导头应尽可能接近材料表面，每次光照 20s。

（九）修复体的修形和抛光

1. 目的　①获得较理想的修复体外形和光滑表面；②达到牙和修复体边缘的自然过渡；③避免菌斑聚集、减少边缘区域和表面的着色；④改善口腔咀嚼功能，减少修复体对对殆牙、邻牙的磨损。

2. 影响因素　①修复材料的结构与机械性能；②修形、抛光器械与修复材料间硬度的差异；③器械摩擦颗粒的硬度、大小、形状及物理性能；④操作时的速度和压力；⑤润滑剂。

3. 器械　①摩擦材料，包括氧化铝、碳化硅、金刚砂等；②修形器械，包括手用器械、金刚砂钻、修形抛光碟、修形抛光条等；③抛光器械，包括抛光杯、抛光碟、抛光刷等。

4. 注意事项　充填后应选择适宜的修行和抛光器械，由粗到细进行，避免损伤牙体及龈缘。

四、前牙复合树脂直接修复

（一）适应证

1. Ⅲ、Ⅳ类缺损。

2. 前牙的 Ⅴ类缺损。

3. 前牙区的着色牙。

4. 形状异常的前牙。

5. 关闭牙间隙。

（二）禁忌证

1. 患牙无法进行有效隔湿。

2. 缺损延伸至根面。

（三）Ⅲ类洞直接修复的临床技术

1. 准备过程

（1）咬合检查。

（2）比色。

（3）上橡皮障。

（4）如缺损累及全部邻面接触区，可预先放置楔子。

2. Ⅲ类洞的预备　Ⅲ类洞属前牙邻面窝洞，优先选择由舌侧进入。

（1）传统型预备：仅适合于累及前牙邻面、根面的修复，特别是病损局限于根面时。

（2）斜面型预备：适用于①替换前牙邻面已有银汞合金修复体或其他修复体；②邻面龋损较大须增加固位形及抗力形时。

（3）改良型预备：适用于邻面中小范围的病损。预备尽量保守，无须预备特殊外形、深度、洞壁或辅助固位。

3. Ⅲ类洞的修复

（1）上成形片：使用易弯曲的透明聚酯成形片。

（2）黏结：可选用酸蚀－冲洗或自酸蚀黏结系统，亦可联合使用。

（3）复合树脂充填、固化。

4. 修形和抛光　应消除悬突及多余材料，修整唇面，抛光唇、舌外展隙、唇舌面及邻面。

5. 咬合检查。

（四）Ⅳ类洞直接修复的临床技术

1. 准备过程　同Ⅲ类洞。

2. Ⅳ类洞的预备

（1）斜面型预备：适用于较大的前牙邻面Ⅳ类洞。

（2）改良型预备：适于小的或中等大小的Ⅳ类洞。

3. Ⅳ类洞的修复

（1）直接导板修复技术：在不涂布黏结剂的预备牙体上先堆塑树脂，获得满意外形后光照固化，然后在腭侧取硅橡胶印模作为导板。

（2）间接导板修复技术：牙体预备后取模、灌模，在石膏模上用蜡修复缺损，获得满意外形后取硅橡胶阴模作为腭侧导板。

（3）复合树脂分层修复技术：以牙本质色复合树脂修复牙本质部位缺损，以釉质色复合树脂修复釉质部位缺损，以透明复合树脂修复前牙切缘部位，适用于对前牙美观要求高的患者。

4. 修形和抛光

5. 咬合检查

（五）Ⅴ类洞直接修复的临床技术

1. 准备过程　注意预备之前需要进行比色和患牙隔湿。

2. 材料的选择　由于前牙、前磨牙的颊面修复对美观要求较高，医师可用复合树脂作为修复材料。对龋活跃性强的患者，尤其是累及根面龋损，可使用玻璃离子体进行修复。老年人由于增龄性改变出现口腔唾液分泌减少、牙龈萎缩、牙根暴露、根面龋和非龋性颈部缺损等，应首选玻璃离子体材料。

3. 牙体预备

（1）改良型预备：适用于小的到中等的、完全位于釉质内的Ⅴ类洞缺损。

（2）斜面型预备：适用于替换已有Ⅴ类洞银汞合金修复体或面积较大的根面龋损，在传统型预备的基础上须于釉质洞缘预备斜面。

（3）传统型预备：仅适用于当龋损或缺损完全位于根面而未累及釉质的Ⅴ类洞，洞缘应呈直角，轴壁深度约0.75mm且呈一定弧度。

4. Ⅴ类洞的复合树脂修复

（1）黏结，可采用酸蚀－冲洗黏结系统或自酸蚀黏结系统。

（2）充填和固化，应用分层充填及固化。

（3）修形和抛光。

5. Ⅴ类洞的玻璃离子体修复　由于良好的临床操作性和释氟性，适用于老年患者和龋活跃性较强的根面龋。

五、后牙复合树脂直接修复

（一）适应证

（1）小的到中等大小的缺损。

（2）绝大部分的前磨牙和第一磨牙。

（3）咬合接触区域不全位于缺损处。

（4）咬合接触不紧。

（5）患牙能被有效隔湿。

（6）可作为冠修复的基础部分。

（7）意向性修复。

（二）禁忌证

（1）术区不能被有效隔离。

（2）全口咬合过紧。

（3）全部咬合接触区域位于缺损处。

（4）延伸到根面的修复体。

（5）对树脂材料过敏者。

（三）Ⅰ类洞直接修复的临床技术

1. 准备过程　注意检查患牙咬合情况。

2. 牙体预备　对于小的到中等的缺损，可采用改良型预备，无须预备典型的抗力形；当缺损较大或修复体须承受较大咬合力时，预备时需要采用传统型或斜面型以增加抗折性。

3. 黏结　可采用酸蚀－冲洗或自酸蚀技术，使用时应参照说明。

4. 树脂填充和固化　采用分层充填和分层固化的方法，减少材料的聚合收缩。第1层的充填厚度应控制在1mm，光照固化20～40s，以后每层充填厚度为1～2mm。

5. 其他　修形和抛光。

（四）Ⅱ类洞直接修复的临床技术

1. 牙体预备　预备前同样须注意患牙的咬合情况。与传统银汞合金修复的牙体预备比较，Ⅱ类洞黏结修复有以下不同①窝洞较浅；②窝洞外形较窄；③窝洞线角圆滑；④不须预防性扩展。

2. 成形片放置　应首选片段式金属成形片系统。如果Ⅱ类洞为近远中邻 HE 面洞，也可使用 Tofflemire 圈形金属成形片系统。

3. 黏结 应按照所选用黏结剂的使用指南使用。

4. 树脂填充和固化 采用分层斜向填充、分层光照固化以控制复合树脂的聚合收缩。

5. 修形和抛光

（五）Ⅱ类洞玻璃离子体加复合树脂三明治修复技术

1. 适应证 位于根面部分的Ⅱ类洞。

2. 利用玻璃离子体封闭龈壁的优点 包括：①玻璃离子体能直接与牙本质和复合树脂黏结，可更好地贴合无釉质结构的龈壁，有效封闭颈部边缘；②能够释放氟离子以预防继发龋的产生；③具有与牙本质接近的弹性模量进而缓冲由复合树脂聚合产生的收缩应力。

（六）后牙接修复失败的原因

依据 Ryge 提出的评价标准（解剖外形、边缘完整性、边缘着色、继发龋、颜色匹配、表面光滑以及牙髓活力等），后牙复合树脂修复失败最常见的原因包括：①继发龋；②修复体折裂；③边缘缺陷；④磨损；⑤术后敏感。

其中，继发龋的形成在于修复体与洞壁之间的微渗漏，渗漏形成的原因包括未有效隔湿，充填时聚合收缩过大导致黏结界面形成间隙等。修复体折裂的主要原因包括适应证选择不当、修形时未能有效消除咬合力集中点等，因此，在治疗前与充填后，应仔细检查患者咬合情况，尤其是患牙与对殆牙的咬合关系。

六、牙体缺损直接修复的临床疗效评价

（一）临床研究设计的基本要求

临床科研包括收集资料、整理资料和统计分析。设计中应考虑和明确以下内容：研究目的、研究方法、研究对象的纳入与排除标准、研究样本大小、如何进行资料收集和整理分析、科研资金的来源等。

临床科研设计大致分为描述性研究和分析性研究，自始至终应贯穿对照、随机和盲法的原则，避免患者和医生的期望偏倚，同时科学地收集、整理、分析数据，并最终做出合理的有临床意义的结论。

（二）牙体治疗临床研究的发展和现状

牙体治疗临床研究主要集中于新材料和新技术的评价。

美国牙科协会（ADA）为牙体充填修复材料的临床试验研究制定了指导规范。但 ADA 指导规范仅仅提出对测试材料等的性能要求，并未规范临床研究的细节，如试验设计、样本大小等。回顾有关充填修复材料的临床研究，只有很少一部分能够完全达到临床研究的基本要求，且大多数临床研究的观察时间较短，鲜有超过 10 年的长期随访临床研究。牙体治疗疗效评定研究，应朝着更科学的临床科研设计方向努力，例如，统一操作和评定标准、根据预试结果选择样本大小、通过多方合作收集足够的病例等。

（三）评定方法

1. 直接方法 多为描述性评价方法。描述性评价方法是指在充足光源下，检查者使用口镜和探针对患者口内充填体进行检查，依据评价标准对充填修复体做出评价。目前，描述

性评价方法中使用的评价标准有一些差别，但较为公认的是 Ryge 评价标准，该标准涉及充填修复体的边缘密合性、解剖外形、龋坏、颜色配比和充填修复体边缘变色等情况，每个项目根据严重情况的不同分为若干等级。但该评价标准也存在一定的局限性，仍需要进一步完善和改进。

2. 间接方法　指通过一定的媒介物将口内充填修复体信息转移至体外，在体外对充填修复体进行评价。该方法可将充填修复体的信息作为永久记录保存。

（1）照片评价法：指把待评价的充填修复体在固定条件下拍成照片或幻灯片，与标准片对比进行疗效评定分级。使用此方法必须保证照相技术标准化，拍 HE 面、唇面和舌面均需采用固定角度。牙和充填修复体要保持干燥。照片法无法检查充填修复体龈下边缘和邻面区域，不容易检查出菌斑和小面积龋坏，且评价充填修复体磨耗时，照片法的有效性和灵敏性低于模型法。

（2）模型评价法：使用模型评价法须事先取出充填修复体的阴模，再灌注入造石得到充填修复体模型，然后对模型进行观察或测量。该方法多用于评价充填修复体磨耗情况。

模型评价法中使用的标准对比模型通常为 Leinfelder 模型和 Moffa – Lugassy 模型。Leinfelder 模型中，5 个模型 HE 面平均磨耗量分别为 $100\mu m$、$200\mu m$、$300\mu m$、$400\mu m$ 和 $500\mu m$。Moffa – Lugassy 模型共有 18 个柱状模型，磨耗范围为 $0 \sim 1\,000\mu m$。Vivadent 将 Moffa – Lugassy 的柱状模型改为牙 HE 面形态，更利于精确评价充填修复体磨耗。使用模型法也需要对检查者进行评价一致性训练。

（3）其他方法：根据不同研究目的，还可使用其他评价方法，例如用色度仪测量复合树脂充填修复体颜色的改变，用牙髓活力计评价牙髓状态。另外，采用联合研究方法，如描述性方法、照片法和模型法的结合使用，对充填修复体进行全面综合评价，可提高评价方法的客观性、灵敏性、重现性和有效性。

3. 疗效评价　目前，普遍认为银汞合金充填体的中位生存时间为 10 年。对于银汞合金充填修复材料，Ⅰ类洞充填修复体的疗效优于Ⅱ类洞充填修复体，小面积充填修复体的疗效优于大面积充填修复体，高铜银汞合金充填修复体的疗效优于低铜银汞合金的。银汞合金材料仍是一种较好的后牙充填修复材料。

有关复合树脂充填修复体的临床研究，近年来多集中于后牙充填修复治疗。复合树脂充填修复体的年失败率为 $0 \sim 9\%$，中位生存时间为 6 年。近年来的研究表明，继发龋、充填修复体折裂、变色和边缘不密合成为影响复合树脂充填修复体的主要原因，由于黏结强度带来的充填修复和微渗漏问题仍较为突出。

研究表明，玻璃离子水门汀充填修复体与银汞合金或复合树脂充填修复体相比，继发龋发生率降低。Ⅴ类洞玻璃离子水门汀充填修复体的 3.5 年固位率达 $93\% \sim 100\%$，在非创伤性修复治疗和姑息洞形充填修复治疗中，高强度玻璃离子水门汀充填修复体的 2 年保存率达 $90\% \sim 99\%$，且充填体磨耗程度也在临床可接受范围之内。

（孟庆飞）

第十节 根管治疗后的牙体修复

一、牙体修复是根管治疗疗效的保障

根管治疗后的牙体修复是保证患牙良好冠方封闭、恢复其形态及咀嚼功能的重要步骤。由于治疗前的患牙经历了不同类型的牙体疾病，牙体硬组织大多存在不同程度缺损，及时修复缺损不仅恢复功能和美观，也为保证根管治疗的疗效，进而延长患牙寿命。

修复过程中首先要保护剩余牙体组织，避免进一步的损伤与破坏；其次，要防止根管系统的再感染，为根尖周组织的愈合创造条件；最后，要尽可能恢复牙的结构与外形，即恢复功能与美观。

（一）根管治疗后患牙的理化特征改变

1. 失髓后的牙改变 失髓后，牙本质失去营养源，牙本质小管中的液体流动与物质交换停滞，牙本质中所含水分减少了原有游离水量的9%。

去牙髓后，由于髓腔中无牙髓细胞，无法形成第3期牙本质，导致牙本质厚度不再变化。另外，感觉细胞的缺失还会导致牙本体感觉的下降，主要是对温度的感觉。随着年龄增长，牙由于长期行使功能，会出现应力性材料疲劳，脆性增加，抗弯曲能力降低。常年失髓，牙本质组织内部的代谢水平下降，会增加此种疲劳性变化。

2. 根管治疗后牙抗力改变 由于龋病、非龋性牙体硬组织疾病等原发病的破坏，根管治疗前患牙已有相当多的硬组织丧失，强度已有不同程度降低。

根管治疗时由于髓腔入路的制备须磨除正常牙体组织，当牙颈部的牙本质丧失过多时会明显降低牙抗力。一般来说，非手术的开髓洞形所磨除牙体组织对牙的抗力影响较小，而涉及边缘嵴破坏的开髓洞形，则会显著改变牙抗力。牙龈边缘之上的冠向和髓向如果能保留1.5mm以上的牙本质，则不仅可提高牙齿抗力，还可提供足够的牙体形成冠修复中所需的牙本质肩领。根管治疗中的意外损伤，如髓室底或髓室侧壁的破坏，会加重缺损程度，降低牙抗力。

3. 根管治疗后牙体颜色的改变 失髓和根管治疗本身并不会导致牙体变色。临床上看到的根管治疗后牙体变色多是由于髓腔原有色素或腐质未去净，或髓角残留牙髓，细胞分解变性后血红素渗透入牙本质所致。在前牙，根充材料或垫底材料的颜色可从牙颈部等牙本质较薄处透出，造成颜色改变。

（二）根管治疗后牙冠修复的目的

1. 预防冠方微渗漏 根管治疗完成后，良好的冠方封闭是达到根尖骨组织病损愈合的必要前提和条件。冠方封闭意味着来自口腔的污染与根管系统完全隔离，根尖周病变的愈合不会受到冠方的干扰。如若冠方封闭不佳，来自口腔环境中的细菌、养分和液态物质可渗入根管，造成感染的可能。

2. 维持咬合与功能稳定 单个牙的牙体缺损，也可能对咀嚼功能产生影响。此影响不仅限于缺损部分，还可能波及患牙同侧甚至全牙列的功能。所以，根管治疗后应尽早进行牙体修复，以恢复咬合与维持牙列功能稳定。对于无法立即进行永久性修复的患牙，应选择暂时修复或过渡修复。

二、牙体修复前的评估及方法选择

牙体修复前需要对患牙进行术前评估，分析牙位及缺损特征，在全面了解各种材料的特征以及局限性后，均衡各种需求，最终选择出适合患牙的修复方案。

（一）术前评估

1. 牙的可修复性　根管治疗之前应进行初步评估，对于无修复价值的患牙，应及早拔除，后行义齿修复，避免盲目进行根管治疗。

2. 根管治疗后牙体修复的时机　原则上，根管治疗后不出现临床症状或原有症状消失，便可考虑修复。对于有根尖周骨组织病损的患牙，建议先行过渡性修复，观察 3~12 个月，待病变完全或基本愈合后再行永久修复。过渡性修复的材料应是封闭性能好的玻璃离子水门汀或复合树脂，不可使用氧化锌类暂封材料。

对于根管治疗过程顺利、X 线片示根管充填适当且根尖周无病变的患牙，可在根充后即刻或近期行牙体修复。对于治疗过程中有根管钙化不通，或器械分离等致根管充填不理想，或治疗过程中出现髓壁侧穿，但已修补的患牙，即使无根尖周病变，也应观察 1~4 周或以后再行修复。

3. 对既往根管治疗的评估　根管治疗术后 6 个月以上仍有临床症状或 X 线片显示根尖周病变无改变或加重的患牙，应考虑重行根管治疗。

病历记录显示既往根管治疗质量可，治疗 2 年以上无不适，X 线片无异常且冠方封闭良好的患牙，可行直接黏结修复、嵌体或冠修复。在桩冠修复前，须分析根尖 1/3 区域的封闭情况。

4. 龋易感性的考虑　根据患者及患牙的龋易感性，选择合适的修复方式与材料，防止继发龋。及时修复患牙相邻牙面的龋损或不良充填体，防止因食物嵌塞导致龋易感性增加。对于高易感性患者，应进行具体的饮食及口腔卫生指导，并配合多种防龋措施。

5. 牙周病危险性的考虑　对牙周状况的评估包括根管治疗前患牙牙周状况的确定，治疗后牙周状况的改善程度，以及修复计划对牙周组织的风险影响。如果牙周情况不佳，应先行牙周治疗，同时加强对患者的口腔卫生教育，待牙周情况改善后再行修复；必要时，应考虑做冠延长术或正畸牵引，以利于修复。

6. 美学考虑　根据患者的需求选择合适的修复材料。对于变色牙，可先用过氧化氢类药物进行髓腔内漂白。修复时挑选适当颜色的复合树脂充填髓腔内层，可进一步调整牙颜色。

（二）修复材料的选择

理想的修复材料应具有与牙体相类似的生物及机械特征。

使用贵金属材料时须在牙体组织制备固位型，固位力主要依靠机械固位及黏结力。间接修复体具有更自然的外形及表面光洁度，但金属材料的导电、导热及在口腔中的氧化腐蚀等问题仍难以克服。

陶瓷类材料在硬度、晶体性及美观性等方面更加贴近天然牙体，尤以牙釉质为甚。但陶瓷材料的脆性，使得备牙量相对较多，即须磨除更多牙体组织。

近年来，高分子复合树脂材料在临床愈发普及，其耐磨性、美观性及黏接性能的改进，使复合树脂粘接修复技术愈发成熟。据文献报道，复合树脂修复体的平均寿命可达 10 年，5 年修复体完好率可达 95%。然而，树脂修复的技术敏感性相对偏高，黏结条件较为严格。复合树脂的最大特点是适合临床椅旁修复，减少了复诊次数，极大地方便了患者。同时，由于材料的可塑性，备洞时无须考虑就位道等问题，可较大限度地保留正常牙体。但临床椅旁修复由于受到时间与环境的限制，难以在短时间内获得理想的外形与光洁度。

（三）修复方法的选择

1. 不同修复方法的分析　银汞合金由于美观因素与黏结力的局限性，不适于根管充填后的牙体修复，其中尤以前牙及前磨牙为甚。玻璃离子水门汀能够与牙体产生化学结合力，可作为根管治疗后的过渡性修复材料或根管口的封闭材料。

复合树脂直接黏结修复的优点是可以保留更多的牙体组织，且一般情况下可一次完成。缺点包括：邻面与接触点的恢复较为困难，容易出现食物嵌塞；缺损较大时须堆塑外形，对技术要求较高且费时；口内抛光难以达到理想效果等。

间接修复体包括嵌体、高嵌体、全冠和桩冠，其优点包括对邻面、接触点、HE 面及轴面的恢复较好，修复体机械性能佳，寿命相对较长。缺点包括临床和技工室操作步骤多、耗时久、技术敏感性高；因修复体要求常须磨除较多牙体组织；复诊次数较多等。

2. 前牙根管治疗后的修复考虑　前牙根管治疗后，如仅涉及髓腔入路的预备洞形，舌隆突基本保持完好，则可考虑采用光固化复合树脂直接黏结修复。对于破坏程度中等的患牙，如唇面较为完整，冠方尤其是牙颈部的牙体组织保留较多，亦可考虑光固化复合树脂直接黏结修复，但要注意减少垫底材料的使用，以增加髓腔的黏结面积，加强黏结力。对于牙体变色的患牙，应先行髓腔内漂白。总之，黏结修复时为保证黏结力，应优先考虑增加黏结面积。

对于牙体组织丧失较多的前牙，如若颈部存在肩台空间，可选择全冠修复。如若颈部硬组织较少，无法保证足够抗力应对舌侧剪切力时，则须行桩冠修复。在如前牙深覆 HE 等负荷较大的病例，修复设计中要特别注意加强其抗折裂能力和抗脱位能力。

3. 前磨牙根管治疗后的修复考虑　前磨牙在承受咬合力时，由于牙颈部较细，容易出现牙体劈裂，当边缘嵴遭到破坏时尤为如此。另外，前磨牙的牙颈部病损，如楔状缺损、酸蚀症、龋病等，较为多见，在根管治疗后，牙颈部剩余牙体往往较少，导致抗力进一步降低，因此，更易出现牙体自牙颈部的折断或近远中向的劈裂。

从受力角度考虑，前磨牙不宜选择直接嵌体修复，而应更多地考虑桩冠修复。直接黏结修复时，树脂可直接成核并深入到根管口，另外，可适当降低牙尖，采用牙尖覆盖方式，亦可获得较好的临床效果。

4. 磨牙根管治疗后的修复考虑　磨牙所受的咀嚼负荷最大，因此，抗力是磨牙修复中须首要考虑的因素。如果根管治疗后患牙仅有开髓洞形大小的缺损，可行复合树脂直接黏结修复。注意材料应在髓室底及根管口形成有效黏结，同时应根据开髓范围和咬合力等因素评估劈裂风险。修复后可适当修整非工作尖以减少咀嚼时产生的拉应力，必要时降低牙尖高度，或采用覆盖牙尖的修复。

对于缺损涉及近中或远中壁的磨牙，如若缺损仅呈较窄的盒状洞型，且缺损区无须承受较大咬合力，可使用复合树脂直接黏结修复。其他情况则有劈裂的可能，修复体应对牙尖具有保护作用，可选择覆盖牙尖的修复方式，如高嵌体、全冠等。

对于缺损同时涉及近、远中壁，则应选择覆盖牙尖的修复方式。

采用直接树脂黏结修复进行后牙覆盖牙尖式修复时，可利用髓腔固位以达到较好的临床效果。操作时，须注意恢复咬合关系及轴面外形，且材料要有一定厚度（2mm）以承受咬合。为达到良好的黏结力，树脂黏结修复应尽可能暴露牙内壁，减少垫底材料，以增加树脂与牙本质的黏结面积。

根管治疗后牙体破坏严重的磨牙，由于髓腔和各种辅助固位形已无法提供足够的核固位力，一般采用桩冠修复。与前牙相比，后牙牙根相对细弯，根方牙本质薄弱，桩冠修复后易出现牙根折裂或侧穿等并发症。医师应充分了解各个牙的解剖形态及组织薄弱点，避免打桩时意外侧穿。

后牙牙冠体积较大，充分利用剩余牙体进行复合树脂黏结修复，可减少桩核固位的应用。根管治疗后的磨牙一般中心缺损较大，而周围剩余牙体组织较多，传统的冠修复会进一步减少周围剩余的牙体组织，使颈部牙体无法承受咬合力，导致最终采用桩冠修复。随着黏结技术与材料的发展与改良，磨牙的髓腔固位高嵌体修复的可行性与优势逐渐增加。

三、根管治疗后牙的椅旁修复

近年来，牙体修复技术与材料取得了巨大进步，特别是复合树脂黏结修复技术的发展使直接黏结修复技术广泛应用于根管治疗后的牙体修复。应用复合树脂黏结修复技术的椅旁修复，除可形成过渡或永久性修复外，还可通过形成银汞合金或复合树脂核，为间接制作冠修复打下基础。

（一）银汞合金充填修复术

1. 适应证与禁忌证

（1）适应证：仅适用于对非手术开髓洞型的修复或作为成核材料时的修复。

（2）禁忌证：不适用于前牙和前磨牙的美观区域。

2. 方法

（1）直接充填对于前牙舌侧的缺损、个别后牙的非手术开髓洞型、牙体缺损仅限于开髓洞型且缺损较小、计划行冠修复的病例，可在玻璃离子封闭根管口合并垫底后，直接用银汞合金充填，充填厚度应保证在 2mm 以上。

（2）银汞合金核当位于牙颈部水平的髓腔周边牙本质可包绕银汞合金形成牙本质肩领时，可使用银汞合金成核，作为冠修复前的基底修复，也可在根管内放置适合的预成金属桩，再用银汞合金材料堆塑基底核，一般要求根管口上方充填材料有 2~3mm 厚，以保证强度。充填或堆积银汞合金前，要去净髓腔，特别是髓室底的临时充填材料，充分暴露牙体组织，将合金直接堆放在干净干燥的髓室壁上，并适当进入根管口下方 1~2mm。

（二）复合树脂黏结修复

1. 适应证　目前，复合树脂黏结修复技术可适合于大部分类型的牙体缺损。当剩余牙体组织可提供较多黏结面积，且自身具有一定抗力时，均可使用。

2. 方法

（1）直接充填分层充填：采用分层充填可减少由于树脂聚合收缩对剩余牙体产生的应

力。临床上应采用牙尖覆盖的修复方式，以避免根向楔力。

应用多种修复材料：流动树脂用于封闭根管口，弹性模量较高的树脂用于充填髓室以模拟牙本质，填料含量高的树脂用于充填外层，以模拟牙釉质。注意，选择垫底物时不能采用氧化锌等阻碍树脂聚合收缩的材料。

（2）复合树脂核：复合树脂核的原材料可采用专用的成核树脂，亦可以是弹性和强度均高的普通复合树脂。

与银汞合金核类似，当采用复合树脂成核时，患牙须具有足够的健康牙体组织以容纳及支持树脂核。另外，患牙边缘至少要有 2.0mm 以上的剩余牙体组织。足够的黏结面积可以防止微渗漏的发生，同时，防止黏结界面从内部降解，以延长黏结耐久性。

在保证剩余牙体组织抗力的前提下，应尽可能扩大黏结面积。髓腔内部欠规则的洞型为充足的黏结面积提供了客观条件。成核前，还可预先在根管内置入纤维桩；对于直接成核的患牙，树脂材料应进入根管口下方 1～2mm。操作过程中，要将黏结面的牙本质清理干净，不可遗留任何暂封材料。

（三）椅旁 CAD/CAM 全瓷修复体

计算机辅助设计与计算机辅助制作（CAD – CAM）技术，是将光电子、计算机信息处理及自动控制机械加工技术用于制作嵌体、全冠等修复体的修复工艺，一般分为技工室 CAD/CAM 和椅旁 CAD/CAM。

椅旁 CAD/CAM 以德国 Sirona 公司研发的 Cerec 系统为代表，可制作与患牙预备形态精密匹配的多种修复体，如贴面、嵌体、高嵌体及全冠等。其最大优点是可一次完成修复体的设计与制作，无须复诊。牙体预备后，首先在口内取光学印模，于计算机进行修复体设计，设计完成后，配套的切削系统会自动加工并完成修复体。椅旁 CAD/CAM 系统精密度高，所用材料均质性高，技术敏感性低，修复体质量稳定，其对于邻面、接触点、咬合面及轴面外形等的恢复可达到甚至超过常规的间接修复体。对于根管治疗后的牙，无疑为 CAD/CAM 全瓷修复体提供了更多的黏结面积，尤其适合于接受嵌体冠、高嵌体、部分冠等修复方式。

四、根管治疗后牙的间接修复

嵌体是嵌入牙体内部，用以恢复牙体形态和功能的修复体。高嵌体或部分冠可覆盖整个 HE 面，进而保护剩余牙体，在后牙覆盖牙尖式的修复方法中，此方法牙体预备较为保守。全冠修复属传统修复方式，其覆盖所有牙尖，可有效减少牙冠劈裂的风险。桩核与根方牙体组织相粘连，共同构成基底修复体，其直接目的在于固定核。

（一）高嵌体或部分冠

原则上，能够采用充填法修复的牙体缺损均可采用嵌体修复。根管治疗后的牙齿由于剩余牙体较少，多采用覆盖牙尖式的高嵌体或部分冠修复。牙体预备方面，与充填法的不同之处在于后者要求去除所有倒凹，以获得修复体的共同就位道。另外，采用高嵌体修复可利用根管治疗后牙的髓腔结构进行辅助固位。

1. 适应证和禁忌证

（1）适应证：能够采用充填修复的牙体缺损原则上均可采用嵌体修复。

（2）禁忌证：对于牙体缺损较大，剩余牙体组织无法为嵌体提供足够固位或不能保证自身抗力的，不建议行嵌体修复。

2. 利用髓腔固位的高嵌体的预备要点

（1）HE 面应为修复体预留出足够空间，以增加修复体的抗力。

（2）冠内的固位形在保证固位力的前提下，应尽可能少地进入髓腔。

（3）应适当减小轴壁聚拢度以增加机械固位，内线角应尽量圆钝。

（二）全冠

一般认为，对于根管治疗后的后牙进行覆盖牙尖式的修复有助于提高患牙的使用寿命。因此，对于根管治疗后的后牙，如若对颌为自然牙，且尖窝关系良好，则优先考虑全冠修复。而对于根管治疗后的前牙，则主要从美观考虑，采用较为保守的修复方法。

利用冠方的剩余牙体组织形成牙本质肩领，可增加修复体固位力、增强牙抗力，对修复体的预后具有非常重要的影响。边缘龈以上剩余牙体组织越多，全冠修复的成功率就越高。但需要指出，不恰当的全冠修复设计与制作，会增加继发龋和牙周病的发病概率。

对于根管治疗后牙剩余组织不足的患牙，全冠修复前一般须先成核。其中，部分病例首先放置根管桩，然后制作基底核，另一部分病例则直接采用银汞合金或复合树脂成核，最后行全冠修复。有学者将冠内的桩与核统称为基底修复体。

在口腔修复学中牙本质肩领的作用极为重要，一般认为，牙本质肩领越长，牙体抗折能力越强，修复体固位越可靠。牙本质肩领的存在可抵抗牙在行使功能过程中受到的来自桩和冠侧方及水平方向的力，并增加修复体的固位和抗力。一般认为，成功的冠修复体与预备体（或基底修复体）之间必须符合以下 5 个条件。

（1）牙本质肩领（或牙本质轴壁高度）必须 >2mm。

（2）修复体与预备体的轴壁必须相互平行。

（3）修复体必须完全包绕牙。

（4）修复体边缘须置于牢固的牙结构上。

（5）全冠和预备体均不得侵犯牙周组织。

（三）桩核

桩的放置无法增加根管治疗后的牙抗力。牙的强度和抗根折的能力主要取决于剩余牙体组织量及周围的支持牙槽骨。因此，尽可能保护剩余牙体组织是牙体预备中的指导原则。

1. 适应证　牙冠剩余硬组织量少，单独使用全冠修复无法获得良好固位。

2. 预备要点　预备桩道时须去除部分根充材料，在操作时要尽量防止冠方渗漏的出现。过粗的桩道预备会削弱牙的自身抗力，增加根折的危险。如若需要根管再治疗，则桩的去除会造成牙体抗力的进一步削弱。此外，非牙色桩核可能会影响冠的美学效果。

桩的长度须根据剩余骨量、根的解剖形态，根管充填质量及临床需求来决定。桩长应至少等于冠长，达到根管长度的 2/3，根尖部须保留至少 5mm 的根充材料，且桩于骨内的长度应大于根长的 1/2。

桩的直径由根管的解剖形态决定，直径过大会降低牙体抗力，增加根折风险。

对磨牙进行带桩修复甚至多桩修复时，应选择适合的根管，避免将桩置于细小弯曲的根管内，以防牙根在弯曲处出现应力集中而折断。核的制备可使用预成桩黏结，通过银汞合金、复合树脂成核。

具体的根管桩进入根管的长度与直径要求如下。

（1）对于较长的牙根，桩长应为根长的3/4。

（2）一般情况下，根尖区须保留5mm的根管充填材料，桩与根尖区牙胶无间隙。

（3）在可能的情况下，桩长应位于牙槽嵴顶下方4mm以上，以降低桩对牙本质的应力。

（4）应用于磨牙的桩，自髓室底向根方，长度不宜超过7mm，以避免备桩时于根管弯曲处侧穿。

（5）桩末端的直径，依据不同的牙位可有一定差异。下颌前磨牙为0.6～0.7mm，上颌中切牙为1.0～1.2mm。

（孟庆飞）

第十一节　牙列缺损的活动义齿修复

可摘局部义齿（removable partial denture）也是牙列缺损修复常用的方法，该法是利用天然牙和基托覆盖黏膜及骨组织作支持，依靠义齿的固位体和基托的固位作用，人工牙恢复缺失牙的形态和功能，并用基托材料恢复缺损的牙槽嵴及软组织形态，患者能够自行摘戴的一种修复体。

可摘局部义齿需要磨除的基牙牙体组织较少，对基牙的要求也不如固定义齿的基牙那么高，适应范围广，制作方法比较简单，便于患者清洁和洗刷，损坏后容易修补和添加。夜间摘除后可让基牙及支持组织解除压力，得到适当的休息。此外，对于缺失牙伴软组织和牙槽嵴硬组织缺损的病例，可摘局部义齿的基托可以填塞缺损区，恢复适当的外形，修复效果好。可摘局部义齿虽然有上述优点，但也有一些缺点，义齿有一定大小的基托，体积较大，初戴时异物感明显，需要一段的适应时间；其稳定性较差，不如固定义齿。咀嚼时义齿的动度较大，咀嚼效率明显低于固定义齿。可摘局部义齿存在的这些缺点，只要设计合理，精心制作，患者在使用中配合，有一些是可以克服的。可摘局部义齿目前在临床上应用仍较广泛，是一种良好的修复体。

（1）可摘局部义齿的适应证和非适应证：可摘局部义齿的适应证范围较广，适应于各类牙列缺损患者，特别是游离端缺失牙的患者；凡是适合制作固定义齿者均可制作可摘局部义齿；即刻义齿通常选用可摘局部义齿形式。其他适应证为：缺失牙伴有牙槽骨、颌骨和软组织缺损者；需要在修复缺失牙同时升高颌间距离者；可摘式夹板兼作义齿修复和松牙固定者，腭裂患者需要以腭护板基托关闭裂隙；可摘食物嵌塞矫治器；以及患者不能耐受制作固定义齿需要磨除牙体组织而改作可摘局部义齿者。

可摘局部义齿的非适应证较少，精神病患者有吞服义齿的危险；生活不能自理的患者口腔卫生差，义齿容易供菌斑附着生长；另外，对丙烯酸酯过敏者，口内黏膜溃疡经久不愈者，个别患者对基托的异物感无法克服者，均不适宜设计可摘局部义齿。此外，对发音要求较高的患者，基托可能会影响发音质量，也不适宜作可摘局部义齿。

（2）可摘局部义齿的类型及支持方式：随着科学技术的迅速发展，新理论、新材料、新工艺的不断出现和完善，使可摘局部义齿由钢丝与塑料的简单组合发展成支架式可摘局部义齿，即人工牙和基托由甲基丙烯酸类树脂制作，支架及固位体用金属制作。因支架式可摘局部义齿用金属大连接体取代了部分塑料基托，不但使义齿坚固耐用，而且使义齿体积明显减小，增加了患者的美观和舒适感。根据义齿支架制作方法不同，可分为弯制式和整体铸造支架式两种。铸造支架式可摘局部义齿对设备要求较高，制作工艺亦较复杂。相对弯制式支架而言，其适应证较严格。如余留牙健康条件较差，软、硬组织倒凹较大者等不宜选用整铸式可摘局部义齿，以免影响义齿就位及密合度，也不利于义齿戴用后的修理与增补人工牙等。

依据可摘局部义齿对所承受𬌗力的支持方式不同大致可分为三种类型。

1）牙支持式义齿：牙支持式（tooth support）指缺隙两端均有余留天然牙，两端基牙上均设置𬌗支托，力主要由天然牙承担。适用于缺牙少、基牙稳固的病例，其修复效果较好。

2）黏膜支持式义齿：黏膜支持式（mucosa support）指义齿所承受的𬌗力主要由黏膜及其下的牙槽骨负担。常用于缺牙多、余留牙条件差，或咬𬌗关系差的病例。虽然缺隙的一端或两端有余留天然牙存在，但因余留牙松动或因咬𬌗过紧无法设置𬌗支托所致，此类支持形式的义齿，咀嚼效能差，常可致基托下组织压痛等症状。

3）混合支持式义齿：混合支持式（tooth and mueosa support）指承受的𬌗力由天然牙和黏膜，牙槽骨共同负担，其修复效果介于前二者之间，适用于各类牙列缺损，尤其是游离端缺牙病例，此为临床正最常用的形式。

一、可摘局部义齿的组成及作用

可摘局部义齿通常由人工牙、基托、固位体和连接体四部分组成。按各部件所起的作用，可归纳为三部分：即修复缺失部分、固位稳定部分与连接传力部分。

（一）人工牙

人工牙是用来代替缺失的天然牙，恢复牙冠的外形和咀嚼、发音等功能，恢复咬𬌗关系。

1. 人工牙的种类

（1）塑料牙：成品的塑料牙中，多层色硬质塑料牙色泽美观，形态逼真，重量较轻，韧性好，不易折断，与基托的结合强度高，表面硬度较高。缺点是硬度差，易磨损，经久易变色等，应酌情选择应用。

（2）瓷牙：瓷牙借助盖嵴部的钉或孔固定于基托塑料内。瓷牙外形和色泽好，不易染色，硬度高，耐腐蚀，不易磨损。缺点是脆性大，易折断，不便调𬌗磨改，比塑料牙重。适用于牙槽嵴丰满，对咀嚼力要求较高的患者。也适用于缺牙间隙适中，𬌗龈距正常的单个牙和多个后牙连续缺失，牙槽嵴宽厚，对颌牙健康的患者。

2. 人工牙选择的原则

（1）选择前牙

1）前牙的形态应与口腔余留牙相近似，有同名牙时，应该用作参考。在前牙全部缺失的情况下，可以参考患者拔牙前的记录模型或 X 线片，根据患者的面型如方形、尖形、卵圆形等基本形态，参考其侧面轮廓型如直线型、凸型、凹型等。再结合上前牙牙槽嵴的形态综合选择。基本原则是人工牙的形态必须和患者颌面外形轮廓基本一致，并特别注重唇面形态的选择，以获得和谐、自然、美观的视觉效果。

2）人工牙的大小选择也应参考口腔内的余留牙或同名牙，若全部前牙缺失时，可以参考患者拔牙前的照片、X 线片、记录模型，也可以借鉴旧义齿的前牙，还应该考虑患者对前牙大小的要求。

3）人工牙的颜色应该和患者的肤色、年龄相适应。选色过程中，充分考虑颜色的色调、明度、饱和度、透明度等四维特性，注意中国人面部肤色属于黄色范围的特点。可以作为参考对照因素的是口腔内余留牙、同名牙或者对颌牙的颜色，选色时应该在自然光线下进行。此外，天然牙的增龄变化非常明显，除磨耗外，明度降低、饱和度增加是突出的颜色变化特点，应该在选择人工牙时表达出来，体现年龄的真实外观。

（2）选择后牙

1）人工牙的颊舌径应比天然牙颊舌径略为减小，以减轻支持组织的负荷。

2）人工牙的𬌗龈径应根据𬌗间隙大小来选择，若上下后牙同时缺失，应该按均分间隙的原则来选择后牙，对于牙槽嵴吸收较多的一侧，可以适当减少人工牙的𬌗龈径，以增加义齿的稳定性。后牙颊面的𬌗龈径对美观有一定的影响，选择时应参考前牙唇面的切龈径。

3）人工牙的近远中径应与后牙的实有牙槽嵴宽度相匹配。

4）尽量选择硬度较大，耐磨耗，使用方便的硬质塑料牙。

（二）基托

基托是义齿覆盖在无牙牙槽嵴，与承托区黏膜直接接触的部分，位于缺隙部分的基托又称为鞍基。基托的主要作用是供人工牙排列附着，传导和分散𬌗力。基托还将义齿的各个部分连接在一起，形成功能整体。此外，基托用于修复缺损的牙槽嵴硬组织和软组织，恢复外形和美观；基托能够加强义齿的固位和稳定，也有间接固位作用，可抵抗义齿的移位力量。

1. 基托的种类　按材料的不同可以分为金属基托、塑料基托、金属塑料基托三种。弯制支架的可摘局部义齿基托通常用塑料制作，整铸支架可摘局部义齿用金属塑料基托或金属基托。

（1）金属基托：用铸造法制作，强度高，体积小，较薄，对温度的传导性好。易于清洁，戴用较舒适。缺点是难以做衬垫，调改较困难。制作难度较高，需要铸造设备。

（2）塑料基托：色泽近似口腔黏膜组织，美观，重量轻，操作简便，便于修补和衬垫，塑料基托适用于扩大覆盖面积，有助于义齿的固位和支持，是弯制法制作可摘局部义齿的常规基托形式。其缺点是基托强度较差，温度传导性差，不易自洁，并因体积较大而异物感明显。

（3）金属塑料基托：兼有金属、塑料的优点，在基托的应力集中区设计金属板、金属杆或者放置金属网状物；在失牙区牙槽嵴顶的支架上设计固位钉、环、网眼等附着形，供人工牙和基托附着，增加基托的坚固性，又不失塑料基托的优点。

2. 基托的要求

（1）基托伸展的范围。

原则上在保证义齿固位、支持和稳定的条件下，应该适当缩小基托的范围，让患者感到舒适美观。

（2）基托的厚度：基托应该有一定的厚度以保证足够的挠屈强度。

（3）基托与天然牙的接触关系：缺牙区基托应与天然牙的非倒凹区接触，若进入邻牙倒凹区有可能影响义齿摘戴。

（4）基托和骨性倒凹在上颌结节颊侧、上颌硬区、尖牙嵴、下颌隆突、内斜线等处做缓冲处理，以免龈组织受压疼痛，为保证基托边缘的封闭，基托边缘应该避开这些骨性结构区。

（5）基托磨光面的设计：根据美观的要求和患者缺牙区牙槽嵴的条件，可以设计根形及适当的突度。基托的舌腭面及颊面的基本形态为凹斜面，有助于义齿的固位和稳定作用。

（6）修复前基托区的预备：修复前调磨伸长的对颌牙，采用牙槽外科手术，去除骨性突起，缓冲部分骨性倒凹，切除牙龈过厚的纤维组织等，对基托设计均有益处，并可以获得更美观的效果，应该给予重视。

（三）固位体

固位体是可摘局部义齿安放在基牙上的部分，通常由金属制成，义齿借固位体固位于基牙上。固位体的主要功能是固位，其次是稳定和支持作用，许多固位体同时具有这三种作用。

固位体应该具备的条件是必须提供足够的固位力，保证义齿行使功能时不发生脱位；摘戴义齿时，固位体的固位臂相对抗臂有良好的交互对抗作用，对基牙无侧向压力；戴入后，固位体处于被动状态，对基牙不产生持续的静压，不引起矫治性移位。此外，用于制作固位体的材料应具有良好的生物学性能，不对口内组织造成损伤；减少暴露的金属，减小对美观的影响；并能维护余留牙及牙周组织的健康。

1. 固位体的种类　按固位体的作用不同分为直接固位体和间接固位体。

（1）直接固位体（direct retainer）：其作用是防止义齿向殆方脱位，起主要的固位作用，一般位于邻近缺隙的基牙或毗邻的基牙。直接固位体按固位作用发生的部位分为冠外因位体和冠内固位体。

（2）间接固位体（indirect retainer）：间接固应体可以辅助直接固位体起固应作用，是为防止义齿翘起、摆动、旋转、下沉而设计的一些固位装置，主要是加强义齿的稳定性。

2. 各类直接固位体的组成、类型及主要作用

（1）卡环：直接固位体主要是卡环，是直接卡抱在基牙上的金属部分。其主要作用为防止义齿基托下沉及殆向脱位，亦能防止义齿下沉、转位和移位，起一定支撑和稳定的作用。卡环的连接体还有加强基托的作用。

1）卡环的结构、作用和要求：以典型铸造三臂卡环（正型卡环即工型卡环）为例，由卡环臂卡环体、殆支托和连接体组成。①卡环臂（clasp arm）：为卡环的游离部，富有弹性。卡环臂尖端位于倒凹区，是卡环产生固位作用的主要部分，当义齿戴入时，即卡环臂端的弹性通过基牙牙冠的外形高点进入倒凹区。当脱位力起作用时，则起阻止义齿向殆向脱位的作用。长环臂起始部分应较坚硬，放置在非倒凹区，起稳定作用，防止义齿侧向移位。卡环臂的形态依所用材料和制作方法不同，常用的有圆形、半圆形和扁平形三种；②卡环体（clasp shoulder）：为连接卡环臂、殆支托和小连接体的坚硬部分，环抱于基牙的非倒凹区，从邻面包过颊舌轴面角，主要对基牙起卡抱作用，阻止义齿龈向和侧向移动，起到稳定和支持义齿的作用，并支持卡环臂起固位作用。故要求卡环体较坚硬，不易变形，位于非倒凹区，但不影响咬殆；③连接体（connecter）：为卡环包埋于基托内的部分，主要起连接作用，使卡环与义齿其他部分连成一整体。连接体不能进入基牙或软组织倒凹区，以免影响就位；

④拾支托（occlusal rest）：常与铸造卡环制作在一起，所谓三臂卡环，是把拾支托亦当作一个臂的笼统称呼。拾支托是卡环体向基牙拾面方向延伸的部分，具有较高的强度，主要作用是防止义齿龈向移位，起支持作用，并使拾力沿基牙的长轴方向传导。拾支托还有一定的稳定作用。此外，拾支托还用于防止食物嵌塞，加大的拾支托用于恢复咬拾接触不良患者的咬拾关系等。拾支托是最常用的设计，而位于基牙切线的切支托相位于基牙舌隆突的舌支托，则是较特殊的设计，其作用与拾支托相似。

（2）套筒冠：套筒冠（telescope crown）固位体由内冠及外冠两部分组成。先在基牙上制作金属全冠或在残根上制作桩核冠作为内冠，在此冠外面再制作全冠为外冠。要求内冠轴面呈拾向6°左右，内外冠边缘处要求密合，无悬突。外冠连接于可摘局部义齿相应部位，要求二者连接处坚固，以防折断。义齿就位时，使义齿上的外冠与基牙上内冠相套，利用两套冠间摩擦力，使义齿固位。

（3）附着体：用于可摘局部义齿的附着体有冠内和冠外两种。按其精密度分为精密附着体与半精密附着体。精密附着体各壁平行，半精密附着体各壁间有一定倾斜度，因而固位效果不如精密附着体。精密附着体主要指栓体、栓道式附着体。附着体的横断面有 T 型、鸠尾型、卵圆型及 H 型。其制作特点为：先在基牙上制备有栓道或悬臂梁桥体的冠或嵌体，栓道可在冠内，也可在冠外。然后在可摘局部义齿的相应部位做栓体。义齿就位时，将栓体插入栓道内，利用义齿上的栓体与基牙上的栓道间的摩擦力，增强义齿的固位。其优点是固位作用好，不影响美观，但对基牙所施的力量大，磨切牙体的量很多。操作技术复杂，且精度要求高。栓体栓道间必须与就位道彼此平行，而且密合才能就位，以达到义齿稳定。

（四）连接体

连接体（connecter）是可摘局部义齿的组成部分之一。它可将义齿各部分连接在一起，同时还有传递和分散拾力的作用。有大连接体（major connecter）和小连接体（minor connecter）之分。

1. 大连接体　大连接体亦称连接杆，主要由腭杆、舌杆、腭板、舌板及唇杆等。

（1）连接义齿各部件成一整体，以便修复缺牙和行使功能。

（2）传递和分散拾力至其他基牙及邻近的支持组织。

（3）与基托连接相比，可缩小义齿的体积并增加义齿的强度。

2. 小连接体　小连接体的作用是把金属支架上的各部件，如卡环、支托等与大连接体相连接。它与大连接体呈垂直相连，需离开牙龈少许，应放在非倒凹区，以免影响义齿就位。需放在牙邻间隙内的小连接体，表面光滑，应较细，但要有足够的强度和硬度，以便分散拾力。

综上所述，可摘局部义齿各部分各有其主要作用和次要作用，各部分间又可起协同作用。其作用归纳为如下三部分：

（1）修复缺损和恢复功能部分。人工牙、基托、拾支托。

（2）固位及稳定部分。各种直接固位体、间接固位体、基托、拾支托。

（3）连接传力部分。基托、连接体、连接杆、拾支托。

二、牙列缺损及可摘局部义齿的分类

由于牙列缺损的部位及缺牙数目不同，设计出的可摘局部义齿也就各种各样。为了便于研究、讨论和修复设计制作，有必要根据一定规律性进行归纳分类，使之条理化、简易化，便于临床记录、病历书写等的应用。现以 Kennedy 分类法为例进行介绍：

根据缺牙所在部位及牙缺隙数目将牙列缺损分为四类，其中前三类有亚类，第四类无亚类。

第一类　牙弓两侧后部牙缺失，远中为游离端无天然牙存在。

第二类　牙弓一侧后部牙缺失，远中为游离端无天然牙存在。

第三类　牙弓一侧后牙缺失，缺隙两端均有天然牙存在。

第四类　牙弓前部牙缺失，天然牙在缺隙的远中。

除第四类外，其余三类均有亚类。亚类则为除主要缺隙外，另外还有缺隙，即除主要缺隙外，尚有一个缺隙，则为第一亚类，有两个缺隙，则为第二亚类，依此类推。若前后都有缺牙，则以最后的缺隙为准。若牙弓两侧后牙都有缺失，且一侧为远中游离端缺牙，另一侧为非游离端缺牙，则以第二类为准，再加亚类。

三、可摘局部义齿的设计

一副理想的可摘局部义齿，要取得良好的修复效果，既要有美观的外形，又要有良好的功能。要达到这些要求，除制作工艺外，义齿的设计是关键。合理的义齿设计必须遵循一定的设计原理、原则，才能获得符合要求的可摘局部义齿。

可摘局部义齿应达到的基本要求：

1. 适当的恢复功能　恢复缺牙功能是义齿修复的根本目的。义齿所受𬌗力由基牙、基托下组织共同来承担。其负荷在组织的承受力以内，是一种功能性刺激，有利于减缓牙槽嵴的吸收，如压力超过组织的承受力，则会加速牙槽嵴的吸收。义齿修复以保持口腔组织健康为前提，义齿的功能恢复应根据基牙的情况、咬𬌗关系、缺牙区牙槽嵴的状况，把义齿的功能恢复到一个合适的程度。

2. 保护口腔组织的健康　设计或制作不当的义齿，由于义齿卡环、基托对口腔组织的影响而引起牙龈炎症、基牙松动、牙体病变、黏膜的压痛和损伤，甚至𬌗创伤及颞下颌关节病变。为了避免义齿对口腔组织的损害，应少磨牙，尽量利用天然间隙放置𬌗支托、间隙卡环。义齿基托、卡环的设置，不应妨碍口腔自洁作用，防止食物滞留和菌斑的形成。并应正确恢复上、下颌关系和外形，使义齿的修复既能适当恢复缺牙功能，又能做到防病治病。

3. 义齿应有良好的固位和稳定作用　义齿的固位和稳定状况，是能否发挥良好口腔功能的前提。如果义齿的固位和稳定性能差，不但影响咀嚼功能，还可引起对基牙及基托下支持组织的损伤。

4. 舒适　可摘局部义齿修复范围广，其组成部件多，尤其在多间隙、多缺牙时，基托面积大，常引起初戴义齿者感觉不适，发音不清，甚至恶心，对敏感者更为明显。在可能的情况下，义齿尽可能做得小巧，材料应具有较高的强度，结构设计合理，做到小而不弱，薄而不断。义齿的部件与周围组织交接处应自然吻合，无明显交界。人工牙排列要尽量避免出现过大的覆盖、覆𬌗或过于向舌侧排列，影响口腔本部正常的大小，妨碍舌体活动等，尽量达到使患者最易适应的程度。

5. 美观　美观即是恢复面容的自然状态。在修复牙列前部缺损时，美观要求显得更为重要。人工牙的大小、形态、颜色及排列应与相邻天然牙相协调，表现自然。基托颜色应尽量与牙龈、黏膜的色泽一致，长短合适，厚薄均匀，形态一致。卡环等金属部件应尽量不显露或少显露。临床时有发生功能恢复和美观相矛盾的情况，应首先考虑功能，而后兼顾美观。但在前牙区，将情况与患者解释清楚后，可偏重于美观。

6. 坚固、耐用　义齿应经得住承受的殆力而不变形、折断。须设计时做到结构合理，以防止义齿折断。

7. 容易摘戴　若义齿设计、制作不当，造成摘戴义齿困难，使患者感到不便，或甚至摘不下来，不能保持义齿和口腔的清洁，导致基牙损伤、相邻余留牙的龋坏及牙龈炎症。所以，要求制作的义齿既要有足够的固位力，又必须摘戴方便。

四、可摘局部义齿的制作

要制作可摘局部义齿，需要经过较复杂的操作步骤，每一步骤均应根据义齿修复的原理、原则与要求，精心、细致的操作，才能确保高质量的义齿修复效果。各步骤环环相扣，任何一步骤工作中的微小误差，都会影响义齿的最终效果。整个制作工序可分为口腔检查与预备，口腔状态的复制，模型上设计及填补不需要的倒凹以及义齿的技工制作四个主要步骤。

1. 口腔预备　可摘局部义齿修复前完成准备工作后，再进行检查、防止遗漏。根据口腔检查做出义齿初步设计，订出治疗计划，进行义齿修复。在制作义齿前，必须进行口腔预备。其具体内容包括以下几项：去除牙结石和软垢；牙体形态和咬殆的修整；殆支托间隙和卡环间隙的制备等。

2. 制取印模和灌注模型　可摘局部义齿必须在口外模型上制作，因此模型是制作义齿的基础。没有一个准确的印模，就不能制得一个准确的模型，也就不可能制做出一副准确的、高质量义齿。因此，对取印模和翻制模型应予以重视。

3. 确定、转移颌位关系　因缺牙的数量和位置不同，确定颌位关系（registering jaw relationship）的难易程度和操作方法也不一样，但必须在模型和殆架上准确地反映出上下颌牙之间的殆关系。

4. 模型设计、可摘局部义齿支架的制作以及可摘局部义齿的排牙、完成　模型设计、可摘局部义齿支架的制作以及可摘局部义齿的排牙、完成在临床上主要由技工制作，暂不进行细述。

5. 戴义齿　可摘局部义齿制作完成后，要求在口内顺利戴入和取出，且固位良好，基托伸展合适，殆关系正常。有些复杂的义齿，需作必要的修改才能就位。义齿戴入口内后检查各部件是否达到要求，且要进行调整，义齿才能发挥良好的咀嚼功能。

（孟庆飞）

第十二节　牙列缺损的固定义齿修复

牙列缺损（dentition defect）是指单颌或上下牙列中部分的自然牙的缺失。牙列缺损常规修复设计是固定局部义齿（fixed partial denture）和可摘局部义齿（removable partial denture）。

牙列缺损的病因：造成牙列缺损的病因是通常是由龋病、牙周病、根尖周病、外伤、炎症、肿瘤或发育障碍等，到目前为止，国内患者引起牙列缺损的常见病仍然是龋病和牙周病。

牙列缺损的影响：牙列缺损后，如不及时修复，会给患者带来很多影响，主要表现为局部的影响，有时会对全身健康造成影响。具体表现如下。

（1）咀嚼功能减退：部分天然牙的缺失，将影响咀嚼功能，而影响程度与缺牙数量、时间和部位有关。若后牙个别牙缺失，则降低了部分咀嚼效能。当上颌或下颌的一侧后牙全部缺失，将丧失一侧食物磨碎功能。若前牙缺失，将影响切割食物功能。同时个别牙缺失，不及时修复，将会造成邻牙向缺牙区倾斜，缺牙间隙变小，对颌牙伸长引起𬌗干扰，从而导致咬𬌗功能紊乱，使牙列的有效功能接触面积相应减少。随着牙缺失时间的推移，咀嚼功能减小日益明显（图 18－1）。

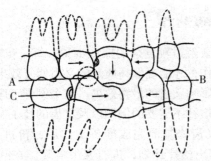

图 18－1　下颌第一磨牙缺失造成的牙列变化
A. 早接触；B. 邻接丧失；C. 龋

（2）牙周组织变化：缺牙后很长时间没有修复，邻牙向缺隙侧倾斜移位可能导致局部咬𬌗关系紊乱，甚至出现邻牙牙间间隙、继发龋、牙周袋以及牙周创伤等症状。

（3）发音功能障碍：前牙缺失对发音功能影响很大，特别是影响齿音、唇齿音、舌齿音的发音，从而影响讲话时的清晰度。

（4）美观影响：完整的牙列维持着面部的外貌。如多数前牙缺失，失去对唇部的支持，唇部内陷，影响患者的美观。如上下牙列缺损，余留牙与对颌牙无接触，使而下 1/3 距离缩短，鼻唇沟加深，面部皱纹增加，面容显老。

牙列缺损除上述主要影响外，因缺失牙还可能引起邻牙间的接触点丧失，食物嵌塞导致牙龈炎或牙周炎；𬌗关系紊乱导致颞下颌关节紊乱病；不能充分嚼碎食物，影响消化系统的吸收等。

固定义齿（fixed prosthesis）又称固定桥（fixed bridge），是指修复牙列缺损中所缺失的一个或几个天然牙，恢复其解剖形态和生理功能的一种修复体。它主要利用缺牙间隙两端或一端的天然牙作为基牙，在基牙上制作义齿的固位体，并与人工牙连接成为一个整体，通过粘固剂将义齿粘固在基牙上，因而患者不能自行取下。

一、固定桥的特点

（1）𬌗力由桥基牙分担承受，使用于牙列中单个牙或少数牙缺失以及数个牙的间隔缺失，邻牙有足够的支持和固位的病例。

（2）固定桥通过粘固在基牙上，患者不能摘取，基牙和人工牙是一个功能整体。

（3）缺失牙的𬌗力和基牙的𬌗力主要通过桥基牙传递至牙周支持组织和颌骨，故基牙牙根要有足够的支持力，牙冠固位形有良好的固位力。

（4）基牙的数量由牙周健康，缺牙间隙的大小和咬𬌗力大小决定。

（5）各基牙间能够取得共同就位道。

（6）固位体有足够的固位力，固定桥行使功能时，固位、支持、稳定良好。

（7）正确恢复缺失牙𬌗面的解剖形态，颊舌面的突度、颈缘线，邻间隙形态和龈端的形态，与黏膜有良好的接触关系。

（8）固定桥不能摘下清洗，故应有良好的自洁作用和便于口内清洁。

二、固定桥和可摘局部义齿的比较

（一）固定桥的优点

（1）固位作用好，固定桥通过固位体粘固在基牙上，固位力大，行使咀嚼功能，义齿稳固而无𬌗向移位。

（2）支持作用好，固定桥承担的𬌗力几乎全部由基牙及其下的牙周支持组织承担，支持力大。

（3）稳定作用好，固定桥通过固位体粘固在基牙上，修复体与基牙连成一个新的功能整体，具有较强的对抗侧移位的能力，修复体稳定作用好。

（4）固定桥的体积与天然牙体积近似，边缘密合，患者感觉舒适而无明显异物感，容易适应。

（5）固定桥对舌的功能影响较小，不影响患者的发音功能。

（6）用陶瓷材料制作的全瓷或金属烤瓷固定桥美观，备受患者的欢迎。

（7）固定桥无需患者摘戴，使用方便。

（二）可摘局部义齿的优点

（1）可摘局部义齿对缺牙数、基牙的条件、咬𬌗关系等都不如固定桥要求那么严格，因而临床上适应证比较广泛。

（2）可摘局部义齿切割的基牙牙体组织比固定桥基牙少，患者容易接受。

（3）可摘局部义齿制作相对简单，容易调整或修改；而粘固后的固定桥修理较难。

（4）可摘局部义齿可以摘出口外清洗，容易保持义齿的清洁和口腔卫生。

三、固定桥的组成和类型

（一）固定桥的组成

固定桥是由固位体、桥体和连接体三个部分组成（图18-2）。它通过固位体与基牙粘固形成整体，以恢复缺失牙的生理形态、咀嚼和发音功能。基牙有称为桥基或基牙，是支持固定桥的天然牙、牙根或种植体，基牙必须承担自身的𬌗力，也要承担额外的桥体𬌗力，固定桥的𬌗力几乎全部经过基牙传导至牙槽骨及支持组织上。曾有学者认为基牙应属于定义齿的组成部分之一，因为基牙与固定桥之间有密切关系，固定桥通过粘固剂将固位体牢固地粘固在基牙上形成一个整体，基牙为固定桥提供支持。但是就基牙本身而言，它是机体口腔咀嚼器官的一部分，不应属于人工修复体——固定桥的组成部分之一。

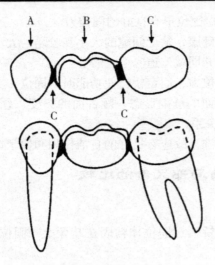

图 18 - 2　固定桥的组成
A. 固位体；B. 桥体；C. 连接体

1. 固位体　固位体（retainer）是指在基牙上制作并粘固的嵌体、部分冠、全冠等。它与桥体相连接，而与基牙稳固地黏结在一起，使固定桥获得固位。桥体所承受的殆力通过固位体传递至基牙牙周支持组织，而为基牙所支持，使义齿的功能得以发挥。因此，要求固位体与基牙间有良好固位，能抵抗咀嚼时产生的各向外力，而不至于从基牙上松动、脱落。选择和制作固位体时，应考虑固位体材料的强度，与组织的相容性，才能抵抗最大咀嚼力而不破损，不刺激基牙的周围组织。

2. 桥体　桥体（pontic）即人工牙，是固定桥修复缺失牙的形态和功能的部分。桥体的两端或一端与固位体相连接。制作桥体的材料既要符合美观的要求，近似于邻牙的色泽，不刺激牙周组织，又须具备一定的强度，能承受殆力。

3. 连接体　连接体（connector）是固定桥桥体与固位体之间的连接部分。因其连接的方式不同，可分为固定连接体（rigid connector）和活动连接体（non - rigidconnector）。前者是用整体铸造法或焊接法将固位体与桥体连接成整体，形成固定连接体；后者通过桥体一端的栓体与固位体一端的栓道相嵌合，形成一可活动的连接体。

（二）固定义齿的类型

固定桥的类型较多，根据桥体与牙槽嵴之间的关系，可分为卫生桥、盖嵴式固定桥。根据所用材料的不同，分为金属桥、金属烤瓷桥、金属树脂桥等。而临床上则常根据固定桥的结构不同分为：双端固定桥（rigid - fixedbridge）（图 18 - 3）、半固定桥（semi - rigid bridge）（图 18 - 4）、单端固定桥（cantileverfixed bridge）（图 18 - 5）。以上为固定桥的三种基本类型。采用以上两种或两种以上类型联合制成的固定桥称为复合固定桥（compound fixed bridge）（图 18 - 6）。

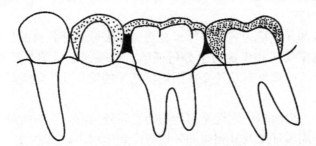

图 18 - 3　双端固定桥

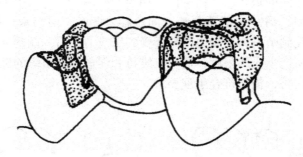

图 18 - 4　半固定桥

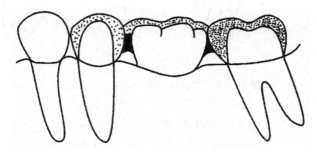

图 18 - 5　单端固定桥

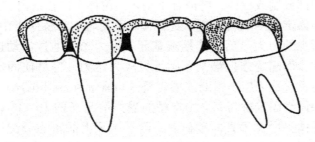

图 18 - 6　复合固定桥

1. 双端固定桥　双端固定桥又称完全固定桥。固定桥两端固位体与桥体之间的连接形式为固定连接，当固位体粘固于基牙后，基牙、固位体、桥体则连接成一个不动的整体。从而组成一个新的咀嚼单位。固定桥所承受的𬌗力，通过两端基牙传递至基牙牙周支持组织。双端固定桥的桥基牙能承受较大𬌗力，且两端基牙所分担的𬌗力也比较均匀。此为临床所

· 475 ·

广泛采用的一种固定桥。

双端固定桥将各基牙连接为一个整体，是否会失去原基牙各自的生理运动，从而使牙周组织遭受破坏。从临床实践和生物力学分析证明，双端固定桥的基牙并未失去其生理性运动，而仅由单个基牙的生理性运动转变成固定桥基牙的整体性生理运动。此运动方式同样符合牙周组织健康要求。

如图 18-7 所示，当两端固定桥受到均匀的垂直外力时，所有桥基牙的牙根均被压向牙槽窝，使大部分的牙周膜纤维及其相应的牙槽骨受到牵引力即压应力。若固定桥的一端基牙受到垂直向外力时，由于固定桥已将两端基牙连成整体，因此固定桥将会产生旋转移动，其旋转中心则位于两基牙间的缺牙区牙槽骨内，相当于根端 1/3 与根中 1/3 交界处，当受力端基牙向根尖方向位移时，另一端基牙向𬌗方向位移，此时，两端基牙的大部分牙周膜纤维及其相应的牙槽骨仍受到牵引力。受力端基牙受到压应力，另一端基牙受到拉应力。而这种应力未超过两端基牙所能承受的限度，仍可以维持和促进牙周组织的健康。因此，这种改变了运动形式的双端固定桥，仍然符合生理要求。

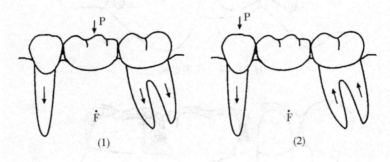

图 18-7　双端固定桥受垂直向的外力
（1）桥体受力；（2）一端基牙受力
P：𬌗力；F：旋转中心（支点）

2. 半固定桥　半固定桥的桥体一端的固位体为固定连接，另一端的固位体为活动连接。活动连接体在桥体的部分制成栓体，将嵌合于基牙固位体上的栓道内。

有些学者认为半固定桥两端基牙所承受的应力不均匀。当桥体正中受到垂直向𬌗力时，固定连接端的基牙所受的力大于活动连接端基牙。因为𬌗力通过活动连接端的连接体，使应力得以分散和缓冲，而固定连接端基牙则承担较大𬌗力，容易使固定连接端基牙受到创伤，因此将这种固定桥又称为应力中断式固定桥（broken stress bridge）。近年来，有些学者通过生物力学实验探讨半固定桥与完全固定桥的受力情况（图 18-8），结果表明，半固定桥与完全固定桥在桥体正中受垂直向载荷时，两端基牙上的𬌗力分配比较接近，因为半固定桥固定连接体的固位体经粘固后，其活动连接体栓体与栓道也紧密嵌合，此时当受到垂直向𬌗力时，半同定桥两端基牙受力基本接近。若当桥体或固定连接端的基牙受到侧向力时，其桥基牙两端所受力有差异，固定连接端基牙牙周组织承受的力大于活动连接端基牙，活动连接端固位体向𬌗向位移时，基牙承受的力减小。

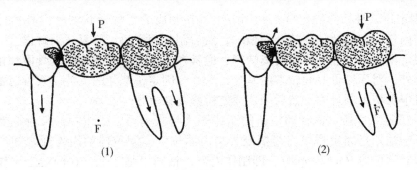

图 18 - 8 半固定桥受垂直向外力
（1）桥体受力；（2）固定连接端受力
P：𬌗力；F：支点

　　半固定桥一般适用于基牙倾斜度大，若采用双端固定桥修复，难以求得共同就位道的病例。

　　3. 单端固定桥　单端固定桥又称悬臂固定桥。此种固定桥仅一端有固位体，桥体与固位体之间为固定连接。固定桥粘固在一端基牙上，桥体受力时由该端基牙承受，桥体另一端与邻牙接触或无邻牙接触，形成完全游离端。

　　单端固定桥受力后，桥体处形成力臂，基牙根部形成旋转中心，产生杠杆作用，使基牙产生倾斜、扭转，从而引起牙周组织的创伤性损害或固位体松脱（图 18 - 8）。

　　单端固定桥虽具有上述特点，临床上如严格选择病例，如缺牙间隙小，承受𬌗力不大，而基牙又有足够的支持力和固位力，桥体设计合理，仍可采用。

　　4. 复合固定桥　此种固定桥是包含上述三种基本类型中的两种，或者同时具备三种的复合组成形式。如在双端固定桥的一端再连接一个半固定桥或单端固定桥。

　　复合固定桥一般包括 4 个或 4 个以上的牙单位，常包括前牙和后牙，形成程度不同弧形的固定桥，整个固定桥中含有 2 个以上基牙。当承受外力时，各个基牙的受力反应不一致，可以相互支持或相互制约，使固定桥取得固位和支持。反之，也可能影响到固定桥的固位而引起固位体和基牙之间松动。复合固定桥包括的基牙数目多且分散，要获得共同就位道比较困难（图 18 - 9）。

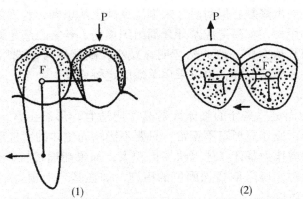

图 18 - 9 单端固定桥受力的杠杆作用
（1）颊面观；（2）𬌗面观
P：𬌗力；F：旋转中心（支点）

5. 种植固定桥 种植体固定桥是利用人工材料制成的各种形状的骨内种植体，植入颌骨内或牙槽窝内作为固定桥的支持和固位端，然后制作固定桥，修复牙列缺损。

种植体固定桥适用于牙列末端游离缺损，通常在缺牙区远端颌骨植入骨内种植体，再制作固定桥。此外，对牙槽骨吸收较多的基牙，为增强固定桥基牙的支持，改善冠根比例，可将种植针穿过根管植入颌骨内，然后采用固定桥修复缺失牙。

6. 固定-可摘联合桥 此种固定桥的支持形式与双端固定桥相同，义齿承受𬴃力由基牙承担。但不同之处是固定桥可自行摘戴。义齿固位依靠固位体的内外冠之间产生的摩擦力。如：套筒冠固位体（telescopic），即制作内冠，粘固于基牙上，在内冠上制作外冠与桥体固定连接形成整体，固定桥就位后基牙上内外冠之间紧密接触，产生固位力。

固定-可摘联合桥的适用范围较广，能取得满意修复效果，但义齿制作的精密度要求高。

7. 黏结固定桥 黏结固定桥是利用酸蚀、黏结技术将固定桥直接粘固于基牙上，修复牙列缺损，其固位主要依靠黏结材料的黏结力，而牙体预备的固位形为辅助固位作用。

黏结固定桥与传统固定桥相比，牙体预备时磨削牙体组织少，牙髓损伤小。

（三）固定桥修复的适应证

固定桥修复能够最大限度的通过桥体恢复缺失牙的解剖形态和生理功能，同时达到舒适、美观要求。修复牙列缺损后的外观与邻近牙协调，是易被患者接受的修复方式。为了达到上述目的和要求，固定义齿修复前必须对患者口腔进行全面的检查，获得详细的检查资料，加以综合分析和判断，确定其缺牙区邻牙和对颌牙的情况是否适合选用固定义齿修复。应该严格掌握固定义齿修复的适应证，达到牙列缺损固定义齿修复的预期效果。固定桥的适应证选择有以下几方面。

1. 缺失牙的数目 固定桥最适合修复1个或2个缺失牙，也就是2个桥基牙适宜支持1个或2个缺失的桥体。若缺失牙在2个以上，为间隔缺失，即有中间基牙增加支持，也为固定义齿的适应证。但在选择固定桥修复时必须考虑缺失牙数目与缺牙区两端基牙所能承受𬴃力的能力，否则会引起固定桥修复失败。

2. 缺失牙的部位 理论上牙列的任何部位缺牙，只要缺牙数目不多，基牙条件符合要求，都可以选用固定义齿修复。但对后牙末端游离缺失的患者，若用单端固定桥修复，桥体受力，产生的杠杆作用大，容易造成基牙牙周组织损伤，若第二磨牙游离缺失，对颌为黏膜支持式可摘义齿，因其𬴃力比一般天然牙明显减小，缺牙侧可以选用第二前磨牙和第一磨牙为基牙，其基牙的牙周情况好，也可采用单端固定桥修复。

3. 基牙的条件

（1）牙冠：作为固定桥基牙的临床牙冠高度应适宜，形态正常，牙体组织健康。如牙冠已有牙体组织缺损，或牙冠形态不正常，只要不影响固位体的固位形预备，并能达到固位体固位要求，亦可考虑作为基牙。牙冠缺损面积大，如果能通过桩该修复，仍可选为基牙。若基牙的临床牙冠过短，应采取增强固位的措施，如在基牙上预备辅助固位形或增加基个数，否则不宜作固定桥修复。

（2）牙根：牙根应粗长、稳固，以多根牙的支持最好，不应存在病理性松动。若基牙牙根周围牙槽骨吸收，最多不超过根长的1/3，必要时，需增加基牙数目以支持固定桥。

（3）牙髓：以有活力的牙髓最佳。如果牙髓已有病变，应进行彻底的牙髓治疗，并经过较长时期的观察，并确认不会影响修复后的效果者，方可作为基牙。死髓牙经根管充填后使牙体变脆，在选作基牙时，应考虑牙根的强度。

（4）牙周组织：基牙牙周组织健康才能够支持经固位体传递至基牙上的桥体的𬌗力。因此，对基牙牙周组织的要求为：牙龈健康，无进行性炎症；牙周膜无炎症，根尖周无病变；牙槽骨结构正常，牙槽突没有吸收或吸收不超过根长的1/3，并为停滞性水平吸收。如果个别牙缺失，基牙因牙周病引起不同程度松动，可以根据牙周病修复治疗的原则，考虑设计多基牙固定桥。

（5）基牙位置：要求基牙的轴向位置基本正常，无过度的倾斜或扭转错位，不影响固位体的预备及基牙间的共同就位道。

4. 咬𬌗关系　缺牙区的咬𬌗关系基本正常，即缺牙区的牙槽嵴顶黏膜至对颌牙𬌗面有正常的𬌗间距离。对颌牙无伸长，邻牙无倾斜。若缺牙时间过久，引起𬌗关系紊乱，如邻牙倾斜、对颌牙伸长形成牙间锁结，致使下颌运动受限者，一般不宜采用固定桥修复，但若通过咬𬌗关系调整，使伸长牙和倾斜牙回复至正常位置仍可考虑固定桥修复。

缺牙区的牙槽嵴顶黏膜至对颌牙𬌗面距离过小，因固位体、桥体、连接体无足够的厚度与强度，无法承受咀嚼𬌗力，一般不宜采用固定义齿修复。

5. 缺牙区牙槽嵴

（1）缺牙区伤口愈合：一般在拔牙后3个月，待创口完全愈合，牙槽嵴吸收基本稳定后制作固定义齿。如因特殊原因必须立刻修复者，先进行固定桥基牙牙体预备，采用树脂暂时固定桥修复缺失牙，待伤口完全愈合，再作永久固定桥修复。如拔牙创未愈合，牙槽嵴吸收未稳定，立即作固定桥修复，桥体龈端与黏膜之间容易形成间隙，从而影响自洁作用和美观。

（2）缺牙区牙槽嵴吸收：缺牙区牙槽嵴吸收不宜过多，特别是前牙区。如果牙槽嵴吸收过多，制作固定桥，桥体外形塑形比较困难，会影响美观。牙槽嵴吸收过多的后牙区，可设计卫生桥。总之对缺牙区牙槽嵴吸收过多者，选择固定桥修复时，需慎重考虑。必要时采用特殊外形塑形处理，如桥体𬌗面或切缘至缺牙区黏膜距离过长，桥体牙颈部可采用牙龈颜色，通过视觉差来缩短桥体长度，与邻牙颈部协调。

6. 年龄　患者年龄大小，对确定固定桥修复的适应证影响不大。但若年龄过小，临床牙冠短，髓腔较大，髓角高，有时根尖部未完全形成，在基牙预备时，容易损伤牙髓。若年龄过大，牙周组织萎缩明显，牙松动，此时牙周组织的代偿功能降低，也不宜采用固定桥修复。固定桥修复的适宜年龄为20~60岁。但也应视患者的具体情况而定。如老年患者，全身及口腔情况良好，除个别牙缺失外，余留牙健康、稳固，此时也可用固定桥修复。

7. 口腔卫生情况　患者口腔卫生情况差，牙垢沉积，菌斑聚集，容易引起龋病和牙周病，导致基牙牙周组织破坏。因此，此类患者在选用固定桥修复时，必须进行牙周洁治，嘱患者保持口腔清洁卫生，否则不宜做固定义齿。

8. 余留牙的情况　在选用固定桥修复时，除视基牙条件外，还需整体考虑余留牙情况。特别在同一牙弓内有无患牙，患牙能否保留，此与牙列缺损能否采用固定修复方法有很大关系。如余留牙有重度牙周病或严重龋坏，根尖周有病变，患牙无法保留，此时需整体考虑修复方案，一般患牙应该拔除，待拔牙伤口愈合后，可采用可摘局部义齿或其他修复方法。

（四）固定桥修复的生理基础

在行使咀嚼功能时，固定桥所承受的𬌗力主要由基牙承担，而基牙能否承受𬌗力，是固定桥修复的基础。

1. 牙周潜力　牙周潜力又被称为牙周储备力，是指在正常咀嚼运动中，咀嚼食物的𬌗力大约只为牙周组织所能支持的力量的一半，而在牙周组织中尚储存了另一半的支持能力。咀嚼功能所发挥作用大小，与咀嚼力大小有着密切的关系。咀嚼力是指当咀嚼肌收缩时所能发挥的最大力量。但在实际咀嚼中，这种力量受牙周组织内痛觉感受器调节，所以咀嚼时仅是部分肌纤维的收缩。在咀嚼运动中，个别牙或部分牙发挥的力量。称咀嚼压力，而临床常称𬌗力。𬌗力为咀嚼力的一部分，其大小因年龄、性别、牙体组织健康情况、牙周支持组织健康情况、全身健康情况的不同而有所差异。通过𬌗力计对正常健康人的垂直方向𬌗力测定结果显示，𬌗力的平均值为 22.4~68.3 kg，而日常生活中，咀嚼食物时所需𬌗力一般在 10~23 kg 仅用了牙所能承受力的一半，牙周组织还贮存了相当大的储备力量。因此牙列缺损固定桥修复时，应用基牙的储备力量来承担桥体通过连接体传递至基牙的𬌗力，为固定桥修复提供了生理基础。

2. 牙周膜面积　牙周膜将基牙牙根固定于牙槽窝内，在牙根与牙槽骨之间起到缓冲作用，并能调节牙所承受的咀嚼压力。固定桥修复中，基牙能否分担桥体传递的𬌗力，取决于基牙牙周组织的健康状况。因此临床上常用牙周膜面积来衡量邻近缺牙区的牙是否可作为基牙和选择基牙数目的依据。国内外一些学者曾对牙周膜面积进行测量（表 18-3）。测量结果表明，上下颌第一磨牙牙周膜面积最大，第二磨牙其次，尖牙次之，上颌侧切牙和下颌中切牙牙周膜面积最小。由此可见第一磨牙是最好的桥基牙，而上颌侧切牙和下颌中切牙是最弱的桥基牙。

表 18-3　各牙的牙周膜面积（mm²）

		魏治统等	Tylman	ВусбПИИ	Boyd	Jepsen
上颌	8	—	194		205.3	
	7	290	272	375	416.9	431
	6	360	335	409	454.8	433
	5	177	140	223	216.7	220
	4	178	149	255	219.7	234
	3	217	204	270	266.5	273
	2	140	112	170	177.3	179
	1	148	139	191	204.5	204
下颌	1	122	103	161	162.2	154
	2	131	124	151	174.8	168
	3	187	159	224	272.2	268
	4	148	130	206	196.7	180
	5	140	135	194	204.3	207
	6	346	352	407	450.3	431
	7	282	282	340	399.7	426
	8	—	190		372.9	—

　　牙周膜的面积随着增龄的生理变化或牙周组织的病变会逐渐减少，由于牙周膜面积的减少，牙周储备力也相应降低，当牙周膜面积减少到一定的程度，就不能作为桥基牙。根据国内外一些学者对牙周膜进行分段测量的结果（表18-4），牙周膜的附着面积，单根牙以牙颈部处最大。多根牙以牙根分叉处面积最大，颈部次之，然后向根尖逐渐减小。因此牙根颈部牙周膜只要有短距离丧失，牙周膜面积便有较大量的减少。

表18-4　各牙分段牙周膜面积（mm^2）

吸收程度	上颌							下颌						
	7	6	5	4	3	2	1	1	2	3	4	5	6	7
总面积	100	100	100	100	100	100	100	100	100	100	100	100	100	100
吸收1/4	73.44	74.16	63.84	64.94	61.84	62.31	62.85	64.26	65.24	63.64	63.96	61.91	72.07	69.50
吸收1/2	33.10	38.88	35.50	36.00	33.44	34.42	35.13	37.54	36.81	33.00	36.91	34.14	39.46	36.84
吸收3/4	10.34	13.88	14.69	16.26	12.28	13.78	13.50	14.67	14.25	11.44	16.22	13.45	15.01	12.76

　　3. 牙槽骨结构　牙槽骨的主要作用是支持牙，承受由牙周膜传递而来的𬌗力。牙槽骨对咬𬌗力有动态反应，健康的牙槽骨，在X线片上显示骨质致密，骨小梁排列整齐，对咬𬌗的承受力高，具有较多的牙周储备力。而日久废用牙，其牙槽骨的骨质疏松，骨小梁排列紊乱，或导致牙槽骨失用性吸收，骨组织吸收量多，使这类牙的牙周储备力下降，承受𬌗力的能力减弱，若选为基牙，应当慎重考虑。

　　（五）固定桥的固位、稳定、支持

　　1. 固定桥的固位　固定桥通过固位体牢固地固定在基牙上，在承受咀嚼运动时的外力作用下，不会松动和脱落，能充分发挥咀嚼效能。如果固定桥的固位不良，不但不能很好发挥其功能，还会导致固定桥的松动或脱落。固定桥的固位体与基牙之间的松动，容易引起基牙发生龋病。因此固定桥的良好固位十分重要。

　　固定桥的固位原理与牙体缺损修复基本相同，它的固位力主要依靠摩擦力、约束力和黏结力。

　　摩擦力主要依靠牙体预备时各轴面之间的相互平行，固位体与预备后的牙面紧密接触，产生摩擦力。摩擦力的大小与牙体预备的轴面平行度、接触的紧密程度、接触面积以及接触面的状况等有密切关系。

　　约束力依靠设计沟、针道、盒形等辅助固位形，使其符合固位和抗力要求，当义齿受外力时，固位体有足够支持而保持稳定。固位体固位作用的大小与牙体预备是否符合抗力与固体形要求有关。

　　黏结力主要依靠黏结剂封闭于固位体组织面与牙面间产生的机械锁结和化学黏结作用，起到阻止固位体的移位作用。其黏结力的大小与接触的面积、接触的密合度、黏结的操作技术等有关。

　　因此固定桥的固位主要依靠上述三种固位力的协同作用，使修复体与各基牙之间形成一个牢固的整体。

　　2. 固定桥的稳定　固定义齿的稳定性对义齿能否获得良好固位有着密切关系。固定桥的稳定性是指在生理咀嚼功能运动中，在承受来自各方向的咬𬌗力时，仍然能保持义齿的平衡，无潜在的翘动现象。因为固定桥一旦出现翘动现象，最易破坏固位体与基牙各预备面之间粘固剂的密封作用，而导致义齿松动脱位。

固定义齿的稳定性与义齿受力时产生的杠杆作用力有关。后牙双端固定桥的桥体，位于两端基牙连成的支点线上，桥体殆面承受垂直向殆力时，不易产生杠杆作用，故其稳固性好（图18－10）。前牙双端固定桥的桥体位于两基牙连成的支点线前方，如图18－11所示，当桥体受力时，易产生杠杆作用，其稳定性差，容易引起义齿固位体松脱。单端固定桥，由于桥体一端无基牙支持，形成游离端，当桥体承受咬殆力时，最易产生杠杆作用力，影响固定桥的稳定性，对固位不利（图18－12）。连接前牙和后牙的多基牙固定桥，各基牙间连成的支点线形成了三角形或四边形的支持面，有利于保持固定桥的稳定性。当一处桥体承受殆力时，会受到远离桥体端基牙的牵制，而不易产生杠杆作用，义齿的固位效果良好（图18－13）。

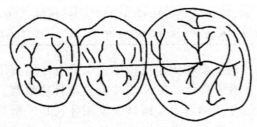

图18－10　双端固定桥桥体位于支点线上

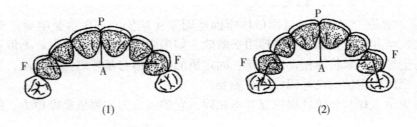

(1)　　　　　　　　　　　　　　(2)

图18－11　前牙弓不同的固定桥设计
（1）牙弓突度小；（2）牙弓突度大
P：殆力；F：支点；A：殆力点至两侧支点连线垂直距离的汇合点

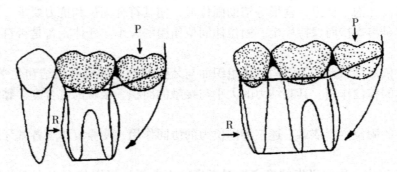

图18－12　单端固定桥受力时产生杠杆作用
P：殆力；R：反作用力

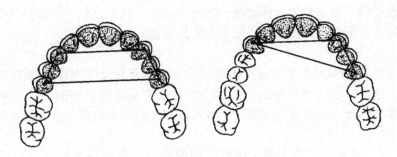

图 18 – 13　多基牙固定桥的稳定性

有些类型固定桥的桥体受力时，产生较大的杠杆作用力，此力对义齿的固位造成影响。为减轻杠杆作用力，应增大抗力臂，如增加基牙数。

另外，固定桥的固位体和基牙牙体预备面的密合度与固定桥稳定性有密切关系。如图 18 – 14 所示，因各种原因使固定桥一端固位体与基牙牙体预备面之间出现间隙。在固位体粘固时，𬌗面仍存在间隙，此时固定桥受力时会产生翘动，影响固定桥的稳定性，最终导致固定桥修复失败。

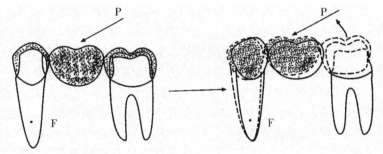

图 18 – 14　固定桥一端固位体与基牙不密合，受力时，因翘动固位体脱落
P：𬌗力；F：支点

因此，在固定桥粘面前，必须严格检查固定桥有无获得良好的稳定性，如有固定桥翘动，需查明翘动原因，进行修改，待固定桥获得稳定后方能粘固。如无法消除固定桥的翘动，须重新制作。

3. 固定桥的支持　固定桥基牙和桥体承受的𬌗力几乎全部由基牙承担，故基牙的支持条件是关键性因素。基牙要求有良好的负重能力，基牙牙根应该粗壮、足够的长度。多根牙的牙根有一定的分叉度最好，且基牙的牙周组织健康，支持力最强；另外，固定桥的支持力与基牙的数目密切相关，与桥体的跨度，患者的咬𬌗力相关。

（六）固定义齿的设计

固定义齿修复的成功与否，在很大程度上取决于设计是否正确。固定义齿的设计，必须根据患者的年龄、健康以及整个口腔的情况来决定。适当考虑患者的要求，患者年龄一般在 20～60 岁之间，年龄过小者，牙正处在萌出阶段，髓腔较大，髓角较高，龋患率也高，在基牙预备时，容易损伤牙髓；年龄过大者，牙周组织常有生理性萎缩性改变，牙周组织承担𬌗力的能力减退，容易造成牙周组织的创伤。若患者患有严重的全身性疾病，身体衰弱，也不宜作固定义齿。面口腔的具体情况，如缺牙部位、数量，余牙的健康情况，拟选作基牙的固位及支持条件等，更是设计中必须重点予以考虑。

1. 基牙

（1）基牙的选择：基牙是固定义齿修复的基础，基牙牙周组织负担着基牙本身和桥体外加的骀力，故要求基牙有足够的支持能力，并要求基牙有足够的固位形来满足固位体固位的要求，各固位体之间需要在各基牙上较易取得共同的就位道。故选择基牙时，应该注意下列要求。

1）基牙的支持作用：整个固定桥所受到的骀力，全由基牙的牙周组织来承担。牙多根、根长而粗壮者，支持骀力的能力大。而对于扭转外力的支持，则多根而分开者比单根或多根聚拢者好，牙根横截而呈扁圆形者，比圆形的好。按牙根的形态，磨牙的支持能力最强，前磨牙，尖牙次之，下切牙最差。

临床牙冠与牙根的比例应适当，才能使固定义齿所承担的骀力传导至牙周组织产生生理性的反应。一般临床冠根的比例以 1：2 或 2：3 较为理想，若冠根比为 1：1，则是选择基牙的最低限度，否则需增加基牙。故临床上在选择基牙时，可通过 X 线片了解牙根的大小、形态，临床冠根的比例，以便判断是否可以选作基牙。

咀嚼时，骀力通过基牙牙周膜传到牙槽骨上，从而使牙槽骨得到生理刺激而维持其健康状态。所以有的学者认为，牙周膜是固定义齿修复的基础。临床上也常用牙周膜面积的大小，来衡量一个牙是否为良好的基牙。牙周膜的面积与牙根的长短和形状有关，弯曲者，牙周膜面积大，支持力量也大。牙周膜随着咀嚼功能和病理性改变而变化，其正常厚度为 0.18 ~ 0.25mm。有咬骀创伤，松动牙的 X 线片显示牙周膜腔变宽，无功能牙的牙周膜变窄，有的仅及正常的一半，在一定的生理功能刺激下，也可逐渐恢复。牙周组织的萎缩和牙周袋的形成，牙周膜的面积也相应缩小，牙周膜的附着面积在根颈处最大，故根颈部牙周膜的消失，表示牙周膜面积有较大的减少，所以在临床上应仔细检查基牙牙周袋的深度以及牙槽骨的萎缩情况。

牙槽骨的健康与否，直接影响着对固定义齿的支持。牙槽骨对骀力的反应敏感，X 线片显示，正常的骨组织致密，骨小梁排列良好；无功能者，骨质稀疏，骨小梁排列不整齐；咬骀创伤者，骨质可吸收而阻射度小。牙槽骨板在正常情况下，X 线片显示连续致密的强阻射带，无功能者则薄而阻射度减小。牙骀力负担过大或牙周组织的炎症，都可能造成牙槽骨的吸收和破坏，表现为牙槽突的吸收。一般说，牙槽突吸收超过根长的 1/3，牙松动在二度以上者，应按牙周病修复治疗原则处理。

选择基牙时，还必须注意基牙的位置与方向，检查有无倾斜、扭转或移位。如果两侧的基牙过渡的倾斜、扭转或移位，则解决这种情况的最好方法是先作正畸治疗改正牙位，然后再选作基牙。

Robert 曾认为，在正常情况下，牙所能支持骀力的大小，按顺序排列如表 18 - 5 所示。

表 18 - 5　各牙支持骀力的能力

$$承受最大骀力 \xrightarrow{\genfrac{}{}{1pt}{}{\text{上颌牙 } 6374512}{\text{下颌牙 } 6375421}} 承受最小骀力$$

从表 18 - 5 中得知，后牙以第一磨牙支持骀力最强，前牙以尖牙支持骀力最大。而上颌侧切牙是上牙列中支持粭力最弱的牙，下颌牙列则以中切牙最差。

2）基牙的固位：基牙的牙冠必须有足够的牙体组织和适宜的形态，以便装戴固位体。基牙牙冠的形态和结构与固位体的固位形与抗力形有密切关系。牙冠长、体积大，可以增大与固位体的接触面积，并能增加辅助固位，可获得较大的固位力。牙体组织结构正常，则基牙的抗力作用良好，不易因外力大而使基牙牙体组织折损。牙冠畸形，尤其是锥形牙冠，固位效果不好，牙冠钙化不良，以及龋坏较大者，缺乏抗力形，在选择基牙时，应特别注意，常常不能选作桥基牙，除非采用某些保护措施。

基牙最好是活髓牙，这样有正常的代谢与反应能力，能维持牙冠各组织的健康状态。如果牙髓已做完善的根管治疗，髓腔及根尖周没有感染，虽牙髓失去活力后，牙体组织因失活而变脆，容易出现牙折，但尚有相当量的牙体组织可支持固位体与桥体的粭力，或经良好的汞合金充填，必要时可设置固位钉以加强固位者，也能设计良好的固位体。但固位体的设计除有足够的固位形外，务必能保护牙尖，以防牙尖折裂。

固位体所能获得的固位力的大小是关系到固定义齿成败的重要因素。在估计基牙所能起到的固位作用时，除了基牙本身具备的固位形与抗力形的条件外，还与粭力的大小、方向和桥体的长短、弯曲度等因素有关。桥体愈长、愈弯曲，粭力愈大，则对基牙的固位形也要求愈高。

3）基牙数目的确定：在考虑固定义齿基牙的支持能力时，必须遵循的原则是：基牙负重的大小应以牙周支持组织能够承担的限度为依据，维持在生理限度以内，即牙周储备力的范围内，这样才有维持牙周组织健康的作用。若其负荷超过了生理限度，将会损害基牙牙周组织，甚至导致固定义齿失败，这是固定义齿设计中的一条重要生理原则。为使固定义齿修复能符合这一生理原则，决定基牙的数量是很重要的。

许多学者设想用计算的方法来决定基牙的数量，Ante 提出用牙周膜面积决定基牙的数量，即基牙牙周膜面积的总和应等于或大于缺牙牙周膜面积的总和。如果缺失牙的牙周膜面积大于基牙牙周膜面积的总和，则将给基牙带来创伤，而导致固定义齿的失败。例如右上颌2缺失，用右上颌3和1作基牙，两个桥基牙牙周膜面积的总和为 $343mm^2$，而侧切牙的牙周膜面积仅为 $112mm^2$，这样选择基牙是恰当的。设若左上颌23缺失，如果以左上颌14为基牙做固定桥修复，因缺失牙牙周膜面积的总和为 $316mm^2$，而基牙牙周膜面积的总和仅为 $288mm^2$，就可能产生创伤。为了不给基牙带来创伤，必须增加基牙的数量。用牙周膜面积决定基牙数量标准，在临床上有一定的参考价值，但并不适用于所有情况，例如左上颌78缺失，临床上一般都不修复左上颌8，只需修复左上颌7，如按 Ante 的计算，只要选用左上颌6作基牙就够了，但是从临床事实证明，这种单端固定桥会受到较大的杠杆力，必然导致修复的失败。又如上颌2到2缺失，若仅用双侧3作为基牙，4个切牙的牙周膜总面积为 $502mm^2$，而两个尖牙牙局膜面积为 $408mm^2$。按 Ante 的计算，必须增加基牙，但临床证明，如果牙弓较平，倾斜扭力不太大，而尖牙的形态和发育又都比较正常，双侧3作为基牙支持上颌2到2的两端固定桥设计也是可行的。

Nelson 提出以粭力的比值决定基牙的数量，根据各牙的粭力、牙冠及牙根形态、牙周组织等，制定出各牙粭力的相关比值（表18-6），规定桥基牙粭力比值总和的两倍，应等于或大于固定桥各基牙及缺牙粭力比值的总和。如上右上颌6缺失，选用右上颌75为基牙，作两端固定桥，则基牙粭力比值总和的两倍为 (60+90)×2＝300、而固定桥各基牙及缺牙粭力比值的总和 60+90+100＝250，即桥基牙粭力比值总和的2倍大于各基牙及缺牙粭力比值的总和，这样设计的固定桥是恰当的。

表 18－6 Nelson 殆力比值表

上牙	殆力比值	下牙	殆力比值
1	60	1	20
2	40	2	30
3	80	3	50
4	70	4	60
5	60	5	70
6	100	6	100
7	90	7	90
8	50	8	50

其他还有一些计算方法，但基本上都是从牙的功能潜力，在一定的条件下，可产生约一倍的代偿功能出发的。这些计算方法只能作为参考，机体对外界环境的反应，不可能单纯地从机械物理学方面去理解，用数学来计算，而应全面地考虑。

如果固定义齿的基牙支持作用不足时，也可增加基牙的数目以分散殆力，减轻某个较弱基牙的负荷。原则上，增加的基牙应当放在比较弱的桥基牙侧，以保护弱基牙。

（2）基牙的共同就位道：因固定义齿的各固位体与桥体连接成为一整体，固定义齿在基牙上就位时，只能循一个方向戴入，所以各基牙间必须形成共同就位道。因此，在选择基牙时，应注意牙的排列位置和方向，这与基牙预备时能否获得各基牙间的共同就位道有密切关系。在一般情况下，只要牙排列位置正常，顺着各基牙的长轴方向作牙体预备，即可得到共同就位道。对有轻度倾斜移位的牙，可适当消除倒凹，或稍改变就位道方向，便可取得共同就位道者，亦可选作基牙。对于严重倾斜移位的牙，为求得共同就位道，需磨除较多的牙体组织，这样容易损伤牙髓，而且倾斜的基牙，殆力不易沿长轴传导，牙周组织易受创伤。但近年来，经光弹性实验证明，基牙倾斜在 30°以内者，用固定义齿修复后，尚可改善倾斜基牙的应力状况。可见倾斜度在一定范围内的牙，仍然可以选作基牙。

对于倾斜移位的牙，若患者年轻，在有条件的情况下，最好先经正畸治疗纠正牙位后，再选作基牙；或者改变固位体的设计，使预备基牙时既能取得共同就位道，又不至损伤牙髓，并在另一端增加基牙以分散殆力，仍可以选作基牙。对于错位严重的牙，如果已影响到基牙预备，或固位体有可能显露过多金属，有损美观者，则不宜选作基牙。

若缺失牙的情况复杂，如缺牙较多或有间隔缺牙者，需要选用多个基牙时，应先取研究模型，在导线观测仪上设计就位道。在考虑共同就位道的同时，必须注意尽量少磨切牙体组织，又要考虑排牙的美观效果，调整缺隙的大小。

2. 固位体的设计 固位体是固定义齿中连接基牙与桥体的部分，它借粘固剂牢固地固定在基牙上。固位体要能抵御各种外力，并将各种外力传到基牙上，而保持本身在基牙上的固定，不致松动、脱落，它是固定桥成功的一个重要因素。

（1）固位体设计的一般原则：①有良好的固位形与抗力形，足以抗衡各种外力而不致松动、脱落或破裂。②能保护牙体、牙周和牙髓组织的健康，并能预防病变。③能取得固定义齿所需的共同就位道。④固位体边缘必须与基牙预备面密合，适合性良好。⑤能恢复基牙的解剖形态与生理功能。⑥材料的可加工性能、机械强度、化学性能及生物相容性良好。

（2）固位体类型：固位体一般可分为三类，即冠外固位体，包括部分冠与全冠；冠内固位体即嵌体以及根内固位体即桩冠。使用最多的是冠外固位体，其中，全冠固位体是应用最为广泛的固位体类型。

1）冠外固位体：冠外固位体包括部分冠和全冠。其固位力强，符合美观要求，是固定桥理想的固位体。

部分冠固位体临床常采用的为 3/4 冠。部分冠的牙体预备量较少，且固位作用比嵌体好。由于不覆盖基牙牙冠的唇颊面，可保留原牙的唇颊面外形和色泽。临床上常选作为前牙或前磨牙的固位体（图 18 - 15）。

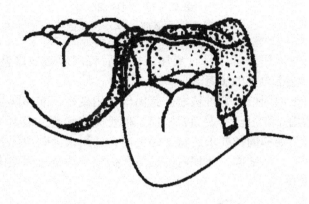

图 18 - 15　3/4 冠固位体

全冠固位体包括金属全冠、金属烤瓷全冠和金属树脂全冠。全冠覆盖了基牙牙冠的各个面，其固位力最强，是临床上最常用的固定桥的固位体。临床上可根据患者对美观的要求选择全冠类型。金属与瓷和金属与树脂结合的全冠适应范围广。可用于前牙和后牙固位体，尤其适宜基牙牙冠变色、釉质发育不全、牙冠部分缺损者。金属全冠固位体，在口腔内暴露金属，不适宜前牙和前磨牙，主要用作后牙固位体（图 18 - 16）。

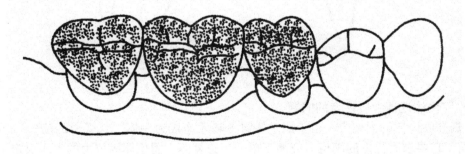

图 18 - 16　全冠固位体

2）冠内固位体：冠内固位体包括两面嵌体、三面嵌体、多面嵌体及针型固位高嵌体等（图 18 - 17）。此类固位体的邻面与桥体相连。冠内固位体的外形线较长，是防龋的薄弱环节。选用嵌体为固定桥固位体，在基牙牙体预备时，对牙体组织切割较深，固位体组织面离牙髓较近，容易使牙髓遭受物理和化学刺激，特别是年轻人，因髓角较高，在基牙预备时，容易损伤或暴露髓角。冠内固位体因受到牙体预备量的限制，固位力较弱。因此，临床上较少选择此类固位体。

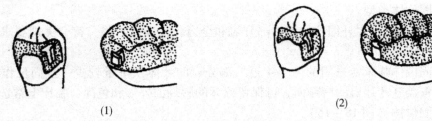

图 18 – 17　冠内固位体

（1）三面嵌体；（2）两面嵌体

　　冠内固位体一般适用于基牙已有龋坏，去龋后将洞形略加修整，可获得固位体的固位形；缺牙间隙窄，咬殆力小的患者。

　　根内固位体：根内固位体即桩核冠。其固位作用良好，能够恢复牙冠外形，符合美观要求。根内固位体适用于牙冠已有大面积缺损，根管充填完整，根尖周围无病变的患牙。必须慎重对待为了达到美观和固位要求，将牙髓失活，选用根内固位体者。目前临床常用的根内固位体设计分两部分，即粘固于牙根内的桩核和桩核外的全冠固位体，应属于根内、冠外联合固位体（图 18 – 18）。

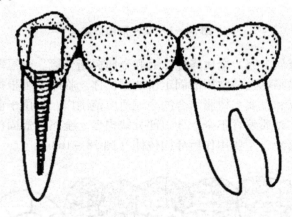

图 18 – 18　桩核—冠外固位体

　　（3）固位体设计中应注意的问题

　　1）提高固位体的固位力：由于固定桥将各基牙连接为一体，其受力的反应与单个牙修复体不同，它要求固位体的固位力应高于单个牙修复体。固位体固位力的大小决定了基牙的条件、固位体的类型和牙体预备的质量。

　　全冠固位体的固位力与基牙轴面向殆面汇聚的角度有关。若基牙轴面向殆方汇聚度过大，固定桥受外力易引起固位体松脱，因此基牙的近远中和颊舌侧轴面向殆方汇聚不宜超过5°，保证固位体有足够的固位力。

　　3/4 冠作为固定桥固位体时，为防止3/4 冠固位体舌向旋转脱位，应使邻面沟在片切面内尽量延长和有足够深度，沟的舌壁要清晰；切缘应做切沟。如基牙唇舌径较薄，不能预备切沟时，可在舌隆突上预备针道，增强固位力。如尖牙牙冠呈菱形，邻面短，使预备邻面沟的长度受限，可将远中片切面适当向唇面伸展，还可在尖牙舌隆突处加针道，以获得更好的固位效果。

嵌体的固位效果差，若作为固位体，除要求洞型应有足够的深度，点角、线角清晰外，需增加辅助固位形，或按"嵌体冠"的要求预备，以满足固位和抗力的要求。

2）双端固定桥两端固位体的固位力要基本相等：若两端固位体的固位力相差悬殊时，固位力较弱的一端固位体与基牙之间易松动，而固位力强的一端固位体又暂时无松动，使固定桥不会发生脱落，但松动端的基牙易产生龋坏，甚至引起牙髓炎。因此若一端固位力不足时，应设法提高固位力，必要时增加基牙数，以便与另一端的固位体的固位力相均衡。

3）单端固定桥的固位体固位力要求高：单端固定桥由于杠杆力的作用，且固定端承担了全部殆力，故对固位体的固位力的要求高，应特别重视。

4）固位体固位力大小应与殆力的大小、桥体的跨度和桥体的曲度相适应：桥体跨度越长，越弯曲，殆力越大者，要求固位体的固位力越大。因此，有时需增加基牙数目来提高固位力。

5）固位体之间的共同就位道：各固位体之间的就位道不一致，固定桥不可能就位，在设计和预备基牙前，必须根据各个基牙的近远中和颊舌向方向，寻求各固位体的共同就位道。在预备基牙时，要求基牙的每个轴壁彼此平行，而且所有基牙的轴壁相互平行，与固定桥的就位道方向一致，以取得固定桥各固位体之间的共同就位道。基牙倾斜明显，无条件先用正畸治疗复位者，可改变固位体的设计，以少磨牙体组织为原则来寻求共同就位道（图 18－19）。

6）防止基牙牙尖折裂：冠外固位体因基牙殆面全部被金属覆盖，不会发生牙尖折裂。而冠内固位体，尤其是邻殆邻嵌体，如未被金属覆盖的颊、舌牙尖斜度太大，受力时易造成牙尖折裂，因此，这类固位体应将牙尖磨除一层，盖以金属，防止牙尖折裂。

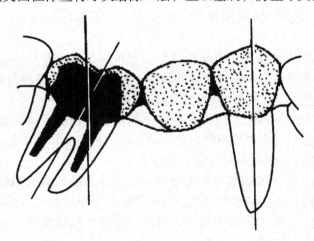

图 18－19　利用桩核冠改变基牙的倾斜度取得共同就位道

7）基牙牙冠缺损的固位体设计：牙冠缺损面积较小，在设计固位体时，应予以一并修复。如基牙牙冠原有充填物，固位体尽可能覆盖充填物，避免充填物边缘发生继发龋。如充填物为金属，牙有活力时，应该考虑拆除充填物，采用树脂修复，以免固位体与充填物之间产生电位差，刺激牙髓组织。牙冠严重缺损的死髓牙，若牙根稳固，经过彻底的牙髓治疗和根管充填后，可设计桩核冠固位体。

3. 桥体的设计　桥体是固定桥修复缺失牙形态和功能的部分。桥体的设计是否恰当，直接影响牙列缺损修复的效果和牙颌系统的健康。

（1）桥体应具备的条件：①恢复缺失牙的形态和功能。②有良好的自洁作用，符合口腔卫生要求，有利于口腔硬软组织健康。③形态和色泽应符合美观和舒适的要求。④后牙桥体的宽度和𬌗面解剖形态等的恢复，应尽可能考虑减轻基牙的负荷，有利于基牙牙周组织的健康。⑤有足够的机械强度，化学性能稳定和有良好的生物相容性。

（2）桥体的类型

1）按桥体所用材料不同分

a. 金属桥体：此类桥体由金属制作，其机械强度高，但影响美观，因此只适用于后牙缺失的固定桥修复。但在咬𬌗距离小，为保证桥体的机械强度时，采用该桥体能防止桥体折断。金属桥体的适用范围小。

b. 非金属桥体：桥体采用塑料或硬质树脂制作。塑料桥体由于材料差，仅用于制作暂时性固定桥。硬质树脂桥体随着材料性能的改善，制作工艺的改变，其材料强度增强，耐磨性提高，化学性能较稳定，目前逐步在临床上应用。

c. 金属与非金属联合桥体：桥体由金属与塑料、金属与树脂、金属与烤瓷联合制成。金属部分增加桥体的机械强度，并加强桥体与固位体之间的连接。桥体的非金属部分能恢复缺失牙的形态和色泽。由于此类桥体兼有金属与非金属二者的优点，故为临床上普遍采用。

金属与塑料联合桥体，一般为金属锤造固定桥的桥体可用于前牙桥和后牙桥。因塑料硬度低和易磨损，因此，前牙桥的舌面和后牙桥的𬌗面用金属恢复，桥体的金属部分与固位体相连接。两端的固位体一般都为金属部分冠和全冠，从审美角度看，影响修复效果。虽然此类桥体存在上述缺点，但操作简便，价格便宜，不需特殊设备，目前临床上仍有少量应用。

金属与树脂联合桥体适用于前牙和后牙固定桥修复，此类桥体的金属基底与固位体连接，在金属基底表面用树脂恢复缺失牙的外形，桥体的外形和色泽与相邻牙协调，该类树脂耐磨性能较好，颜色稳定，操作简便，临床应用面逐渐增大。

烤瓷熔附金属桥体是临床上应用最为广泛的桥体类型。桥体的金属基底与固位体相连接，在金属基底上熔附烤瓷制成桥体，此类桥体的机械强度和色泽都优于其他类型桥体。

2）按桥体龈端与牙槽嵴黏膜接触关系分

a. 接触式桥体：桥体的龈端与牙槽嵴黏膜接触，为临床常采用的一种桥体形式。当固定桥行使咀嚼功能时，桥体随基牙的生理性活动度对牙槽嵴黏膜起到按摩作用，有利于黏膜组织健康。部分𬌗力经桥体龈端传递于牙槽嵴，减缓牙槽嵴吸收。桥体龈端与牙槽嵴黏膜接触，便于恢复缺失牙的颈部边缘外形，也有利于恢复发音功能。

b. 悬空式桥体：桥体与黏膜不接触，留有至少3mm以上的间隙，此间隙便于食物通过而不积聚，有较好的自洁作用，故称为卫生桥（sanitary bridge）（图18-20）。但悬空式桥体与天然牙的形态差异大，仅适用于后牙缺失，缺牙区牙槽嵴吸收明显的修复病例。

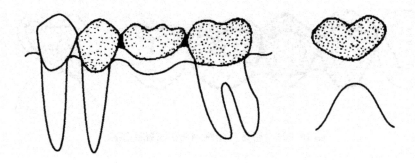

图 18 – 20　悬空式桥体

（3）桥体设计中应注意的问题：桥体的设计可以从桥体的殆面、龈端、釉面、色泽、强度和排列位置几方面来考虑。

1）桥体的殆面：桥体的殆面是咬殆功能面，即上前牙的切嵴和舌面、下前牙的切嵴以及后牙的殆面。殆面形态恢复得是否合理，直接关系到固定桥的咀嚼功能。殆面的恢复应从以下方面考虑。

a. 殆面的形态：桥体殆面的形态应根据缺牙的解剖形态，参照邻牙的磨损程度以及对殆牙的咬殆关系来恢复。桥体的边缘嵴形态要正确恢复，以利于将食物局限在殆面窝内。桥体殆面应形成颊沟与舌沟，以及桥体与固位体之间应形成一定的内、外展隙及邻间隙，便于排溢食物。殆面功能牙尖与对颌牙的接触应均匀，适当降低非功能尖斜度，减小咀嚼运动时对固定桥产生的侧向力。特别应避免前伸和侧向咬殆运动时的早接触。同时殆面的舌侧边缘嵴处添加副沟和加深颊舌沟，也可减轻桥体所承受的殆力。

b. 殆面大小：一般要求桥体的颊舌径略窄于原缺失牙，以减轻基牙的负担。桥体的颊舌径宽度依基牙的情况而定，一般为缺失牙宽度的2/3 ~ 1/2。如基牙的情况差，为减轻基牙所承受的殆力，桥体的颊舌径可以减少到原缺失牙宽度的1/2。可适当缩短桥体殆面舌侧的近远中径，加大桥体与固位体之间舌外展隙，也可以减少桥体殆面的接触面积，减轻殆力。

2）桥体的龈端：桥体的龈端是桥体与缺牙区牙槽嵴黏膜接触的部分。其接触的形式与固定桥的自洁作用有密切关系。在恢复桥体龈端时，应注意以下几点。

a. 固定桥修复的时间：一般拔牙后的 1 ~ 3 个月内，牙槽突吸收较快，以后逐渐趋于稳定。所以固定桥修复最好是在牙槽嵴的吸收比较稳定之后进行，即拔牙后的 3 个月左右，使桥体龈端与牙槽嵴黏膜有良好的接触。如果牙槽嵴吸收未稳定前修复缺失牙，修复后由于牙槽嵴进一步吸收，会出现龈端和黏膜之间的间隙，此间隙容易引起食物嵌塞，将影响桥体龈端的清洁，导致黏膜炎症。

b. 桥体龈端的形式：桥体龈端的形式，应有利于自洁作用。接触式桥体，在不影响美观的前提下，应尽可能减少龈端与牙槽嵴黏膜的接触面积，使接触面积小于原天然牙颈部的横截面积。桥体的唇颊侧龈端与黏膜接触，颈缘线与邻牙相一致，符合缺失牙外形的要求。而舌侧龈端尽量缩小，减少接触面积，并扩大舌侧邻间隙，有利于保持清洁（图 18 – 21）。悬空式桥体龈端与黏膜之间保持一定的空隙，以便于清洗。

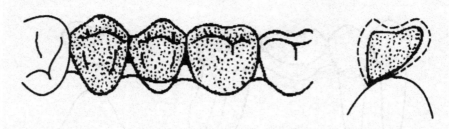

图 18 – 21　桥体舌侧龈端减少与黏膜接触

c. 桥体龈端与牙槽嵴黏膜接触的密合度：桥体龈端与黏膜之间应保持良好接触，既无间隙存在，又无过紧压迫黏膜，这样食物残屑不会滞留。咀嚼时，对黏膜组织有轻度按摩作用，促进组织健康。如桥体龈端压迫牙槽嵴黏膜过紧，形成病理性刺激，可加速牙槽嵴的吸收，在桥体龈跟端与黏膜之间，逐渐形成间隙而存积食物，引起局部炎症。假若桥体龈端与牙槽嵴黏膜之间的接触恢复不良，存在较小间隙，也会引起炎症。

d. 桥体龈端光滑度：粗糙的龈端使菌斑容易附着，导致黏膜炎症。在各种材料制作的桥体中烤瓷桥体表面上釉后最为光滑，对黏膜无刺激性。为此，的桥体龈端都应仔细抛光，以防止菌斑附着。

3）桥体的轴面：桥体的轴面是指桥体的唇颊面和舌腭面。在制作桥体时，应恢复缺失牙轴面的生理凸度，在设计中应注意几个方面。

a. 唇颊和舌腭侧的外形凸度：应按缺失牙的解剖形态特点，正确恢复唇颊侧的外形凸度，在咀嚼食物时，排溢的食物对软组织起到生理性按摩作用，保证组织健康。若轴面凸度恢复过小，或无凸度，软组织会受到食物的撞击；反之轴面凸度过大，不利于自洁作用。桥体舌侧的轴面按桥体舌侧设计要求塑形，但必须有利于清洁。

b. 邻间隙形态：在恢复桥体唇颊面轴面外形的同时，唇颊侧邻间隙形态尽可能与同名牙一致。后牙颊侧可适当扩大（图 18 – 22），舌腭侧邻间隙应扩大，便于食物溢出和清洁。

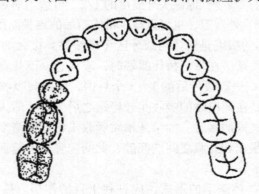

图 18 – 22　桥体邻间隙形态

c. 唇颊面颈缘线：桥体的唇颊侧颈缘线的位置应与邻牙协调。若缺牙区牙槽骨吸收较明显，按缺失牙的形态恢复，使其颈缘与牙槽嵴接触，桥体牙会显得过长。为达到颈缘线与邻牙协调，可在唇面颈 1/3 至中 1/3 处向舌侧适当内缩，从视觉角度达到其唇面颈缘线的位置与邻牙协调，又不影响桥体牙的形态（图18－23）。

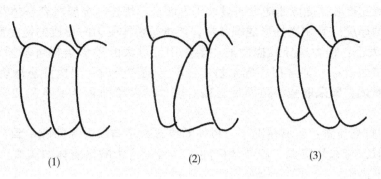

(1)　　　　　　　　　(2)　　　　　　　　(3)

图18－23　桥体唇侧颈缘及突度设计
（1）正确；（2）（3）错误

4）桥体的色泽：桥体的颜色、光泽和透明度应与邻牙接近。金属烤瓷和金属树脂桥体，通过临床配色，结合邻牙特征分层塑形，能达到与邻牙色泽基本相同，符合患者要求。烤瓷桥体的光泽更优于树脂桥体。若用塑料制作桥体，常因塑料厚度不够，透露金属颜色，并且塑料容易老化变色而影响美观。金属桥体与邻牙色泽反差过大，一般只能用于后磨牙缺失。

5）桥体的强度：桥体的强度主要指桥体的抗挠强度（抗弯强度）。桥体在承受𬌗力时会产生挠曲，基牙会产生屈矩反应，当屈应力大于固位体固位力时，会使固位体松脱（图18－24）。反之，会损伤基牙或固定桥损坏。

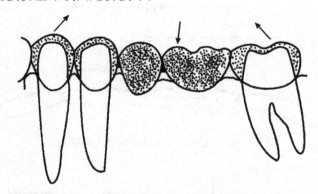

图18－24　固定桥屈矩反应的力大于固位体固位力，固位体松脱

对桥体强度应考虑以下方面。

a. 材料的机械强度：材料的机械强度以材料本身具有的应力极限值来衡量。若材料的应力极限值高，表明该材料的机械强度大，桥体不容易发生挠曲变形。临床采用的桥体，除非金属桥体外，其余桥体均有金属基底或金属支架，机械强度一般符合固定桥设计要求。

b. 桥体金属层的厚度与长度：在相同条件下，桥体挠曲变形量与桥体厚度的立方成反比，与桥体长度的立方成正比。缺牙区近远中间隙大时，应加厚桥体金属层，抵抗桥体挠曲。

c. 桥体的结构形态：桥体的结构形态对挠曲变形的影响较大。若桥体截面形态近似于工形、T形、倒三角形，抗挠曲能力明显大于平面形。烤瓷—金属联合桥体与固位体的连接部分具有一定的厚度，其相连处形成圆弧形，能抵抗桥体受力时形成的挠曲变形。

d. 殆力的大小：殆力是导致挠曲的主要原因。过大的殆力会损害基牙牙周组织健康，还会引起桥体挠曲变形，甚至损坏固定桥。在缺牙间隙长时，更应注意减轻殆力，其减轻殆力方法同前所述，即采取减小殆面颊舌径宽度，扩大殆面舌外展隙和加深殆面颊舌沟等措施。

6）桥体的排列位置：正常情况下，桥体的位置大小与缺失牙间隙一致，排列的桥体形态与同名牙相似，与邻牙协调。若缺牙区间隙异常，将影响修复体的美观。为达到审美要求，可采用以下措施。

a. 缺牙间隙过宽：若前牙缺牙间隙大于同名牙，可通过扩大唇面近远中邻间隙，利用视觉误差以达到改善美观的目的（图18－25）；如缺牙间隙明显大于同名牙，可酌情加添人工牙。又如上颌第二前磨牙缺失而缺牙间隙较大，可将桥体牙颊面和颊嵴向近中移动，使近中面至颊嵴间的宽度 A′与第一前磨牙的相应宽度 A 相等（图18－26）。

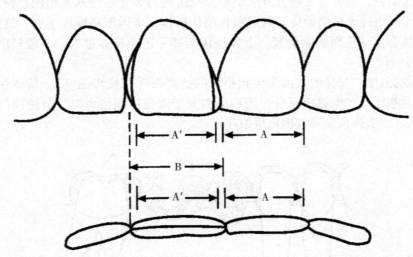

图18－25　上颌切牙桥体间隙过大的调整

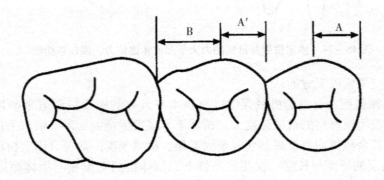

图18－26　第二前磨牙桥体间隙过大的调整

b. 缺牙间隙过窄：若前牙缺牙间隙小于同名牙，可适当多磨除缺牙区两端近远中面，加宽间隙；有时可将桥体适当扭转或与邻牙重叠，使桥体牙的形态、大小接近同名牙（图18－27）。若前磨牙缺隙小于同名牙，可将𬌗面颊轴嵴向远中移动，使颊嵴近中颊面的宽度与第一前磨牙相等，达到改善美观的目的（图18－28）。

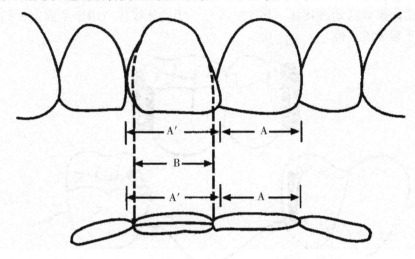

图18－27　上颌切牙桥体间隙过小的调整

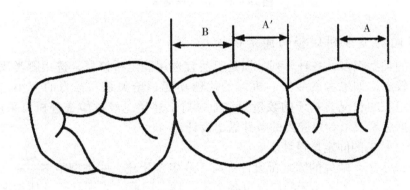

图18－28　第二前磨牙桥体间隙过小的调整

4. 连接体的设计　连接体是连接桥体与固位体的部分。按其连接方式不同而分为固定连接体和活动连接体。

（1）固定连接体：固定连接体是将固位体与桥体完全连接成一个不活动的整体。除半固定桥的活动连接端使用活动连接体外，各类型的固定桥连接体都需用固定连接体。根据固定桥的制作工艺不同分为整体铸造连接体和焊接连接体。整体铸造连接体在制作固位体和桥体金属蜡型部分时，就将二者的蜡型相连接，进行整体铸造，使固位体与桥体连接成一个整体。焊接连接体将固位体与桥体的金属部分分别制成后，通过焊接方式把固位体与桥体连接成一个整体。

固定连接体应位于基牙的近中或远中面的接触区，其面积不应小于$4mm^2$，连接体四周外形应圆钝和高度抛光，不能形成狭缝，它应形成正常的唇颊、舌外展隙以及邻间隙，切忌将连接体占据整个邻间隙或压迫牙龈，妨碍自洁作用。

（2）活动连接体：活动连接体是将固位体与桥体通过栓道式连接体相连接。栓道式连接体通常由栓体和栓道组合而成。栓体位于桥体上，栓道位于活动连接端的固位体上，通过栓体嵌合于栓道内形成活动连接体（图18－29）。活动连接体适用于半固定桥的活动连接端，一般设计于后牙固定桥。

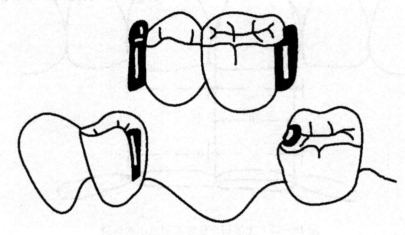

图18－29　活动连接体

（七）不同类型牙列缺损的固定桥设计

牙列缺损的类型很多，各种牙列缺损是否适宜选用固定桥修复，选用哪类固定桥修复，所涉及的因素较多，如患者的年龄、机体的代偿功能、殆关系、殆力的大小、咀嚼习惯、基牙及其支持组织的状况、基牙的数量等。如果对上述情况经过检查分析可采用固定桥修复，此时应根据患者要求和口腔内的条件做出设计。

（1）单个牙缺失的固定桥设计。

（2）两个或多个牙缺失的固定桥设计：两个或多个牙缺失的类型很多，有牙连续缺失，也有间隔缺失，而且缺牙区邻牙的情况也各个不一样。因此，必须结合具体情况进行分析。因为修复的目的不仅要恢复缺失牙的功能，还要有利于保护余留牙的健康。

牙列缺损的类型很多，而且基牙条件、缺牙间隙、咬殆关系的状况变化较大，因此，上述部分病例的固定桥设计仅供参考。临床上应根据检查结果，结合固定桥设计原则来综合考虑制订固定修复方案。目前临床应用金属烤瓷桥修复牙列缺损病例较多，但缺失牙数目较多或间隔缺失所设计的固定桥长桥，必须慎重，以免设计不合理或烤瓷折裂引起固定桥修复失败。

（八）固定桥的制作

制作固定桥时，由于选用的材料不同，其制作工艺各不相同，现将临床上比较普遍采用的固定桥的制作方法简述如下。

1. 烤瓷熔附金属固定桥　烤瓷熔附金属固定桥简称金属烤瓷桥。由于烤瓷桥的质地硬，耐磨损，色泽近似于天然牙，化学性能稳定，不易腐蚀变色，生物相容性好，不刺激口腔组织等优点，在牙列缺损固定义齿修复中，能取得良好的修复效果。目前被临床广泛选用。

（1）基牙牙体预备：按照金属烤瓷全冠牙体预备的原则和要求预备基牙。但作为固定桥的固位体，在基牙预备时还应注意各基牙的固位体需有共同就位道。

预备的各基牙轴面必须相互平行，并与就位道方向一致，才能使固定桥顺利就位。若为多基牙长桥，有时取得共同就位道比较困难，常制取研究模型，置于观测仪上观察分析，确定各基牙应如何磨切和磨除牙体组织的量，然后，按模型上设计进行牙体预备，才能获得共同就位道。

基牙牙冠大部分缺损，已经过完善的根管充填，根尖周围组织和牙周组织无病变者，根据牙体缺损桩核冠修复的原则和步骤，完成桩核并粘固于根管内。然后按固定桥共同就位道要求，再进行基牙牙体预备。

（2）制作金属基底桥架：金属基底桥架包括固位体的基底和桥体基底。其制作方法有两种：整体铸造和分体焊接，整体铸造是目前普遍采用的方法。

（3）金属表面处理和烤瓷塑形：此操作步骤和要求与制作金属烤瓷全冠的方法相同。

（4）试戴及粘固：金属烤瓷固定桥初步完成后，在上釉前需在口内试戴，进行形态修整和咬𬌗调整，直至适合为止。必要时还需再着色，使其与邻牙协调，最后上釉和粘固。也可直接将上釉后的固定桥在口内试戴、粘固。如3个牙单位的固定桥可在技工室完成塑形烤瓷和上釉，临床略作咬𬌗调改后，完成金属烤瓷固定桥粘固。

2. 金属与树脂联合固定桥　金属与树脂联合固定桥，根据制作工艺和材料不同可分为铸造金属与树脂联合固定桥、锤造金属与塑料联合固定桥。近年来，树脂材料的硬度、耐磨度、光泽等性能逐步提高，临床应用也不断扩大。锤造金属与塑料联合固定桥，固位体的金属颜色与邻牙差距过大，影响美观，不易被患者接受，临床应用较少。

铸造金属与树脂联合固定桥的牙体预备、金属基底桥架的要求和制作方法与金属烤瓷固定桥基本相同。固位体与桥体的牙冠外形由树脂取代金属烤瓷的瓷层。树脂层的塑形工艺比较方便，在金属基底桥架上分别将遮色层、体层、釉质层分层堆积塑形，然后按各类树脂的固化要求将树脂层固化，再经修整、抛光后完成铸造金属与树脂联合固定桥。在临床试戴适合后即可粘固，完成牙列缺损固定桥修复。

（九）固定义齿修复后可能出现的问题及处理

牙列缺损固定桥修复，只要基牙选择得当，固定桥设计合理，所用材料的理化性功能和生物相容性都符合要求，修复后能充分恢复缺失牙功能，并有较好的远期修复效果。但是固定桥通过固位体固定于基牙上，以桥体恢复缺失牙的形态功能，而基牙的生理代偿功能将随着患者的增龄、局部或全身健康情况的变化而有所变化。因此，固定桥修复后随时间推延也可能出现问题。此外，修复前的检查、诊断、修复设计和固定桥制作中每个环节，若有不够妥当之处，都是造成固定桥出现问题的原因。

1. 基牙疼痛

（1）咬𬌗早接触：由于引起基牙疼痛的原因不同而有不同的临床表现。若早期接触，会使基牙受力过大，产生咬𬌗痛，一般经调改去除早接触点，疼痛可消失。

（2）牙周膜轻度损伤：若固位体与邻牙接触过紧，或基牙的共同就位道略有偏差，固定桥勉强就位都会造成邻牙或基牙的牙周膜损伤，产生轻微疼痛，一般会自行消失。

（3）牙髓炎：由于牙体预备量大，基牙预备后近髓室的轴面、𬌗面，或者粘固后粘固剂刺激引起牙髓炎症，基牙疼痛逐渐明显。此时需拆除固定桥，待牙髓治疗后再重新修复。

（4）继发龋：若固定桥使用一段时间后，基牙出现继发性龋引起牙髓炎，基牙出现疼痛，应及时摘除固定桥，经治疗后再考虑重新修复。

（5）电位差刺激：固位体和桥体若与对颌牙上的不同金属修复体接触，在唾液中产生的电位差或基牙牙体修复体与固位体不同金属产生的电位差，也可引起基牙疼痛，此时需消除电位差，疼痛将缓解。

（6）基牙受力过大：固定桥设计不合理，如缺牙数目多或基牙承受牙合力的能力差，使桥基牙超越能承受的限度，引起牙周组织炎症，基牙疼痛，此时必须摘除固定桥，重做修复设计。

2. 龈炎　固定桥粘固后引起的牙龈充血、水肿，患者刷牙、咀嚼食物时，少量出血。

（1）粘固剂未去净：固定桥粘固后，位于牙间隙内多余粘固剂没去净，压迫刺激龈组织，引起炎症。

（2）菌斑附着：固位体边缘不贴合，或全冠固位体、桥体颊舌侧轴面外形恢复不正确，自洁作用差，引起龈缘菌斑附着，造成局部炎症。

（3）龈组织受压：固位体边缘或桥体龈端边长，直接压迫和刺激牙创伤性炎症。

（4）接触点不正确：固位体与邻牙接触点位置恢复不正确或接触点食物嵌塞，引起龈炎。

上述除多余粘固剂没去净可通过去除粘固剂，消除龈炎外，其余各种原因引起的龈炎，一般在口内无法修整，应拆除后重新制作固定桥，修复牙列缺损。

3. 固定桥松动　引起固定桥松动或脱落的原因很多，可能是单一原因，也可能是多原因的集中表现。

（1）基牙负荷过大：桥基牙受力过大，超过所能承受的负荷，引起牙周支持组织的损伤，牙槽骨的吸收，导致基牙松动。

（2）固位体固位力不够：固位体的固位力不够，咀嚼运动中垂直或侧向牙合力作用下，引起固定桥的翘动，使粘固剂破裂，导致固定桥松动，甚至脱落。

（3）基牙固位形差：桥基牙牙体预备不符合要求，如轴面向牙合方内聚过大，甚至将基牙预备成锥形，失去基牙轴面和固位体组织面之间形成的固位力，使固定桥受力后固位体与基牙分离，固定桥松脱。

（4）固位体与基牙不密合：固定桥制作时，因固位体与基牙不密合，而降低固位体的固位作用，同时由于固位体边缘不密合，粘固剂溶解，失去粘固力，使固定桥松动。

（5）继发龋：由于各种原因使基牙产生继发龋，导致基牙牙冠的牙体组织软化或缺损，失去固位力。

任何原因引起固定桥松动，一般都需拆除，然后分析原因，制定再修复方案。

4. 固定桥破损　固定桥修复牙列缺损后，也可能会出现破损。

（1）瓷层或树脂层牙面破损：由于早接触，在咀嚼时局部受力过大，会造成烤瓷牙瓷面折裂。金属烤瓷固定桥由于固定桥金属基底桥架的金属材料与瓷粉不匹配，两种材料的热膨胀系数不一致；金属基底桥架表面污染等原因也会引起瓷面脱落。

（2）连接体折断：若固定桥的桥体与固位体焊接后的连接体强度不够；焊接的固定连接体假焊；连接体的面积不够等原因会造成连接体折断。

（3）𬌗面破损：若金属烤瓷固定桥和金属树脂固定桥，因基牙𬌗面牙体预备量不够或金属固定桥基底桥架𬌗面过厚，造成𬌗面的瓷层或树脂层无足够的厚度，在调整咬𬌗关系时或固定桥粘固后，𬌗面瓷层或树脂层破损，金属基底暴露；若金属全冠固位体，也因基牙𬌗面的牙体预备量不够或制作固位体时基牙𬌗面分离剂层过厚，造成金属全冠固位体𬌗面过薄，在固定桥试戴时咬𬌗调整，造成金属全冠固位体𬌗面破损；或固定桥粘固后，经长期咀嚼，𬌗面过薄的金属层，易磨损，引起牙体组织暴露。

（4）固位体、桥体牙面变色：若金属与树脂联合固定桥，因树脂材料的理化性能不稳定，随固定桥修复牙列缺损后的时间推移，会造成牙面变色；若树脂材料的分子结构疏松，也会引起食物的色素着色于牙面，造成牙面变色。固定桥固位体或桥体牙面变色，形成与邻牙色泽不协调，明显影响牙列缺损的修复效果。

上述固定桥破损除塑料牙面磨损或变色，可在口内通过更换桥体牙面，或用光固化复合树脂修补外，其他原因引起的固定桥破损，都应拆除后，重新制作或改变修复设计方案。

（孟庆飞）

第十九章 全口义齿修复

第一节 无牙颌修复的解剖基础

一、全牙列缺失后口腔颌面部及全身组织变化

（一）骨组织的改变

牙缺失后，上下颌骨的改变主要是牙槽嵴的萎缩，维持天然牙生存的牙槽骨是随着牙的生长和行使功能而发育和保存的。牙缺失后，牙槽骨逐渐吸收成牙槽嵴，随着牙槽嵴的吸收，上下颌骨逐渐失去原有的形状和大小。

1. 牙周病与牙槽骨吸收　由牙周病引起的牙列缺失在初期牙槽骨就明显吸收，因为牙周病是以根周骨组织持续破坏而导致牙齿松动脱落的。由龋病、根尖病引起的牙缺失，往往由于病变持续时间长短、拔牙难易程度不同造成缺牙区牙槽嵴萎缩程度不同。牙槽嵴的吸收速度在牙缺失前 3 个月最大，大约 6 个月吸收速度显著下降，拔牙后两年吸收速率趋于稳定。然而，剩余牙槽嵴的吸收将终身持续，每年约 0.5mm 的水平。

2. 骨密度与牙槽嵴吸收　上颌骨的外侧骨板较内侧骨板疏松，而下颌的内侧骨板较外侧骨板疏松。因此，上颌牙槽嵴的吸收方向呈向上向内，外侧骨板较内侧骨板吸收多，结果上颌骨的外形逐渐缩小。由于牙槽嵴的高度与大小不断萎缩削减，以致切牙乳突、颧弓根与牙槽嵴顶的距离逐渐接近甚至与之平齐，腭穹隆的高度也相应变浅。下颌牙槽嵴的吸收方向是向下和向外，与上牙弓相反，上下颌间距离减少，面下 1/3 距离也随之变短，上下颌骨关系失去协调甚至表现下颌前突、下颌角变大、髁突变位，以及下颌关节骨质吸收和功能紊乱。在吸收过多处，颏孔、外斜嵴及下颌隆突与牙槽嵴顶的距离变小，有时甚至与嵴顶平齐，嵴顶呈现窄小而尖锐的骨嵴。从总趋势看，上下颌前牙区吸收最快，而后牙区、腭穹隆、上颌结节、下颌磨牙后垫改变最少。

3. 全身健康和骨质代谢状况与牙槽嵴吸收　全身健康状况差、营养不良、骨质疏松患者牙槽嵴吸收快。而牙槽嵴的持续吸收情况与义齿修复效果好坏有关。未作全口义齿者，由于颌骨得不到足够的功能刺激，使破骨细胞和成骨细胞的活力失去平衡，其牙槽嵴吸收程度较义齿修复者严重。但局部受力过大者牙槽嵴吸收也快，下颌牙弓承托面积小于上颌，下颌单位面积受力大，下颌牙槽嵴的平均吸收速率比上颌高 3~4 倍。一般情况下，一幅普通的全口义齿，使用 3~4 年后应进行必要的调牙颌和重衬处理，使用 7~8 年应重新修复。

（二）软组织的改变及不良影响

全牙列缺失后，口内失去了牙列的支撑，下颌的位置上移，致使面下 1/3 的距离变短，面部的长度比例失调，唇颊也因失去了牙列的支撑而内陷，口周的皱纹增多，面相明显的苍

老。牙列是发音的重要辅助器官，牙列缺失后说话时咬字不清，影响人的工作和社会交往。牙列在咀嚼运动中起着切割、研磨食物的作用，有助于食物的消化和吸收。全牙列缺失后，食物不能被嚼碎而直接进入消化道，增加了胃肠道的负荷，进而影响到全身的健康和导致胃肠疾病的发生。而且，由于缺乏咀嚼运动，面部肌肉出现失用性萎缩，颅骨骨缝变浅，变得模糊，骨密度减少，骨重量减轻。全口牙缺失通常是陆续缺失的，患者常常是在较长时间里只能是单侧咀嚼食物，致使两侧的粭力不一致，颌骨、颅骨、肌肉所受的刺激不一致，可能引起颞部、颈部、背部、腰部的疼痛。

上述各种变化必然对患者的心理、精神、情绪等方面带来不同程度的消极影响。因此，凡有条件的无牙颌患者均应镶配合适的全口义齿，不仅恢复咀嚼功能，恢复面容和发音，还会恢复自信，提高生存质量。

二、无牙颌的解剖标志

（一）牙槽嵴

牙槽峭是自然牙列赖以存在的基础，牙列缺失后牙槽突逐渐吸收形成牙槽嵴。其上覆盖的黏膜表层为高度角化的鳞状上皮，深层的黏膜下层与骨膜紧密相连，故能承担较大的咀嚼压力。上下颌牙槽嵴将整个口腔分为内外两部分：口腔前庭与口腔本部。

（二）口腔前庭

口腔前庭位于牙槽嵴与唇颊黏膜之间，为一潜在的间隙。黏膜下为疏松的结缔组织，全口义齿的唇颊侧基托在此区内可适当伸展，以保证基托边缘的封闭。但伸展不可过多，否则黏膜受压将会引起炎症，或唇颊运动时易推动基托边缘而影响义齿固位。此区内从前向后有下列解剖标志。

1. 唇系带　唇系带位于口腔前庭内相当于原中切牙近中交接线的延长线上，为一扇形或线形黏膜皱襞，是口轮匝肌在颌骨上的附着部。上唇系带与下唇系带遥遥相对，但下唇系带不如上唇系带明显。唇系带随唇肌的运动有较大的活动范围，因此全口义齿的唇侧基托在此区应形成相应的切迹，以免影响系带的运动。

2. 颊系带　颊系带位于口腔前庭内相当于双尖牙牙根部的位置，是类似唇系带的黏膜皱襞。上、下颌左右两侧均有颊系带。其动度比唇系带小，但全口义齿的唇颊基托与此相应的部位也应制成相应的切迹。颊系带将口腔前庭分为前弓区和后弓区唇颊系带之间为前弓区，颊系带以后为后弓区。

3. 颧突　颧突位于后弓区内相当于左右两侧上颌第一磨牙的根部。此区黏膜较薄，与之相应的基托边缘应做缓冲，否则会出现压痛或使义齿产生不稳定。

4. 上颌结节　上颌结节是上颌牙槽嵴两侧远端的圆形骨突，表面有黏膜覆盖。颊侧多有明显的倒凹，与颊黏膜之间形成颊间隙。此区对上颌全口义齿的固位有重要意义，基托应覆盖结节的颊面。

5. 颊侧翼缘区　位于下颌后弓区，前界为下颌颊系带，后界为嚼肌下段前缘。此区面积较大，义齿基托在此区内可有较大范围的伸展，可承受较大的粭力。

6. 远中颊角区　远中颊角区也在下颌后弓区内，位于颊侧翼缘区之后方。嚼肌前缘活动的限制，与此区相应的义齿基托边缘不能伸展，否则会引起疼痛或义齿松动。

（三）口腔本部

口腔本部在上下牙槽嵴之舌侧，上为腭顶，下为口底。口腔本部是食物进入食道的必经之路，也是舌运动的主要空间。本区内的解剖标志有：

1. 切牙乳突 切牙乳突位于上颌腭中缝的前端，上中切牙之腭侧，为一梨形，卵圆形或不规则的软组织突起。乳突下方为切牙孔，有鼻腭神经和血管通过，因此覆盖该区的义齿基托组织面须适当缓冲，以免压迫牙乳突产生疼痛。

由于切牙乳突与上颌中切牙之间有较稳定的关系，因此切牙乳突是排上颌中切牙的参考标志：两个上颌中切牙的交界线应以切牙乳突为准；上颌中切牙唇面应置于切牙乳突中点前8~10mm；上颌两侧尖牙尖顶的连线应通过切牙乳突。

2. 腭皱 腭皱位于上颌腭侧前部腭中线的两侧，为不规则的波浪形成软组织横嵴。有辅助发音的作用。

3. 上颌硬区 上颌硬区位于上颌中部的前份，骨组织呈嵴状隆起，表面覆盖的黏膜很薄，故受压后易产生疼痛。覆盖该区的基托组织面应适当缓冲，以防产生压痛，并可防止由此而产生的义齿翘动或折裂。

4. 腭小凹 腭小凹是口内黏液腺导管的开口，位于上腭中缝后部的两侧，软硬腭连接处的稍后方。数目多为并列的2个，左右各一。上颌全口义齿的后缘应在腭小凹后2mm处。

5. 颤动线 颤动线位于软腭与硬腭交界的部位。当患者发"啊"音时此区出现轻微的颤动现象，故也称啊线。颤动线可分为前颤动线和后颤动线。前颤动线在硬腭和软腭的连接区，后颤动线在软腭腱膜和软腭肌的连接区。前后颤动线之间称为后堤区。此区宽约2~12mm，平均8.2mm，有一定的弹性，上颌全口义齿组织面与此区相应的部位可形成后堤，能起到边缘封闭作用。后堤区可分为三种类型：第一类，腭穹隆较高，软腭向下弯曲明显，后堤区较窄，不利于固位。第三类，腭穹隆较平坦，后堤区较宽，有利于义齿的固位。第二类，腭部形态介于第一和第三类之间，亦有利于义齿的固位。

6. 翼上颌切迹 翼上颌切迹在上颌结节之后，为蝶骨翼突与上颌结节后缘之间的骨间隙。表面有黏膜覆盖，形成软组织凹陷，为上颌全口义齿两侧后缘的界限。翼上颌切迹也是上颌后部口腔前庭与口腔本部的交界处。

7. 舌系带 舌系带位于口底的中线部，是连接口底与舌腹的黏膜皱襞，动度较大。全口义齿舌侧基托与舌系带相应的部位应形成切迹，以免影响舌系带的活动。

8. 舌下腺 舌下腺位于舌系带的两侧，左右各一。舌下腺可随下颌舌骨肌的运动上升或下降。此与此区相应的义齿舌侧基托边缘不应过长，否则舌运动时易将下颌全口义齿推起。

9. 下颌隆突 下颌隆突位于下颌双侧双尖牙根部的舌侧，向舌侧隆起。下颌隆突个体差异显著，隆起程度不同，形状、大小也不等。表面覆盖的黏膜较薄，与之相应的基托组织应适当缓冲。过分突出的下颌隆突，其下方形成显著的倒凹，须施行手术铲除后再制作全口义齿。

10. "p"切迹 "p"切迹位于下颌骨内缘，下颌舌骨嵴前方，是口底上升时的最高点。基托边缘应有相应的切迹。

11. 下颌舌前嵴 下颌舌前嵴位于下颌中骨后部的后面，从第三磨牙斜向前磨牙区，由宽变窄。下颌舌骨嵴表面覆盖的黏膜较薄，其下方有不同程度的倒凹。覆盖此区的基托组织应适当缓冲，以免产生压痛。

12. 舌侧翼缘区　舌侧翼缘区是与下颌全口义齿舌侧基托接触的部位，解剖标志从前向后包括舌系带、舌下腺、下颌舌骨肌、舌腭肌、翼内肌、咽上缩肌。舌侧翼缘区后部是下颌全口义齿固位的重要部位，此区基托应有足够的伸展。

13. 磨牙后垫　磨牙后垫是位于下颌最后磨牙牙槽嵴远端的黏膜软垫，呈圆形或卵圆形，覆盖在磨牙后三角上，由疏松的结缔组织构成，其中含有黏液腺。磨牙后垫的前 1/3 或 1/2 处为下颌全口义齿后缘的边界。

三、无牙颌的分区

无牙颌被全口义齿基托覆盖的部分均由黏膜、黏膜下组织及骨组织构成。由于各部分的组织有差异，承受𬌗力的能力不同，故全口义齿与各部位的接触关系也有所区别。牙颌依据其生理特点可分为主承托区、副承托区、边缘封闭区和缓冲区。

1. 主承托区　主承托区是指上下颌牙槽嵴顶区以及除上颌硬区之外的硬腭水平部分。表面有高度角化的复层鳞状上皮，其下有致密的黏膜下层，能承受咀嚼压力，因此人造牙应排列在基托的牙槽嵴顶区。义齿基托因与主承托区黏膜紧密贴合。

2. 副承托区　指上下颌牙槽嵴的唇颊侧和舌腭侧。副承托区与主承托区无明显界限。副承托区与唇颊的界限在口腔前庭黏膜反折线，与舌的界限在口底黏膜反折线。此区骨面有黏膜、黏膜下层、脂肪和腺体组织，下颌还有肌附着点和疏松的黏膜下组织。副承托区支持力较差，不能承受较大压力，只能协助主承托区承担咀嚼压力。义齿基托与副承托区黏膜也应紧密贴合。

3. 边缘封闭区　指牙槽嵴黏膜与唇颊舌黏膜的反折线区和上颌后堤区、下颌磨牙后垫区。此区除后堤区外，黏膜下有大量的疏松结缔组织，不能承受义齿基托边缘的压力。但基托边缘必须与该区紧密贴合，才能产生良好的边缘封闭作用，阻止空气进入基托与其所覆盖的组织之间，从而形成负压和二者之间的吸附力，以保证义齿的固位。

（冯　云）

第二节　全口义齿修复的基本要求

一、良好的固位

牙列缺失患者口内失去了赖以使义齿固位的天然牙，给义齿的固位带来了困难。但固位是全口义齿发挥功能的基础，没有良好的固位，就谈不上咀嚼食物、改善面容和发音。常规全口义齿的固位力来自下述几方面。

1. 大气压力、吸附力　人类生活在大气之中，人体各部都受到 0.1MPa 的大气压力。由于已经适应，故无任何不适感。全口义齿戴在口中，义齿的磨光面同样受到大气压力的作用。基托与其覆盖的黏膜紧密贴合，基托边缘又有良好的封闭，在大气的作用下，两者之间形成负压，使义齿获得良好的固位。

基托受到的大气压力数值与基托面积的大小有关。据 Watt 报告，上下颌全口义齿的面积约为 23cm² 和 12cm²，故上颌全口义齿可受到大气的压力约为 23kg，下颌为 12kg，可以使义齿获得足够的固位力。全口义齿的基托、黏膜和其间的唾液，三者之间存在着分子吸引力，称为吸附力。唾液的质与量会影响吸附力的大小。唾液黏稠流动性小，有利于义齿的固位；唾液稀薄流动性大，不利于义齿的固位；唾液分泌过少也不利于义齿的固位。

2. 唇颊舌的挟持力　戴在口中的全口义齿，外侧受唇颊肌肉运动向内的作用力，内侧受舌体运动向外的作用力，如果全口义齿的人造牙，处于唇颊肌肉运动向内的力与舌肌运动向外的力大体相等的位置，则有利于义齿的固位。基托的磨光面外形应呈凹面，唇颊舌肌作用在基托上时，能对义齿形成挟持力，使义齿更稳定。

3. 良好的咬𬌗关系　正常人在作正常咬𬌗时，由于有上下自然牙的扣锁作用，下颌对上颌的位置关系是恒定的。全口义齿戴在患者口内时，上下颌人造牙列的扣锁关系也应该符合该患者上下颌的位置关系。如果义齿的咬𬌗关系与患者上下颌的颌位关系不一致，或上下人造牙列间的咬𬌗有早接触，会出现义齿的翘动，以致造成脱位。

人造牙应按一定的规律排列，形成合适的补偿曲线、横𬌗曲线。上下颌作正中咬𬌗时，𬌗面应均匀广泛地接触，前伸、侧𬌗运动时应达到平衡𬌗，才能有利于义齿的固位。

二、人造牙的颜色、大小和形态

人造牙的颜色、大小和形态应该与患者的年龄、肤色、性别及面型甚至体形相协调。皮肤黄年纪大的应配较暗的人造牙。根据人造牙的长宽比例不同，大致可分为方圆、椭圆和尖圆形供临床选择。此外，男性的上前牙切角应该接近直角，体现男性的阳刚之美，女性的上前牙切角则应该圆润，体现女性的温柔之美。

三、上前牙的位置与唇的关系

自然状态时，上前牙切缘应在上唇下 2~3mm 为宜，露的太多看起来不文雅，少则如无牙一样。还要注意上中切牙在上唇下两侧显露的多少要一致。六个上前牙切缘的大致连线应呈一凸向下的弧线，与微笑时的下唇曲线一致。

四、人造牙排列的对称性

两个上中切牙的交界线要与面部中线一致，从咬𬌗方向看，上前牙的弧形应与前牙区颌弓一致。传统的典型排牙法是按"理想𬌗"的形态总结出来的，对每个牙齿的近远中向、唇舌向、上下位置和转度都有严格的要求。如此排列的人造牙十分对称、规范，但显得呆板、无个性。参照患者的性别、个性、年龄等因素，在典型排牙法的基础上对前牙的排列做适当的调整。具体排法有模拟上中切牙内翻、外翻、部分重叠、舌向移位、"虎牙"、颈缘线上模拟龈萎缩、模拟切缘的增龄性磨耗，都可以使义齿看起来有明显的立体感，并富有个性。

五、衬托唇面部的丰满度

唇面部的丰满度与人的面下 1/3 高度、上前牙的排列位置、唇托厚度和肌肉的锻炼都有关系。

鼻底到颏底的距离叫面下 1/3 高度或垂直距离，是义齿衬托唇面部丰满度最重要的条件，应等于发际到眉间的距离，也等于眉间到鼻底的距离。

人造牙上前牙排列的唇舌向位置合适，唇基托有相应的厚度便可衬托上唇的丰满，否则上唇就会塌陷或过突。

一副好的全口义齿，通过咀嚼运动的锻炼，肌肉自身增强，可使面部充满活力。

（冯　云）

第三节　无牙颌的口腔检查和修复前准备

一、口腔检查

全口义齿的修复效果取决于口腔本身的条件，所以修复前必须检查、了解患者的口腔状况，根据检查结果制定修复计划和设计方案。

（一）颌面部

检查患者面部有无畸形、缺损，左右是否对称，面下 1/3 高度与面长是否协调。侧面观面型属于直面型，凹面型还是凸面型。特别要注意上唇部的丰满度，上唇的长短是否左右相等，上唇运动时左右长短有无明显差别，因为上唇与排列上前牙有密切关系。同时也要检查下颌张闭口运动有无习惯性前伸和偏斜，颞下颌关节区有无疼痛、弹响、张口困难。

（二）牙槽嵴

检查拔牙伤口是否愈合。还要检查有无残根、骨尖、瘘管，下颌隆突或上颌结节是否过分突出。若有上述情况，需做外科处理。牙槽嵴的宽窄、高低也很重要，高而宽者修复效果比低而窄者的效果要好。

检查牙槽嵴形成的颌弓的形态，颌弓较大、较小还是适中。特别要检查上下颌弓的形状和大小是否协调，上下颌弓形状、大小的不协调会给排牙带来困难。

（三）上下颌弓的位置关系

下颌弓对上颌弓的位置关系分为前后左右的水平关系和上下的垂直关系。

水平位置关系重点要观察下颌弓对上颌弓在前后方向上的位置关系。上颌前突或下颌前突的颌位关系都会给排牙带来困难。

垂直位置关系上下牙槽嵴之间的距离称为颌间距离。颌间距离大者，容易排牙，但人造牙𬌗面离牙槽嵴顶较远，义齿稳定性差；颌间距离小者排牙较困难，常须磨改人造牙的盖嵴部，但义齿的稳定性较好。

（四）肌、系带附着的高低

牙槽嵴低平者，肌、系带附着点离牙槽嵴顶近，甚至与之平齐。当肌、系带运动时，易造成义齿脱位。

（五）舌的大小与位置

由于失去了牙列的限制，无牙𬌗患者舌体常常变大，舌运动时易影响义齿的稳定。待适应一段时间后才能恢复正常。在自然状态下，舌前部应在下前牙切缘之下。如果舌的位置不正常，处于后缩位，容易推动义齿脱位。

（六）旧义齿的使用情况

对于戴过全口义齿的患者，要询问其重做的原因和要求，特别要了解患者对原义齿有哪些不满意之处，以便做新义齿时克服原义齿的缺陷。当然还要检查原义齿是否将患者的口腔黏膜压伤，有无溃疡。如有，应先停戴旧义齿，并等待黏膜恢复正常后再制取印模。

（七）全身健康状况

了解全身健康状况对制作全口义齿也很重要。年老、体弱或有全身性疾病者，疼痛耐受性对义齿的适应能力都较差，义齿的制作应有更高的精确性。对有严重心脏病的患者，应注意操作的技巧，并尽量缩短就诊时间。对有肝炎等传染病的患者，医师应作好自身的防护工作。

二、修复前的准备

通过上述口腔检查发现患者有残根、骨尖、瘘管、过突的下颌隆突、过突的上颌结节时，需要施以外科手术治疗。

（一）残根

牙槽嵴上有残根者，应检查其松动度，牙根明显松动者应拔除；牙根稳固，经摄 X 线照片，骨吸收不超过 2/3 者，可做根管治疗保留牙根，其上做覆盖义齿。

（二）尖锐的骨尖、骨嵴和骨突

尖锐的骨尖、骨嵴，或形成了明显倒凹的骨突应先施以骨尖、骨突修整术。范围很小或不很显著的骨尖可不必修整，待义齿完成后，于相应的基托组织面适当缓冲即可。

（三）过分突向颊侧的上颌结节

上颌结节区对上颌全口义齿的固位很重要。但是上颌结节过分突向颊侧，形成了明显的倒凹，就会影响义齿的就位。尤其是两侧上颌结节都很突出，同时上颌前牙区牙槽嵴向唇侧突出时，义齿就无法就位，常须先修整过突的部分。两侧上颌结节都很突出者，可只修整较突的一侧，戴义齿时可采取旋转就位法，即先戴未修整上颌结节的一侧，再戴另一侧。有的上颌结节过分下垂，很接近下颌磨牙后垫，影响义齿后部基托的伸展，亦需先施以骨突修整术。

（四）过大的下颌隆突

下颌隆突过大，其下方形成明显的倒凹时，也须先做外科修整。

（五）附着过高的唇颊系带

唇或颊系带附着点过高，有的接近牙槽嵴顶甚至与之平齐，其相应的基托切迹处易影响基托边缘的封闭，不利于义齿的固位。

（六）过浅的唇颊沟

唇颊沟过浅者义齿固位差，常需施以唇颊沟加深术，但效果不很明显。近年来开展羟基磷石灰颗粒牙槽嵴加高术，已取得良好效果。

（七）增生的黏膜组织

曾戴过全口义齿的患者，如果原义齿不合适，基托边缘过长，以至形成游离状的增生性黏膜组织。制作新义齿前应先手术切除增生的黏膜组织，伤口愈合后再取印模。

（冯　云）

第四节　全口义齿的制作

制作全口义齿需要十多个步骤，包括无牙颌的印模、灌制石膏模型、记录和转移颌位关系、选牙排牙、试排牙、蜡型完成、装盒、冲胶、填塑、打磨、抛光等，需要患者、临床医师及技术员通力合作，认真完成好每一步骤，才能完成一副满意的义齿。这十多个步骤中有4个步骤对全口义齿的影响最大，操作难度也大，因而成为关键性的步骤。它们就是印模和灌制模型、颌位关系的记录、排牙和基托外形。

一、印模和模型

准确的印模是制作出合适的修复体的基础，对全口义齿来说尤为重要，印模不准确，不仅影响全口义齿的固位，还会出现牙槽嵴多处压痛，甚至导致义齿失败。

（一）全口义齿印模要求

（1）印模应完整，尤其注意上颌结节区和下颌舌翼区是否完整。表面应光滑无气泡。

（2）印模要准确反映功能状态的无牙颌形态，系带和腭皱的纹路要清晰。

（3）印模应有适当的弹性，从口内取出后不产生形变。

（二）全口义齿印模的方法及注意事项

1. 选用合适的托盘　首先必须了解基托应覆盖的范围。唇（颊）、舌侧应达到黏膜转折处；上颌基托应盖过上颌结节，后缘盖过腭小凹；下颌基托后缘盖过磨牙后垫的 1/2～2/3，舌侧后缘应伸展至舌翼区后部。经常容易忽略的是上颌结节颊侧、下颌舌翼区后缘和下颌磨牙后垫，此区在防止义齿水平移位和保证边缘封闭中起着重要作用。因此取印模时一定要将其范围覆盖。选择托盘时，托盘距牙槽嵴应有 3～5mm 的距离。托盘边缘不够长，可用蜡片加长，并在口内调整边缘形态，形成系带切迹。也可用旧义齿作托盘取印模，不够之处用蜡进行修整。在没有合适的无牙颌托盘及旧义齿时，应制作个别托盘。

2. 印模方法　根据印模的次数分为一次印模和二次印模，根据印模的精确度可分为初印模和终印模。临床常用的二次印模法是先制取初印模，灌制石膏模型，划出边缘线，再在其上用自凝塑料形成基托，加柄形成个别托盘，然后制取终印模。

3. 印模时的注意事项

（1）去除黏稠的唾液，黏稠的唾液可使材料与口腔黏膜不能很好的贴合，影响印模的精确度，致使义齿组织面不密合，吸附力降低，导致固位不良。取模前应用清水漱口。

（2）取模过程中保持稳定，患者上身接近直立，头及后背靠稳，医生的手要有稳定的支点，压力均匀。取上颌时，将盛好印模材料的托盘放入口中，对准牙槽嵴半就位。然后嘱患者减小张口度，随即完全就位并做肌功能修整，尤其注意唇系带的修整。取下颌时将盛好印模材料的托盘放入口内，对准牙槽嵴半就位，嘱患者抬舌后，半张口放松下颌，医生顺势将托盘就位，随即嘱患者伸舌，左右活动后退回，同时做唇颊肌功能修整。

4. 检查印模和及时灌注　印模取出后应仔细检查是否覆盖的基托所需区域，颊舌边缘是否过长，有无气孔缺陷及边缘与托盘是后分离。工作区印模必须有托盘支持，尤其是磨牙后垫及舌翼区，不够长者应重取。取模后应及时灌注石膏模型，以免放置过久而变形。不能及时灌注者应将印模放入等渗液中，但不宜过久，只有硅橡胶二次取模的印模可延期灌注。

5. 模型的修整　石膏模型表面应完整、清晰，底面修整后要平，底座高度应为工作部分的1/2。

（1）在模型的唇颊舌侧黏膜反折线画出基托边缘线，上颌后界在腭小凹后2mm，下颌在磨牙后垫的前1/3处。

（2）在两侧上颌切迹间画一连线，通过腭小凹后2mm。用刻刀沿此线形成后堤区刻沟，深约2mm，向前宽约5mm，向两侧和向前扩展并逐渐变浅。

二、颌位关系的记录与转移

天然牙列存在时，上下颌的关系依赖上下牙列尖窝交错的接触而得到保存。一旦上下牙列或单颌牙列缺失，常出现习惯性下颌前伸，下唇移至上唇的前面，上唇明显塌陷，唇部皮肤显露出放射状皱纹，有的口角下垂，面部下1/3变短，鼻唇沟加深，颏唇沟变浅，患者呈现苍老面容。装配义齿应尽量恢复拔牙前面容，最重要的就是要求恢复髁突在关节凹中的生理后位和合适的面下1/3高度。前者即水平颌位关系，后者即垂直颌位关系。

（一）颌位关系的确定

1. 确定下颌的上下位置（垂直距离）　下颌的上下位置体现在上下牙槽嵴之间的距离，此距离在口内不易测量，可通过面下1/3的长度间接测量。正常人在牙尖交错位时鼻底至颏底的距离叫咬合位垂直距离，下颌在休息位时叫休息位垂直距离。二者之差即为牙合间空隙的数值，全牙列缺失后无法测量咬合的垂直距离，但可先测量休息位的垂直距离，减去牙合间空隙即为咬合位垂直距离。确定了咬合位的垂直距离也就是确定了上下牙槽嵴之间的距离，确定了将要制作的全口义齿的高度。准确确定垂直距离，戴入全口义齿后面下1/3的高度与面形成协调、自然，符合该患者的生理特点。测量垂直距离时患者应正坐，平视前方，颌面部放松；Willis尺要与头的长轴一致，避免前后、左右倾斜；每次测量时与鼻底与颏底皮肤接触的松紧程度要一致。

2. 确定下颌的水平位置　确定下颌的水平位置关系是指下颌的前后、左右的位置，此位置就是指失牙前的牙尖交错位，也有人认为是指正中关系位。不过一般认为在牙尖交错位建牙合是最适位，在正中关系位或在正中关系与牙尖交错位之间建牙合是可适位。

3. 下颌的上下位置与水平位置之间的关系　为无牙牙合确定的牙尖错位（正中牙合位）既包括了下颌的上下位置，也包含了下颌的水平位置，二者相互关联，互为依存。可以同时确定，也可以先确定垂直距离，后确定水平位置。正确的牙合位关系是全口义齿成功的关键。

（二）颌位关系的记录

记录颌位关系主要借助牙合托在口内完成。

1. 制作上颌蜡基托　牙合托包括基托和牙合堤两部分。

（1）制作上颌蜡基托：用烤软的蜡片铺在模型上，沿基托边缘线切去多余的部分。腭侧埋入一烧热的金属丝（可用曲别针改形）以增加其强度。蜡基托放在口内检查，要求其与黏膜密贴，边缘与黏膜反折线一致，系带区让开。用左右手的食指放在后牙区蜡基托上检查其平稳度，若有翘动，表明模型欠准确（应先排除蜡基托与模型不密贴的原因），应重新取模。达到要求的蜡基托在口内应有一定的固位力，上颌蜡基托不脱落。牙槽嵴低平者可用自凝塑料基托以增加其在口内稳定性。

（2）制作上颌蜡殆：堤取一段烧软的蜡条，弯成马蹄形粘于蜡基托的牙槽嵴顶部，引入口中，趁蜡堤还软时以殆平面规按压其表面形成殆平面。也可事先预制上殆堤，将其戴在口内检查调改，要求从正面看殆堤平面应位于上唇下 2mm，并与口角连线平行；从侧面看殆堤平面应与鼻翼耳屏连线平行。

蜡殆堤是暂时替代未来的人工牙列的，故其高度、长度应根据患者的模型而定。如牙槽嵴丰满者，殆堤不宜高，牙槽嵴低平者殆堤要高；模型大者殆堤长，模型小者殆堤要短。无论模型大小，殆堤两端应距两侧上颌切迹有约 1cm 的距离。殆堤过宽、过窄、过长均会影响颌位关系的确定。

2. 下颌殆托的制作及正中关系记录　下颌暂基托及殆堤的基本制作方法同上颌。确定下殆堤的高度和位置也就是确定垂直距离和正中关系的过程。有两种方法：

（1）确定下殆托高度的同时取得正中关系位记录：上殆托就位于口中，嘱患者将口张些，练习用舌尖卷向上舔抵蜡球并咬殆至合适垂直距离，冲入冷水，取出上下殆托浸泡于凉水中数分钟，消除殆堤多余的蜡后，将上下殆托分别引入口中就位，反复做舔蜡球和咬殆动作无误为止。

（2）先修改预制的下殆托的高度，然后取得正中关系位记录修整后的上殆托就位于口中，下殆托就位后以手指扶住，嘱轻轻咬殆，修去过高处，一直修减到比合适的下殆托高度略低些，将烤软的蜡片贴附于下殆托上引入口中就位，利用卷舌舔蜡球或做吞咽咬殆结合轻推下颌法，嘱咬殆达到合适的垂直距离为止。

3. 检查垂直距离　依靠面形观察的方法确定垂直距离：天然牙列存在时，面下 1/3 的高度与面部长度比例协调，看起来自然、和谐。为无牙颌患者确定垂直距离时，若观察到患者的面下 1/3 高度与面部长度比例协调，就说明此时的垂直距离正确；如果面下 1/3 高度与面部长度比例不协调则说明垂直距离过低或过高了。这种观察能力要靠平时的训练，经常注意观察不同面形的人应具有的面下 1/3 高度，就可以积累丰富的经验。观察时有一个重要的参考指标，可有助于判断，即咬殆位时上下唇应轻轻接触，休息位时上下唇微微地分开。此外还可以参考鼻唇沟的深浅，帮助判断垂直距离是否合适。

4. 检查正中颌位关系　记录垂直距离的同时实际上也记录了水平颌位关系，只是在记录垂直距离时，有的患者常常不自主地作了下颌前伸或侧向咬殆动作，这就造成了错误的水平颌位关系记录。因此，在记录了垂直距离之后，要认真地检查水平颌位关系正确与否。检查的方法较多，如肌监控仪的检查较科学，但需要有设备，临床操作也较麻烦。比较实用而可靠的方法如下：

（1）扪测颞肌法：术者双手放在患者的两侧颞部，让患者作咬殆动作。如果两侧颞肌收缩有力，且左右肌力一致，说明下颌没有前伸，也没有偏向一侧。如果收缩无力，表明下颌有前伸。若左右肌力不一致，说明下颌有偏斜（偏向有力的一侧）。

（2）扪测髁突动度法：术者站在患者的前方，双手小指放在患者两侧外耳道中，指腹紧贴外耳道前壁，让患者作咬殆动作。如果指腹能感觉到髁突向后的冲击力，且左右两侧冲击力大小一致，说明下颌没有前伸，亦无偏斜。若冲击力不明显，说明下颌有前伸。若冲击力不一致，说明下颌有偏斜（偏向冲击力强的一侧）。

（3）面形观察法：在上述检查的基础上，医师应观察患者的侧貌以帮助判断下颌有无前伸。医师为患者诊治的过程中应注意患者在自然状态下的侧貌轮廓，特别要注意下颌与面中部的前后位置关系。记录垂直距离后，如果从患者的侧面看，下颌的前后位置无变化，说明下颌无前伸。若发现下颌较自然状态时偏前了，表明下颌有前伸。观察侧貌轮廓的能力也要在平时的训练中获得。

（4）引导下颌回到正确位置的方法：通过上述方法如果发现患者有下颌前伸现象，而患者自己又无法纠正时，可用下述方法纠正：如边发"Z"音边作咬𬌗动作；边咽唾液边作咬𬌗动作。如果各种办法均无效时，可让患者反复作咬𬌗动作，约 5～10min，可使前伸肌疲劳，下颌即可回到正确的咬𬌗位置上。

通过检查若发现颌位记录不正确，则应修改原来的咬𬌗记录。即将下颌蜡𬌗堤：取一段烧软的蜡条用热蜡匙烫软，放口内让患者再次咬𬌗，使之与上颌蜡𬌗堤：取一段烧软的蜡条重新对合并达到正确位置。

（5）歌德弓描绘法：利用颌位测定器描绘歌德弓（gothic arch）形图案，是传统的确定颌位关系的有效方法。具体方法如下：

在上下𬌗托前部各固定一个伸出口外的水平杆，上颌水平杆前端固定一个垂直的描绘针，下颌水平杆固定一个与针相对的水平描绘板，上下𬌗托戴在口内作咬𬌗动作时，描绘针的下端恰好与描绘板的上表面接触。描绘板上面熏一层黑烟或涂一层蜡，下颌随意反复作前伸和左右侧向运动时，针即在板上描绘出若干条交汇于一点的斜线、弧线。当针处于斜线、弧线的交汇点（歌德弓顶点）时，下颌位即位于正中关系位（髁状突在关节凹内的后退位）。此方法效果十分肯定，但操作较复杂，且伸出口外的描绘针和描绘板稳定性差，因此临床工作中一般不用，只是在实验室使用。不过近年来此方法不断改进，由口外法改为口内法，即描绘针固定于上𬌗托的腭侧，描绘板固定于盖过舌体的下𬌗堤上，提高了针和板的稳定性，已在一些国家的临床上推广使用，保证了颌位关系的准确记录。

5. 检查蜡𬌗堤的咬𬌗平衡　为无牙颌患者记录颌位关系时，上下颌牙槽嵴之间的距离与上下𬌗托的高度是一致的。由于牙槽各部位的拔牙创口愈合情况和吸收程度不同，各牙位处上下牙槽嵴之间的距离也不相同，因此记录颌位关系时还应检查各部位上下𬌗托的高度是否与该部位上下牙槽嵴间的距离一致。如果两者不一致，也属于颌位关系记录的误差，这样完成的全口义齿便会出现咬𬌗翘动，需要花大力气调𬌗，误差严重者还可导致义齿修复的失败。下列三种方法是检查蜡𬌗堤咬𬌗平衡行之有效的方法。

（1）检查上𬌗手托的平稳度：上下𬌗托戴在口内，医师用拇指和示指放在上𬌗托两侧前磨牙区的颊侧，让患者作咬𬌗动作。医师若感到上𬌗托很平稳，无翘动，表明各部位上下𬌗堤的接触很均匀。如果感到上𬌗托有前后或左右翘动，表明有的部位上下𬌗堤高度大于该区上下牙槽嵴之间的距离，而有的部位上下𬌗堤高度又小于该区上下牙槽嵴之间的距离。需要重新调整下𬌗堤各部位的高度，直至咬𬌗时上𬌗托无翘动为止。

（2）检查两侧的𬌗力：用两段咬𬌗纸分别放在两侧后牙区上下𬌗堤之间，让患者咬紧，医师向口外方向拉咬𬌗纸。若两侧的咬𬌗纸都拉不动，说明两侧𬌗力相等；若一侧咬𬌗纸可被拉出，说明该侧上下𬌗堤的高度小于该区上下牙槽嵴之间的距离，要重新调整下𬌗堤各部位的高度。

（3）检查蜡基托的密合度：患者戴上下𬌗托作正中咬𬌗时，不仅要求上下𬌗堤表面应紧密接触，还要求蜡基托与相应部位的黏膜也是紧密接触。检查方法是：医师用镊子分别先后插入上下殆堤颊侧上下摇动，无动度时表明两者紧密接触，有动度时说明蜡基托与其所覆盖的黏膜之间有缝隙。其原因仍是因上下蜡殆堤的高度与下下牙槽嵴之间的距离不一致，也需要调整下颌蜡殆堤的高度，使蜡基托与所覆盖的黏膜完全接触。

上述三项检查都是检查蜡殆堤咬殆平衡，即各部位上下蜡殆托的高度应与该区的上下牙槽嵴之间的距离完全一致。三项检查中任何一项不合要求，另两项检查也一定不合要求，都要认真重新调整。调整的原则是上颌蜡殆堤不变，只将下颌蜡殆堤过低处加高，过高处降低。具体操作时则不必去寻找过高处或过低处，只要将整个下殆堤烫软后放入口内让患者重新咬殆，即可调整到合适的高度。相差较大者需要重复上述操作 2 或 3 次才能达到目的。只要垂直距离合适，下颌没有前伸和偏斜，上述三项检查合格，制成全口义齿后即可达到良好的正中咬殆平衡。

（三）颌位关系的转移

1. 殆架

（1）殆架又称咬殆器，是模拟人体的上下颌和颞颌关节，用来制作全口义齿和局部义齿的必备器械，它能固定患者的口腔模型并保持该患者的颌位关系，以便在口外进行排牙、调殆等工序。铰链式殆架只能模拟人的开闭口运动，半可调及可调式殆架还可以模拟下颌的前伸和侧方运动，而且可通过面弓将上颌与颞颌关节的位置关系准确地转移到殆架上。

（2）殆架使用前的检查：上颌体应开闭自如，前后、侧向滑动灵活而无轴向摆动。前伸髁道斜度在 25°或 30°，髁球紧靠髁槽前端，锁好正中锁。侧向髁道斜度调在 15°，切针上刻线与上颌体上缘平齐，下端与切导盘中央接触。切导斜度调在 10°或 15°。上下架环分别与上下颌体密贴而不松动。

2. 转移颌位关系的方法　先借助面弓将上颌与颞颌关节的关系转移到殆架上，固定上颌模型与髁球间的位置关系；然后借助殆托转移下颌对上颌的关系，在殆架上固定下颌模型对上颌模型的位置关系。

颌位关系转移完毕，应将上下殆托重新放在口内复查颌位关系，若发现颌位关系有误差应及时调整。最后在蜡堤的唇面刻出中线、唇高线、唇低线和口角线，便于排牙参考。

三、排牙

全口义齿的排牙首先与义齿的固位有关，其次才是与功能、美观、发音有关。从固位的角度看，排牙既要遵循机械力学原则又要注意生物力学原则。从美观考虑，排牙要遵循个性排牙原则。

（一）机械力学原则

1. 殆平面应平分颌间距离　基底面积相同的物体，高的比低的稳定性差。同理，人工牙殆面离牙槽嵴远者稳定性也差。因此殆平面应平分颌间距离，使人工牙殆面离上下牙槽嵴大致相等，既有利于上颌固位也有利于下颌固位。对下颌牙槽嵴低平的病例殆平面有意下降少许以利于下颌义齿的固位。

2. 人工牙尽量排在牙槽嵴顶　全口义齿受咀嚼压力后，殆面与食物接触为力点，牙槽嵴顶为支点。如果人工牙排在牙槽嵴顶，力点与支点在一条垂直线上，义齿受到挤压力不会出现撬动。但人工牙如果排在牙槽嵴顶的颊侧，力点偏离了支点的垂线，就会出现力矩，义齿就会出现翘动的趋势。而且人工牙愈偏向唇颊愈不利于义齿的固位。

3. 前牙应避免深覆殆 前牙深覆殆即切道斜度大，需要牙尖斜度也大的人工牙配合才能达到平衡。但牙尖斜度大，产生的侧向力也大，不利于义齿的固位。若排成浅覆殆，切道斜度小，需要的牙尖斜度也小，产生的侧向力不大有利于义齿固位。

4. 后牙排好两个殆曲线 只有排好曲度适当的纵殆曲线和横殆曲线，获得良好的正中、前伸和侧方殆平衡才能有利于义齿的固位。

（二）生物力学原则

1. 人工牙排在"中性区" 全口牙缺失后，口内有一个潜在的间隙叫"中性区"，如果人工牙排在中性区，行使咀嚼功能时舌作用在义齿上向外的力与唇颊作用在义齿上向内的力相互抵消，有利于义齿的固位稳定，也有利于唇颊的丰满度。如果人工牙偏颊或偏舌，则唇颊舌的肌力不平衡，可导致义齿脱位。由于拔牙后上颌骨向内上吸收，原天然牙位于无牙颌牙槽嵴的唇侧。因此上颌人工牙可排在牙槽嵴之唇颊侧。下颌拔牙后，下颌骨向外下方向吸收，故下颌人工牙则可排在牙槽嵴之舌侧，但其程度要掌握适当。

2. 按解剖标志排牙 天然牙的位置与口内有关解剖标志都有一定的关系，而且有的二者之间距离有一常数，若能参考这些解剖标志排牙，就可以使人工牙的位置接近原来的天然牙位置，有利于义齿固位。如：上颌切牙切缘距切牙乳突前缘的水平距离为 $8 \sim 10\,mm$；上颌结节应位于上颌第二磨牙之后；上颌中切牙切缘至上颌前庭沟底约 $22\,mm$；下前牙切缘至下颌前庭沟约 $18\,mm$；下切牙切缘与下唇上缘平齐；殆平面低于舌的侧缘 $1 \sim 2\,mm$；磨牙后垫的上下 $1/2$ 与殆平面平齐，下颌后牙舌尖位于由磨牙后垫颊舌缘与下尖牙近中面所构成的三角内。

（三）个性排牙法

1. 个性排牙法的含意 前述的典型排牙法最大特点是左右侧同名牙按照严格的标准对称排列，完成的上下牙列很接近"理想殆"。结果不管患者的年龄、性别、职业、面部特征，都有一口洁白整齐的牙齿，使人一眼就看出此人戴的是假牙，因此就谈不上美了。戴在口中的牙齿除了比较整齐外，还要自然、协调、逼真，这就要参考患者的性别、个性、年龄等因素，在典型排牙法的基础上对前牙排列做适当的调整，模拟天然牙列中前牙某些不整齐的状态。如果制成的牙齿戴在患者口内，别人很难看出他是戴着假牙。这种排牙法就叫个性排牙法。

2. 个别牙位的调整 天然牙的前牙并不都是整整齐齐的排列着。常可见上中切牙内翻、外翻，两个中切牙或中切牙与侧切牙间部分重叠，尖牙颈部过突或牙尖唇向；下中切牙外翻、唇移位，相互重叠，侧切牙舌移位等。

3. 颈缘线和切缘的调整 随着年龄的增长，牙周组织渐渐萎缩、牙龈位置降低，牙颈部暴露部分增多。因此，全口牙齿老年人的牙龈位置应该降低。中年以后自然牙的牙面、切缘磨损日趋明显。全口义齿前牙切缘亦有相应的磨耗才能与患者的年龄相符。

4. 唇面、切角、牙弓形的调整 女性切牙应有一定突度的唇面、圆钝的切角、圆润柔和的牙列弓形及明显的笑线，而男性患者上前牙唇面较平坦，切角应接近直角，牙列弓形近似方形。

（四）全口义齿平衡𬌗

是指全口义齿的患者在做正中、前伸和侧方𬌗运动时，上下颌相关的人工牙都能同时接触的𬌗关系。全口义齿是靠大气压力和吸附力固位的，全口义齿达到平衡𬌗可以对抗破坏义齿基托边缘封闭的力，有利于义齿的固位并使之获得良好的咀嚼效能。未达到平衡𬌗者，不仅影响义齿的固位，降低咀嚼效能，还会因基托下黏膜承受的压力不均匀而产生压痛、压伤，甚至加速牙槽嵴的吸收。因此，平衡𬌗对全口义齿的修复有重要意义。

1. 平衡𬌗的分类

（1）正中平衡𬌗：下颌在正中颌位时，上下颌人工牙间具有最大面积的均匀接触而无𬌗干扰。

（2）前伸平衡𬌗：下颌在前伸运动过程中，相关的人工牙同时都有咬𬌗接触而无𬌗障碍。

（3）侧方平衡𬌗：下颌做侧方𬌗运动中，工作侧上下后牙呈同名尖接触，平衡侧后牙呈异名尖接触，下颌回到正中𬌗的接触过程中一直保持后牙间的均匀接触，这是单侧咀嚼的侧方平衡。

2. 前伸平衡𬌗理论　Gysi 提出的同心圆关系学说：认为髁道、切道和牙尖工作斜面均为同心圆上的一段截弧就称为平衡𬌗，并依此设计了𬌗架。有关前伸平衡𬌗的学说如今仍在指导排牙和选磨。主要内容有五因素十定律。

（1）髁道斜度：为髁槽与水平面的交角，前伸𬌗关系记录将髁道斜度转移到𬌗架上。

（2）切导斜度：为切导盘与水平面的交角。下颌做前伸运动时，下前牙切缘沿着上前牙舌面向前下方滑动的轨迹叫切道，切道与眶耳平面的交角叫切道斜度。切道斜度与切导斜度两者并不相等，而是成正比关系。切导斜度一般为 0°～30°。

（3）补偿曲线曲度：全口义齿上颌后牙颊尖的连线叫补偿曲线，该曲线半径的倒数叫补偿曲线曲度。

（4）牙尖斜度：人工牙牙尖斜面与尖底的交角叫牙尖斜度，它是人工牙的固有斜度，与牙长轴方向无关。

（5）定位平面斜度：通过上颌中切牙近切角与两侧上颌第二磨牙远颊尖的假想平面叫定位平面。定位平面与水平面的交角叫定位平面斜度。它是在排牙时与补偿曲线同时形成的。

上述五因素中，髁道斜度是由人体测得的髁道斜度转移到𬌗架上的，一般不能随意改变。其余四因素可人为调整，使之与髁道斜度相适应以达到前伸平衡。

根据同心圆原理，可知五因素之间的关系：髁道斜度和切导斜度间为反变关系，补偿曲线曲度、牙尖斜度和定位平面斜度为反变关系，而髁道斜度或切导斜度与其余任一因素都是正变关系。

3. 侧𬌗平衡

（1）侧𬌗运动的特点：下颌做侧𬌗运动时，工作侧髁状突基本上是转动，很少滑动，故其侧向髁道斜度可看作 0°；而平衡侧的髁状突则向前下内滑动，其侧向髁道斜度大小与该侧的前伸髁道斜度有关。

若平衡侧的侧向髁道斜面、后牙的侧向牙尖工作斜面和切导斜面三者均恰为同心圆上的一段截弧时，即可获得侧𬌗平衡，此同心圆的圆心在工作侧的上后方。要达到侧𬌗平衡，通常是通过调整横𬌗曲线（实质是侧向牙尖工作斜面斜度）来获得。

（2）与侧𬌗平衡相关的因素

1）与前伸平衡𬌗有关的因素：如髁道斜度、切导斜度、牙尖斜度、补偿曲线曲度、定位平面斜度均与侧𬌗平衡有关。

2）切导侧斜度：是指𬌗架的上颌体做侧𬌗运动时，切针尖端沿切导盘滑动的轨迹与水平面间的夹角。

3）侧向牙尖工作斜面斜度：后牙牙尖的颊舌斜面与水平面的交角叫侧向牙尖工作斜面斜度。工作侧指上后牙颊舌尖的舌斜面和下后牙颊舌尖的颊斜面；平衡侧指上后牙舌尖的颊斜面和下后牙颊尖的舌斜面。

4）横𬌗曲线曲度：上颌同名磨牙颊舌尖联成的弧线。横𬌗曲线的弯曲程度叫横𬌗曲线曲度。

4. 平衡𬌗理论的应用　全口义齿排牙达到正中平衡后，要通过调整牙的倾斜度和高度来达到前伸和侧𬌗平衡。调整前伸和侧𬌗平衡可按下列原则进行。

（1）髁道斜度：大者应有较大的补偿曲线曲度和横𬌗曲线曲度与之配合；反之，髁道斜度小者应有较小的补偿曲线曲度和横𬌗曲线曲度与之配合。

（2）前伸𬌗时上下前牙接触，后牙不接触说明牙尖工作斜面斜度过小或切道斜度相对过大。这时可加大补偿曲线曲度，即加大牙长轴的近远中倾斜度和高度。也可减小切导斜度，即减小前牙覆𬌗或加大前牙覆盖。

（3）前伸𬌗时，上下前牙无接触，后牙有接触说明牙尖工作斜面过大或切道斜度相对过小。这时可减小补偿曲线曲度即减小牙长轴的近远中向倾斜度和高度。也可加大前牙覆𬌗或减小前牙覆盖。

（4）侧𬌗时，工作侧早接触，平衡侧无接触说明横𬌗曲线曲度过小。调整时应加大横𬌗曲线曲度，即加大后牙长轴颊舌向的倾斜度。

（5）侧𬌗时，工作侧无接触，平衡侧早接触说明横𬌗曲线曲度过大。调整时应减小横𬌗曲线曲度，即减小后牙长轴颊舌向的倾斜度。

（6）调整前伸、侧𬌗平衡：主要是改变牙长轴的倾斜度和牙位的高低，也不排除对个别牙尖斜面的磨改。

平衡𬌗原理是制作全口义齿的理论指导，还需反复实践，总结经验，才能做到应用自如。

四、基托外形

1. 基托大小　设计基托大小的原则是不影响周围软组织正常活动的情况下基托边缘应充分伸展。基托面积大可以增加基托与黏膜间的空气负压和吸附力，有利于固位。但临床常见基托边缘过长而影响固位，当然过短也会影响固位，特别是上颌结节颊侧和舌侧翼缘区常被忽略。具体范围是：唇颊侧止于齿槽嵴黏膜与唇颊黏膜的反折线，上颌后缘止于双侧翼上颌切迹通过腭小凹后 2mm 的连线，下颌舌侧止于口底黏膜与齿槽黏膜反折线，下颌后缘止于磨牙后垫的前 1/3 或 1/2，唇颊舌系带处要让开。

2. 基托形态　基托边缘应比基托略厚且呈圆钝状，才能获得良好的边缘封闭，即使肌运动状态空气也不易进入封闭区。如果边缘薄而锐，肌运动时空气便会进入封闭区，破坏固位。

基托磨光面应呈凹形，有利于发挥唇颊舌肌对义齿的固位作用。若过分凹下，虽有利于固位，但影响自洁作用，尤其是下颌两侧颊翼缘区，黏着的食物不易清除。

3. 基托的厚度　一般是 1.5～2mm，既有一定的强度又要舒适。若患者的前庭沟、颊间隙较宽，可适当加厚该区的基托，使其与黏膜接触。但下颌唇侧及前磨牙区颊侧切忌基托过厚，以免唇颊肌运动时影响义齿的固位。

使用钛或钛合金制作全口义齿的基托，可使厚度降至 0.5mm，更加舒适，重量轻，而且避免了基托的折断。

（冯　云）

第五节　全口义齿的初戴

一、义齿的查对和检查

首先要核对病历和义齿制作卡上的患者姓名，再核对全口义齿组织面的形态和患者颌弓的大小和形状，核对无误后检查义齿表面有无石膏残渣，组织面有无塑料小瘤，基托边缘有无锐利之处等。若有上述情况应先清除或修改，还要检查有无因牙槽嵴过突造成的唇颊基托倒凹过大之处，若有，应磨改该处基托的组织面，否则会影响义齿的就位，或就位时会擦伤黏膜。

二、义齿就位

无牙颌口腔因口内无余留牙，故全口义齿一般都能顺利就位。少数不能就位者多因基托局部有明显的倒凹，其边缘受过突的唇颊侧牙槽嵴阻挡所致，需磨改后才能就位。磨改的程度要细心观察而定，以免磨除过多，影响义齿的固位。常见的部位是上颌结节和上下前牙区唇侧。如遇双侧上颌结节都很丰满者，可磨除义齿一侧相应部位的基托边缘，戴义齿时先戴倒凹大的一侧，稍作旋转即可将另一侧顺利就位。

临床还可见到取模时因下颌磨牙后垫或颊侧翼区受压过重致使该区基托组织面过分压迫相应的软组织，造成下颌义齿不能就位的病例。检查清楚后，只要适当缓冲该区组织面便可完全就位。

三、义齿就位后的检查

（一）检查义齿是否平稳

义齿就位后要检查义齿是否平稳。检查时双手的食指分别放在两侧的前磨牙𬌗面，左右交替向下压，如上颌义齿左右翘动，常由于硬区相应的基托组织面未作缓冲引起；如出现下颌义齿左右翘动，多因外斜嵴、下颌舌隆突区基托组织面未作缓冲之故。经过适当组织翘动仍不消失，要考虑基托制作过程中发生变形或印模、模型不准。

（二）检查基托边缘和磨光面形态

基托边缘过长、过短都会影响义齿的固位。过长的部分压迫软组织易引起疼痛，还会受唇颊舌肌运动的影响而破坏固位，应该磨去过长的部分。基托边缘过短，减少了基托与黏膜的接触面积，也影响了边缘封闭，不利于义齿的固位，常见于上颌义齿的颊侧翼缘区后部和下颌义齿舌侧翼缘区的后部。基托边缘过长或过短都与印模不够精确有关。过长的部分可以磨改，过短的部分可以用自凝基托塑料延长。

基托的磨光面应呈凹形，有利于唇颊舌肌对义齿的挟持作用，加强义齿的固位。如果呈凸形，唇颊舌肌运动时义齿将受到破坏义齿固位的力，需磨改其过凸的部位。但磨光面的凹度不可过分，否则容易积存黏性食物，不易自洁，尤其是下颌的颊侧翼缘区。

（三）检查颌位关系

上下颌全口义齿在口内分别就位，检查了平稳度、基托边缘和磨光面之后，重点要检查颌位关系。患者戴上下颌全口义齿作咬𬌗动作时，如果上下牙列咬𬌗良好，如同在𬌗架上完成排牙时的状态一样，而且反复咬𬌗位置恒定，表明颌位关系正确。如果出现下列现象，则表明颌位关系不正确。

1. 下颌义齿后退　上下前牙间呈水平开𬌗状，上下后牙间呈尖对尖接触，垂直距离增高，表明下颌全口义齿与上颌全口义齿相比呈后退状。原因是确定颌位关系时患者下颌在前伸位置做了咬𬌗动作，且又未被医师发现和纠正。依靠这种前伸状态的蜡𬌗堤咬𬌗记录转移颌位关系于𬌗架下，完成的义齿让患者戴用时，下颌又回到了正确的位置，于是就会出现下颌（与上颌义齿相比）后退的现象。

如果后退的范围小，适当磨改后牙牙尖，义齿还可以使用。若后退范围较大，则必须重做。可以上下颌义齿全部重做，也可以只重做上颌义齿或重做下颌义齿，要根据具体情况而定，主要是依据牙列与牙槽嵴的关系，确定重做下颌还是下颌义齿。

2. 下颌义齿偏斜　上下牙列中线不一致，一侧后牙呈对刃𬌗或反𬌗，另一侧呈深覆盖𬌗，表明下颌偏斜。原因是确定颌位关系时，患者的下颌在偏向一侧的位置做了咬𬌗动作。戴义齿时，下颌回到正中的位置，与上颌义齿牙列相比呈现出偏向另一侧的现象。出现下颌偏斜现象应重做义齿，或全部重做或只做上颌义齿或下颌义齿。

下颌义齿偏斜也有假象，可因某牙位咬𬌗时有疼痛所致。待消除疼痛原因后，偏斜也随之消失。此外，下颌义齿后退者常伴有下颌义齿偏斜。

3. 义齿前牙开𬌗　戴义齿咬𬌗时上下后牙接触而前牙不接触。原因是蜡咬𬌗记录有误，或上架过程中移动了咬𬌗记录，致使𬌗架上后牙区的颌间距离大于口内后牙区的颌间距离。处理方法只有重做。

义齿前牙开𬌗也应鉴别有无假性开𬌗，外斜嵴区或磨牙后垫区基托组织面与黏膜间接触过紧也可形成开𬌗。有时上下磨牙远中基托过厚，上下之间形成早接触，也是造成假性开𬌗的原因。只要找准位置，经适当缓冲或磨改即可纠正假性开𬌗现象。

（四）检查咬𬌗关系

颌位关系与咬𬌗关系似乎是一回事，但又有所区别。颌位关系正确只表明记录颌位关系时下颌没有前伸或偏向一侧的咬𬌗动作，咬𬌗关系良好是指上、下蜡𬌗记录各部位的高度与口内相应各部分颌间距离协调一致，义齿在口内咬𬌗时上下牙列𬌗面达到广泛密切的接触。只有在颌位关系正确的基础上才能获得良好的咬𬌗关系，但颌位关系正确也可能出现咬𬌗关系不良，而颌位关系不正确就不可能获得良好的咬𬌗关系。

检查的方法是用两段咬𬌗纸分别放在两侧上下牙列之间，让患者做正中咬𬌗，上下接触紧密的部位殆面便出现着色点，颜色的深浅也表示接触的紧密程度。依据牙列殆面蓝色的深浅和分布便可判断咬殆的接触状况。若各牙的殆面均有蓝点，表明已达到广泛的接触。

　　咬殆关系不良可能有几种现象：个别牙早接触。前部牙接触紧密，后部牙接触不紧密或无接触。前部牙不接触或接触不紧密，后牙接触紧密。一侧牙接触紧密而另一侧牙接触不紧密或无接触。

　　义齿咬殆关系不良者可通过磨改早接触点，或磨改高尖和加高低殆的方法纠正。

　　正中咬殆关系检查调磨完成后，再检查左右侧殆和前伸殆的殆关系。最好能有红、蓝两种颜色的咬殆纸，红色印迹表示下颌向一侧运动（工作侧）时的上下牙接触状况，蓝色印迹表示下颌向另一侧运动（平衡侧）时的上下牙接触状况。

（冯　云）

第二十章 口腔颌面部软硬组织缺损修复与重建

第一节 皮肤移植术

一、皮肤的组织学特点

皮肤移植是修复口腔颌面部缺损畸形常用的方法之一。皮肤覆盖身体的全部体表，是身体的重要器官之一，它具有感觉、分泌排泄及调节体温、阻止病菌侵入机体、防止体液及电解质丢失等功能。皮肤的厚度随身体部位不同而有所差异，如躯干和背部皮肤较厚，而眼睑和上臂内侧皮肤较薄。同一肢体的皮肤外侧较内侧为厚，如大腿外侧皮肤厚约1.13mm，内侧约为0.95mm。皮肤的质地、色泽和毛发分布等特征，越相接近的部位越相近似。在修复颌面部组织缺损选择供皮区时应考虑到这些特点。

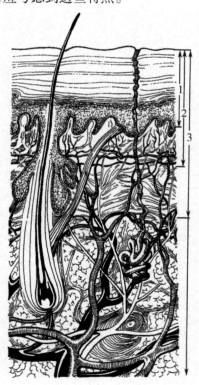

图20-1 皮肤组织解剖和皮片分类

1. 表层皮片   2. 中厚皮片   3. 全厚皮片

皮肤由表皮和真皮组成，真皮下为皮下组织（图 20-1）。表皮由上皮细胞组成，可分为四层：基底细胞层、棘细胞层、粒细胞层和角质层。各层细胞均由基底细胞层不断作丝状分裂逐渐演化形成。表皮与真皮层紧密结合，程度不等的表皮突起深入真皮中，真皮乳突又伸入表皮突起之间。真皮通过基膜与基底细胞层紧密相接。当表皮缺损时，真皮内上皮细胞的有丝分裂成为表皮再生的主要来源。真皮由胶原纤维、弹力纤维、网状纤维和基质组成。胶原纤维和弹力纤维使皮肤具有韧性和弹性，能耐受一定的弹力和挤压。在皮肤移植后，植皮区的外形和功能情况，与移植皮片所含真皮组织的厚度密切相关，皮片所含真皮越厚，植皮区外形及功能恢复越理想。

二、游离皮肤移植的分类

游离皮肤移植是自身体某一部位切取不带皮下脂肪的游离皮片，移植于皮肤或黏膜缺损的创面上，以达到消灭创面、恢复功能及改善外形的目的。根据切取皮片的厚薄分为三类。

1. 表层皮片　仅含表皮层及少量真皮乳头层。厚度约 0.2~0.25mm（0.008~0.010 吋）。此种薄皮片生命力强，取皮区能自行愈合。但由于皮片薄，缺乏真皮弹力纤维，皮片成活后收缩明显，色泽暗，表面有时皱缩，外观差，且不能耐受外力摩擦及挤压。临床上多用以覆盖大的肉芽创面，以达到尽早消灭创面的目的。表层皮片具有在同一供皮区可多次取皮的优点，隔数周可取一次，但因新生表皮较脆弱，切取时需特别小心。

2. 中厚皮片　厚度包括皮肤的表皮层和部分真皮层。约占全层皮肤厚度的 1/3~3/4，相当于 0.3~0.875mm（0.012~0.035 吋）。由于皮片内含较厚的真皮纤维组织，移植成活后收缩较表皮皮片小，质地较柔软，耐受一定的摩擦，取皮区能够自行愈合，但不能重复取皮。中厚皮片兼有表皮皮片及全厚皮片的优点，而成为颌面部缺损修复中应用最广泛的一种皮片。多用于覆盖大的新鲜创面，如灼伤瘢痕切除后，或大型肿瘤切除后的创面。口腔、鼻腔及眼窝内的黏膜缺损或大的肉芽创面也可用薄的中厚皮片修复。

3. 全厚皮片　包括皮肤的表皮层及全部真皮层，是游离植皮中效果最好的一种皮片。移植成活后挛缩程度最小，质地柔软，活动度好，能耐受摩擦，色泽变化也较小，但皮片移植成活的条件较前两者为高。抗感染力弱，移植于口腔、鼻腔及眼窝内，皮片成活困难，一般只适用于面部较小的皮肤缺损新鲜创面。取皮区不能再生上皮故需缝合，如取皮区创面大则仍需植皮以消灭创面。

4. 带真皮下血管网的全厚皮片　带真皮下血管网的游离皮片是日本的冢田贞夫于 1979 年首先报道，国内吴伯刚、陈宗基等人也介绍了应用此法获得成功的经验，并进行了实验观察。此种皮片较全厚皮片有更大的优越性，甚至有时可代替血管吻合的皮瓣而无臃肿的缺点。保存真皮下血管网的游离皮片比全厚皮片稍厚，带有少量脂肪组织及完整的真皮下血管网，此血管网在血循环重建中起到积极的决定作用。皮片的切取方法及供皮区处理均与全厚皮片相同，只是带真皮下血管网的皮片移植后固位和加压包扎很重要。加压不稳影响血运的建立，易形成花斑状皮肤。据上述学者报道，此种皮片成活率高，愈合后质地柔软，色泽较好，不起皱，不臃肿，术后收缩不明显，感觉恢复也较早。效果优于全厚皮片移植。

1986 年，步兵红在动物实验和临床上比较了保存真皮下血管网皮肤移植及全厚皮片移植愈合过程的变化。认为，保留真皮下血管网的皮肤移植与全厚皮片移植成活机制基本一致。从临床疗效来看，早期前者的柔软性、可移动性优于全厚皮片，近期、晚期两种皮片颜色、质地、收缩等变化相似。较厚的带真皮下血管网皮片更多地出现花斑并变硬，且适应证相对严格，不宜在颜面广泛应用，也不能代替血管吻合的皮瓣。带真皮下血管网游离植皮需掌握适应证及手术技巧，推广应用尚待进一步探讨。

三、取皮区的选择及厚度的决定

颌面部植皮应考虑到皮肤颜色、质地应与面部近似，一般来说，应选择与颜面部邻近的部位。全厚皮片多切取耳后、锁骨上部或前臂内侧的皮肤。如需移植大块皮肤时，可自大腿内侧切取中厚皮片移植。口腔内植皮应选自毛发较少的部位，切取薄中厚皮片移植。如为肉芽创面则宜用表皮皮片或薄中厚皮片移植。

四、皮片移植术后的生长过程

皮片移植后24～48小时内，为创面渗出血浆中之纤维素所粘连，并靠血浆维持活力。根据移植皮片的厚薄，于术后48～72小时内皮片与创面的毛细血管逐渐沟通，术后4～5日，自创面有成纤维细胞生长与皮片中的纤维细胞相接连。术后第8日，血循环已基本建立，皮片可呈淡红色，术后10日皮片下形成一层纤细的皮下结缔组织，植皮完全成活。

影响皮片成活的因素很多，如术中止血不完善、皮片下血肿、固位不良、敷料压力不均匀、创面遗留瘢痕血运差、伤口感染等均能影响皮片与创面间血运的建立，甚至造成皮片坏死。因此，术前准备、术后护理及无菌、无创技术的基本原则均应严格遵守。

五、皮片成活后的组织变化

皮片成活后其下产生的大量纤维结缔组织逐渐发生挛缩，使皮片成活后1～2个月内出现不同程度的收缩，皮片越薄，收缩越明显，在松软部位或创面上遗留瘢痕组织。在感染创面上植薄皮片，皮片成活后收缩亦较明显。一般手术后2～3个月，皮片下逐渐生长一薄层脂肪组织，纤维组织层逐渐被吸收变软，此时皮片又渐变软而活动，移植皮片与周围皮肤相接处也渐变平整。小儿植皮后，皮片能随身体发育而生长。

皮片移植成活后神经纤维即开始由创面向植皮片生长，于术后3个月感觉逐渐恢复，至一年左右感觉可完全恢复，以痛觉、触觉恢复较快，冷热感觉恢复较慢。毛囊、汗腺、皮脂腺功能在植皮后呈退化现象，数月后开始再生，其恢复程度也视皮片厚度而定。在皮片成活后应涂少量油脂以防皲裂，并应注意防止冻伤、烫伤或外伤。

六、各种皮片的切取方法

游离植皮术是口腔颌面外科常用的手术方法，所植皮片一般分为表皮皮片、中厚皮片及全厚皮片3种。

（一）术前准备

1. 全身情况　患者一般情况良好，无手术禁忌证，如有贫血、脱水等情况，应在术前及时纠正。

2. 局部情况

（1）植皮区：应于术前1日洗澡、洗头，备皮，术前需理发、刮胡须，但不剃眉毛，必要时作口腔清洁。如植皮区为瘢痕挛缩区，应于术前2～3日开始准备，每日用肥皂和清水洗净，瘢痕内的污物可用汽油或乙醚擦净，用酒精湿敷，手术当日再用1%苯扎溴铵（新洁尔灭）或酒精消毒后备用。

如植皮区为肉芽创面，须注意引流通畅，每日用温的生理盐水湿敷1～2次，有条件时可作创面细菌培养和药物敏感试验，根据药敏结果选用抗菌药物湿敷，及时控制创面的感染。拟植皮覆盖的肉芽组织，必须颜色鲜红，分泌物少，肉芽无水肿，质地坚韧细致，周围无炎症而有新生上皮。如肉芽创面明显水肿时，可用2%～3%盐水湿敷，加压包扎，以促使水肿消退。

（2）供皮区：选好供区后于术前一日备皮，备皮范围应大些，以防取皮时污染。术前用1%新洁尔灭或75%酒精消毒，不宜用碘酒等刺激性杀菌剂，以免皮肤受损，影响皮片的成活。

（二）各种皮片的切取方法

1. 手法取皮　可应用刀片、剃须刀、手术刀或滚轴刀。其切取皮肤的原则基本一致，只是滚轴刀有调节厚薄之刻度，临床上使用方便可靠，使用时可旋转调好厚度。一般取表皮片时调半格，取中厚皮片时调1～2格，但切取的厚度与受力刀片的角度有关（图20－2）。

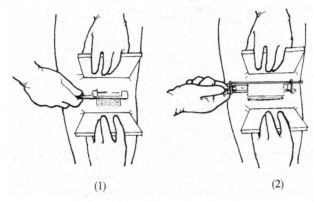

(1)　　　　　　　　　　　　(2)

图20－2　徒手取皮法

（1）手术刀取皮法；（2）滚轴刀取皮法

常规消毒铺单，由助手用两块薄木板或手掌将供皮区向相反方向压平，术者用涂有液体石蜡的取皮刀压紧皮肤，使刀面与皮肤约呈15°角，作拉锯式动作切取皮片，动作要轻快，中间不停顿，否则力量不均匀会使所取皮片厚薄不一致。所取皮片的厚度，决定于刀刃与皮面间的角度，角度越大，取的皮片越厚。

2. 切皮机取皮法（图20－3）　常用的鼓式取皮机由10cm×20cm的半圆形鼓、能左右滑动的刀柄、调整刀片与鼓面距离的螺旋及机架组成。取皮时将刀片夹于刀柄上，旋转螺旋以调节刀片与鼓面的距离，将鼓面向上固定于机架上，用干纱布及乙醚擦干鼓面，在鼓面上和取皮区均匀地涂一薄层胶水，1～2分钟以后，待胶水干而黏合力最大时，将鼓面前缘紧压于皮肤上。约半分钟后稍提起取皮鼓即可见鼓已与皮肤粘紧，将鼓缘微向上翘，将刀柄靠近鼓的边缘作拉锯动作切取皮肤，边切边向后旋转鼓面直至切取下所需大小之皮片，以剪刀或取皮刀将皮片剪断，将鼓面向上固定于机架上。取生理盐水纱布一块，敷于皮片上，由皮片一端夹着湿纱布由鼓面将皮片卷下，如此皮片表面的胶即由纱布隔开，而皮片不致自行黏着形成皱褶。

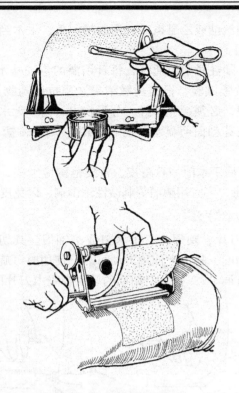

图 20 - 3 取皮机取皮术

表皮皮片和中厚皮片可用手法取皮或切皮机取皮。

近年来，各种类型的电动取皮机已广泛用于断层皮片移植手术。电动取皮机切取的皮片形状规整，宽度为 5cm、10cm、15cm 等，厚度均匀，标尺刻度可精确到 0.025mm。电动取皮机操作技术要点同传统取皮器械，但使用方便，手术时间短。

3. 全厚皮片切取法（图 20 - 4） 一般用手法取皮。术前先用布片或玻璃纸按所形成缺损的形状裁剪好，放于取皮部位，用美蓝按模片将轮廓画出，沿所画线做切口深达皮肤全层，自一边皮下浅层剥离少许，用丝线穿过皮缘作牵引，以示指顶于皮面上用手术刀沿皮下脂肪表层剥离，使皮片不带脂肪，将全层皮片切下。必要时可用剪刀将所带脂肪由皮片上剪除。

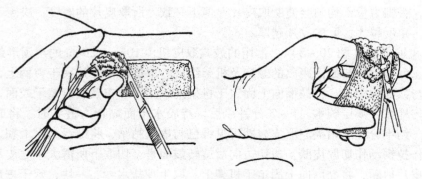

图 20 - 4 全厚皮片切取法

（三）术后处理

1. 取皮区的处理　切取表皮皮片或中厚皮片后，用凡士林纱布一层敷盖，外加数层干纱布及棉垫，用绷带适当加压包扎，防止滑脱。术后如无疼痛、体温不高、局部无渗出则不必更换敷料。视所取皮片厚度，敷料可在2～3周后自行松脱，创面愈合。若换药时油纱布仍与创面粘连而又无感染时，则不可将油纱布勉强撕脱，否则造成新的创面，可延迟愈合，形成瘢痕。如发生感染应及时更换敷料。

切取全厚皮片时，可将创口两侧作皮下潜行分离并拉拢缝合。如应用全厚皮片修复颜面部大的创面时，可按皮纹或面部自然皱褶部位将创面分为几个区域，各取布或玻璃纸模型，拼接成长条形，在供皮区取全厚皮片，取皮后创面仍可拉拢缝合，但术前要对受区及供区作好仔细设计。

2. 植皮区的处理　在新鲜创面上植皮，要注意彻底止血，小出血点用止血钳夹住片刻即可止血，渗血可用温盐水纱布加压止血，避免过多的结扎血管，以防线头形成皮片下异物。皮片覆盖创面上，边缘行间断缝合，每隔数针留一长线头，缝合后皮片上放数层生理盐水纱布，上敷大孔纱，用所留之长线头将敷料结扎于皮片上，使皮片得到均匀的压力固定。如无感染症状，可于术后8～10天更换敷料，此时皮片多已成活。拆线后仍需继续加压包扎，一般颌面部皮片成活后两周即可去掉敷料。如术后有体温升高、疼痛等症状，说明皮片有感染的可能，要及时打开敷料，可用抗生素湿敷，如处理及时可避免皮片全部坏死。

（卢骁鹏）

第二节　局部皮瓣转移术

皮瓣是指包括皮肤及皮下脂肪层所形成的组织瓣。根据皮瓣移植时的血循环供应方式可分为带蒂移植和游离移植两大类。在皮瓣形成过程中，需要有一个或两个部位与原部位组织相连，此相连部位称为蒂。皮瓣移植后早期的血供和营养完全依靠蒂部供应，待皮瓣移植后3周左右与缺损部位建立充足的血运后，才可将蒂切断。根据缺损部位情况，在邻近部位设计皮瓣，常经一次手术即可达到修复目的，不需再行断蒂手术。近年来，随着小血管外科的发展，将带有血管蒂的游离组织瓣一次移植于颌面部缺损区，借助手术显微镜或放大镜将供区小血管与受区小血管吻合的技术已取得很大进展，各种游离皮瓣移植已在修复口腔颌面部大块组织缺损中推广应用。

皮瓣在口腔颌面部整形修复手术中应用广泛，按其血供来源可分为带蒂皮瓣和游离皮瓣，任意皮瓣和轴型皮瓣；按取皮瓣区与修复缺损部位间的距离可分为局部皮瓣、邻位皮瓣、远位皮瓣等。

一、皮瓣的适应证

（1）颌面部深且广泛的组织缺损，以及有肌腱、大血管、神经主干及骨暴露的创面，均需用皮瓣修复。借助皮瓣的皮肤及皮下脂肪可保护深层重要组织且可修复缺损部位组织的厚度。

（2）某些器官再造需用皮瓣修复，如眼、耳、鼻、唇颊部及舌等的再造。

（3）颌面部洞穿性缺损的修复，常见的唇颊部洞穿缺损，多需用瓦合皮瓣、折叠皮瓣或两种组织瓣以修复颜面表层及衬里。

二、各种皮瓣的制作方法及术后处理

1. 局部皮瓣　利用缺损部位周围皮肤组织的弹性和松动性以闭合创面、修复缺损，可有推进、旋转、易位等转移方式。

（1）局部推进皮瓣：应用于面部小肿瘤或小瘢痕切除后不易拉拢缝合者。在创缘周围的皮肤上形成皮瓣，向水平方向推进以修复缺损（图20-5）。"V-Y"成形术也是应用皮瓣推进法，将V形切口做Y形缝合，或将Y形切口做V形缝合（图20-6）。多用于纠正眼睑、鼻、唇缘的小缺陷，借助局部皮瓣位置的推移而改进外形。

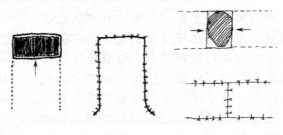

图 20-5　推进皮瓣

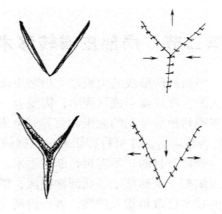

图 20-6　"V-Y"成形术

（2）局部旋转皮瓣：为利用创缘周围的皮肤做成皮瓣，按顺时针或逆时针方向旋转修复缺损。如旋转角度较大，在近蒂部可出现程度不等的皮肤皱褶，常需同期或二期手术修整。取皮瓣区可利用皮肤弹性直接拉拢缝合或行皮片移植术消灭创面。颌面部血运丰富，设计旋转皮瓣时的长宽比例可达3：1。皮瓣的长径须较创缘长径稍大，以免皮瓣旋转后因缝合过紧而影响皮瓣愈合（图20-7）。

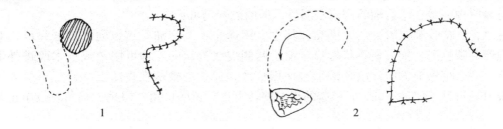

图 20 – 7　局部旋转皮瓣

1. 圆形缺损的修复；2. 三角形缺损的修复

（3）易位皮瓣：临床上常用的"Z"成形术又称对偶三角瓣成形术是典型的易位皮瓣（图 20 – 8）。这是一种操作简单、应用广泛、效果明显的松解索条状瘢痕挛缩的方法。在面部、口角、唇缘、鼻翼、眼周及身体其他部位狭长的索条状瘢痕，可运用其周围组织的松动性，重新配置和改变组织的牵引方向，借以增加组织长度，松解挛缩畸形或使错位器官复位。瘢痕浅且软的可不切除瘢痕。

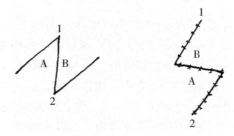

图 20 – 8　对偶三角瓣成形术

"Z"成形术是以挛缩最紧部位为纵轴，沿瘢痕方向作直线切开达皮下，在轴的两端各做一个方向相反、相互平行、与轴的长度相等的切口。轴与上、下两臂切口形成的夹角一般为 60°。在深筋膜上剥离形成大小、形状相等的两个三角瓣，将两个皮瓣互换位置后缝合，长轴的长度即可增加以松解挛缩的皮肤。

对偶三角瓣轴两侧的皮肤应松软可成形，以便于皮瓣交换位置。灼伤后瘢痕紧的皮肤不能做"Z"成形术。面部皮肤在不同位置松紧不同，如眼侧及眉间松，而颧、额部较紧，皮瓣应做在松的皮肤上。

组织瓣的角度：对偶三角瓣的角度越大轴延长的越多，一般以 45°～70°为最好，角度太小不能达到延长轴长、松解瘢痕的目的，且皮瓣尖端血运不好。30°角只能用于面部血运好的部位。角度大于 70°则不易旋转换位。两个 45°角理论上的延长率为 50%，两个 60°角的理论上的延长率为 75%。实际上皮肤有张力、松紧及可塑性，临床应用中的延长率比理论统计的为小。一般臂角可变动在 30°～90°之间，两角可以不等大。

中心轴的长度：中轴越长，Z 成形后延长越多，实际上轴两侧松软组织的量限制了轴的长度。过大的 Z 字势必形成更多的瘢痕，为了面部美观，Z 字三角瓣应做得小些。可在一条索状瘢痕上形成多个对偶三角瓣易位缝合，从而避免较大组织瓣易位转移的难度，术后形成的曲线瘢痕，不但降低了瘢痕再度挛缩的可能性，而且更有利于外形的改善（图 20 – 9）。

成形后的 Z 字，中轴线应与面部皮纹一致，例如瘢痕挛缩在鼻唇沟附近，成形后 Z 的轴应与鼻唇沟一致，术后轴的瘢痕不明显，但两侧臂仍可见。

总之，Z成形术应用灵活、可靠，其主要用途是：①增加一定方向的皮肤长度，对面部、颈部、腋、肘、指等索条状瘢痕牵缩，两侧皮肤松软的，均可用Z成形术改进外形恢复功能。②改变瘢痕方向：以Z成形破坏瘢痕线，使其中轴落在皮纹上，或行多个Z字成形，瘢痕虽长但不明显。③Z成形瓣的组织旋转可将错位的口角、眉梢、眼角复位至正常位置上。

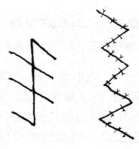

图20-9　连续对偶三角瓣示意

2. 邻位皮瓣　在组织缺损的邻近部位切取皮瓣转移至缺损区，如利用额部皮瓣修复鼻缺损、用上唇皮瓣修复下唇或下唇皮瓣修复上唇、胸肩部皮瓣修复颈部缺损等。由于邻近部位的皮瓣颜色、质地、厚度均与缺损部位相近似，修复效果较好。不需借肢体姿势固定携带皮瓣，手术次数较少。但因在缺损区附近遗留了切口瘢痕，设计时应慎重。

3. 远位皮瓣　如缺损区附近无组织可利用时，可在距缺损较远部位取皮瓣转移修补缺损，如在上臂内侧或腕部桡侧携带组织瓣修复缺损。远位皮瓣蒂部及供瓣区均需用游离皮片消灭创面防止感染。皮瓣转移过程中需行肢体与头部固定，减少患者的不适感，同时，此部位皮瓣因未携带知名血管，受长与宽比值的限制，只能先做成皮管。目前常用的远位皮瓣为胸三角皮瓣，可用以修复面颈部上至颞部、下至面颊部及口底的组织缺损。

（1）胸三角皮瓣的血液供应：如图20-10示由乳房内动脉前穿支供应，属直接皮肤动脉系统。此瓣共含四个前穿支，以第二、三穿支外径最大，直径约为0.5~1.2mm，是主要供应血管。各支自胸骨外侧约1cm处穿出进入肋间隙，穿过胸大肌，进入皮下组织，于筋膜上向外走行，并互相吻合，在皮下组织内可长达10~12cm。其血流方向几乎与皮瓣长轴方向一致，血流量丰富。皮瓣的提口角肌区部分由提口角肌分出的多数细小的肌肉皮肤动脉及胸肩峰动脉的皮支等供应血运。胸肩峰动脉在提口角肌、胸大肌沟的上1/3附近，于筋膜浅面分出提口角肌支及锁骨支，垂直供应皮肤。形成皮瓣时应于筋膜下锐性分离，不仅可以防止损伤穿支，且可保全提口角肌支及锁骨支相互的连接，这对维护胸三角皮瓣的血液供应很重要。

静脉回流通过浅表的真皮下静脉网和深部的与直接皮肤动脉相伴行的静脉，向中部回流至第1、2、3肋间隙后，注入深部伴行静脉，流至乳房内静脉系统。

（2）皮瓣设计：图20-11示标准的胸三角皮瓣，上界为锁骨下线；下界为第5肋骨沿腋窝前缘的皱襞尖端的平行线，约在乳头上3~4cm处向外延伸；内界为1~4肋间隙，胸骨边缘稍外侧；外界为提口角肌区肩峰的顶端略偏内侧。皮瓣内可包含3~4条乳房内血管穿支，大小约10cm×20cm。皮瓣远端一般可转移至鼻眶联合处及乳突部水平。如设计时皮瓣需越过肩峰，或使用时皮瓣需反折者，需作皮瓣延迟手术。对于颌面部大型的，尤其是洞穿性缺损的修复，一侧胸三角皮瓣不够用，则可同时采用双侧胸三角皮瓣，每侧皮瓣由本侧的血管穿支供血。双侧皮瓣同时掀起后，胸骨前只有 4 ~ 5cm 宽的皮肤蒂存在。双侧皮瓣可用以修复左右侧面部组织缺损或洞穿性缺损。

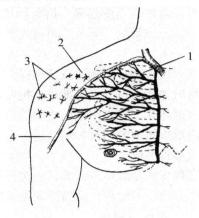

图 20 – 10　胸三角皮瓣的血供

1. 乳房内动脉前穿支；2. 胸肩峰动脉分支；3. 肌皮动脉；4. 头静脉

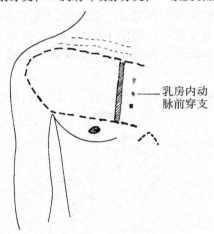

图 20 – 11　标准的胸三角皮瓣

（3）皮瓣的形成：将设计的皮瓣及触及的乳房内动脉前穿支搏动处用甲紫标出，按画线切开皮瓣达深筋膜，在其浅面进行锐剥离，直至距前穿支约 1cm 处，改在筋膜深面剥离以保护血管使其不受损伤。掀起皮瓣将其转移至缺损部，如松弛而无张力则不需显露血管；如张力较大，则需仔细解剖出各穿支，并延长皮瓣下缘的切口，使其在无张力下转移，观察皮瓣远端渗血良好时即可转移、缝合。放置引流条以防术后血肿。皮瓣近心端及供皮区创面用中厚皮片覆盖。皮瓣近心端衬以纱布垫并以胶布条向上悬吊，以减轻重力防止下垂。最后用石膏绷带或宽胶布作头臂部固定制动。

一般在第一次手术后 2 ~ 3 周行断蒂手术，手术时，应最大限度地使转移的胸三角皮瓣与面颈部受区贴合的面积大些，为早期行断蒂术创造良好的条件。

（4）胸三角皮瓣的临床应用：常用于面颈部切除肿瘤或灼伤瘢痕等遗留的大面积创面的修复；也可用于修复面颊部洞穿性缺损，皮瓣远端折叠形成衬里，或与前额隧道皮瓣联合使用。如应用此瓣修复口底及舌组织的缺损时，可将胸三角皮瓣自下颌下缘或颈下缘的切口，经皮下隧道移入口腔，修复缺损。皮瓣转移前先去除位于隧道部分的一段上皮，使皮瓣远端覆盖口底缺损创面，而皮瓣中段的去上皮创面，恰与隧道内覆盖其上的皮下创面愈合。也可将用于修复缺损之外的部分，形成管状，断蒂后再将皮管展开，重新复位到供区，以减小供区继发畸形。

胸三角皮瓣虽可修复面颈部大块缺损，但如适应证选择不当或操作不慎均可造成不良后果，应予注意和预防。皮瓣转移时如张力过大、蒂部过度扭曲或受压、继发感染等可直接影响皮瓣远端血运而导致部分或大部坏死。操作中误伤主要的前穿支、皮瓣下血肿、远心端加压包扎处理不当、皮瓣在口腔内反折扭曲等均可影响血运，造成皮瓣部分坏死。口腔内卫生条件差也可造成皮瓣感染，并发瘘管形成。

胸三角皮瓣由于有可靠的直接皮肤动脉供给营养，一次可形成大面积皮瓣，即时修复颌面、口咽、颈等部位组织缺损区，缩短了疗程。皮瓣距缺损区较近，恢复后色泽与面颈部较接近。但缺点是胸壁供区创面大，植皮后瘢痕明显。皮瓣供血不如肌皮瓣，有时远端可坏死，故目前多倾向用肌皮瓣修复。

4. 管状皮瓣　皮管实际是远位皮瓣的一种，面部较大范围的缺损及器官的修复与再造常用此种皮瓣。由于支管的创面可严密缝合，瘢痕少，皮瓣柔软，血运佳，收缩少，转移后可有一定的活动度，使患者少受痛苦。但由于皮管色泽、质地与面部皮肤仍有一定距离，且常需多次手术完成，因此，在做治疗计划时应首先选用局部或邻位支瓣，不得已时再用皮管修复。

身体的很多部位均能形成皮管，常用的有颈、上臂、胸肩峰及腹部皮管等（图 20 - 12）。

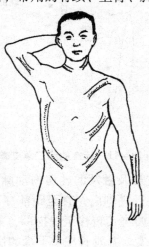

图 20 - 12　常用皮管的部位

（1）皮管的设计及形成（图 20 - 13）：选好供区后，精确测量缺损部位所需皮瓣之大小、形状。一次形成的皮管长宽比值一般为 3：1，超过此比值，则需分段进行。设计的皮管应较实际需要的长宽比值增加1/4，以弥补皮管转移过程中组织的消耗及术后皮肤的收缩。按设计用美蓝画出皮瓣的两边，在皮瓣两侧的中点及近两端处做出标记，以备缝合时的正确定位。自皮瓣一侧切开皮肤直达深筋膜，在深筋膜浅面剥离，直达对侧边缘，再切开皮瓣另一侧，去除皮瓣边缘突出的脂肪。一般先切开皮肤全层，待皮肤收缩后再切皮下组织，这样可避免边缘脂肪过多影响缝合。充分止血后，使皮瓣两侧创缘相对，在相应的标志点作对位缝合，使其成为管状。只缝皮肤全层，不缝皮下组织，将线头留长作牵引用，然后距创缘约3mm处进针，用3-0~5-0细丝线作间断缝合。剥离及缝合时操作要轻巧，不用镊子而用拉钩或缝线牵拉，避免创伤。结扎不宜过紧，使之不影响皮管的血运。将供区两侧创缘行皮下潜行剥离，拉拢缝合。如张力过大，则需用皮片覆盖。一般胸、腹部皮管宽度在6~7cm以内的，供区均可拉拢缝合。上臂皮管的供区不宜强行拉拢缝合，张力过大可能影响上肢血运，需密切观察。

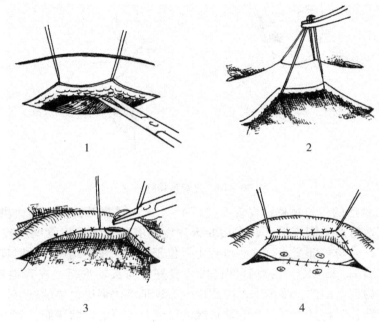

1　　　　　　　　　2

3　　　　　　　　　4

图20-13　皮管成形术

皮管两端的三角形创面，宜用对合褥式缝合法或推进皮瓣法消灭创面，防止血肿或感染。缝合后，在皮管下放一层酒精纱布或油纱，皮管两侧各放一较皮管稍长稍粗的纱布卷，上盖纱布。这样可防止皮管及蒂部受压。皮管上不能粘贴胶布，包扎后应使皮管外露，以便随时观察其颜色、温度以及有无水肿、出血等。术后10日拆线。

皮管的术后护理很重要，需注意保暖，不过度活动以防挤压及挫伤皮管。一般术后每日均需作1~2次检查，直到皮管完全正常为止。如有肿胀、发白、青紫、硬、水疱等，说明有回流障碍，要及时对症处理。

（2）皮管的训练：皮管形成后可在3周左右切断其一端转移至缺损区，为保证皮管的血供，于断蒂前须常规进行皮管血供锻炼。方法是在皮管成形术后10~14天在预计断蒂部之根部以细橡皮管夹住，阻断一端的血供。每日3~4次，每次持续时间由5分钟开始，逐渐延长。如持续阻断一端血供达2小时以上皮管颜色和温度不改变，说明皮管血供已可由一端蒂部供应,即可行断蒂手术。

(3)皮管的转移:皮管可通过两种形式转移至缺损区:①直接转移法:皮管形成3周经过血供训练后即可将一端蒂切断,直接转移至面颈部缺损区进行修复。将皮管按需要的大小剖开,剪除多余的脂肪,注意保护真皮下血管网,充分止血后,缝合于缺损区。以宽胶布或石膏作适当的固定以保证皮瓣良好愈合。3周后断蒂并作小修整。用颈部、上臂及胸肩峰皮管修复面颈部缺损均用直接转移法(图20-14)。②间接转移法:皮管距缺损区较远,需经一次以上转移方能到达缺损区时,常用腕携带法间接转移。皮管一端经训练后切断,转移缝至腕部。另一端经过训练3周后再切断,通过上肢的移动性将皮管转移至缺损区。每次术后均需有良好的姿势固定,以保证皮瓣的愈合。如患者年龄大,不宜作姿势固定者,可用跳跃法转移,即将皮管两端分别依次爬行转移至缺损部位,其优点为不需肢体固定,但需多次转移,疗程长,消耗的皮管组织也加多,故少用。

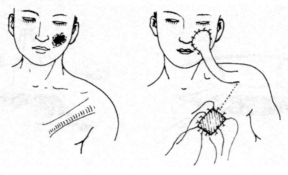

图20-14 皮管直接转移法

(4)皮管移植后的生长过程:皮管形成后4~5天内是靠蒂部原有的血供营养,以后皮管中逐渐与蒂部血管产生侧支循环,术后8天皮管中有新生毛细血管网顺皮管纵轴方向分布,彼此间吻合,并与蒂部交通。这些血管主要位于皮内及皮下组织,此时皮管水肿渐消退并开始变软。术后18天,皮管内血管网已发育良好并与长轴平行,皮管柔软,颜色正常,但温度仍较机体为低。因此,临床上多应用皮管血运训练法促进血供的恢复,至术后3周行断蒂术。在皮管转移时将其剖开,切除两边缘的瘢痕及较厚的球状脂肪,其下可见一薄层脂肪保护着丰富的真皮下血管网,应认真保护以保证皮瓣的血供。

皮管形成后或断蒂后,其神经是从周边开始向中间恢复,经4~6周皮管开始有知觉。一般先恢复痛觉,以后是触觉,最后恢复冷热感,一年后知觉可大部或全部恢复。因此,皮管形成后或修复缺损后要特别注意保护,防止外力或冷热损伤。

5. 皮瓣皮管设计的原则及存在问题

(1)皮瓣皮管设计的原则

1)根据患者的一般情况选择手术方式:老人、小孩及体弱者,应尽量使用局部皮瓣或邻位皮瓣等简单的方法,同时也要根据患者的性别、职业性质的需要选择手术方法。

2)缺损的部位、大小、病因等:修复颌面部缺损,除考虑恢复功能外,还应照顾到外形,供区应选皮肤色泽、质地与面颈部相近似部位。修复深的缺损应用厚皮瓣;灼伤瘢痕切除后的表层软组织缺损多用游离皮片修复。肿瘤切除后的大块组织缺损,可根据情况即时修复,如肿瘤有复发可能,应观察一段时间再行修复。

3）取皮瓣区应无感染、无瘢痕，皮瓣位置合适，转移后不过分扭转，保证血供良好。一般皮瓣长轴应与血管走行一致。任意皮瓣的长宽比例在面部可达 3 : 1。皮瓣过长，血运不可靠者，应先行延迟手术。设计的皮瓣大小应比缺损区大 10%，以备术后的收缩。

4）术前应设计好皮瓣转移后的固位方法，以保证皮瓣顺利愈合。老年人及有关节疾患者应尽量避免姿势固定，以防关节强直。

5）皮瓣缝合前要充分止血，缝合后适当加压包扎，以防术后血肿及感染。

6）术前应将设计方案、修复效果等向患者及家属说明，以取得患者的同意与合作。

（2）逆转计划法：为使切取的皮瓣大小、形状与缺损区相适合，常需应用逆转设计法。先用甲紫将缺损区大小轮廓画出，以硬纱布或橡皮片置于缺损部位，按轮廓加大 10% 剪制，并留出适当宽度和长度的蒂，将剪制的模型放于供区，将蒂以手固定，反复观察皮瓣转移后是否与缺损部完全适合，注意蒂转移后不扭曲且较松弛。皮瓣不能一次修复的需考虑姿势固定的体位，蒂宜位于低垂位以利静脉回流。

（3）皮瓣的延迟：凡超过一定长宽比值的皮瓣，为了保证皮瓣远端获得良好的血供，应先行延迟手术再行转移。延迟方法很多，常用的为将皮瓣的两边切开、剥离，以切断来自两侧及基底的血供，然后缝回原处。或将皮瓣两边完全切开后仅剥离一部分基底，将切口缝合。经延迟后，皮瓣内血管管径增大，真皮层血管网的血管扩张，血管排列方向渐与皮瓣长轴一致，数目也渐增多。但皮瓣下面产生瘢痕变硬，底面瘢痕还影响皮瓣与缺损创面间及早建立血供，且再次手术时不易找到原剥离平面，层次不清，出血较多，其切口边缘也形成瘢痕，因此，应避免不必要的迟延手术。一般延迟术后 12～14 天可行皮瓣转移，转移时必须将创缘及底面的瘢痕切除干净。

（4）皮瓣的并发症及处理

1）皮瓣下血肿：多因术中止血不彻底引起。大血肿可造成皮瓣坏死，小血肿被吸收后形成瘢痕，致使皮瓣发硬。如术后发现皮瓣下血肿，应立即拆除部分缝线，将血肿清除。

2）皮瓣坏死：由于动脉供血不足的血运障碍症状出现较快，色苍白，界限清楚，皮瓣坏死前无肿胀，坏死部以上组织反应不大，坏死常发生在深层。动脉供血障碍较少见，常是暂时性血管痉挛，很快即可恢复。由于静脉回流不畅引起的皮瓣血运障碍症状发生缓慢，颜色逐渐改变，较轻的皮瓣呈紫红色，较重者并发水疱，严重者呈紫黑色。一般在术后 2～3 天逐渐出现，约需 3～5 天坏死界限才清楚。其反应区域大，有较严重的肿胀，以后逐渐局限。浅紫色或有水疱的经表浅处理后，坏死可控制在表层，皮瓣紫黑色则为坏死。

皮瓣坏死的处理：早期发生血供障碍，应及时找出原因，如蒂部受压、扭转、缝合过紧等要及时处理。静脉回流不畅的，可轻柔地向心方向按摩。局部可酒精湿敷保持干性坏死，并可预防感染。坏死区 10 天左右脱痂或手术切除。

3）感染：皮瓣转移手术很少发生感染，只是在皮瓣断蒂后，因蒂部有创面可导致感染。断蒂前应局部清洁冲洗，或用抗生素湿敷，断蒂后皮瓣缝合不宜过紧，以利引流。发现感染及时更换敷料，对症处理。

6. 皮下蒂皮瓣　利用皮下蒂皮瓣修复口腔颌面部缺损畸形，不是一种新方法，Rob Cersung 曾于 1889 年报道用颈部皮下蒂皮瓣转入口腔修复龈癌切除术后的缺损。60 年代以后，报道此方法的文献较多，Barron 等总结了 15 年来临床应用的皮下蒂皮瓣修复术，指出此种皮瓣内没有知名血管也能成活。国内也有应用皮下蒂皮瓣的报道。常用的有以下几种：

（1）局部推进或双侧皮下蒂皮瓣：用于修复颜面部较小的缺损（图20-15）。

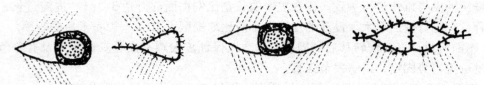

图20-15 局部皮下蒂瓣示意图

（2）鼻唇沟皮下蒂皮瓣：鼻唇沟部形成皮下蒂皮瓣适于修复鼻背部软组织缺损。按逆转设计法用布样在鼻唇沟部适当部位画出所需皮瓣之大小，皮瓣应较缺损区稍大，并留有足够长度的蒂。切开皮瓣远端及两侧，形成皮瓣，近端则只划开皮肤层。沿鼻唇沟切开皮肤，在其深层作潜行分离，按皮瓣宽度和深度分离并切开皮下组织，使形成皮下蒂瓣，经皮下隧道或直接转移至组织缺损区。供区多可直接拉拢缝合。手术时注意保持鼻翼及口角之位置。

（3）颈部皮下蒂皮瓣：颈部皮下蒂皮瓣适合于修复口腔内软组织缺损，如颊部肿瘤切除后的缺损或颌间瘢痕挛缩松解后的颊部创面（图20-16、图20-17）。设计时按最大开口度时颊部创面的大小剪布样。按布样在同侧颈部设计皮下蒂皮瓣。布样应上下倒置，里与面翻转以适应颈瓣翻入口内时的需要。蒂的长度应估计到皮瓣返折时的长度，并略有富余。皮瓣位置略靠前，以免转入口腔时损伤面动脉，在下颌下缘做附加切口。

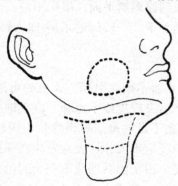

图20-16 颈部皮下蒂皮瓣设计

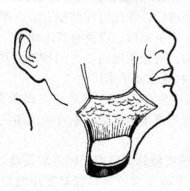

图20-17 皮下蒂（颈阔肌）皮瓣已形成

按设计切开皮肤形成皮瓣，锐分离皮瓣上缘至下颌骨下缘的皮肤，而将皮下组织尽可能多地留在蒂部，蒂的宽度应不小于皮瓣宽度。颈部皮瓣最好包括颈阔肌，其血运更可靠。此时，组织瓣已属肌皮瓣类型。自颈阔肌下的颈筋膜间隙向上分离，暴露下颌骨下缘，从下颌骨骨膜上分离通向口腔颊部缺损区的隧道，注意勿损伤面神经。将皮瓣经隧道引入口腔，移植于缺损区，间断缝合，打包加压。颈部创面可用局部推进皮瓣缝合或作游离植皮。

颈部皮下蒂皮瓣的血运上部主要是面动脉的下颌缘支（颏下动脉）及其分支供给；下部来自颈横动脉分支。其左右、上下都与颈外动脉的其他分支相吻合，形成丰富的血管网。术中要保护蒂部的血液供给，保留较多的软组织，避免损伤来自面动脉的血供。

皮下蒂皮瓣的蒂应与皮瓣等宽，并应与皮瓣在同一层次。如需在面颈部设计长宽比值在3：1的皮瓣，蒂部宜在中厚皮片层剥离，以保存真皮下血管网。操作必须轻柔而细致，止血要完善，蒂应够长而松弛，转移时通过的隧道应够宽，手术后一般不需包扎。颈部皮下蒂皮瓣修复口内缺损时，在下颌下缘处包扎压力应适度，防止因蒂部压在下颌骨上而造成血运障碍。

进行皮下蒂皮瓣移植有以下优点：①切口小，瘢痕不明显。②减少了蒂部皮肤所需的代谢和营养，有利于皮瓣的成活，手术可一次完成。③供区常可直接缝合，不需植皮，也减少了创伤和瘢痕。④修复的皮肤颜色、质地均较理想。⑤皮下蒂皮瓣转移修复口咽部组织缺损，术后功能效果比植皮好，因此值得推广应用。

7. 动脉岛状皮瓣　人体营养皮肤的血管有两种类型：一型为肌肉皮肤血管：大部节状动脉在骨骼肌深面，发出肌皮支自肌层垂直穿出，经深筋膜的浅面吻合成血管网，自血管网分出更细的血管到达皮肤。利用此型肌皮血管可形成各种肌皮瓣；另一型为直接皮肤动脉：如颞浅动脉、耳后动脉、眶上动脉、滑车上动脉、面动脉、乳房内动脉前穿支等。血管自肌层穿出后，有很长一段走行于肌肉浅面的皮下组织内，供应皮肤的营养。利用含有直接皮肤动脉及其伴行静脉形成的皮瓣，血运丰富可靠。其蒂部可带有皮肤，形成含有唇冠状动脉的唇瓣，含有乳房内动脉的胸三角瓣及带额、颞部血管的额瓣等。如蒂部不带皮肤，仅以直接皮肤血管和其周围的疏松组织为蒂，远端带一皮瓣，经隧道转移至缺损区，即为动脉岛状皮瓣。目前临床应用较多的为额颞部动脉岛状皮瓣。

（1）额部岛状皮瓣：额瓣的血供为颞浅动静脉，此动脉在颞部走行于皮肤与颞筋膜之间的皮下组织内（图20－18）。在耳屏前上方，颞浅动脉分为前后二支，前支斜向上行，在同侧眉毛之上方进入发际；当其未进入发际之前，发出一分支向前，走行于额部，与眶上动脉吻合。在耳屏前方还分出眶颧支。颞浅动脉及其分支位置恒定，搏动可以手摸出。在颞部和额部此动脉与眶上动脉、滑车动脉、耳后动脉互相吻合呈网状分布，供给丰富的血运。

手术设计和方法：画出颞浅动脉及分支的走行方向，对所需血管蒂的长度和额瓣的大小、形状作出设计。沿血管蒂走行切开皮肤，显露血管神经束，在血管束两侧约1cm处，与血管束平行切开浅筋膜和颞浅筋膜，于颞浅筋膜（即帽状腱膜之延伸）深面掀起血管蒂，再由帽状腱膜深面掀起与之相连的额瓣，即形成额部岛状皮瓣。

沿颧弓上缘横向切开颞深筋膜，在颞肌与颧弓间钝分离，在颧弓内面形成约3cm宽的隧道，将额瓣和血管蒂经隧道转入口腔。皮瓣与口内创缘缝合后打包加压反包扎。此瓣也可用于面颊部皮肤缺损的修复。远端带少量头皮的岛状皮瓣是眉再造的好方法，可保护毛囊不受损伤，成活率高（图20－19）。

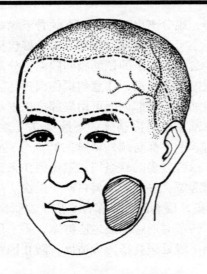

图 20 - 18　颞浅动脉走行和额瓣设计

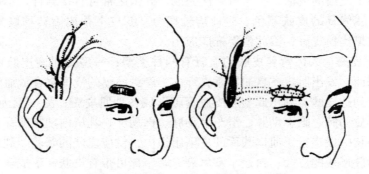

图 20 - 19　颞动脉岛状瓣血管分支图

在额颞部颞浅动脉位于致密的皮下组织层内，血管被纤维组织包绕和固定，管径不易被压闭，因此，额瓣很少发生血运障碍，因其血运丰富，抗感染力强，适合用于咽侧壁、颊、腭、舌及口底组织缺损的即刻修复。缺点为额部供区需植皮消灭创面，术后瘢痕明显。

（2）颞顶筋膜岛状皮瓣：应用颞浅动脉及其顶支为蒂的颞顶筋膜岛状皮瓣与额瓣相同，血运丰富，适用于一次修复口腔内组织缺损。此瓣避免了额部遗留瘢痕，在某些病例可代替额瓣应用于临床。

手术设计及方法：确定颞浅血管束及其顶支的走行，对所需血管蒂的长度和筋膜瓣的大小、形状作出估计，用甲紫标定。沿颞浅血管束及其顶支的走行做 T 形皮肤切口。T 形的纵切口起自颧弓上水平，沿耳前向上至头顶部近中线处，横切口较筋膜瓣两边稍宽。在向两侧分离筋膜瓣上方的头皮时，慎勿损伤毛囊，充分暴露所需筋膜瓣及血管蒂区（图 20 - 20）。

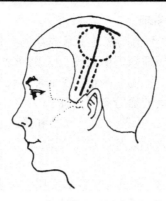

图 20 - 20　颞顶筋膜岛状瓣范围及头皮切口

　　筋膜瓣切开前，取中厚皮片移植于筋膜瓣表面，再沿皮片周边切开筋膜瓣，在帽状腱膜下平面分离并掀起筋膜瓣。游离血管蒂并形成颧弓下隧道，方法与额瓣相同。颞顶筋膜瓣由隧道转入口腔，缝合后采用加压反包扎，使筋膜瓣与创面紧贴，防止皮片移位。

　　头皮 T 形切口直接缝合，并反包扎加压，以利止血和消除头皮下腔隙（图 20 - 21）。

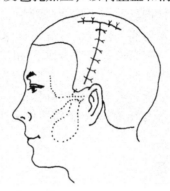

图 20 - 21　颞顶筋膜岛状瓣经颧弓下隧道转入口内

　　颞顶筋膜岛状瓣血运丰富，成活率高，抗感染力强，适用于修复口腔内及血运条件稍差的创面。血管蒂长（约 8 ~ 10cm），有充分的移动度，修复时可达同侧颊、咽、口底等部位。颞浅血管束分布范围广，具有丰富的吻合支，筋膜瓣取材面积大（平均 $52cm^2$）。筋膜瓣远端可根据需要适当超过颅顶中线。若能包含颞浅血管顶支的 2 个分支，则可增加其长度及宽度。

　　供瓣区的毛发不受损伤，术后无明显畸形，此瓣也可做衬里并与其他皮瓣合用修复面颊部洞穿缺损。

　　此瓣虽具上述优点，但仍存在一定局限性，颞顶筋膜瓣表面移植的皮片色泽和质地较一般皮瓣差。

　　（3）额部正中岛状皮瓣：应用额部正中岛状皮瓣行鼻成形术时，需行二期断蒂手术。若在皮瓣蒂部，两眉间水平部做一横切口，切开皮肤层，在皮下做一隧道直至鼻缺损区，剥离时慎勿损伤蒂部的滑车上动脉。将皮瓣作 180° 旋转，通过皮下隧道转至缺损区修复缺损。手术可一次完成。

（4）动脉岛状皮瓣手术注意事项

1）保护血管蒂：保护血管蒂不受损害是手术成功的关键。在血管束两侧应留有足够的疏松组织及浅筋膜，血管蒂掀起后应以温纱布覆盖，以防血管痉挛，操作应轻柔。

2）隧道应有足够的宽度，防止因过窄而导致血管蒂绞窄。当下颌骨保留时，可将喙突及升支前缘切除，以防因下颌运动使血管蒂受挤压。

3）皮瓣转入口内时，要防止血管蒂扭曲、牵扯和受压。

4）术中注意止血，对蒂部小分支及皮瓣远端之出血点要注意结扎，防止术后血肿及感染。

5）术后加压包扎时应注意勿使颞浅血管蒂部受压，可在颧弓上、耳屏上方垫一纱垫。

（卢骁鹏）

第三节　骨移植术

骨移植术在颌面外科应用很广，最常用于下颌骨缺损的修复。修复颧骨、鼻骨、额骨等处，因对功能要求不高，可应用骨或代用品移植。上颌骨切除后，用修复体代替植骨，可恢复面部外形及咀嚼功能。而下颌骨折后的不连接或骨缺损、下颌骨肿瘤切除后的器官再造，则必须应用植骨术以恢复其外形及功能。供骨源可分为自体骨、异体骨和异种骨。

自体植骨的方式有带蒂植骨、游离植骨及吻合血管的游离骨瓣移植。带蒂植骨可应用以颞肌为蒂，带喙突修复上颌眶下缘缺损；以胸锁乳突肌带部分锁骨修复下颌骨等。由于其应用范围窄，目前已不常用。游离植骨一般多用整块骨移植，行下颌骨再造，也可用碎骨块填充凹陷畸形。吻合血管的游离骨瓣移植有腓骨瓣移植修复上下颌骨、髂骨瓣移植修复下颌骨等。

一、骨移植的术前准备

（1）全身情况良好，无手术禁忌证，全身及局部无炎症病灶。

（2）植骨床的软组织应无瘢痕，以便有良好的血运。如无足够的周围软组织覆盖植骨区，应于术前先用皮瓣修复，半年后再行植骨。如有条件也可行吻合血管的游离复合骨瓣移植。

（3）为保证植骨块与受骨面的稳定接触，以便更好地恢复骨的连续性，必须有良好的固定。术前应做好术后固定的准备工作，最好外固定与内固定相结合同时进行。

（4）保持口腔卫生，防止术后感染。应于术前全口牙齿洁治，病牙尽早治疗或拔除。

（5）选择适当的供骨区，术前备皮3日。

二、手术方法和术后处理

1. 游离骨切取术　主要介绍髂骨切取术和肋骨切取术。

（1）髂骨切取术：常用于下颌骨缺损的修复，一般在病变同侧切取髂骨；也常用于牙槽突裂植骨等其他缺损畸形的修复。

患者仰卧，于手术侧臀部垫枕，使髂嵴部充分抬起显示清楚，将髂嵴上的皮肤向内侧下压后，沿髂嵴切开皮肤，前起髂前上棘，后部根据所需髂骨长度而定。切口经皮肤、皮下组织及肌层直达骨膜，当松开向内侧压推的皮肤后，切口即回复至髂嵴外后方，如此形成的切口瘢痕不在骨缘上，并能防止损伤股外侧皮神经。在髂嵴适当部位的骨膜上做 H 形切口直达骨面，用骨膜分离器分离骨膜，显露髂前上棘和髂骨适当部位，根据需要用骨凿或骨锯等切取所需大小、厚薄、长短的骨块，一般多保留其内侧骨板及髂前上棘，仅切取外板，也可切取全层骨嵴。由于髂骨维持骨盆上份的外形，且其内面光滑易于分离，而髂嵴外侧有臀肌紧密附着，操作不便，故有主张切取髂嵴内侧份骨板者。切骨后用骨蜡止血，按层严密缝合骨膜、皮下组织及皮肤，伤口内放置橡皮引流条，术后加压包扎，可用沙袋压于敷料处，48 小时后除去沙袋及引流条，切下的骨块用盐水纱布包好备用（图 20 – 22）。

当髂骨作为牙槽嵴植骨术的供区时，需要的是松质骨，其取骨方法同上述略有不同，详见王光和主编的唇腭裂序列治疗一书。

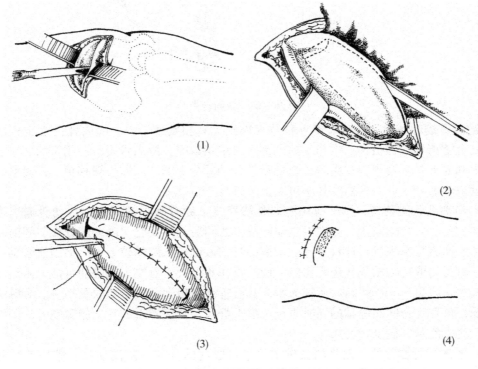

图 20 – 22　取髂骨术

（1）切开并剥离骨膜；（2）切取髂骨；（3）缝合骨膜；（4）缝合切口

（2）肋骨切取术：患者侧卧，于手术侧腰背部垫枕以显露腋中线。如需用小块肋骨时，可直接在第 7 肋前端切取；如需切取较长肋骨以修复一侧下颌骨时，常取自第 7、8、9 带肋软骨的长条肋骨，以肋软骨形成关节头。沿肋骨方向切开皮肤、皮下组织和肌层，切口大小应超过所需肋骨的长度 1～2cm。显露肋骨，沿肋骨中央做骨膜切口，至两端各附加一垂直切口，使骨膜切口呈 H 形。用骨膜剥离器紧贴肋骨沿肋前外肌方向，在骨膜下仔细剥离肋骨上、下缘，剥离上缘时，骨膜剥离器应由后向前推移，剥离下缘时则应由前向后推移。如此顺肋间肌方向剥离，可避免损伤肌纤维、肋间血管和神经，或撕脱胸膜。将已分离的肋骨提起，内面放置骨膜剥离器以保护深层组织，将所需肋骨的两端用肋骨剪剪断取下（图

20～23）。仔细检查有无穿破胸膜，如不慎伤及胸膜，应将其严密缝合，冲洗伤口，放置橡皮引流条，分层缝合骨膜、肌层、皮下及皮肤。为减轻疼痛，可将肋间神经切断，或用长效麻醉药作肋间神经封闭。

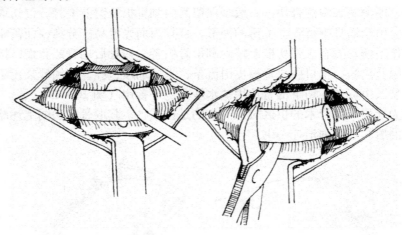

图 20 - 23 取肋骨术

2. 游离骨瓣移植术　自从显微外科技术得到提高和发展以来，国内外已逐步开展带血管蒂的复合游离骨瓣移植，一次修复面颈部大块组织缺损。游离骨瓣可利用带肋间血管的复合肋骨瓣修复下颌骨及周围软组织，也可用带股动脉分支的游离髂骨瓣移植。游离腓骨瓣移植也是近来开展较多的一项修复技术可对上下颌骨进行修复。

（1）游离肋骨瓣移植：国外应用游离骨瓣修复下颌骨缺损的报告中以肋骨瓣居多，一般取第 9、10 肋后段或前段，分别以主动脉分支肋间后动脉及乳房内动脉分支肋间前动脉为营养动脉，回流静脉为各自伴行静脉。切取肋骨前段的前入路体位方便，但因血管细、静脉壁薄，有时需切取部分软骨找出乳房内动脉，操作难度大，有穿入胸腔的可能，术后并发症多。有人主张取第 9、10 肋间后血管为蒂，其血管管径稍大，易于切取及吻合。为解决静脉回流问题，可在吻合肋间静脉的同时再选一皮下静脉与受区附近的一支静脉吻合，即吻合一支动脉、两支静脉，血供较可靠。

（2）游离髂骨瓣移植：髂骨的血供主要来自股动脉分支旋髂浅动脉、髂外动脉分支旋髂深动脉、旋股外侧动脉升支和臀上动脉。根据我们解剖学及临床观察，以用旋髂浅血管或旋髂深血管做血管蒂为宜，前者为骨膜血管，后者属骨营养血管。游离髂骨瓣移植方法为：

1）供区：于同侧或对侧腹股沟韧带中点下方约 5cm 处，沿股动脉体表投影向上至髂嵴做弧形切口。以旋髂浅血管为蒂时，则于腹股沟韧带中点下方 1cm 左右暴露股动、静脉及其分支旋髂浅动静脉，在皮下组织和缝匠肌腱膜深面循血管蒂解剖，直至髂前上棘。以旋髂深血管为蒂时，则于腹股沟韧带中点上方，腹横筋膜深面暴露髂外动、静脉及其分支旋髂深动、静脉。切开腹外斜肌腱膜和腹内斜肌，在腹内斜肌和腹横肌之间循血管蒂解剖，直至髂嵴前部，可见血管蒂在髂前上棘后方 3～4cm，髂峰上缘下方约 1cm 进入髂翼内侧。

解剖血管蒂时，切断、结扎全部肌支，并保留少量血管蒂周围组织，以免损伤血管。

按下颌骨缺损的大小及形状，用骨凿切取髂骨骨块。

2）受区：先解剖出供吻合用的动、静脉，切断、结扎并做好标志。病变下颌骨切除后，修整骨断端，并钻好骨孔。

3）移植修复：将髂骨瓣置下颌骨缺损区，使骨端贴附，用相应的骨固定材料和技术固定后，再行供、受区血管吻合，分层关闭供受区创面，受区伤口置橡皮引流条，用纱布棉垫覆盖，包扎时压力适中，以免压迫血管蒂。供区伤口常规包扎。

血管吻合注意事项见游离皮瓣部分。

三、游离骨瓣的临床评价

1. 骨成活率高，抗感染力强　由于游离髂骨瓣血运丰富，易于成活，为受区组织条件差的骨缺损修复提供了切实可行的方法。临床及动物实验均已证明，在术前经过 50Gy 照射的受区，进行游离骨瓣移植，仍可获满意结果。游离骨瓣还可为广泛的下颌骨缺损提供充足的骨量，髂骨瓣可长达 15cm。

重建的血循环使游离骨瓣具有较强的抗感染能力，这对下颌骨植骨有重要意义。

2. 骨愈合快，吸收少　骨的生长或愈合与局部血循环有密切关系，游离骨瓣由于血运丰富，而具有愈合快、吸收少的特点，一般于术后 3~4 周即呈牢固的临床愈合，术后 4 周 X 线检查多已发生骨性愈合。远期随诊，X 线检查髂骨瓣除有正常的外形改建外，未见明显吸收。由于骨瓣愈合快，缩短了术后下颌制动时间，减少了患者痛苦及因颌骨固定可能造成的并发症。

3. 游离髂骨瓣血管蒂的选择　髂骨瓣以松质骨为主，易于成活，可形成较大骨瓣。用同侧髂骨瓣修复半侧下颌骨可获得较好外形。以髂前上棘为下颌角，髂前下棘为髁突，髂嵴上缘为下颌下缘，并可将咬肌、翼内肌断端与骨瓣周围肌肉缝合重建附丽，用于行下颌骨半侧再造优于其他骨瓣。

以旋髂浅、深血管为蒂均可形成可靠的骨瓣，两血管蒂长相似，均为 7cm 左右，但旋髂深血管解剖变异小，血管外径（动脉 2.1mm、静脉 1.7mm）较旋髂浅血管（动脉 1.5mm、静脉 1.9mm）为大，宜首选之。

游离骨瓣移植后，为检查血管吻合是否通畅，除临床症状观察外，可采用术后颈外动脉造影显示血管通畅情况。也可应用核素骨显像技术，如植骨段呈放射性浓聚，证明局部血运丰富。

游离骨瓣手术的取骨区无明显后遗症，拆线后即可行走，一般无明显感觉或运动障碍。

游离骨瓣移植虽较一般植骨具优越性，但要求技术及设备条件较高，手术时间较长，供区创伤较大，故需创造条件，有选择性地应用游离骨瓣移植修复下颌骨缺损。

（卢骁鹏）

第四节　上颌骨重建术

一、上颌骨缺损重建的历史沿革

几十年来，大型上颌骨缺损的修复均通过赝复体的阻塞作用完成。在复杂的重建技术发展以前，赝复装置是恢复复杂缺损上颌骨功能和美观的唯一手段。赝复体是一种中空的阻塞器，利用上颌残留牙齿的固位，充填上颌骨切除后形成的创腔，同时能一定程度恢复患者的咀嚼功能和外形。赝复体要求剩余上颌骨有足够的软硬组织支持，对于超过中线或双侧的大型上颌骨缺损往往显得无能为力。随着种植技术的发展，应用颧骨种植体和磁性固位体制作全上颌赝复体来修复上颌骨缺损已经成为现实，但仍存在一些不可避免的缺陷，如需要经常清洁、不能完全封闭口鼻腔瘘、不能完成吸吮功能、无法在柔软的组织面戴用、固位不佳和口腔卫生维持困难等。

自体组织移植是上颌骨缺损修复的合理选择，可以避免赝复体修复的各种缺陷，并且是永久性的。自体组织移植修复上颌骨缺损经历了从简单到复杂，从应用局部组织瓣、带蒂皮瓣和肌皮瓣到游离复合组织瓣，从修复小型缺损到修复大型缺损，从单纯消除创腔到功能性修复的发展阶段。早期的额瓣、上唇瓣、咽部瓣及舌瓣等局部组织瓣只能局部转位，受其旋转弧度及组织量的限制只能修复小型缺损。后来随着带蒂组织瓣的出现和应用，胸三角皮瓣、胸大肌皮瓣、颞肌瓣、背阔肌皮瓣、胸锁乳突肌皮瓣及斜方肌皮瓣等均应用于上颌骨缺损的修复。虽然它们能满足大型上颌骨缺损修复的要求，但是移植组织过于臃肿，不易塑形，若要完成骨性重建尚需结合颅骨、肋骨及髂骨等非血管化骨移植，很难达到预期的修复效果。

近20年来，显微外科技术的发展为上颌骨及面中份缺损的修复带来了一场革命。各种游离组织瓣，如前臂皮瓣、肩胛瓣、腹直肌皮瓣、腓骨瓣及髂骨瓣等，尤其是游离复合骨瓣的应用，使上颌骨缺损的修复从单纯的创腔充填进入到功能性修复阶段。而且随着坚固内固定技术、牙种植体技术及骨牵引技术的发展和应用，上颌骨缺损的功能性修复日趋成熟。

二、上颌骨缺损修复的目标及上颌骨缺损的分类

由于上颌骨特殊复杂的解剖结构和生理功能，理想的上颌骨重建应达到以下要求：①消灭死腔和口鼻瘘，达到封闭性修复。②恢复咀嚼、语言等面中份基本功能，能完成功能性义齿修复。③为面中份诸多重要结构提供足够支持。④恢复外形。简而言之，上颌骨缺损的修复要完成功能和外形的恢复，但实际上这是一项富有挑战性的临床工作。

不同程度的上颌骨缺损需要不同组织量的组织瓣进行修复，因而有必要对上颌骨的缺损进行分类，以指导临床治疗。Corderio 等依据切除范围将上颌骨缺损分为四类：Ⅰ类缺损为上颌骨部分切除后的缺损，仅波及上颌窦的一或两个壁；Ⅱ类缺损为上颌骨次全切除后的缺损，包括上颌窦两个壁以上的缺损，但眶底完整；Ⅲ类缺损为包括眶底在内上颌骨全切除后的缺损，根据眼球是否保留又分为Ⅲa（保留眼球）和Ⅲb（不保留眼球）两个亚类；Ⅳ类缺损为上颌骨及眼眶切除后的缺损。

Brown 等对上颌骨缺损提出了改良分类，它包含了垂直和水平两个方向缺损的情况。垂直方向分为四类：Ⅰ类为上颌骨低位切除，无口腔上颌窦瘘；Ⅱ类为上颌骨次全切除，保留眶底；Ⅲ类为上颌骨全部切除，不保留眶底；Ⅳ类为上颌骨扩大切除，不保留眶内容物。在水平方向附加缺损亚分类：a. 单侧上颌骨牙槽突和硬腭缺损（a≤1/2）；b. 双侧上颌骨牙槽突和硬腭缺损（1/2<b<1）；c. 全上颌骨牙槽突和硬腭缺损（c=1）。（图20-24）

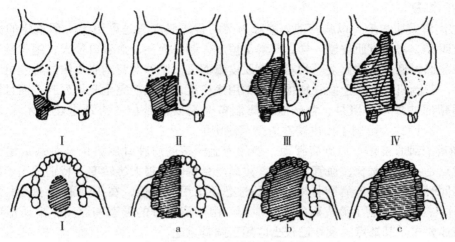

图 20 - 24 上颌骨缺损分类示意图

三、用于上颌骨缺损修复的常用游离组织瓣

1. 游离前臂皮瓣 前臂皮瓣由我国杨果凡于 1978 年发明，最早应用于四肢瘢痕挛缩的治疗，但很快就被应用到头颈缺损的修复与重建。前臂皮瓣具有很多优点：解剖恒定，制备简单；血管口径粗大，血管吻合容易成功；血管蒂长，避免了静脉移植；供区远离头颈部术区，允许实施"双组手术"；皮瓣组织菲薄而质地优良，适于口腔内组织修复；通过吻合皮瓣与受区的感觉神经，可恢复皮瓣感觉功能；可以携带一片桡骨，用于颌骨重建。其缺点为切取皮瓣要牺牲前臂一条主要供血动脉，而且前臂创面须植皮，留有明显瘢痕，影响美观。

小型上颌骨缺损，如腭部缺损，可应用前臂皮瓣来修复，其组织菲薄及良好顺应性，允许日后成为义齿的承托区。"三明治"式前臂桡骨瓣修复次全切除术后的上颌骨缺损，即桡骨重建上颌牙槽突，皮瓣折叠后分别修复口腔面和鼻腔面黏膜，但桡骨骨量过小，难以满足牙种植的要求。折叠前臂皮瓣还可用于封闭上颌骨缺损后的口鼻腔瘘，能较好地恢复语言及进食功能，但由于未行骨性修复，无法行义齿修复，且外形稍差。对于无残余上颌牙的高龄患者，由于术后无法戴用腭托，折叠前臂皮瓣修复不失为一种合理的选择。

2. 游离大腿前外侧皮瓣 游离大腿前外侧皮瓣最早由我国的宋业光于 1984 年介绍，其后国内外学者对该皮瓣作了详细的解剖学和临床应用研究，并使其成为常用的游离皮瓣供区之一。皮瓣的制备简单，血管蒂长，可开展"双组手术"，供区的病变较小，对于宽度 8cm以下的皮瓣，供区可以直接拉拢缝合，所遗留的疤痕相对较为隐蔽。由于其皮肤穿支血管解剖变异较大，这也是影响该皮瓣广泛应用的主要原因。

3. 游离腹直肌皮瓣 以腹壁下动、静脉为蒂的腹直肌皮瓣在头颈部大型缺损修复中占据十分重要的地位。该组织瓣的血管蒂可靠，解剖恒定，制备时无需改变患者体位，允许实施"双组手术"。其组织量丰富，适于大型缺损，如全舌、上颌骨及颅底缺损等修复。其潜在的供区并发症切口疝可以通过聚丙烯酸膜片修复腹直肌前鞘而得到解决。

腹直肌皮瓣适用于大型上颌骨缺损的修复，应用腹直肌皮瓣修复上颌骨眶区大型缺损，不仅能充分充填死腔，而且术后获得良好的语音及吞咽功能，部分患者还能完成传统义齿的修复。但是，对于肥胖患者，腹直肌皮瓣修复上颌骨缺损仍略显臃肿，在一定程度上影响外形和功能的恢复。

4. 游离背阔肌皮瓣　以胸背动、静脉为蒂的背阔肌皮瓣是可用于头颈重建的面积最大的游离组织瓣。与腹直肌皮瓣一样，其解剖恒定，制备简便，血管口径大，组织量丰富，非常适于头颈部大型缺损的修复。相对腹直肌皮瓣而言，肥胖对背阔肌皮瓣的影响更小，不会过于臃肿。背阔肌皮瓣在上颌骨缺损修复中用途广泛，不仅能完全充填死腔，而且能非常好地恢复面颊部的外形。但是，背阔肌皮瓣制备时需要侧卧位，头颈重建手术中无法实施"双组手术"，因此，限制了该皮瓣在头颈重建中的广泛应用。

5. 游离肩胛骨皮瓣　以旋肩胛动、静脉为血管蒂的肩胛骨皮瓣也是头颈重建常用的皮瓣，其优点是：血管蒂长，血管口径大，皮岛与骨块间有很大旋转度，特别适用于颧弓眶底和腭部的同时重建。由于肩胛骨皮瓣制备时必须采用侧卧位，在头颈重建手术中无法实施"双组手术"，这也限制了该皮瓣的广泛应用。由于肩胛骨的形态和厚度，不易塑形和难以满足种植体要求是其缺点，现在已较少应用于颌骨重建。

6. 游离髂骨瓣　以旋髂深动、静脉为血管蒂的游离髂骨瓣常用于下颌骨缺损的重建，它具有血管解剖恒定，血管口径大，骨量充足，适于种植体植入，可开展"双组手术"等优点，游离髂骨瓣修复上颌骨缺损可以得到良好的功能恢复。但是毫无疑问，髂骨瓣也存在许多无法避免的缺点，髂骨对于上颌骨修复显得组织量过多，不易塑形，皮岛臃肿，活动度差，不易修复口内黏膜缺损，而且其血管蒂过短，很难充分达到上颈部进行血管吻合。随着游离腓骨瓣的进一步推广，游离髂骨瓣的应用已经越来越少。

7. 游离腓骨瓣　游离腓骨瓣最早由 Taylor 于 1975 年报告，随后应用于长骨缺损的修复。直到 1989 年，Hidal-go 才首次报告利用游离腓骨瓣修复下颌骨缺损。目前，游离腓骨瓣已广泛用于下颌骨重建，并被认为是下颌骨重建的最佳选择，近年来，其还被用来修复上颌骨缺损。其优点主要包括：①血管蒂长，通过切取较为远端的腓骨，可以达到延长血管蒂的目的，使其很容易通过口内隧道到达上颈部。②血管口径大，腓骨瓣是所有游离组织瓣中血管口径最大者，游离移植非常容易吻合成功。③腓骨瓣可以根据需要制备成各种形式的复合瓣，其中腓骨可用来修复骨缺损，皮岛用来修复黏膜缺损，肌肉用来填塞死腔；④腓骨瓣制备简单，供区并发症少。⑤腓骨瓣供区远离头颈部，可以实施"双组手术"。⑥腓骨可以根据需要作多处截骨后行三维塑形，恢复牙槽突的形态。

北京大学口腔医学院已完成 60 例腓骨复合组织瓣重建上颌骨缺损，成功率达 98.3%。其中有 46 例为Ⅰ类和Ⅱ类缺损，也就是说大部分病例为上颌骨低位或次全切除术后的缺损，这正是腓骨瓣修复上颌骨缺损的最佳适应证。由于腓骨重建牙槽突，其后方需与颧骨或颧牙槽嵴进行固定，对于Ⅲ类和Ⅳ类病例常伴有眼眶、颧骨及翼突的缺损，使腓骨的固定存在困难，对于这样的大型缺损可选择组织量相对丰富的软组织皮瓣来进行修复。在随访时间 6 个月以上的 38 例患者中，5 例完成种植义齿修复，21 例完成传统义齿修复，义齿修复率达 68.4%；外形评价达"优"和"良"者为 84.2%；语音清晰度检测达到 98.4%，达到正常人水平；生存质量问卷分析和调查显示，游离腓骨瓣上颌骨重建患者的术后生存质量明显高于赝复体修复患者，通过对腓骨瓣上颌骨重建患者的术前和术后生存质量分析，患者的术后生存质量较术前有下降，但两者间的差异无统计学意义。这说明腓骨瓣能非常完好地恢复上颌骨缺损造成的功能缺陷，基本上能达到术前无上颌骨缺损时的生活质量水平。所以，游离腓骨复合瓣上颌骨重建能显著提高上颌骨切除术后患者生存质量，是上颌骨重建的良好选择。

腓骨复合组织瓣上颌骨重建术的注意事项：

（1）供区的选择应为同侧小腿，只有这样才能保证腓骨就位后，皮岛下垂于腓骨骨段下方，有足够的自由动度来修复腭部软组织缺损。

（2）腓骨皮岛对于同期完成上颌骨软硬组织的缺损修复非常重要，而皮岛的血供来自于腓动脉穿支。术前可通过超声多普勒血流探测仪测定皮岛的腓动脉穿支，以此来确定切口线的位置，避免损伤穿支血管。

（3）术前按照手术设计，完成模型外科，制作手术模板，为术中腓骨就位与固定的位置提供明确的参照依据。

（4）由于腓骨瓣血管蒂是从上颌经下颌骨内侧至上颈部进行血管吻合，要求血管蒂长，其长度要明显长于腓骨瓣下颌骨重建。因此，要求腓骨瓣上端截骨线尽量靠上，通过去除尽量多的上端骨段以获得尽可能长的血管蒂。

（5）手术操作顺序：先腓骨瓣就位固定，后血管吻合，避免在腓骨瓣就位时过度牵拉已经完成的血管吻合口。

（6）避免血管蒂局部受压：下颌骨内侧的血管蒂隧道至少达两指；术区放置引流管时与血管蒂应有一定距离，并进行固定，保证不因体位改变而出现引流管位置改变；术中充分止血，避免出现血肿而压迫血管蒂。

（7）术后严格头部制动，避免颈部过度运动，影响血管蒂。

（8）术后对腓骨瓣进行严密观察，一旦发生血管危象，应立即抢救探查。

由于游离腓骨复合瓣修复上颌骨缺损技术难度较大，手术创伤也较大，种植义齿修复治疗周期长，因此，应严格掌握适应证。目前手术适应证主要包括：①良性肿物或创伤导致的上颌骨缺损。②上颌骨恶性肿瘤病变比较局限，手术可以达到彻底根治者。③双侧全上颌骨缺损，如不作骨性修复，将遗留十分严重的面部畸形和功能障碍者。④肿瘤切除术后 2 年以上无复发拟行二期修复者。⑤Ⅰ类和Ⅱ类的上颌骨缺损。⑥年轻患者，有修复上颌骨缺损要求者。

8. 双游离瓣移植　对于某些复杂的上颌骨缺损，单一的游离组织瓣往往无法同时满足恢复功能和外形的要求，可以采用双游离瓣进行修复。同时应用游离腓骨瓣和前臂皮瓣可进行面中份大型软硬组织缺损的重建，用游离腓骨瓣重建牙槽突，用前臂皮瓣修复较大范围的黏膜和皮肤缺损。有时游离腓骨复合瓣在行上颌骨重建时，若无法制备皮岛而口内黏膜缺损必须修复时，也可再加用前臂皮瓣。一般而言，如果能用一个游离组织瓣完成修复要求，应尽量避免采用两个游离瓣。

与传统赝复体修复方法相比，应用自体游离组织瓣修复上颌骨缺损有其很大的优越性。无论是哪种组织瓣，其均能完好地封闭口、鼻腔痿和口腔上颌窦痿，使得患者能恢复正常的吞咽和进食功能，解除了患者在吞咽、进食和语言方面的问题，提高了患者的生活质量，这与赝复体相比，是巨大的进步。对于无牙殆和双侧上颌骨缺损的患者，赝复体由于难以固位而无法对此类缺损进行修复。游离组织瓣则不受此限制，借助于血管吻合技术，远离受区的游离组织瓣可以良好地修复上颌骨缺损。腓骨复合组织瓣上颌骨重建的患者由于上颌骨缺损得到了三维骨性重建，不仅可以进行传统义齿修复，而且结合牙种植技术可以进一步达到上颌骨功能性重建的最终目的。即便是软组织皮瓣只要上颌余留牙条件允许，依然可以进行传统义齿修复。

目前,我们选择头颈修复重建最常用的四种皮瓣:前臂皮瓣、大腿前外侧皮瓣、腓骨瓣和腹直肌皮瓣来进行上颌骨重建,主要原因是其具有很高的可靠性。此外这四种组织瓣还具有以下共同优点:①血管蒂长,很容易通过口内隧道到达上颈部而无需血管移植。②血管口径大,游离移植时很容易吻合成功,并且吻合口不易发生血栓。③供区远离头颈部,可在仰卧位完成制备,开展"双组手术"。④制备简单快速,手术创伤小,术后供区并发症小。

至于选择何种游离组织瓣来进行上颌骨缺损的修复,这要根据上颌骨缺损的具体情况和患者的全身状态来决定。高龄患者通常全身情况不佳,耐受手术的抵抗力弱,而前臂皮瓣相对手术创伤小,手术时间短,适于高龄患者。前臂皮瓣和腓骨瓣多用于Ⅰ类和Ⅱ类的上颌骨缺损,大腿前外侧皮瓣和腹直肌皮瓣则更多用于Ⅲ类和Ⅳ类缺损。

(卢骁鹏)

第五节　下颌骨缺损的功能性修复与重建

下颌骨是颅面骨中最大和最粗壮的骨,也是颅面骨中唯一能动的骨,是口腔颌面部多组开、闭口肌群及部分表情肌附着的主要部位,也是下颌牙齿生长发育的骨床。其主要功能为形成面下 1/3 外观的骨支架,参与咀嚼、吞咽及咬合等主要功能,它的缺损无疑将造成生活质量的下降。因此,下颌骨缺损的修复一直是临床普遍关注的问题。

一、下颌骨缺损的功能性修复与重建的类型

1. 按修复时机可分为　同期修复和二期修复。

2. 按修复结果可分为两种

(1) 姑息性修复:即简单建立下颌骨的连续性。

(2) 功能性修复:即除要建立下颌骨的连续性以外还应为建立良好的咬合关系准备充足的骨床。

3. 按修复方法划分

(1) 自体下颌骨骨处理后再植:对于临界瘤、低度恶性肿瘤或可疑恶性肿瘤侵犯的下颌骨在肿瘤切除后对保留骨段行冻干、煮沸、微波、放射及化学处理后重新植回原部位。

(2) 失活的异体或异种骨:目前使用已很少。

(3) 自体其他部位非血管化游离植骨。

(4) 带蒂旋转骨肌皮瓣:胸大肌带第 5 肋骨、胸锁乳突出带部分锁骨。

(5) 自体血管化游离植骨:血管化髂骨移植、血管化肋骨移植、血管化桡骨(尺骨)移植、血管化腓骨移植、血管化胫骨移植、血管化肩胛骨移植。

(6) 骨牵引成骨:下颌升支牵引成骨、下颌骨水平向牵引成骨、下颌骨垂直向牵引成骨以及移植骨段二期牵引成骨。

(7) 重建板及其他代用品植入。

(8) 预成网托加松质骨植入。

二、目前常用的下颌骨缺损的功能性修复与重建技术

如上所述，截至目前应用于下颌骨重建的技术多种多样，临床选择应因地制宜，根据我们近年来在下颌骨修复与重建方面的临床经验，我们较常采用以下四种方法。

（一）血管化游离腓骨移植

1. 适应证

（1）适用于下颌骨各解剖区的复合缺损，其中对下颌前部及双侧体部三区的复合缺损有着良好的修复效果。

（2）对于同时伴有软组织缺损的病例，腓骨肌皮瓣有着其不可替代的优越性。

（3）理论上讲，腓骨为膜化成骨，在保留血运和骨膜的基础上，对于未发育成熟的少年儿童应用该技术后，腓骨应该随年龄的增长而发育。但目前无论从临床或是动物实验都未经证实，因此，我们主张少年儿童还是慎用腓骨修复下颌骨。

（4）下肢血管未受过损伤，下肢三束主血管均存在。

2. 优点

（1）供骨量足，基本可以满足下颌骨各种类型的缺损修复。

（2）腓骨有良好的可塑性，可以较好的塑形成角恢复下颌骨的外形。

（3）腓骨血运确定，血管管径粗利于吻合，并且与颈部受区血管管径匹配。

（4）可以同时制备带肌肉和皮肤的骨肌皮瓣，同时修复受区的软组织缺损。

（5）腓骨解剖变异较少，易于切取。

（6）下肢远离头颈部受区，利于开展双组手术，提高了手术成功的概率。

（7）成活后远期很少出现移植骨段的吸收。

3. 缺点

（1）需牺牲下肢一束知名血管束，并破坏小腿外侧多束肌肉附着，可引起下肢无力及外踝稳定性不足等缺陷。

（2）术后下肢外侧留较长手术瘢痕，对特殊职业要求及年轻女性患者慎用。

（3）国人腓骨高度不足，移植后直接行修复有一定困难，多需辅助其他手术，从而造成治疗时间延长，费用增加。

（4）对手术技巧要求较高，术后护理相对困难，卧床时间相对较长。

4. 手术操作注意事项

（1）手术设计要合理，切口设计注意保护腓神经，以及腓骨下段保留足够长度以保证外踝稳定性。

（2）为保证血管蒂的长度，取骨范围应足够。

（3）成形时应注意保护各骨段骨膜及血管蒂以免损伤。

（4）为保证血运最短骨段不应少于 2.5cm，特别是最远端骨段更应保证一定长度。

（5）成形后各骨段间应密切贴合。

（二）非血管化游离髂骨移植

1. 适应证

（1）适用于单纯下颌体部或升支部的单一区段的缺损，其中对体部缺损长度少于 5cm

者有着良好的修复效果。

（2）对于软组织量充分的方块缺损或用于牙槽嵴增高的病例可以应用。

（3）不宜用腓骨移植的特殊人群。

（4）髂骨可提供所需骨量的。

2. 优点

（1）手术操作简便。

（2）髂骨可提供相对充分的骨量。

（3）术后手术瘢痕隐蔽，恢复较快。

（4）供骨区并发症较少。

（5）骨质更适合于种植修复。

3. 缺点

（1）可提供骨量在长度上明显不足。

（2）成形不易。

（3）抗感染能力差。

（4）远期如无功能性刺激常常有骨吸收。

4. 手术操作注意事项

（1）适应证应选择适当，受区一定要有充足的软组织量。

（2）供骨骨段离体时间应尽量短。

（3）骨断端应严格贴合，骨间固定应坚固。

（4）术后最好行颌间固定 1~2 周，以保证植骨的稳定性。

（5）口腔侧黏膜要严密缝合，以防唾液渗入。

（三）重建板的应用

1. 适应证　适用于所有不适合行骨移植的下颌骨缺损病例。包括：肿瘤恶性程度高或多次复发的恶性肿瘤；恶性肿瘤切除术中发现肿瘤不能完全切除干净者。

2. 优点　术式简便，不用开辟另一术区，手术材料成本较低。

3. 缺点　可塑性差，外形常常不能令人满意；常有异物反应，术后感染率较高；远期效果不佳，常有钢板穿破皮肤或黏膜形成感染病例；非功能性重建，如肿瘤不复发常需二期修复。

4. 手术操作注意事项　固定应坚固，成形时不宜过于追求完美，以免术后穿破皮肤或黏膜，应以建立支架为目的。

（四）骨牵引成骨技术在下颌骨功能性修复与重建中的应用

1. 适应证

（1）适用于单纯髁突或升支部分缺失。

（2）适用于下颌体部方块切除部分缺损。

（3）适用于无牙颌体部的区段缺损（最好不大于 4cm）。

（4）适用于其他骨移植后垂直骨量不足时增高牙槽嵴。

（5）年龄大于 60 岁尽量不用。

2. 优点　手术相对简便，不用开辟第二术区，结果可达到功能性重建的目的。

3. 缺点　相对手术费用较高，术后住院时间延长，需二期手术取出牵引器。

4. 手术操作注意事项

（1）手术关键要在术后尽量严密关闭口腔黏膜创口，防止唾液渗入保证成骨质量。

（2）垂直牵引时，如切开骨后，下缘过于菲薄可加钛板固定。

（3）牵引器植入方向应慎重。

（4）行骨切开时应注意保护一侧黏骨膜的情况下保证骨完全断开，便于牵引。

三、下颌骨功能性修复与重建的展望

综上所述，关于下颌骨功能性修复与重建在过去的一个世纪中取得了巨大的进展，发展到今天重建颌骨的目的已不仅仅在于恢复其连续性，而是要恢复口-颌系统的功能和美观效果即功能性重建。近年来随着显微外科的发展和口腔种植学的发展，已经使下颌骨的功能性重建不再可望而不可即，尤其是骨牵引成骨技术在该领域的应用使下颌骨重建后的功能更完美，外观更漂亮。尽管如此，这些技术或多或少地都存在着其自身的不足，特别是自体骨移植手术修复下颌骨缺损都将造成供区不同程度的缺损畸形，并且手术难度大、持续时间长。因此，人类还在继续寻求更加简单、有效的修复方法。

目前骨组织工程的研究主要集中在骨的生物特性研究，通过两种方法解决骨缺损的修复问题：一是通过人自身的生物功能进行骨骼的再生或植入带有骨生长因子的小块异种骨诱导骨生长，这些方法效果较好，但时间长、见效慢，只适合于小块缺损骨的修复；另一种方法是用人造材料（塑料、金属、陶瓷）制成替代骨植入人体，这种方法可以解决大块骨缺损的修复。但是由于这些替代骨在内部结构（如不能形成骨松质）、生物活性和可降解性方面的不完备性，植入人体后，与人的组织相容性差，特别是在下颌骨重建后这些代用品无法解决义齿修复恢复患者的口-颌系统功能的问题，因而修复效果不甚理想。因此，如何培养出具有生物活性且有相应骨硬度的替代骨是目前骨组织工程亟待解决的问题。毛天球教授领导的科研小组在这方面作了大量的尝试，他们先后尝试用羟基磷灰石、珊瑚以及鸵鸟骨等代用品，并在动物实验中培养出了小块的下颌骨，但该骨块的承重能力如何还有待于进一步研究。

人工替代骨应满足下几方面的要求：①替代骨形状要与被替代骨形状基本一样，以利于保持与原有其他器官的匹配。②替代骨内部要具有与原骨组织相近的骨髓腔和骨质组织结构（如：外环骨板、哈佛氏骨板、内环骨板和间骨板），以保证替代骨成骨后的结构，恢复良好的功能。③骨骼的材料要有可降解性，可以逐渐被人体再生骨组织所替代（目前常用的金属材料，如钛合金，难以实现这一要求）。④为了使替代骨很快与人体微循环组织联通，促进骨组织的生长，在替代骨内部应植入骨生长因子。

快速原型制造技术（RP）在医学上的应用是国际上一个新的研究方向。人造骨骼的成型过去主要靠机加工和粉末烧结的方法实现，近年来快速成型技术的发展，可以实现由 CT 数据到金属骨骼的快速制造，很好的解决替代骨的外形与被替代骨一致性的问题。将来这种将成型、材料、生物活性综合起来进行人体骨骼制造方法的研究，有可能为解决下颌骨缺损的修复开创新的途径。

（卢骁鹏）

第二十一章　颌面部缺损的修复

第一节　颌骨缺损的矫形修复

对于颌骨缺损患者的口腔检查要仔细，因为缺损不同，对功能影响不同，矫形修复效果也不同。在颌面缺损检查时要分清主次。

一、口腔检查

（1）首先检查颌骨缺损的部位、范围，对功能的影响程度、手术的时间和患者的修复愿望等。如有腭穿孔，要注意手术部位软组织愈合情况，有无炎症、出血、化脓、肉芽组织等。

（2）检查余牙：特别要注意检查邻近颌骨缺损的牙和准备安放固位体的牙，有无龋坏、倾斜，松动度及牙周情况。由于颌骨缺损的修复体固位主要来自余牙，而且基牙的负担较大，因此，要尽量保留余牙，松动度在 2 度以内而患者没有自觉症状的牙，都要考虑暂时保留，有些残冠、残根要尽量治疗和保留。

（3）检查余牙的殆关系：如殆接触不良，在修复设计时要考虑用殆垫恢复殆关系；如基牙倾斜而致颊侧缺乏生理突度，有时为卡臂固位需人工制作轴面合适的突度；殆运动障碍的牙，应适当调殆，并且要进行脱敏处理。

二、颌骨缺损的矫形修复设计

由于颌骨缺损部位和范围及余牙情况不同，功能影响不同，矫形修复设计的义颌也有所不同。

（一）上颌骨缺损的矫形修复设计

1. 少数牙缺失、牙槽嵴部分缺损、口鼻未穿通、殆关系正常　修复设计时适当增加卡环数目和充分伸展基托。有时对修复的牙进行减力措施，如人工牙减径、加深殆面沟和窝、增大食物排出道。上述设计的目的在于减小每个基牙的负担、使基托覆盖的软硬组织受力相对减小和增加人工牙殆面对食物的穿透力等。

2. 硬腭穿孔的矫形修复设计　当硬腭有穿孔、口鼻穿通，影响进食和发音时，矫形修复设计以基托覆盖穿孔，用 3～4 个卡环即可。

3. 腭裂造成前颌骨变形，唇裂缝合后上唇内陷　患者前颌骨常因腭裂而致发育不全，上颌前牙数目不足且多有倾斜，以致呈前牙反殆。矫形修复设计为前牙双重牙列以支撑上唇，前牙排列成浅覆殆和浅覆盖。制作设计重点为试恒基托和试排牙于口中，参考患者意见，排牙要适当支撑出上唇。

4. 上颌骨一侧缺损的矫形修复　上颌骨一侧缺损多因肿瘤摘除所致，患侧为前小后大的"卵圆"形腭穿孔，口鼻相通，不仅进食、吞咽困难，而且发音不清且带浓重鼻音，患者精神很受压抑，求治心切，能合作。修复效果较好。

综上所述，上颌骨缺损矫形修复设计及制作的要点为：

（1）利用余牙安放多数卡环：目的是增大固位力和相对地减小每个基牙的负担。

（2）利用腭穿孔处软组织倒凹帮助固位：穿孔处的软组织倒凹可以使阻塞器（obturator）获得固位。阻塞器伸入腭穿孔的部分通常用甲基丙烯酸甲酯树脂（polymethyl methacrylate resin）制成，由于质硬较容易创伤软组织，故用硅橡胶（silicon rubber）制成较好。由于硅橡胶弹性较大，便于摘戴而不至于造成软组织损伤，同时也能减小对软组织压伤。

（3）取印模：采用个别托盘印模法。

（4）灌模型：模型最薄处不能小于 4～5mm。

（5）形成恒基托。

（6）试戴恒基托于口中，修改使基托合适和卡环有良好的固位。

（7）建立𬌗堤：形成𬌗托并确定正中𬌗位记录，取得𬌗托在位的印模，灌注有𬌗托在位的石膏模型。

（8）模型上𬌗架排牙、试排牙于口中、蜡模形成、装盒、开盒、除蜡均如常规。

（9）形成"砂心"：先在上半盒的人工牙盖嵴部和蜡基托形成的石膏面上铺蜡托，趁蜡还未变硬前，将型盒的上下半盒压阖在一起，开盒和修去蜡托边缘多余部分。调拌石英砂和石膏（比例约为 3：1）堆于阻塞器的恒基托凹陷中，型盒的上下半盒阖在一起，当"砂心"硬固后，置型盒于热水中，开盒，冲去蜡托，修整"砂心"，要求"砂心"周围的基托暴露，以便此部恒基托与新填塞于上半盒的树脂连接在一起（图 21－1）。

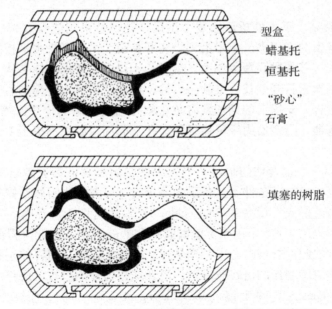

图 21－1　"砂心"形成和填塞塑料于牙列侧（示意图）

1. 开盒，恢复蜡基托于上半盒中，恒基托把倒凹面填以"砂心"压盒；2. 开盒，除蜡，修整"砂心"表面填塞塑料于牙列侧，准备压盒

（10）开盒，取出修复体。

（11）形成"中空式"基托：在修复体的磨牙腭侧基托磨出一个约 10mm 椭圆形开口，

取出"砂心",注意修整开口成为外大内小形式,按开口形状将一块基托磨成与开口形状大致吻合后,用自凝树脂黏着封住开口,磨光(图21-2)。

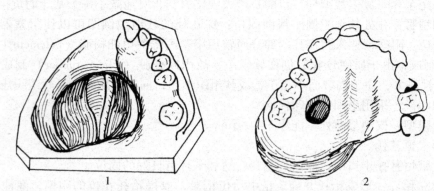

图21-2 形成"中空式"基托修复体首先在磨牙腭侧托磨成一个外大内小椭圆形洞取出"沙心"

1. 上颌骨右侧缺损模型;2. 上颌骨右侧缺损的修复体

(12)试戴修复体。

由于用上述方法形成修复体,患侧的人工牙多无咀嚼功能,因此,有人主张阻塞器顶部离开鼻甲等软组织,也有人提出过阻塞器开放顶部。

Wemer R 曾提出用手术移开覆盖在颚骨锥突部上的翼内肌部分肌纤维,为义颌伸出部提供支持的骨小平面,骨小平面和前、后卡环重建稳定的三角支持,有助于功能恢复和改善面容(图21-3)。

5. 成人三度腭裂结合手术的矫形修复 洪民、周继林采用缝合软腭裂,预制卡环固位的腭托,腭托戴钢丝索的支撑夹。手术沿裂缘切开黏膜,凿断腭骨水平板两端骨连接,两侧骨间隙作骨移植,并转移颊黏膜覆盖创面,戴腭托于口中,要求支撑夹从上下方面贴附于软腭前缘,支撑夹的钢丝索打开变长,推软腭后移,使软腭后端弯下与咽后壁重叠约1cm,以利腭咽闭合,改善发音。支撑夹的钢丝索有防止软腭向前回缩的作用。当腭咽闭合适度后,可制成硅橡胶的阻塞器,阻塞器周缘覆盖硬腭穿孔下面周缘组织不少于1cm,以防阻塞器内陷(图21-4)。

6. 腭咽腔阻塞器——语音球的制作 当先天性腭裂患者的腭裂隙过宽,软腭过短,手术无法达到腭咽闭合,或全身条件不具备手术要求时,可考虑用阻塞器修复腭缺损,可以帮助进食、吞咽,若同时形成"语音球(speechbulb)",可有助于发音等。

语音球的制作:先用2%丁卡因喷雾麻醉软腭和咽部黏膜以便取得腭部和腭咽部的完整印模,灌注模型。常规制作软硬腭的卡环和基托,试戴于口中,腭杆伸到腭咽腔中约第一颈椎处包裹用丙烯酸酯树脂制作的语音球雏形,语音球雏形外面包被一层弹性有机硅橡胶,放入口中就位。将 Olympus S 型鼻咽镜(nasopharyngeal fi. berscope,简称 NPF)从下鼻道插入,同时用 OTV-E 型医用电视摄像系统监视 NPF 位置,嘱发韵母"i"和"u",因为健康人腭咽闭合不全率以发"i"和"u"时最小。另外,要作吞咽运动和吹气运动,同时将不同动作时的腭咽闭合运动和发音记录在录像带上,定量分析幻灯片上的腭咽腔图像放大,描绘下来,制成图像软件,将图像输入微机,计算图形面积。发现当腭咽闭合达剑85%时,对发音影响不大。有的学者研究证明:对通过 NPF 拍摄的静态咽腔照片进行描绘图像测定是可行的，也是可靠的（图21－5）。

语音球的大小是在鼻咽镜的帮助下，经过在口内多次修改完成的。语音球过大，妨碍气流通过，可呈开口呼吸，并且在腭咽部活动时产生压迫和疼痛；语音球过小，可因腭咽部闭合不全，仍有浓重的鼻音。

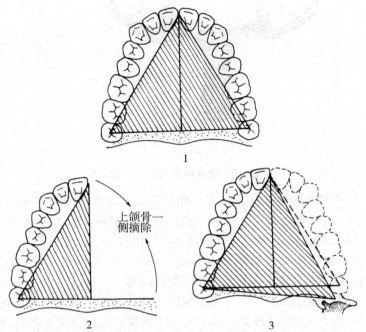

图21－3 延伸义齿基托于腭骨锥状突上，重建义齿基托的"稳定三角形"来对抗修复体所受垂直向力（仿Wemer）

1. 义齿基托的三角形；2. 上颌骨一侧摘除后三角形丧失一半；3. 延伸义齿基托于腭穿孔侧的腭骨锥状突上，重建三角形支持

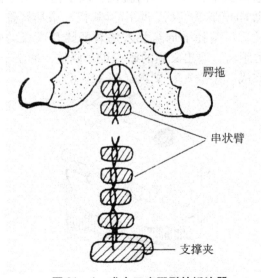

图21－4 成人三度腭裂的矫治器

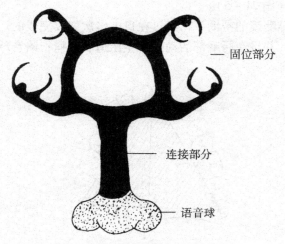

图 21 - 5　腭咽腔阻塞器——语音球

7. 上颌骨两侧缺损的矫形修复　由于肿瘤摘除造成上颌骨两侧缺损，口鼻相通，面颊和上唇部明显塌陷，因鼻音过重而致发音不清，进食很困难。这类患者多数出现精神创伤，经常戴上口罩，不愿与人交谈，要求修复的心情很迫切。

这种病例修复的主要困难是义颌（surgical prosthesis）的固位问题，国内外学者在增加义颌的固位方面作了一些尝试，基本上解决了固位问题。

这种义颌的主要性能是大张口时义颌不脱位，其他性能要求是有均匀的𬌗接触的牙列，以便能够进食；义颌能适当恢复面颊部和上唇的丰满度；义颌顶部要形成通气道；义颌形成"中空式"，以减小重量，有利于固位等。

义颌具有"前压突"和鼻咽突起能获得足够的固位。"前压突"形成法：试阻塞器恒基托时，将阻塞器前壁相当于前鼻突和鼻小柱处钻一约20mm的椭圆形孔，自恒基托的内面黏着一块烤软的印模膏，阻塞器恒基托戴入口内就位，以手指按压印模膏，形成"前压突"。当觉得恒基托固位良好，等印模膏变硬后，取出恒基托，略加修整。形成蜡𬌗记录：以棉花或湿纸填塞于阻塞器内腔，恒基托下周缘黏着烤软的蜡片卷成的蜡棍，取正中𬌗位记录并且恢复适当的面下1/3的距离，取出义颌的蜡𬌗堤，修整，冲洗干净，再试于口中；下次试牙，按中空式义颌常规完成"中空式"义颌（图21 - 6）。

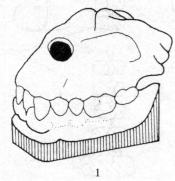

1

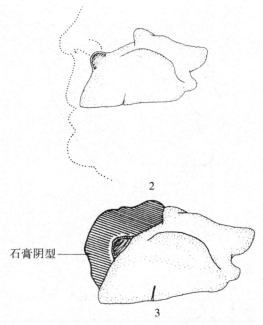

2

石膏阴型——

3

图 21-6　在恒基托前壁形成"前压突"增强基托固位

1. 在义颌恒基托前壁钻一椭圆形洞；2. 形成"前压突"，用烫软的印模膏自洞的内侧压向前，形成固位的"前压突"；3. 利用石膏阴型，形成自凝塑料的"前压突"

（二）下颌骨缺损的矫形修复

由于外伤、感染和肿瘤摘除等原因，造成下颌骨骨质有缺损和部分牙齿缺失，严重者形成𬌗关系紊乱。而当下颌骨一侧颌骨体摘除后，健侧下颌骨和患侧下颌升支都容易产生移位，造成进食困难。

1. 部分牙槽骨和牙齿缺失的矫形修复　设计修复体时要注意适当增加固位体以及修复牙齿的减数或减径措施。

2. 下颌骨一侧摘除的矫形修复　首先预制夹板式暂时义颌：张永成曾介绍镀边巤利用下颌升支部软组织做一盲腔，制作一暂时义颌以防止患侧颊部变形和健侧的颌骨转位。

（1）暂时义颌的制作：术前预备隙卡沟，取印模，灌制模型，上下模型上𬌗架，截除手术准备截除的颌骨和牙列，参照健侧颌骨的大小、形状和 X 线片来确定患侧颌骨的大小，要求义颌较健侧颌骨小些。完成义颌和下颌升支的蜡型（下颌升支的蜡型呈棍状），末端约于第三磨牙上方 1cm 处进入组织腔内。术后将暂时义颌就位。暂时义齿在健侧牙齿的内外侧有侧钢丝夹板，以细结扎丝结扎暂时义颌在位（图 21-7（1））。

（2）永久义颌的制作：术后 3~4 周，取暂时义颌在位的印模，将熔蜡灌入义颌侧印模中形成义颌蜡型，蜡型修整后放入印模中，灌注石膏模型。在模型上弯制卡环，完成健侧蜡型，常规装盒形成树脂义颌，将带卡环的义颌于口中试戴合适后，义颌黏着软蜡条咬出𬌗印，取带义颌𬌗印和余牙的印模。灌注模型，排牙，形成蜡型，常规完成树脂义颌。试戴义颌于口中，修改至合适，使患者用义颌能进食，能维持患侧面容及健侧、患侧骨不移位（图 21-7（2））。

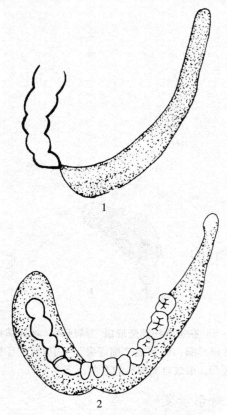

图 21 - 7　暂时和永久下颌义颌
1. 暂时下颌义颌；2. 永久下颌义颌

（3）插柄式义颌的制作：如摘除一侧下颌体而保留患侧下颌升支时，可在患侧第三磨牙上约 1cm 处，在翼内肌和咬肌之间制作一植皮盲囊，盲囊长约 10mm，直径约 8mm，术前取上下牙印模，灌注模型，上𬌗架，弯卡环，排牙并且形成带插柄的义颌蜡型，常规完成插柄式义颌。术后，试戴义颌于口中，调𬌗（图 21 - 8）。这种插柄式义颌可维持面容和断骨端的位置，还能恢复日常的咀嚼功能等。

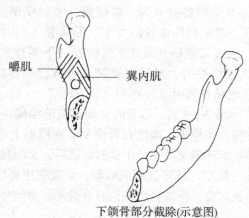

下颌骨部分截除(示意图)

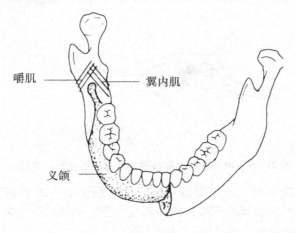

嚼肌

翼内肌

义颌

"插柄式"义颌在位(示意图)

图 21-8 下颌骨部分截除和"插柄式"义颌修复

（卢骁鹏）

第二节 面部器官缺损的矫形修复

面部器官主要包括眼、鼻、耳等，一旦有缺损，虽然涉及的面积不大，但因为这些器官，尤其是眼和鼻，所处的位置在面部的中心区、明显易见的地方，容易被人看出异样，因而会给患者带来忧虑。高质量的修复体应当在大小、形状、颜色和质感等方面给人以"自然逼真"，"以假乱真"的感觉。由此可见，面部器官的矫形修复的难度很大、要求很高。

一、眼缺损的矫形修复

眼睛是心灵的窗户，眼睛可以表达思想感情。和他人说话时，一般说话人彼此看着眼睛，义眼（artificial eye）稍有异样，对照健康眼睛，较容易被看出来，故增加了修复制作的难度。

为了提高义眼的修复质量，需要先熟悉眼睛、眼睑等解剖形态。

眼球的最外层可分为角膜和巩膜。角膜占眼球壳前 1/6，质坚硬、透明、不含血管，似表面玻璃。巩膜占眼球壳之后 5/6，质坚硬、不透明。眼球的第二层含大量血管和色素，称为葡萄膜，它是由虹膜、睫状体及脉络膜构成。虹膜悬于角膜和晶状体之间，中央有一孔称瞳孔。中国人的虹膜呈棕褐色。睫状体介于虹膜和脉络膜之间，是色素层最厚部分。脉络膜占色素膜的大部分，在其外是巩膜，内为视网膜。

眼睑垂覆在眼球的前部保护眼球组织，眼睑分上下眼睑，眼睑的外面由皮肤、内面由黏膜构成。上下眼睑间开裂称睑裂，睑裂内侧相连角度较圆称内眦，其外侧相连角度尖锐称外眦。内眦处有微突的圆形的泪阜。上眼睑较大而活动，下眼睑不动。上眼睑约覆盖眼球的3/4。值得注意的是，上眼睑最高处在中、内 1/3 交界处，而下眼睑最低处在中、外 1/3 交界处（图 21-9）。此外，从侧面观：上眼睑缘较下眼睑缘靠前些，并且眼球的角膜的前缘呈上向前倾斜下向后凹的弧线（图 21-10）。

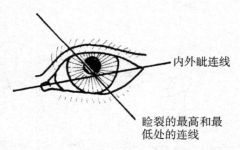

图 21 - 9　内外眦连线和睑裂的最高和最低处的连线

1. 眼球摘除后的义眼制作　上下眼睑内陷，义眼制作的目的是弥补缺陷，力争义眼与健侧眼睛对称，大小、形状、颜色近似，达到容貌中器官的比例和谐美、对称美，使人产生美感，解除患者认为有缺陷的忧虑。

义眼的制作步骤：

（1）选择眼窝托盘：要求有孔托盘较眼窝小些，托盘为薄的金属片或树脂片（约 2mm 厚），托盘背面固着一扁柄，柄位于托盘背面的上 2/3 和下 1/3 交界处。

（2）取眼窝印模：以托盘承托弹性印模材料，引入眼窝，轻轻按压，嘱患者连续作闭眼动作，必要时添加弹性印模材料于托盘的背面，要求恢复上下眼睑的正常突度，而且眼睑要能接触，要检查上眼睑较下眼睑向前突些（图 21 - 10）。

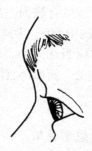

图 21 - 10　角膜表面呈上前下后的倾斜位（侧面观）

（3）灌注模型：灌注法同制作石膏阴型，也就是将眼窝印模内面灌制石膏阴型下部，模型面与印模边缘平齐。模型边缘处做三角形切口。常规灌制阴型上部。灌注阴型上部之前，用烤软的蜡片包缠托盘柄，目的为托盘柄从阴型上部中容易拔出。将托盘柄孔修成外大内小漏斗形注蜡孔。

（4）灌出眼窝蜡型：将熔蜡从漏斗灌入，形成眼窝蜡型。

（5）试眼窝蜡型：检查蜡型伸展和眼球突度，必要时以蜡增加伸展不足处，修去边缘伸展过长和过厚处，增减成合适的厚度。

（6）将蜡型放回石膏阴型下部；如果边缘加大较多，应将蜡型内面涂薄层弹性印模衬印，重新灌注模型于型盒下部中，然后完成型盒上部。

（7）除蜡、填塞白色树脂、热处理、形成白色树脂眼球。

（8）试戴树脂白色眼球：修改眼球的边缘和突度。

（9）义眼瞳孔定位：通常采用"临床定位法"：画出面部中线，笔者常用北条健三提出的确定中线的方法（通过内眦间连线的中点和上唇点的连线为中线）。依中线测出健眼瞳孔至中线的水平距离。按照通过健眼瞳孔中心的水平线与中线的交点，作出义眼瞳孔的定位（图21－11）。

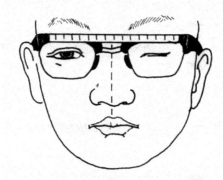

图21－11　利用塑料眼镜框黏附米尺测出健眼的瞳孔和虹膜的水平
距离，再将瞳孔的上下距离画于中线上

（10）确定义眼的瞳孔和虹膜的范围：测量健眼瞳孔和虹膜的大小，确定义眼瞳孔和虹膜的范围（图21－12（1））。

（11）磨出虹膜凹面：以金刚砂石自瞳孔处磨深约2mm，要求底平，凹边缘要略小于虹膜实际范围。将瞳孔大小用黑色画片粘在虹膜凹底（图21－12（2））。

（12）试白色眼球：修改虹膜凹周缘至合适大小。

（13）画出虹膜：在白色图画上用油彩颜料绘出虹膜（中国人虹膜多呈棕褐色）。用较大的黑纸贴于虹膜画纸背面作瞳孔。放虹膜画纸和瞳孔黑纸于虹膜凹中。试合适，取出虹膜画纸和瞳孔黑纸纸片（图21－12（3））。

（14）将虹膜凹用弹性印模材料填平：要恢复黑眼球的合适突度。

（15）装盒、开盒。

（16）磨去一薄层巩膜：磨减约1mm，为最后填塞的透明树脂表层留出间隙（图21－12（4））。

（17）巩膜画面睑裂斑和粘短红细毛线模仿血管。必要时在巩膜面上画些颜料模仿健侧巩膜。

（18）填塞透明树脂：分离剂最好用锡箔。

（19）热处理。

（20）义眼粗磨后试戴。

（21）试戴修改后，再磨光（21－12（5））。戴义眼。

2. 眼球萎缩的义眼制作　眼球患病萎缩，丧失视力，眼睑略内陷。

义眼制成薄片状贴附于萎缩的眼球面上。做法同1。由于这种眼球能随眼肌活动，增添义眼的逼真效果，因此这种义眼深受患者欢迎。

3. 眼球摘除但保存了眼肌正常附丽的义眼制作　眼球摘除时，将上、下、内、外四条眼肌分别穿过一个预制的"馒头形"的树脂孔球（或硅橡胶球）的底孔，然后将四条肌肉末端结扎在球前面的凹槽内（图21－13），球前面包被有黏膜，形成小黏膜隆突于眼窝内。义眼薄片制法同上。眼肌活动，树脂球活动，带动义眼活动，这种义眼看上去很逼真（图21－13）。

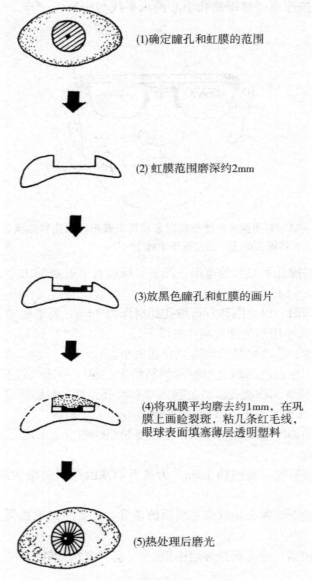

(1)确定瞳孔和虹膜的范围

(2) 虹膜范围磨深约2mm

(3)放黑色瞳孔和虹膜的画片

(4)将巩膜平均磨去约1mm，在巩膜上画睑裂斑，粘几条红毛线，眼球表面填塞薄层透明塑料

(5)热处理后磨光

图21－12　义眼制作的一些步骤

　　另外，近年来，我国眼科专家已成功地用腹部脂肪块与眼肌连结，外被黏膜，形成小隆突，将义眼薄片贴附在黏膜隆突上，义眼随眼肌活动而活动，效果较用树脂孔球更好。

　　这种义眼是将患者另一只健康的眼睛拍成彩色照片后埋在制成的义眼内的。采用这种新方法，研制者碰到了三个问题：①能否重现健康眼睛的颜色；②照片义眼在使用后会不会褪色；③健康眼睛的瞳孔和虹膜处于同一平面，在与巩膜连接的地方开始弯曲。研究小组采用医用照相机和很薄的印相纸解决了颜色重现和皱纹的问题，另外，由于真眼照片被深深地埋在义眼的成分一树脂中，和外界空气毫无接触，所以在义眼的使用期内是不会褪色的。

　　这种义眼还能眨眼，眼球还能稍微转动。但义眼毕竟不能像真眼那样随着光的强弱而变换瞳孔的大小。担任这项研究工作的学者中岛教授指出，利用光电传感器使义眼的瞳孔对光作出反应，让义眼分辨出光的强弱和光源的方向，是今后的研究目标。

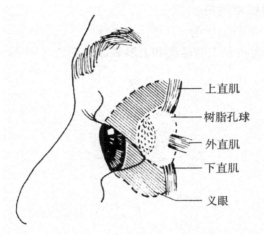

图21－13 眼肌穿过塑料孔球并结扎于球前面凹槽中，外被黏膜，义眼贴附于树脂孔球外面的黏膜隆突上

上直肌

树脂孔球

外直肌

下直肌

义眼

二、鼻缺损的矫形修复

鼻子位于面部正中，决定着整个面部的均衡，鼻的形态能决定面部的美或丑。如说某人"疏眉朗目，鼻如悬胆，面色红润，白发飘洒"，可知这位老人体健、相貌堂堂，令人起敬。如说某人"浓眉掀鼻，黑面短髯……"，则使人想象此人有些粗俗。总之，容貌之美是整体的高度协调。

1. 美鼻的标准

（1）鼻梁的理想高度：侧面观，二目平视时，做鼻梁延线，做一条"从额部至上颌的连线，垂直于地面。"上述二线的交角呈30°~33°的突出角为鼻的理想高度（图21－14）。

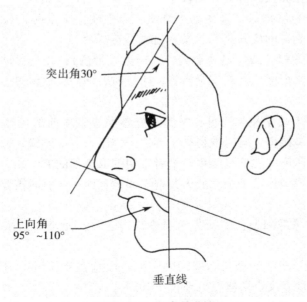

突出角30°

上向角
95°~110°

垂直线

图21－14 美鼻的角度

（2）沿鼻小柱作延线与上述垂线的前下交角称上向角。上向角为95°~110°。（图21-14）。

（3）鼻尖形态稍窄且略成圆形。

（4）鼻子位于面部三等分之中份。

（5）鼻唇角成95.7°为黄种人的鼻底和上唇表面的交角（图21-15）。

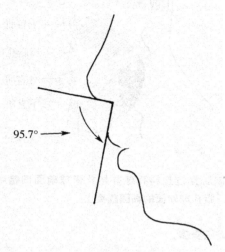

95.7° →

图21-15 黄种人的鼻唇角为95.7°

2. 外鼻解剖 鼻耸立于面部中央，为三边形锥状体。两个斜面在前面相交称鼻梁，鼻梁与额部相交处称鼻根，下端称鼻尖，鼻背向下逐渐变宽成半圆形膨隆并有弹性称鼻翼，其游离缘围成前鼻孔，在鼻孔内侧合并成鼻小柱，与面颊交接形成鼻唇沟。

构成外鼻支架的骨骼有鼻骨、上颌骨额突，以及鼻侧、鼻中隔、大翼、小翼等软骨。这些软骨之间，软骨与鼻骨和上颌骨额突之间，都有纤维组织连接。外鼻有皮肤所覆盖，在鼻根和鼻梁处较松，但在鼻尖和鼻翼处则较厚，并与软骨结合较紧。

3. 义鼻的制作 鼻缺损最好采用手术修复，当不能作手术时，只好作义鼻修复。但义鼻的颜色不易做到与邻接的皮肤协调，义鼻边缘不易密合。

（1）取印模：可用蜡片或印模膏形成个别托盘（带柄），托盘盖过缺损周围健康组织一部分，以托盘按印鼻缺损区，注意安全措施，印模材料切勿堆放量过多。

（2）灌注模型。

（3）在石膏模型上雕塑义鼻蜡型：雕塑最好参照患者术前的正侧面照片，或参照患者的弟兄的鼻子雕塑义鼻蜡型，有时取得鼻子类似的健康人鼻部印模，通常采用印模膏制成有孔个别托盘盛托弹性印模材料取得印模。笔者常用的取鼻部的方法是：调好较稀的弹性印模材料涂贴在鼻部，迅速插入若干歪斜的火柴棍于印模背面上，有时需要调两次弹性印模材料才能使印模范围够大。

（4）灌注熔蜡的鼻部阳型：阳型背面用热蜡勺去除，使蜡阴型减轻重量，以减小破坏义鼻固位的重力。

（5）试义鼻蜡型：增减蜡型与面部的贴合面，注意在与软组织的贴合面，要稍熔蜡使贴合紧密而有轻压。注意义鼻边缘最好要位于鼻周自然沟中。

（6）以义鼻蜡型取得鼻缺损处和有关邻接缺损的组织面印模，修剪伸入组织倒凹过多处，用剪刀剪断弹性印模边缘，可免印模变位。

（7）灌注石膏模型：石膏硬固后，修整石膏面至合适程度。

（8）装盒、填塞硅橡胶：比着患者面部皮肤调色。

（9）试戴义鼻：义鼻固定在眼镜架上，非最好固位方法，因为眼镜架在热天。出汗后易滑脱，而致义鼻离位。常用的固位的方法是用硅橡胶伸入与鼻缺损周缘的黏膜黏着固位，至少使义鼻下部获得固位，义鼻上部以眼镜架压住较好（图21－16）。

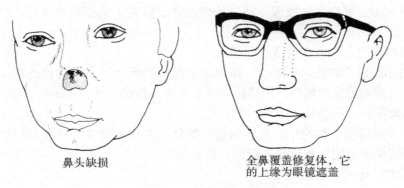

鼻头缺损　　　　　　　　　全鼻覆盖修复体，它的上缘为眼镜遮盖

图21－16　鼻头缺损的矫形修复

三、耳缺损的矫形修复

义耳修复涉及外耳，对外耳结构要加深了解。

外耳包括耳郭和外耳道。

耳郭（auricula）：指耳垂由皮肤和皮下脂肪组成，耳郭的其他部分由皮肤和软骨组成。耳郭外形很不规则，分为耳轮、对耳轮、耳屏、对耳屏、耳甲、耳垂、三角窝和舟状窝等。

外耳道：外耳道从耳郭根到耳鼓膜平均长25～35mm。外耳道的外1/3为软骨部，它的内2/3为骨部。

耳长度约等于鼻根至鼻底的距离。耳的倾斜度与鼻根点到鼻唇角顶的连线接近平行。如果有健耳存在，按照健耳的长度、倾斜度、宽度和高度则不难制作义耳（图21－17）。

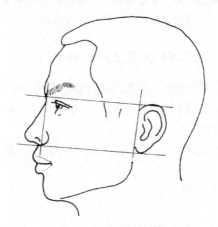

图21－17　鼻与耳的关系

鼻根至鼻唇角顶的连线约与耳前界平行，鼻根至鼻底的长度与耳上下距离大致相等

义耳的制作步骤

1. 取患耳余部的印模　将外耳道用棉球堵塞，如果想用外耳道插管固位时，可将接近外耳道口约 10mm 处不堵塞。通常个别涂抹弹性印模材料于残耳部，迅速插火柴棍于印模的外面，外面涂抹调好的石膏做弹性印模支座，取下印模。

2. 灌注模型

3. 取健耳印模　同法。灌注石膏模型。

4. 在残耳模型上制作义耳底板　通过蜡型制作、装盒、填塞热硬树脂、热处理，形成残耳树脂底盘。

5. 试残耳树脂底盘　修改合适。

6. 残耳树脂底盘上黏着义耳蜡型　按照患者健耳的形状、大小类似的健康人的耳部取弹性印模，灌注熔蜡形成的蜡耳，用热蜡刀烫多补少地将蜡耳黏着在树脂底盘上。通常义耳蜡型可较健耳略小些，切忌偏大。

7. 装盒　调配颜料于树脂中，填塞树脂，热处理形成树脂义耳，义耳填塞材料最好使用硅橡胶。李连生报道使用有机颜料配色，效果良好。

8. 义耳试戴　修改至合适程度。

9. 义耳的固位　常用松香乙醚熔剂黏着，较眼镜架或发卡固位方便，而 Branemark 等曾用种植体固位（图 21 – 18）。

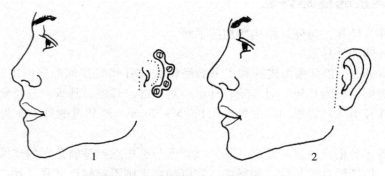

图 21 – 18　依靠与种植体连接固位的义耳
1. 硅橡胶义耳，固位依靠穿过皮肤和骨的种植体；2. 硅橡胶义耳在位

四、面部器官与邻近组织缺损的矫形修复

俞伟研究的"计算机图像定位法"修复眼眶组织缺损，能起指导定位、指导修改和评价修复效果的作用，使得定位有客观的量化指标，从而减少定位的操作误差和视觉误差，提高了义眼定位的准确性和精确度。

面部器官与邻近组织缺损破坏了面容整体的高度协调和对称美，畸形是严重的，增加了修复的难度。

1. 眼球与它邻近组织缺损的矫形修复

（1）眼球的制作同上。

（2）眼睑组织缺损的制作：注意眼裂的大小、形状。内外眦的连线与水平线的关系：是内高外低，或内低外高，或与水平线平行。眼睑组织修复体的边缘最好与睑鼻沟、上下睑沟一致，有时为隐藏修复体边缘而超伸些，另外，嘱患者早点买回宽边塑料框眼镜，这样确定修复体边缘更为有利，还有，要买浅茶色的镜片。此外，要注意侧面观时上下眼睑的位置关系，多数人是上眼睑在下眼睑的前方，对上下眼睑的睑缘小平面也要注意它的形状、颜色，还要对照健眼栽植上下睫毛。老年人的下眼睑皮肤多呈棕黑色，通称"黑眼圈"。

有时在皮肤上点些老年斑和形成一些皱纹更有逼真的效果（图21－19~20）。

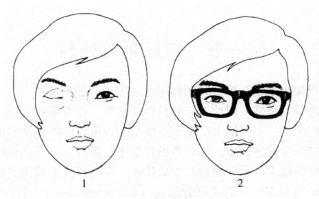

图21－19　义眼和睑部修复体

1. 右眼球摘除后，眼窝收缩，需作义眼和睑部修复；2. 义眼和睑部修复体在位以眼镜遮盖修复体边缘

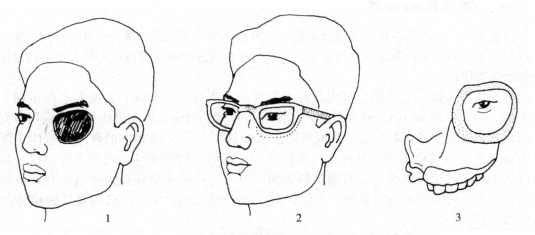

图21－20　眼、眼眶及上颌骨部分摘除形成贯通性缺损的矫形修复

1. 患者左眼、眼眶和上颌左侧摘除；2. 眼和眼眶缺损修复与硅橡胶壳连接，口内义颌与上述修复体靠栓与栓道连接眼镜框遮住缺损大部分边缘；3. 义颌向上伸展填塞内部缺损的1/3，其余用热凝硅橡胶填塞

　　2. 鼻与邻近组织缺损的矫形修复　某患者鼻和面颊部一部分和半侧上唇、上颌骨部分摘除，利用可摘局部义齿作为固位装置。如果采用茶色镜片，遮盖修复体边缘的效果可能较好些。

（卢骁鹏）

第二十二章　口腔种植学

第一节　口腔种植外科

口腔种植成功的重要因素是口腔外科医师正确地施行口腔种植手术，为口腔修复医师与技工后期的义齿修复创造好的条件。因此口腔外科医师的重要职责是：①选择好种植手术的适应证；②选用适合于不同患者、不同缺失部位的高质量种植体；③保证种植体植入的位置与方向正确，为后期合理的修复提供保障；④对各类骨量不足难以进行常规种植的患者，通过各类植骨技术、上颌窦底提升技术、下牙槽神经游离技术、生物膜技术等创造良好的种植条件；⑤确保种植体植入后的初期稳定性，为良好骨结合（osseointegration）创造条件。口腔外科医师必须清醒地认识到，种植外科只是口腔种植修复治疗中的一个重要环节，而不是其全部工作。

一、种植体的选择

目前国际上应用于临床的种植体系统达数百种之多。为患者选择一个设计合理，加工精度符合要求，有较长期临床应用良好记录，适合于患者牙齿缺失部位的高质量种植体是成功种植的基本保证。

早期应用于临床的种植体可因其放置部位、所甩材料、形状、表面形态的不同，分成不同类型。进入20世纪90年代以来，随着一系列基础研究和大量样本临床应用研究成果的出现，上述争论渐趋一致。目前国际上已公认以纯钛金属制成的骨内种植体是能够产生良好骨结合的种植体，其形状可为圆柱形、锥形，可带螺纹，也可不带螺纹。目前国际上主流的种植体表面为非喷涂粗糙表面，因为这样的表面处理为种植体与骨组织之间最大面积的骨结合创造了条件，不仅提高了近期种植成功率，而且可延长种植体的使用寿命（图22-1~2）。

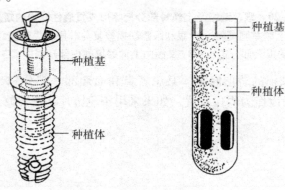

图22-1　有螺纹柱状种植体　　　　图22-2　无螺纹柱状种植体

二、种植外科手术的基本程序

种植外科需在严格的无菌条件下进行，操作需轻柔、准确与精细，手术应避免损伤鼻底、上颌窦黏膜及下牙槽神经管等重要结构，而且必须保证种植体安放的位置与方向正确。

为此，手术前要在排除X线放大率的前提下对颌骨的高度、宽度进行精确的测量。目前国际上已有专为种植修复设计的头颅CT软件，可精确测量上下颌骨每一部位的颌骨高度与宽度，可以用于复杂牙列缺损、缺失的诊断测量。临床上大多采用全口牙位曲面体层X线片来测量，但需排除X线片的放大率。具体做法是在每一需作种植的缺失牙部位用蜡片黏固一直径大小确定的钢球（有些医生使用5mm直径钢球）然后拍片，再测量X钱片上钢球的垂直向、水平向高度与宽度以及该部位颌骨X线片上的高度与宽度，使用计算公式，计算颌骨该部位的实际高度与宽度。

这一测量对在靠近鼻底、上颌窦以及可能累及下牙槽神经管的部位十分重要。精确测量一方面可精确选用适当长度的种植体，合理利用颌骨高度，同时可为避免这些重要结构损伤提供精确数据。

在多个牙缺失的情况下，特别是上前牙缺失需行种植修复的情况下，为保证种植体植入的位置与方向准确，应事先由修复医师设计制作种植引导模板。手术时，外科医师严格按照模板确定的位置与方向植入种植体。此类模板可分为用透明塑料压制的简单模板，用原可摘式义齿改制的模板，或用专用金属套筒制作的精确模板。

种植外科采用两期手术完成。Ⅰ期手术为植入种植体后，用黏骨膜瓣完全覆盖种植创面，并使种植体在无负重条件下于颌骨内顺利产生骨结合（上颌一般需5~6个月，下颌需3~4个月），然后行Ⅱ期手术，暴露种植体顶端，并安装愈合基台。

种植手术的基本操作程序因不同种植体系统而不同，大体上可因冷却系统设计的不同分为内冷却系统和外冷却系统，冷却的目的是为了保证种植外科手术操作中的钻孔、扩洞、预备螺纹、旋入种植钉等过程中局部温度不超过42℃，从而保证骨细胞的活性不受损伤，有利于骨结合。内冷却系统即喷水装置与各种种植床预备钻头中心部位相通，操作过程中冷却水流可从钻头中心喷出，冷却效果好，可提高钻速，节省时间。目前的种植系统多采用内冷却系统。现将常规种植外科的基本程序介绍如下。

（一）第一次手术（种植体植入术，the operation ofimplant placement）

1. 手术步骤与方法

（1）切口：局麻下，于两侧尖牙区剩余牙槽嵴高度一半处唇侧做一横切口，切开黏骨膜。

（2）翻瓣：用骨膜剥离子紧贴骨面小心翻起黏骨膜瓣，注意避免损伤黏骨膜造成穿孔，充分暴露牙槽嵴顶，外侧达颏孔（或上颌窦前部），用咬骨钳修整骨面，去除锐利的骨嵴，注意不要过多暴露牙槽骨，以免因过分剥离黏骨膜而破坏血运，同时要保护颏神经血管束。

（3）预备种植窝：按预先设计（一般下颌双侧颏孔之间、上颌双侧上颌窦前壁之间的牙槽突可种植4~6个种植体），根据牙槽骨的骨量选择适宜的种植体及相应的系列钻头。使用种植用的高速钻（最大转速3 000r/min）以及用大量生理盐水冲洗，先用圆钻定位钻孔，再用导航钻、裂钻逐步扩孔，而后预备洞口处肩台。

（4）预备螺纹：改用慢速钻（15~20r/min），同样用大量生理盐水冲洗，用丝锥预备螺纹。

（5）植入种植体：将种植体缓缓植入并小心加力旋紧，避免用力过度造成骨折或破坏螺纹。用金属剥离子叩击种植体，发出清脆声响，表示种植体与其周围骨床紧密相连。确认种植体就位良好后，拧入顶部的覆盖螺帽，彻底冲洗术区，间断缝合黏骨膜，缝合时务使骨膜层包括在内，并在无张力情况下，将种植体顶部完全覆盖。

2. 术中注意事项

（1）种植体之间要尽量保持相互平行，尽量避免向唇、舌侧偏斜，可用方向指示器置入已备好的种植窝内，作为定向标志杆。

（2）减少组织损伤至关重要，根据有关研究，骨组织在47℃时仅1min即可造成坏死，因此，术中要用大量生理盐水冲洗降温。在预备种植窝时，应使用专用系列钻，不要过度用力下压钻头，以减少骨组织的热损伤。术中要注意保护颏神经血管束，勿穿入上颌窦、鼻底。分离黏骨膜时要适度，以免破坏血运。

（3）预备好螺纹后，种植窝底的血块不要去除，待植入种植体后再用生理盐水冲洗手术区域，以免生理盐水被压入骨髓腔内。

3. 术后处理　术后嘱患者咬纱布卷至少1h，使用抗生素10d，给予漱口水含漱，保持口腔卫生，2周内暂不戴义齿，术后7d拆除缝线，定期复查。两周后重新戴入义齿，相应种植骨床部位应作适当磨改缓冲，以免使种植体过早负重。

（二）第二次手术（种植基台连接术，abutment operation）

手术步骤与方法

（1）根据第一次手术记录、X线片及触诊，用探针探得覆盖螺丝帽的部位。

（2）局麻下，在螺帽上方近远中向切开牙龈，切口应尽可能位于螺帽中心。切口要小，长度不要超过螺帽区。

（3）用旋转切孔刀（punch）多次旋转，环形切除螺帽表面的软硬组织。

（4）用螺丝刀小心旋拧，卸下覆盖螺帽，在覆盖螺丝与种植体之间常有薄层结缔组织长入，应予以彻底清除，以免影响种植基台固位。

（5）依黏骨膜的厚度，选择适宜长度的种植基台，在固位钳的配合下，拧入种植基台，种植基台顶部应高出其周围牙龈1~2mm，以利于保持口腔卫生。旋紧种植基台，以金属剥离子叩击种植基台，听到清脆的声响，表示种植体与其周围骨床已紧密结合为一体。

（6）严密缝合种植基台之间的切口。

三、种植外科的植骨技术

实际上，在种植临床中大约近50%的患者需采用多种植骨技术，进行骨增量术同期或二期行种植手术。

在许多上颌后牙区牙齿缺失的患者，因上颌窦的存在加之牙槽骨的吸收，使牙槽嵴顶距上颌窦底的距离小于10mm，加之上颌后区骨质较疏松，更为种植带来不利，远期的成功率一直较低。近年来，上颌窦底提升技术的成功应用解决了这一临床难题，使这一部位种植修复的成功率大大提高。

1. 植骨类型　种植骨可分为三种不同类型，即外置法植骨（onlay bone graft）、夹心面包式植骨（sandwich bone graft）和碎骨块植骨（particulate bone graft）。外置法植骨用于较大骨缺损部位；碎骨块植骨则用于范围较小的骨缺损区，或种植过程中种植体穿出等情况；而夹心面包式植骨常与骨劈开技术（bone splitting）同时应用。根据大量临床研究，对种植骨床的基本要求是：牙槽嵴顶的宽度至少要大于5mm，种植体唇腭（舌）侧至少要保留1.5mm以上的骨壁厚度，才能保证种植体长期的成功率。当牙槽嵴顶的宽度小于5mm，大于3mm时，可采用骨劈开技术在牙槽嵴顶中央将其裂开（保证唇侧骨板不完全断裂），然后于中央裂隙处植入种植体，并在种植体周围间隙内植入碎骨块。无论是碎骨块移植，还是夹心面包式植骨，移植骨表面都应覆盖固定防止结缔组织长入移植骨块之间的生物屏障膜。生物屏障膜可分为可吸收性生物膜及不可吸收性生物膜，其作用是阻止快速生成的纤维结缔组织长入移植骨块而对成骨质量产生不良影响，因为骨细胞的生成速度远较纤维结缔组织细胞慢，生物膜的覆盖可为缓慢生成的骨细胞的生长提供良好条件。

2. 骨移植成功的基本条件　移植骨块的稳定与植骨床密切贴合是移植骨块愈合的基本条件，因此，外置法植骨，必须使用螺钉坚固内固定以保证其稳定并与植骨床密切贴合。

软组织黏骨膜瓣的充分覆盖并在无张力条件下缝合是保证骨移植成功的另一重要条件，因此，在植骨病例中，合理设计黏骨膜切口、缝合时松解软组织瓣等都是必要的。

3. 供骨源的选择　大的骨缺损常需切取自体髂骨以供移植。例如严重吸收萎缩的牙槽嵴的重建等。

大多数情况下，自体下颌骨常常是种植骨移植最为方便的供骨区，即使是双侧上颌窦底提升、多个牙缺失的局部块状植骨、下颌骨都可提供足量的供骨，且膜内成骨的下颌骨易成活，不易吸收，骨密度高等都利于种植修复。因此，种植骨移植最好的供骨区是下颌骨。

下颌骨供骨区通常为颏部及升支外斜线部位。颏部因预备方便，视野好，更为大多数学者所首选。切取颏部骨块可使用微型骨锯、骨钻或直径1cm左右的空心钻。一般仅切取骨皮质及部分骨松质。但应注意：①保留正中联合部的完整性不被破坏，否则将影响患者的颏部外形；②保证取骨部位位于下前牙根下方5mm之下，不损伤颏神经血管；③遗留骨缺损部位于植入HA或其他人工骨，以避免术后愈合过程中粗大的局部瘢痕给患者带来不适的感觉。

4. 上颌窦底提升植骨技术（sinus bone graft）　在上颌后部牙槽嵴顶与上颌窦底距离小于10mm的情况下，需行上颌窦底提升植骨技术。也就是使用一系列特殊手术器械，遵照上颌窦底提升植骨技术手术操作程序，首先用圆钻在上颌窦外侧骨壁开窗，暴露其深面的黏骨膜，然后将上颌窦底的黏骨膜连同开窗面上的骨壁完整地向上颌窦顶方向掀起，以开窗面上的骨壁作为新的上颌窦底，新的上颌窦底与原窦底之间的间隙内植骨，从而增加上颌后区牙槽骨高度。

上颌窦底植骨材料最好选用自体骨。如果混合人工骨移植，人工骨的比例也不宜过大（一般不超过50%），以免影响成骨质量。

在上颌后部骨高度大于5mm，小于10mm的情况下，可同期行种植体植入，在其高度不足5mm时，可先期行上颌窦底提升，Ⅱ期行种植手术。

上颌窦底提升植骨手术成功的保证是不损伤上颌窦黏膜。上颌窦黏膜任何小的破损都将导致这一手术的失败，因此，操作需精确仔细，术者应具有较多经验及良好外科操作技巧。如果出现上颌窦黏膜破损或撕裂，应采用生物胶粘堵或停止植骨。植骨后的创面最好覆盖生物屏障膜，以保证成骨质量。

植骨的高度取决于在完成种植后，种植体的根端至少有 2mm 以上的骨组织，切不可使种植体紧贴于上颌窦底，以免种植体负重后向上颌窦内移位。

四、种植外科技术的新进展

1. 骨劈开及骨挤压（bone splitting and bone condense）技术　针对种植骨床局部骨量不足或骨密度较低影响种植体初期稳定性的情况，学者们开发研制了骨劈开及骨挤压技术，以及相配套的专用工具。骨劈开技术主要应用于上颌前牙区，骨挤压技术主要应用于上颌后牙区。它们共同的优点是保留了种植骨床的骨组织不丢失，又改善了种植骨床的骨质量，减少了植骨量，保证种植体良好的初期稳定性。

2. 即刻种植技术（immediate implant）　种植修复周期较长，即刻种植大大缩短了疗程。即刻种植也就是在拔除无法保留的牙齿的同时即行种植外科手术，于拔牙窝内植入种植体。在患牙有慢性炎症或无法保证其拔牙窝处于无菌状况的情况下，也可先拔除患牙，然后翻瓣，封闭牙槽窝，1~2 个月后待牙槽窝骨壁尚未吸收，而牙槽窝已成为无菌环境时，再植入种植体。这一技术被称之为延期即刻种植。

成功的即刻种植，一方面要求拔牙操作务必不破坏牙槽骨壁，还需选择形状类似于自然牙根的锥体状种植体；此外，在种植体与牙槽窝之间的间隙内植骨，表面覆盖生物屏障膜。

即刻种植的优点是：①缩短疗程；②减少了植骨；③种植体的位置方向更接近于自然牙列；④牙龈形态自然、逼真、美学效果更佳。

3. 正颌外科与种植修复　利用正颌外科技术可为那些错𬌗、颌骨位置关系不良者提供种植修复的必要条件，而且在正颌外科手术的同时，可以同期进行种植体植入手术。

4. 功能性颌骨重建修复　因外伤、肿瘤切除等诸多原因造成的颌骨缺损与缺失，已往的重建与修复无法恢复患者良好的咀嚼功能。种植修复为这类患者提供了功能性重建的可能。也就是说，不仅恢复其颌骨的连续性，改善其容貌，而且从恢复咀嚼功能的意义上完成其重建，从而极大地提高了这类患者的生活质量。

5. 种植体固位的颌面器官赝复体修复　颌面部器官，如眼、耳、鼻、唇、颊缺损缺失，传统的修复方法，一是整形外科手术，二是依靠眼镜架携带的赝复体修复。前者疗程长，最终效果并不理想，后者则容易脱落，常难以被患者接受。

近年来，使用种植体固位的赝复体修复为这类临床难题的解决提供了新的途径，它具有疗程短、手术简单、固位效果好、形态色泽逼真等优点，越来越多地受到患者的欢迎。

6. 牙槽骨垂直牵引技术　骨牵引成骨技术最早被用于骨科的矫治长管骨长度不足的畸形。1996 年，M. Chen Hidding 等报告用于牙槽骨垂直骨量不足的牵引成骨。尽管该项技术是一项正在发展中的技术，其牵引器的设计，临床应用技术都在不断地改进，但初步的临床效果显示，牙槽骨垂直牵引技术对于矫治重度牙槽骨骨缺损，对增加颌骨重建后牙槽突的垂直高度，提供了一种新的有效的手段，且具有以下优点：①在短期内形成自体新生骨；②避免取骨手术；③软组织包括神经亦随骨组织延长而延长；④减小植骨手术的创伤；⑤新生骨的高度可达 20mm 以上；⑥并发症发生率低。

目前，牙槽骨垂直骨牵引术的不足是：①牵引器成本较高；②牵引器需二次手术取出。

7. 即刻负重技术　BraJlemark 教授经典的当代种植学理论包括：骨结合理论、微创的种植外科技术、根形种植体（相对叶片状种植体而言）及一个不受干扰的愈合期（4~6 个月）。由于现代医学模式的发展，为满足患者的需求，缩短患者的缺牙时间，长期以来，众多学者都在探讨能否在植入种植体之后立即进行修复这一热点课题。然而，效果均不理想，导致高失败率。直至 20 世纪 90 年代末期，即刻修复技术趋于成熟，其基本时间定义为：在种植手术后一个月内完成上部结构修复的均可称为即刻修复。即刻修复技术的原则亦臻于成熟：①非吸烟患者；②微量植骨或不植骨患者；③螺纹粗糙面种植体；④改良的外科技术；⑤极好的初期稳定性；⑥专用于即刻修复的上部结构；⑦功能性𬌗接触。

（迟彩君）

第二节　牙列缺损的种植义齿修复

一、概述

以牙种植方式行义齿修复牙列缺损，通常的种植义齿修复方式是固定局部种植修复。较之传统的基托义齿修复和以自然牙为基牙的固定桥修复，它具有能有效地保护口腔软硬组织及减少损伤的特点，是在有经济条件和患者能承受外科种植手术情况下首选的义齿修复方法。

二、诊断

按临床位置分型，可分为上颌前牙区、上颌后牙区、下颌前牙区、下颌后牙区和全口牙列缺失。

诊断简单明确，当两个或多个相邻牙缺失称为牙列缺损。全口无牙颌称为牙列缺失。

三、治疗

（一）治疗原则

用牙种植义齿修复的方法恢复牙列形态和功能，尽可能减少软硬组织的损伤。

（二）术前准备

（1）同单牙缺失种植修复术前准备。

（2）牙列缺损的种植手术之前，最好制作牙颌石膏模型，准备外科模板

（三）治疗方案

1. 手术指征

（1）患者要求牙种植修复。

（2）全身情况无明显的手术禁忌证。

（3）牙列缺损部位邻牙健康无根尖周炎、牙周炎及活动性龋病，口腔清洁卫生情况良好，无口腔黏膜疾病。

（4）影像学辅助检查确定种植区骨量（长度及宽度）足够，或通过植骨、引导骨再生、上颌窦提升等方法可以获得足够骨量。

（5）龈颌高度在 5mm 以上。

2. 手术时机

（1）牙缺失后经 3~6 个月的伤口愈合和骨形成改建期，然后行牙种植是通常的手术时机选择。

（2）在条件许可的情况下，如骨量充足的情况下可以行拔牙后即刻种植。

3. 前牙区牙列缺损的种植修复

（1）影响前牙区种植修复牙列缺损的因素：上下颌关系；覆盖和覆𬌗；清洁间隙；牙齿修复状态。而解剖因素有一定的临床性特点：可植入长种植体提供足够稳定的义齿修复，两个种植体即可支持 4 个牙齿的功能。

（2）近远中距离：当 2 个牙齿缺失不能采用 2 个种植体修复时，可考虑用正畸的方法缩小缺牙区近远中距离，再改用一个种植体修复。

（3）垂直高度骨量不足：用两个种植体修复 4 个下颌切牙缺失时，取决于垂直高度骨量。如垂直骨丧失小于 5mm 时应使种植体与尖牙的距离为 2mm 以上。如垂直骨丧失大于 5mm 时应使种植体位于尖牙与侧切牙之间的位置，避免损伤尖牙近中牙槽骨及留有清洁空隙，同时义齿的修复应考虑义龈联合修复。

（4）垂直高度骨量足够时，可考虑行即刻种植，选用两个或三个种植体植入的设计。

（5）需要的垂直高度骨量不足时可选用引导骨再生术、三文治骨增高术、自体骨块上置术、牵引成骨术等加以解决。

（6）颊舌向宽度不足时，简单的处理方法是磨除尖锐的牙槽骨嵴突，形成有一定宽度的平整的牙槽嵴顶部，也可采用骨劈开术或自体骨移植增宽牙槽骨。

（7）对于双颌前牙前倾的患者，下颌前牙牙列缺损，可采用种植方法修复，但种植体植入的位置和方向不同于自然牙的排列。

4. 后牙区牙列缺损的种植修复　下颌后牙区缺损种植修复主要问题是避免下牙槽神经损伤，其解决方法有如下几点：

（1）X 光全景片测量下牙槽神经管与牙槽骨嵴顶之间的可用骨高度。注意 X 光全景片的放大效应，应为实际测量的骨高度减去放大率（10%~15%）

（2）CT 扫描测量。可从下颌骨多平面图像，尤其是下颌骨横断面测量可用骨量的高度。

（3）种植体植入应在下牙槽神经管上方 2mm。

（4）局部麻醉为浸润麻醉。

（5）可采用种植体颊舌向或舌颊向植入，避开下牙槽神经，以获得足够的可用骨量支持较长的种植体。

（6）可采用下颌神经移位术。

（7）避开颏孔区下牙槽神经直接可靠的方法是同时暴露颏孔，于颏孔上方植入种植体。

5. 牙槽骨的形状与体积　尖削及狭窄的牙槽骨或舌向倾斜的牙槽骨常存在，可选用自体骨骨块贴附增宽牙槽骨，改善形态。

（迟彩君）

第三节 上颌窦底提升植骨牙种植技术

一、概述

上颌磨牙区由于各种生理、病理性原因，常导致牙槽突高度不足，缺乏足够的骨组织支持，在行牙种植时，上颌窦底至牙槽嵴顶之间骨量不足 10mm 而需在该区植入种植体，一般采用上颌窦底提升植骨牙种植技术来解决骨量不足的问题。

二、诊断

（一）临床表现

上颌后牙区牙槽突低平，后牙区颌间距离过长。

（二）体格检查

1. 一般情况　发育、营养、体重、精神。

2. 局部检查　上颌后部牙槽突高度、丰满度、黏膜软组织厚度。颌间距离，对侧、对颌牙列以及牙槽突情况。全口牙咬殆关系。

3. 全身检查　①血常规、出凝血时间、血型。②血压。③心电图。④胸部透视。⑤肝、肾功能检查。

（三）辅助检查

拍摄 X 线曲面断层片，按其放大率计算上颌窦底 – 牙槽嵴的距离。

如有条件可采用三维 CT 行上颌牙槽突断层，这种方法不仅可以准确地测量出上颌窦底 – 牙槽嵴的实际距离，而且可以显示牙槽嵴的形态。

三、治疗

（一）治疗原则

上颌窦底牙槽突高度不足治疗方法是行上颌窦底提升牙种植技术。

（二）术前准备

全面检查患者全身情况，血常规、出凝血时间、血型、血压、心电图、胸透、肝肾功能。

上颌后部牙槽突高度、丰满度、黏膜软组织厚度，颌间距离，对侧、对颌牙列以及牙槽突情况，全口牙咬殆关系。

取上下颌石膏模型，将患者殆关系转移到殆架，在石膏模型上设计确定种植体植入的方向、位置、数目，确定种植义齿修复后应达到的效果。制作种植定位定向导板。

全口洁治，口内用 0.2% 碘伏消毒。

（三）治疗方案

上颌窦底提升、植骨牙种植，手术是一次完成，还是两次完成，是根据上颌窦底牙槽骨厚度来决定。一次手术法即在行上颌窦底提升植骨，或者不植骨同期植入种植体。一般认为，牙槽骨高度至少 5mm 适应于一次手术法。而牙槽骨高度少于 5mm 采取两次法，第一次行上颌窦底提升植骨，6 月后行种植体植入。

（四）手术方式

有冲顶式、上颌窦开窗法。

1. 冲顶式　此种手术方式最早由 Summers 提出和发展起来，手术器械是一种特殊的 Summers 骨凿形状为圆柱形，顶端呈凹状，直径由小到大分成 6 号。

麻醉：上牙槽后神经、腭大孔、眶下孔阻滞，上颌结节到中线浸润麻醉。

切口：在上颌后牙牙槽嵴顶顺牙弓方向及颊侧做垂直切口，翻瓣。

先用小直径骨钻备洞，再逐号插入 Summers 骨凿，锤轻敲骨凿，逐渐将骨洞扩张、提升上颌窦底。如需植骨，可用 Summers 骨凿将颗粒状移植骨放入种植窝洞顶，最后安放种植体，缝合牙槽嵴顶及颊侧做切口，1 周后拆线。

2. 上颌窦开窗法　麻醉方法同冲顶式。

切口：从上颌尖牙到第一磨牙龈颊沟横行切口，切开黏膜、骨膜，分离翻起黏骨膜瓣。

显露上颌窦外侧壁骨面，注意勿损伤到眶下神经。

在骨面上用高速水冷手机圆钻磨出开窗进入上颌窦的骨线。形状似长方形，下界位于上颌窦底平面，上界约位于眶下孔下 4～5mm，前后垂直线分别位于拟种植区稍前方及后方，在充分水冷下以点磨式逐渐磨除骨皮质，直到所有切开线口能见到上颌窦淡蓝色的透明窦黏膜。

用钝性器械轻敲将开窗部位之上颌窦侧壁推起，同时使用骨膜剥离器剥离窦底黏膜，窦内黏膜剥离也可用 Tatum's 骨膜玻璃器剥离。黏膜从窦底和窦内侧壁剥离后，将活动骨块进一步推向内并将其向上旋转成水平位，利用鼻黏膜剥离子贴骨壁仔细分离、上推窦黏膜直至植骨高度。切记勿穿通上颌窦黏膜。

修整骨壁下方组织，以备植骨块就位贴附。

取自体髂骨或异体骨，修整后使其与植骨床一致，植入上颌窦底，应使其紧密无明显间隙。

沿着颊沟切口向腭侧分离翻转黏骨膜瓣，显露牙槽突骨面，在设计的位置上逐级钻孔，同时用手指抵住植骨块，使其同时钻通，最后将种植体旋入就位并起到固定骨块作用。

如为延期种植，则用医用不锈钢细丝缝合固定，或用细钛螺钉在非种植区固定该植骨块，1 年后再从牙槽突钻孔，植入种植体。

（五）临床常用的骨移植方式

（1）单纯自体骨移植：是最好的骨移植材料，常作为评价骨移植的金标准。所以临床只要有可能，应尽量采用自体骨移植。但临床上采取髂骨或肋骨需第二术区病员常难以接受，如果所需骨量少，则可以采取口内取骨方式，口内取骨部位：下颌升枝，颏部，上颌结节，下颌正中联合。

（2）单纯骨代用品移植：只有少数具有骨诱导特性，多数仅具备骨引导特性，所以单纯骨代用品移植仅限于骨缺损较小。

（3）骨代用品＋自体血或血小板富集凝胶。

（迟彩君）

第四节　上颌骨重建术

一、上颌骨缺损重建的历史沿革

几十年来，大型上颌骨缺损的修复均通过赝复体的阻塞作用完成。在复杂的重建技术发展以前，赝复装置是恢复复杂缺损上颌骨功能和美观的唯一手段。赝复体是一种中空的阻塞器，利用上颌残留牙齿的固位，充填上颌骨切除后形成的创腔，同时能一定程度恢复患者的咀嚼功能和外形。赝复体要求剩余上颌骨有足够的软硬组织支持，对于超过中线或双侧的大型上颌骨缺损往往显得无能为力。随着种植技术的发展，应用颧骨种植体和磁性固位体制作全上颌赝复体来修复上颌骨缺损已经成为现实，但仍存在一些不可避免的缺陷，如需要经常清洁、不能完全封闭口鼻腔瘘、不能完成吸吮功能、无法在柔软的组织面戴用、固位不佳和口腔卫生维持困难等。

自体组织移植是上颌骨缺损修复的合理选择，可以避免赝复体修复的各种缺陷，并且是永久性的。自体组织移植修复上颌骨缺损经历了从简单到复杂，从应用局部组织瓣、带蒂皮瓣和肌皮瓣到游离复合组织瓣，从修复小型缺损到修复大型缺损，从单纯消除创腔到功能性修复的发展阶段。早期的额瓣、上唇瓣、咽部瓣及舌瓣等局部组织瓣只能局部转位，受其旋转弧度及组织量的限制只能修复小型缺损。后来随着带蒂组织瓣的出现和应用，胸三角皮瓣、胸大肌皮瓣、颞肌瓣、背阔肌皮瓣、胸锁乳突肌皮瓣及斜方肌皮瓣等均应用于上颌骨缺损的修复。虽然它们能满足大型上颌骨缺损修复的要求，但是移植组织过于臃肿，不易塑形，若要完成骨性重建尚需结合颅骨、肋骨及髂骨等非血管化骨移植，很难达到预期的修复效果。

近20年来，显微外科技术的发展为上颌骨及面中份缺损的修复带来了一场革命。各种游离组织瓣，如前臂皮瓣、肩胛瓣、腹直肌皮瓣、腓骨瓣及髂骨瓣等，尤其是游离复合骨瓣的应用，使上颌骨缺损的修复从单纯的创腔充填进入到功能性修复阶段。而且随着坚固内固定技术、牙种植体技术及骨牵引技术的发展和应用，上颌骨缺损的功能性修复日趋成熟。

二、上颌骨缺损修复的目标及上颌骨缺损的分类

由于上颌骨特殊复杂的解剖结构和生理功能，理想的上颌骨重建应达到以下要求：①消灭死腔和口鼻瘘，达到封闭性修复；②恢复咀嚼、语言等面中份基本功能，能完成功能性义齿修复；③为面中份诸多重要结构提供足够支持；④恢复外形。简而言之，上颌骨缺损的修复要完成功能和外形的恢复，但实际上这是一项富有挑战性的临床工作。

不同程度的上颌骨缺损需要不同组织量的组织瓣进行修复，因而有必要对上颌骨的缺损进行分类，以指导临床治疗。Corderio等依据切除范围将上颌骨缺损分为四类：Ⅰ类缺损为上颌骨部分切除后的缺损，仅波及上颌窦的一或两个壁；Ⅱ类缺损为上颌骨次全切除后的缺损，包括上颌窦两个壁以上的缺损，但眶底完整；Ⅲ类缺损为包括眶底在内上颌骨全切除后的缺损，根据眼球是否保留又分为Ⅲa（保留眼球）和Ⅲb（不保留眼球）两个亚类；Ⅳ类缺损为上颌骨及眼眶切除后的缺损。

Brown等对上颌骨缺损提出了改良分类，它包含了垂直和水平两个方向缺损的情况。垂

直方向分为四类：Ⅰ类为上颌骨低位切除，无口腔上颌窦瘘；Ⅱ类为上颌骨次全切除，保留眶底；Ⅲ类为上颌骨全部切除，不保留眶底；Ⅳ类为上颌骨扩大切除，不保留眶内容物。在水平方向附加缺损亚分类：a. 单侧上颌骨牙槽突和硬腭缺损（a≤1/2）；b. 双侧上颌骨牙槽突和硬腭缺损（1/2＜b＜1）；c. 全上颌骨牙槽突和硬腭缺损（c=1）。（图 22－3）

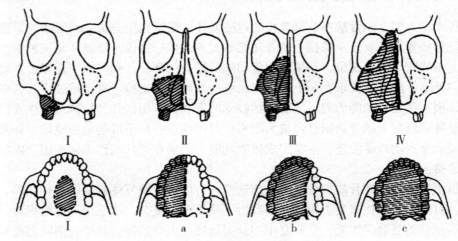

图 22－3　上颌骨缺损分类示意图

三、用于上颌骨缺损修复的常用游离组织瓣

1. 游离前臂皮瓣　前臂皮瓣由我国杨果凡于 1978 年发明，最早应用于四肢瘢痕挛缩的治疗，但很快就被应用到头颈缺损的修复与重建。前臂皮瓣具有很多优点：解剖恒定，制备简单；血管口径粗大，血管吻合容易成功；血管蒂长，避免了静脉移植；供区远离头颈部术区，允许实施"双组手术"；皮瓣组织菲薄而质地优良，适于口腔内组织修复；通过吻合皮瓣与受区的感觉神经，可恢复皮瓣感觉功能；可以携带一片桡骨，用于颌骨重建。其缺点为切取皮瓣要牺牲前臂一条主要供血动脉，而且前臂创面需植皮，留有明显瘢痕，影响美观。

小型上颌骨缺损，如腭部缺损，可应用前臂皮瓣来修复，其组织菲薄及良好顺应性，允许日后成为义齿的承托区。"三明治"式前臂桡骨瓣修复次全切除术后的上颌骨缺损，即桡骨重建上颌牙槽突，皮瓣折叠后分别修复口腔面和鼻腔面黏膜，但桡骨骨量过小，难以满足牙种植的要求。折叠前臂皮瓣还可用于封闭上颌骨缺损后的口鼻腔瘘，能较好地恢复语言及进食功能，但由于未行骨性修复，无法行义齿修复，且外形稍差。对于无残余上颌牙的高龄患者，由于术后无法戴用腭托，折叠前臂皮瓣修复不失为一种合理的选择。

2. 游离大腿前外侧皮瓣　游离大腿前外侧皮瓣最早由我国的宋业光于 1984 年介绍，其后国内外学者对该皮瓣作了详细的解剖学和临床应用研究，并使其成为常用的游离皮瓣供区之一。皮瓣的制备简单，血管蒂长，可开展"双组手术"，供区的病变较小，对于宽度 8cm 以下的皮瓣，供区可以直接拉拢缝合，所遗留的疤痕相对较为隐蔽。由于其皮肤穿支血管解剖变异较大，这也是影响该皮瓣广泛应用的主要原因。

3. 游离腹直肌皮瓣　以腹壁下动、静脉为蒂的腹直肌皮瓣在头颈部大型缺损修复中占据十分重要的地位。该组织瓣的血管蒂可靠，解剖恒定，制备时无须改变患者体位，允许实施"双组手术"。其组织量丰富，适于大型缺损，如全舌、上颌骨及颅底缺损等修复。其潜在的供区并发症切口疝可以通过聚丙烯酸膜片修复腹直肌前鞘而得以解决。

腹直肌皮瓣适用于大型上颌骨缺损的修复，应用腹直肌皮瓣修复上颌骨眶区大型缺损，不仅能充分充填死腔，而且术后获得良好的语音及吞咽功能，部分患者还能完成传统义齿的修复。但是，对于肥胖患者，腹直肌皮瓣修复上颌骨缺损仍略显臃肿，在一定程度上影响外形和功能的恢复。

4. 游离背阔肌皮瓣　以胸背动、静脉为蒂的背阔肌皮瓣是可用于头颈重建的面积最大的游离组织瓣。与腹直肌皮瓣一样，其解剖恒定，制备简便，血管口径大，组织量丰富，非常适于头颈部大型缺损的修复。相对腹直肌皮瓣而言，肥胖对背阔肌皮瓣的影响更小，不会过于臃肿。背阔肌皮瓣在上颌骨缺损修复中用途广泛，不仅能完全充填死腔，而且能非常好地恢复面颊部的外形。但是，背阔肌皮瓣制备时需要侧卧位，头颈重建手术中无法实施"双组手术"，因此，限制了该皮瓣在头颈重建中的广泛应用。

5. 游离肩胛骨皮瓣　以旋肩胛动、静脉为血管蒂的肩胛骨皮瓣也是头颈重建常用的皮瓣，其优点是：血管蒂长，血管口径大，皮岛与骨块间有很大旋转度，特别适用于颧弓眶底和腭部的同时重建。由于肩胛骨皮瓣制备时必须采用侧卧位，在头颈重建手术中无法实施"双组手术"，这也限制了该皮瓣的广泛应用。由于肩胛骨的形态和厚度，不易塑形和难以满足种植体要求是其缺点，现在已较少应用于颌骨重建。

6. 游离髂骨瓣　以旋髂深动、静脉为血管蒂的游离髂骨瓣常用于下颌骨缺损的重建，它具有血管解剖恒定，血管口径大，骨量充足，适于种植体植入，可开展"双组手术"等优点，游离髂骨瓣修复上颌骨缺损可以得到良好的功能恢复。但是毫无疑问，髂骨瓣也存在许多无法避免的缺点，髂骨对于上颌骨修复显得组织量过多，不易塑形，皮岛臃肿，活动度差，不易修复口内黏膜缺损，而且其血管蒂过短，很难充分达到上颈部进行血管吻合。随着游离腓骨瓣的进一步推广，游离髂骨瓣的应用已经越来越少。

7. 游离腓骨瓣　游离腓骨瓣最早由 Taylor 于 1975 年报告，随后应用于长骨缺损的修复。直到 1989 年，Hidalgo 才首次报告利用游离腓骨瓣修复下颌骨缺损。目前，游离腓骨瓣已广泛用于下颌骨重建，并被认为是下颌骨重建的最佳选择，近年来，其还被用来修复上颌骨缺损。其优点主要包括：①血管蒂长，通过切取较为远端的腓骨，可以达到延长血管蒂的目的，使其很容易通过口内隧道到达上颈部；②血管口径大，腓骨瓣是所有游离组织瓣中血管口径最大者，游离移植非常容易吻合成功；③腓骨瓣可以根据需要制备成各种形式的复合瓣，其中腓骨可用来修复骨缺损，皮岛用来修复黏膜缺损，肌肉用来填塞死腔；④腓骨瓣制备简单，供区并发症少；⑤腓骨瓣供区远离头颈部，可以实施"双组手术"；⑥腓骨可以根据需要作多处截骨后行三维塑形，恢复牙槽突的形态。

北京大学口腔医学院已完成 60 例腓骨复合组织瓣重建上颌骨缺损，成功率达 98.3%。其中有 46 例为Ⅰ类和Ⅱ类缺损，也就是说大部分病例为上颌骨低位或次全切除术后的缺损，这正是腓骨瓣修复上颌骨缺损的最佳适应证。由于腓骨重建牙槽突，其后方需与颧骨或颧牙槽嵴进行固定，对于Ⅲ类和Ⅳ类病例常伴有眼眶、颧骨及翼突的缺损，使腓骨的固定存在困难，对于这样的大型缺损可选择组织量相对丰富的软组织皮瓣来进行修复。在随访时间 6 个月以上的 38 例患者中，5 例完成种植义齿修复，21 例完成传统义齿修复，义齿修复率达 68.4%；外形评价达"优"和"良"者为 84.2%；语音清晰度检测达到 98.4%，达到正常人水平；生存质量问卷分析和调查显示，游离腓骨瓣上颌骨重建患者的术后生存质量明显高于赝复体修复患者，通过对腓骨瓣上颌骨重建患者的术前和术后生存质量分析，患者的术后生存质量较术前有下降，但两者间的差异无统计学意义。这说明腓骨瓣能非常完好地恢复上颌骨缺损造成的功能缺陷，基本上能达到术前无上颌骨缺损时的生活质量水平。所以，游离腓骨复合瓣上颌骨重建能显著提高上颌骨切除术后患者生存质量，是上颌骨重建的良好选择。

腓骨复合组织瓣上颌骨重建术的注意事项：

（1）供区的选择应为同侧小腿，只有这样才能保证腓骨就位后，皮岛下垂于腓骨骨段下方，有足够的自由动度来修复腭部软组织缺损。

（2）腓骨皮岛对于同期完成上颌骨软硬组织的缺损修复非常重要，而皮岛的血供来自于腓动脉穿支。术前可通过超声多普勒血流探测仪测定皮岛的腓动脉穿支，以此来确定切口线的位置，避免损伤穿支血管。

（3）术前按照手术设计，完成模型外科，制作手术模板，为术中腓骨就位与固定的位置提供明确的参照依据。

（4）由于腓骨瓣血管蒂是从上颌经下颌骨内侧至上颈部进行血管吻合，要求血管蒂长，其长度要明显长于腓骨瓣下颌骨重建。因此，要求腓骨瓣上端截骨线尽量靠上，通过去除尽量多的上端骨段以获得尽可能长的血管蒂。

（5）手术操作顺序：先腓骨瓣就位固定，后血管吻合，避免在腓骨瓣就位时过度牵拉已经完成的血管吻合口。

（6）避免血管蒂局部受压：下颌骨内侧的血管蒂隧道至少达两指；术区放置引流管时与血管蒂应有一定距离，并进行固定，保证不因体位改变而出现引流管位置改变；术中充分止血，避免出现血肿而压迫血管蒂。

（7）术后严格头部制动，避免颈部过度运动，影响血管蒂。

（8）术后对腓骨瓣进行严密观察，一旦发生血管危象，应立即抢救探查。

由于游离腓骨复合瓣修复上颌骨缺损技术难度较大，手术创伤也较大，种植义齿修复治疗周期长，因此，应严格掌握适应证。目前手术适应证主要包括：①良性肿物或创伤导致的上颌骨缺损；②上颌骨恶性肿瘤病变比较局限，手术可以达到彻底根治者；③双侧全上颌骨缺损，如不作骨性修复，将遗留十分严重的面部畸形和功能障碍者；④肿瘤切除术后2年以上无复发拟行二期修复者；⑤Ⅰ类和Ⅱ类的上颌骨缺损；⑥年轻患者，有修复上颌骨缺损要求者。

8. 双游离瓣移植　对于某些复杂的上颌骨缺损，单一的游离组织瓣往往无法同时满足恢复功能和外形的要求，可以采用双游离瓣进行修复。同时应用游离腓骨瓣和前臂皮瓣可进行面中份大型软硬组织缺损的重建，用游离腓骨瓣重建牙槽突，用前臂皮瓣修复较大范围的黏膜和皮肤缺损。有时游离腓骨复合瓣在行上颌骨重建时，若无法制备皮岛而口内黏膜缺损必须修复时，也可再加用前臂皮瓣。一般而言，如果能用一个游离组织瓣完成修复要求，应尽量避免采用两个游离瓣。

与传统赝复体修复方法相比，应用自体游离组织瓣修复上颌骨缺损有其很大的优越性。无论是哪种组织瓣，其均能完好地封闭口、鼻腔瘘和口腔上颌窦瘘，使得患者能恢复正常的吞咽和进食功能，解除了患者在吞咽、进食和语言方面的问题，提高了患者的生活质量，这与赝复体相比，是巨大的进步。对于无牙牙合和双侧上颌骨缺损的患者，赝复体由于难以固位而无法对此类缺损进行修复。游离组织瓣则不受此限制，借助于血管吻合技术，远离受区的游离组织瓣可以良好地修复上颌骨缺损。腓骨复合组织瓣上颌骨重建的患者由于上颌骨缺损得到了三维骨性重建，不仅可以进行传统义齿修复，而且结合牙种植技术可以进一步达到上颌骨功能性重建的最终目的。即便是软组织皮瓣只要上颌余留牙条件允许，依然可以进行传统义齿修复。

目前，我们选择头颈修复重建最常用的四种皮瓣：前臂皮瓣、大腿前外侧皮瓣、腓骨瓣和腹直肌皮瓣来进行上颌骨重建，主要原因是其具有很高的可靠性。此外这四种组织瓣还具有以下共同优点：①血管蒂长，很容易通过口内隧道到达上颈部而无须血管移植；②血管口径大，游离移植时很容易吻合成功，并且吻合口不易发生血栓；③供区远离头颈部，可在仰卧位完成制备，开展"双组手术"；④制备简单快速，手术创伤小，术后供区并发症小。

至于选择何种游离组织瓣来进行上颌骨缺损的修复，这要根据上颌骨缺损的具体情况和患者的全身状态来决定。高龄患者通常全身情况不佳，耐受手术的抵抗力弱，而前臂皮瓣相对手术创伤小，手术时间短，适于高龄患者。前臂皮瓣和腓骨瓣多用于Ⅰ类和Ⅱ类的上颌骨缺损，大腿前外侧皮瓣和腹直肌皮瓣则更多用于Ⅲ类和Ⅳ类缺损。

（迟彩君）

第五节　颅面部缺损的种植修复

一、概述

由于外伤、肿瘤切除导致颅颌面组织缺损，其缺损畸形将给患者带来的不良影响远较一般牙列缺损和缺失为大，它不仅可以造成咀嚼、言语、吞咽、呼吸等功能障碍，而且由于残缺的面部器官、不对称的颜面畸形影响患者的心理健康。所以临床上认识和分析颅颌面缺损畸形的原因及其不良影响，充分理解这类患者积极要求恢复颅颌面正常形态和功能的迫切心情十分重要。

长期以来，诸如颌骨、耳、鼻、眶等颅颌面缺损的修复，一般是通过采用组织瓣、骨、软骨、骨肌瓣的移植，或应用赝复体通过黏膜皮肤负压吸合、胶粘剂黏合、软硬组织倒凹等方法进行塑形固位来完成。不少患者因缺乏上述固位条件，而成为临床上的困难病例。尽管采用的补救方法有从力学及解剖因素方面考虑的眼睛式、眼镜框架式固位体或应用各种黏合剂等，但其功能、美观及固位效果均不甚理想。

以骨内种植体为基础的现代颅颌面种植学是在近代牙种植技术日益成熟之后发展起来的一门新兴医学工程；20余年来，随着新型材料、生物力学、生物技术以及细胞、分子水平的基础与临床研究的推动，牙种植体及其相应种植系统的研制开发和种植义齿的临床研究，特别是自引进牙种植体作为颜面赝复体的固位装置之后，颅颌面重建的概念发生了巨大变化，以恢复功能与形态为目的的颅颌面修复重建外科领域在其基础与临床方面获得了重大进展。

骨内种植体分类及特点：骨内种植体是种植修复体的基础部件，为颅颌面缺损后赝复体的固位与支持装置。骨内种植体可从多方面特征来进行分类。如根据所用材料可分为金属类种植体、陶瓷类种植体、碳素类种植体、高分子聚合物种植体和复合材料种植体等。根据作用和目的可分为牙种植体、赝复体固位支持种植体、耳助听器固位种植体等。按其所需种植手术次数分为一期完成式种植体（single stage implant），又称为一段式种植体和二期完成式种植体（two stage implant），即二段式种植体。不同部位、不同外形的种植体需采用不同的手术器具和植入术式，这些均可从相应的种植系统获得配置与方法指导。

目前用于颅面骨内的种植体多为纯钛螺旋形种植体（screw root form implants），其形状酷似螺丝钉。与口内应用情况类似，即利用螺旋原理，在术中借助扭力手机将其旋入就位。不过颅面骨内种植的植入体形态与口腔内螺旋形植入体有所不同。虽然都是螺旋形，但该种植体有两个特点：一是较短，仅为3mm或4mm长，二是在其冠部有一宽大多孔的帽檐样扩展区。这一独特设计的目的是为了防止种植体偶然受意外的外力作用而嵌入骨内或颅内，帽檐上的簧孔区有利于骨的内生长，借此增加种植体的固位力。

颅面部骨内种植系统的整套部件包括：种植体、基台、中央螺栓及赝复体固位装置（杆状固位或磁性固位）。目前，在临床上应用的颅面种植系统主要有Branemark种植系统、ITI种植系统、Entific种植系统等。

二、诊断

对于颅颌面缺损的患者，根据其病史及外形畸形表现不难诊断。

基于颅颌面缺损的原因，实际上符合解剖学原则及力学原理的赝复体、移植骨依靠其骨内种植体及微夹板的良好固位，或结合磁性固位体等方法的种植修复重建技术适应于各类缺损畸形的形态与功能恢复。临床上包括先天性因素，发育性因素，手术性、外伤性或感染性等后天性因素所致的外耳、鼻、颌骨或眼眶缺损、缺失畸形者。

三、治疗

术前检查与治疗计划：

一是通过病史的详细询问、局部及全身系统周密的检查、结合影像学观察，确认颅颌面缺损患者是否属于骨内种植修复重建的适应证。

二是在适应证确立之后，须对受植部位做进一步详细检查，尤其是通过复制的模型分析以及颌面曲面体层片、头颅正侧位定位片、螺旋CT等影像学观察，为治疗方案的确立提供有价值的信息。

颅颌面种植医师在治疗计划制订前后与患者交谈沟通十分重要。交谈内容除介绍种植赝复体、种植义齿重建修复特点、效果及手术修复基本过程与周期之外，还须告知和说明可能出现的问题、并发症及与术后随访、保健等有关注意事项，目的在于实施种植修复的过程中能取得患者的充分理解和积极配合。

总体治疗方案的正确性与种植手术的合理性是最终种植重建修复体在其功能与形态方面成功的重要条件，在确定手术计划时须从①患者颅颌面缺损骨的质与量。②受植部位的选择与外科模板。③种植体数量的确定。④种植体上部结构的设计。⑤种植系统及种植体的选择。⑥种植术式与种植时机的确定等6个方面入手加以考虑。

（一）骨内种植体植入手术

骨内种植体植入术可从以下3个方面特征进行分类：一是根据不同种植手术时相分为即刻种植、半即刻种植和延期种植；二是按种植使命分为一期完成植入术（即植入体与基台一体植入并同时完成穿皮过程，又称二段式种植体植入术）和二期完成植入术（即植入体和基台分两次植入，又称两段式种植体植入术）；三是依据口腔内外解剖区域及修复的目的分为口腔内种植术和口腔外颅面赝复体种植术及口腔内外赝复体联合种植术。虽然临床上许多商品化种植系统及相应的不同种类的骨内种植体都有其特定的外科种植程序和要求，而且口内穿龈种植与口外穿皮种植的操作要领有所不同，但其骨内种植的基本步骤与方法大致相仿。

1. 一期手术

（1）术前用药与麻醉：术前可静脉给予 10~20mg 地西泮（安定），一般选用局部浸润麻醉法；采用 2% 利多卡因肾上腺素局麻药液 10~20ml 作受植部位骨膜上、下浸润即可。

（2）切口设计与翻瓣：用美兰在受植区皮肤上标记出需种植的部位，植入位点须与骨面垂直，切开皮肤，锐分离翻瓣后显露骨面。

（3）种植窝制备：先用球钻在受植部位的骨面上轻触作一标记，再用裂钻逐级置备相应深度和直径的种植窝，最后在种植体冠部骨边缘成型，以适应种植体冠部的帽檐形状。钻孔同期始终维持适量的水冷却。

（4）植入种植体：在慢速状态下用力扭动手机，以慢速旋入骨孔内，手机自动停止后，若植入体尚未到位，可用手动扳手夹持后逐步旋紧，此过程仍需用生理盐水冷却，然后将覆盖螺帽旋入种植体的内螺孔。随后依次间断缝合骨膜及皮肤，创面常规放置油纱及无菌纱布。

术后注意事项：术后常规给予抗炎及对症治疗，以预防感染和过度水肿。1 周内注意保持口腔的清洁，术后 7~10d 拆线。

2. 二期手术　一期术后 3~4 个月即可进行第二期穿皮基台连接。

（1）术前准备与麻醉：基本与第一期手术相同。术前根据前次手术记录及局部检查结果，明确第一期植入种植体的确切位置后，术区常规消毒铺巾，局部皮下及骨膜上浸润 2% 利多卡因肾上腺素 5~10ml。

（2）切口设计与组织切除：依据穿皮种植体所在的不同部位，采取相应的手术切口设计，一般沿原切口切开。切除种植体周围皮肤及皮下组织，仅保留骨膜，同时将周边皮肤下方皮下组织作楔形切除，使其周边皮肤变薄，以便能与骨膜接触，达到愈合后皮肤制动的目的。

（3）穿皮环切与基台连接：在皮肤上方触摸到种植体后，用皮肤环形切取器在其上方中点垂直定位，围绕种植体一并环切皮肤及骨膜，使下方种植体冠部外露。卸下覆盖螺帽，将基台连接于植入体上。最后旋入直径 10~20mm 的愈合帽，在其愈合帽与种植体周围植皮区之间环绕填塞含有抗生素的油纱布，其上覆盖无菌纱布保护。

3. 术后注意事项

（1）术后 1~2d 去除覆盖的无菌纱布。

（2）术后第 3 天卸下愈合帽及中间缠绕的抗生素的油纱布，清洗基台及周围皮肤，重新缠绕更换的抗生素油纱布。

（3）术后第 10 天去除环绕之油纱布，让其开放。

种植体周围组织的卫生保健十分重要。种植体周围的上皮碎屑一般可由患者家属清洁或复诊由专科医师清除。

（4）修复体的连接。基台连接术后 3 ~ 5 周，在种植体穿皮周缘伤口愈合良好条件下，可考虑上部修复体的安装与连接。

（二）颅颌面种植赝复体修复与重建

1. 眶部缺损种植修复与重建　术前、术中注意事项。

对于眼球和眶部肿瘤患者，术前的治疗设计若考虑术后将应用种植赝复体修复时，须注意如下问题。

（1）如因结膜缺损、瘢痕等因素导致上、下睑穹隆消失，眼窝缩小及眼睑凹陷者，种植前应行眼窝眼睑成形术。

（2）手术切除眶部肿瘤的同时，如有可能，尽量保留眉毛，这一解剖结构的保存特别有助于整个眼眶赝复体的真实和美观效果。

（3）眼窝创面的覆盖所选用的皮片不宜过厚，否则眼窝过浅不利在缺损边缘眶骨上植入种植体及其上部支架的连接；也不利于赝复体设计及就位后的稳定性。

（4）植入部位的选择：无骨质缺损的患者植入部位为眼眶的外半侧壁。右眼植入部位多在 1 点、4 点和 5 点方向。左眼植入部位多见于 11 点、7 点和 8 点方向。

2. 眼眶种植赝复体附着固位方式的选择　赝复体固位方式的选择主要根据缺损的大小、种植体的位置、方向及种植体的数目而定。眶部种植赝复体固位附着方式主要有以下 3 种：

（1）杆卡式附着固位。

（2）磁性体附着固位。

（3）球槽附着固位。

3. 眼眶种植赝复体（义眼、义眶）的制作

（1）取印模：根据缺损情况和拟修复范围确定取印模的范围。

（2）修整模型及赝复体制作：①在模型上标记出修复体边缘。②根据测量数据初雕修复体蜡形。③常规装盒冲蜡。④配色：根据不同部位的颜色再分别加入内染色剂。⑤种植体上方安放磁块，特殊处理磁体表面。⑥装胶：装胶时注意按照调色时不同的区域分别填胶。⑦烘烤成型，修整赝复体。⑧试戴：外染色，制作人工睫毛和眉毛，完成赝复体制作。

4. 耳缺失种植修复与重建

（1）适应证：耳郭先天性、后天发育性畸形、肿瘤术后、外伤或感染等因素所致部分或全外耳缺失者。

部分耳缺损或全耳缺失经整形重建外科手术效果不佳或失败者。

（2）手术步骤与方法：手术分两期完成，一期手术及二期手术步骤如前所述。

作为耳赝复体的支持固位需用 2 ~ 4 个种植体，在右耳区植入 2 枚种植体时，理想的种植部位应在 8 点和 11 点；左耳时应在 1 点和 4 点。植入 4 枚种植体时，适宜的种植体部位右耳区可在 7 点、9 点、11 点和 12 点；左耳区相对在 12 点、1 点、3 点和 5 点。种植体相距最小不能短于 1cm，通常大于 2cm 为宜。

（3）术后注意事项：除每周更换愈合帽下方油纱布 2 次，连续 2 周后让其开放之外，其余术后护理同前述。

（4）并发症及其防治：术中并发症主要表现为穿透颞骨骨内板，因此在备置种植窝时，深度应严格控制在 4mm 以内。另外，术前 CT 检查也有助于避免术中并发症的发生。

术后常见的并发症常见为种植体周围炎，通常将种植体周缘皮肤反应分为 0 ~ 4 级：

0 级为无炎症反应；1 级指轻微发红；2 级指皮肤充血伴渗出；3 级有炎性肉芽组织；4 级为严重感染而必须取出种植体。种植体周附着皮肤的不稳定、频繁移动是引起皮缘炎症或感染的主要因素。此外，两种植体相距过近（<1cm）或基台松动的刺激、皮肤疾病如皮脂溢性皮炎或局部卫生不良、过多清洁刺激均会导致种植体周围炎。为提高成功率，术中要尽量去除种植体周围足量的皮下组织，移植皮片削薄有利移植成活，同时加强患者卫生习惯和对种植体及周围皮缘的精心护理。

5. 义耳赝复体的制作　义耳赝复体的制作基本同义眼制作相似，包括取模、蜡型的制作、配色、硅橡胶充填、外染色等。

6. 鼻缺损种植修复与重建

（1）适应证：因鼻部或面中 13 区恶性肿瘤切除后缺损者。面中份外伤或烧伤等所致鼻部缺损者。鼻部缺损经皮瓣修复失败者。

（2）术前及术中注意事项：计划行全鼻切除时，鼻骨不宜保留。全鼻切除后须修整鼻中隔基底部。有条件时尽量保留前鼻嵴。采用薄断层皮片移植覆盖手术切除后遗留的受植区创面。

（3）手术步骤及方法：手术分两期完成，具体步骤和方法如前所述。

根据缺损的形态和范围，最常见的植入部位为额骨、颧骨、残留的上颌骨和上颌结节。

7. 术后面部缺损区临时修复体　对于面中份恶性肿瘤患者，手术切除的洞穿性缺损畸形的遗留会造成心理上的严重创伤。为此，在手术前先取面部模型，肿瘤切净后即刻取制面部印模，记录缺损部位及相邻结构的三维形态。再根据石膏模型，参照术前面部模型制作符合患者面部形态的鼻部临时假体，并在术后 24h 内放置于患者面中份缺损区。

8. 上颌骨缺损的颧骨种植修复与重建

（1）适应证：肿瘤及外伤造成的上颌骨和腭骨缺损。上颌骨牙槽骨严重吸收的无牙颌患者或上颌游离端缺失患者。

（2）颧骨种植体的形态及规格：颧骨种植体由螺纹状的种植体根部和光滑的头部组成，长度由 30～52.5mm 不等。头部与根部成 45°或 55°角，以弥补种植方向与颌平面的交角。

（3）手术方法：手术通常于全麻下进行。在上颌牙槽嵴顶做切口，翻瓣暴露眶下神经。在上颌窦靠近颧骨的部位开窗。翻开窦黏膜，使操作可以在直视下进行。开窗的同时也有利于备洞时的散热，逐级备洞，低速自攻植入颧骨种植体，其长度用特殊的测量仪确定。种植体植入后，顶部放入覆盖螺帽，关闭窗口。

手术钻孔时要注意：①必须用大量的水冲洗，防止骨坏死。②不要将软组织吸入种植窝，妨碍骨结合，导致种植失败。③植入颧骨部分不可以太靠近眶侧壁，防止损伤眶内容物。

术后 6 个月放置基台并制作临时义齿。

（4）修复方法：通常采用螺丝固位的固定式修复，可以更好地调整咬𬌗。但由于种植体头部偏腭侧，容易产生较大的悬臂作用，故也可采用杆卡式固位的义齿修复。

（三）术后观察及处理

1. 一般处理　术后常规全身用药，抗炎及对症治疗。

颅面部种植手术应保持术区皮肤清洁，颧骨种植手术应保持口腔清洁。

家庭护理：每天一次用普通清洁剂及清水清洗假体，桥基和接触支架用湿盐水纱布每日擦洗干净，清除桥基周围的所有废屑。

2. 并发症的观察及处理

（1）种植体松动或脱落：由于种植体没有达到完整的骨结合可以导致种植体松动或脱落。因此，对于种植体的植入应有一套完整的方案，包括术前定位设计、术中精确植入及术后护理。当种植体发生松动或脱落时，可将种植体取出，局部严密缝合，待骨愈合后行二次手术。

（2）种植体周围皮肤炎：由于种植体周围皮肤与基台之间存在微小间隙，不易清洁，容易发生慢性炎症。所以对于种植体基台及赝复体应每日清洗，定期随访观察。

（3）赝复体变色及破裂：引起赝复体变色及脆性加大导致的破裂因素主要有：紫外线照射、空气污染、湿度和温度的改变、清洗赝复体的操作，以及使用化妆品等。因此，赝复体在 1~3 年内一般需要重新制作。

（迟彩君）

第六节　种植体周围病

种植体周围病（peri – implant disease）为种植体周围组 织的病理改变的统称。它包括种植体周围黏膜炎（peri – implant mucositis）：炎症仅累及种植体周围软组织；种植体周围炎（peri – implantitis）：除软组织炎症外尚有深袋形成及牙槽骨丧失。如不及时治疗，就会导致种植失败。

一、种植体与周围组织的界面结构特点

（一）黏骨膜 – 种植体界面

黏骨膜的成功愈合是种植成功的关键因素之一。与其他种植体不同，牙种植体需要穿透上皮组织，建立一个良好的结缔组织封闭，为种植体提供防止口腔细菌及其毒素进入内环境的一道屏障。

种植体周围的上皮组织类似于自然牙周围的龈组织，也有口腔上皮、沟内上皮和结合上皮，无角化的沟内上皮与角化的口腔上皮相连续，与种植体之间形成种植体龈沟，在健康的位点，龈沟深一般为 3~4mm。种植体的沟内上皮和结合上皮的细胞层次较真牙少，沟内上皮没有角化，由 5~15 层基底细胞和基底上细胞组成，结合上皮有 2~5 层细胞，与种植体表面黏附。对这一附着的超微结构研究显示，结合上皮细胞与种植体表面的附着为基底板和半桥粒，类似自然牙。基底板 – 半桥粒复合体与种植体表面是化学结合，两者间有 10~20 mm无定形糖蛋白层。

种植牙周围结缔组织的排列方向与自然牙不同。由于种植体表面无牙骨质，因此，胶原纤维平行于种植体表一面。对牙和种植体结缔组织成分的分析结果表明，种植体周围结缔组织较牙龈组织的胶原纤维多（85%：60%），成纤维细胞少（1%：5%）。换言之，种植体牙槽嵴上部分的钛表面的结缔组织是一种瘢痕组织，胶原丰富，血管很少。沟内上皮与牙槽嵴顶之间是由基本无血管的致密的环形纤维包绕种植体，宽约 50~100μm，约高 1mm，这些胶原纤维与种植体之间经超微结构研究发现，约有 20nm 厚的无定形层将种植体表面与胶原纤维和细胞突起分隔开。结缔组织似乎是粘在种植体表面，这种黏附可能阻挡结合上皮向

牙槽嵴顶的根向增殖。但是，与牙齿相比，这层相对无血管的软组织防御机制很弱。

（二）骨–种植体界面

对界面区的超微结构研究有许多技术难点，界面的本质仍不完全明确。超微研究发现，在骨整合区域，骨与种植体之间有一层无定形物质，用组织化学染色发现这一物质由蛋白多糖（proteoglycans）和糖胺多糖（glycosamin–oglycan，GAG）组成，它们的厚度因种植材料的不同在 100～3 000μm 之间不等。这一无定形层与金属种植体表面的连结仍不清楚，可能是直接的化学连结（direct chemical bonding，如离子键 ionic covalent），也可能是弱范德华连结（weak van der waals bonding）或两者的结合，种植材料是决定这一界面性质的最重要因素，这一无定形层将牙槽骨中突出的胶原和细胞与种植体表面分隔。

（三）种植体周围组织的生物学宽度

种植体周围黏膜的生物学宽度：临床健康的种植体周围黏膜颜色粉红、致密。显微镜下可见角化良好的口腔上皮与约 2mm 长的结合上皮相延续，结合上皮与骨之间有一层高约 1mm 的结缔组织相隔，不论是一阶段式还是二阶段种植体，与真牙一样有一恒定的生物学宽度，即包括 2mm 长的结合上皮和 1mm 高的结缔组织，这种附着保护了骨结合种植体免受菌斑及其他刺激因素的损害作用。

Beerglundh 和 Lindhe（1996）为了进一步证实黏膜、种植体附着宽度，在狗的模型上进行研究，拔除所有下颌前磨牙，并植入骨结合种植体。一侧保持原有牙槽嵴黏膜高度，另一侧降低其高度约 2mm，经 6 个月的菌斑控制后，双侧临床健康的种植体周围均有 2mm 长的结合上皮和 1mm 高的结缔组织。这样，尽管在基台两侧黏膜高度不一致，但最终形成的黏膜、种植体附着是相同的，即生物学宽度是恒定的。

（四）种植体周围黏膜的血液供给

牙龈的血供有两个不同来源：首先来源于大的牙槽嵴骨膜上血管，它的分支形成：①口腔上皮下结缔组织乳头的毛细血管；②结合上皮旁的血管丛。第二个来源是牙周膜血管丛，由此分支向冠方，经过牙槽骨嵴，终止于牙槽嵴上方的游离龈。种植体周围无牙周膜，也因而没有牙周膜血管丛。其血供来源于牙槽嵴外侧的大的骨膜上血管，它发出分支形成口腔上皮下结缔组织乳头的毛细血管和结合上皮下方的毛细血管丛及小静脉。由于没有牙周膜血管丛，结合上皮的根方至牙槽嵴上方的结缔组织几乎没有血液供应。

二、病因

（一）种植体表面菌斑中细菌及其产物

虽然菌斑附着于钛表面的速率小于自然牙，但一旦开始堆积，其菌群的致病性是一样的，牙种植体和自然牙一样需要良好的黏膜封闭以保护无细菌的种植体根面。如果这一封闭被破坏，致病菌便获得到达种植体根面的通道，造成牙槽骨吸收，种植体松动以致失败。通过对一系列种植体的口腔微生物的研究得出以下结论：①健康种植体周围的菌群与健康自然牙相似；②因感染而失败或患病的种植体周围的菌群与患牙周病的自然牙相似；③部分缺牙患者的种植体周围的菌群与余留牙相似；④全口无牙患者种植体周围菌群与部分无牙患者的种植体周围的菌群大不相同；⑤种植体周围组织对菌斑引起的炎症防御能力及修复作用较真牙弱；⑥牙列缺损患者种植体周围的牙周致病菌比例明显高于无牙颌患者。

1. 细菌的黏附　在自然的生态系统中，细菌通过短链弱键，主要是疏水作用黏附到物体表面。种植体及其修复体与自然牙一样，表面都覆盖着一层源于唾液糖蛋白的获得性膜。获得性膜上的受体就是细菌细胞黏附的特异结合位点。首先移居在获得性膜上的是血链球菌（strepto – coccus sanguis），并与获得性膜形成复合体。细菌的移居受黏附素介导，并能被细菌细胞表面的蛋白酶所阻断，或被直接抗黏附素蛋白的抗体与细菌细胞共孵而抑制细菌的移居。

影响细菌在种植体表面黏附的因素包括：①获得性膜表面受体与细菌表面黏附之间的特异反应；②非特异反应包括疏水性（hydrophobicity）、Zeta 电位（potential）、表面粗糙度（surface roughness）及表面自由能（surface free energy）。后两者对种植体的细菌黏附的影响更为重要。粗糙面则有利于细菌的黏附，粗糙面的菌斑堆积是光滑面的 2~4 倍。上部结构修复体粗糙度（Ra）可有 0.1~2.0μm 的不同。表面粗糙度比表面自由能对菌斑形成的影响更大，因此，应避免对种植体进行刮、擦、磨。

2. 种植体基台的菌斑堆积　动物模型研究及种植体患者的观察都表明，种植体基台的菌斑堆积，会使结合上皮的半桥粒和细胞间桥粒减少，黏膜封闭遭到破坏，上皮的结缔组织有炎性细胞浸润，上皮细胞层附着松散出现溃疡，与牙相比菌斑导致的病损在种植体周围更为明显，累及的组织更广泛。如果菌斑向根方迁移，炎症浸润层可扩散至骨膜上的结缔组织层，并可达骨髓腔。炎症细胞的产物可以导致破骨作用，形成临床及 X 线片上可见的支持骨丧失。如果仔细、经常地去除基台表面菌斑能显著减少袋内细菌总数，增加革兰阳性菌的比例，减少螺旋体、牙龈卟啉单胞菌（P. gingivalis，Pg）、中间型普氏菌（P. intermedia，Pi）的比例，因此，种植体基台是种植体周围细菌的来源，应强调菌斑控制和口腔卫生对种植体患者的重要性。

3. 牙种植体的龈下微生物　与自然牙一样，健康位点主要为革兰阳性球菌和杆菌，优势菌多为链球菌和放线菌。炎症位点以革兰阴性厌氧菌为主，如牙龈卟啉单胞菌（Por – phyromonas gingivalis，Pg）、中间型普氏菌（P. intermedia，Pi）、直肠韦荣菌（W. recta）、微小消化链球菌（peptostreptococcusmicros）、核梭杆菌属（fuso bacterium species）、螺旋体，也能发现少量的伴放线共生放线杆菌（actionbacillus actinomycetem – comitans，Aa）。失败种植体龈下有大量螺旋体、丝状菌、能动菌、弯曲菌、核梭杆菌属和产黑色素普雷沃菌属（black pigmented bacteroides，BPB），螺旋体在活动病损中占较高的比例（可达50%以上）。总之，感染失败种植体的龈下细菌与成人牙周炎相似。

4. 无牙颌种植体与部分无牙颌种植体　通过相差显微镜、暗视野显微镜及厌氧培养，对无牙颌和部分无牙颌种植体龈下菌斑的研究已确认：部分无牙颌的种植牙和自然牙的龈下细菌种类几乎无差异，但与无牙颌患者种植体的龈下细菌却明显不同，产黑色素普雷沃菌和嗜二氧化碳嗜细胞菌占较高比例，球菌较少，能动杆菌较多，余留牙上的菌落可作为种植体接种或移居细菌的来源。所以要反复强调严格的口腔卫生的重要性，尤其对部分无牙患者。

5. 菌斑导致种植体失败的可能机制　导致种植体失败的机制仍未明确。由于失败种植体的龈下菌群与牙周炎相似，因此认为种植体周围组织的破坏亦是内毒素（endotoxin）、细胞因子、周围组织内各种细胞相互作用的结果。内毒素是革兰阴性菌细胞壁普遍具有的成分，与种植体失败有关的革兰阴性菌包括 Aa、Bf（B. forsythus，福赛类杆菌）、Pg、Pi、Wvecta 和口腔螺旋体（oral spirochetes）。内毒素首先激活巨噬细胞（macrophage）产生蛋白酶，降解胶原和蛋白多糖（proteoglycans），最终降解细胞外基质。进而，被激活的巨噬细胞产生白细胞介素 - 1（interleukin - 1，IL - 1）和地诺前列酮（prostaglandin E_2，PGE_2）。

IL - 1 有两类靶细胞：巨噬细胞和成纤维细胞。IL - 1 刺激巨噬细胞产生更多的 IL - 1。IL - I 又用两种方式激活成纤维细胞：一种是激活成纤维细胞产生能降解胶原和蛋白多糖的蛋白酶；另一种是被激活的成纤维细胞产生 PGE_2。

被内毒素激活的巨噬细胞和被 IL - 1 激活的成纤维细胞产生的 PGE_2 的靶细胞是破骨细胞。PGE_2 激活破骨细胞，而导致牙槽骨吸收和支持组织丧失。这一完整的循环反应使种植体周围软硬组织遭到破坏。

（二）吸烟在种植体周围病中的作用

长期的纵向研究已证明，吸烟是种植体周围骨丧失有关因素中最为重要的因素之一。其主要依据是：吸烟者每年种植体边缘骨丧失为非吸烟者的 2 倍；如果吸烟者同时伴有口腔卫生不良，其骨丧失量是不吸烟者的 3 倍；吸烟量与骨吸收的高度呈正相关关系；种植术前后戒烟者可减少牙槽骨的吸收。

吸烟危害的可能机制：大多数的研究资料证实，吸烟者与非吸烟者的龈下致病菌（Aa，Pg，Pi）的水平无显著差异，但为什么吸烟者中种植体失败率明显高于非吸烟者？最一致的观点是吸烟对免疫系统的作用。关于吸烟降低免疫功能的机制，可能是尼古丁（nicotine）及其代谢产物——cotinine，能使中性核白细胞氧化破裂（oxidative burst），抑制原发性中性脱颗粒（primary neutrophil degranulation）和增加继发性中性脱颗粒（secondary neutrophil degranulation）。无烟性烟草能刺激单核细胞分泌 PGE_2 和 IL - 1β，PGE_2 和 IL - 1β 与破骨及骨吸收有关。

体外研究发现，尼古丁能改变成纤维细胞的排列，细胞内空泡随尼古丁水平增加而增加，核仁的数目亦增加，以致影响胶原的合成和伤口的愈合。尼古丁还可减少血浆中维生素 C 的水平，维生素 C 是牙周组织更新和愈合过程中的重要营养物质。另外，吸烟者组织中毛细血管直径变小，形状不规则，血流量有可能减少，不利于伤口的愈合。

总之，吸烟是种植体周围病的主要危险因素，随烟草用量增加，发病的相对危险性增加。当同时有菌斑、牙石存在时，更加重了对种植体周围组织的损害。无烟性烟草能引起与种植体周围组织破坏有关的炎症介质水平升高。对早期种植体周围炎进行治疗并配合戒烟能明显改善预后，曾吸烟者比继续吸烟者的种植体周围组织破坏减轻，继续吸烟者尽管接受治疗，仍可能会有进一步的周围组织破坏。

（三）殆力因素

1. 负载过早　是造成种植体松动的早期因素。手术创伤所造成的骨坏死区必须被吸收和被新骨取代之，才能形成骨结合。如果负载过早，种植体松动就会导致纤维包裹种植体，抑制新骨形成，血管长入坏死区，种植体的松动又刺激了巨噬细胞释放细胞因子和金属蛋白酶。松动又促使种植材料磨损，产生颗粒状的碎屑和金属离子，又进一步刺激炎症细胞释放其他细胞因子和酶，改变间质细胞的分化，导致骨吸收和纤维包裹。愈合期的骨改建速度决定于骨局部坏死的量、骨局部的生理状态及患者的全身状况。因此，推荐种植体维持无负载状态 2~8 个月，具体时间应根据种植材料、种植部位及是否植骨等而定。

2. 过大的殆力　种植体骨结合后，过大的殆力是失败的原因之一。过大的殆力常见于以下情况：①种植体的位置或数量不利于殆力通过种植体表面合理地分布到牙槽骨；②上部修复体未与种植体精确就位；③修复体的外形设计不良增加了负荷；④种植体植入区骨量不足；⑤由于患者功能异常而有严重的咬合问题。

不伴感染的殆力因素引起的种植体周围病，其临床症状主要是咬合疼、骨丧失及种植体松动，龈下菌斑为球菌和非能动杆菌，以链球菌和放线菌为主。但是随着骨丧失的进展，所形成的深袋易堆积菌斑，出现菌斑和殆力共同导致的骨吸收，所以殆力过大同时伴感染者，形成继发性的微生物相关的炎症反应而导致骨丧失，此时，除了有咬合疼及松动外，还有探诊出血、溢脓等临床症状，龈下菌斑与种植体周围炎的龈下菌群基本相同。

（四）余牙的牙周状况

牙列缺损患者的余留牙的龈下菌斑中细菌可移居到种植体，引起种植体周围炎。正在患牙周炎的患者种植体的失败率高，因此，种植前须先行牙周状况检查及牙周炎治疗，待病情稳定后再决定可否行牙种植修复。

（五）其他因素

某些全身因素不利于种植后的组织愈合，如骨质疏松症、糖尿病、口服避孕药，长期使用皮质激素、抗肿瘤药物，酗酒、精神压力等。手术时创伤过大，植入手术时温度过高（>47℃）亦不利于种植体早期愈合。附着龈的宽度对种植体成功亦有直接影响。

三、临床检查

（一）改良菌斑指数（mPLI）

菌斑是种植体周围组织炎症的主要致病因素，所以几乎对所有的种植体都需进行菌斑指数评价。

Mobelli 等将常用的菌斑指数（plaque index，PLI；Silness 和 Le，1964）略作改动，提出了改良菌斑指数（modification plaque index mPLI）：0：无菌斑；1：探针尖轻划种植体表面可发现菌斑；2：肉眼可见菌斑；3：大量软垢。

Lindquist 将口腔卫生分 3 度：0：无菌斑；1：局部菌斑堆积（小于基台暴露面积的25%）；2：普遍菌斑堆积（大于基台暴露面积的25%）。

（二）改良出血指数（mSBI）

多数种植体可获得良好的周围组织状况，很少有牙龈炎症及探诊出血。种植体组织炎症与牙周炎一样，也有组织充血、水肿、探诊出血等典型的临床表现。一些常用的牙周指数，如龈沟出血指数（sulcus bleeding index，SBI；Mhlemann 和 Mazor 1971）、出血指数（bleeding index，BI；Mazza 1981）、牙龈指数（gingival index GI；Le&Silness1967）也常被用来评价种植体周围组织状况。在上述这些指数中，牙龈的外形和颜色会影响其分值，而在种植体周围，软组织多为未角化黏膜，要比角化龈明显的红，而且种植体周围软组织的外形和色泽受术前植入区的软组织状况及种植体表面性质的影响，有些学者将充血和水肿单独记录。Mobelli 等提出改良龈沟出血指数（modifcation sulcus bleeding index，mSBI）：0：沿种植体龈缘探诊无出血；1：分散的点状出血；2：出血在龈沟内呈线状；3：重度或自发出血。

（三）牙间乳头指数（GPI）

本指数可用来评价单个种植体周围的龈乳头位置，由 Jemt（1997）提出。牙间乳头指数（gingival papilla index）分5级表示龈乳头的大小，以通过冠修复体和相邻恒牙唇侧牙龈缘曲度最高点的连线为参考进行测量，测定从该参考线到自然牙、冠的接触点之间的距离：0：无龈乳头；1：龈乳头高度不足一半；2：龈乳头高度超过二分之一，但未达两牙的接触点；3：龈乳头完全充满邻间隙并与相邻牙的乳头一致，软组织外形恰当；4：龈乳头增生，覆盖单个种植修复体和（或）相邻牙面过多。

（四）探诊

多数有关种植体周围组织的研究都将探诊作为重要的检查手段。成功种植体的平均探诊深度（probing depth，PD）小于3～4mm，故有学者将 PD=5mm 作为种植体周围组织健康与炎症的阈值。失败种植体的 PD 值增大，但 PD 大的并不一定都是失败种植体，因为植入时黏膜骨膜厚度对植入后的袋深有影响。

附着水平（attachment level，AL）能准确地反映组织破坏情况。种植钉与基台连接处可用作参考点。探诊力量的大小、组织的炎症状况对探诊结果有影响，在健康或仅有黏膜炎的种植体，探针尖止于结合上皮的基底，即反映了结缔组织附着水平。种植体周围炎时，探针尖止于炎症细胞浸润的基底，接近骨面。动物实验表明，当使用 0.5N 力进行探诊时，探针尖接近或达到骨面，而使用与牙周探针相似的 0.2N 力时，可获得与牙周探诊意义相似的结果。

探诊检查时应注意：①为减少对钛种植体基台表面的摩擦，推荐用带刻度的塑料或尼龙探针，而不用金属探针；②由于钛种植体周围的界面结构较薄弱，探诊的力量应控制在 0.2N 力，探针的直径≤0.5mm；③必要时行探诊检查，切忌反复多次探查。

（五）溢脓

与牙周炎一样，种植体周围组织炎症时，龈沟中白细胞数目增多，约为健康种植体的5倍，当种植体周围有溢脓时，表明已有大量中性粒细胞浸润；炎症已到晚期。溢脓不能作为种植体周围炎症的早期诊断指标。

（六）松动度

与自然牙不同，即使种植体周围组织的炎症很重，但只要有部分骨结合存在，种植体也可无松动，因而种植体的临床动度不能用于检测早期病变。

牙周动度仪（periotest）近年来被用于种植体动度的检测，以读数（periotest value，PTV）表示，动度越大读数越高，成功种植体的 PTV 多在 -8～+5 之间，失败种植体的 PTV 可达 +50。

（七）X 线检查

成功的种植体周围无 X 线透影区，承受𬌗力后第一年的骨丧失不大于 2mm，以后每年的骨丧失不大于 0.2mm。由于种植体有明显的肩台、螺纹等外形特征，为骨高度的测量提供了一定的参考依据。用平行定位投照根尖 X 线片及计算机数字减影技术对骨高度进行纵向测量，提高了检测的灵敏度。

种植体周围骨质情况可分3度：1：松质骨包绕整个种植体；2：边缘有致密的皮质骨包绕；3：皮质骨包绕整个种植体，此指标不能定量。用平行定位投照根尖 X 线片及计算机图像密度分析仪可进行精确的定量分析。

（八）龈沟液及其成分的检测

与自然牙一样，种植体周围龈沟中也有龈沟液，其生物特性与真牙极相似。因而，龈沟液（GCF）的量及其成分进行监测亦是有价值的生化指标。对 GCF 量的检测结论不尽相同：①临床健康的种植体与自然牙的 GCF 量无明显差异；但另外的学者研究结论是真牙的 GCF 量为上部结构修复后种植体的 2 倍，因为种植体无牙周膜；②种植体的愈合期和功能改建期（大约种植体植入后一年至一年半）GCF 量增加；③种植体周围炎的 GCF 量高于健康种植体；④在有 Aa、Pg、Pi 聚集位点的 GCF 量明显增高。

GCF 中多种酶可作为监测种植体健康状况的生化指标。总的酶活性和浓度均与各临床指标和骨吸收程度呈正相关关系。种植体周围黏膜炎的 GCF 中胶原酶（collage - nase）和弹性蛋白酶（elastase）的活性都较健康种植体高。种植体周围炎 GCF 中的弹性蛋白酶、髓过氧化物酶（myeloperoxidase，MPO）和 β - 葡萄糖醛酸酶（β - lucu - ronidase，BG）水平明显高于成功种植体。天门冬氨酸氨基转移酶（aspartate aminotransferase，AST）和碱性磷酸酶（alkaline phosphatase，ALP）在螺旋体阳性位点明显高于阴性位点。因此，这些 GCF 酶水平可作为种植体失败的检测指标。另外，和真牙一样，种植体 GCF 中的糖胺多糖（glyco-saminoglycan，GAG，一种组织降解产物）的两种主要成分，即透明质酸（hyaluronic acid）和硫酸软骨素 4（chondroitin 4 sulphate，C4S）与炎症状况有关，失败种植体的 C4S 及透明质酸明显高于成功种植体，它能反映骨吸收的程度。

四、临床分型及临床表现

（一）种植体周围黏膜炎

种植体周围黏膜炎仅局限于种植体周围的软组织，牙龈充血发红，水肿光亮，质地松软，龈乳头圆钝或肥大。刷牙、咬物或碰触牙龈时出血，探诊有出血。种植体与基台接缝处堆积菌斑或牙石，由于牙龈的炎症肿胀，龈沟深度超过 3mm，可达 4~5mm。X 线片检查种植体与牙槽骨结合良好，无任何透影区及牙槽骨的吸收。种植体不松动，炎症的晚期可有溢脓，并会出现疼痛。GCF 量增加，渗出增加，主要病因是菌斑，应着重强调控制菌斑。

（二）种植体周围炎

除了种植体周围黏膜炎的症状外，临床检查附着丧失，探诊深度增加，X 线检查出现透影区，牙槽骨吸收，种植体松动，早期骨吸收仅累及牙槽嵴顶，根方仍保持骨结合状态，种植体可以无松动。龈黏膜可能出现瘘管。单纯因创伤引起的种植体周围炎，如外科创伤、义齿设计不良、负荷过重等，可以只有咬合疼痛，没有感染的相关症状，而且龈下微生物与牙周健康者相似，主要为球菌和非能动杆菌，培养的菌落主要为链球菌属和放线菌属。相反，由于感染而失败者，显微镜下可见螺旋体、能动杆菌及非能动杆菌和球菌，培养的龈下细菌包括：牙龈卟啉单胞菌（Pg）、中间型普氏菌（Pi）、福赛类杆菌（B forsythus）、直肠韦荣菌（W. recta）、微小消化链球菌（peptostreptococcus mlcros），也能发现较少的放线共生放线杆菌（Aa）及较高比例的核梭杆菌属（fuso bacterium species）和产黑色素类杆菌属（black pigmented bacteroides），因此，感染和失败的种植体的龈下细菌与成人牙周炎的龈下菌斑相似。螺旋体在失败种植体的龈下菌斑中占很高比例，推测螺旋体是继发入侵者而不是原发致病菌，因为龈下菌斑中有 Pg 并不一定有牙密螺旋体，但有牙密螺旋体则总是有 Pg，认为 Pg

分泌某些物质刺激牙密螺旋体的生长。

五、种植体周围病的预防

（一）严格选择种植牙的适应证

已决定牙种植的患者必须建立良好的口腔卫生习惯，种植前牙菌斑指数应控制到 0。患边缘性龈炎者已治愈；早期牙周炎者经过系统治疗后病情稳定，牙周组织健康状况已得到恢复；吸烟者同意戒烟；患者有良好的依从性。

（二）定期复查

目前普遍认为种植体的长期成功很大程度上取决于种植体周围软硬组织的健康和适当的咬合力分布。术后至少应每 3 个月复查一次，并参照种植体成功的标准：①种植体无临床动度及 X 线片所示的透射区；②手术后第一年骨吸收不超过 2mm，行使功能 1 年后，每年的垂直骨丧失不大于 0.2mm；③无持久的疼痛、软组织炎症、溢脓及不适。每次复查的内容应包括：①菌斑控制状况；②用手工或自动探针细致地检查 PD 和 AL 随时间的变化；③拍摄标准根尖 X 线片进行数字减影分析，以了解种植体行使功能期的骨变化；④牙龈的颜色变化、外形及肿胀情况；⑤探诊出血及溢脓等；⑥监测种植体周围细菌成分的变化，对于评价种植体周围组织的健康状况、评价致病的病因和选择抗生素等治疗方案均有利。

（三）种植体周围菌斑的清除

1. 自身维护　患者自我维护的方法有局部用 0.12% ~2% 氯己定等含漱剂含漱或擦洗，含漱可以每天 2 次，每次 30s ~1min。自我用的清洁种植体的工具有间隙刷、单束牙刷、牙线、橡皮头等。

2. 定期的专业去除牙石及菌斑　应定期地到医院请专业医师去除种植体的菌斑及牙石，一般间隔三个月至半年需取下种植体上部结构，使用碳纤维洁牙头的超声洁治既省时，又对钛种植体表面无损伤。塑料洁治器对钛种植体表面亦无损伤，但效率低。橡皮杯和磨光糊剂可用来去除菌斑和抛光。

六、种植体周围病的治疗

种植体周围病的治疗应包括以下步骤：首先要找出原因，如果是菌斑所致，应取下上部结构，清除基台及种植体表面菌斑。如因上部结构的不恰当修复所致，应重新制作上部结构，进行咬合调整，在此同时进行口腔卫生指导。如果已有附着丧失，应进入第二步，拍定位平行投照 X 线片了解牙槽骨吸收的情况。经过治疗后骨丧失仍持续增加，应进入第三步，即手术治疗，包括翻瓣术、引导组织再生术、骨移植术等。

去除种植体的参考指征：①快速进展的骨破坏；②一壁骨缺损；③非手术或手术治疗无效；④种植体周围骨丧失超过种植体长度二分之一以上，且种植体松动。

（一）种植体周围黏膜炎的治疗

种植体周围黏膜炎主要表现为软组织的炎症和水肿，种植体基台周围有菌斑的堆积，探诊有出血，X 线片显示，种植体有稳固的骨支持。主要病因可能是菌斑，治疗也应着重清除菌斑。一般采取非手术治疗。

和牙龈炎的治疗一样，对种植体周围黏膜炎的患者应进行口腔卫生指导，教育患者如果不清除菌斑会导致种植体周围组织病的进展，甚至种植失败。如果牙石存在于种植体—基台表面（应取下基台和修复体进行检查），用碳纤维器械，塑料器械进行清洁，并用橡皮杯加磨光糊剂进行磨光，但不能用不锈钢器械和钛头器械，以防损伤种植体表面。

检查软组织情况，看是否有足够的角化附着龈维持种植体周围封闭，如果需增加附着龈的宽度，可行膜龈手术。

（二）种植体周围炎的治疗

种植体周围炎常因骨丧失和黏膜炎症而有进行性的深袋形成，除了有种植体周围黏膜炎的表现外，X 线片上有明显的骨丧失，探诊深度大于 5mm，常有探诊出血和溢脓。如果此时伴有种植体周围组织的增生，应先取下基台和修复体，可全身用抗生素一周，在不作药敏试验的情况下，常用的抗生素为多西环素和甲硝唑。如有条件做药敏试验，则可根据其结果选用适应的抗生素。当软组织的炎症得到控制后，探诊深度能在早期较准确地反映骨丧失的情况。此时，再拍根尖平行投照 X 线片，检查骨丧失情况。

由于过大的咬合力可造成骨的改变而导致种植体颈部骨的丧失。应全面地检查种植修复体，减少咬合干扰。如果有功能异常性的咬合力存在，应当用适当的咬合夹板或夜间导板。

在纠正咬合关系以及软组织炎症得到控制后 1～2 个月，应对患者进行复查，检查组织对治疗的反应和口腔卫生。如果黏膜表现已属正常范围，出血和渗出已消退，骨水平稳定，那么可以让患者每 3 个月复查一次，每 6 个月拍一次 X 线片检查骨水平。如果探诊深度和 X 线片上的骨丧失进一步增加，应当采取手术疗法来阻止或修复丧失的牙槽骨。如果骨丧失很严重且已扩散到根尖三分之一的种植体松动，那么就应当去除种植体，因为此时种植体几乎不可能行使正常的功能。

手术治疗目前提倡用羟基磷灰石（HA）、同种异体的脱矿冻干骨、自体骨加 GTR 技术来治疗种植体周围的骨缺损。其他一些被推荐使用的方法包括：翻瓣术后清创、牙槽骨外形修整、附着龈加宽术。研究表明种植体周围骨组织有较强的再生的能力。

（迟彩君）

参考文献

[1] 潘亚萍. 口腔内科. 辽宁：科学技术出版社，2009.

[2] 王翰章. 口腔颌面外科手术学. 北京：科技文献出版社，2009.

[3] 赵铱民. 口腔修复学. 第7版. 北京：人民卫生出版社，2012.

[4] 于飞. 口腔常见疾病. 江苏：江苏科学技术出版社，2011.

[5] 曹采方. 临床牙周病学. 北京：北京大学医学出版社，2012：210-211.

[6] 陈慧. 现代临床口腔病诊疗学. 北京：科学技术文献出版社，2012.

[7] 周学东，王翰章. 中华口腔医学. 2版. 北京：人民卫生出版社，2009.

[8] 张震康，俞光岩. 实用口腔科学. 第7版. 北京：人民卫生出版社，2009.

[9] 樊明文. 牙体牙髓病学. 4版. 北京：人民卫生出版社，2012：232-245.

[10] 张震康，等. 实用口腔医学. 北京：人民卫生出版社，2009：44-46，57-58.

[11] 樊明文. 复合树脂多层美学修复-基础理论与临床. 北京：人民卫生出版社，2011.

[12] 罗颂椒. 当代实用口腔正畸技术与理论. 北京：科学技术文献出版社，2010.

[13] 冯崇锦. 口腔科疾病临床诊断与治疗方案. 北京：科学技术文献出版社，2010.

[14] 王志刚，楚金普，吉雅丽. 实用口腔疾病治疗学. 郑州：郑州大学出版社，2009.

[15] 王红梅. 回顾口腔正畸临床与基础研究及进展. 中国医药科学，2012，2（10）：38-39.

[16] 陈启林. 错颌畸形患者口腔正畸治疗的疗效观察. 临床合理用药杂志，2015，5（21）：125.

[17] 陈晖. 唐山市中老年人牙列缺损与修复情况的调查分析. 山东医药，2010，50（12）：83-84.

[18] 陈晖，王晓波，张丽萍，等. 牙列缺损的牙位易感性分析. 中国医药，2010，12：1180-1181.

[19] 陈晖，李跃，李丽娜，等. 术前放松训练对口腔焦虑患者的临床研究. 中国煤炭工业医学杂志，2015，12：2137-2140.

[20] 白玥，王国立，胥佳利，等. 唐山市中老年人牙体缺损及修复情况调查. 中国煤炭工业医学杂志，2014，10：1668-1671.

[21] 顾金良，陈晖，王晓波，等. 观察金属烤瓷联冠对牙周病患者修复治疗的效果. 中国地方病防治杂志，2014，S2：174-175.

[22] 孙鹏，张辉，韩永成，等. 北京市2011—2012年12岁儿童口腔健康调查分析. 北京口腔医学，2013，21（4）：230-233.

[23] 傅锦业，高静，郑家伟，等. 口腔癌相关危险因素的流行病学调查分析. 中国口腔颌面外科杂志，2011，9（4）：316-322.

［24］顾迎新，朱亚琴．锥束 GT（CBCT）在牙体牙髓病诊治中的应用进展．牙体牙髓牙周病学杂志，2009，19（4）：238－244.

［25］中华口腔医学会牙本质敏感专家组．牙本质敏感的诊断和防治指南．中华口腔医学杂志，2009，44（3）：132－134.